U0281846

重庆市出版专项资金资助项目

高级创伤外科救治学

Advanced Diagnosis and Therapeutics of Trauma Surgery

主　审：姜保国　高劲谋

主　编：都定元　【美】德米曲斯·德米曲埃狄斯　王天兵　吴京兰

副主编：黄光斌　杨　俊

重庆大学出版社

图书在版编目（CIP）数据

高级创伤外科救治学 / 都定元等主编. --重庆：
重庆大学出版社，2024.10（2024.12重印）
ISBN 978-7-5689-4362-8

Ⅰ.①高…　Ⅱ.①都…　Ⅲ.①创伤外科学—诊疗
Ⅳ.①R64

中国国家版本馆CIP数据核字（2024）第053455号

高级创伤外科救治学
GAOJI CHUANGSHANG WAIKE JIUZHIXUE

主　审：姜保国　高劲谋

主　编：都定元　[美]德米曲斯·德米曲埃狄斯
王天兵　吴京兰

策划编辑：张羽欣

责任编辑：胡　斌　　版式设计：胡　斌
责任校对：邹　忌　　责任印制：张　策

*

重庆大学出版社出版发行

出版人：陈晓阳

社址：重庆市沙坪坝区大学城西路21号

邮编：401331

电话：（023）88617190　88617185（中小学）

传真：（023）88617186　88617166

网址：http://www.cqup.com.cn

邮箱：fxk@cqup.com.cn（营销中心）

全国新华书店经销

重庆长虹印务有限公司印刷

*

开本：787mm×1092mm　1/16　印张：44.25　字数：893千
2024年10月第1版　2024年12月第2次印刷
ISBN 978-7-5689-4362-8　定价：470.00元

《高级创伤外科救治学》
编委会

主　审　姜保国　高劲谋

主　编　都定元　[美]德米曲斯·德米曲埃狄斯　王天兵　吴京兰

副主编　黄光斌　杨　俊

编　委（按姓氏拼音排列）

艾　涛　重庆大学附属中心医院 / 重庆市急救医疗中心

蔡平军　重庆大学附属中心医院 / 重庆市急救医疗中心

陈　鹏　重庆大学附属中心医院 / 重庆市急救医疗中心

陈再洪　重庆大学附属中心医院 / 重庆市急救医疗中心

都定元　重庆大学附属中心医院 / 重庆市急救医疗中心

德米曲斯·德米曲埃狄斯（Demetrios Demetriades）

　　　洛杉矶综合医疗中心 Los Angeles General Medical Center

邓永兵　重庆大学附属中心医院 / 重庆市急救医疗中心

邓　颖　重庆大学附属中心医院 / 重庆市急救医疗中心

高劲谋　重庆大学附属中心医院 / 重庆市急救医疗中心

费夕丰　重庆大学附属中心医院 / 重庆市急救医疗中心

傅　洪　重庆大学附属中心医院 / 重庆市急救医疗中心

胡　惠　重庆大学附属中心医院 / 重庆市急救医疗中心

黄光斌　重庆大学附属中心医院 / 重庆市急救医疗中心

胡　平　重庆大学附属中心医院 / 重庆市急救医疗中心

李　辉　重庆大学附属中心医院 / 重庆市急救医疗中心

李　涛　重庆大学附属中心医院 / 重庆市急救医疗中心

李　伟　重庆大学附属中心医院 / 重庆市急救医疗中心

李海胜　中国人民解放军陆军军医大学第一附属医院

莉蒂·兰姆（Lydia Lam）　洛杉矶综合医疗中心
　　　　　Los Angeles General Medical Center

罗高兴　中国人民解放军陆军军医大学第一附属医院

姜保国　北京大学人民医院 / 国家创伤医学中心

邱　俊　重庆大学附属中心医院 / 重庆市急救医疗中心

田珊珊　重庆大学附属中心医院 / 重庆市急救医疗中心

王传林　北京大学人民医院 / 国家创伤医学中心

韦功滨　重庆大学附属中心医院 / 重庆市急救医疗中心

王建柏　重庆大学附属中心医院 / 重庆市急救医疗中心

吴京兰　华中科技大学协和深圳医院

王天兵　北京大学人民医院 / 国家创伤医学中心

伍正彬　中国人民解放军陆军特色医学中心

王耀丽　中国人民解放军陆军特色医学中心

徐炎安　重庆大学附属中心医院 / 重庆市急救医疗中心

杨　俊　重庆大学附属中心医院 / 重庆市急救医疗中心

杨树青　重庆大学附属中心医院 / 重庆市急救医疗中心

杨闻文　重庆大学附属中心医院 / 重庆市急救医疗中心

张连阳　中国人民解放军陆军特色医学中心

赵　宇　重庆大学附属中心医院 / 重庆市急救医疗中心

主编助理　宋小林　重庆大学附属中心医院 / 重庆市急救医疗中心

美术绘画　王怀政　重庆大学附属中心医院 / 重庆市急救医疗中心

主编简介

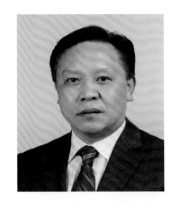

都定元，主任医师，二级教授，博士研究生导师。1985 年毕业于重庆医科大学儿科医疗系，1988 年研究生毕业于重庆医科大学，获外科学硕士学位。2003—2004 年美国密苏里大学哥伦比亚分校大学医　　院（University of Missouri–Columbia University Hospital）胸心外科与创伤急救高级访问学者，2019 年赴美国南加州大学洛杉矶医学中心访问。现任重庆市急救医疗中心 / 重庆大学附属中心医院副院长；国务院政府特殊津贴专家；重庆英才・创新领军人才；国家创伤区域医疗中心（委市共建）学术带头人，国家临床重点专科 / 重庆市重点学科"创伤外科"学术技术带头人；国家创伤医学中心及国家创伤区域医疗中心设置标准专家组成员，国家创伤医学中心专家委员会委员，国家创伤医学中心医疗质量控制专业委员会委员；重庆市创伤医学中心 / 重庆大学创伤医学中心主任，重庆市创伤医学医疗质量控制中心主任，重庆创伤救治联盟主席，中国政府医疗队副队长兼医疗救治专家组组长。

学术任职：担任中华医学会创伤学分会常委，中国医师协会创伤外科医师分会副会长，中国创伤救治联盟副主席，国际创伤救治联盟常委，中国研究型医院学会卫生应急学专委会副主委；重庆市医师协会创伤医师分会会长，重庆市医学会创伤学分会副主任委员；兼任《中华创伤杂志》副总编辑，《创伤外科杂志》副主编，*Chinese Journal of Traumatology*、《中华危重症医学杂志（电子版）》、《中华卫生应急电子杂志》、《中华灾害救援医学》编委，*Chinese Medical Journal*、*European Journal of Trauma and Emergency Surgery* 审稿人。

专业特长：长期从事创伤外科及胸心外科临床医疗、教学、科研工作，擅长胸外科疾病、心脏大血管疾病、严重多发伤、濒死创伤、胸腹部创伤、心肺大血管损伤、肝脏创伤等伤病的外科治疗和监护治疗。主要研究方向为创伤危重症救治关键理论与核心技术集成创新、多发伤的早期一体化救治与确定性处理、创伤大数据与人工智能技术在创伤救治领域的应用。

学术成就：积极推进国家及区域创伤救治体系建设，牵头"中美创伤教学查房"，创办创伤外科主任/骨干医师护士专科进修班，致力于推进以创伤外科为核心的医院创伤中心建设，组建国内最先进的急诊创伤复苏单元，实现"火急输血""零"等待，与急诊CT、Hybrid手术室"零"距离；开创了严重创伤"院前—ICU—院内救治"一体化救治模式，集成创新创伤救治技术，实现严重创伤患者存活率94.72%，达到国际先进水平；提出了移动监护和急救手术前移在严重创伤院前急救的理念，实践中可避免13.9%的死亡，在重庆市重大科技项目、国家科技支撑计划项目支持下组织研发"移动急救（手术）医院关键技术攻关及产业化"；参加国家标准和国家卫生行业规范制订4项，牵头制订创伤救治规范8部，开展了29项国家/省/厅级科研课题研究，发表论文266篇（第1作者及通讯作者128篇），主编/副主编专著8部、参编15部。获国家科技进步二等奖1项，重庆市自然科学一等奖1项，科技进步一、二、三等奖各1项，厅/局级科技成果奖2项。

个人荣誉：2015年受命赴尼泊尔执行抗震救灾医学救援任务，担任中国政府医疗队副队长兼医疗救治专家组组长，集体荣立重庆市一等功、个人三等功；2017年获"王正国创伤医学奖——突出贡献奖"；2018年获中国医师协会"第二届白求恩式好医生"荣誉称号；2023年获"2019—2023年度重庆市卫生健康系统先进个人"称号。

德米曲斯·德米曲埃狄斯（Demetrios Demetriades），教授，外科学博士。1985 在南非金山大学（University of the Witwatersrand）获得外科博士学位，1992 在南非金山大学任教授、外科主任，1993 年起在美国南加州大学洛杉矶医学中心工作，现任南加州大学凯克医学院外科学终身教授，洛杉矶综合医疗中心创伤与急诊外科主任。

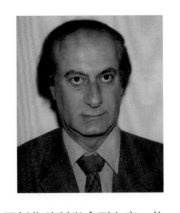

学术任职：美国外科学会创伤教育委员会副主席，美国创伤外科学会副主席，美国外科学会常委，中国国际创伤救治联盟副主席，担任 Journal of Trauma、Journal of the American College of Surgeons、British Journal of Surgery、Lancet、New England Journal of Medicine、World Journal of Surgery、American Journal of Surgery、American Surgeon、Injury、Annals of Surgery 和 JAMA Archives of Surgery 特约审稿专家，以及 European Journal of Trauma and Emergency Surgery、British Journal of Surgery、Trauma（United Kingdom）、Trauma、Hellenic Trauma Society、Turkish Journal of Trauma、Journal of Cardiothoracic Trauma 的编委和栏目主编。

专业特长：从事创伤外科工作近五十年，具有非常丰富的临床经验，擅长多发伤、胸腹部创伤、软组织与血管损伤和骨盆骨折等严重创伤救治，主要研究方向为严重多发伤的临床研究，创伤控制性复苏策略和关键技术研究。长期致力于创伤救治规范化培训工作，精通创伤救治理论，在全球推行创伤中心建设。

学术成就：创建美国海军创伤医师培训基地，创建新鲜组织创伤培训实验室，培训创伤医师和其他外科医师近万名。独立撰写创伤相关学术专著 16 部，创伤救治图谱 3 部，参与撰写学术专著 130 章，有关专著被翻译成意大利文、阿拉伯文、中文和日文，撰写学术论文 700 余篇，在其领导下，南加州大学创伤与急危重症医学中心成为全美最负盛名的学术型创伤中心之一，发表的同行评议居全美之首，许多毕业生成为美国、加拿大以及欧洲、南美和亚洲地区诸多创伤中心的负责人，创伤中心的成就受到多个国家的媒体报道。

个人荣誉：先后荣获美国外科学院和美国心脏病学会终身成就奖；荣获美国食品药品监督管理局（FDA）授予的杰出服务奖，美国最好的外科医师等 40 余项荣誉；2018 年荣获美国外科学会颁发的"外科医生教育大师成就奖"。

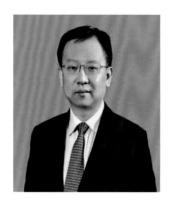

王天兵，医学博士，二级教授，主任医师，博士研究生导师。1993年毕业于西安交通大学临床医学系，获医学学士学位，2001年毕业于上海复旦大学，获骨外科硕士学位，2009年毕业于北京大学，获骨外科博士学位。现任国家创伤医学中心副主任、北京大学创伤医学中心常务副主任、创伤救治与神经再生教育部重点实验室副主任、移动数字医院系统教育部工程研究中心副主任、北京大学人民医院副院长。

学术任职：九三学社中央医疗卫生委员会委员，国际创伤救治联盟常委兼秘书长，中国创伤救治联盟常委兼秘书长，中国药学会药物信息专委会主任委员，中华医学会创伤学分会常委兼交通伤与数据库学组副组长，中华医学会骨科分会骨显微重建学组委员，中华医学会手外科分会委员，中国医师协会创伤外科医师分会常委兼总干事，中国医师协会骨科医师分会青年工作委员会委员，中国康复医学会修复重建外科专业委员会周围神经外科学组委员，欧洲创伤学会委员，国际内固定学会AO讲师团讲师。兼任 European Journal of Trauma and Emergency Surgery 副主编，《创伤与急诊电子杂志》副主编，《医学参考报》"应急医学频道"编辑部主任，Journal of Clinical Medicine、《中国骨质疏松杂志》、《伤害医学》、《中华临床医师杂志》、《中国组织工程研究与临床康复》、《中华肩肘外科电子杂志》、《中华创伤杂志》英文版编委等。

专业特长：长期从事创伤外科及骨外科临床医疗、教学、科研工作，擅长严重创伤救治、多发伤及交通伤、关节周围骨折、上肢及手部畸形、周围神经损伤及晚期功能重建、皮肤软组织缺损修复等方面的临床医疗工作；长期从事严重创伤救治和周围神经损伤与修复相关研究。

学术成就：先后主持国家"973"重大基础研究课题子课题、卫生公益性行业科研专项、科技冬奥国家重点研发计划子课题、国家自然科学基金面上项目（2项）等国家和省部级课题，以第一作者和通讯作者发表SCI和中文核心期刊论文130余篇，主编主译专著11部，拥有专利30余项。获国家科技进步二等奖1项、中华医学科技进步奖一等奖1项、教育部高等学校科学研究优秀成果一等奖1项。

个人荣誉：2019年获"王正国创伤医学奖——突出贡献奖"，2020年任"全国抗击新冠肺炎疫情先进集体"医疗队队长、临床党总支书记，2020年评为"中国好医生"抗疫特别人物、北京市抗击新冠肺炎疫情先进个人等。

吴京兰，医学硕士，主任医师。 1986 年毕业于江西医学院临床医学系，1992 年就读于上海第二医科大学获硕士学位。2008 年赴德国慕尼黑大学附属医院访问学习，2016 年赴美国南加州大学洛杉矶医学中心访问学习。现任华中科技大学协和深圳医院急危重症医学部主任，学科带头人。

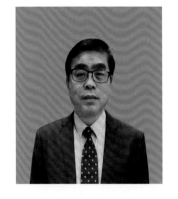

学术任职：现任中国创伤救治联盟常委，中国国际医疗促进会重症创伤分会常委，广东省医师协会休克专业委员会副主任委员，广东省临床医学会重症创伤专委会主任委员，深圳市医学会重症医学分会副主任委员，*European Journal of Trauma and Emergency Surgery* 编委（顾问委员会成员）。

专业特长：长期从事心脏内科学及危重病医学临床与教学科研工作，精通各类高级生命支持技术，特别是呼吸机应用、有创血流动力学监测技术和 ECMO 技术；擅长严重多发伤的早期救治和重症管理，主要研究方向为创伤性休克早期识别与处理、创伤性凝血病的早期防治和创伤控制性复苏策略和关键技术探索。

学术成就：发表论文 20 余篇，承担市级以上课题 4 项，参与美国南加州大学洛杉矶医学中心创伤课题 4 项；获得发明专利 1 项，实用新型发明专利 4 项；参与专家共识编写 4 项，团体标准制订 1 项；主译创伤专著《创伤急救：评估与治疗手册（第 7 版）》《严重多发伤救治：临床手册》《创伤与急危重症实用技术图谱》《创伤急救彩色图谱》，主编《重症创伤生命支持》，参与编写《高流量氧疗实用手册》。引进美国创伤外科学会培训课程《创伤外科显露技术（ASSET）》和《创伤血管内技术（BEST）》，牵头"中美创伤教学查房"，连续 8 年举办"重症创伤高级生命技术培训"，培养了一大批中青年创伤急救医护人员。

个人荣誉：先后荣获深圳市南山区卫生系统"十大先进工作者"、深圳市卫生系统"十大杰出贡献者"等荣誉称号，获国家卫生健康委医政医管局"改善医疗服务优质服务岗"先进个人表彰。

序一

随着交通及工农业现代化的发展，创伤已成为全球范围内严重威胁人类生命健康的重要因素之一。在所有疾病中，创伤导致死亡和残疾的情况日益严重，已经成为 45 岁以下人群的第一位死亡原因，创伤导致的残疾也严重影响伤者的工作能力和生活质量，给家庭和社会带来了沉重的经济负担和劳动能力损失。此外，创伤事件多发、频发，也使我国在创伤救治领域

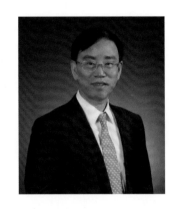

面临诸多问题和挑战。我国长期以创伤患者分散在各专科的传统模式分科救治，创伤救治专科和医院创伤中心建设缓慢，创伤救治水平总体上仍落后于发达国家。加强国家创伤救治体系建设，提升以"伤"为特征的重大灾难事故和严重创（战）伤应对能力不仅是应对国际形势变化的需要，也是建设健康中国的重大需求。

可喜的是，自 2017 年以来，国家出台了一系列文件要求创新急诊急救服务，推进国家创伤救治体系和创伤中心建设，为创伤患者提供医疗救治绿色通道和一体化综合救治服务，以提升严重创伤救治质量和效率。我国专家提出的"以综合医院为核心的闭环式区域性创伤救治体系"及医院"实体化"创伤中心建设得到了迅速发展，初步建立了"国家、省、市、县"四级创伤救治体系。在国家创伤医学中心及国家创伤区域医疗中心（委省共建）的带领和推动下，创伤外科这一新兴的、以救治严重创伤和多发伤为核心的学科得到了前所未有的蓬勃发展。与此同时，国内一系列专业且多元化的创伤救治培训和创伤教学的开展，也推动了创伤外科向专业化、普及化发展。这也是履行《"健康中国 2030"规划纲要》中提出的创新医疗卫生服务供给模式和提升医疗服务水平的重要实践。

重庆是中国创伤医学的重要发源地，在老一辈专家黎鳌院士、程天民院士、王正国院士、陈维庭教授、高劲谋教授等的带领下，第三军医大学大坪医院（现陆军特色医学中心）、重庆市急救医疗中心（重庆市第四人民医院）于1985、1987年相继成立了全国最早的独立建制的创伤外科，积极开拓创伤医学事业发展，为我国的创伤外科事业作出了重要的理论和实践贡献。

在《高级创伤外科救治学》付梓之际，我受编委会之邀撰写序言，深感荣幸。都定元教授在严重胸部创伤、多发伤领域具有深厚造诣和广泛影响力，为我国创伤外科规范化救治和学科发展作出了卓越贡献。本书是主编团队及全体编写专家的倾心之作，汇聚了美国著名创伤外科专家 Demetrios Demetriades 教授和 Lydia Lam 教授、国内众多知名创伤外科和创伤相关领域临床专家的经验和智慧。本书主要着力于阐述创伤临床救治理论和技术，为临床救治提供指导和参考。我相信本书的出版将助力我国从事创伤外科及相关专业的同行凝聚专业精华，共促学科发展。

中国工程院院士
国家创伤医学中心主任
中国医师协会创伤外科医师分会会长
2023 年 9 月

序二

现代创伤以高能量损伤为特点。引起这些损伤的
原因主要是交通事故，高处坠落，地震、山洪、泥石
流等自然灾害，以及矿山坍塌等意外事故。高能量损
伤时创伤以多发伤为主要表现形式，给诊断和治疗带
来了更多困难，并有较高死亡率。创伤已经成为青壮
年人群的主要死亡原因之一。因此，加强创伤救治体
系建设、提高创伤救治水平乃全球医务人员的当务之
急。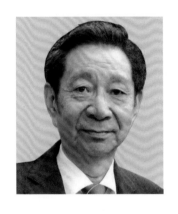

　　我国创伤外科事业的发展，是与改革开放的大好局面同步的。20世纪80年代初
以来，从创伤界泰斗黎鳌、程天民、王正国三院士先后担纲"中华医学会创伤学分会"，
到年轻一代的付小兵、蒋建新、姜保国等院士薪火相传，在创伤界同仁的共同努力下，
我国创伤外科事业的基础研究和临床救治水平都取得了长足进步，并逐渐与国际创伤
医学接轨。尤其是近年来，在姜保国院士的推动和主持下，"中国创伤救治联盟"发
挥了巨大作用。同时，在国家卫生健康委员会的干预指导下，全国创伤救治体系建设
蓬勃发展，遍布神州大地每个角落，各地各级创伤救治培训中心也不断建立和完善。

　　为了适应当前创伤急救发展需要，提高创伤外科医生的专业水平和救治能力，
以我国著名创伤外科专家都定元教授为首的编写团队编著了这本《高级创伤外科救治
学》。本书写作的参与者，都是长期战斗在创伤外科第一线的高级医师和重症急诊
医学专家，此外，国际顶尖创伤外科专家 Demetrios Demetriades 教授和 Lydia Lam
教授的加盟，更是为本书增色不少。

　　本书严谨遵循医学科学传统精神，特别注意避免因循守旧，重视已为实践证明的

可靠性创新，紧跟国际创伤医学新进展，重视不同条件和不同等级医院特定环境下的不同救治策略，注重临床救治工作中的实用性，较好地反映了我国创伤外科三十余年来发展取得的成就。

　　本书侧重临床创伤外科诊断治疗的实践需要，突出从院前急救到院内诊断治疗的实际操作，是一部很有价值的临床工具书，相信本书也会成为创伤外科医生、护士和医学生及研究生的良师益友。

中国创伤救治联盟顾问

重庆大学附属中心医院 / 重庆市急救医疗中心创伤外科荣誉主任

2023 年 9 月

序三

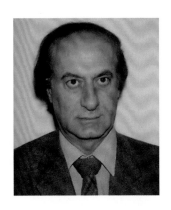

October 10, 2023

The optimal management of the severely injured patient requires a multidisciplinary team of trauma surgeons, emergency physicians, physician specialists, nurses, and medical technicians. Good knowledge of the latest concepts in trauma resuscitation, optimal evaluation and state of the art initial and definitive management are essential for good outcomes. The severe multitrauma patient often presents with reduced physiological reserves and small mistakes can have serious consequences, often death or poor functional outcomes! In non-trauma centers, about 20%–30% of in-hospital deaths may be potentially preventable. These deaths occur because of delayed diagnosis and treatment or wrong diagnosis and treatment.

Advanced Diagnosis and Therapeutics in Trauma Surgery is an excellent companion to all physicians taking care of trauma patients, whether in a trauma center or in a community hospital with limited resources. It is also a valuable resource for educators involved in the education of trainees at all levels. The book is organized practically in 27 chapters and includes more than 350 figures. The chapters provide state of the art guidance on the initial evaluation and management and definitive care of the trauma victim and include useful tips and pitfalls. It is designed to be a rapid guidance in the emergency room, the operating room and the intensive care unit. This is a book that will be a valuable companion to every physician participating in the care of trauma patients.

Demetrios Demetriades，MD，PhD，FACS

Professor of Surgery，University of Southern California

Director of Trauma, Emergency Surgery and Surgical Critical Care

Los Angeles General Medical Center

前　言

　　创伤是当今世界各国普遍面临和亟须解决的重大公共卫生问题。在美国，创伤是第三大死亡原因，是 1~44 岁人群第一位致死原因。创伤导致的死亡和残疾给社会和家庭带来了沉重负担。按潜在工作年龄损失计算，创伤对社会的危害和劳动力的损失远大于任何一类疾病。欧美发达国家开始于二十世纪六七十年代的创伤救治体系和创伤中心建设显著提升了严重创伤的救治效率和救治成功率。我国在 20 世纪 80 年代中后期，王正国、陈维庭、蔡汝滨等以敏锐的眼光捕捉到欧美发达国家创伤外科的发展经验和在国内建立创伤外科的机遇，相继在重庆、北京建立了创伤救治专科。1985 年第三军医大学大坪医院（现陆军特色医学中心）创伤科建立，同期意大利政府按照当时发达国家最先进的急救理念培养创伤救治专业骨干、投入最先进的医疗设备援建中国北京、重庆两大现代化急救中心，1987 年 10 月重庆市急救医疗中心创伤科成立，1988 年 3 月北京急救中心创伤科成立，形成了我国早期独立建制的三大"创伤外科"及院内创伤救治体系，开启了我国现代创伤急救医学新纪元。严重创伤一体化救治，克服了传统分科救治模式缺乏整体协调、相互推诿、效率低下的弊端，显著提高了严重创伤，特别是严重多发伤的救治成功率，发挥了很好的引领示范作用。

　　但是我国长期以创伤患者分散收治在各专科的传统模式分科救治，创伤救治专科和医院创伤中心建设缓慢，总体上创伤救治水平仍落后于发达国家。为实现《"健康中国 2030"规划纲要》目标，到 2030 年人均预期寿命再增 3 岁，创伤外科发展面临重大历史机遇与挑战。2017 年出台的《进一步改善医疗服务行动计划（2018—2020 年）》、2018 年发布的《关于进一步提升创伤救治能力的通知》、2019 年发布的《国家卫生健康委办公厅关于印发国家医学中心和国家区域医疗中心设置实施方案的通知》、2020 年发布的《关于加快推进国家医学中心和国家区域医疗中心设置工作的通知》以及 2022 年印发的《"十四五"国民健康规划（2022）》等文件，要求创新急诊急救服务，推进国家创伤救治体系和创伤中心建设，为创伤患者提供医疗救治绿色通道和一体化综合救治服务，提升严重创伤医疗救治质量和效率。姜保国院士在国际上率先提出"以综合医院为核心的闭环式区域性创伤救治体系"，形成闭环式区域性创伤分拣、转运救治流程，以最短的时间将患者转运至具有救治能力的医院，实践证明严重创伤救治效果提升显著。2019 年，以国家创伤医学中心的设置为标志，在国家创伤医学中心和中国创伤救治联盟的积极推动下，全国掀起了创伤中心建设热潮，至今我国已初步建立国家、省、市、县四级创伤救治体系，即建立以国家创伤医学中心 / 国家创伤区域医疗中心为引领，省级创伤医疗中心为骨干，地市级高级创伤救治中心和县级创伤救治中心为主体的国家创伤救治体系。创伤外科这一新兴的、以救治严重创伤及多发伤为核心的学科得到前所未有的蓬勃发展，但依旧面临创伤救治专业人才短缺、救治规范的建立等亟待解决的重大问题。

基于此，我们认为有必要撰写一部适合我国创伤中心建设需求和创伤外科救治实际应用的专业书籍，站在创伤专业的角度审视创伤患者的院前院内一体化救治，特别是在多发伤救治时，统筹考虑严重创伤患者的整体救治，而不是站在各自专科的角度去处理创伤。在姜保国院士、高劲谋教授的鼓励和大力支持下，我们提出编撰《高级创伤外科救治学》（*Advanced Diagnostics and Therapeutics of Trauma Surgery*）一书。很荣幸，这个想法得到了 Demetrios Demetriades 教授、王天兵教授、吴京兰教授的积极响应和大力支持，于是我们组建了由中美两国 36 名创伤外科和创伤相关领域临床专家组成的编写委员会。本书汇聚了专家们的经验和智慧，历时近三年。

本书紧跟国际创伤医学最新理念和先进技术的发展，基于创伤外科临床诊断治疗的实践需要，突出从院前急救到院内诊断治疗的实际操作，较好地反映了我国创伤外科三十余年来的发展历程。本书重视不同条件和不同等级医院的特定环境下，不同救治策略的介绍，特别突出临床救治工作中的实用性。全书共三篇二十七章：第一篇总论，共五章，就基本创伤急救技术、高级创伤急救技术、搬运术和转运进行重点阐述；第二篇创伤与特殊伤害现场急救，共两章，包括创伤现场急救和特殊伤害的现场急救；第三篇专科创伤救治，共二十章，包括多发伤、颅脑创伤、眼部创伤、颌面部创伤、颈部创伤、胸部创伤、腹部创伤、泌尿生殖系统创伤、骨与关节创伤、软组织、神经及血管创伤、挤压伤和挤压综合征、烧伤、爆炸伤、复合伤、动物致伤、破伤风的预防与治疗、创伤性凝血病、抗凝药物的逆转、器官损伤定级、创伤评分与创伤质量管理。

三篇内容贯穿整个救治过程，将评估、救治、重症支持和质量改进连贯一体，充分体现了现代创伤救治之精髓，创伤中心建设之要领。

该书集中体现了当今创伤救治的最新理念和先进技术，是一部很有价值的临床工具书，可以作为创伤中心建设、医疗卫生应急队伍及以创伤外科为核心的医院创伤救治团队建设的培训教材和重要参考书，是创伤外科医生、护士和医学生及研究生的良师益友。期待本书能对进一步规范临床创伤救治、整体提高我国严重创伤救治水平发挥重要指导作用。

本书的编写得到了张连阳、罗高兴、朱光杰等多位知名专家教授的悉心指导，得到了重庆大学附属中心医院 / 重庆市急救医疗中心马渝教授等领导及同事的大力支持，在此一并表示衷心感谢。由于水平有限、经验不足，虽竭尽所能，但缺点和错误在所难免，敬请广大读者批评指正，不胜感激！

都定元

2023 年 8 月

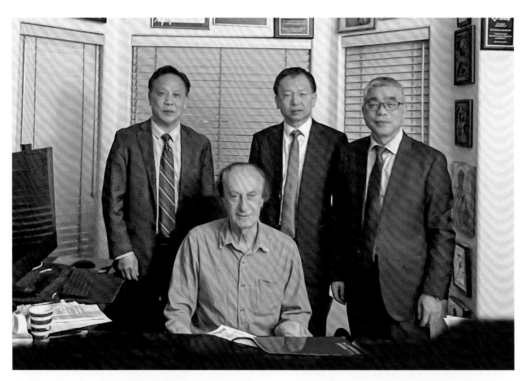

2024 年 5 月 24 日摄于美国洛杉矶综合医疗中心，从左到右分别是本书的主编都定元教授、Demetrios Demetriades 教授、王天兵教授、吴京兰教授。

目 录
CONTENTS

第一篇 总 论

第二篇　创伤与特殊伤害现场急救

第三篇　专科创伤救治

第一篇 总 论

第一章 绪 论

创伤是外力作用于人体造成的机械性损伤。创伤救治是外科医师的一项重要任务，纵观医疗救治历史，创伤的治疗需要掌握跨越解剖学和生理学的各种技能。由于战争创伤造成的巨大疾病负担，创伤患者的救治技术在战争时期的进步最为显著。从美国参与的历次战争和野战创伤救治研究中发现，随着时间的推移，曾经只能在军事行动中应用的医疗救治技术逐渐应用于和平时期的创伤救治中，并在创伤管理、复苏和创伤救治体系等方面取得了长足进步。同样，平民创伤救治方面的进步也应用于军事行动中。军事医学专家为和平时期创伤救治提供的创伤止血、损害控制技术培训和临床研究挽救了全球无数伤员的生命。

创伤后诊断治疗是否及时与准确往往比伤情本身更影响患者生存率。美国著名外科学家、现代创伤治疗创始人 R. Adams Cowley 在第二次世界大战后，总结自己在军队中的战伤救治经验，提出了关于严重创伤患者快速救治"黄金 1 小时"（golden hour）的理念，指出严重创伤患者需在伤后黄金时间内及时接受救治才能挽救生命。因此，对于创伤患者，需由多学科团队在适当资源支持下及时获得诊断和治疗，以减少或避免永久残疾或死亡的风险。本章阐述了创伤对当前社会的影响、钝性损伤、穿透性损伤和爆炸伤等常见创伤及其致伤机制，以及现代创伤救治体系架构。

一、流行病学

创伤是当今世界各国普遍面临和亟须解决的重大公共卫生问题，是造成死亡、残疾和医疗保健费用支出的主要原因之一。全世界每年约有 580 万人死于创伤，由于世界上许多地区的监测数据不足，实际创伤死亡数据可能更高。创伤已成为发达国家 1~44 岁人群第一位致死原因，称为"发达社会疾病"，按潜在寿命损失（退休前的年龄损失）计算，创伤对社会的危害和劳动力的损失远大于任何一类疾病，创伤死亡男性人数是女性的两倍，占 69%。美国创伤患者死亡年龄分布呈双峰型，即 16~40 岁、65 岁以上年龄两个高峰。2016 年，美国疾病控制与预防中心（Centers for Disease Control and Prevention，CDC）报告意外伤害（交通事故、坠落/跌倒等）位居美国主要死因第 3 位，创伤对老年人的影响要严重得多，1~44 岁创伤患者死亡率约 45/10 万，而 65 岁以上死亡率为 113/10 万，75 岁以上死亡率高达 169/10 万；随着美国人口老龄化，跌倒造成的意外伤害负担将持续上升，据估计，65 岁以上老年人，每年有 1/4 因跌倒致伤，估计每年医疗费用为 310 亿美元，而且该年龄段老年人年内再次跌倒概率约 50%；15~34 岁年龄段意外伤害、自杀和他杀分别位居致死原因的第 1 至 3 位。

过去 20 年，美国创伤死亡总人数呈上升趋势，从 2001 年的 157 078 人上升到 2020 年的 278 345 人，创伤死亡率从 2001 年 55.1/10 万上升到 2020 年 84.48/10 万。《中国统计年鉴》显示，我国 2020 年创伤死亡率城市居民为 35.87/10 万，农村居民为 50.93/10 万。

创伤后死亡时间分布呈现三个高峰（图 1-0-1）。1983 年，Trunkey 指出，大约 50% 的死亡发生在伤后即刻，即第一个高峰，通常死于严重颅脑损伤或大血管损伤导致的大出血，只能通过损伤预防避免死亡。第二个高峰发生在伤后最初几小时，约占 30%，现代创伤救治体系的目标就是防止这些死亡。第三个高峰发生在后期（受伤后 1~2 周），占 20%，死于脓毒症和多器官衰竭，创伤和休克相关的早期处理可以预防和改善这些晚期并发症。

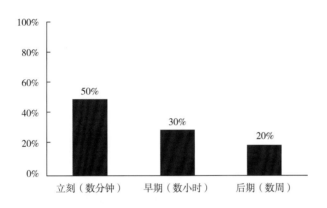

图 1-0-1 创伤死亡时间分布图

转自 Trunkey DD. Trauma. Accidental and intentional injuries account for more years of life lost in the U.S. than cancer and heart disease. Among the prescribed remedies are improved preventive efforts, speedier surgery and further research. Sci Am, 1983, 249（2）: 28–35.

大多数创伤死亡发生于伤后 1 小时内，因此应强调黄金时间内及时实施确定性急救、预防创伤发展、降低损伤严重程度才是降低第一死亡高峰的有效方法，研究降低创伤死亡率的重点、难点在第二、三个死亡高峰阶段。标准化的创伤外科医生培训制度、完善的院前急救体系和创伤中心的建立与发展都将改变创伤死亡高峰分布图。

二、损伤机制

创伤可能由多种损伤机制引起，包括钝性损伤、穿透性损伤、热损伤，或这三种损伤的某种组合。这些机制往往导致不相关联的损伤类型，了解损伤机制可为制订正确治疗方案提供指导，识别与每种机制对应的损伤类型对创伤的及时诊断和治疗至关重要。

（一）钝性损伤

1. 交通事故

（1）机动车碰撞（motor vehicle crashes，MVC）。在美国，MVC 是与创伤有关的首位致死原因，2007 年死亡 42 031 人，死亡率为 13.8/10 万；而 2009 年 MVC 造成伤员 260 万人以上。尽管如此，新世纪以来，按车辆行驶里程计算的死亡率呈稳步下降趋势。

1）损伤的决定因素包括：①碰撞产生的作用力或能量的大小；②作用力的方向；③车内乘员位置；④安全带的佩戴；⑤发生碰撞的车辆类型。

2）损伤类型包括：①正面碰撞。这种类型碰撞，创伤倾向于两种类型之一：要么是"向上和身体上部"（up and ove），要么是"向下和身体下部"（down and under）。前一种损伤类型，胸部和腹部撞击方向盘，头部撞击挡风玻璃，在这种情况下，颈椎承担了碰撞的大部分负荷。常见的损伤包括由胸壁与方向盘撞击导致的肋骨骨折以及胸部的肺和心肌挫伤，剪切力可能导致主动脉或肝脏损伤，直接压迫导致脑损伤，急性颈部屈曲或过伸可导致颈椎损伤。后一种损伤类型，驾驶员被推到方向盘驾驶杆下，膝关节碰撞仪表盘，在这种情况下，大腿吸收了大部分的冲击力。常见的损伤包括膝关节脱位、股骨骨折和髋关节后脱位伴髋臼骨折。

②侧面碰撞。如果能量直接转移到车辆上，车辆停止，那么这种机制会导致与脊柱、躯干和骨盆侧向挤压伤相一致的损伤类型。常见的损伤包括连枷胸、肺挫伤、肝损伤和脾损伤，脑损伤在这种情况下也很常见。然而，如果动能传递给车辆，由于头部保持在原来的位置，而躯干被推向侧面，那么就会导致颈椎的侧屈和旋转，从而造成颈椎骨折和韧带损伤。

③尾部碰撞。这种机制的损伤类型取决于初始碰撞后是否存在后续撞击，因为通常在碰撞后会撞到车辆前方的另一个物体。最常见的损伤是颈椎过伸和撞击后向前加速造成的损伤。

④旋转。在这种碰撞中，损伤类型通常是正面和侧面碰撞类型的组合。

⑤侧翻。就损伤类型而言，侧翻碰撞的严重程度不可预测，因为乘员可能从多个方向受到创伤。

⑥乘员被甩出车外。在碰撞中被甩出车外的乘员最有可能受伤。在碰撞中，车辆为乘员提供了一些保护，而被甩出的人失去了这种保护，并在被甩出时受到了车辆速度的影响，这就有可能造成严重的伤害。研究显示，被甩出车外的乘员需住 ICU 的可能性增加 4 倍，受伤后死亡的可能性增加 5 倍。

3）安全带。

①损伤预防。1967 年，Bohlin 首次提出，与未系安全带的乘客相比，三点式安全带使死亡率显著降低。最近，美国国家公路交通安全管理局（National Highway Traffic Safety Administration，NHTSA）报告，安全带在减少交通死亡人数方面的有效性为 43%~50%，严重创伤减少了 45%~55%。NHTSA 的数据表明，仅使用安全气囊可降低 13% 的死亡率；与安全带结合使用，死亡率可降低 50%。不过，安全气囊在正面碰撞中是最有效的，如果有侧方安全气囊在侧向碰撞和侧翻时弹出，安全带会更为有用。

②副损伤。近年来，尽管安全带和安全气囊显著降低了碰撞的致伤率和致死率，但其使用也与特定的损伤类型有关。如果安全带高于髂嵴会导致所谓的安全带综合征，也可能发生肠道和其他腹腔内损伤。腹内压升高可引起膈肌破裂，腰椎损伤也较常见。安全带肩带造成的损伤包括肋骨骨折、锁骨骨折和钝性脑血管损伤。也有报道称，安全气囊会导致眼、面、颈椎、胸部、腹部和上肢损伤。然而，96% 与气囊相关的创伤都是轻微的。

（2）摩托车碰撞。与机动车碰撞一样，摩托车碰撞的伤害类型取决于碰撞类型。

①正面碰撞。在这种类型的碰撞中，摩托车向前倾，骑车人被甩离车把手，常致头、胸、腹部损伤。如果碰撞发生时骑手的脚与摩托车挂钩接触，可能发生股骨骨折。

②角度碰撞。下肢挤压伤最常见。

③甩出车外。如果驾驶员从摩托车上摔下来，就像机动车辆碰撞一样，很有可能造成严重创伤。由于多个方向暴力作用，具体的伤害无法预测。

④尾部撞击。尾部撞击造成的伤害是由快速加速引起的过伸和随后的碰撞或碰撞车辆造成的挤压致伤。

（3）行人与汽车碰撞。这些碰撞造成的损伤类型取决于行人的体型和造成伤害的汽车的大小。

①成人。成年人被机动车撞到时，通常发生三次撞击，第一次是汽车保险杠可能首先撞击到小腿导致胫骨和腓骨骨折；第二次是行人被抛到引擎盖上，股骨和骨盆首先被撞击，然后胸腔、腹部和颅面被撞击；第三次撞击来自行人倒地，造成进一步的伤害。典型的损伤三联征包括胫腓骨骨折、躯干损伤和脑损伤（Waddell 三联征）。

②儿童。与成人相比，机动车保险杠通常撞击儿童骨盆或股骨，引擎撞击胸部，儿童经常被拖到车下导致严重的多系统创伤。

2. 跌倒 / 坠落

跌倒是造成非致命伤害的主要原因，在所有年龄组中，共造成约 880 万人受伤和

23 443 人死亡。跌倒在年轻人和老年人中最为常见，这两个群体的创伤发生率均超过 4 000/10 万。尽管如此，跌倒是 65 岁及以上患者死亡的首要原因，而致儿童死亡并不常见。老年人跌倒伤死亡率是 10 岁以下儿童的 170 倍以上。跌倒的发病高峰年龄是 85 岁。

跌倒/坠落可能造成多重影响，坠落高度通常决定了损伤严重程度，着陆面也很重要。垂直坠落后足着地，很可能导致双侧跟骨骨折、骨盆纵向损伤、轴向负荷引起的胸椎和腰椎骨折。

3. 袭击

暴力袭击最常见的损伤类型是头面部损伤，或脚踢、踩导致的躯干损伤。防御性姿势可能导致上肢和下肢受伤。

（二）穿透性损伤

1. 枪伤

2007 年美国枪伤造成 31 224 人死亡，是所有年龄段的创伤相关死亡的第三大原因，其中自杀占 56%，他杀占 41%；2009 年，非致命枪伤 66 769 人。致命性枪击案件主要涉及年轻男性，15~34 岁年龄段男性死亡人数是女性的 7 倍。与枪支有关的创伤在 19 岁达到高峰。外科医生要为枪伤患者提供救治，必须具备弹道学基本知识。弹道学研究子弹飞行、行为和力学机制。当描述子弹及其运动时，内弹道、外弹道和终段弹道三类弹道学都适用。

（1）内弹道学。子弹和武器的设计和武器内部材料效果被称为内弹道学。

1）子弹特性。子弹的材料决定了子弹下落路径的特性。子弹通常是用铅制造的，铅子弹在高速下会在枪管内留下大量沉淀物。因此，这些铅子弹通常被涂上较坚硬的金属铜外壳防止变形。如果子弹完全被金属外壳包绕，则被称为全金属壳。子弹被部分金属外壳包绕称为半金属壳，这类子弹尖端铅暴露，又被称为软尖弹（soft-point bullet）。软尖弹在接触物体时会变形。空心子弹（hollow-point bullet）的尖端也有一个开放的空腔，因此也容易变形。

2）武器特性。除射击枪外，现代枪支在枪管内部都有一系列螺旋脊(陆地)和凹槽，以便使子弹沿其纵轴旋转。这些螺旋脊和凹槽（lands and groove）被称为膛线。子弹出膛后的旋转可增加其稳定性。枪管有膛线的枪被称为具有一定的"口径"，这是指武器枪管的近似内径，通常用百分之一英寸[1]或千分之一英寸表示。

（2）外弹道学。在子弹离开枪管后，作用在子弹上影响其行为的主要是重力和阻力。

---

1 1 英寸 ≈ 2.54 厘米。

1）重力。由于重力作用，所有的子弹向地面的加速度都是相同的。然而在落地前，速度快的子弹比速度慢的子弹飞得更远。

2）阻力。阻力是子弹通过时受空气或流体的阻碍而产生的力。阻力随速度呈指数级增长，截面密度（质量除以截面积）越大，阻力越小。因此，阻力对重而窄的弹丸影响最小。

3）稳定性。子弹在飞行中的稳定性也会发生变化。由于子弹的缺陷、枪管压差和枪管的轻微移动，子弹在离开枪管时可能会产生轻微的摆动，这种摆动叫作"进动"（precession），即围绕子弹中心的旋转。子弹也可能产生"偏航"，即弹头偏离飞行线的旋转，由子弹长轴与飞行轨迹之间的角度来测量。旋转（nutation）是在子弹尖端的一个较小的圆周运动。这些运动都会增加阻力并降低子弹速度。

（3）终段弹道学。终段弹道学描述的是子弹在组织中的行为。

1）动能（Kinetic Energy，KE）。子弹的动能等于子弹质量（m）与出膛速度（v）平方的乘积的一半，即 $KE = 1/2\ mv^2$。因此，子弹的动能大小主要取决于其速度。现代子弹设计的目的是使其进入组织的动能耗散量最大化。

2）空腔。

①永久空腔。子弹穿过组织形成的永久性空洞通常是相对较小的，特别是在偏航很小的情况下。随着偏航的增加，被压碎的组织数量也增加。这种空洞的大小可以通过使用软尖和空心子弹来增加，它们经常变形成蘑菇形状以增加损伤面积和严重程度。子弹碎片也增加了永久空腔的大小。

②瞬时空腔。当子弹穿过组织时，除了永久空腔外，还会形成一个瞬时空腔。这个空腔由子弹产生的垂直于子弹运动方向的波导致，压缩了邻近组织。高能子弹往往会造成更大的瞬时空腔。子弹穿过的组织类型决定了瞬时空腔的大小。瞬时空腔对实质器官的影响大于含气器官。翻滚和破碎也会影响瞬时空腔的大小。

2. 霰弹枪伤

与手枪或步枪的枪管相比，霰弹枪的枪管内壁是光滑的。霰弹枪能高速发射多枚金属弹丸，这些弹丸由于空气动力学的影响而迅速减速，所以在相对近的距离（4~5米）具有最大杀伤能力。霰弹枪通常用"容量"这一术语来描述能够安装在枪管中的铅弹的数量。霰弹枪发射的小弹丸传统上被称为"鸟枪子弹"（bird shot）；较大的弹丸（大粒霰弹）被称为"鹿弹（buck shot）"。霰弹枪弹壳由塑料或纸板填充火药。人体被霰弹枪击伤后，在寻找填充物时因霰弹在X射线影像片不显影而难以识别，此时应注意连续动态地检查伤口，因为最大程度的组织破坏可能不会立即明显地表现出来。

3. 刺伤

与枪伤相比，刺伤（stab wound）是由"手动"凶器造成的低能量伤。最常用的凶器是刀，其他各种尖锐物体也可能造成刺伤。通过凶器类型和长度并不能很好地预测实际损伤。

（三）爆炸伤（blast injury）

据相关报告，除军事冲突外，1989—2002 年期间，美国年均发生 1 327 起爆炸事件（bombing incident）。熟悉爆炸伤相关的损伤类型，对于创伤外科的医生来说是必不可少的。

（1）Ⅰ型爆炸伤（primary blast injury）。Ⅰ型爆炸伤是由压差造成的。最易受伤的组织是鼓膜、肺、肠和大脑。如果鼓膜没有受伤，则由Ⅰ型爆炸伤引起其他器官损伤的可能性较小。

（2）Ⅱ型爆炸伤（secondary blast injury）。当爆炸装置的碎片被冲击波卷起并加速冲向受害者时，造成Ⅱ型爆炸伤。此类损伤比Ⅰ型爆炸伤更常见，可能造成严重的钝性和穿透性伤。必须注意的是，当爆炸发生时，碎片分散得很广，所以要仔细评估明显受伤部位以外的部位是否有损伤，严重骨损伤也很常见。

（3）Ⅲ型爆炸伤（tertiary blast injury）。Ⅲ型爆炸伤致伤机制是在爆炸发生后，冲击波将人抛起后撞到硬物或跌落地面，或建筑物坍塌等导致的撞击伤、钝性伤和挤压伤等。损伤类型主要取决于爆炸类型和建筑体量，也可能发生间室综合征和挤压综合征，导致横纹肌溶解。

（4）Ⅳ型爆炸伤（quaternary injury）。Ⅳ型爆炸伤致伤机制是爆炸发生后热能和其他环境因素产生的高温、烟雾造成的烧伤或窒息。这些损伤可能包括烧伤或吸入性损伤。

三、创伤救治体系

（一）创伤救治体系的建立与发展

创伤救治体系（trauma system）是指在一定行政区域内建立的旨在提高患者生存率和生活质量的完整救治机制。创伤救治体系可联合当地公共卫生体系，为所有创伤患者提供全方位救治。

1. 历史

（1）美国创伤救治体系。随着 1966 年《意外死亡和残疾：被忽视的现代社会疾病》一书的出版，美国创伤救治体系发生了重大变化。该书揭示了创伤管理的缺陷，发展了创伤救治体系并改善了创伤救治结局。美国最早的两个创伤中心成立于 1966 年，分别是 William Blaisdell 领导的旧金山总医院和 Robert Freeark 领导的芝加哥 Cook 县医院，这两个创伤中心是为应对增多的暴力事件和毒品滥用而成立的，不久后，R. Adams Cowley 建立了马里兰创伤救治体系，之后成为马里兰州创伤救治体系。1973 年，美国国会通过了《急救医疗服务体系法案》，以支持发展区域性的急救医疗服务体系（Emergency Medical Services Systems，EMSS）。1976 年，美国外科医师协会创伤委员会（American College of Surgeons Committee on Trauma，ACS-COT）首次发布了《严重创伤患者救治的最佳医疗资源》，设置了将医院确定为创伤中心的标准。自 1987 年以来，ACS-COT 验证、审查和咨询（Verification，Review，and Consultation，VRC）项目依据《创伤患者最佳救治资源》（Resources for Optimal Care of the Injured Patient）规定的资源、结构和流程等进行了创伤中心验证。随着创伤救治体系的发展，进行了多次修订，目前，第 7 版《创伤患者最佳救治资源——2022 标准》已发布，用以指导创伤救治体系的发展和持续改进创伤医疗质量。

（2）中国创伤救治体系。重庆市急救医疗中心依托重庆市第四人民医院而建，自 1987 年成立创伤外科以来，始终积极推进以创伤外科为核心的医院创伤中心建设，强调创伤外科专业化对提高严重创伤住院存活率的关键意义，形成了"院前急救—重症—院内救治"全程一体化创伤急救模式。2017 年以来，我国各级医院逐渐重视创伤救治，积极探索创伤的专业化救治问题，但各家医院开展创伤救治的具体形式不尽相同。姜保国院士在国际上率先提出"以综合医院为核心的闭环式区域性创伤救治体系"，被国际同行誉为创伤救治的"中国模式"。该体系的核心是以一个政府主辖区（人口 100 万 ~300 万）为体系建设的区域单位，协调院前和院内救治联络；以当地 1 家大型三级医院为创伤救治中心，区域内 5~6 家二级医院为创伤救治点，形成闭环式区域性创伤分拣、转运救治流程，以最短的时间将患者转运至具有救治能力的医院，显著提高了创伤的救治效果。目前，我国已基本建立国家、省、市、县四级创伤救治体系，即建立以国家创伤医学中心 / 国家创伤区域医疗中心为引领，省级创伤医疗中心为骨干，地市级高级创伤救治中心和县级创伤救治中心为主体的国家创伤救治体系。

2. 功能

创伤救治体系的功能是进行闭环管理，利用所有可用资源为所有创伤患者提供恰当救治。

3. 设置与认证

创伤中心的设置是由经授权的地区政府或其他机构执行的监管过程。创伤救治体系内的医疗机构申请成为创伤中心，需要确定其创伤救治能力，评估创伤救治资源。政府指定的专家组在现场评估医院的资源及其提供特定救治水平的能力，符合标准者才能认定为创伤中心。

（二）基本构成

（1）创伤预防。为了主动积极减少创伤的影响，创伤预防已成为所有创伤救治体系的一个基本点。

（2）院前急救。除 EMSS 和检伤分类方案外，院前急救还包括通信系统。通常呼叫紧急救援电话（美国 911、中国 120），即可有效启动创伤救治体系。强大的通信系统可协调院前资源，并将呼救信息准确、迅速地传给收治医疗单位。医疗急救服务（Emergency Medical Services，EMS）人员标准化培训课程提供了更一致的知识基础和急救技能。发达的创伤救治体系通过改善 EMS 提供者的地理位置确保更有效的应急响应，而不仅是依靠医院急救人员。

（3）创伤救治机构。提供从初期伤情稳定、转运以及全面的确定性创伤救治。根据医院创伤救治资源，创伤中心分为三级，Ⅰ级创伤中心提供最全面的救治。

（4）康复治疗。康复治疗是减少残疾和改善创伤患者长期结局的重要组成部分。

（三）创伤救治体系基本要素

（1）领导小组。组建领导机构，协调创伤救治体系的发展，提供必要的管理。

（2）专业人才。成功的创伤救治体系依赖于有能力和精力充沛的医务人员，以确保最佳创伤救治。

（3）培训 / 科普。创伤救治体系必须努力提高公众对创伤的认识和预防创伤的能力，以减少创伤的社会影响。

（4）信息管理。地方和国家级的创伤数据为创伤质量改进、研究和创伤救治体系的管理提供了宝贵的资源。理想情况下，创伤数据应持续收集并纳入地方和国家数据库，以提供最准确的创伤救治报告。

（5）财政支持。足够的财政支持对创伤救治体系的发展和创伤急救的持续提供都是至关重要的。应提高公众和政府对这一问题的重视，以改善政府资金投入。

（6）研究。为了持续改善对创伤患者的救治，必须鼓励研究，增加对创伤研究的财政支持至关重要。

（7）技术。发掘新技术，应用到创伤救治领域。

（8）灾害准备与响应。创伤救治体系应针对潜在的灾害，负责制定一套系统的、有组织的预案，以便在需要时实施，为应对潜在灾害做好准备。

（四）创伤中心分级

创伤中心分级体系不是医疗救治机构的排名，而是评估可用于不同创伤患者救治需求的资源，包括提供轻、中度单部位损伤到最复杂的多发伤患者救治。每个创伤中心在其社区都发挥着重要作用，而且在区域创伤救治体系中具有关键功能。不论创伤中心是何级别，其提供高质量救治的承诺是相同的。不同级别创伤中心必须满足分级创伤中心评估认证标准。

按照创伤救治需求，我国依据行政管理规划设置"国家—省—地区（市）—县"四级创伤救治中心，除建立了国家创伤医学中心及国家创伤区域医疗中心设置标准、多数省/直辖市出台了省级创伤中心评估标准外，尚无统一的各级创伤中心评估标准。这些既有标准仅供地区（市）、县级创伤中心评估参考。

美国创伤中心分为三级（Level Ⅰ、Level Ⅱ、Level Ⅲ），各级具有特定标准。这些标准明确了医疗机构必须提供与创伤救治范围一致的资源，包括创伤教育与研究。大多数创伤救治体系，不同级别的创伤中心与其他急症救治机构共存，这些机构也是创伤体系的正式成员；这些机构协助救治不严重的创伤患者，为研究项目提供数据，并参与持续质量改进。Ⅰ级创伤中心是区域创伤救治体系的牵头医院。在人口密度较低的创伤救治体系，Ⅱ级创伤中心作为牵头医院。在较小社区和农村环境，Ⅲ级创伤中心作为牵头医院。

所有创伤中心必须建立创伤团队分层启动标准。最高级别启动标准包括下述8项：①成年人收缩压 <90 mmHg，儿童年龄相关的低血压；②颈部、胸部或腹部枪伤；③创伤患者格拉斯哥昏迷评分量表（Glasgow coma scale，GCS）评分 <9分；④其他医疗机构转诊的持续输血的创伤患者；⑤现场气管插管，并直接转来创伤中心的患者；⑥呼吸障碍或需要紧急开放气道者；⑦其他医疗机构转诊的进行性呼吸障碍患者；⑧急诊医师判断需要者。

1. Ⅰ级创伤中心

在创伤救治体系中，Ⅰ级创伤中心必须起领导作用，具备为所有创伤患者提供综合救治的能力，提供从创伤预防到康复等各环节的全面救治。在其核心作用中，Ⅰ级创伤中心必须具有足够的人力和资源配置。大多数Ⅰ级创伤中心依托于大学教学医院设置，具有创伤患者救治、创伤教育与研究的资源。除了提供创伤救治外，这些中心在区域创伤救治体系发展、区域灾害规划、能力提升和通过研究推进创伤救治等方面还发挥着重要作用。

Ⅰ级创伤中心的要求包括以下12项内容：

（1）创伤外科/普通外科医师24小时值班，并能够及时提供骨科、神经外科、胸心外科、血管外科、泌尿外科、手外科、整形外科、眼科、耳鼻喉科、口腔颌面科、妇产科、麻醉科、急诊科、放射科、内科各专科、儿科和危重症救治的专科诊治。建立远程X线/CT影像阅片会诊机制。

（2）创伤外科医生必须随叫随到。参与创伤救治的创伤外科医生必须符合以下条件：完成高级创伤生命支持（ATLS）培训≥1次；获得医院授权实施普通外科和/或小儿外科手术；持有普通外科资格或获批的其他资格。

（3）必须预留1间配备麻醉医师和护士的手术室，接手术通知15分钟内即可使用；如果第1个预留手术室被占用，必须另提供1间可用的手术室。

（4）必须配备体外循环机，需要时及时启用，或制订应急计划为创伤患者提供紧急心脏外科手术。

（5）必须有介入影像人员和设备资源，接通知后60分钟内可开始血管内介入止血手术。

（6）建立大量输血方案（massive transfusion protocol，MTP）。输血科储血充足，血液制品及时可得。建立抗凝药物使用患者快速逆转方案。

（7）收治邻近社区的转诊患者。

（8）领导周围社区的创伤预防和公共教育。

（9）为创伤团队成员提供继续教育。

（10）纳入创伤质量持续改进项目。

（11）开展有组织的教学、研究工作。在传播创伤救治科学知识方面发挥重要作用；开展创伤救治领域科学研究，包括但不限于生命科学、转化研究、有效性比较研究，协助、指导创伤救治理论与技术创新。

（12）满足每年收治严重创伤患者数量的最低要求。年收治创伤患者≥1 200人，其中创伤严重程度评分（ISS）大于15分患者≥240人。

2. Ⅱ级创伤中心

Ⅱ级创伤中心能对各种创伤及严重创伤患者提供早期确定性救治，作为区域创伤救治体系牵头医院，负责区域内创伤教育和灾害规划。

Ⅱ级创伤中心的要求包括以下8项内容：

（1）创伤外科/普通外科医师24小时值班，并能够及时提供骨科、神经外科、胸心外科、血管外科、泌尿外科、手外科、整形外科、眼科、耳鼻喉科、口腔颌面科、妇产科、麻醉科、急诊科、放射科、内科、儿科和危重症救治的专科诊治。建立远程X线/CT影像阅片会诊机制。

（2）创伤外科医生必须随叫随到。参与创伤救治的创伤外科医生必须符合以下条件：完成ATLS培训≥1次；获得医院授权实施普通外科和/或小儿外科手术；持有普通外科资格或获批的其他资格。

（3）必须预留1间手术室，配备麻醉医师和护士，接手术通知15分钟内即可使用；如果第1个预留手术室被占用，必须另提供1间可用的手术室。

（4）必须配备体外循环机，需要时及时启用，或制订应急计划为创伤患者提供紧急心脏外科手术。

（5）必须有介入影像人员和设备资源，接通知后60分钟内可开始血管内介入止血手术。

（6）建立大量输血方案。输血科储血充足，血液制品及时可获得。建立抗凝药物使用患者快速逆转方案。

（7）为员工提供创伤预防和继续教育。

（8）纳入创伤质量持续改进项目。

3. Ⅲ级创伤中心

Ⅲ级创伤中心通常服务于社区内无法及时到达Ⅰ级或Ⅱ级创伤中心的创伤患者，在美国大部分地区发挥着关键作用，为偏远地区和/或农村人口提供服务。为轻、中度创伤患者提供确定性急救，让患者获得就近救治。应具备及时进行创伤评估的适当流程，开展早期处理，在创伤救治需求超过其资源和能力时具备提供转诊的能力。

Ⅲ级创伤中心的要求包括以下8项内容：

（1）急诊内科医师24小时值班，普通外科医师及麻醉师能迅速到场。

（2）必须预留1间手术室，配备麻醉医师和护士，接手术通知30分钟内即可使用。

（3）建立大量输血方案。储备充足的红细胞和血浆。建立抗凝药物使用患者快速逆转方案。

（4）纳入创伤质量持续改进项目。

（5）与Ⅰ级或Ⅱ级创伤中心建立患者转诊协议，以帮助需要更全面诊疗的患者。

（6）为乡镇、社区医院提供医疗支持。

（7）为护理人员、保健辅助人员与创伤小组提供继续教育。

（8）面向基层，在邻近社区积极开展预防工作。

（五）创伤学科的发展和使命

20世纪，创伤学成为一个独立的外科专业领域。1913年美国外科医生协会（American College of Surgeons，ACS）成立，任命了一个委员会报告骨折处理。1922年成立骨折委员会负责骨折管理，随着日益增长的专业需求，1949年骨折委员会发展为ACS-COT。从《创伤早期救治》的出版开始，COT不断发展，先后建立"高级创伤生命支持"（advanced trauma life support，ATLS）课程、创伤中心认证和创伤体系建设以改善创伤救治等举措。创伤救治体系和创伤中心建设显著提升了严重创伤的救治效率和救治成功率，在促进全球创伤救治发展方面发挥了重要作用。另外，COT建立了美国创伤登记与国家创伤数据库（National Trauma Data Bank，NTDB），这是有史以来最大的创伤数据库。COT非常有效的方法之一是建立州级分会。通常COT

州级分会的活动包括：①建立拣伤分类文件，最大化利用院前院内资源，推进创伤救治体系发展；②损伤预防举措；③全州范围的创伤登记与维护；④推进持续质量改进工作。除 ACS-COT 外，成立于 1938 年的美国创伤外科协会（American Association for the Surgery of Trauma，AAST），是创伤专业组织中历史最悠久、规模最大的组织，主要目标是促进创伤救治的改善。此外，东部创伤外科学会（Eastern Association for the Surgery of Trauma，EAST）和西部创伤学会（Western Trauma Association，WTA）等合作学术组织，也在促进创伤救治科学知识的交流方面发挥了重要作用。

20 世纪 80 年代中后期，我国王正国、陈维庭、蔡汝滨等以敏锐的眼光捕捉到欧美发达国家创伤外科的发展经验和在国内建立创伤外科的机遇，相继在重庆和北京建立了创伤救治专科。1985 年第三军医大学第三附属医院（现中国人民解放军陆军特色医学中心）创伤科建立，同期意大利政府投入最先进的医疗设备援建北京、重庆两大现代化急救中心，按照当时发达国家最先进的急救理念，培养创伤救治专业骨干，1987 年 10 月 1 日重庆市急救医疗中心创伤科成立，1988 年 3 月北京急救中心创伤科成立，至此，我国形成了首批独立建制的三大"创伤外科"及院内创伤救治体系，开启了我国现代创伤急救医学新纪元。1990 年武汉华中科技大学同济医学院附属同济医院创伤外科成立，2006 年北京大学交通医学中心成立，至 2017 年发展成为北京大学人民医院创伤救治中心。浙江大学医学院附属第二医院（1994 年）、陕西省人民医院（1994 年）等也相继建立了以急诊外科为代表的创伤救治专科。这些代表性医院开展严重创伤一体化救治，克服了传统分科救治模式缺乏整体协调、相互推诿、效率低下的弊端，显著提高了严重创伤，特别是严重多发伤的救治成功率，发挥了很好的引领示范作用。

但是，我国总体上尚未普遍建立创伤救治专科及严重创伤救治专业团队，仍以创伤患者分散在各专科的传统分科模式进行救治。据 2017 年报道，我国仅有不到 2% 的二级和三级医院建立有创伤救治学科。2016 年，党中央、国务院印发《"健康中国 2030"规划纲要》，提出健康问题已经成为国家战略层面统筹解决的重大和长远问题。显然，彻底改变我国的创伤救治模式，减小严重创伤救治水平与发达国家的差距成为当务之急，我国创伤外科发展面临重大历史机遇与挑战。2017 年以来，《进一步改善医疗服务行动计划（2018—2020 年）》（2017 年）、《关于进一步提升创伤救治能力的通知》（2018 年）、《国家医学中心和国家区域医疗中心设置实施方案》（2019 年）、《关于加快推进国家医学中心和国家区域医疗中心设置工作的通知》（2020 年）等一系列文件的发布，积极推进了国家创伤救治体系和指导各地创伤中心的建设，我国创伤救治学科建设蓬勃发展。2022 年国务院办公厅印发《"十四五"国民健康规划》，进一步提出优化医疗服务模式，创新急诊急救服务，强调继续推进以创伤中心建设为代表的五大中心建设，为患者提供医疗救治绿色通道和一体化综合救治服务，提升重大急性疾病医疗救治质量和效率。

此外，我国医学界学术组织和团体也在积极推进创伤专科的建立与发展。1987年中华医学会外科学分会创伤学组在重庆成立，黎鳌任组长，并于1988年召开了全国首届创伤学术会议；1990年黎鳌、王正国等牵头成立了中华医学会创伤学分会，确立了我国创伤外科的学术和学科地位；在王正国、付小兵的积极倡议和支持下，2014年成立了中国医师协会创伤外科医师分会；2016年姜保国牵头成立"中国创伤救治联盟"；2019年依托北京大学人民医院成立了国家创伤医学中心，推动了创伤学术技术交流蓬勃发展，开展的创伤救治专业人才培养、从创伤预防到创伤救治规范的建立与推广、区域性创伤救治体系发展和医院创伤中心建设等致力于提高创伤患者救治效果的工作，必将有力地促进我国创伤外科进一步发展繁荣。

（重庆大学附属中心医院 / 重庆市急救医疗中心　都定元）

参考文献

［1］　都定元，王建柏. 中国创伤外科现状与展望［J］. 创伤外科杂志，2018，20（3）：161-165.

［2］　Meagher A D，Zarzaur B L. Epidemiology［M］. 9th ed. New York：McGraw Hill，2021.

［3］　Trunkey D D. Trauma. Accidental and intentional injuries account for more years of life lost in the U.S. than cancer and heart disease. Among the prescribed remedies are improved preventive efforts，speedier surgery and further research［J］. Sci Am，1983，249（2）：28-35.

［4］　Peitzman A B，Rhodes M，Schwab C W，et al. The trauma manual：trauma and acute care surgery［M］.4th ed. Philadelphia：Wolters Kluwer Health/Lippincott Williams & Wilkins，2013.

［5］　American College of Surgeons Committee on Trauma. Resources for optimal care of the injured patient. 2022 Standards［M］. Chicago：American College of Surgeons Committee on Trauma，2022.

第二章　基本创伤急救技术

创伤是各种致伤因素造成的人体组织损伤和功能障碍。轻者造成体表损伤，引起疼痛和出血；重者导致功能障碍、致残，甚至死亡。致伤因素包括机械因素、物理因素、化学因素以及生物因素。现代创伤以严重伤、多发伤和群体伤为特点。严重创伤可造成心、脑、肺和脊髓等重要器官功能障碍，出血过多会导致休克甚至死亡。创伤现场救护要求快捷、正确、有效。正确的现场救护能挽救伤员生命、防止损伤加重和减轻伤员痛苦，反之，则会加重损伤，造成不可挽回的损失，以至危及生命。因此，掌握创伤的基本急救技术对急救人员来说就尤为重要。

由于创伤一般为突发事件，且现场条件差，救护困难较大，因此，明确现场救护目的，有助于迅速选择正确的救护方法，从而达到合理、迅速救护。现场救护目的主要包括：①抢救、延长伤员生命：创伤患者由于重要脏器损伤及大出血导致休克时，可出现呼吸、循环功能障碍，故在呼吸心跳骤停时，现场救护要立即实施心肺复苏，维持生命，为到达医院后进一步治疗赢得时间。②减少出血，防止休克：严重创伤或大血管损伤出血量大。现场救护时要迅速采用一切可能的方法止血，有效地止血是现场救护的基本任务。③保护伤口：开放性损伤的伤口要妥善包扎。保护伤口能预防和减少伤口污染，减少出血，保护深部组织免受进一步损伤。④骨折固定：现场救护要用最简单有效的方法固定骨折。骨折固定能减少骨折端对神经、血管等组织的损伤，同时能缓解疼痛。脊柱损伤的患者给予正确有效的固定，能防止搬运过程中对脊髓的损伤。⑤防止并发症：现场救护过程中要注意防止脊髓损伤、止血带过紧造成缺血坏死、胸外按压用力过猛所造成肋骨骨折，以及骨折固定不当造成血管神经损伤等并发症。⑥快速转运：用最短的时间将患者安全地转送到就近有条件的医院。

第一节　止血技术

一、概述

血液是维持生命的重要物质，成人的血液总量约占自身体重的8%。出血是指血管破裂后血液从血管内流至血管以外，分为内出血和外出血。出血是创伤患者的突出表现，失血的速度和多少是影响伤员健康和生命的重要因素。

因此，止血是创伤现场救护的基本任务。小而表浅的伤口只要简单包扎即可止血，但大而深的伤口如果止血方法不当就很难止血，伤员会因失血过多而危及生命。有效地止血能减少失血量,保存有效血容量,防止休克的发生。所以,现场及时有效地止血,是挽救生命、降低死亡率,为患者赢得进一步治疗时间的重要技术。

二、出血类型

(一)按出血是否可见划分

按出血是否可见,出血分为外出血与内出血。外出血是指血液经伤口流到体表外,在体表可看到的出血;内出血是指血液流到组织间隙、体腔或皮下,形成脏器血肿、积血或皮下淤血。外出血显而易见,严重的内出血常因在体表看不到而隐匿凶险。身体受到严重创伤时也可能同时存在内出血、外出血的情况。

(二)按损伤的血管类型划分

血管分为动脉、静脉和毛细血管三种类型,根据损伤的血管类型,出血可分为动脉出血、静脉出血和毛细血管出血。

(1)动脉出血。动脉血氧含量高,血色鲜红。动脉内血液流速快,压力高,一旦动脉受到损伤,出血可呈泉涌状或随心搏节律性喷射。大动脉出血可导致循环血量快速下降。

(2)静脉出血。静脉血血色暗红,静脉内血液流速较慢,压力较低,但静脉管径较粗,存有较多的血液,当曲张的静脉或大的静脉损伤时,血液也会大量涌出。

(3)毛细血管出血。毛细血管出血存在于任何出血中。开始出血时出血速度比较快,血色鲜红,但出血量一般不大。身体受到撞击可引起皮下毛细血管破裂,导致皮下淤血。

(三)按失血量与症状划分

根据失血量与症状不同,出血可分为轻度失血、中度失血和重度失血。

(1)轻度失血。突然失血占全身血容量的20%(成人失血约800 mL)以上时,可出现轻度休克症状:口渴、面色苍白、出冷汗、肢端湿冷、脉搏快而弱,每分钟可达100次以上。

(2)中度失血。突然失血占全身血容量的20%~40%(成人失血约800~1600 mL)时,可出现中度休克症状:伤员呼吸急促、烦躁不安,脉搏每分钟可达120次以上。

(3)重度失血。突然失血占全身血容量的40%(成人失血约1600 mL以上)时,可出现重度休克症状:伤员表情淡漠、脉搏细弱或摸不清,血压测不到,随时可能危及生命。

三、止血方法

常用的止血材料有创可贴、无菌敷料、绷带、三角巾及止血带等，也可用毛巾、手帕、衣物等代替。

急救员在处理伤口时要采取一定的保护措施，如戴防护手套、医用口罩，必要时戴护目镜或防护面具等，在有毒环境中，还需要穿戴防化隔离衣和防毒面具，以防止急救员受到血液或其他潜在可传染物质感染。处理完伤口后要尽快洗手，如自己的皮肤被划伤，应尽快处理，并采取必要的免疫措施。

少量、小范围出血，可用干净的敷料压迫止血，然后在清洁、消毒伤口后，用创可贴或干净的纱布包扎伤口。量大且严重的出血，要争分夺秒，立即采用适当的止血措施，有效地控制出血。下面介绍几种常用的现场急救止血方法。

（一）指压止血法

指压止血法是现场最直接、快速、有效、安全的止血方法，它的原理是用手指将出血处的动脉血管压迫于伤口近心端的骨面上，以阻断出血的源头。指压止血法主要用于头面部及四肢创伤出血的紧急救治。

（1）头顶部出血。用拇指或食指压迫伤侧耳屏前方的颞浅动脉（图 2-1-1）。

（2）面部出血。用拇指或食指压迫伤侧下颌角前约 3 cm 凹陷处的面动脉即可止血。由于面动脉在面部有很多小分支相互吻合，即使一侧面部出血，止血时最好两侧同时按压（图 2-1-2）。

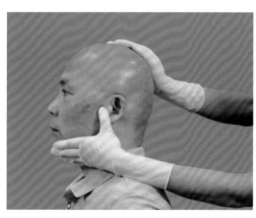
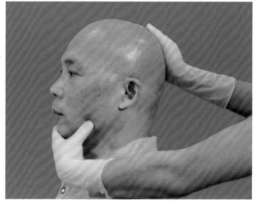

图 2-1-1　头顶部出血　　　　　　　　　图 2-1-2　面部出血

（3）颈部出血。用大拇指将同侧气管外侧与胸锁乳突肌前缘中点、搏动强烈的颈总动脉向后、向内压向第五颈椎横突（图 2-1-3）。

（4）肩部和上臂出血。用拇指压迫同侧锁骨上窝中部的锁骨下动脉，用力方向为向下、向后，将其压向深处的第一肋骨上（图 2-1-4）。

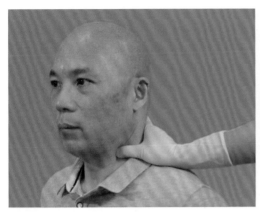
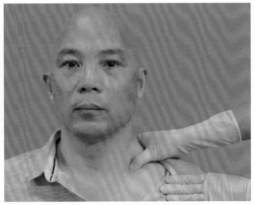

图 2-1-3　颈部出血　　　　　　　　　图 2-1-4　肩部和上臂出血

（5）前臂出血。用拇指压迫上臂肱二头肌内侧的肱动脉于肱骨上（图 2-1-5）。

（6）下肢出血。用双拇指重叠用力压迫大腿根部腹股沟的股动脉搏动处（图 2-1-6）。

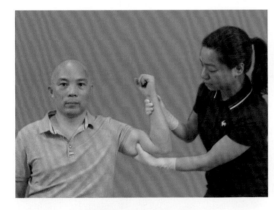
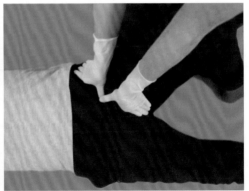

图 2-1-5　前臂出血　　　　　　　　　图 2-1-6　下肢出血

（二）加压包扎止血法

加压包扎止血法适用于全身各部位的小动脉、静脉、毛细血管出血，可先用无菌敷料或其他干燥、洁净的毛巾、手帕、三角巾等覆盖伤口，再用宽布带加压包扎，以达到有效止血目的。

（1）直接压迫止血法。如受伤部位的伤口无异物，无骨折断端外露，可通过直接压迫出血部位而达到止血效果，此方法可用于大部分创伤出血的止血。止血步骤：

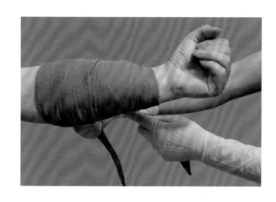

图 2-1-7　加压包扎止血

①伤员取舒适体位，抬高伤肢（骨折除外）；②检查伤口是否有异物，如有表浅小异物可将其取出；③如无异物，用无菌敷料覆盖伤口，无菌敷料大小要超过伤口边缘至少 3 cm，如果敷料被血液浸湿，不要取掉，再加盖一层敷料；④用手施加压力直接压迫；⑤用绷带或宽布带等加压包扎（图 2-1-7）；⑥包扎后检查肢端末梢循环，如包扎过紧影响血液循环，应重新包扎。

（2）间接压迫止血法。如受伤部位的伤口有刺入较深的异物，或有骨折断端外露，此时不能将异物随意拔出，应采用间接压迫止血法。止血步骤：①伤员取舒适体位，抬高伤肢（骨折除外）；②检查伤口有无异物，如扎入身体的异物较深（如剪刀、小刀、玻璃碎片等），则不能随意拔出；③在伤口边缘用类似于绷带的材料将异物夹紧固定；④用绷带、三角巾或宽布带等加压包扎伤口并固定异物；⑤完成包扎后检查肢端末梢循环。

（三）加垫屈肢压迫止血法

加垫屈肢压迫止血法适用于单纯加压包扎止血无效和无骨折的四肢出血。前臂出血时，在肘窝部加垫、屈肘；上臂出血时，在腋窝内加垫，上臂紧靠胸壁；小腿出血时，在腘窝加垫、屈膝；大腿出血时，在大腿根部加垫、屈髋。最后用绷带、三角巾或宽布条等紧紧缚住，使出血部肢体保持屈曲状态，从而达到压迫止血的目的（图 2-1-8）。

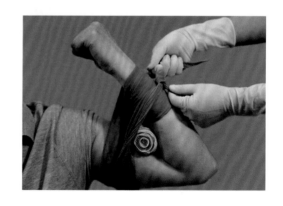

图 2-1-8　加垫屈肢压迫止血

（四）填塞止血法

对于深部伤口出血，一定要用大块纱布条、棉垫等敷料填塞伤口，外面再行加压包扎，以防止血液沿组织间隙渗出。所用的填塞物要尽量采用无菌或干净敷料，并且尽量使用大块的敷料，以便既能保证止血效果，又能避免在随后的进一步处理时将填塞物遗忘在伤口内。此法的缺点是止血不甚彻底且增加感染概率。

（五）止血带止血法

当四肢有大血管损伤，直接压迫无法控制出血，或不能使用其他方法止血以至危及生命时，可使用止血带止血法。此方法止血效果较好，但仅适用于四肢动脉大出血。

（1）橡皮管止血。橡皮管弹性好，可用作止血带，但直径不可太小，否则容易造成局部组织损伤。使用方法：①在正确部位环形垫好衬垫（可用绷带、三角巾、毛巾或衣物等）。②急救员用左手拇指与食、中指拿好止血带的一端（A端）约10 cm处，右手拉紧止血带缠绕伤侧肢体及急救员左手食指和中指两周，同时压住止血带的A端，然后将止血带的另一端（B端）用左手食指和中指夹紧，抽出手指时由食指和中指将夹持的B端从两圈止血带下拉出一半，使其成为一个活结。如果需要松止血带时，只要将B端拉出即可。③评估止血效果。④在止血标识卡上（或明显的部位）注明上止血带时间，并悬挂于显眼处（图2-1-9）。

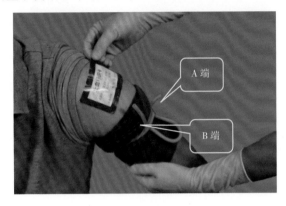

图2-1-9　橡皮管止血

（2）绞棒止血法止血。在事发现场，如没有准备专用的止血物品，可以就地取材，用绞棒、三角巾、宽布带、毛巾等物品进行紧急止血。使用方法：①在正确部位环形垫好衬垫（可用绷带、毛巾、三角巾等）。②将三角巾或其他布料折叠成约5 cm宽平整的条状带。③用折叠好的条状带在衬垫上绕肢体一周，两端向前拉紧，打一个活结。④将一绞棒（如铅笔、筷子、勺把、竹棍等）插入活结的外圈内，然后提起绞棒旋转至止住出血为止。⑤将绞棒的另一端插入活结的内圈固定（或继续打结将绞棒的一端固定）。⑥评估止血效果。⑦在止血标识卡上（或明显的部位）注明上止血带时间，并悬挂于显眼处（图2-1-10）。

（3）旋压式止血带法止血。旋压式止血带是战伤急救时常用的一种止血带，它的作用原理与绞棒止血法一样。使用方法如下：①在正确部位环形垫好衬垫（可用绷带、毛巾、三角巾等）。②将止血带缠绕衬垫一周，将尾端穿过卡扣后反折收紧粘贴固定。③旋转绞棒至伤口不出血为止。④将绞棒置于卡槽内固定。⑤评估止血效果。⑥记录上止血带时间（图2-1-11）。

（六）注意事项

止血带止血具有潜在的风险，使用不当会造成不良后果，如造成止血带部位神经和血管的暂时性或永久性损伤，以及由肢体局部缺血导致的系列并发症，包括乳酸血

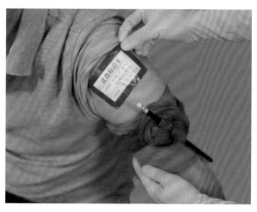

图 2-1-10　绞棒止血法

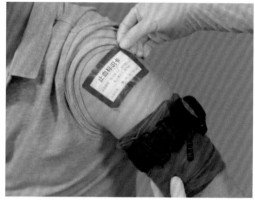

图 2-1-11　旋压式止血带法

症、高钾血症、心律失常、休克及肢体坏死等。这些并发症与止血带的压力和阻断血流的时间有关。因此，应慎用止血带止血法。

（1）扎止血带前，应先将伤肢抬高，促使静脉血液回流，以减少血液流失。

（2）止血带不要直接扎在皮肤上，应先用平整的衬垫垫好，再上止血带，以防止对局部皮肤造成损伤。

（3）扎止血带的部位应在伤口的近心端。上肢应在上臂的上 1/3 处，避免扎在中 1/3 以下，防止损伤桡神经；下肢应在大腿中上部；对于毁损的肢体，止血带应扎在靠近伤口的部位，有利于最大限度地保存肢体，特别是在伤口以下的肢体可能需要截肢或保留困难的情况下更需如此，以利于重建假肢。

（4）止血带松紧要适度，以阻断伤口出血为度。过紧容易造成肢体损伤或缺血坏死，过松只能压迫静脉，使静脉血液回流受阻，反而加重出血。

（5）扎好止血带后，要在明显部位加上时间标记，注明上止血带时间，应精确到分钟。

（6）止血带扎的总时间一般不超过 2 小时，而且每隔 40~50 分钟或发现伤员远端肢体严重缺血时，应松解一次，以暂时恢复远端肢体供血。松解时如有出血，可压迫伤口止血。松解约 3 分钟，在比原扎部位稍低的位置重新扎上止血带。

（7）止血带的解除应在输液、输血或已采取其他有效止血措施后进行，如止血带以下组织已明显广泛坏死，在截肢前不宜松解止血带。

（8）禁止用细小的铁丝、电线、绳索等做止血带。

（七）内出血的应急处理

内出血可由外伤引起，如骨折或物体撞击；也可由非外伤引起，如胃溃疡出血、异位妊娠破裂出血等。一方面，某些重要器官因积血而受到压迫会危及生命，如胸腔内、心包内及颅内出血等；另一方面，严重的活动性内出血会导致失血性（低血容量）休克，如肝、脾破裂导致的腹腔内大出血等。如果患者出现休克症状但在体表见不到血，应考虑有严重的内出血可能。

1. 可疑内出血的一般判断

（1）伤员面色苍白，皮肤出现发绀。

（2）口渴、手足湿冷，出冷汗。

（3）脉搏快而弱，呼吸急促。

（4）烦躁不安或表情淡漠，甚至意识不清。

（5）发生过外伤或有相关疾病史。

（6）皮肤有撞击痕迹，局部有肿胀，体表未见到出血。

（7）体表腔道（如耳道、鼻腔、口腔等）有鲜血或带血体液流出。

2. 可疑内出血应急救护措施

（1）伤员出现休克症状时，<u>应立即采取抗休克的措施（如建立静脉通道、吸氧、保暖等）</u>。

（2）立即将伤员送去就近有条件的医院。

（3）转送途中密切观察伤员的生命体征，保持气道通畅。

第二节　包扎技术

一、概述

伤口是细菌侵入人体的门户之一，如果伤口被污染，就有可能引起局部或全身严重感染并发脓毒血症，严重损害健康，甚至危及生命。所以，受伤以后，如果第一时间没有条件做清创手术，要先进行包扎。

包扎可用创可贴、尼龙网套、纱布、三角巾、绷带或其他现场可利用的布料。包扎是外伤救护的重要一环，它可以起到快速止血，保护伤口，防止进一步污染，减轻疼痛的作用，有利于转运和进一步的治疗。

包扎伤口前要充分暴露伤口，仔细检查伤口的位置、大小、深度、污染程度、有无异物。注意较深、出血多的伤口可能有血管损伤；胸部伤口较深时，可能有血气胸；腹部伤口可能有内脏损伤；肢体畸形可能有骨折；异物扎入人体可能损伤大血管、神经或重要脏器。

二、包扎原则

（1）动作要快、准、轻、牢。

（2）尽可能戴医用手套，做好自我防护；如必须用裸露的手进行伤口处理，在处理完成后，用肥皂清洗双手。

（3）加盖无菌敷料，封闭伤口，防止污染；不要在伤口上用消毒剂或药物。

（4）包扎四肢应自远心端开始，露出趾端；骨隆处或凹陷处应垫好衬垫。

（5）不要对嵌有异物或骨折断端外露的伤口直接包扎，不要试图复位突出伤口的骨折端。

三、包扎方法

（一）尼龙网套

尼龙网套具有良好的弹性，使用方便。头部及肢体均可用其包扎。包扎时先用无菌敷料覆盖伤口并用胶布固定，再选择合适大小的尼龙网套套在敷料上。

（二）创可贴

选择大小合适的创可贴，除去包装，将中央部对准伤口贴上即可。弹力创可贴适用于关节部位的损伤。创可贴透气性良好，具有止血、消炎、止疼、保护伤口等作用，使用方便，效果佳。

（三）绷带

绷带有不同规格，可用于身体不同部位的包扎。普通绷带利于伤口渗出物的吸收，弹力绷带适用于关节部位损伤的包扎。

绷带包扎的注意事项：包扎时要掌握好"三点一走行"，即绷带的起点、止点、着力点（多在伤处）和走行方向的顺序，应既牢固又不太紧；包扎应从远端缠向近端，开始和终结处必须环形包扎两圈固定，绷带圈与圈重叠的宽度以 1/2 或者 1/3 为宜。

绷带包扎的基本方法主要包括环形包扎、螺旋形包扎、螺旋反折包扎、回返包扎和"8"字形包扎五种。

（1）环形包扎。此法是绷带包扎中最常用的，适用于肢体粗细较均匀处伤口的包扎。伤口用无菌或干净的敷料覆盖，固定敷料；第一圈作斜状环绕，将斜出的一角反折后压入环形圈内，然后重复缠绕；绷带缠绕范围要超出敷料边缘；最后用胶布粘贴固定，或将绷带尾端剪成两个布条，打结固定。此方法多用于绷带包扎的开始及结束（图 2-2-1）。

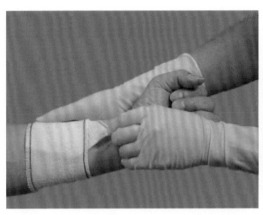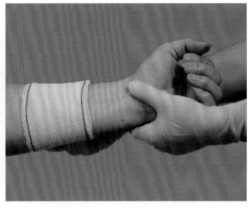

图 2-2-1　环形包扎

（2）螺旋形包扎。此法适用于粗细相等的肢体、躯干部位的包扎。用无菌或干净的敷料覆盖伤口；先环形缠绕两圈固定带头；从第三圈开始，环绕时压住前一圈的1/2；最后用胶布粘贴固定（图 2-2-2）。

（3）螺旋反折包扎。此法用于肢体上下粗细不等部位的包扎，如小腿、前臂等。先用环形法固定始端；螺旋方法每圈反折一次，反折时，以左手拇指按住绷带上面的正中处，右手将绷带向下反折，向后绕并拉紧；反折处不要在伤口上（图 2-2-3）。

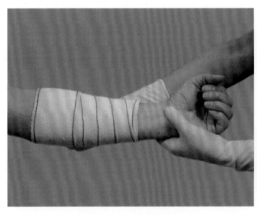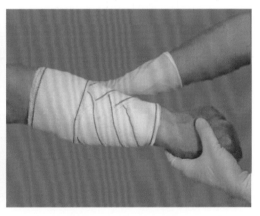

图 2-2-2　螺旋形包扎　　　　　　图 2-2-3　螺旋反折包扎

（4）回返包扎。此法用于头部、肢体末端或断肢部位的包扎。用无菌或干净的敷料覆盖伤口；先环形两圈固定带头，然后从中线开始，作一系列前后、左右来回向两侧呈放射性反折包扎，直至将敷料完全覆盖；最后环形缠绕两圈，将上述反折绷带固定（图 2-2-4）。

（5）"8"字形包扎。此法适用于手掌、手背、踝部和其他关节处伤口的包扎。用无菌或干净的敷料覆盖伤口；包扎手时从腕部开始，先环形缠绕两圈；然后经手和腕"8"字缠绕；最后绷带尾端在腕部固定；包扎关节时绕关节上下"8"字缠绕（图2-2-5）。

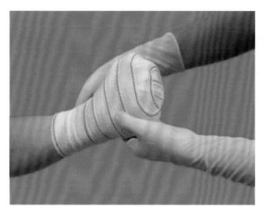 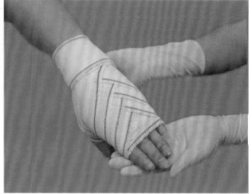

图 2-2-4　回返包扎　　　　　　　　　图 2-2-5　"8"字形包扎

（四）三角巾

三角巾展开后为底边 135 cm、高 65 cm 的等腰三角形，有顶角、底边、斜边与两个底角。使用时可根据其作用折叠成不同的形状。

折叠成条形：先把三角巾的顶角折向底边中央，然后根据需要折叠成三横指或四横指宽窄的条带。

燕尾式：将三角巾的两底角对折重叠，然后将两底角错开并形成夹角。燕尾巾的夹角可根据包扎部位的不同而调节。

环形圈垫：用三角巾折成带状或用绷带的一端在手指周围缠绕数次，形成环状，将另一端穿过此环并反复缠绕拉紧。

（1）头部帽式包扎。将三角巾的底边折叠成 1~2 横指宽，边缘置于伤员前额齐眉处，顶角向后；三角巾的两底角经两耳上方拉向头后部枕骨下方交叉并压住顶角；再绕回前额齐眉打结；顶角拉紧，折叠后塞入头后部交叉处内（图 2-2-6）。

（2）肩部包扎。

1）单肩。三角巾折叠成燕尾式，燕尾夹角约 90°，大片在后压住小片，放于肩上；燕尾夹角对准伤侧颈部；燕尾底边两角包绕上臂上部并打结固定；拉紧两燕尾角，分别经胸、背部至对侧；腋前或腋后线处打结（图 2-2-7）。

2）双肩。三角巾折叠成燕尾式，两燕尾角相等，燕尾夹角约 100°，披在双肩上，燕尾夹角对准颈后正中部；燕尾角过肩，由前向后包肩于腋前或腋后，与燕尾底边打结（图 2-2-8）。

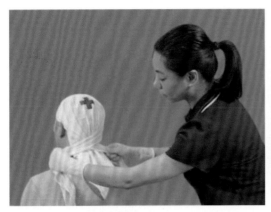
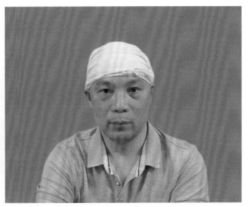

图 2-2-6 头部帽式包扎

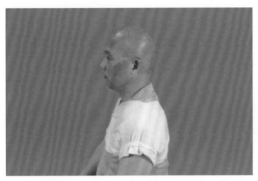

图 2-2-7 单侧肩部包扎

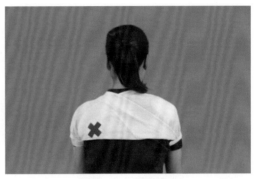

图 2-2-8 双侧肩部包扎

（3）胸（背）部包扎。

1）双侧胸（背）部。三角巾折叠成燕尾式，两燕尾角相等，燕尾夹角约100°，置于胸前，夹角对准胸骨上凹；两燕尾角过肩于背后；将燕尾顶角系带，围胸与底边在背后打结；将一燕尾角系带拉紧绕过横带后上提；再与另一燕尾打结。背部包扎时，把燕尾巾调到背部即可（图2-2-9）。

2）单侧胸（背）部。将三角巾展开，顶角放在伤侧肩上；底边向上反折置于胸部下方，并绕胸至背的侧面打结；将顶角拉紧，顶角系带穿过打结处上提系紧（图2-2-10）。

（4）全腹部包扎。三角巾底边向上，顶角向下横放在腹部，顶角对准两腿之间，两底角围绕腹部至腰后打结，顶角由两腿间拉向后面与两底角连接处打结（图2-2-11）。

（5）单侧臀（腹）部包扎。三角巾折叠成燕尾式，燕尾夹角约60°朝下对准外侧裤线；伤侧臀部的后大片压住前面的小片；顶角与底角中央分别过腹腰部到对侧打结；两底角包绕伤侧大腿根部在大腿前面打结（图2-2-12）。

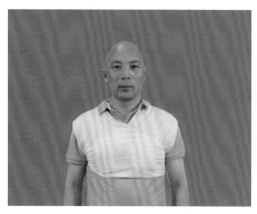

图 2-2-9　双侧胸（背）部包扎

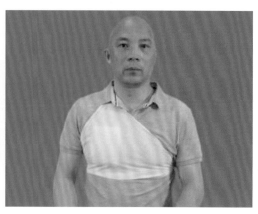

图 2-2-10　单侧胸（背）部包扎

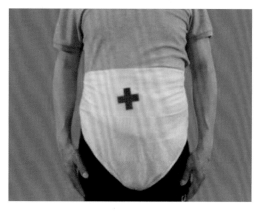

图 2-2-11　全腹部包扎图

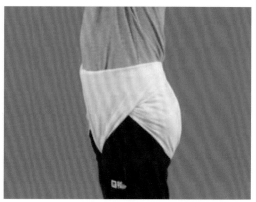

图 2-2-12　单侧臀（腹）部包扎

（6）手（足）包扎。展开三角巾，顶角对向手指或足趾尖；手掌或足平放在三角巾的中央，指缝或趾缝间插入敷料；将顶角折回，盖于手背或足背，两底角分别围绕到手背或足背交叉；再在腕部或踝部围绕一圈后在腕部背侧或踝部前方打结（图2-2-13）。

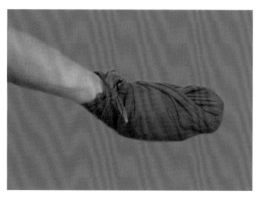

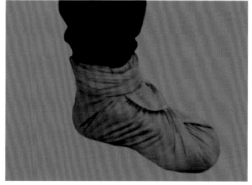

图 2-2-13　手（足）包扎

（7）膝部（肘部）布带包扎。将三角巾折叠成适当宽度的带状，将中段斜放于伤部，两端向后交叉缠绕，返回时分别压于中段上下两边；包绕肢体一周，在肢体外侧打结（图2-2-14）。

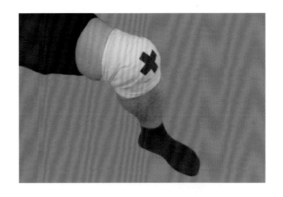

图 2-2-14　膝（肘）部布带包扎

（8）悬臂带。

1）小悬臂带：用于上臂骨折及上臂、肩关节损伤。三角巾折叠成适当宽的条带；中央放在前臂的下 1/3 处或腕部；一底角放于健侧肩上，另一底角放于伤侧肩上；两底角绕颈在颈侧方打结；将前臂悬吊于胸前（图 2-2-15）。

2）大悬臂带：用于前臂、肘关节等的损伤。三角巾顶角对着伤肢肘关节，一底角置于健侧胸部过肩于背后；伤臂屈肘（功能位）放于三角巾中部；另一底角包绕伤臂反折至伤侧肩部；两底角在颈侧方打结，顶角向肘部反折，用别针固定或掖入肘部，也可将顶角系带绕背部至对侧腋前线与底边相系；将前臂悬吊于胸前（图 2-2-16）。

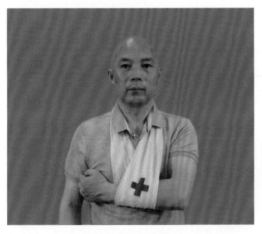

图 2-2-15　小悬臂带

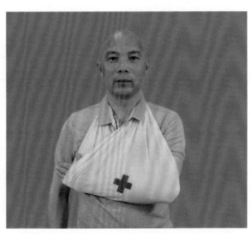

图 2-2-16　大悬臂带

第三节　骨折固定技术

一、概述

由于受直接外力（撞击、机械碾伤）、间接外力（外力通过传导、杠杆、旋转和肌肉收缩）、积累性劳损（长期、反复、轻微的直接或间接的损伤）等的作用，骨骼完整性和连续性发生改变者，称为骨折。

骨折固定是创伤急救的一项基本任务。正确良好的固定能迅速减轻伤员伤痛，减少出血，防止损伤脊髓、神经、血管等重要组织，也是搬运伤员的基础，有利于转运后的进一步治疗。

（一）骨折固定的目的

（1）制动，减少伤员的疼痛。

（2）避免周围组织、血管、神经损伤加重。

（3）减少出血和肿胀。

（4）防止闭合性骨折转化为开放性骨折。

（5）便于伤员的转送。

（二）骨折的类型

（1）闭合性骨折。骨折断端不与外界或体内空腔脏器相通，骨折处的皮肤、黏膜完整。

（2）开放性骨折。骨折断端与外界或体内空腔脏器相通，骨折局部皮肤、黏膜破裂损伤，骨折端暴露在体外，易继发感染。

（三）骨折的程度

（1）完全性骨折。骨的完整性和连续性全部破坏或中断。骨断裂成三块以上的碎块又称为粉碎性骨折。

（2）不完全性骨折。骨未完全断裂，仅部分骨质破裂，如裂缝、凹陷、青枝骨折。

（3）嵌顿性骨折（嵌插骨折）。断骨两端互相嵌在一起。

（四）骨折的判断

（1）疼痛。骨折的突出表现是剧烈疼痛，受伤处有明显的压痛点，移动时疼痛加剧，安静时则疼痛减轻。根据疼痛的轻重和压痛点的位置，可以大体判断骨折的部位。无移位的骨折只有疼痛没有畸形，但局部可有肿胀和血肿。

（2）肿胀或瘀斑。出血和骨折端的错位、重叠，都会使外表呈现肿胀现象，瘀斑严重。

（3）畸形。骨折时肢体会出现畸形，呈现短缩、成角、旋转等。

（4）功能障碍。原有的运动功能受到影响或完全丧失。

（5）血管、神经损伤的检查。上肢损伤检查桡动脉是否有搏动，下肢损伤检查足背动脉是否有搏动。触压伤员的手指或足趾，询问有无感觉，手指或足趾能否自主活动。

（五）骨折固定的原则

（1）除去衣物，充分暴露受伤部位，以便评估伤情和恰当固定。

（2）在使用夹板固定前后，应检查患者的脉搏、运动、感觉功能。若患者昏迷，可以对其进行疼痛刺激，观察其肢体反应。

（3）若肢体有严重的成角畸形、脉搏消失，且距离医院较远时，可以对肢体施加适当的牵拉使其变直。若遇到较强阻力，则按原始体位固定。

（4）对于开放性骨折患者，在固定前要先对伤口进行止血包扎。

（5）夹板的长度要能够将损伤处上、下两个关节同时固定，宽度要与受伤肢体的粗细相当。

（6）不要试图将外露的骨折端送回伤口内，现场也不要冲洗伤口。

（7）固定后要暴露肢体末端，以便观察末梢循环情况。

（8）伤肢固定后，如有条件应将伤肢抬高，以减轻肿胀。

（9）对于可疑性骨折患者，也要按骨折患者进行固定。

（六）骨折固定的要点

（1）置伤员于舒适体位，就地施救。根据现场的条件和骨折的部位采取不同的固定方式。固定要牢固，不能太松或过紧。

（2）夹板与皮肤或骨性突起部位间要加衬垫，避免相互挤压，引起疼痛或损伤皮肤。

（3）先固定骨折的上端（近心端），再固定骨折的下端（远心端），绑带不要系在骨折处，骨折两端应该分别固定至少两条固定带。

（4）前臂、小腿部位的骨折，尽可能在损伤部位的两侧放置夹板固定，以防止肢体旋转及避免骨折断端相互接触。

（5）固定时，在可能的条件下，上肢为屈肘位，下肢呈伸直位。

二、常用骨折固定方法

（一）锁骨骨折

锁骨骨折多由摔伤或车祸引起，表现为锁骨变形，有血肿，肩部活动时疼痛加重。锁骨骨折的固定方法有以下几种。

（1）锁骨固定带固定（图 2-3-1）。

（2）前臂悬吊固定。现场如无锁骨固定带，可用两条三角巾，对伤肢进行固定。一条三角巾悬吊衬托伤侧肢体，另一条三角巾折叠成宽带在伤肢肘上方将其固定于躯干。如无三角巾可用围巾代替，或用自身衣襟反折固定（图 2-3-2）。

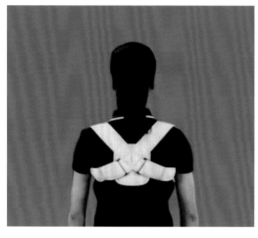

图 2-3-1　锁骨固定带固定　　　　　　　图 2-3-2　前臂悬吊固定

（3）三角巾"8"字形固定。用两条三角巾叠成 5 指宽条带，在两侧腋下各垫一衬垫。将两条三角巾分别在两肩关节部绕一周后于背部打结。再将这两条三角巾作结后剩余部分在背部中央相互打结，使肩关节尽量后展（图 2-3-3）。

（4）"T"字形夹板固定。取适当宽度的木板两块，制作成"T"字形夹板，夹板加垫。然后放在背部中央，再用三条三角巾分别固定（图 2-3-4）。

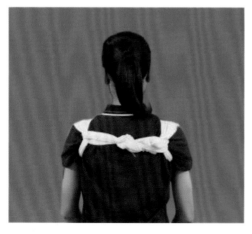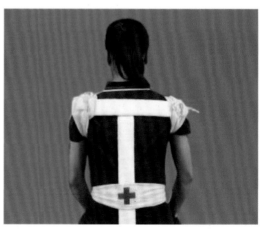

图 2-3-3　三角巾"8"字形固定　　　　　图 2-3-4　"T"字形夹板固定

（二）上肢骨折

1. 上臂骨折

上臂骨折由摔伤、撞伤和击伤所致。上臂肿胀、淤血、疼痛，有移位时出现畸形，上肢活动受限。由于桡神经紧贴肱骨干，故易损伤。固定时，骨折处要加厚垫保护以防止桡神经损伤。

（1）铝制夹板固定。按上臂长度将夹板制成"U"形，屈肘位套于上臂。用绷带或布带缠绕固定骨折上下两端。将前臂屈肘位后用小悬臂带悬吊于胸前。露出指端，检查脉搏、活动情况和感觉（图 2-3-5）。

（2）硬质夹板固定。将夹板放于上臂外侧，从肘部到肩部，肢体与夹板之间放衬垫。用绷带或三角巾固定骨折部位的上下两端。将前臂屈肘位后用小悬臂带悬吊于胸前。露出指端，检查脉搏、运动和感觉（图 2-3-6）。

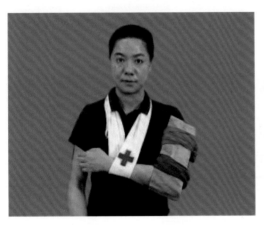 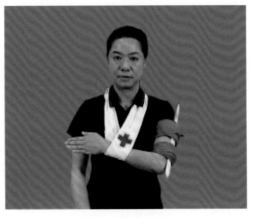

图 2-3-5　铝制夹板固定　　　　图 2-3-6　硬质夹板固定

（3）躯干自身固定。现场无夹板或其他可利用物时，可将伤肢固定于躯干。伤员屈肘位，大悬臂带悬吊伤肢，如骨折处位于肘关节附近，则直接斜放于身体前侧。伤肢与躯干之间加衬垫。用宽带（超骨折上下两端）将伤肢固定于躯干。露出指端，检查脉搏、运动和感觉（图 2-3-7）。

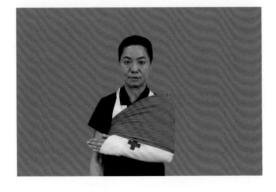

图 2-3-7　躯干自身固定

2. 前臂骨折

前臂骨折可为桡骨或尺骨骨折，也可为桡、尺骨双骨折。前臂骨折相对稳定，血管神经损伤较小。

（1）硬质夹板固定。将夹板分别置于前臂的内外两侧，夹板与皮肤间加垫。用三角巾或绷带分别固定骨折的上下两端。屈肘位后用大悬臂带将伤肢悬吊于胸前。露出指端，检查脉搏、运动和感觉（图 2-3-8）。

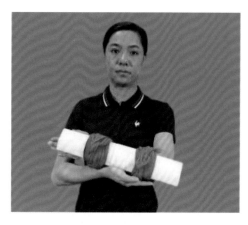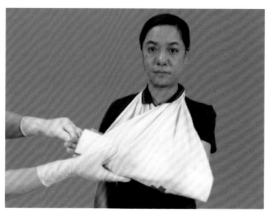

图 2-3-8　硬质夹板固定

（2）铝制夹板固定（图 2-3-9）。

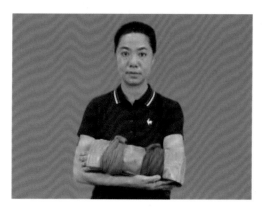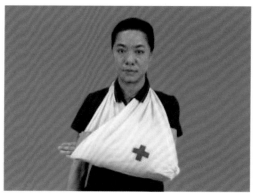

图 2-3-9　铝制夹板固定

（3）躯干自身固定。用三角巾托起伤肢，然后将伤肢固定于躯干（方法同上臂骨折）。

（三）下肢骨折

1. 大腿骨折

股骨粗大，骨折常由巨大外力，如车祸、高空坠落及重物砸伤所致，损伤严重，出血多，易出现休克。骨折后大腿肿胀、疼痛、变形或缩短。

（1）硬质夹板固定。将两块夹板分别置于伤肢的内外两侧，外侧夹板从腋下到外踝，内侧夹板从大腿根部到内踝。在腋下、膝关节、踝关节等处放衬垫保护皮肤，空隙处用柔软物品填充。用7条宽布带依次固定骨折上下两端，然后固定腋下、腰部、髋部、小腿、踝部。如只有一块夹板则放于伤腿外侧，从腋下到外踝。内侧夹板可用健肢代替，两腿之间加衬垫，固定方法同上。足踝处用"8"字法固定。将宽带置于踝部，环绕足背交叉，再经足底中部回到足背，在两足背间打结。露出趾端，检查脉搏、运动和感觉（图2-3-10）。

（2）健肢固定。将四条宽带自健侧肢体膝下、踝下穿入，至对侧肢体。在两膝、两踝及两腿间隙之间加衬垫。依次固定骨折上下两端、小腿、踝部，在健侧肢体外侧打结。足踝处用"8"字法固定。露出趾端，检查脉搏、运动和感觉（图2-3-11）。

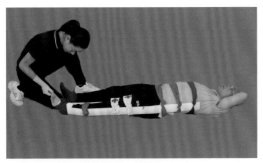 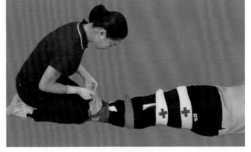

图 2-3-10　大腿骨折夹板固定　　　　图 2-3-11　大腿骨折健肢固定

2. 小腿骨折

小腿骨折，尤其是胫骨骨折，骨折端易刺破小腿前方皮肤，造成骨外露。因此，在骨折处要加厚垫保护。出血、肿胀严重时会导致骨筋膜室综合征，造成小腿缺血、坏死。小腿骨折固定时切忌固定过紧。

（1）硬质夹板固定。将两块夹板分别置于伤肢的内外两侧，外侧夹板从髋部到外踝，内侧夹板从大腿根部到内踝。在膝关节、踝关节骨突部位加衬垫保护，空隙处用柔软物品垫实。用5条宽布带固定。先固定骨折上下两端，然后固定髋部、大腿，最后固定足踝。足踝处用"8"字法固定。露出趾端，检查脉搏、运动和感觉（图2-3-12）。

（2）健肢固定。健肢固定与大腿固定相同，可用4条宽带或三角巾固定，先固定骨折上、下两端，然后固定大腿，踝关节用"8"字法固定（图2-3-13）。

（四）骨盆骨折

车祸、高空坠落、塌方砸伤等是造成骨盆骨折的常见原因。现场诊断的主要依据是局部疼痛、畸形及下肢功能障碍，以及骨盆挤压、分离征阳性。骨盆周围血运丰富，

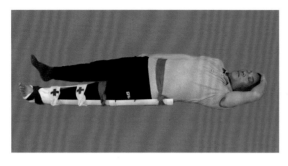

图 2-3-12　小腿骨折夹板固定

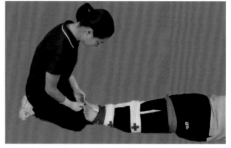

图 2-3-13　小腿骨折健肢固定

骨折后极易引发大出血及合并腹腔脏器损伤。

　　环绕法固定骨盆可以减少不稳定性骨盆骨折引起的内出血。可以用床单、被套等物当兜带，悬吊牵引固定骨盆，也可以用骨盆固定带来固定（图 2-3-14），此法骨盆固定的效果更好。

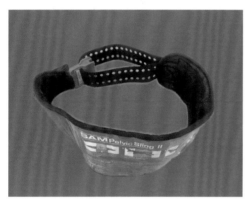

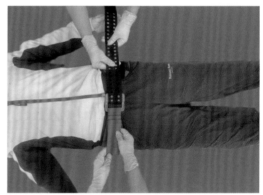

图 2-3-14　骨盆固定带固定

　　固定方法：伤员取舒适体位（仰卧位）。将宽布带／骨盆固定带自伤员腰下插入后向下抻至臀部。宽布带／骨盆固定带由后向前包绕臀部捆扎紧，注意着力点应在股骨大转子水平。将伤员固定在长脊板或铲式担架上后进行搬运。观察伤员生命体征，预防休克的发生。

（五）颈椎损伤

　　颈椎常因直接暴力或间接暴力引起损伤，造成骨折或脱位，严重者可因伤及脊髓而造成高位截瘫。现场可通过询问是否有疼痛、麻木、感觉异常，并对活动能力进行评估。对于疑似颈椎损伤的伤员，须按颈椎损伤的伤员来处理，避免造成二次伤害。

　　（1）徒手固定。

　　①头锁：急救员跪于伤员头侧，双肘支撑在地上或急救员腿上，双手十指分开放

于伤员头部两侧，拇指横放于前额，牢牢固定伤员头部。此锁用于调整伤员颈部位置及为伤员上颈托（图 2-3-15）。

②头肩锁：急救员跪于伤员头侧，一手头锁固定其头部，另一手掌心向上抓住其肩部，急救员用手及前臂固定伤员的头部。此锁适用于侧翻伤员（图 2-3-16）。

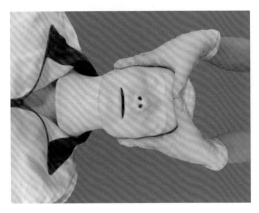

图 2-3-15　头锁

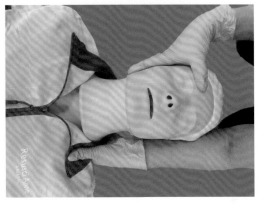

图 2-3-16　头肩锁

③双肩锁：急救员跪于伤员头侧，手臂平放于地面，双手掌心向上抓住其双肩，双臂夹紧固定其头部。此锁适用于平行移动伤员（图 2-3-17）。

④头胸锁：急救员跪于伤员身体的一侧，一手固定伤员额头，另一手固定其颧骨，固定颧骨的手前臂与伤员胸骨线重合。此锁为其他三锁交替时过渡用（图 2-3-18）。

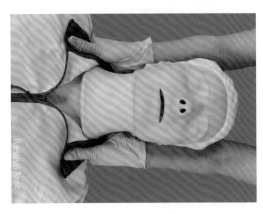

图 2-3-17　双肩锁

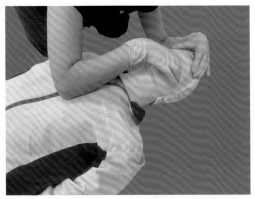

图 2-3-18　头胸锁

（2）颈托固定。颈托可限制患者头部和颈部活动，并随时给患者一个提示：急救人员希望你尽量减少颈椎活动。颈托不能上得太紧，以免危及气道或呼吸费力（图 2-3-19）。

固定方法：用头锁将患者头颈部调整至中立位，并确保气道通畅。测量患者颈部

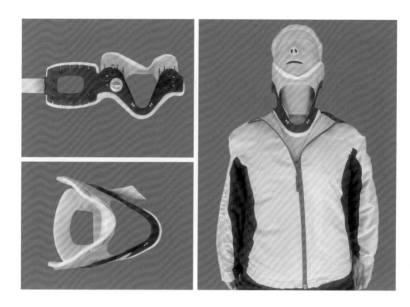

图 2-3-19　颈托固定

长度，即下颌骨与斜方肌间的距离。测量并调整颈托的长度与患者颈部的长度一致，锁定颈托。给颈托塑型。从右侧经颈后插入颈托，环绕颈部，托住下颌，固定颈托。

（重庆大学附属中心医院 / 重庆市急救医疗中心　费夕丰　蔡平军）

第三章 高级创伤急救技术

第一节 气道管理技术

我国每年创伤患者人数达数百万，死亡人数 70 余万，创伤已逐渐成为我国人口死亡的第 4 位死因。急性缺氧是创伤后死亡的最常见原因之一，急性缺氧的原因主要包括：气道原发损伤、颈部血肿压迫气道致气道堵塞，脑外伤或胸部外伤的其他系统损伤引起通气不足造成缺氧。另外，创伤致休克时患者意识障碍造成的误吸也会引起急性缺氧。

创伤患者的气道管理从急救人员到达时开始，应一直持续到建立和维持确定的气道。尽管气道管理在院前和院内都很重要，但在临床实际工作中，由于环境、人员、设备、专业知识和临床经验的差异，各级医师对创伤患者气道管理仍然存在一定的不足，特别是当气道控制情况可疑或病情变化时，缺乏及时、必要的重复评估，进而延缓了审时度势采取最有效的气道管理措施。因此，为提高创伤的救治质量，临床医师有必要对此类患者气道的病理生理变化、临床特点、管理工具、评估策略、管理原则及方法，以及特殊创伤患者气道管理和管理中常见误区等方面有充分的认识。

一、创伤患者气道管理的必要性和目标

气道管理是成人创伤患者院前救治中最重要的组成部分之一，所有院前创伤生命支持和院内创伤高级生命支持都强调气道有效管理具有第一重要性，其对转归的影响已由多项研究证实。

除直接死于心肺脑等重要脏器损伤外，创伤患者多数死于重要脏器的组织细胞得不到必要的血流灌注和氧合。研究发现，影响创伤患者组织器官氧合的主要因素有气道梗阻、肺通气不足、肺损伤、既往心肺功能不稳定、咽喉反射减弱导致异物误吸等。大出血虽是创伤患者常见的死亡原因，但其根源仍是低氧血症，而造成低氧血症最直接的原因是气道梗阻。肺组织和气道损伤、休克导致的微循环障碍也会导致致命性低氧血症，但较气道梗阻来得更慢。临床上造成低氧血症最快速的原因是气道阻塞，这个过程极快，缺氧 4~6 分钟就可以造成不可逆的大脑死亡。同时，气道阻塞后急性二氧化碳潴留导致的高碳酸血症会使大脑血管扩张、呼吸性酸中毒和意识水平降低，并迅速导致终末器官损害和心搏骤停。

因此，创伤患者气道管理的目标，就是实现有效通气（O_2 吸入和 CO_2 呼出）、

足够组织氧合，同时防止胃内容物、组织碎片或血液等异物误吸入气道。

二、创伤患者气道病理生理变化

创伤患者气道梗阻分为原发性和继发性，其最常见的原因是继发于其他损伤（表3-1-1），如由于车祸、坠落、砸伤、爆震、刀刺、枪伤等造成的颅脑、颜面、胸部严重创伤，以及气道烧伤等损害。意识障碍加重是引起继发性气道梗阻的首要原因，梗阻常发生于喉或声门上方，或者因软组织后坠及（或）肿胀堵塞咽喉部，或者血液、分泌物、胃内容物、异物等阻塞声门上气道，甚至因误吸进入声门下气道。如处理不当，最终都会由于无效腔增加及有效肺容积损失而迅速出现通气功能障碍，这是导致患者快速死亡的根源。

表 3-1-1　创伤患者气道梗阻机制

类型	机制	常见病因
继发性	软组织脱垂	意识水平
	肌痉挛（牙关紧闭）	意识水平
	软组织肿胀（气道外）	颜面部创伤
		颈部烧伤
		颈部勒（创）伤
		长时间静脉回流不畅
	异物	血液
		胃内容物
		食物
		其他
原发性	软组织肿胀（气道外）	气道烧伤
		直接钝性损伤
	气管断裂	喉或气道损伤（钝性）
		贯通伤

通常情况下，影响患者气道通气功能的创伤多为头面部、开放性颅骨骨折、颅内出血、脑疝、喉等气管损伤（环状、甲状、杓状软骨损伤，气管离断等）、胸部损伤（肋胸骨骨折、肺挫裂伤、血气胸、张力性气胸等）、心包填塞、心脏伤、肋间血管断裂、创伤性膈疝，同时伴有失血性休克等。

原发性喉和气管损伤导致的创伤患者气道梗阻并不常见，在很多大的创伤中心发生率低于1%。另外，严重创伤本身导致的肺和气道损伤也会产生低氧血症，但这个过程较气道阻塞引起的低氧血症相对较慢，通常以肺为靶器官，通过"瀑布式"系列肺部炎症反应，从而导致创伤性急性肺损伤（acute lung injury，ALI），最后发展为急性呼吸窘迫综合征（acute respiratory distress syndrome，ARDS），但是这一病理过程却是各种严重创伤患者后期死亡的主要原因。同样，创伤导致的休克通常也是组织慢性缺氧的过程，机体虽然对休克和缺氧的代偿能力很强，但在气道完全阻塞时则无法代偿，或者在休克病程的中晚期会迅速发展影响氧合，从而导致病情突然恶化。

三、创伤患者气道临床特点

临床医师应熟练掌握各种创伤患者气道变化的临床特征及其病情发展和转归，以便迅速准确判定创伤患者通气功能并及时实施干预管理。

（1）现代创伤因致伤因素众多、过程复杂等，所致气道损伤呈现多样化和复杂化的特征。其中，以气道挤压、撞击、牵拉、切割等机械性损伤最为常见，以热损伤最为严重，其可迅速导致气道梗阻。

（2）口腔颌面部及颈部由于位置暴露，为创伤最常见的部位。这些部位一旦发生损伤，可直接导致气道结构异常、出血、分泌物聚积和异物存留等，进而导致气道梗阻，需紧急救治。同时，因严重失血、颅脑损伤等单因素或多因素引起的意识障碍，使伤者气道自我保护能力受损而导致继发性气道问题，包括血凝块或分泌物清除不利及舌后坠所致的气道梗阻等。

（3）气道直接损伤的临床症状和体征可能存在隐匿性。钝性损伤（安全带挤压、物体撞击或其他原因）时颈部出现擦伤，常提示潜在的喉和气管损伤。气管或支气管不全断离时，黏膜完整性可能并未破坏，因此没有皮下气肿和捻发音（感），或者出现需仔细的颈部触诊才能发现的微量皮下气肿。

（4）无自主呼吸的患者，必须经通气实验来判断是否存在气道阻塞。有自主呼吸的患者，出现明显颈、胸、腹部呼吸不协调，用力呼吸，意识丧失和快速进行性缺氧时，常提示气道完全或部分堵塞，部分堵塞时常伴呼吸杂音。喘鸣音是气道急性阻塞的突出征兆，但未闻及喘鸣音并不能排除气道损伤。黏膜下出血或水肿造成继发性气管损伤时，会缩小气道内径，但一般不伴喘鸣音，除非出现严重的气道狭窄。

四、创伤患者气道管理原则及方法

美国外科医师协会创伤委员会的"ATLS"原则和"院前创伤生命救治（prehospital trauma life save，PHTLS）"课程均强调气道管理是创伤患者复苏的首要内容。

（一）ATLS 原则

ATLS 原则包括以下几个方面：

（1）按照复苏流程（A—B—C—D—E）进行初步检查：A 气道（注意颈椎保护）—B 呼吸—C 循环—D 伤残情况（CNS）—E 暴露和环境控制，并应根据病情变化，对上述检查常规进行反复再评估。

（2）全身、全面的再次评估，根据需要实施 X 线检查。

（3）确切的治疗手段。

（二）创伤患者现场及转运过程中的气道管理策略

1. 现场救治气道管理

创伤患者现场救治，需在保证施救人员及创伤患者安全的前提下进行。

首先，根据患者受伤部位、意识、呼吸、语言等状况迅速判断创伤患者是否存在口腔颌面部损伤、出血、舌后坠、口咽异物存留等气道梗阻因素，及时清理气道。

其次，如果患者意识清醒且呼吸顺畅，可不考虑气道干预，或通过仰头举颏法或双手托颌法打开气道，将患者置于能使呼吸道通畅的最佳姿势；对意识不清或障碍者，应首选快速置入口（鼻）咽通气道、喉罩、气管 - 食管联合导管，并将创伤患者置于安全体位，以解除上呼吸道阻塞。对于舌后坠引发的气道梗阻者，还可在距舌尖 2 cm 处用粗线贯穿全层舌组织，将舌牵出口腔，并将牵拉线固定于绷带上。如果创伤患者意识不清且伴气道梗阻，上述方法不能解除梗阻者，应立即直视下行环甲膜穿刺 / 切开。

在现场救治环境面临危险或不确定因素较多的情况下，不建议实施复杂且耗时的人工气道操作（如气管切开、气管内插管等），可在简单处理后迅速撤离或送至安全地带再行处理。

2. 创伤患者转运气道管理

转运前，应对患者气道情况进行再次评估，及时纠正和处置相关问题，如清理气道分泌物、确定所采用气道管理器具或技术的稳定性和可靠性。气道干预以面罩、喉罩等声门上通气工具为首选，若无法保证通气，应尽早实施环甲膜穿刺 / 切开，但需注意环甲膜穿刺不易固定，不便于搬运和后送等问题。在后送过程中，应密切关注气道情况变化。

当具备专业人员和相应器材等条件时，可根据病情需要实施气管内插管，建立稳定气道。建议院前救治人员配备和使用可视喉镜以提高插管成功率，转运过程中有氧气供给条件时，应在第一时间对患者进行吸氧处理

3. 院前创伤患者气道管理注意事项

在严重创伤的成人患者中，气道管理应从急救人员到达时开始，并一直持续到可以建立和维持通畅的气道为止。虽然创伤患者的气道管理在院前和急诊科都很重要，

但由于环境、人员、设备、专业知识和经验的变化，优先级略有不同（图 3-1-1、图 3-1-2）。

值得注意的是，现实中由于多种因素干扰，常常导致不能完全按照任何单一推荐的策略实施。因此，必须注意没有任何既定策略可以完全取代急救专家的床旁临床判断。

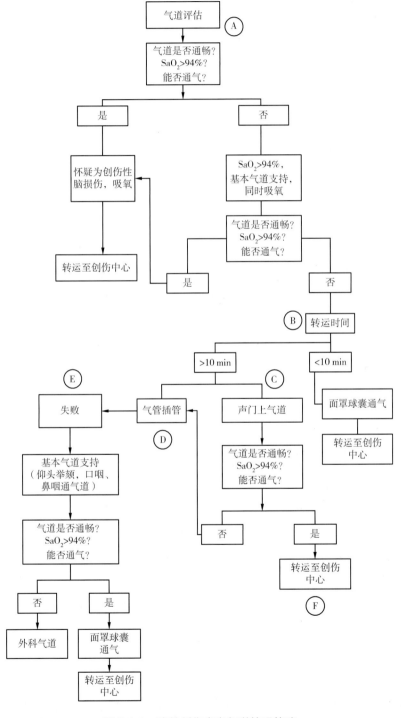

图 3-1-1　院前创伤患者气道管理策略

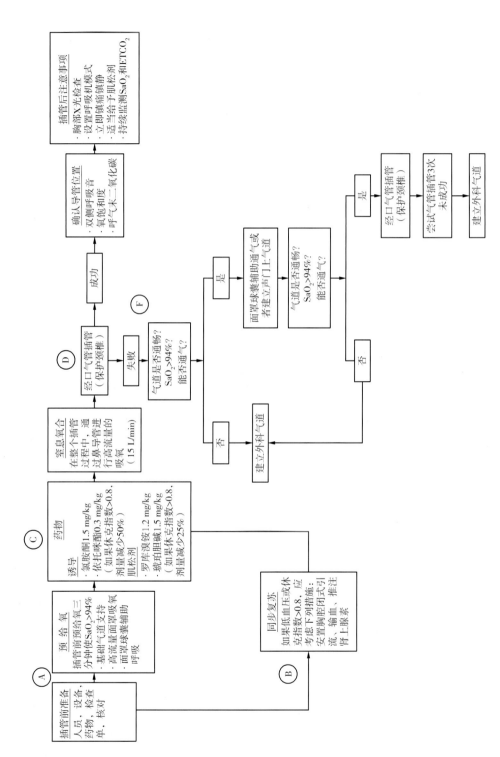

图 3-1-2 急诊科创伤患者气道管理策略

（三）创伤患者院内气道管理策略

创伤患者转运至院内后，气道管理应以气管插管为主要干预手段，必要时建立外科人工气道。同时，应注意防治急性肺损伤、肺部感染等相关问题（图 3-1-3）。

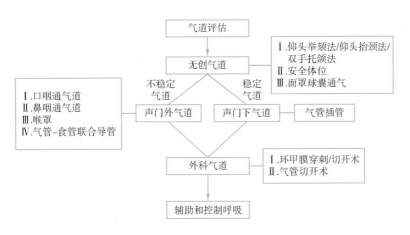

图 3-1-3 创伤患者院内气道管理策略

五、创伤患者气道管理技术

气道管理的核心技术是保护气道、开放气道和建立人工通气，其根本目的是保证良好通气与氧合。根据实施的难易程度及具体需求，气道管理主要技术分为无创气道、声门外气道、声门下气道和外科气道 4 个等级。此外，随着可视化技术在气道管理中的不断应用，以可视喉镜、纤维支气管镜、超声等为代表的技术对创伤患者气道管理的及时性、高效性和准确性，也有着很大益处。

（一）无创气道管理技术

无创气道是指操作者不使用特殊气道工具来保证伤者气道开放，包括特殊体位和徒手开放气道。这些方法操作简单、易行、有效，急救医务人员都应当掌握。

（1）手法气道开放。手法气道开放适用于意识障碍致保护性反射丧失，但气道生理结构没有被破坏的创伤患者。主要方法有仰头举颏法（图 3-1-4 A）、仰头抬颈法（图 3-1-4 B）、双手托颌法（图 3-1-4 C）。对于可疑有颈椎损伤的创伤患者应当使用双手托颌法，慎用仰头举颏法和仰头抬颈法。这些操作作为短时间的紧急处理措施，其意义在于尽快开放气道，保持有效通气，为同时进行的气道评估和后续处理赢得时间。

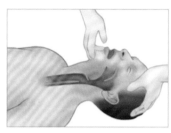
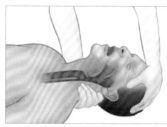
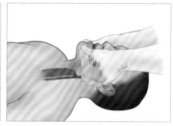

A. 仰头举颏   B. 仰头抬颈   C. 双手托颌

图 3-1-4 手法气道开放技术

（2）安全体位（侧卧位）。安全体位（侧卧位）亦称复苏体位（图 3-1-5），其能够避免舌后坠，保持气道畅通，利于血液和口咽分泌物或痰液排出，适用于有自主呼吸但意识不清或嗜睡的创伤患者。尤其在转运或等待救援时，将创伤患者置于该体位能有效防止创伤患者发生窒息和误吸。

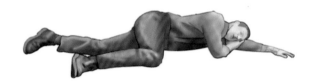

图 3-1-5 安全体位（复苏体位）

（3）面罩球囊通气。面罩球囊通气亦称简易呼吸器通气，适于现场心肺复苏和气道结构完整的创伤患者进行短时间的辅助通气，可配合手法进行气道开放。

（二）声门上气道管理技术

常用的声门上气道管理技术包括口咽通气道、鼻咽通气道、喉罩、气管 - 食管联合导管等。

（1）口咽通气道。口咽通气道（图 3-1-6 A）适用于意识障碍、舌后坠、无咳嗽或呕吐反射，但可自主通气的创伤患者。可依据口角到下颌角长度选择合适的型号（图 3-1-6 B），放置方法有反向插入法（图 3-1-6 C）和压舌板置入法，插入时动作轻柔，以免引起软组织损伤，放置后可有效解除上气道梗阻（图 3-1-6 D）。

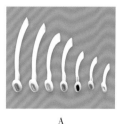
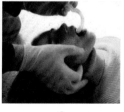
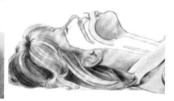

A   B   C   D

图 3-1-6 口咽通气道技术

（2）鼻咽通气道。鼻咽通气道（图 3-1-7 A）适用于牙关紧闭、张口受限或颌面部损伤，但可自主通气的创伤患者。型号的选择以经鼻气管插管为准，置入深度可根据鼻尖至耳垂或外耳道口的距离（图 3-1-7 B）估算，放置时应首先润滑鼻咽通气道，经鼻腔随腭骨平面向下推送至鼻咽后壁（图 3-1-7 C）。操作中如遇阻力不可强行插入，应拔出后重新润滑，从另一侧鼻孔插入。若出现粉红色液体从鼻腔或外耳道流出等征象，提示合并颅底骨折，禁用鼻咽通气道。

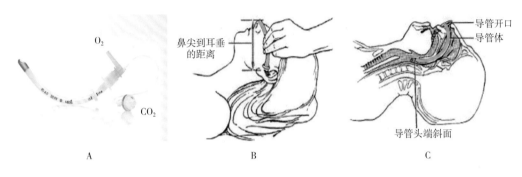

图 3-1-7　鼻咽通气道技术

（3）喉罩。喉罩（图 3-1-8 A）适用于上气道无组织结构损伤，但需紧急建立人工气道行通气支持的创伤患者。喉罩型号一般依据身体重量选择（成人常用 3#~5#），推荐使用免充气喉罩（图 3-1-8 B）。相对于气管插管，喉罩置入技术无须特殊器械，操作简单且通气良好（图 3-1-8 C），可短时替代气管插管，但不能有效避免反流误吸风险。

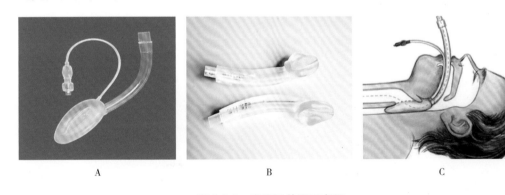

图 3-1-8　喉罩及使用示意图

（4）食管 - 气管联合导管。食管 - 气管联合导管（图 3-1-9）是一种声门上气道辅助工具与气道内插管特征相结合的急救器材，同样适用于上气道无组织结构破坏，但需快速建立人工气道行通气支持的创伤患者。相对于喉罩，联合导管可有效地隔离气管与食管，防范反流性误吸。同时，置入时无须借助喉镜等特殊器具，采用盲插法即可置入，操作简便、快捷。使用前润滑导管前 1/2，经口腔置入到达一定深度

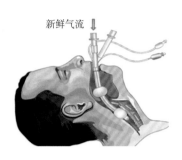

新鲜气流

图 3-1-9　食管-气管联合导管

（22~24 cm）后，分别充气 2 个气囊。前端气囊充气 15~20 mL，后端气囊充气 100~120 mL，分别封闭食管或气管、咽喉部。通过听诊辨别导管前端的确切位置，确定通气管腔后再实施辅助通气。

（三）声门下气道技术

声门下气道技术主要为气管内插管术，适用于需要控制通气或呼吸支持治疗的创伤患者。其目的是建立稳定气道，以确保气道安全和有效通气，利于吸引并防止误吸。该技术需要特殊器械辅助，操作者需要经过专业培训。在创伤患者转运前或途中，具备专业人员和相应器材等条件时，可根据病情需要实施气管内插管通气。院内救治时，气管内插管术仍常作为气道管理的首选方法。

（四）外科气道技术

外科气道技术包括环甲膜穿刺/切开术和气管切开术，适用于无创气道或声门上气道工具实施困难或处理无效的上气道梗阻创伤患者的紧急救治，也是所有救治人员必须熟练掌握的急救技术。

其适应证包括：①无创气道和声门上气道技术处理无效的急性上气道梗阻；②颌面部严重外伤；③伴脊柱损伤；④气道烧伤及毒气损伤；⑤出血伴颅脑损伤、意识不清且反流误吸风险较大等。

通常采用便利或制式器具（图 3-1-10），直视下行环甲膜穿刺/切开术，必要时留置导管，待呼吸困难缓解后再行气管插管或气管切开术。

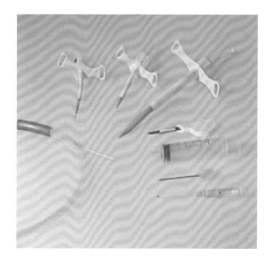
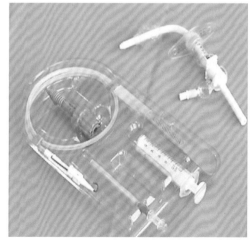

图 3-1-10　环甲膜穿刺套件

气管切开位置通常选择第 2~4 气管环处，局麻下用尖刀片自下向上弧形切开 1~2 个气管环前壁，置入气管套管。以上操作时，应注意避免误伤食管、血管、神经等邻近重要结构。

（五）创伤患者气道管理辅助技术

（1）可视喉镜气管插管技术。可视喉镜气管插管技术（图 3-1-11）简单易操作，口内结构清晰呈现在屏幕，可采集图像和录制视频，便于教学科研；操作者与患者之间保持一定安全距离，减少与气道分泌物、血液和呕吐物的接触，减少交叉感染；显著改善声门暴露分级，至少将声门暴露分级降低 1 级；气管插管时间变得更短，成功率更高；无须口—咽—喉三轴线重叠，头颈部操作幅度较小，适用于颈椎损伤患者，操作力量更轻，损伤更小，血流动力学更平稳。

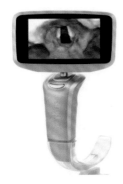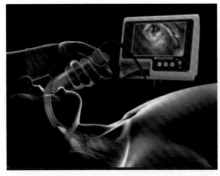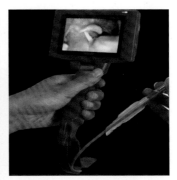

图 3-1-11　可视喉镜气管插管技术

（2）纤维支气管镜（可视软镜）气道管理技术。纤维支气管镜（可视软镜）气道管理技术（图 3-1-12）适用于分泌物过多咳嗽不能清除、颈椎损伤、大咯血、各种原因引起的急慢性呼吸衰竭、更换气管插管、心肺复苏术等。此技术无绝对禁忌证，相对禁忌证是严重出血倾向者。该技术操作准确、安全、成功率高并发症少、减少医源性损伤，有利于颈部损伤患者气管插管，掌握创伤患者气管深部、支气管等解剖和病理生理状况、清除气道分泌物、留取痰液标本、可反复多次进行。但设备较昂贵，操作较困难，需要有一定技巧并多加练习。

（3）超声技术。超声技术已被证实是一种新颖、无创、便捷的气道管理技术，不仅在手术室，而且在 ICU 和急诊科都是一种非常有用的工具。在创伤患者的气道管理中，超声技术除可以引导气管插管、引导经皮气管穿刺及切开、环甲膜切开及逆行插管术、确认喉罩或气管导管位置以外，还有助于实现快速检查创伤患者气道异物和狭窄、评估胃内容物状况、预测和评估困难插管，诊断气（血）胸和血气胸、肺水

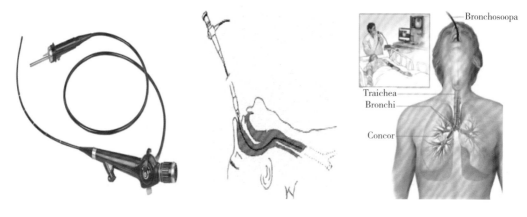

图 3-1-12　纤维支气管镜（可视软镜）气道管理技术

增加、膈肌破裂等。掌握颈部气道（图 3-1-13—图 3-1-15）和肺部（图 3-1-16）正常结构的超声影像学特点，有助于借助超声设备对创伤患者气道异常做出及时、准确的识别和判断。

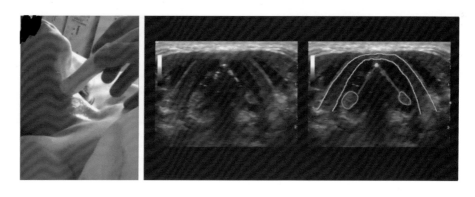

图 3-1-13　正常喉部超声影像

注：声带（深蓝）；前联合（浅蓝）；杓状软骨（绿）；甲状软骨（黄）

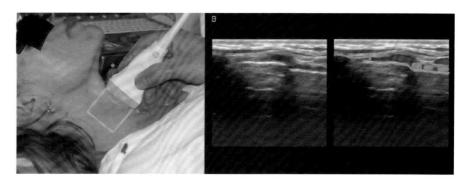

图 3-1-14　正常颈部气道超声影像（纵轴）

注：甲状软骨（绿）；环状软骨（深蓝）；气管环（浅蓝）；环甲膜（红）；组织/空气边界（橙）；甲状腺峡部（褐）

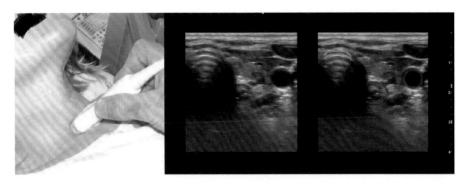

图 3-1-15　正常颈部气道超声影像（横轴）

注：气管软骨前部（淡蓝）；食管（紫）；颈动脉（红）

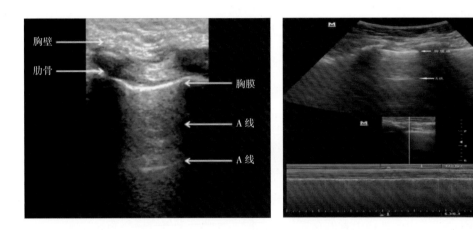

图 3-1-16　正常肺部超声影像学特征

注：正常肺部超声呈蝙蝠征；A 线与胸膜平行、等间距、逐渐减弱；肺滑动征；M 沙滩征

六、特殊创伤患者气道管理

（一）合并脑部、脊髓损伤的气道管理

创伤性脑部和脊髓损伤十分常见，评估时应密切关注患者意识状态、肌力及肢体活动情况，清醒患者应取坐位头前倾，以便口内分泌物流出；昏迷患者应采取前述安全体位，严防窒息。无论患者是否存在颈椎损伤，均应尽可能保持颈椎中立位（轴向稳定性），以避免检查或搬运过程中损伤脊髓。所有伴有意识障碍的患者，均应高度关注其呼吸道通畅状况，若条件具备，应尽快建立稳定通畅的气道。

（二）口腔颌面颈部创伤的气道管理

口腔颌面颈部相对身体其他部位更加暴露且防护较弱，解剖结构复杂，又是气道起始部位，故其损伤后气道管理难度更高，时间更紧迫，技术更复杂。早期识别气道梗阻，并判断其原因，遵循"保护气道—开放气道—人工通气"的救治流程，从而维护呼吸道通畅，是各类患者得以成功救治的基础。

颌面部创伤常伴骨折，由于骨折移位，解剖结构被破坏，可直接导致窒息。下颌骨骨折移位多表现为牙齿咬合错乱，手法复位、对合上下颌牙齿咬合关系，并使移位的软组织瓣复位，加压包扎有助于恢复呼吸道通畅。颌面部创伤患者往往伴有颅底骨折和鼻骨骨折，应慎用鼻咽通气道。此外，声门上气道管理工具也不适于此类患者，出现气道梗阻者，建议第一时间行环甲膜穿刺/切开术，以保障通气。

同时，口腔颌面颈部因血管密集，撞击、爆炸或切割伤等可直接造成血管破裂出血，通常采用填塞压迫止血。但颈部压迫止血可能导致深部血肿形成并压迫呼吸道造成窒息，原则上禁止绷带缠绕包扎，应予高度警惕。同样，外科气道是保障此类患者通气的首选。

（三）气管、支气管创伤的气道管理

气管、支气管系统的损伤常常危及生命，气管破裂或阻塞会在几分钟内导致窒息。因此，在发生中央气道损伤时，立即保护气道是至关重要的措施。

气管、支气管损伤的诊断，常借助支气管镜检查和 CT 等影像学手段，确诊后需要早期熟练的气道管理、经验丰富的评估和及时的胸外科手术修复。虽然建立稳定的气道和治疗合并损伤是创伤患者的首要任务，但在气管、支气管撕裂伤后，支气管镜评估和手术吻合仍是首要措施。影响创伤患者预后的主要因素是其他危及生命的器官损伤，而影响气管、支气管撕裂伤患者预后的主要因素是相关并发症。钝性创伤后，气管、支气管损伤应直接缝合或保留局部组织切除吻合，这些病变在初始阶段可能会被忽略，后期可能会随着瘢痕组织形成、狭窄和肺不张而变得突出或突然出现致命性呼吸窘迫。对气管、支气管撕裂伤患者实施保守治疗、介入或手术治疗必须经个体化讨论，创伤性气管、支气管损伤管理的最先进技术仍然是手术修复。

（四）吸入性损伤的气道管理

吸入性损伤通常与面部、颈部、胸部的烧伤以及很大比例的总体表面积烧伤有关。口鼻内的碳质碎片和鼻毛的烧焦特别提示上呼吸道吸入性损伤，可伴面部或上呼吸道肿胀、声音沙哑、流唾液、吞咽困难和喘鸣等。下气道烧伤可导致急性呼吸窘迫综合征伴非心源性肺水肿，以及支气管痉挛、支气管炎和痰液清除障碍。碳质煤烟颗粒在气管支气管树下部的沉淀易导致支气管梗阻、大叶塌陷和肺炎。

对吸入性损伤患者的初始评估，应采用标准的 ATLS 方法，包括损伤机制、警报、

过敏和合并症的病史，以及完整的初次和二次调查。即刻评估包括意识水平和生命体征、颈椎稳定性、同时存在的全身烧伤和其他创伤。

吸入性损伤的气道管理主要包括面罩高流量吸氧、ATLS 气道初始评估和二次评估并保持生命体征稳定、纤维支气管镜检查评估上呼吸道损伤状况、确定气道管理之前应限制静脉输液治疗以避免气道肿胀加重和急性呼吸窘迫综合征的风险、紧急转移至手术室行确切的气道管理和肺保护性通气，诊断性纤维支气管镜检查以确诊下气道吸入性损伤，必要时进行支气管肺泡灌洗以清除任何阻塞的碳质沉积物损伤控制手术（包膜切开术，<5% 坏死区切除清创，应用生物膜等）。

（五）颈部钝性和穿透性创伤的气道管理

颈部创伤常见原因为交通伤、运动伤和暴力搏斗等，大致可分为钝性损伤和穿透伤。颈部创伤应尽可能在专业的创伤中心治疗，并需启动严重创伤管理小组，有经验的麻醉医师和头颈外科医师应该早期介入，遵循 ATLS 指南完成初步检查。

钝性颈部损伤应首先确定可能或已发生阻塞的气道，然后使用带气囊的气管（或支气管）导管实施确切的气道保护，导管尖端应位于损伤部位的远端。颈部创伤即时气道管理取决于是否发生气道阻塞。有或被认为有高度梗阻风险者需要确切的气道管理措施，配合的患者可考虑清醒纤支镜引导插管、局麻下气管切开、高流量鼻吸氧（high-flow nasal oxygen，HFNO）。如果患者无法配合或上述方法不合适，建议采用快速诱导麻醉后纤支镜引导气管插管。钝性颈部损伤时，不建议采用环状软骨压迫手法防止反流性误吸，因其可能进一步加重喉部骨折移位和损伤。

穿透性颈部损伤的评估和处理更具挑战性。看起来相对无害的射入伤可能导致毁灭性结果，颈阔肌层的所有损伤都需要进一步地详细评估和调查，多发伤和高速伤与较高的死亡率相关，如枪击或爆炸伤。残留的尖锐异物（如刀或螺丝刀）只应在手术室中取出，因为取出它们可能导致危及生命的出血。

与钝性损伤一样，穿透性颈部损伤应优先评估气道受损情况并制订适当的管理计划。所有持续出血、生命体征不稳定、颈部血肿扩大、气道阻塞迹象或意识水平低下的患者都需要明确的气道保护。涉及气管的较大颈部开放性损伤，可首先考虑经气管损伤部位直接置入气管导管。对于非开放性的较小伤口，在患者合作的情况下，局部麻醉外科气管造口术是首选策略，特别是面部严重的扭曲损伤导致经鼻/口插管路径非常困难时应更加注意。如患者不能配合，行快速诱导纤支镜引导插管可实时发现并避开损伤部位。

所有颈部穿透伤都会损害呼吸功能，特别要注意排除血胸、气胸或血气胸。必要时，应尽快开胸造口和肋间引流。这些患者气道管理的关键原则是早期识别可能发生的气道阻塞，尽量避免正压通气，并尽可能将气管导管尖端远置于损伤部位。

七、创伤患者气道管理常见误区

鉴于临床上创伤患者急性缺氧导致的严重后果，对创伤后气道的管理已成为非常紧迫的问题，一方面需要果断快速施行，另一方面又不能急躁大意。在实际临床救治时，虽然有经验的医生能够采取相应气道管理措施，但仍然存在各种不足和误区，应高度关注。

（1）误判伤情。创伤患者须进行气道管理的多为头、颈、胸等损伤或多发伤，如头面部损伤、开放性颅骨骨折、颅内出血、脑疝、喉气管损伤（环状、甲状、杓状软骨损伤、气管离断等）、胸部损伤（肋胸骨骨折、肺挫裂伤、血气胸、张力性气胸等）、心包填塞、心脏损伤、肋间血管断裂、创伤性膈疝，以及同时伴有失血性休克等。这些患者的气道管理往往有其特殊性，容易忽视、遗漏甚至误判。

车祸伤中，安全带或其他原因导致的颈部钝性创伤，可伴气管不全离断伤。可以无皮下气肿、颈部捻发音等体征而易漏诊，须仔细触诊才能发现。

气道烧伤和颈部动脉出血等创伤患者出现继发性气管损伤时，受伤初始并没有形成严重的气道内径狭窄而不会出现喘鸣音（感），可能会忽略上气道继发性损伤的存在。因此，未闻及喘鸣音并不表示气道损伤不存在，而出现喘鸣音往往表明气道内径狭窄已非常严重，此时由于错过最佳时机，气管插管难度加剧，最终可导致不良结局。

此外，医源性因素造成或加重创伤患者气道阻塞也容易被忽视。脊髓损伤患者仰卧位时，有可能引起气道不畅；吸痰、经口气管插管或放置胃管时，有可能出现因患者呕吐或胃内容物反流而误吸；喉和气管已经发生横断或损伤，但颈部、气管损伤无明显体征时，如果行气管插管，可能导致气道连续性完全丧失和完全阻塞；镇静药可引起舌后坠、喉气管反射消失而导致气道阻塞；或者在液体复苏时，大量补液会导致全身水肿，进而加重气道阻塞等。

（2）未反复多次进行气道状态评估。在实际工作中，果断快速施行危险分层，然后按照判定病因施救，让所有患者的气道都处于完全开放状态，以防止缺氧和避免因缺氧所带来的脑组织及其他重要脏器的继发性损伤是非常必要的。但救治医师由于种种原因没有反复多次评估，包括病情恶化使气道损害进行性加重，创伤患者管理气道后可发生呼吸功能损害继续加重，从而在临床上导致后续治疗困难，并带来严重后果。

（3）对非确定性紧急人工气道技术重视不够。救治医师在明确重建安全气道的医疗条件受限时，应权衡利弊，可以用简单方法开放气道，这可能不是最安全的方法，但非确定性人工气道技术操作简便、设备简单，常常在急救早期使用，掌握其应用对急救医生意义更大。

（4）不恰当地延误气管插管。下列情况应紧急建立人工气道：①短时间内气道完整性受到破坏或气道受阻；②呼吸衰竭需要呼吸机辅助呼吸；③紧急保护气道以防止可预见的影响气道通畅性因素。

气管插管仍是唯一最可靠建立人工气道的"金标准"。创伤患者经口 / 鼻气管插管术无绝对禁忌，但在实际工作中，气管插管术因各种原因被不恰当地拖延了，例如：在气道阻塞的情况下，把时间消耗在用颈托或者其他设备固定颈椎上；把时间浪费在建立最佳或最安全的气道上；操作者的个人技术和经验不足的情况下，因其他更紧迫的措施而延迟。一种情况是在进行快速气管插管前需要提供患者足够的通气量，另一种情况是对有颅脑损伤的患者，可能要稍后气管插管以便进行快速神经查体，从而导致插管的难度增加。切记如果气道控制情况可疑，过分谨慎就是失误，应及早对患者进行气管插管。

（5）忽视培训。临床工作中，等待技术熟练人员到达是延误气管插管最常见的原因之一。有研究发现，美国普通医生气管插管失败率为 10.4%，急诊医生失败率为 2.7%，麻醉科医生失败率为 0%。95% 的美国住院医生受过气道管理培训（可视喉镜、普通喉镜、声门外气道、纤支镜培训等），但在中国这个比例远远低于美国，这也为进一步的医师培训提出了更好的建议与要求。

因此，如何快速准确对创伤患者气道损害程度进行判别和危险分层，并在处置过程中积极反复评估气道情况及变化，从而给予恰当气道高级管理是各类医师需要在临床工作中反复实践，并不断在经验中思考、从教训中提高的一个过程。

八、结语

气道梗阻、窒息是造成创伤患者早期死亡的主要因素，其发生发展迅速，若能在早期获得正确有效的干预，创伤患者将能迅速转危为安。因此，熟练掌握创伤患者的气道病理生理变化、临床特点，以及相应的管理工具、评估和管理策略、方法等相关专业技能，因地制宜地实施最佳的气道管理策略，对提高创伤救治水平具有重要意义。

（重庆大学附属中心医院 / 重庆市急救医疗中心　傅洪）

第二节　环甲膜穿刺（切开）术与气管切开术

一、环甲膜穿刺（切开）术

（一）概述

环甲膜穿刺（切开）术是临床上对于有呼吸道梗阻、严重呼吸困难的患者采用的急救方法之一，它可为气管切开术赢得时间，是在院外急救发生突然呼吸窒息等意外情况时的临时性抢救措施，是现场急救的重要组成部分。

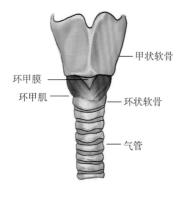

图 3-2-1　气管主要解剖结构

（二）外科解剖

环甲膜位于甲状软骨和环状软骨之间，位于皮肤下方，前方无坚硬遮挡组织，仅有甲状腺通过，后方为气管，其仅为一层薄膜，周围无重要解剖结构，利于穿刺。体表定位沿喉结最突出处向下 2~3 cm 处有一凹陷，此处即为环甲膜位置所在，高约 1 cm，宽 2~3 cm（图 3-2-1）。快速定位对于处理紧急气道至关重要。

（图中标注：甲状软骨、环甲膜、环甲肌、环状软骨、气管）

（三）适应证及禁忌证

需要紧急气道管理的患者，但不能经口或经鼻气管插管，也不能用其他方式如喉罩等导管给氧的，头面部严重外伤、声门水肿等患者常需要紧急环甲膜穿刺（切开）术。环甲膜穿刺（切开）术一般不推荐用于 8 岁以下患儿，属于相对禁忌证，因儿童环甲膜小且容易发生术后狭窄等严重并发症，幼儿优选的气道外科处理方法是使用 14G 针头经气道通气。不建议常规使用环甲膜切开术来替代气管切开术，其他相对禁忌证包括可能或已知存在气管横断、喉气管断裂伴远端气管回缩入纵隔，以及喉断裂。此时的最佳选择可能是行气管切开术或稳定远端气管段后直接气管插管。

（四）操作技术

（1）体位：患者仰卧位，若不能排除患者有严重颈椎损伤可保持颈部于中立位，若无颈椎损伤，可保持头后仰过伸位，以利于手术进行。

（2）术前准备：环甲膜切开术器械包应包括气管插管与气管切开导管（6F）、手术刀、气管拉钩、Senn 拉钩、Kelly 钳、Metzenbaum 剪、手术钳、连接腔内吸引导管的吸引器（可使用市售经皮环甲膜切开包替代部分器械）、心电血氧监护仪、手术照明灯。

（3）操作步骤：

1）环甲膜穿刺：局部消毒后术者用食指中指固定环状软骨两侧，局部浸润麻醉，以一粗注射针垂直刺入环甲膜，刺穿后有落空感，接着回抽，如有空气抽出，则穿刺成功。患者可有咳嗽等刺激症状，随即呼吸道梗阻的症状缓解。当上呼吸道完全阻塞难以呼吸时（这里所说的上呼吸道是喉部以上的呼吸道），需另刺入气管导管针为呼吸建立通路。

2）环甲膜切开：英国困难气道学会（Difficult Airway Society，DAS）在成人未预料的困难气管插管指南中将紧急环甲膜切开作为无法插管、无法氧合的最后解决方案，以便在紧急状况下保证患者氧供。DAS推荐手术刀环甲膜切开技术开通紧急颈前气道，需要的器械比较简单，具体操作如下：①确定环甲膜位置；②刀刃面对术者，向下横向切开环甲膜；③旋转刀片90°使刀刃向下，以扩张切口；④保持手术刀不动，顺着手术刀将探条插入气管 10~15 cm；⑤通过探条将 6 mm 的导管送入气管，套囊通气，接呼吸机。

（五）并发症

环甲膜穿刺（切开）术常见并发症有出血、假道形成、食管穿孔、食管气管瘘、皮下或纵隔气肿。

二、气管切开术

（一）概述

无论是气管切开术还是环甲膜切开术，其宗旨就是以最快的速度、最短的时间、最精准的技巧完成患者的呼吸道急救，迅速解除上呼吸道阻塞，有效解除下呼吸道分泌物潴留，从而达到治病救人的目的。前者是临床上最常用的手术，除抢救上下呼吸道阻塞外，还可用于辅助鼻、口腔、咽喉、头颈、胸部手术等。而后者是在万不得已的情况下，也就是说在气管切开术来不及时采取的紧急快速手术措施，待病情平稳后，尚需行正规气管切开术。

（二）适应证

气管切开术的适应证包括：①存在意识障碍者吸氧条件下，外周氧饱和度 ≤ 90%、氧分压 ≤ 60 mmHg。②严重颅脑损伤、昏迷程度深、短时间内不能清醒、咳嗽反射不能恢复者。③呕吐频繁或颅底骨折严重而有大量出血或脑脊液漏易造成误吸者。④合并其他脏器损伤导致呼吸困难，如颌面外伤、严重胸部损伤、呼吸道烧伤等。⑤预计需长时间呼吸机辅助呼吸者。

（二）操作技术

（1）体位：一般都选用仰卧位，头部由一助手扶住，使头颈部保持在正中位，肩下用一小枕垫高，头后仰，使气管向前突起，易于暴露、分离和切开，但后仰也不可过分，以免增加呼吸困难。

如患者因呼吸十分困难不能平卧时，可采用坐位方法，最好患者正坐于有两臂的靠椅中，身靠椅背，一助手站在椅后，扶住患者头部，使头颈部保持正中位，头向上向后仰起，使气管向前突出，以利手术进行。

（2）手术步骤：

1）有直切口和横切口两种，直切口暴露气管较好，但伤口愈合后瘢痕较明显；横切口术后瘢痕较小，但暴露气管较差，而且切开处易有分泌物积聚，所以一般较多采用直切口（颈前正中切口）。自甲状软骨下缘至胸骨上窝处切开皮肤和皮下组织，若作横切口，则可于环状软骨下缘一横指处切开。

2）切开气管一般要求在第2—4气管环之间，若在甲状腺峡部以上部位切开气管，往往易损伤环状软骨，导致局部狭窄，造成以后拔管困难。切开气管时宜用尖头刀自下向上挑开，注意刀尖不宜插入过深，以免刺穿气管后壁，并发气管食管瘘。当插入气管套管有困难时，可在切口两侧半月形切除少许软骨，便于导入气管套管，但儿童不建议这样做，以免术后产生气管狭窄。

（重庆大学附属中心医院 / 重庆市急救医疗中心　胡惠）

第三节　骨髓腔内通道建立技术

在创伤救治中建立静脉通路占有举足轻重的地位，能否在创伤救治早期建立有效的循环通路决定着创伤复苏的成败。在对创伤患者进行复苏时，通常最先尝试建立外周静脉通路，然后在抢救复苏的同时继续建立中心静脉通路。严重创伤患者可能因大量失血导致血容量不足，并出现静脉塌陷，在建立外周或中心静脉通路时可能面临困难。这一情况在院前急救阶段或静脉通道建立技术有限的基层医院可能更加突出。

骨髓腔内通道（intraosseous，IO）输液技术并不是一种新兴的技术，其首次报道见于100年前。这一技术在早期主要用于对儿童的补液及给药，在我国也曾得到较为广泛的使用。随着静脉通道建立技术的进步，IO输液技术应用迅速减少。但这一技术并未完全消失，而在急救中显现出了其特有的优势。目前，这一技术在院前急救及其他在抢救期无法快速有效建立静脉通路的情况下得到了较为广泛的使用。

一、IO 技术起效的解剖学机制

骨髓腔内存在大量的海绵状静脉窦，这些静脉窦在骨髓腔内呈网状分布，并经由中央管、滋养静脉和导静脉等与全身循环相通。在发生休克时，骨髓腔内的静脉网因骨基质的支撑而不会出现塌陷，这一特征即为骨髓腔内输液的解剖学依据。

胫骨近端、肱骨近端及胸骨柄是建立 IO 的常用部位。此外，股骨、胫骨远端（内踝）、桡骨远端、尺骨、骨盆、锁骨、跟骨等部位也可用于建立 IO。

二、选择 IO 的指征

一般来说，IO 只在患者情况危急，且无法建立其他静脉通路时才考虑使用。在紧急的情况下，建立 IO 的成功率高于外周或中心静脉，因此，若对创伤患者的静脉置管操作反复失败，则可以考虑进行经 IO 建立通道。

经 IO 输液可能给清醒患者带来难以忍受的剧烈疼痛，且局部镇痛法并不一定总能显效，因此，这一方法更适用于因心跳呼吸骤停，或严重失血性休克等合并意识障碍的患者。现有关于在院前或院内阶段进行 IO 建立的文献报道也主要集中于心脏骤停、严重休克或即将出现呼吸循环衰竭的患者。通常，建立 IO 只是一种临时过渡的手段，并不能作为常规静脉通道的替代措施。

三、经 IO 输液和给药

（一）可经 IO 使用的液体种类

理论上，经 IO 可以给予各种静脉用药、液体和血液制品。在需要快速输液，或输入黏度较高的血液或药物时，需要通过加压的方法进行。

（二）经 IO 补液的效率

现有研究发现经 IO 输液的速度低于外周静脉及中心静脉，且不同部位的输注速度也可能存在明显差别。研究发现，IO 补液速度最快的部位是胸骨，即使在仅有重力的情况下，胸骨的 IO 补液也能达到约 50 mL/min，而经胫骨 IO 补液在加压的情况下也只能达到类似速度。

加压输注可以明显提高经 IO 补液的效率。加压输注的方法包括使用输液泵、气囊加压袋或人工推注。但在加压输注时，局部发生渗漏的风险增加，因此需注意密切观察局部软组织情况。IO 补液的低效性限制了该方法在抢救时的应用价值，通过增加 IO 的数量或可改善这一缺陷。

四、建立 IO 的禁忌证

在抢救濒危的创伤患者时，建立 IO 无绝对手术禁忌证。相对禁忌证包括：

（1）避免在损伤同部位的肢体或其远端建立 IO。比如同侧的骨盆骨折或股骨骨折可能合并血管损伤，经同侧输入液体可能会导致近端血管或骨折断端渗漏，甚至导致局部骨筋膜室综合征。

（2）拟建立 IO 的部位存在软组织损伤、感染，或不能排除骨髓炎的情况下，应更换 IO 建立的部位。

（3）其他一些病理性情况，如存在房间隔及室间隔关闭不全的患者以及存在成骨异常的患者等。

五、操作技术

（一）物品准备

在置管完成后需要用生理盐水冲洗留置的管道，推荐至少 10 mL 生理盐水。为更好地控制疼痛，可以在局部推注利多卡因。如果没有预先冲洗管道，可能因通道内的碎骨渣残留，导致输液速率下降。

（1）患者体位：通常选择仰卧位。

（2）物品准备：消毒溶液、无菌手套、10 mL 注射器、生理盐水、利多卡因、骨髓腔穿刺针。

骨髓腔穿刺针及装置有三种类型，包括手动骨穿刺针、电动驱动装置或冲击置管装置（图 3-3-1）。如没有骨髓腔穿刺针或其他驱动装置，可以选择骨髓穿刺针、脊柱穿刺针等装置，其中骨髓穿刺针抗弯性能较好，效果相对较好。

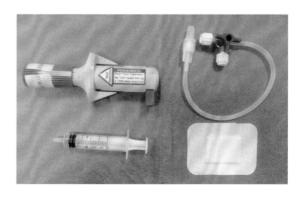

图 3-3-1　骨髓腔内通道输液的冲击置管装置

（二）置管部位

在无禁忌证情况下，首选胫骨近端；年龄超过 6 岁的患者，需考虑使用驱动装置。

（1）胫骨近端。为避开胫骨近端骨骺，婴幼儿、儿童及骨骼未发育成熟的青少年的进针点应位于胫骨平台内侧，胫骨结节下方 0.5~1.5 cm 处（约 1 指）；骨骼成熟的青少年及成人推荐选择胫骨结节下方 2 cm 再偏内 2 cm 处（图 3-3-2）。

（2）股骨远端。定位时膝关节应处于伸直状态，穿刺点位于髌骨上缘 2~3 cm 与股骨中线交叉点（图 3-3-3）。

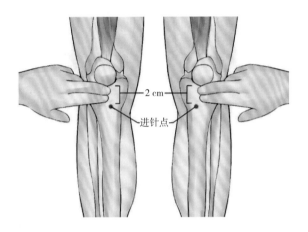

图 3-3-2　胫骨近端穿刺点定位

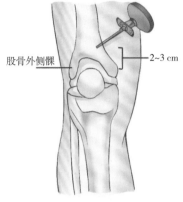

图 3-3-3　股骨远端穿刺点定位

（3）肱骨近端。肱骨近端穿刺适于骨骼成熟的青少年和成年人。在定位时，患者的肘关节应处于内收、内旋的体位，手掌放置于腹部，肱骨近端穿刺点位于肱骨近端大结节，定位点即位于肩峰突下 2~3 cm 处。该穿刺点通常需使用电驱动装置或弹簧式冲击装置才能顺利置入（图 3-3-4）。

（4）胸骨柄。选择该部位穿刺点需配合使用专用的胸骨髓腔置管装置。扪及胸骨切迹，穿刺点位于胸骨上切迹下方 1.5 cm 处。部分设备商生产的胸骨套装带有可引导确认穿刺部位的定位贴片，沿胸骨上缘粘贴可以协助定位和置管（图 3-3-5）。

（5）骨盆。骨盆穿刺点位于髂前上棘，

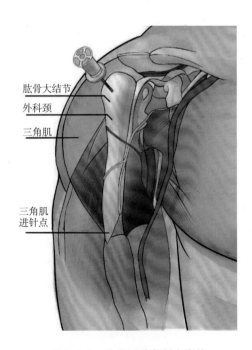

图 3-3-4　肱骨近端穿刺点定位

该部位表浅，容易触及，因此是一个很有潜力的骨髓腔穿刺点。穿刺点应选择髂前上棘最突出、平坦的部位，垂直于骨皮质置入穿刺针（图 3-3-6）。

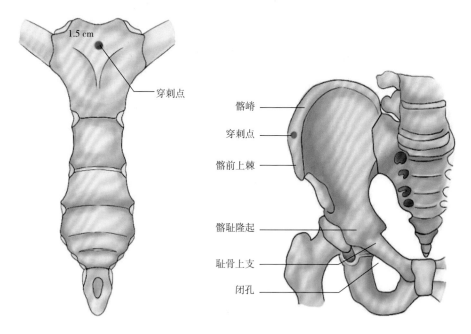

图 3-3-5　胸骨穿刺点定位　　　　　图 3-3-6　骨盆髂前上棘穿刺点定位

（6）其他穿刺部位。相关文献报告了更多的骨髓腔通道建立部位，包括锁骨近端、桡骨远端、跟骨、内外踝等，但这些均基于个案报告或尸体研究，临床实用价值待明确。

（三）镇痛

在创伤患者处于严重休克或昏迷的情况下，通常不需要镇痛即可顺利完成置管。其余患者可在置管的局部进行骨膜浸润麻醉，如患者在置管后仍存在明显疼痛，可考虑予静脉使用镇痛药物。

（四）操作方法

IO 可以手动置入，也可以通过电动装置置入，选择何种方式需根据穿刺部位的特点以及是否具有相关商业装置决定。

1. 手动置入

（1）将接受骨穿刺的部位摆放好体位，用碘伏或氯己定消毒拟置管部位，铺巾。

（2）如果患者能够感知疼痛，用利多卡因对局部皮肤、软组织及骨膜进行逐层浸润麻醉。

（3）检查确认穿刺针的针芯斜面对齐，并用非操作手或让助手固定患者肢体或相关部位。

（4）在已经标记好的穿刺部位垂直进针，通过旋转用力，避免摆动穿刺针，当穿刺针穿透皮质进入髓腔时会有明显的落空感。

（5）通过旋转移除针帽，取出针芯，如果能回抽出骨髓提示穿刺针顺利进入骨髓腔，但并非每次都能顺利抽出骨髓。

（6）对部分意识状态仍清醒的患者可予以局部推注利多卡因止痛。

（7）确认放置成功后，使用 10 mL 生理盐水冲洗穿刺针，连接输液管路，局部用无菌敷料覆盖并固定，液体输注的过程中需持续关注是否发生液体外渗。

（8）在其他通道建立后应尽早移除 IO 通道。持紧穿刺针针柄，通过旋转方式缓慢拔除穿刺针，之后用无菌敷料局部包扎固定，穿刺针应妥善放置于利器收纳盒。

2. 通过电动装置置入

（1）检查电动装置状态，针头型号以及无菌物品的准备。

（2）将患者置于合适体位，拟穿刺部位用消毒液进行消毒，铺巾。

（3）对能感知到疼痛的患者通过利多卡因对皮肤、软组织及骨膜进行局部浸润麻醉。

（4）根据患者体重、皮下组织厚度等情况选择合适长度的穿刺针。

（5）连接穿刺针与电动装置，根据体表标记确定穿刺点，穿刺前确保穿刺针垂直于骨皮质。

（6）将穿刺针垂直穿透软组织并置于骨面，用电动装置将穿刺针钻入骨髓腔，感觉到落空时则表示穿刺针已进入骨髓腔，注意在穿刺针置入完成后需要在皮肤上至少保留 5 mm 长的针管（即可以看到 5 mm 处黑线标记），之后取出电动装置。

（7）抽吸骨髓确认骨髓腔导管放置成功，用 10 mL 生理盐水冲管，连接输液管路，局部用无菌敷料包扎固定。

（五）骨髓腔导管可使用的时间

经 IO 建立的血管通路通常只是在早期无法建立外周或中心静脉通路时使用，在患者伤情允许的条件下，应尽快更换为经外周静脉或中心静脉的通路。留置时间过长会增加局部软组织感染甚至骨髓炎的发生风险。

六、并发症

IO 输液导致的严重并发症少见，发生率不到 1%，早晚期均可出现并发症。早期并发症主要是操作过程相关的并发症，这些并发症通常在术后即刻或数小时内即能发现。而晚期并发症通常在术后几天到几周，甚至几个月后才出现。

（1）早期并发症：包括输注时疼痛、置管移位、液体外渗、肺脂肪或空气栓塞、导管变形或折断、医源性骨折、损伤邻近的重要组织或器官，包括血管、神经及胸腔等。

（2）晚期并发症：包括感染（局部软组织感染、骨感染及全身血流感染）、生长板损伤、骨筋膜室综合征、置管拔除后局部血肿。

（重庆大学附属中心医院 / 重庆市急救医疗中心　李辉）

第四节　胸腔闭式引流术

一、概述

胸部的骨性胸廓支撑保护胸内脏器参与呼吸功能，胸廓的完整性和胸膜腔的密闭性是维持胸腔负压的必要条件，保持胸腔负压对维持呼吸、循环功能具有重要意义。胸腔闭式引流是最简单有效的治疗胸腔积液（血）、气胸的方法，也是抢救患者生命的有效措施。它不仅有利于肺部复张，改善患者呼吸循环，观察胸部是否有活动性出血和泄漏，而且为能否进行手术提供依据。

二、适应证

中大量气胸、开放性气胸、张力性气胸、少量气胸经穿刺术治疗无好转者，需使用机械通气或人工通气的气胸或血气胸者，血胸、脓胸、乳糜胸、胸腔积液、开胸术后的患者。

三、操作技术

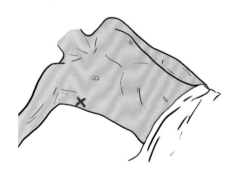

图 3-4-1　胸腔闭式引流常用体位

（一）体位及物品准备

（1）患者体位：患者取仰卧位，上臂外展 90°，肘关节完全伸直或者向头侧弯曲90°，有利于手术进行（图 3-4-1）。

（2）物品准备：胸腔闭式引流管（28F~32F）、引流管、缝合包、无菌纱布、生理盐水、利多卡因等。

（二）置管部位

（1）排气：锁骨中线第 2 肋间。

（2）排液：腋中或腋后第 4—5 肋间。

（三）操作步骤

（1）局部浸润麻醉壁层胸膜后，进针少许，再行胸膜腔穿刺抽吸确诊。

（2）沿肋间做 2~3 cm 的切口，依次切开皮肤及皮下组织。

（3）用 2 把弯止血钳交替钝性分离胸壁肌层达肋骨上缘（图 3-4-2），于肋间穿破壁层胸膜进入胸膜腔，此时可有突破感，同时切口有液体或气体冒出。

（4）立即将引流管顺止血钳送入胸膜腔，侧孔位于胸腔 2~3 cm，确保所有的引流孔都在胸腔内。成人的置管深度为 8~10 cm（图 3-4-3）。

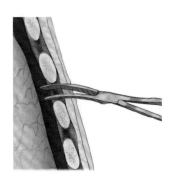 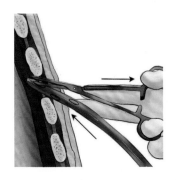

图 3-4-2　止血钳钝性分离　　图 3-4-3　使用止血钳将引流管送入胸腔

（5）切口使用 0 号丝线间断缝合 1~2 针，并结扎固定引流管，可在引流管周围缝一个水平褥式缝合但不打结，留到拔管时用。

（6）引流管结于水封瓶，各接口处必须严密，以防漏气。

四、注意事项

（1）为避免空气进入胸膜腔，引流瓶应用紧密的橡皮塞塞紧，所有的接头应连接紧密。

（2）长玻璃管置于水面下 3~4 cm，并保持直立位。

（3）引流管周围用油纱布包盖严密。

（4）水封瓶被打破时，应立即夹闭引流管，更换水封瓶或引流装置，然后松开止血钳，鼓励患者咳嗽和深呼吸，排出胸膜腔内的空气和液体。

（5）引流管脱落时，应立即用手捏闭伤口处皮肤，消毒处理后，用凡士林纱布封闭伤口，并作进一步处理。

五、拔除指征

置管 24~48 小时后，24 小时引流量 <50 mL，咳嗽、深呼吸无漏气，影像学检查提示肺膨胀。

（重庆大学附属中心医院 / 重庆市急救医疗中心　胡惠）

第五节　复苏性主动脉腔内球囊阻断术

复苏性主动脉腔内球囊阻断术（resuscitative endovascular balloon occlusion of the aorta，REBOA）是一种诞生于战场急救的非常规紧急止血技术。在创伤领域，REBOA 主要用于不可压迫的腹盆部躯干出血，采用特殊的可扩张导管球囊，通过股动脉通路置入主动脉内，根据出血部位将球囊放置在降主动脉Ⅰ区或Ⅲ区后充盈，进行上游控制临时阻断血流，为随后进行的确切止血争取时间和机会。该技术最早成功使用报道于朝鲜战场，随后逐渐应用于平民高能量严重损伤现场或急症室抢救。欧洲创伤数据库已有较大数量的应用统计，文献显示，在美国目前已有 200 家以上创伤中心开设了该技术的培训课程。在非创伤领域，如直肠肿瘤手术、妇产科前置胎盘剖宫产手术也有较多预置球囊临时控制术中大出血的成功案例。

一、适应证

REBOA 主要应用于主动脉Ⅰ区以下不可压迫性大出血的控制及出血所导致休克的复苏，包括腹腔内脏器、骨盆骨折失血性休克、腹腔镜下创伤性出血等，此外盆腔 / 骶骨肿瘤手术期间的出血、产后出血、腹腔脏器及腹主动脉瘤破裂出血也是REBOA 的适应证。

二、禁忌证

REBOA 的禁忌证包括：颅脑伤，面部、纵隔、颈部或腋窝部位的出血，胸腔内脏器及胸主动脉破裂，纵隔增宽，穿透性胸伤，腹主动脉、髂动脉和股动脉存在动脉粥样硬化狭窄。

三、操作步骤

（1）建立血管通路。可选择穿刺法或局部切开法建立股动脉血管通路。穿刺法选择腹股沟区皮肤完整、无污染或污染较轻的一侧操作，具体操作采用 Selinder 交换技术置入穿刺鞘管。如两侧腹股沟区有开放性损伤甚至血管短端已经暴露，可以切开血管或直接从血管断端插入阻断球囊。

（2）置入球囊。如采用专用的阻断球囊或替代的顺应性球囊，可先检查球囊是否漏气后抽空球囊（紧急情况下或非顺应性球囊则跳过该步骤），沿导丝送入鞘管和球囊导管，根据体外标准定位，在 X 射线透视、超声等方法引导下将球囊导管送至指定位置，并使用造影剂和等渗生理盐水的混合物或等渗生理盐水充盈球囊阻塞动脉，根据选择策略采用完全或不完全阻断血流。球囊阻断时间不宜过长，在 1 小时内是安全的。

（3）撤除球囊。当患者平均动脉压升高及血流动力学稳定时，缓慢抽吸至球囊完全收缩，将球囊回撤直至进入鞘管内，然后一边在穿刺点下方加压，一边将导丝、球囊及鞘管拔出。

（4）球囊定位。应用 REBOA 时常将降主动脉分为三个区域。Ⅰ区指左侧锁骨下动脉和腹腔动脉之间，用于阻断腹部重要脏器、肠系膜动脉破裂出血；Ⅱ区指腹腔动脉与肾动脉之间，通常不置管；Ⅲ区指肾动脉末端和主动脉分叉之间，用于阻断骨盆或下肢出血。根据要阻塞的区域选择适宜大小的球囊和适宜长度的鞘管。球囊放置位置通常参考脊柱定位，Ⅰ区选择 T4—L1，Ⅲ区选择 L2—L4。

四、并发症

REBOA 技术比较安全，但仍可能发生以下并发症：

（1）缺血。该并发症主要是 REBOA 术后阻断时间过长，肾脏、下肢灌注减少所致。

（2）髂外动脉损伤。急诊实施 REBOA 时定位不准确，球囊充盈过程中容易造成动脉损伤，在肥胖患者、有血管病变者中更常见。采用超声引导可减少动脉损伤的发生。

（3）穿刺点并发症。操作不熟练，反复穿刺，或穿刺鞘过大，撤鞘后压迫时间不够或压迫点有误，导致局部出血甚至假性动脉瘤形成。

（重庆大学附属中心医院 / 重庆市急救医疗中心　黄光斌）

第六节　急诊室复苏性剖胸探查术

急诊室复苏性剖胸探查术（emergency room resuscitative thoracotomy，ERT）是最引人注目的外科手术，常用于心脏骤停或即将发生心脏骤停的创伤患者，也有一些学者提出对严重低血压创伤患者采用 ERT 进行降主动脉阻断。急诊室胸外心脏按压对于创伤性心脏骤停作用非常有限。ERT 和开胸心肺复苏（cardiopulmonary resuscitation，CPR）的基本原理是，闭合性 CPR 仅产生约 20% 的基线灌注，而开胸 CPR 为 55%。ERT 兼具复苏和治疗作用，可以解除心脏压塞、控制胸腔内出血、直接心脏按压和除颤、降主动脉阻断和处理空气栓塞。

一、适应证

目前，学界对 ERT 的手术适应证具有一定争议，在不同的创伤中心和外科医生临床实践中也有所不同。大多数创伤中心遵循严格的标准，其他一些创伤中心的标准比较宽松，有些创伤中心甚至从来没有做过这种手术。从未做过 ERT 的创伤中心，往往不具备手术经验，认为手术徒劳无益，是对资源的浪费。遵循严格标准的创伤中心经常提到救治存活率低，治疗费用高和医务人员面临艾滋病、肝炎等传染病暴露风险。

有些创伤中心，如洛杉矶综合医疗中心，对 ERT 的适应证非常宽松，原因包括：①会有意料之外的存活者，并且没有神经系统后遗症；②经抢救存活但进展为脑死亡的患者可以提供器官捐赠；③对创伤团队具有很大的教学价值。支持宽松指征者认为，主要的衡量标准除了生存之外，还应该包括器官捐赠。洛杉矶的一项研究采用了宽松的标准，在穿透性或钝性创伤后因心脏骤停而接受 ERT 的 263 名患者中，32.3% 的患者恢复了脉搏，1.9% 的患者存活并出院，另有 4.2% 的患者成为潜在的器官捐赠者，其中约 50% 的潜在器官捐赠者是钝性损伤。

基于个人意见和中等或低质量的科学证据，美国东部创伤外科协会（Eastern Association for the Surgery of Trauma，EAST）的实践管理指南提出了以下建议：

（1）对无脉搏但有生命迹象的穿透性胸部创伤患者，强烈推荐 ERT。

（2）对无脉搏且无生命迹象的穿透性胸部创伤患者，有条件地推荐 ERT。

（3）对无脉搏但有生命迹象的胸部以外穿透性创伤患者，有条件地推荐 ERT。

（4）对无脉搏且无生命迹象的胸部以外穿透性创伤患者，有条件地推荐 ERT。

（5）对无脉搏但有生命迹象的钝性创伤患者，有条件地推荐 ERT。

（6）对无脉搏且无生命迹象的钝性创伤患者，有条件地不推荐 ERT。

需要注意的是：ERT 与复苏性主动脉腔内球囊阻断术（resuscitative endovascular balloon occlusion of the aorta，REBOA）的手术适应证是完全不同的：REBOA 可以用于严重低血压的创伤患者，但绝不能用于心脏骤停的创伤患者；而 ERT 只适用于心脏骤停或即将发生心脏骤停的患者，绝不能用于需阻断降主动脉的低血压创伤患者。

二、总体原则

对于心脏骤停或即将发生心脏骤停的创伤患者，应同时进行气管插管、静脉置管和 ERT。所有医务人员均应做好个人防护。

三、特殊手术器械

（1）急诊室随时可供 ERT 手术包（图 3-6-1），仅包括基本器械（手术刀 1 把，肋骨撑开器，肺钳 2 把，血管夹 2 把，长镊 1 把，止血钳 4 把，骨刀 1 把，长剪刀 1 把）。

（2）患者到达之前，应准备好良好的手术照明、吸痰器和胸内除颤器。

（3）心外膜起搏器和起搏导线随时可得。

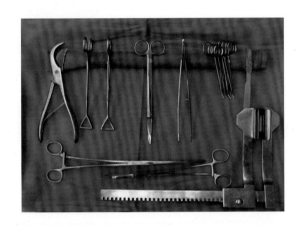

图 3-6-1　ERT 手术包（包括绝对必需的手术器械）

转自：Demetriades D，Chudnofski C，Benjamin E. Color Atlas of Emergency Trauma，3rd edition. Cambridge University Press，2021.

四、手术步骤

1. 体位

患者仰卧位，左上肢外展 90° 或高于头部。消毒前胸和两侧胸壁皮肤。

2. 切口

（1）ERT 标准剖胸切口。经第 4—5 肋间左胸前外侧入路，男性在乳头下方，女性在乳房下皱褶处。从左侧胸骨旁开始，向腋窝弯曲，至腋后线。该切口可良好暴露心脏和左肺，并可钳夹控制胸主动脉（图 3-6-2）。

（2）蛤壳状剖胸切口。怀疑右胸或纵隔血管损伤者，可用胸骨剪横断胸骨，向右胸延伸左前外侧剖胸切口，形成右侧胸部类似于左侧的对称切口，称为蛤壳状剖胸

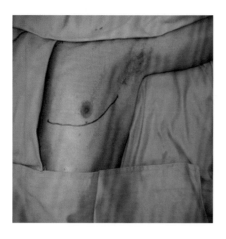

图 3-6-2　ERT 切口示意图

经第 4—5 肋间左胸前外侧入路（在男性位于乳头下方，在女性位于乳房下皱褶），从左侧胸骨旁开始，向腋窝方向，延伸至腋中线

转自：Demetriades D，Chudnofski C，Benjamin E. Color Atlas of Emergency Trauma，3rd edition. Cambridge University Press，2021.

切口（clamshell incision）。该切口可以很好地暴露心脏、纵隔血管和双肺。横断胸骨时，两侧的胸廓内动脉被切断，心跳和循环恢复后应进行妥善结扎（图 3-6-3）。

（3）用剪刀分离肋间肌，进入胸腔，注意避免意外损伤膨胀的肺，放置肋骨撑开器撑开肋间隙。用肺钳提起左肺下叶向患者头端和侧方牵引，以改善心脏和胸主动脉的暴露（图 3-6-4）。

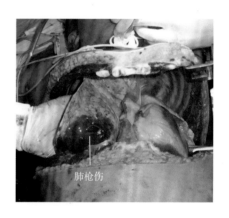

肺枪伤

图 3-6-3　蛤壳状剖胸切口

可以很好暴露心脏、前纵隔血管和双肺

转自：Demetriades D，Chudnofski C，Benjamin E. Color Atlas of Emergency Trauma，3rd edition. Cambridge University Press，2021.

3. 心脏修补

进入左侧胸腔后，吸出胸腔积血，按上述方法牵开左肺下叶，在左侧膈神经前方纵向打开心包（图 3-6-5）。如果心脏有损伤，先用手指压迫控制出血，然后用不可吸收的缝合线（2-0 或 3-0 带大圆针缝线）八字缝合。心房损伤可以先用血管钳控制出血，然后再进行确切的缝合修补。心室的小损伤可以先插入 Foley 导尿管，向球囊内注入生理盐水暂时控制出血，然后按上述方法进行修补（图 3-6-6）。

4. 开放式心脏按压和心脏复苏

（1）术者双手掌握住心脏，进行心脏按压（图 3-6-7）。如果心跳停止，应直接向右心室注射肾上腺素。

（2）其他心脏药物，如钙、镁和碳酸氢钠，应静脉注射，最好通过中心静脉管道。对心跳停止或严重低血压患者，应持续静脉泵入肾上腺素。温盐水冲洗心脏有助于心跳恢复。尽快进行血气分析以指导复苏。

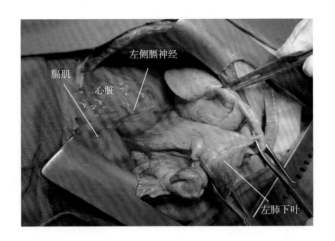

图 3-6-4　蛤壳状剖胸切口示意图

用肺钳提起左肺下叶向患者头端和侧方牵引，以改善心脏和胸主动脉的暴露

转自：Demetriades D，Chudnofski C，Benjamin E. Color Atlas of Emergency Trauma，3rd edition. Cambridge University Press，2021.

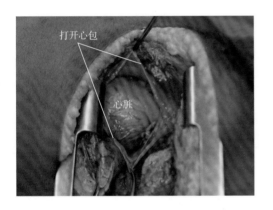

图 3-6-5　打开心包后，评估心脏损伤

转自：Demetriades D，Chudnofski C，Benjamin E. Color Atlas of Emergency Trauma，3rd edition. Cambridge University Press，2021.

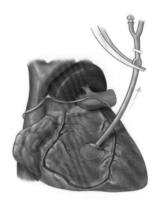

图 3-6-6　心室的小损伤可以先插入 Foley 导尿管，向球囊内注入生理盐水暂时控制出血

转自：Demetriades D，Chudnofski C，Benjamin E. Color Atlas of Emergency Trauma，3rd edition. Cambridge University Press，2021.

（3）对于室颤或无脉性室性心动过速患者，要进行心脏除颤。将两个体内除颤电极板贴在心脏前壁和后壁上，用 10~50 J 电击心脏（图 3-6-8）。除颤后进行心脏按压，必要时反复进行，直到正常心功能恢复。

（4）对于持续心律失常患者予心外膜起搏。将两根起搏导线相距约 1 cm，分别缝在右心室前壁的心外膜上，导线远端与起搏器相连，预设心率 70~90 次 / 分，最大电流输出为 10 mA（图 3-6-9）。

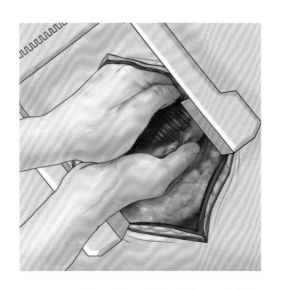

图 3-6-7　胸内心脏按压技术：术者双手掌握住
心脏，从心尖向心底挤压

转　自：Demetriades D，Chudnofski C，Benjamin E. Color Atlas of Emergency Trauma，3rd edition. Cambridge University Press，2021.

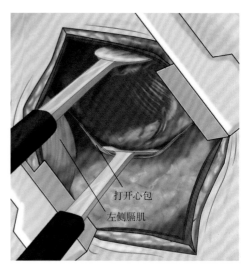

打开心包
左侧膈肌

图 3-6-8　胸腔内心脏除颤：两个电极板放在
心脏的前壁和后壁上

转　自：Demetriades D，Chudnofski C，Benjamin E. Color Atlas of Emergency Trauma，3rd edition. Cambridge University Press，2021.

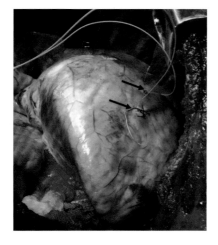

图 3-6-9　将起搏导线缝在右心室前壁
上部心外膜上，两导线相隔约 1 cm（箭
头处）

转　自：Demetriades D，Chudnofski C，Benjamin E. Color Atlas of Emergency Trauma，3rd edition. Cambridge University Press，2021.

5. 主动脉阻断

（1）低血容量性创伤性心脏骤停患者，应考虑行降主动脉阻断，使有限的血流供应大脑和冠状动脉，也可以减少腹部损伤或骨盆骨折大出血。

（2）膈肌上方数厘米的降主动脉是最容易进行主动脉阻断的部位。如果将左肺下叶向上和侧方牵拉，可以明显改善手术区域的暴露。在这个解剖部位，主动脉位于脊柱和食管左侧（图 3-6-10）。

（3）对于心脏骤停且没有动脉搏动的患者，触诊主动脉较为困难，因此食管可能被误认为是主动脉而被钳闭。可以用手沿着胸腔后壁向脊柱滑动，感觉到的第一个结构就是主动脉。插入鼻胃管也可以帮助区分塌陷的主动脉和食管。用长剪刀剪开主动脉表面的纵隔胸膜，确定主动脉，再上阻断钳。

（4）避免用手指过度分离主动脉，因为有撕裂肋间动脉导致出血的风险。肋间血管断端回缩会导致难以控制的出血。

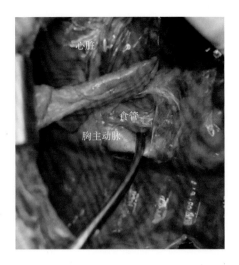
心脏
食管
胸主动脉

图 3-6-10 胸部降主动脉阻断

转自：Demetriades D，Chudnofski C，Benjamin E. Color Atlas of Emergency Trauma，3rd edition. Cambridge University Press，2021.

（5）心跳一旦恢复，且可触及颈动脉脉搏者，就应立即开放主动脉。超过30分钟的长时间主动脉阻断通常是致命的。

6. 空气栓塞

低压心腔，特别是心房、肺部或大静脉损伤患者，可能发生空气栓塞，将导致心脏停搏或严重心律失常。在某些情况下，在冠状静脉或较大的纵隔静脉中可以看到气泡。怀疑有空气栓塞者，应从左右心室穿刺排出空气。

五、预后

现有报告 ERT 存活率差别很大，取决于多种因素，如院前时间、创伤团队的经验、损伤机制、年龄、受伤位置、心脏停搏时间，以及在现场和到达急诊科时是否有生命迹象等。众多回顾性研究显示，穿透性创伤的存活率在 2%~50%，钝性创伤的存活率在 0~15%。穿透性心脏损伤的患者结局最好。

六、注意事项

（1）在第 5 肋间以下低位切口，对心脏的暴露较差，有造成医源性膈肌损伤的风险。

（2）切口应沿着肋骨的曲线，朝向腋下。如果不顺着肋骨的曲线走行，就难以进入胸膜腔，而且会出血。

（3）使用剪刀而不是手术刀来分离肋间肌，以降低对肺部造成医源性损伤的风险。

（4）在左侧剖胸术后一定要检查左侧胸廓内动脉的损伤，在作蛤壳式切口时需检查胸骨两侧胸廓内动脉的损伤。

（5）阻断主动脉时，可能会在无意中阻断食管，特别是心脏骤停和无动脉搏动者。鼻胃管可以帮助识别食管并避免这种错误。可以用右手沿着胸腔后壁的内面，向脊柱方向滑动，碰到的第一个结构就是主动脉。

（6）低压心腔、肺部或大静脉的穿透性损伤需考虑到空气栓塞。

（洛杉矶综合医疗中心　Demetrios Demetriades，Lydia Lam）

第七节　颅内压监测技术

颅内压（intracranial pressure，ICP）对多种神经疾病的诊断和治疗有重要的参考意义，颅内压增高也是多种神经系统疾病所共有的一种综合征。颅内压升高不仅影响脑血流量和脑灌注压，还可以影响血脑屏障的结构和功能。更严重的是，急性颅内压升高或失代偿性颅内压升高可引起脑疝，并危及生命。神经重症患者病情变化快，颅内压异常可出现于临床症状恶化前，单纯依靠症状和影像学检查观察发现颅内压增高往往为时过晚。因此，需要根据对颅内压的监测，结合临床表现对颅内高压的原因做出正确诊断。

一、适应证

（1）颅脑创伤患者：①格拉斯哥昏迷评分法（Glasgow coma scale，GCS）评分3~8分，头部 CT 检查异常，包括血肿、挫裂伤、脑肿胀、脑疝或基底池受压；② GCS 评分 3~8 分，头部 CT 无明显异常者，如果患者年龄 >40 岁，收缩压 <90 mmHg，高度怀疑有颅内病情进展性变化时，根据具体情况也可以考虑进行颅内压监测；③ GCS 评分 9~12 分，应根据临床表现、影像资料、是否需要镇静及合并伤情况综合评估，如患者有颅内压增高的可能，必要时也应该进行有创颅内压监测。

（2）大面积脑梗死逆行去骨瓣减压或梗死发生出血转化的患者。

（3）自发性脑出血：① GCS ≤ 12 分；②脑室内出血伴梗阻性脑积水；③幕下出血伴梗阻性脑积水；④静脉窦血栓形成出血伴颅内压增高。

（4）动脉瘤性蛛网膜下腔出血：① GCS ≤ 8 分；② Hunt-Hess 分级 Ⅳ—Ⅴ级；③ Hunt-Hess 分级 Ⅲ级合并脑积水。

（5）严重颅内感染：①合并梗阻性脑积水；②化脓性脑室炎；③合并广泛脑水肿，脑肿胀。

（6）隐球菌脑膜炎、结核性脑膜炎、病毒性脑炎、癫痫持续状态如合并顽固性颅内高压患者，可以进行颅内压监测并行脑室外引流辅助控制颅内压。

（7）脑肿瘤患者的围手术期可根据患者术前、术中及术后的病情需要进行颅内压监测。

二、禁忌证

颅内压监测没有绝对的禁忌证，因为它是一种相对低风险的操作。然而根据临床特征，特别是针对已知的凝血障碍患者，此操作属于相对禁忌。血小板减少症患者（血小板计数 $<10^9/L$），血小板功能障碍（长期服用抗血小板药物，经血栓弹力图，血小板聚集试验等检验结果证实），凝血酶原时间大于 13 秒，国际标准化比值大于 1.3，实施有创颅内压监测技术有出血风险。

三、操作方法

自 20 世纪 60 年代以来，学者们一直在努力研发颅内压监测的新技术。Nils Lundberg 概述了颅内压监测的基本要求，至今仍然适用的要求包括：微创、感染风险低、无脑脊液漏、操作简便可靠，并能在各种诊疗过程中持续工作。颅内压监测主要分有创监测和无创监测两种，目前绝大多数医疗机构采用的是有创颅内压监测。

（一）有创颅内压监测

常采用的有创颅内压监测方法主要包括脑室内监测、硬脑膜外监测、硬脑膜下腔或蛛网膜下腔监测、腰椎穿刺监测等。虽然各种方法在探头位置和操作上有所差异，但颅内压的监测方法多是将微型压力传感器植入颅内直接与颅内组织接触。

1. 脑室内监测法

脑室内监测法实际是进行脑室外引流及颅内压监测，根据实际情况可以在床旁、重症监护病房或者手术室内实施。大多数临床医生根据颅脑解剖标记，徒手进行脑室穿刺操作，引流导管最理想的放置位置在孟氏孔附近。在颅骨顶部钻孔（例如可选择冠状缝前 1 cm，中线旁 2.5 cm），挑开硬脑膜后通过脑组织向脑室内置入带引流管的颅内压探头。侧脑室穿刺的操作方向是：在冠状面朝向同侧内眼角，在矢状面朝向耳屏。引流导管经皮下隧道引出，减少脑脊液漏和感染风险，并将引导管与外接传感显示器相接，即可以直接监测脑室内压的变化。

脑室内监测法的优点在于所测压力准确性高，是测定颅内压的"金标准"。另外，通过引流管还可进行脑脊液引流、留取脑脊液标本、对脑室进行造影、在脑室内用药、测定颅内顺应性等，具有诊断和治疗的双重价值。然而，技术操作也有相关弱点，包括：徒手穿刺难以保证穿刺的精准性；在一些严重颅内水肿或占位患者中，脑室极其缩小以及明显移位，放置脑室外引流难度巨大。 放置脑室外引流进行颅内压监测技术的并发症包括引流管位置偏移、堵塞、出血和脑脊液感染。

2. 硬脑膜外监测法

进行硬脑膜外颅内压监测时，一般于侧脑室前角穿刺部位切开头皮行颅骨钻孔，将带有传感器的探头置入颅骨内板与硬脑膜之间。

这种方法探头安置方便，感染风险卜降，损伤较轻，无脑室穿刺失败的风险，测得的压力基本能反映颅内真实压力。但硬脑膜外监测颅内压也有明显的缺点：长时间测压使硬脑膜受刺激而增厚，灵敏度下降；钻孔止血不彻底会影响压力的准确性；不能测定颅内顺应性；在有些情况下，使用硬脑膜外监测法测得的颅内压比实际的颅内压力稍高，随着颅内压的增高，两者的差距也越明显，因此与脑室内监测相比应用相对较少。

3. 硬脑膜下腔、蛛网膜下腔监测法

蛛网膜位于硬脑膜深部，是一层半透明的膜，由很薄的结缔组织构成，其间的潜在腔隙为硬脑膜下腔，腔内含有少许液体。蛛网膜被覆于脑的表面，与软脑膜之间有较大的间隙，称为蛛网膜下腔，腔内充满脑脊液。选用该监测法需要在颅骨顶部钻孔，插入带引流管或不带引流管的探头，直至硬脑膜下腔或蛛网膜下腔，再与测试传感器相接，即可以监测颅内压的变化。

硬脑膜下腔或蛛网膜下腔监测法的优点在于可避免向脑室穿刺，可测定颅内顺应性，也可进行脑脊液引流。该方法的缺点在于不易操作，导管易阻塞。特别是当颅内压 >20 mmHg 时，由于易发生部分阻塞，致颅内压读数偏低。另外，由于导管直接进入脑脊腔，因此容易引起感染。

4. 腰椎穿刺监测法

椎管与颅腔相通，经腰椎穿刺可以引出脑脊液，并监测脑脊液压力以判断颅内压的变化。腰椎穿刺法是临床常用的检查方法之一，对神经系统疾病的诊断和治疗有重要价值。此方法具有方便、快速、简洁的特点。腰椎穿刺过程中，不可避免地会导致部分脑脊液流失，一定程度上会影响颅内压监测的精确度。

经腰椎穿刺测脑脊液压力需严格掌握适应证。病情危重者、躁动者不宜采用该法监测。穿刺部位的皮肤、皮下软组织或脊柱有感染时也不宜进行；此外颅内占位性病变，特别是有严重颅内压增高或已出现脑疝迹象者，以及高颈段脊髓肿瘤或脊髓外伤的急性期，也属禁忌。因前者可引起脑疝，后者可加重脊髓的受压，均可引起呼吸、心跳停止而死亡。

腰椎穿刺也会引起一定的并发症，如低颅压综合征、脑疝及原有脊髓和脊神经根症状突然加重。低颅压综合征较为常见，患者侧卧位脑脊液压力多在 60~80 mmH$_2$O 以下，多因穿刺针过粗、穿刺技术不熟练或术后起床过早，使脑脊液自脊膜穿刺孔不

断外流所致。患者多表现为坐起后头痛加剧，可伴有恶心、呕吐或眩晕、昏厥，平卧或头低位时症状即可缓解，约持续数日。在颅内压增高（如存在颅后窝占位性病变），当腰椎穿刺放液过多、过快时，可诱发脑疝。原有脊髓、脊神经根症状的突然加重者多见于脊髓压迫症。腰椎穿刺放脑脊液后由于压力的改变，椎管内脊髓、神经根、脑脊液和病变之间的压力平衡改变，可能导致根性疼痛、截瘫、大小便障碍等症状加重。此外，因穿刺不当还可能损伤马尾部的神经根等，但此类现象较少见。

（二）无创颅内压监测

除有创颅内压监测外，目前还发展出多种无创颅内压监测技术。这些技术通过间接方法监测颅内压。但由于影响此类方法的因素较多，监测结果不稳定，准确性有待进一步验证。

1. 视神经鞘直径监测法

视神经被蛛网膜下腔和硬脑膜鞘包围，当颅内压升高时蛛网膜下腔扩张。因此，超声可测视神经鞘直径（optic nerve sheath diameter，ONSD），这与颅内压有关。多项研究表明视神经鞘直径与颅内压之间存在很强的线性关系，但在不同的研究中，视神经鞘直径监测提示颅内压升高（>20 mmHg）的临界值不同，因此限制了其潜在应用。超声对视神经鞘直径测量已被证明比 MRI 或 CT 测量有更好的诊断准确性，并且入院时的超声视神经鞘直径测量已被证明与死亡率相关，这可能使其成为一种有用的筛查或分诊工具。

2. 颈静脉压的无创监测法

其原理是将颈静脉与脑组织看作一个系统，在这个系统中的血流大小与其两端压力成正比，与其内部阻力成反比。当阻力无穷大时，血流为零。此时体外测得的静脉压与颅内压具有恒定的关系，即体外静脉压 = 血管内压 + 颅内压。因此在阻塞血管的同时监测颈静脉压，可反映出颅内压的高低。通过无创电磁流量计监测血流变化情况（斜率），结合其他常规的无创方法监测阻塞后的颈静脉压力，可估算颅内压值。

3. 视觉诱发电位监测法

此法以视觉诱发电位为基础，原理是脑视觉诱发电位的第二负向波（N2 波）的延迟时间与颅内压存在关联，通过进行视觉刺激并记录 N2 波的延迟时间，然后对照 N2 波延迟时间与颅内压值的关系表，求得颅内压值。

4. 利用鼓膜的无创监测法

在耳蜗通道畅通的情况下，颅内流体的压力可通过内耳传导到镫骨，影响镫骨肌的收缩，对中耳的机械特性和听觉特性造成影响。因此，用容积流量等仪器测得与镫骨肌收缩相对应的鼓膜运动，结合听觉声阻抗等参数，再经过一定数学公式的换算可估算颅内压值。

5. 近红外光谱法

近红外光谱法是近年发展起来的一种监测组织结构性质和动态功能的新技术。近红外光穿透人体组织的过程中不断被组织中的脱氧血红蛋白、氧合血红蛋白、细胞色素吸收而衰减。近红外光谱法监测的是脑组织的氧含量，而影响脑组织氧含量的因素包括缺氧、颅内压升高、脑灌注压下降。近红外光谱法对颅内压的评估是通过脑氧含量间接得到的，其准确性和实用性还需进一步实践加以证实。

四、小结

脑室内压力监测仍是颅内压监测最可靠、最经济、最准确的方法，这也是一种允许同时引流脑脊液的监测技术，然而脑室外引流存在较高感染率，较小但严重的出血风险。近年来脑实质颅内压监测仪普遍应用于临床，这些装置易于置入，并发症发生率低，尽管存在零点漂移和机械故障等问题，但这些监测仪对颅内压监测和管理具有积极的临床作用。此外，脑实质颅内压监测仪还可同时与其他监测设备（如脑温度或脑组织氧分压监测）一起置入，进行多模态监测，评估脑组织可否维持有效氧气供应和能量代谢。

随着医学和工程技术发展，颅内压监测技术取得较大进步，从有创向无创，从有线向无线发展，但目前仍然没有一种可用于临床的高精确度、无创简便、持续性的监测方法。因此，仍需综合解析数据来管理重症患者，以指导临床及时干预，改善患者预后。

（重庆大学附属中心医院/重庆市急救医疗中心　邓永兵　陈鹏）

第八节　骨筋膜室综合征测压与减压术

急性骨筋膜室综合征（acute compartment syndrome，ACS）常发生于严重创伤后，特别是继发于长骨骨折，约占总数的75%，尤其常见于胫骨干骨折及桡骨远端骨折。导致骨筋膜室综合征的危险因素较多，主要包括：①外科手术骨折复位本身可能导致筋膜室的压力增加，对患肢进行石膏固定也会增加骨筋膜室综合征的发生风险，尤其是包扎过紧或环形包扎的情况下。②手术时间过长，骨科止痛剂的使用相对频繁，常使原本典型的始发症状被掩盖，从而进展成为骨筋膜室综合征。③其他危险因素包括挤压伤、血管损伤、烧伤、横纹肌溶解、缺血再灌注损伤、静脉输液外渗、感染性水肿、蛇咬伤、血栓或出血性疾病等。

一、临床表现及诊断

急性骨筋膜室综合征的主要早期表现为与损伤严重程度不相匹配的疼痛，特别是受累肌肉在牵张时出现疼痛，持续性、烧灼样疼痛，感觉异常等。

注意：不能基于动脉血供不足的 6 种典型表现（6P：疼痛，pain；苍白，pallor；动脉搏动消失，pulselessness；麻痹，paralysis；感觉异常，paresthesia；皮温异常，poikilothermia）来诊断早期急性骨筋膜室综合征，若 6P 征均已出现，往往为时已晚。

二、测压及切开指征

（1）筋膜室压力测量是诊断急性骨筋膜室综合征的重要依据，但并不是必要条件。

（2）因每个筋膜室压力可能存在差异，因此，应对受累肢体的每个筋膜室进行测压，避免漏诊。

（3）筋膜室压力测量以及切开与否应该由经验丰富的医生来实施，医生可以通过患者的病史以及查体结果决定是否实施筋膜室切开减压术。

（4）具有发生骨筋膜室综合征高危因素，且存在相应临床表现的患者应考虑进行筋膜室压力测量。

（5）如果患者存在骨筋膜室综合征的临床表现，且骨筋膜室压力绝对值超过 30 mmHg 或压力差小于 30 mmHg（血管舒张压减去组织液静水压），则需要考虑进行筋膜室切开减压。但也有观点认为使用绝对测量值容易导致不必要的筋膜切开术，因而推荐舒张压与筋膜室压力之差（Δ 压力值）<30 mmHg 作为诊断急性骨筋膜室综合征的阈值。

三、测压方法与定位

（一）测压装置

简易筋膜室压力测量方法：18G 穿刺针连接动脉压力换能器；或使用商业制品测量系统测量骨筋膜室压力，如 Stryker® 或 STIC® 骨筋膜室压力测量系统（图 3-8-1）。

（二）各筋膜室的穿刺点

（1）上臂。上臂分为前筋膜室和后筋膜室，穿刺时应注意避开上臂内侧的重要神经和血管（图 3-8-2）。在测压时筋膜室应处于中立位。前筋膜室穿刺点在上臂前

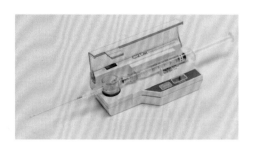

图 3-8-1　STIC® 骨筋膜室压力测量设备

方中 1/3（图 3-8-3），后筋膜室穿刺点在上臂后方中 1/3。测量筋膜室压力时应使肢体处于放松的体位，避免因过度屈伸导致筋膜室压力增高。

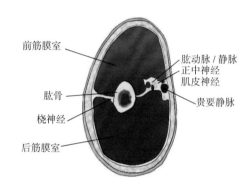

图 3-8-2　上臂的两个筋膜室及其与重要神经、血管的关系

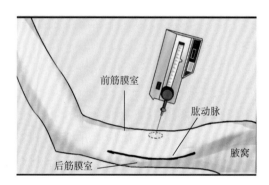

图 3-8-3　上臂前筋膜室测压示意图

（2）前臂。前臂有 3 个骨筋膜室，分别为掌侧、背侧及外侧筋膜室。在前臂筋膜室测压时，前臂应处于中立位。掌侧筋膜室测压部位为前臂掌侧中 1/3 处。背侧筋膜室穿刺点在背侧中 1/3 处（图 3-8-4）。

（3）臀部。臀部共有 3 个筋膜室，即臀大肌筋膜室、臀小肌筋膜室和阔筋膜室。测压时体位最好选择侧卧位或俯卧位。臀大肌测压点应选择臀部外上象限，并注意避免损伤坐骨神经，向深部继续进针即可测量臀小肌筋膜室压力（图 3-8-5）。

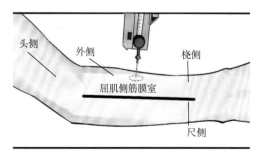

图 3-8-4　前臂屈肌侧筋膜室测压示意图

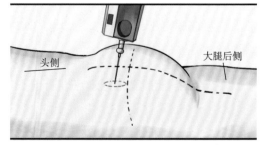

图 3-8-5　臀部筋膜室测压示意图

（4）大腿。大腿共 3 个骨筋膜室，分别为前、后和内侧筋膜室（图 3-8-6）。前筋膜室在大腿前侧中 1/3 处，注意避免在大腿内侧穿刺，以免损伤股浅动脉（图 3-8-7）。后筋膜室在大腿后方中 1/3 处（图 3-8-8）。由于大腿内侧极少发生骨筋膜室综合征，因此，通常不在此处测压和切开。

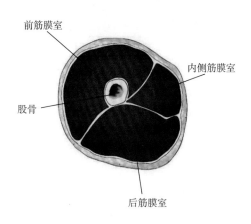

图 3-8-6　大腿三个筋膜室的横断面示意图

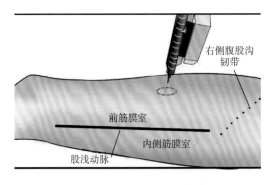

图 3-8-7　大腿前筋膜室测压示意图

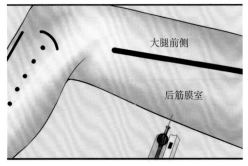

图 3-8-8　大腿后筋膜室测压示意图

（5）小腿。小腿需要对 4 个筋膜室进行测压，分别为前筋膜室、外筋膜室、后浅筋膜室和后深筋膜室（图 3-8-9）。小腿前筋膜室压力测量部位为上中 1/3 交界处、胫骨前外侧 1~2 cm 处（图 3-8-10）。外侧筋膜室穿刺测压部位为小腿中上 1/3 交界处，腓骨前方约 1 cm 处（图 3-8-11）。后浅筋膜室穿刺部位为腓肠肌纵轴中线与小腿中上 1/3 交接处，进针深度需考虑到小腿后方皮下脂肪厚度，通常为 2~3 cm。可以通过挤压后浅筋膜室或使足背屈判断穿刺针是否进入目标间隙（图 3-8-12）。后深筋膜室测压部位为小腿中上 1/3 与胫骨内侧后缘约 1 指处（图 3-8-13）。

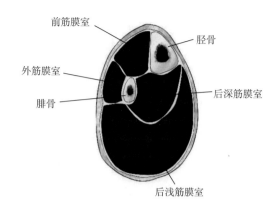

图 3-8-9　小腿 4 个筋膜室横断面示意图

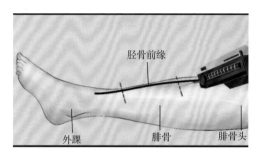

图 3-8-10　小腿前筋膜室测压示意图

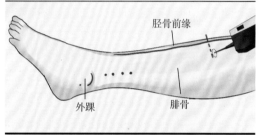

图 3-8-11　小腿外侧筋膜室测压示意图

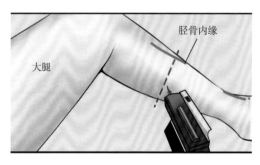

图 3-8-12　小腿后浅筋膜室测压示意图

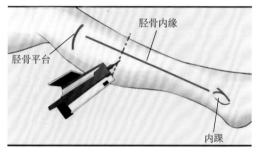

图 3-8-13　小腿后深筋膜室测压示意图

四、筋膜室切开的准备

（1）常规骨科器械包。

（2）切口逐步牵张闭合的材料准备：皮肤缝合器及橡皮条。

（3）负压伤口辅助愈合系统。

五、筋膜室切开术的实施

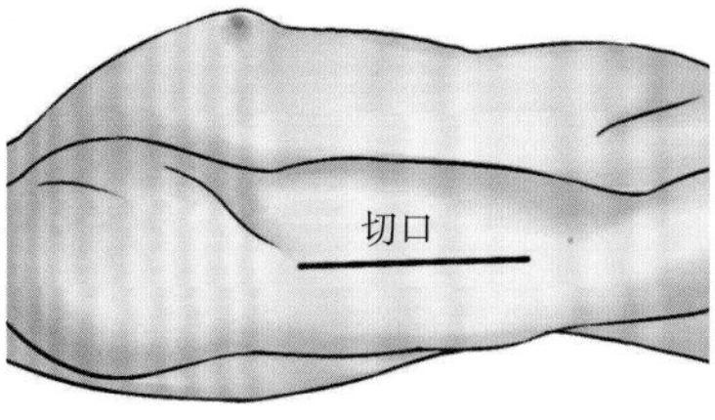

（一）上臂筋膜切开术

（1）上臂有两个骨筋膜室，可以通过同一切口实现减压（图 3-8-14）。

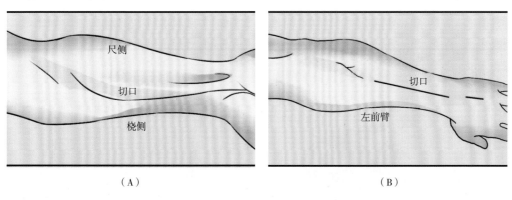

（2）切口通常从三角肌粗隆至肱骨外侧髁，

图 3-8-14　上臂骨筋膜室切口示意图

在切开皮肤后在前后方向分别确认前后筋膜室，并纵向切开前后筋膜室的筋膜。

（3）在切口的下方需注意避免损伤桡神经。

（二）前臂和手的筋膜切开术

（1）前臂有两个主要的筋膜室，掌侧主要是负责屈曲的肌肉群，背侧为伸肌群，小筋膜室通常被划归于背侧。

（2）切口选择：前臂和手的切口近端起自肘窝肱二头肌与肱三头肌的肌间沟，该切口在前臂呈弧形向尺侧腕横纹延长。腕部的切口则跨腕横纹止于腕关节的中线。手掌侧的减压则顺大鱼际肌弧形切开进行。背侧切口从肘部延伸至腕部。手部的切口通常在第 2 和第 4 掌骨间隙进行双切口减压，并在肌腱两侧对各个筋膜室进行切开减压（图 3-8-15）。

尺侧

切口

桡侧

（A）

切口

左前臂

（B）

图 3-8-15　前臂掌侧（A）和背侧（B）筋膜室切口示意图

（三）臀部筋膜切开术

（1）患者体位：可以选择侧卧位或俯卧位。

（2）切口选择：常选择弧形切口。切口起于髂后上棘，并稍向后外侧延展，止于大腿外侧（图 3-8-16）。

（四）大腿筋膜切开术

（1）大腿有三个骨筋膜室，分别是前侧、后侧和内侧筋膜室。内侧筋膜室极少发生急性骨筋膜室综合征，无须进行切开。

（2）切口选择：外侧切口用于减压大腿前筋膜室及后筋膜室。皮肤切口从大转子下方沿大腿外侧至股骨外侧髁上，暴露扩筋膜并纵行切开减压。在肌间隔的前后方分别切开减压前筋膜室和后筋膜室（图 3-8-17）。通常不需要进行内侧切开。

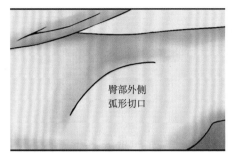

图 3-8-16　臀部外侧弧形切口示意图　　　　图 3-8-17　右侧大腿外侧切口示意图

（五）小腿筋膜切开术

（1）小腿有四个筋膜室，分别是前筋膜室、外筋膜室、后浅筋膜室及后深筋膜室（图 3-8-18）。

（2）切口选择：通常用双切口进行减压。外侧切口位于腓骨和胫骨外侧缘的中线，或腓骨前方约 3 cm 的宽度，可以对前筋膜室及外筋膜室进行切开减压。内侧切口位于胫骨内侧约 2 cm 处，可以对后浅和后深筋膜室进行切开减压（图 3-8-19）。

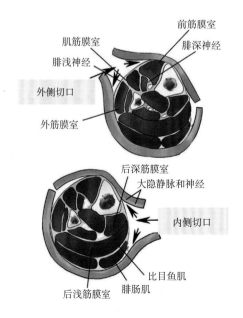

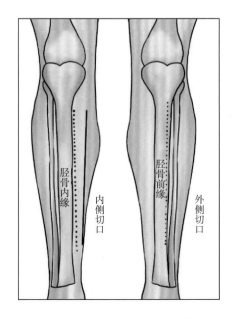

图 3-8-18　小腿四个筋膜室及切口减压示意图　　　图 3-8-19　小腿内外侧切口示意图

（3）注意事项：小腿筋膜室切开需要充分，外侧切口通常长约20 cm以上，内侧切口通常为20~25 cm。需要对各个肌肉筋膜室进行确定性切开减压，且切口需要足够长。

六、筋膜室切开术后切口的管理

（1）使用负压伤口辅助愈合系统有助于消除局部软组织水肿并促进切口闭合，封闭的敷料也便于创面管理，减少感染风险。但长时间使用负压治疗可能导致肉芽过度生长，并阻碍上皮生长。

（2）切口关闭的方法：在没有发生组织坏死的情况下，肿胀消退后可考虑关闭切口。通过"系鞋带技术""皮内缝合法""Ty-raps"系统等可以辅助切口关闭，并减少植皮的需求（图3-8-20）。如无法实现原切口的直接闭合，则可能需要通过植皮对皮肤缺损处进行覆盖。

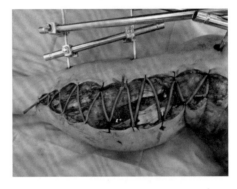

图3-8-20　切口关闭

七、注意事项

对于急性骨筋膜室综合征高危患者，进行连续测压很重要。不能仅靠单次正常压力测量结果排除诊断。若筋膜室压力呈持续下降趋势，且超过6小时，临床症状体征也有好转趋势，则可以暂停筋膜室压力测量。

通过骨筋膜室压力测量反映急性骨筋膜室综合征的假阳性率较高，因此，在决定切开之前需密切关注患者是否具有相应临床表现；连续多次测量有助于减少不必要的筋膜切开术；但由于漏诊急性骨筋膜室综合征会导致灾难性后果，因此，在面对可疑情况时，特别是对于多发伤患者，应该更加积极考虑进行筋膜室切开减压术。

（重庆大学附属中心医院 / 重庆市急救医疗中心　李辉）

第九节　骨牵引术

骨牵引是利用克氏针或牵引钳穿过骨质，使牵引力直接通过骨骼而抵达损伤部位，并起到复位和固定的作用。其优点是可承受较大的牵引重量，阻力较小，可以有效地克服肌肉紧张，纠正骨折重叠移位或关节脱位；其缺点是克氏针直接通过皮肤穿入骨质，若处理不当，可引起针道感染；进针部位不准确，可损伤关节囊或神经血管；

儿童采用骨牵引容易损伤骨骺。

一、适应证

骨牵引术的适应证包括：①踝关节骨折脱位；②下肢骨干骨折；③合并有骶髂关节垂直移位的骨盆骨折；④髋关节中心性脱位；⑤颈椎骨折与脱位。

二、禁忌证

骨牵引术的禁忌证包括：①牵引处有炎症或开放创伤污染严重者；②牵引局部骨骼有炎症或严重骨质疏松者；③牵引局部需要切开复位者。

三、骨牵引术前准备

骨牵引术前材料准备包括骨牵引器械包、牵引弓、局部麻醉用品、皮肤消毒剂、皮肤准备等。

四、临床常用骨牵引技术

（一）颅骨牵引术

（1）适应证：颈椎骨折脱位。

（2）操作方法：患者仰卧位，做好头皮皮肤准备。沿鼻尖于头顶自前向后画一矢状线，再以两侧外耳孔为标志，经头顶画一冠状位线，两线在头顶相交为中点，张开颅骨牵引弓两臂，钉齿落于距中点两侧等距离的冠状位线上，即为颅骨钻孔位置。另一方法是由两侧眉弓外缘画两条平行的矢状线，线与上述冠状位线的两交点即为钻孔位置。按照无菌操作要求常规消毒铺巾，局麻后，用尖刀在两侧钻孔标志点各作一长约 1 cm 小横切口，深达骨膜，止血，选用带有安全隔板的颅骨钻头，在颅骨表面向内侧约 45°角钻孔，以钻穿颅骨外板为度（成人约 4 mm，儿童为 3 mm）。要求在操作过程中随时检查深度和方向，切勿穿过颅骨内板伤及脑组织。然后将牵引弓两钉齿插入骨孔内，拧紧牵引弓螺丝钮，缝合切口并用碘伏纱布覆盖伤口。牵引弓系牵引绳通过滑轮后进行牵引。抬高床头，注意调整牵引方向。牵引重量一般第 1、第 2 颈椎用 4 kg，以后每下一椎体增加 1 kg。复位后维持牵引重量为 3~4 kg。为了防止弓滑脱，于牵引后第 1~2 天内，每天将牵引弓的螺丝加紧一扣。

（二）股骨髁上牵引术

（1）适应证：股骨干骨折、粗隆间骨折、髋关节中心性脱位、骶髂关节脱位、骨盆骨折垂直移位等。

（2）操作方法：患者仰卧位，置患肢于牵引架上，屈膝40°，常规消毒铺巾，局部麻醉后，髌骨上缘一横指为进针点，从内向外垂直于股骨纵轴穿针，以免损伤神经血管。牵引重量一般为体重的1/8~1/6，维持重量为3~5 kg。

（三）胫骨结节牵引术

（1）适应证：股骨粗隆下骨折、股骨干骨折、股骨髁上骨折等。

（2）操作方法：以胫骨结节和腓骨头连线的中点为进针点，自外侧向内侧垂直胫骨纵轴穿针，以免伤及腓总神经。牵引重量为7~8 kg，维持牵引量为3~5 kg（图3-9-1）。

（四）跟骨牵引术

（1）适应证：胫腓骨骨干骨折、踝关节骨折脱位等。

（2）操作方法：维持踝关节于中立位，内踝尖与足跟后下缘连线中点为穿针点，从内向外垂直于股骨纵轴穿针。牵引重量为3~5 kg（图3-9-2）。

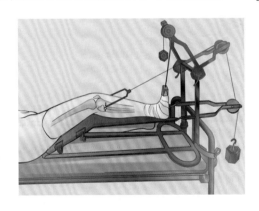

图 3-9-1　胫骨结节牵引术示意图　　　图 3-9-2　跟骨牵引术示意图

（重庆大学附属中心医院 / 重庆市急救医疗中心　徐炎安）

第十节　骨盆外固定技术

骨盆骨折占骨折总数的3%，通常为高能量暴力损伤所致，约半数以上伴有或合并多发伤，致残率为10%~50%。骨盆骨折会明显增加创伤患者死亡风险，急性失血是血流动力学不稳定骨盆骨折患者伤后24小时内死亡的主要原因。在多发伤救治中，对于所有骨骼损伤，治疗方案设计时，骨盆环损伤的治疗都应视为优先级。而严重骨盆骨折导致死亡病例约80%是在伤后6小时内死亡，对于所有移位或不稳定的骨盆环损伤，都应该尽快在治疗的黄金时间里得到可靠的稳定。"复位"和"固定"作为骨盆骨折治疗的两大核心内容及基本问题，应贯穿早期的损伤控制以及后续的骨盆环重建整个过程。其中，骨盆外固定技术以其微创且能迅速实施的优点，已广泛应用于骨盆骨折的急救与治疗，主要包括骨盆兜（带）及骨盆外固定支架、C形钳等。

一、骨盆（兜）带外固定

（一）适应证

在早期复苏阶段，对于明确的骨盆前后挤压型（Young-Burgess APC Ⅱ、APC Ⅲ）导致的外翻旋转不稳定损伤，可紧急使用骨盆（兜）带固定（图 3-10-1）。

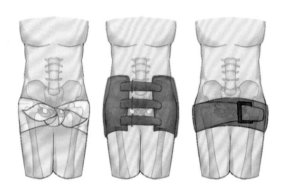

图 3-10-1　骨盆（兜）带固定

（二）骨盆兜（带）分类及应用

最简单的骨盆缩小方法是将处于内旋位的双腿绑在一起（或胶带固定）。目前国际上比较常用的骨盆固定带包括临时使用床单制作的简易固定装置、山姆Ⅱ型骨盆固定带（SAM Medical Products TM，Oregon，USA）、创伤骨盆矫形器（T-POD）（Cybertech Medical TM，California，USA），以及骨盆固定带（Pelvic Binder Inc.，Dallas，TX，USA）。

（1）床单：首先在搬运怀疑存在骨盆骨折的患者之前，先把床单或骨盆固定带放在脊柱板的下半部分；用铲式担架将患者移至脊柱板上，并将床单或骨盆固定带从患者身下滑动到位；使用床单固定时，以大转子为中心并包裹，床单对折打结，打结时力度要轻，慢慢地增加压力，直至有足够的强度支撑骨盆；使用骨盆固定带时，也应慢慢地增加张力，避免用力过猛。辅以膝关节捆绑及踝关节内旋捆绑以帮助减小骨盆骨折水平方向移位。

（2）山姆Ⅱ型骨盆固定带：装有限制压缩能力的自动止动扣，在双手向相反的方向拉紧时，如力量达到33磅（约15 kg）则自动卡死，操作简单快捷，且因固定带体积较小，便于临床诊断也为剖腹手术留出更多的空间。使用该设备时，要慢慢增加张力，给骨盆足够的力量固定。

（3）创伤骨盆矫形器：主要作用原理为带拉片的尼龙绳搭配机械轮轴系统同时对全部卡扣的位置进行压缩。在对患者进行固定时仅需要拉动拉片整个装置就可以起到固定的作用，在固定完成时必须保证整个装置与患者之间可以插入两横指为最佳。

（4）骨盆固定带：其工作原理与创伤骨盆矫形器相似，整个装置首先利用魔术贴进行固定，随后利用手柄对两排卡扣进行锁紧，固定完成后也以可以插入两横指为最佳。其与 T-POD 都因操作简便及较大的体积可为患者提供较为全面的固定，但也正因其体积较大，在救治过程中可能妨碍对患者病情的判断，如患者伴有腹部损伤急需手术时需对装置进行拆除。

（三）骨盆兜（带）的作用

（1）可以缩小骨盆容积，减少盆腔可容纳出血量，从而有效发挥盆腔血肿的自填塞效应，达到损伤控制。

（2）骨盆兜（带）固定可稳定骨盆骨折断端并加压，减少骨折断端移动及出血，避免已形成的初始血凝块脱落而导致的进行性、反复出血。

（3）减少输血量，降低骨盆骨折死亡率。

（4）改善患者疼痛。

（5）降低骨盆骨折患者搬动及护理翻身带来的二次伤害风险。

（四）骨盆兜（带）使用注意事项

（1）没有进行骨盆 X 线检查明确骨折类型之前，不建议常规使用骨盆兜（带）固定。对于某些类型的骨折反而会使损伤移位加重、疼痛增加、出血增多。例如侧方挤压型（Young-Burgess LC）损伤、髂骨翼骨折、髋臼骨折、耻骨联合内旋重叠等。急诊床旁前后位骨盆 X 线片可以较轻易地筛选出哪些患者可能受益于骨盆兜（带）应用。

（2）骨盆兜（带）使用不当发生率可能高达 40%~45%，使用时须避免安置过高，固定时要以大转子为中心并包裹臀部，双膝靠拢并固定，同时双下肢内旋以缩小骨盆容积，之后应及时复查 X 线片。

（3）须避免过度包扎导致骨折端交锁或重叠错位以及导致继发的损伤。若骨折复位矫枉过正，可能导致神经血管损伤及骨盆内脏器损伤或压迫导致皮肤坏死，需要定时松解，一般总的使用时间应不超过 24~36 小时。

（4）作为临时固定的骨盆兜（带），应尽早根据实际条件更换为骨盆支架外固定或更彻底的骨盆内固定手术治疗。

二、骨盆前环外固定支架

（一）适应证

骨盆外固定架临床应用始于 20 世纪 70 年代末，经过逐渐完善和发展，取得了显著的治疗效果。目前公认采用外固定架固定骨盆可明显减少出血，使不稳定性骨盆骨折重新获得稳定，控制骨盆容积，缓解疼痛，允许早期活动，减少卧床并发症，而且操作方便，创伤小，便于护理。在不同应用场景下，安置骨盆外固定架可在手术室、急诊室甚至床旁进行。外固定架既可用于不稳定骨盆骨折的临时固定，又可作为部分患者（如开放性骨盆骨折）的终极治疗手段。骨盆前环外固定支架适应证主要有：

（1）对于血流动力学不稳定的骨盆骨折患者，外固定作为复苏急救的重要组成部分，起到急诊控制出血、临时固定、控制骨盆容积的作用。

（2）多发伤患者，通过早期损伤控制稳定骨盆利于检查搬运、翻身护理以期减轻患者痛苦。

（3）可作为骨盆骨折内固定手术中协助复位及维持临时复位的工具。

（4）作为前路有限内固定的辅助稳定方式。

（5）作为某些骨盆骨折内外固定联合治疗方法之一，对于某些后环旋转不稳定，垂直稳定的骨盆骨折，外固定支架可以起到确切稳定作用；对于后环垂直不稳定的骨盆骨折，当后环稳定性得以重建固定后，辅助前环外固定可增加骨盆稳定性。

（6）伴有骨盆区域严重感染或软组织条件不良时，外固定可能是维持骨盆复位及稳定的最终治疗方法。

（二）骨盆前环外固定支架固定技术

按照髂骨进钉点的不同，骨盆前环外固定架固定技术可分为髂骨前上方置钉法、髂骨前下方（髂骨柱）置钉法以及髂骨嵴下置钉法三类（图 3-10-2）。

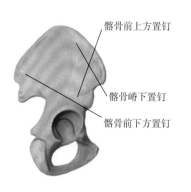

图 3-10-2　骨盆前环外固定支架髂骨置钉法

1. 髂骨前上方置钉法

髂骨前上方置钉通道实际走行于髂骨的臀中肌柱内，双侧髂骨各置入两枚固定钉。力学稳定性弱于髂骨前下方置钉。因操作快速，临床实际应用中不严格要求 C 臂透视验证，常用于严重骨盆骨折的抢救和临时固定。若需要透视监测进钉方向，最好的 C 臂透视投照角度为骨盆出口位像（图 3-10-3），可以监测进钉指向髋臼并沿着髂骨内外板间行径，且未进入髋臼。

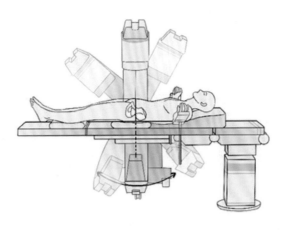

图 3-10-3　骨盆出口位 C 臂透视投照

（1）进钉位置：每侧半骨盆的髂前上棘后方至髂结节之间的髂嵴。

（2）进钉方向：沿髂骨内外板之前并指向同侧髋臼上方。

（3）确定进钉点和外展角：髂嵴向外侧突起，操作者拇指和食指经皮掐住髂骨嵴并估计髂骨嵴厚度和髂翼外展角度，应在髂嵴内外缘之间的中点稍偏内侧处进钉。初学者，亦可紧贴髂骨内、外板各置入一枚克氏针作为导向，帮助确定进钉点和外展角（图 3-10-4）。

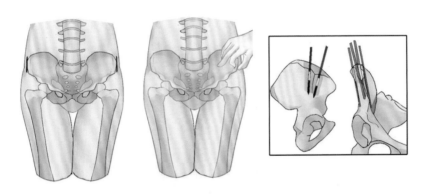

图 3-10-4　确定髂骨前上方置钉法进钉点和外展角方法

（4）钻孔、置钉：确定进钉点及外展角（一般外展 45°，具体需根据操作过程中实际测量角度微调），指向同侧髋臼上方用直径 3.2 mm 或 3.5 mm 钻头钻孔，钻透髂嵴皮质进入髂嵴内外板间后即须退出钻头，选用直径 5 mm 的固定钉连接"T"形手柄，须手动旋入固定钉，进钉深度 5~6 cm。

（5）固定钉置入后，术者可手持固定钉并施加力验证固定钉置入后无松动且抗拔出可靠，再按照上述方法依次置入其余 3 枚固定钉。

（6）连接装配骨盆外固定支架（图 3-10-5）。

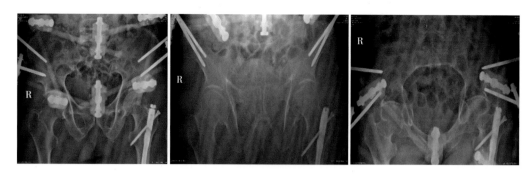

图 3-10-5　一例骨盆骨折（AO/OTA B2.1；Young-Burgess LC1）行髂骨前上方置钉法骨盆外固定支
架固定术后 X 线检查

（7）注意事项：①避免穿破髂骨内外板；②避免进入髋关节；③注意保护股外
侧皮神经。

2. 髂骨前下方置钉法

髂骨前下方置钉通道实际走行于髋骨的 LC2 通道内（髂前下棘至髂后上棘），
双侧髂骨各置入一到两枚固定钉。力学稳定性最优，松动率最低，但操作技术要求相
对较高，常用于骨盆前环骨折外固定架确定性固定、骨质疏松患者的外固定支架固定
等。建议 C 臂透视监测下进行操作，以保证置钉的安全性和准确性。骨盆闭孔出口
位像或者泪滴位透视确定进钉点，髂骨斜位像透视确定进钉方向未进入髋臼且未穿透
坐骨大切迹，髂骨翼正位像或骶髂关节正位入口像透视位确定进钉位于髂骨内外板之
间且并未穿破髂骨内外板。

（1）进钉位置与进针点：进钉位置为髂前下棘。进针位置为髂前上棘后与髂前
下棘之间的髂骨前缘（图 3-10-6）。

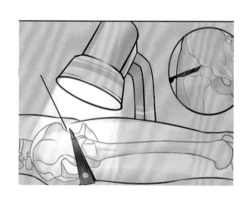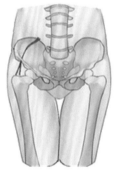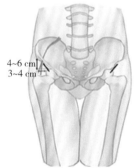

图 3-10-6　髂骨前下方置钉法进钉点及皮肤切口标记

（2）进钉方向：沿髂骨内外板之间自髂前下棘指向髂后上棘（图 3-10-7）。

（3）钻孔、置钉：选用直径 5 mm 的固定钉，钻孔后进钉，手动旋入 5~7 cm 深。

（4）双侧置钉后，连接装配骨盆外固定支架（图 3-10-8）。

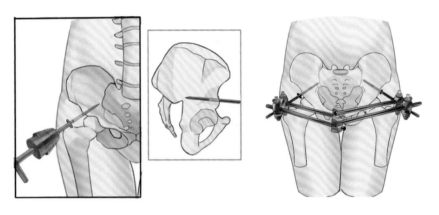

图 3-10-7　髂骨前下方置钉法进钉点及方向

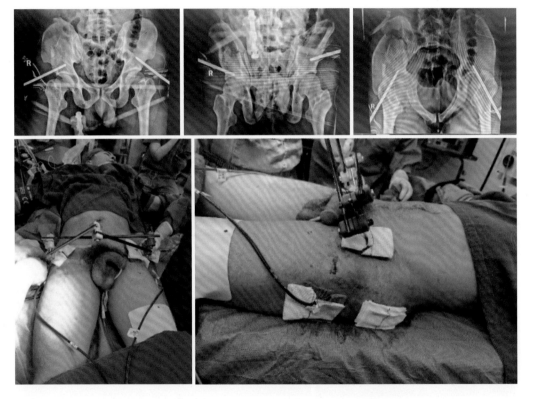

图 3-10-8　一例骨盆骨折（AO/OTA B2.2；Young-Burgess LC2）合并双髋部 Morel-Lavallee 损伤行急诊清创＋负压引流＋髂骨前下方置钉法骨盆外固定支架固定术及术后 X 线检查

　　（5）注意事项：①避免穿破髂骨内外板。②避免进入髋关节。③保护股外侧皮神经。④避免穿透坐骨大切迹，防止损伤臀上动静脉、神经。⑤避免损伤股动静脉、神经。

　　3. 髂骨嵴下置钉法

　　髂骨嵴下置钉通道实际走行于起自髂前上棘前下方指向髂骨粗隆的髂嵴下骨质

通道内。通过体表定位髂前上棘和髂骨粗隆为两个骨性标志，使得嵴下置钉变得十分便利。双侧髂骨各一枚固定钉。可通过 C 臂透视检查核实置钉准确性和安全性，骨盆正位像可显示进钉起至髂前上棘并指向髂骨粗隆；髂骨翼正位像透视位可显示进钉行径位于髂骨内外板之间。

（1）进钉位置与进针点：患者仰卧于手术床台上，在皮肤上标记髂前上棘和髂嵴的前面轮廓。于腹股沟下区与髂嵴走行一致，从髂前上棘髂嵴上做约 2 cm 的皮肤切口。钝性剥离腹股沟韧带的附着点，暴露髂前上棘的前面。进针点放在可触及的髂前上棘的中心内侧，允许将螺纹针置于髂骨内部皮质的外侧。

（2）进钉方向：与髂嵴的前面平行朝向髂骨粗隆。

（3）钻孔、置钉：进针点确定之后，用 4.0 mm 钻头钻开外部皮质，方向与髂嵴的前面平行朝向髂骨粗隆，对侧助手通过拇指和食指固定于髂嵴上指导钻孔方向。钻孔后取下钻头，置入 5 mm 固定钉（长 150~180 mm）直至螺纹全部置入骨质内。固定钉要对准髂嵴内外皮质间的髂骨粗隆。建议低速钻模式下进行操作，以便钝性螺纹固定钉能沿着髂骨内外皮质之间的路径置入，在髂嵴的髂骨粗隆上改变方向之前，不要将内外皮质钻透。

（4）双侧置钉后，连接装配骨盆外固定支架（图 3-10-9）。

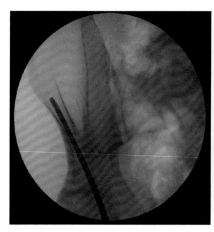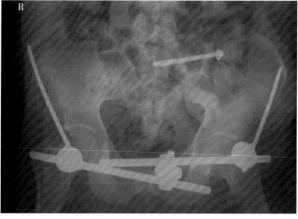

图 3-10-9　一例骨盆骨折（AO/OTA B2.3；Young-Burgess APC2）行闭合复位骶髂螺钉＋髂骨嵴下置钉法骨盆外固定支架固定术后 X 线检查

（5）注意事项：①避免穿破髂骨内外板。②保护股外侧皮神经。③避免损伤股动静脉、神经。

4.骨盆前环外固定支架的相关并发症

（1）钉道感染：只要注意术中操作和术后护理，感染并不会严重影响疗效。

（2）钢针松动：因进针角度及位置选择不当，反复穿针。

（3）局部血肿：多由反复穿针引起。

（4）置钉点处髂骨翼骨折：多因反复穿针或单针集中受力。

5. **骨盆前环外固定支架的优缺点**

（1）优点：①快速、简单、可靠。②可在急诊室局麻下操作使用。

（2）缺点：①仅限于骨盆前环的固定。②对骨盆后环控制能力差。③对前环过度的加压或撑开不利于后环的复位和稳定。④有学者不建议 Tile C 型骨折（尤其是 C2、C3）使用。⑤可能会影响到进一步剖腹探查手术操作和后期的内固定。

6. **骨盆前环外固定架的临床应用**

骨盆前环外固定架的临床应用包括但不限于以下四个方面：

（1）作为骨盆骨折抢救复苏的重要手段。在伴有血流动力学不稳定的严重骨盆骨折抢救复苏阶段，尽量选用简单、易于操作的外固定架，尽快完成骨盆的有效固定，这时可选择髂骨前上方置钉方法或髂骨嵴下置钉方法。体格检查和急诊床旁骨盆正位片可以明确患者骨盆稳定的程度和类型。若发现患者骨盆出现旋转、垂直方向不稳定，应该高度怀疑患者低血压系骨盆骨折大出血导致，而要立即进行骨盆外固定，减少骨折处活动，以有效地促进凝血，避免进一步出血。腹壁对不稳定骨盆环的髂骨翼起张力带作用，未稳定骨盆情况下如患者还需急诊行剖腹探查，则剖腹后可能会破坏腹壁这种张力带作用，进一步降低骨盆稳定性。而先行应用外固定架复位并固定骨盆，不仅重建骨盆的稳定性，还有利于血流动力学的稳定。

（2）作为骨盆骨折的损伤控制手段。多发伤合并骨盆骨折，早期施行骨盆外固定架固定进行损伤控制，可缓解疼痛，并有利于患者的搬运、检查、复苏和其他合并伤的进一步诊断和处理；便于患者的护理、翻身以及尽早促进患者活动能力的恢复；为下一步分期功能重建手术创造条件。

（3）作为骨盆骨折确定性固定手段。开放性骨盆骨折或伴有软组织条件不良、感染等，不稳定骨盆骨折合并严重的盆周软组织损伤、局部软组织条件不佳或者凝血机制障碍时或者骨折合并盆周组织感染时，不宜行内固定手术。这些情况下，骨盆外支架固定需要作为确定性治疗手段。建议采用力学更稳定的髂骨前下方置钉法（髂骨柱），使外周固定架更接近前环，提供更强的把持力，可使分离的耻骨联合彼此接近甚至达到解剖复位并得以维持，有效恢复骨盆前环的稳定性。

（4）内外固定联合治疗骨盆骨折。临床上主要用于治疗前后环骨盆损伤，当骨盆后环损伤需要复位内固定，而前环损伤缺乏内固定条件，这种情况下可以内、外固定联合应用，达到重建骨盆稳定性的目的。但在内固定骨盆后环同时采用外固定支架固定骨盆前环，则其力学强度可接近正常。

三、骨盆后环外固定——C 形钳

20 世纪 90 年代初，C 形钳的出现为骨盆后环不稳定增加了一种新的快速稳定方法，通过放置于正对骶髂关节的骨盆外表面的固定针，对骨盆后环施行加压。Ganz 于 1991 年首先报道，C 形钳可在急诊情况下迅速固定骨盆后环，达到稳定骨盆并减少出血的目的。骨盆 C 形钳是由 1 根横杆、2 根侧方支柱套接于横杆和固定针组成。

（一）适应证及禁忌证

1. 适应证

（1）垂直不稳定型骨盆骨折伴骶髂关节毁损可以通过 C 形钳固定后环从而控制出血。

（2）垂直不稳定型骨盆骨折可因骨盆前环的内旋闭合而加重后环移位及出血，此时可考虑使用 C 形钳。

（3）后环骶髂关节分离。

2. 禁忌证

（1）粉碎性骶骨骨折、后方髂骨翼骨折以及侧方挤压类型的骨盆环毁损患者。

（2）骶骨骨折伴有神经损伤。

（二）C 形钳的操作步骤

（1）体位：仰卧位。

（2）麻醉方法：局部麻醉。

（3）确定进针点：经过髂前上棘垂线与股骨纵轴线延长线的交点（图 3-10-10）。

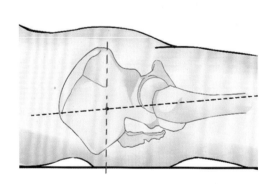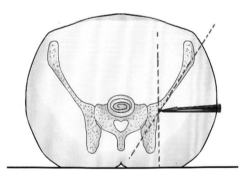

图 3-10-10　C 形钳的进针点

（4）置入固定针：自确定的进针点刺入固定针，并保证侧臂在固定针上可自由滑动。如果骨盆有垂直移位，可在加压前通过牵引下肢达到矫正复位（图 3-10-11）。

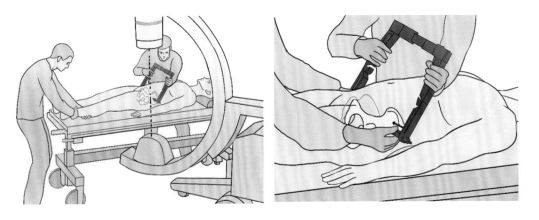

图 3-10-11　利用 C 形钳行骨盆后环骨折矫正复位及加压

（5）注意事项：①注意进针位置，避免位置不当造成骨盆穿孔、骨折移位加大和臀上血管、神经损伤（图 3-10-12）。②在术中、术后要及时观察血压、排尿和下肢运动。

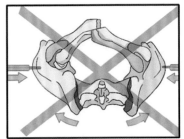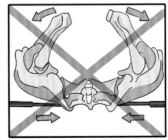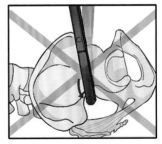

图 3-10-12　骨盆 C 形钳进针的错误位置

（三）C 形钳的优缺点

（1）优点：①快速、简单，对后环固定可靠。②可绕固定轴向下或向上旋转。③便于暴露腹部或股部。

（2）缺点：①操作不当易损伤重要结构。②固定针孔护理难度大。③发生钉道感染概率大。④仅作为急救临时应用。⑤不能作为后期的确定性治疗方法。

（四）C 形钳的临床应用

C 形钳的临床应用包括但不限于以下两个方面：

（1）骨盆骨折抢救复苏和损伤控制手段。对于合并后环垂直及旋转不稳定的严重骨盆骨折，C 形钳可早期复位固定后环。

（2）骨盆重建术时后环手术复位及维持复位工具。遇严重的骶髂关节脱位和骶骨骨折的病例，尤其是肥胖患者，术中可借助骨盆 C 形钳进行复位，能取得良好效果。

（重庆大学附属中心医院 / 重庆市急救医疗中心　艾涛）

第十一节　创伤重点超声评估技术

超声用于创伤患者的评估始于 20 世纪 70 年代，并很快因其能显示出替代"诊断性腹腔灌洗"的价值而受到创伤外科医生的热捧。超声具有便携、无创、无辐射等优点，在检测体腔内液体时具有显著优势。基于此，这一检查在 20 世纪 90 年代初被命名为创伤腹部重点超声评估（focused abdominal sonography for trauma，FAST），其后超声在创伤评估中的应用不断拓展，FAST 被改名为创伤重点超声评估（focused assessment with sonography for trauma），以反映超声在腹部以外其他部位的应用。超声在创伤评估中已经显示出极大的应用价值，并已被美国外科医师学会纳入高级创伤生命支持的标准课程中。在我国，越来越多的从事创伤急救的医生也已掌握评估创伤的基本超声技能。

一、创伤重点超声评估的基本理念

（一）概念

超声是创伤初始评估的极为重要的组成部分，它能够早期发现心包或腹腔内出血等可能导致血流动力学不稳定的情况，同时也能及早发现需要剖胸或剖腹探查的创伤患者。

在创伤患者的初始评估和复苏阶段进行的超声检查被称为 FAST，在 FAST 的基础上增加对血胸和气胸的评估时，则称为扩展的 FAST（extend FAST，eFAST）。

（二）适应证和禁忌证

（1）适应证：所有胸部或腹部的钝性或穿透性损伤；原因未明确的休克或低血压的患者。

（2）禁忌证：无绝对禁忌证，但 FAST 检查不应延误濒危创伤患者的复苏治疗。

（三）检查评估部位

标准 FAST 的检查评估包括以下 5 个部位（图 3-11-1）：①心包（心脏）；②肝脏周围（右上腹部）；③脾脏周围（左上腹部）；④盆腔（道格拉斯窝或直肠膀胱陷窝）；⑤胸腔。

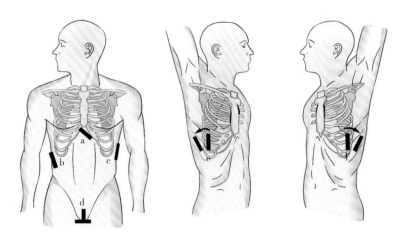

a—剑突下；b—右上腹；c—左上腹；d—盆腔；e—扩展的胸腔检查；f—扩展的胸腔检查

图 3-11-1　FAST 检查时探头放置位置

FAST 检查应该遵循的顺序目前并无统一标准，通常认为从右上腹部开始，因为这里是发现腹腔积血最敏感的区域。但也有观点认为剑突下应被作为 FAST 检查的起始部位，以便于快速发现更加致命的心脏损伤。遵循规范的超声评估顺序有助于避免遗漏重要的器官损伤。如果时间允许，对肝、脾、肾等实质性脏器进行扫描可以早期获得更全面的伤情评估。

由于 FAST 检查的可靠性依赖于操作者，其对诊断胸腹腔出血的敏感性变异仍较大，因此，不能因 FAST 阴性而排除扫描部位存在损伤。对于血流动力学稳定的患者，仍需要继续完善 CT 检查，避免遗漏潜在的损伤。

二、超声在各部位创伤评估中的应用

（一）心包超声评估

（1）评估内容。FAST 主要用于评估是否存在心包积液、心包填塞，以及心室壁运动是否存在异常等。

（2）剑突下视图。通过剑突下途径扫描心脏和心包区域是最便捷的方式（图 3-11-2）。在获取四腔心图像时，超声探头需要几乎平行地贴近腹壁的皮肤，同时紧贴胸骨的左缘并朝向头部。由于胃内的气体可能会干扰心脏成像，因此，探头应尽量向患者的右侧移动，以肝脏左叶为声窗而确保心脏获得最佳的显影。需注意的是，并非所有患者都能顺利地在剑突下获取心脏切面图，尤其是心包前方有脂肪垫的患者。

（3）胸骨旁长轴视图。胸骨旁长轴视图是剑突下视图的重要替代方式（图 3-11-3）。通常在胸骨左侧第 3—5 肋间隙垂直于胸骨表面放置探头。通过胸骨旁长轴视图可以对右心室、室间隔、左心室、左心房和降主动脉进行显像。心脏后方的液性暗区即为心包积液，若心包积液量较大，也可以在右心室前方发现液性暗区。

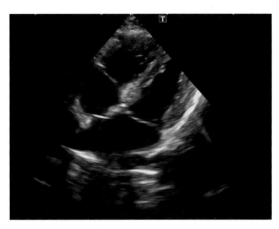

图 3-11-2　经剑突下扫描心脏和心包的正常视图

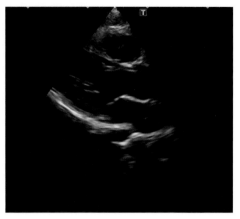

图 3-11-3　胸骨旁长轴扫描的正常视图

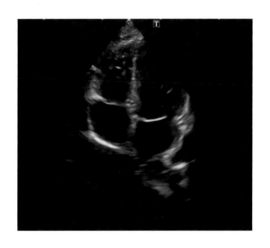

图 3-11-4　经心尖扫描的正常心脏四腔视图

（4）心尖四腔视图。将探头置于左侧锁骨中线与腋前线之间，第 4 或第 5 肋间隙。该视图可以发现心脏所有 4 个腔室，便于评估是否存在右心室塌陷及心包积液（图 3-11-4）。但此视图不能看到心包重力依赖区的最低处。

（二）腹部超声评估

（1）右上腹部视图。肝周的积液可以集聚在肝脏周围不同的区域，在大多数情况下，最容易发现积液的区域是肝肾间隙或 Morison 隐窝（图 3-11-5）。液体也可集聚在膈下间隙，在超声下显示为一条以横膈及肝脏为界的新月形无回声区。右上腹部是 FAST 在腹部的第一个扫描部位，可以获取肝肾间隙、胸膜腔、膈下及右肾下极的图像。探头通常置于锁骨中线与腋后线之间的肋间隙（第 8—11 肋间隙），探头沿长轴并垂直于腹壁放置，标记点指向头部。通过将探头向头侧或足侧移动，或使探头平行于肋间隙可减少肋骨对成像的遮挡。探头朝向头侧，可以显示右侧胸膜腔和膈下间隙，探头朝向足侧，可以显示肝肾间隙和肾脏下极。

（2）左上腹部视图。对该区域的评估共包括 4 个腔隙，分别为胸膜腔、膈下、脾周及左肾下极（图 3-11-6）。由于脾膈韧带及脾结肠韧带会限制液体流入脾肾间隙，因此，左上腹腔液体集聚的部位与肝周有所差异。大多数情况下液体仅集聚于膈下间隙，在超声下显示出一条新月形的液性暗区。脾肾间隙仅在腹腔存在大量积液时才会出现液体（图 3-11-7）。该区域的超声扫描通常将探头置于腋后线或更加靠后，常见肋间隙为第 7—10 肋。探头应沿身体长轴并垂直放置，标记点指向头部。由于脾脏提供的声窗比肝脏小很多，且位置也更加靠后上方，因此，左上腹超声扫查若不能获得满意的图像，需考虑探头是否放置得不够靠后。由于积液分布差异，左上腹的超声扫查应重点放在膈下和脾脏顶部的区域。

（3）盆腔视图。仰卧位时盆腔是腹膜腔内最低垂的间隙，盆腔的游离液体集聚部位与患者性别及积液量有关。男性盆腔积液存在于直肠膀胱陷窝中，在超声下显示为膀胱后方的液性暗区。女性盆腔积液主要积聚于子宫后方，只有积液足够多时才会出现在子宫体和膀胱之间（图 3-11-8）。

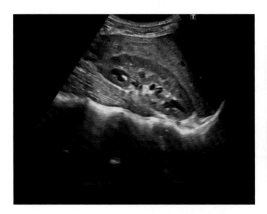

图 3-11-5　Morison 隐窝的正常超声视图

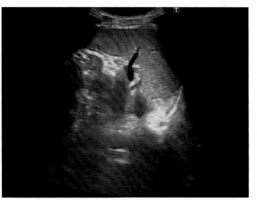

图 3-11-6　左上腹部正常视图

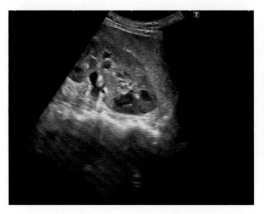

图 3-11-7　正常的脾肾间隙超声影像

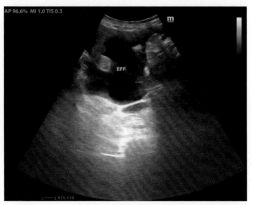

图 3-11-8　耻骨联合上方扫描提示盆腔积液的视图

在进行盆腔扫查时，膀胱是很好的声窗。如果膀胱未充盈，则可能漏诊游离盆腔积液。因此，可根据患者的情况决定是否在膀胱内注水建立声窗以更好地获取盆腔积液的影像。

将探头置于耻骨联合上方，通过横切及纵切均可获得耻骨联合上视窗。探头指示器通常指向患者的头部，通过摇摆及移动探头可以扫查整个膀胱。

需要注意的是：女性卵巢囊肿、男性的前列腺及精囊可能被误判为盆腔积液。熟悉盆腔的超声解剖并通过多个切面扫查这些部位的边界可以避免误判。

（三）扩展的创伤重点超声评估

（1）胸腔积液的探查。如前所述，左上腹部及右上腹部的超声扫查可以发现胸膜腔重力依赖区的积液（图 3-11-9）。将超声探头放于胸腔两侧可以直接探查胸腔，判断有无胸腔积血。通常在右侧腋中线第 7—11 肋间隙探查右侧胸腔，在左侧腋中线第 6—9 肋间探查左侧胸腔。如果上述区域发现液性暗区，则提示存在胸腔积液。

（2）气胸的探查。为了获取更好的肺部超声影像，可以将标准（2.5~5 MHz）的曲线或相控阵探头更换为频率更高（5~10 MHz）的线性探头，并将肺野深度调整至浅表约 4 cm。

通常在锁骨中线第 3 或第 4 肋间隙进行扫查，探头的指示器指向头侧，通过调整探头位置获取标准视窗。

在正常情况下可以看到脏层胸膜和壁层胸膜之间随着呼吸运动呈现相互滑动的征象，即胸膜滑动征（图 3-11-10）。在 M 型超声下，由于胸膜壁层相对静止，而脏器仍有活动，此时呈现的征象即沙滩征（图 3-11-11）。在超声实时影像下，若能看到肺滑行征出现与消失交替出现的分界点，这个部位被称为肺点（图 3-11-12）。

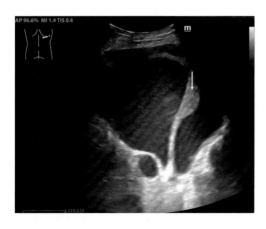

图 3-11-9　胸腔积液在超声下的视图

注：箭头所示为不张的肺组织

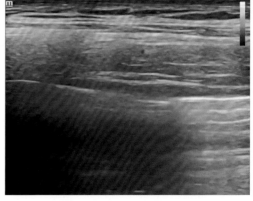

图 3-11-10　胸膜滑动征视图

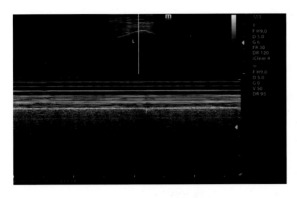

图 3-11-11　沙滩征视图

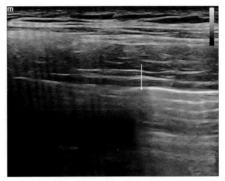

图 3-11-12　肺点视图

注：箭头所示区域即为超声下肺滑行征出现
与消失交替出现的肺点

若胸膜滑动征或M型超声下沙滩征消失，则提示可能存在气胸。若气胸为局灶性，此时可在超声下观察到肺点，形成原因是未完全压缩的肺组织随呼吸运动间歇性触及壁层胸膜。研究显示，通过肺点诊断气胸的特异性为100%，敏感性为66%，对隐匿性气胸诊断敏感性为79%。

（重庆大学附属中心医院 / 重庆市急救医疗中心　李辉　李涛）

第十二节　血管介入栓塞止血术

血管介入栓塞止血术是介入性血管内治疗技术的一种，在临床有着广泛应用。创伤易引起血管损伤，导致致命性大出血，是患者24小时内死亡的首要原因，病死率可高达40%~65%。其他锐性损伤、医源性损伤导致脏器及血管损伤大出血在临床中亦不少见。介入治疗广泛应用前，外科手术是创伤性出血的主要治疗方法。随着医学技术进步、介入新材料应用，介入诊疗已广泛应用于临床创伤性出血，其操作过程简单，定位出血血管迅速，并能同期进行确切的止血治疗，多数情况下可代替外科手术。

一、适应证

（1）肝脏。Ⅲ级以上的肝外伤，甚至Ⅳ和部分Ⅴ级损伤，在排除肝脏主要大血管损伤的情况下。

（2）脾脏。①对美国创伤外科协会器官损伤定级（American Association for the Surgery of Trauma Organ Injury Scaling，AAST-OIS）Ⅰ级或Ⅱ级，同时伴发脾脏活动性出血、假性动脉瘤或外伤性动静脉瘘患者，行脾动脉远端栓塞术。②对 AAST-OIS

Ⅲ级或Ⅲ级以上，不伴脾脏活动性出血、假性动脉瘤或外伤性动静脉瘘患者，行脾动脉近端栓塞术。③对 AAST-OIS Ⅲ级或Ⅲ级以上，伴脾脏活动性出血、假性动脉瘤或外伤性动静脉瘘患者，行脾动脉远端栓塞＋近端栓塞术。④对血流动力学不稳定或迟发性脾破裂患者，须急诊行介入手术或外科脾切除术／部分脾切除术。

（3）肾脏。①肾损伤 AAST-OIS Ⅱ级、Ⅲ级、Ⅳ级。②肾损伤 AAST-OIS Ⅴ级排除肾蒂损伤者。

（4）骨盆骨折。①血流动力学不稳定的骨盆骨折，且已排除其他可能导致失血的因素。②增强 CT 提示有血管损伤的直接或间接征象。

（5）其他。头颈部骨折后颈外动脉分支出血，四肢动脉破裂出血，全身其他器官及组织动脉出血。

二、禁忌证

（1）绝对禁忌证：无。

（2）相对禁忌证：①对比剂过敏者。患者出现紧急出血情况下，本着生命优先原则，先行止血；若患者有对比剂过敏史及术中出现过敏反应，应积极预防并积极处理。②容量复苏无反应的创伤出血或伤后短期即出现失血性休克、生命垂危。③重要脏器（如心、脑、肺等）严重损伤。④难以配合手术。⑤严重感染。

三、术前准备

1. 器材准备

数字减影血管造影机（DSA），高压注射器，各种导管、导丝、穿刺针，血管鞘，对比剂，聚乙烯醇（PVA）、微球、明胶海绵、组织胶、血管塞或弹簧圈等栓塞材料，球囊，覆膜支架等。

2. 检查和治疗准备

（1）常规术前准备。严密监测并记录患者血压、心率、呼吸、体温、脉搏等基本生命体征，尽量维持血流动力学平稳。开通静脉通道，抗生素皮试、备血、备皮、更衣、留置导尿管、禁食、心电监测、吸氧，注意有无合并输尿管、膀胱及尿道损伤。

（2）实验室检查。完善实验室检查，如肝肾功能、血常规、凝血功能、输血前四项（乙肝、丙肝、梅毒、艾滋病）检查等。

（3）影像学检查。增强 CT 检查仍然是确定存在持续出血的金标准。超声检查可用于观察有无大的活动性出血，明确积血情况，在患者生命体征稳定前提下尽可能完善术前影像学检查。

（4）情况紧急并初步评估有明确指征后，可考虑急诊介入诊疗。

（5）术前应用抗生素。

3. 知情同意

充分告知患者及其家属介入诊疗的必要性，根据术前影像学评估及术中造影决定具体手术方式（栓塞、支架植入、球囊阻断等，单独或联合应用这几种手术方式）、手术存在的风险、术后可能的并发症等情况，并让患者或家属签署知情同意书。

四、麻醉方式

介入治疗系微创手术，创伤小，在患者能配合的情况下均可在局部麻醉下进行。对儿童及血流动力学不稳定 / 呼吸窘迫及难以配合的手术患者，可予喉罩或气管插管全身麻醉。

五、手术过程

（1）穿刺。选取患者健侧腹股沟，改良 Seldinger 法穿刺股动脉，置入血管鞘。如果患者双下肢均肿胀，可选取肿胀较轻侧穿刺。对穿刺股动脉困难患者，可考虑超声导引下穿刺或肱动脉入路。

（2）造影。根据血管解剖选择合适的导管进行造影血管插管，若插管困难，可选择猪尾导管造影明确动脉开口及走向再次插管。对于低血容量且大量使用血管活性药物后血管收缩患者，根据血管走行选择合适导管超选造影，必要时使用微导管进一步超选造影。合理控制造影速率、剂量和压力，尽量避免诱发或加重术中出血情况。

造影出血征象包括直接征象和间接征象。直接征象包括：①血管走行中断：血管远端可有或无对比剂外溢。②血管喷射征：造影可见对比剂自损伤、破裂的血管喷涌而出，多见于出血量大、病情凶险患者。③假性动脉瘤：局部血管破裂呈不规则小片状或在实质期弥散的斑点影、团块状浓染阴影，有时仅见小血管呈边缘毛糙不清状，并多滞留持续至静脉期。④动静脉瘘：动静脉同时损伤时动脉期提前可见静脉显影。间接征象包括：①血管走向改变：髂内动脉分支和对侧相比明显受压移位。②血管突然变细或缺失：局部血管可能破裂痉挛及受血管外血肿压迫改变。对于难以明确出血部位者，必要时使用微导管超选入各分支血管。

（3）栓塞。出血动脉栓塞术是止血的最常用方法，对创伤性动脉出血的有效止血方法，有超选择性栓塞和非超选择性栓塞。一般情况下尽量进行靶血管超选择性栓塞，以降低异位栓塞并发症概率、减少栓塞剂应用量，以提高栓塞精准度和止血效果。但也有专家提出过于超选择性栓塞与再出血风险升高相关。对于血流动力学不稳定情况紧急或超选困难，或出血部位不明确患者，可考虑非超选择性栓塞。血管造影异常包括活动性对比剂外渗、假性动脉瘤形成、动静脉瘘和其他可疑体征（血管扭曲、变细）。对于明确的出血性病变，在其血管远近端分别行超选择性栓塞。对于可疑的出血性病变，应栓塞可疑血管远端及近侧主干，以避免隐匿性出血。

（4）栓塞终点确定。栓塞终点确定直接影响栓塞效果和再次栓塞干预率。应用颗粒栓塞剂栓塞至血流缓慢向前蠕动后，需要暂停休息并再造影确认，直至病变靶血管远端显影完全消失。应用弹簧圈栓塞时病变部位血管远近端均需栓塞，避免远端血管反流再出血。栓塞完毕后等待 3~5 分钟，最终造影明确，如有多发血管损伤，栓塞其中一处后，由于血流动力学改变，之前造影无阳性表现的出血部位可能重新显影。如果栓塞止血有效，在液体复苏情况下，心率、血压等生命体征趋于平稳。

（5）再次栓塞指征。由于出血部位血管网十分丰富，患者多有严重的凝血功能障碍以及术者介入技术水平差异，介入栓塞后有一定比率的再次栓塞。有学者建议栓塞术后动脉导管鞘应保留 24~72 小时，而起始血红蛋白 <7.5 g/L 和首次动脉栓塞后输血量 >6 U 均为再次栓塞指征。对于部分盆腔静脉丛出血患者，也可通过动脉栓塞降低静脉压力达到减少出血的目的。骨盆骨折患者接受血管造影后无论是否进行栓塞治疗，在排除非骨盆来源的出血后仍有进行性出血征象，应考虑再次行血管造影和必要的栓塞。

六、血管介入栓塞材料选择

常用栓塞剂包括明胶海绵颗粒、PVA 颗粒、空白微球、组织胶、弹簧圈、血管塞等，根据术中造影情况选择合适的栓塞材料。非选择性动脉栓塞选择明胶海绵颗粒；超选择性动脉栓塞可单独使用弹簧圈或视情况联合 PVA 颗粒、空白微球、组织胶。弹簧圈是 2 mm 以上较大分支血管严重出血的首选栓塞剂，但是如果时间允许，应优先考虑针对出血点进行微导管超选择性弹簧圈结合颗粒栓塞。在血管造影阴性情况下，例如双侧髂内动脉栓塞有助于那些正在积极输血患者的出血控制。根据损伤部位、血管大小和治疗目的选择合适的栓塞材料。对于较小血管出血，可选择 PVA 颗粒、空白微球及明胶海绵颗粒。对于血流量大的动脉出血，最优选是弹簧圈，弹簧圈应用前可以颗粒栓塞剂栓塞末端血管，提高止血效果。

七、血管介入栓塞并发症及处理

（1）穿刺部位局部血肿。穿刺部位局部血肿多发生于术后 6 小时内，发生率为 4%。临床实践中，经股动脉穿刺介入术后无出血风险患者卧床制动时间为 3~4 小时，6 小时后可下床活动，部分患者可延长至 12~24 小时，穿刺侧下肢制动并保持伸直位。拔管后应按压 30 分钟，绷带加压包扎，绷带压迫 2 小时，注意足背循环，注意保暖。

（2）发热。发热多发生于术后 5 天内，体温一般不超过 38 ℃，少数可达 38~39 ℃。术后早期发热，尤其是术后当天高热多为栓塞剂、对比剂反应，术后一段时间后发生高热或低热转为高热，则提示有并发感染可能。发热经对症治疗多能奏效，并发感染者须应用大剂量广谱抗生素控制感染。

（3）异位栓塞。异位栓塞可导致下肢远端肢体坏死，少数情况下若有不明显的动静脉瘘，可导致肺栓塞。亦有少量病例报道颗粒性栓塞剂造成脊髓动脉栓塞及脑梗死、肾梗死、盆腔内脏器（如阴道、直肠、膀胱）坏死等情况发生。推注栓塞剂时必须缓慢，在实时透视下进行，避免反流。一旦出现异位栓塞导致坏死的情况，予以改善局部循环、止痛对症处理缓解症状，必要时待生命体征稳定后行手术治疗。

（4）对比剂肾病。造影及介入治疗过程需要大量使用对比剂，一方面在介入治疗的同时积极进行液体复苏，改善有效血容量，另一方面可选择使用非离子型对比剂和通过不影响诊断和治疗情况下稀释对比剂减少其对肾功能的影响。

（重庆大学附属中心医院 / 重庆市急救医疗中心　黄光斌　赵宇）

第十三节　负压封闭引流术

负压封闭引流术（vacuum sealing drainage，VSD）由德国 Fleischman 于 1993 年首创并将其用于四肢创面的治疗，1994 年，裘华德将 VSD 技术引入中国。VSD 技术原理是用聚氨酯（PU）或聚乙烯醇（PVA）泡沫填塞、覆盖创面，再用全密封的生物半透膜材料覆盖封闭整个创面和腔隙，并在真空泵的作用下给予持续的负压吸引，使与 VSD 材料相接触的整个创面处于一个全封闭负压引流状态，使外伤后感染坏死形成的创面得以全方位地引流，由此促进创面愈合。因此，也称 VSD 为负压创面治疗（negative pressure wound therapy，NPWT）。VSD 具有引流充分、可减少渗液积聚、增加局部血流量、促进细胞增殖和肉芽组织生长从而加速创面愈合的作用，且临床应用便利，在国内外已广泛应用于各种创面的治疗中。

VSD 技术处理创面，将传统的点状引流开放性创面变为闭合性创面，使引流更充分，降低了反复开放换药引发交叉感染的风险，同时也减轻了患者的痛苦和医务人员的工作量。此外 VSD 可起到创面的皮瓣或者植皮修复前的临时覆盖的作用，基础实验和临床实践已肯定了 VSD 技术在创面修复中有刺激肉芽生长、促进创面缩小或者愈合的治疗效果。

一、适应证

能一期修复的创面就不用 VSD 技术是其最基本原则，因此，确定可用的列为 VSD 技术的绝对适应证，而有探索性的或者有争议的则列为相对适应证。

（1）绝对适应证：①高能量损伤致软组织挫伤坏死行彻底清创后形成的巨人无效腔和创面。②游离植皮或撕脱皮肤回植创面。③浅Ⅱ～Ⅲ度烧伤创面的覆盖。④腹腔间室综合征开放腹腔时的覆盖。

（2）相对适应证：①在清洁创面中，如骨筋膜室综合征切开减压创面、癌性创面等。②手部挤压撕脱伤、骨外露、裸露肌腱、血管应慎用 VSD 技术。③难愈性创面如压疮、慢性骨髓炎、神经营养不良性溃疡等可在彻底清除病灶后用 VSD 技术暂时覆盖创面，待创面情况良好后再用皮瓣移植修复。④某些特殊性创面如糖尿病足等。⑤对于全身状况比较差的重症患者要慎用。

二、禁忌证

活动性出血创面、厌氧菌感染创面和癌性溃疡创面则为 VSD 技术的禁忌证。感染性创面一定要慎用 VSD 技术，要将感染创面变成清洁创面后才考虑应用，厌氧菌感染的创面则应该禁用。在复杂性创面中，缺血状态时慎用 VSD 技术，术中一定要彻底止血。肢体大面积撕脱的情况下，如果 VSD 敷料放置过多，吸引面积过大，压力很难达到均衡，可考虑使用多个负压源。若有深层无效腔应慎用 VSD 技术，因为有可能会有厌氧菌产生。小儿创面应用 VSD 技术可在遵循其应用基本原则的前提下稍放宽指征，以减少患儿多次换药的痛苦。

三、使用方法

将 VSD 按创面大小和形状剪裁，使其泡沫置入创面后能充分接触整个创面，再将其边缘和周围正常皮肤缝合固定，用聚胺酯薄膜将 VSD 硅胶引流管和周围正常皮肤一起覆盖封闭，术后硅胶引流管连接高负压引流装置，制成并保持高负压封闭引流，高负压维持 40~60 kPa（图 3-13-1）。

四、注意事项

（1）清创和术中止血一定要彻底后，才能应用 VSD 覆盖创面。

（2）负压值一般维持在负 125~负 200 mmHg（1 kPa=7.5 mmHg）。可连续使用，间断行创面冲洗。压力小对组织损伤轻，但有可能达不到吸引效果，而压力大虽然通

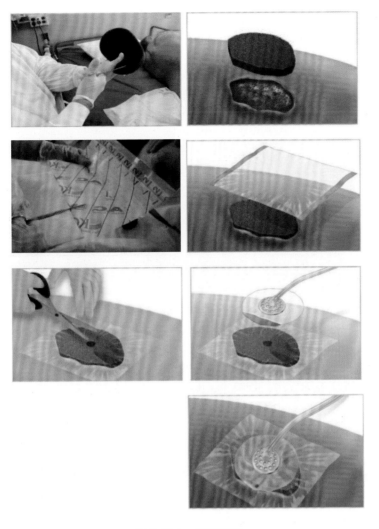

图 3-13-1　使用方法

畅却有引起组织损伤、导致出血的可能。因此，要密切观察引流液的量和性状以调控压力大小。

（3）VSD 辅料更换时间建议为 3~7 天。根据不同材料特性如 PU 或 PVA 来决定使用时间，前者要求不超过 3 天，后者要求不超过 7 天。

（4）在感染性创面上应用 VSD 时，如果持续性的负压中断 2 小时以上，有可能会导致败血症或者深静脉血栓；对环形创面用 VSD 持续加压相当于一个止血带的作用，所以要注意压力调节，避免引起血液循环障碍。

五、展望

VSD 技术有助于患者的临床创面修复，但也有其局限性和技术改进、发展的空间。

因新的 VSD 医用材料、生物半透膜和抗生素浸润材料及 VSD 专用吸引机研制等，将产生新一代 VSD 技术，更加符合临床需要的治疗功能。

满足新一代 VSD 技术发展可能体现在：①不同创面对引流材料的要求不同，早期渗出期和感染期使用引流能力强的材料如 PU，修复期使用能加速并保护肉芽组织生长的材料如 PVA。②负压应该有时间和空间的不同，以适应不同个体。③体表可以应用 VSD，体内的脏器也可以应用。④随意性负压空间的设计和成型。⑤与其他创面修复方法联合应用。

（重庆大学附属中心医院 / 重庆市急救医疗中心　杨俊　李涛）

第十四节　损伤控制技术

损伤控制（damage control）是一种来自海军舰船受到损坏时自救的策略，后被逐渐引入医学领域。如 1908 年 Pringle 首次描述肝填塞救治肝门静脉出血，1913 年 Halsted 提出的改良肝堵塞技术，以及第二次世界大战后朝鲜、越南战争期间，分期手术、分期救治技术的应用。1993 年，Rotondo 等回顾性总结了 22 例腹部严重穿透性创伤的临床资料，提出先行控制出血、暂时关闭损伤的空腔器官、减轻污染，待患者情况稳定后再做进一步处理，其生存率（77%）明显高于一期实施确定性手术者（11%）。由此提出了损伤控制性手术（damage control surgery，DCS）理论。该理论广泛应用于创伤救治后，成为该领域近 20 多年来最重要的进展，范围也从最早的腹部创伤应用到几乎所有创伤救治，获得了良好的效果。

传统的观点认为首次手术治疗是进行确定性修复或重建的最佳时间，但在严重创伤救治中居高不下的死亡率逐渐使人们认识到早期费时的确定性手术并没有带来预期的效果，相反手术创伤导致的二次打击带来进一步的内环境紊乱和生理功能障碍。特别可能引起低体温、代谢性酸中毒和凝血功能障碍等致死性病理生理性变化。在机体中心体温低于 32 ℃的情况下行开腹手术，病死率可高达 100%。导致低体温的原因包括：低灌注导致的末梢血管收缩，复苏时输注冷液体、麻醉使代偿性周围血管收缩反应丧失、手术时腹腔暴露等。凝血功能障碍可由多种因素引起，体温是已知影响凝血功能的主要因素。低体温可抑制凝血过程中的各种反应，如减少凝血因子产生、使血小板功能和凝血反应均受到影响，凝血酶原时间和部分活化凝血活酶时间出现异常。导致凝血功能障碍潜在的原因包括：凝血因子及血小板减少导致消耗性凝血障碍；大量输注液体导致的继发性血液稀释；神经内分泌导致凝血功能紊乱。低体温、酸中毒和凝血功能障碍三者之间相互影响，相互促进，三者的恶性循环会导致死亡三联征，因此，尽早发现和制止该三联征极为重要。出血和体液丢失可导致组织灌注减低，使细胞的有氧代谢被无氧代谢酵解所取代，引起乳酸性酸中毒，缺血-再灌注损伤也将加重这一过程。乳酸性酸中毒时，乳酸水平与病死率有明显的相关性，这一点在严重创伤患者中更为显著。乳酸的清除反映复苏时氧运输和氧消耗的情况，其清除率可预测严重创伤患者的存活情况。而另一方面，在复苏时输入大量液体后也会引起高氯性酸中毒。因此，快速止血、控制污染、关闭暴露的创面、纠正凝血功能障碍是纠正严重创伤后病理生理改变的关键措施。

一、损伤控制性外科技术的内容

损伤控制性外科技术包括损伤控制性复苏（damage control resuscitation，DCR）和 DCS。DCR 又被称为限制性复苏或低压性复苏。理论核心是在遭受严重创伤后早期液体复苏阶段，确定性止血措施未实施前，不主张充分补液，以免打破机体自限机制。将患者收缩压维持在 80 mmHg 左右可以明显降低死亡率，如果患者合并脑伤，为了维持脑灌注，收缩压控制在 90~100 mmHg。不主张使用胶体复苏，而应该使用晶体液。充分重视凝血功能障碍救治，早期使用血制品，将红细胞、新鲜冰冻血浆、血小板按 1∶1∶1 输入。国外有条件的 I 级创伤中心开始尝试输注 O 型全血来代替这种成分血制品按比例输入模式。凝血功能障碍救治中抗纤溶药物的使用是重要内容。用氨甲环酸 2 g 在伤后 3 小时内尽早静脉输入，可以有效降低严重创伤出血导致的死亡。

DCS 一般由三阶段组成：第一阶段的主要任务是尽量采用最简洁的方法进行剖腹探查，控制实质脏器破裂出血和空腔脏器破裂造成的泄漏，快速关闭腹腔而不进行确定性的重建手术；第二阶段的主要任务是在 ICU 内对患者继续进行休克复苏，维持呼吸、循环功能的稳定，纠正低体温，纠正酸中毒和凝血功能障碍，进行脏器功能支持、稳定内环境，对患者进行反复评估以寻找隐匿性损伤；第三阶段的主要任务是在患者的致死三联征得到纠正、内环境基本稳定后再次手术，取出填塞物，对损伤的脏器及肢体进行确定性修复重建手术。

二、伤员的选择

该技术的应用应该是根据患者伤情作出的一个主动选择，而不是手术难以继续进行而迫不得已的措施，从受伤到进行手术的时间越短，预后越好。因此，要求在术前或手术开始后，根据患者的最初生理状况，在对体内损伤迅速作出伤情判断的基础上作出决定，不要等到代谢衰竭再决定。选择患者时应该综合考虑创伤机制、类型、部位，尤其是创伤引起的病理生理变化：能量高低、钝性还是穿透性、闭合还是开放、损伤程度、手术需要时间、手术复杂程度。特别是病理生理要重点考虑：严重的代谢性酸中毒，pH<7.30；低温，体温<35.5 ℃；复苏过程中血流动力学状态不稳，如低血压、心动过速、呼吸过速、意识改变；严重创伤性出血，估计需要大量输血（大于10 U）。

三、损伤控制性复苏

此类患者因病情危重，特别强调时间观念，尽量缩短院前和院内急诊的滞留时间，所有不影响伤员紧急处理的检查暂缓，术前不恰当的容量复苏将加重低温、酸中毒、凝血功能障碍，应完成必要的急诊床旁检查（如X射线胸部平片＋骨盆片、FAST）后立即送手术室，在手术控制出血的基础上进行充分复苏。患者和医生准备好后立即麻醉，休克患者麻醉较浅，甚至特殊情况下边手术边麻醉。监测血流动力学变化，输注新鲜冰冻血浆、冷沉淀和血小板，一旦大血管出血得到控制立即应用凝血因子疗法。所有液体需加温，患者使用电热毯等装置尽可能保暖。

四、损伤控制性手术

（一）控制出血

控制出血是损伤控制外科的首要任务。紧急剖腹手术，腹腔填塞节省时间且止血效果确凿，填塞应该主动实施，而不应等到其他方法都试用完毕后才想起填塞，一般主张进腹后立即开始填塞，填塞腹腔四个象限，先右上腹，再左上腹，然后左、右下腹。控制主动脉：在横膈裂孔用手指钝性分离，并压迫，然后钳夹。严重低容量患者分离主动脉可能较困难，可分离右膈部暴露主动脉。术前或术中复苏性主动脉球囊阻断也是控制大出血的有效措施。

第二步确定出血的主要来源，仔细检查腹部的四个象限，手或敷料直接压迫迅速控制出血。腹部检查必须彻底，所有腹内及大部分腹膜后血肿需要探查，尤其搏动性、膨胀性或中线附件较大的稳定性血肿均应探查。非搏动性肾周的血肿、肝后血肿可用腹腔填塞处理，随后采用血管造影栓塞术。

填塞技术最多用于肝脏创伤，尤其肝脏浅表裂伤和近肝静脉损伤，临床工作中填塞技术可应用于几乎所有的腹腔内实质脏器及腹膜后组织，如肝脏、胰腺、脾。填塞材料按吸收与否分为可吸收与不可吸收两种，按来源分为外来异物和自体材料。可吸收材料包括生物工程技术制造的敷料，止血粉剂、泡沫剂、海绵等。不吸收材料如手术棉垫及外科敷料等。自体材料主要为网膜。可吸收材料及自体材料多用于实质性脏器裂伤创面内填塞,其优点是无须再次手术拔除。手术棉垫是最常用的填塞材料。实施填塞时常见的错误是过度填塞、填塞不够和填塞不当。前者增加腹腔内压,能导致腹腔间隙综合征。填塞不够和填塞不当均不能取得止血效果。器官如肝脏局部填塞时填塞产生的压力矢量应该拟合创伤组织创面,并固定损伤器官,具体而言应该填塞创伤肝叶上下或前后。腹腔广泛填塞时应将肠管推向腹部中央,防止直接压迫肠管致坏死,骨盆贯通伤弹道出血或其他难以接近的部位可以采用球囊导管、三腔二囊管等压迫止血,将带球囊的导管插入上述部位,向球囊内充气或液体,使其膨胀以达到止血目的。肝脏贯通伤弹道出血时将三腔二囊管插入弹道,先充盈胃囊,将导管固定于肝脏后面,防止脱落,再充盈食管囊以压迫弹道止血。导管可经皮肤引出腹腔面,48~72 小时后打开,拔除导管,无须再次手术。骨盆骨折膨胀性血肿及严重肝脏创伤出血填塞及球囊导管均难以满意止血,可在关闭腹腔后立即进行补充性血管栓塞,疗效可靠。

复杂的血管重建技术如血管端端吻合、血管移植浪费时间,应该尽可能避免,建议采用简单且安全有效措施如侧面修补、结扎、暂时性腔内插管分流。大血管非离断伤且血管壁未坏死时,可暂时行侧面修补,重要动脉离断伤可暂时分流,使用"T"形管既可观察血流,又方便灌洗。静脉损伤除髂静脉外,不是分流的适应证。血管结扎是最简单的措施,下腔静脉、髂静脉均可结扎。危急情况下,门静脉、肠系膜上静脉也可以考虑结扎,但是此举可引起大量液体向第 3 间隙转移,因此需要大量补液,髂动脉、股动脉结扎可引起严重肢体缺血,应该谨慎。相反,肠系膜上动脉的胰腺上近端可以安全结扎,因为腹腔干动脉及肠系膜下动脉的侧支循环可以提供侧支循环。探查腹腔的四个象限以明确损伤或出血的器官组织,清除血肿,使用填塞、结扎、钳夹、气囊压迫等手段控制实质性脏器和血管的损伤出血,不进行复杂的重建和血管吻合手术。必要时使用分流技术控制大血管损伤出血并维持损伤血管的功能(如腔静脉或腹主动脉损伤后使用 Fogarty 气囊导管),在保证正常或基本正常血流的同时控制破裂部位的出血。

(二)控制污染

一旦出血得到控制,重点应转向肠内容物溢出引起的污染。空腔脏器的损伤用临时结扎、连续缝合、闭合器封闭等方法处理,防止腹腔的继续污染,所有的切除和吻合手术延后。肠管单个穿孔可单层连续缝合修补。复杂肠管损伤应以纱布条结扎,或闭合器关闭远、近端,避免常规切除吻合。

有广泛的小肠损伤或结肠损伤需要切除及初期吻合,但操作费时,且在全身性低灌流情况下吻合口愈合受到危害，也难以判断切除缘。在此情况下，特别是有结肠损伤或多发小肠损伤时，切除失活的肠管，关闭末端，留于腹腔待二期吻合。不行回肠造口术或结肠造口术，特别是腹部开放的情况下，几乎不可能控制肠内容物的溢出。十二指肠、胆道、胰腺损伤可置管外引流，并加填塞。幽门、胰腺颈、近端空肠可用闭合器缝合，胆总管可以结扎，胆道可经胆囊造口引流，乳头部创伤并严重出血，填塞不能止血时，可行胰十二指肠切除，但不重建。即使在再次手术时，消化道重建仍然不包括胰腺空肠吻合。因为此时手术，吻合口漏的概率太大。输尿管损伤不宜直接缝合，代以插管引流，导管近端直达肾脏，远端经腹壁另戳口引出。完全离断的输尿管远端无须结扎，因为膀胱壁内输尿管段可以防止尿液反流。膀胱损伤也可置管引流，经尿道或耻骨上均可。膀胱广泛损伤时，可行双侧输尿管插管，使尿液改道，以后再次手术修补膀胱。胰腺损伤很少需要并允许行确定的手术，未累及胰管的轻度损伤不需要处理。如胰远端损伤，且广泛的组织破坏，包括胰管破坏，可行快速远端胰切除术。严重的胰十二指肠损伤（AAST-OIS V 级）往往合并周围结构受累。应当进行清创术及周围广泛引流。小的十二指肠损伤可单层缝合修补，但大的十二指肠损伤应当行清创术清除，缝合暂时关闭断面，当腹腔的出血和污染得到控制后，暂时关闭腹腔。因为需要早期再次手术，因而常规关腹既无必要，又浪费时间。但是为了防止体液、体热丢失，腹腔应该关闭。

暂时关闭腹腔的方法有如下几种：①塑料单覆盖，负压吸引法；②敷料填塞覆盖法；③单纯皮肤缝合法；④修复材料缝合法；⑤单纯筋膜缝合法。前两种方法不能防止体液、体热丢失，后一方法可能造成筋膜坏死。因而，以单纯皮肤缝合及修复材料缝合常用，如无明显张力时，皮肤可以巾钳钳夹或单层连续缝合；组织严重水肿，张力明显时，应以修复材料填补切口缺损，如橡胶、聚丙烯、聚四氟乙烯等。关腹除了遵循无张力缝合原则外，还应该保护内脏免受侵蚀。关腹前应该尽可能以网膜或以对肠管无侵蚀作用的薄膜覆盖肠管表面，防止修复材料侵蚀肠管引起肠瘘。

（三）ICU 复苏

上述简化手术完成后，送患者至 ICU 继续进行复苏，恢复正常的生理状态。可以用血流导向肺动脉漂浮导管指导复苏，用机体氧运输和氧消耗的脱依赖状态以及血浆乳酸水平的正常作为复苏的终点。机体复温可以采用复温毯，增加室内温度，加温输液输血，机械通气的加温湿化，放置胸腔引流管行热生理盐水胸腔灌洗，必要时建立动 - 静脉或静脉 - 静脉体外通路复温等方法。复温应该一直持续到体温正常，没有凝血功能异常的临床表现，各项凝血指标恢复正常。积极输入新鲜冰冻血浆和血小板是纠正凝血障碍的关键。患者常需要通气支持，如有必要，可以让患者短暂恢复意识以便进行神经系统检查后给予镇静剂和肌肉松弛剂。复苏的同时还需对伤情进行评估，进行必要的辅助检查，找出可能在初期评估和术中漏诊的隐匿性损伤并计划好下一阶段的手术方案。

五、确定性手术

如果代谢性酸中毒、低体温、凝血功能障碍得到纠正，生命体征平稳，分期治疗进入确定性手术，手术在 24~48 小时内进行。

手术时先取出填塞止血敷料，彻底冲洗腹腔并进行彻底探查以防遗漏损伤，检查初期手术时处理的损伤脏器的情况，对仍然存在的活动性出血进行彻底止血，然后对损伤的器官组织进行确定性处理，包括实质脏器的修补、切除或部分切除，空腔器官损伤修补或切除吻合，血管损伤的修复等。术中要注意液体的继续补充，如果患者出现生命体征不稳定或内环境紊乱，则需要重复损害控制的分期治疗程序。

手术顺利结束后，需要认真评估腹壁的张力情况，如果张力较高只简单缝合皮肤或者保持腹腔开放即可结束手术，遗留问题等待下一步处理。在腹壁紧张的情况下强行关腹，则有可能出现腹内高压甚至腹腔间隙综合征，导致气道压力增高、心输出量降低、尿量减少等情况甚至急性呼吸衰竭的发生，术后进行腹腔压力监测。

（重庆大学附属中心医院 / 重庆市急救医疗中心　黄光斌）

参考文献

［1］　Duggal A，Perez P，Golan E，et al. Safety and efficacy of noninvasive ventilation in patients with blunt chest trauma：a systematic review［J］. Crit Care，2013，17（4）：R142.

［2］　Wang H E，Brown S P，MacDonald R D，et al. Association of out-of-hospital advanced airway management with outcomes after traumatic brain injury and hemorrhagie shock in the ROC hypertonic saline trial［J］. Emerg Med J，2014，31（3）：186-191.

［3］　Perry M. Maxillofacial trauma-developments，innovations and controversies［J］. Injury，2009，40（12）：1252-1259.

［4］　Paal P，Herff H，Mitterlechner T，et a1. Anaesthesia in prehospital emergencies and in the emergency loom［J］. Resuscitation, 2010, 81（2）: 148-154.

［5］ 高建川, 丁一妹, 孙永华, 等. 创伤患者的气道管理［J］. 中华损伤与修复杂志（电子版）, 2008, 3（3）: 377-385.

［6］ Yeatts D J, Dutton R P, Hu P F, et al. Effect of video laryngoscopy on trauma patient survival: a randomized controlled trial［J］. Trauma Acute Care Surg, 2013, 75（2）: 212-219.

［7］ Spahn D R, Bouillon B, Cemy V, et al. Management of bleeding and coagulopathy following major trauma: an updated European guideline［J］. Crit Care, 2013, 17（1）: R76.

［8］ Stang A. Critical evaluation of the Newcastle-Ottawa Scale for the assessment of the quality of nonrandomized studies in meta-analyses［J］. Eur J Epidemiol, 2010, 17（6）: 603-605.

［9］ Ballow S L, Kaups K L, Anderson S, et al. A standardized rapid sequence intubation protocol facilitates airway management in critically injured patients［J］. J Trauma Acute Care Surg, 2012, 73（6）: 1401-1405.

［10］ Hernandez M R, Klock P A, Ovassapian A. Evolution of the extraglottic airway: a review of its history, applications, and practical tips for success［J］. Anesth Analg, 2012, 114（3）: 349-368.

［11］ 龚维熙. 现代战争耳鼻咽喉头颈创伤的急救［J］. 人民军医, 2006, 49（9）: 504-506.

［12］ 谭颖徽. 颌面部现代创伤弹道学特点和火器伤救治原则［J］. 中华口腔医学杂志, 2004, 39（1）: 27-29.

［13］ 梅华锋, 程强, 姜富容. 颅脑合并胸腹部等部位损伤的救治总结［J］. 中国医药导刊, 2013, 15（S1）: 118-119.

［14］ Montgomery H R, Butler F K, Kerr W, et al. TCCC guidelines comprehensive review and update: TCCC guidelines change 16-03［J］. J Spec Oper Med, 2017, 17（2）: 21-38.

［15］ Brown C V R, Inaba K, Shatz D V, et al. Western Trauma Association critical decisions in trauma: airway management in adult trauma patients［J］. Trauma Surg Acute Care Open, 2020, 5（1）: e000539.

［16］ 王伟琴, 徐海洲, 吴建平, 等. 急诊困难气道开放技术进展［J］. 临床急诊杂志, 2017, 18（3）: 237-240.

［17］ 全军麻醉与复苏学委员会. 战创伤救治气道管理指南［J］. 麻醉安全与质控, 2020, 4（4）: 191-195.

［18］ 赵达明, 王鹏, 李国伟. 美军战术作战创伤患者救护解读［J］. 临床军医杂志, 2013, 41（9）: 961-964.

［19］ Baskett T F. Arthur Guedel and the oropharyngeal airway［J］. Resuscitation, 2004, 63（1）: 3-5.

［20］ Sharma B, Sahai C, Sood J. Extraglottic airway devices: technology update［J］. Med Devices（Auckl）, 2017, 10: 189–205.

［21］ Louro J, Dudaryk R, Rodriguez Y, et al. Airway management at Level 1 trauma center in the era of video laryngoscopy［J］. Int J Crit Illn Inj Sci, 2020, 10（1）: 20-24.

［22］ Lages N, Vieira D, Dias J, et al. Ultrasound guided airway access［J］. Braz J Anesthesiol, 2018, 68（6）: 624-632.

［23］ Welter S, Essaleh W. Management of tracheobronchial injuries［J］. J Thorac Dis, 2020, 12（10）: 6143-6151.

［24］ Gill P, Martin R V. Smoke inhalation injury［J］. Contin Educ Anaesth Crit Care Pain, 2015, 15: 143-148.

［25］ Wise B, Levine Z. Inhalation injury［J］. Can Fam Physician, 2015, 61: 47-49.

［26］ Shilston J, Evans D L, Simons A, et al. Initial management of blunt and penetrating neck trauma［J］. BJA Education, 2021, 21（9）: 329-335.

［27］ 孟新科. 创伤患者气道管理容易被忽略的"点"［J］. 医师在线, 2016, 6（21）: 24.

［28］ 赵晓东, 刘红升. 创伤患者气道管理策略: 尽早气道管理, 过分谨慎就是失误［J］. 中华急诊医学杂志, 2015, 24（4）: 359-362.

［29］ 王世玉, 薛富善, 程怡, 等. 气道管理教育模式的现况和发展［J］. 国际麻醉学与复苏杂志, 2014, 35（3）: 193-197.

［30］ Schnüriger B, Inaba K, Branco B C, et al. Organ donation: an important outcome after resuscitative thoracotomy［J］. J Am Coll Surg, 2010, 211（4）: 450-455.

［31］ Seamon M J, Haut E R, Van Arendonk K, et al. An evidence-based approach to patient selection for emergency department thoracotomy: A practice management guideline from the Eastern Association for the Surgery of Trauma［J］. J Trauma Acute Care Surg, 2015, 79（1）: 159-173.

［32］ Demetriades D, Chudnofski C, Benjamin E. Color Atlas of Emergency Trauma［M］. 3rd edition. Cambridge: Cambridge University Press, 2021.

［33］ Chen W, Lv H, Liu S, et al. National incidence of traumatic fractures in China: a respective survey of 512187 individuals［J］. Lancet Glob Health, 2017, 5（8）: e807-e817.

［34］ Grotz M R, Allami M K, Harwood P, et al. Open pelvic fractures:

epidemiology, current concepts of management and outcome [J]. Injury, 2005, 36 (1): 1-13.

[35] Sathy A K, Starr A J, Smith W R, et al. The effect of pelvic fracture on mortality after trauma: an analysis of 63, 000 trauma patients [J]. J Bone Joint Surg Am, 2009, 91 (12): 2803-2810.

[36] Schulman J E, O'Toole R V, Castillo R C, et al. Pelvic ring fractures are an independent risk factor for death after blunt trauma[J]. J Trauma, 2010, 68(4): 930-934.

[37] Gardner M J, Parada S, Routt M L C. Internal rotation and taping of the lower extremities for closed pelvic reduction [J]. J Orthop Trauma, 2009, 23 (5): 361-364.

[38] Paffrath T, Lefering R, Flohé S. How to define severely injured patients? — An injury severity score (ISS) based approach alone is not sufficient [J]. Injury, 2014, 45 (suppl 3): S64-S69.

[39] Tan E, Stigt V, Vugut V. Effect of a new pelvic stabilizer (T-POD®) on reduction of pelvic volume and haemodynamic stability in unstable pelvic fractures [J]. Injury, 2010, 41 (12): 1239-1243.

[40] Williamson F, Coulthard L G, Hacking C, et al. Identifying risk factors for suboptimal pelvic binder placement in major trauma [J]. Injury, 2020, 51: 971-977.

[41] Jowett A J, Bowyer G W. Pressure characteristics of pelvic binders [J]. Injury, 2007, 38 (1): 118-121.

[42] Solomom L B, Pohl A P, Sukthankar A, et al. The subcristal pelvic external fixator: technique, results and rationale [J]. J Orthop Trauma, 2009, 23 (5): 365-369.

[43] 白求恩骨科加速康复联盟, 白求恩公益基金会创伤骨科专业委员会, 吴新宝, 等. 加速康复外科理念下骨盆骨折诊疗规范的专家共识 [J]. 中华创伤骨科杂志, 2019, 21 (12): 1013-1023.

[44] Kim W Y, Hearn T C, Seleen O, et al. Effect of pin location on stability of pelvic external fixation [J]. Clin Orthop, 1999, (361): 237-241.

[45] Bellabarba C, Ricci W M, Bolhofner B R. Distraction external fixation in lateral compression plevic fractures [J]. J Orthop Trauma, 2000, 14 (7): 475-482.

第四章 搬运术

搬运虽然是件简单而平常的事情，是一个用体力搬动和交通工具运输问题，似乎与急救、医疗无密切关系，但是事实并非如此，如果搬运不当，可使危重患者在现场的救护前功尽弃。不少已被急救处理较好的患者，往往在不正确的运送途中病情加重、恶化；有些患者因经受不住路途颠簸或病情恶化，不能及时施以急救而丧失生命。

第一节 概述

近年来，随着灾害事故及意外伤害的增多，人们意识到经现场急救后的安全转送变得越来越重要，它是现场救护的重要内容，是关系患者安全到达医院而获得全面有效救治的一个重要环节。一般来说，如果现场环境安全，伤员救护工作应尽量在事发现场进行，从而为挽救生命、防止伤病恶化争取时间。只有在现场环境不安全，或是受局部环境条件限制，无法实施救护时，才可搬运伤员。搬运伤员应根据急救人员和伤员的情况，以及现场具体条件，采取安全和适当的措施。现场搬运多为徒手搬运，也可用专用搬运工具或临时制作的简单搬运工具，但切勿因寻找搬运工具而贻误搬运时机。

一、搬运的作用与功能

（1）协助伤员脱离险境，便于安全施救。

（2）防止次生伤害发生，避免加重伤情。

（3）帮助伤员尽快获得专业治疗。

（4）最大限度地挽救生命，减轻伤残。

二、正确搬运的原则

（1）搬运有利于伤员的安全和进一步救治。

（2）搬运前应做必要的处理（如止血、包扎、固定）。

（3）根据伤员的情况和现场条件选择正确的搬运方法。

（4）搬运前应做必要的准备。

（5）搬运护送中应确保伤员安全，防止发生二次损伤。

（6）随时观察伤员病情变化，并及时采取救治措施。

三、搬运的注意事项

（1）需要移动伤员时，应先检查伤员是否已得到初步处理，如止血、包扎、骨折固定。

（2）应根据伤员的伤情、体重、现场环境和条件、急救员数量和体力，以及转运路程远近等做出评估，选择适当的搬运工具和方法。

（3）怀疑伤员有骨折或脊柱损伤时，不可让伤员尝试行走或使伤员身体弯曲，以免加重损伤。

（4）对脊柱损伤（或怀疑损伤）的伤员要始终保持其脊柱为一轴线，防止脊髓损伤。转运时要用硬担架，不可用软担架。

（5）用担架搬运时，必须将伤员固定在担架上，以防途中滑落。一般应头略高于脚，发生休克的伤员应脚略高于头；行进时伤员头在后，以便观察。

（6）急救员抬担架时要步调一致，上下台阶时要保持担架平稳。

（7）用汽车转运时，伤员和担架都要与汽车固定，防止急刹车时造成损伤。

（8）护送途中应密切观察伤员神志、呼吸、脉搏以及出血等伤病的变化，如发生紧急情况应立即处理。

第二节　徒手搬运方法

一、单人徒手搬运方法

（一）扶行法

扶行法适用于搬运单侧下肢有轻伤但没有骨折，两侧或一侧上肢没有受伤，在急救员帮助下能行走的伤员（图 4-2-1）。

（1）急救员站在伤员没有受伤的上肢一侧，将伤员的上肢从急救的颈后绕到肩前。

（2）急救员用一只手抓住自己肩前伤员的手，用另一只手扶住伤员的腰部，搀扶伤员行走。

（二）背负法

背负法适用于搬运意识清醒、老弱或年幼、体型较小、体重较轻，两侧上肢没有受伤或仅有轻伤，没有骨折的伤员（图 4-2-2）。

（三）抱持法

抱持法适用于搬运年幼体轻、伤情较轻或只有手足部骨折的伤员（图4-2-3）。

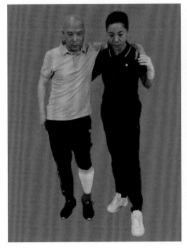
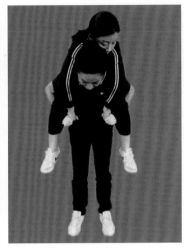
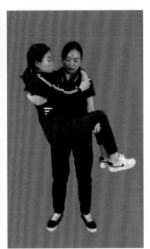

　　图 4-2-1　扶行法　　　　　　　图 4-2-2　背负法　　　　　　图 4-2-3　抱持法

（四）拖行法

拖行法适用于在现场环境危险的情况下，搬运不能行走的伤员。

（1）腋下拖行法：将伤员的手臂横放于胸前。急救员的双臂置于伤员腋下，双手抓紧伤员对侧手臂，将伤员缓慢向后拖行（图4-2-4）。

（2）衣服拖行法：将伤员外衣撕开，衣服从背后反折，中间段托住颈部和头后。急救员抓住垫于伤员头后的衣服缓慢向后拖行。

（3）毛毯拖行法：将伤员放于毛毯上或用毛毯、被单、被罩等将伤员包裹，急救员拉住毛毯、被单、被罩缓慢向后拖行。

（五）爬行法

爬行法适用于在空间狭窄或有浓烟的环境，搬运两侧上肢没有受伤或仅有轻伤的伤员。

（1）急救员用布带将伤员双腕捆绑于胸前。

（2）骑跨于伤员的躯干两侧，将伤员的双手套在急救员的颈部。

（3）急救员双手着地，或用一只手保护伤员头颈部，用另一只手着地。

（4）抬头使伤员的头、颈、肩部离开地面，拖带伤员前行（图4-2-5）。

特别提醒：上述方法不适用于可能有脊柱损伤的伤员。

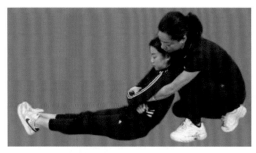

图 4-2-4　拖行法

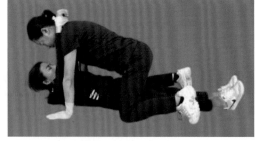

图 4-2-5　爬行法

二、双人徒手搬运方法

（一）轿杠式

轿杠式适用于搬运无脊柱、骨盆及大腿骨折，能用双手或一只手抓紧急救员的伤员。

（1）两名急救员面对面各自用右手握住自己的左手腕，再用左手握住对方右手腕。

（2）救援人员蹲下，让伤员将两上肢分别（或一侧上肢）放到急救员的颈后（或背后），再坐到相互握紧的手上。

（3）两名急救员同时站起，行走时同时迈出外侧的腿，保持步调一致（图4-2-6）。

（二）椅托式

椅托式适用于搬运无脊柱、骨盆及大腿骨折，清醒但体弱的伤员。

（1）两名急救员面对面，各自伸出相对的一只手并互相握紧对方手腕。

（2）救援人员蹲下，让伤员坐到相互紧握的两手上，其余两手在伤员背后交叉后，抓住伤员的腰带。

（3）同时站起，行走时同时迈出外侧的腿，保持步调一致（图4-2-7）。

（三）拉车式（前后扶持法）

拉车式（前后扶持法）适用于在狭窄地方搬运无上肢、脊柱、骨盆及下肢骨折的伤员，或用于将伤员移上椅子、担架。

（1）扶伤员坐起，将伤员的双臂横放于胸前。

（2）一名急救员在伤员背后蹲下，将双臂从伤员腋下伸到胸前，双手抓紧伤员前臂。

（3）另一名急救员在伤员腿旁蹲下，将伤员两足交叉，用双手抓紧伤员踝部（或

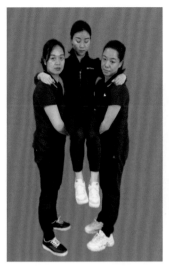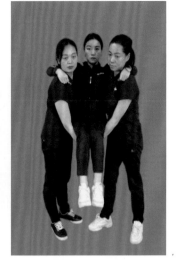

图 4-2-6　轿杠式　　　　　　图 4-2-7　椅托式

用一只手抓紧踝部，腾出另一只手拿急救包）。

（4）另一名急救员也可蹲在伤员两腿之间，双手抓紧伤员膝关节下方。

（5）两名急救员同时站起，一前一后行走（图 4-2-8）。

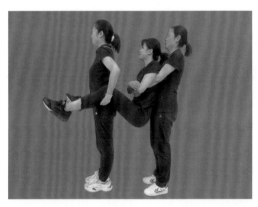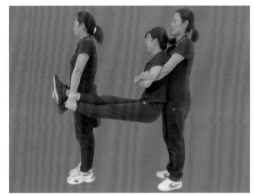

图 4-2-8　拉车式（前后扶持法）

三、多人徒手搬运方法

（1）三名或四名急救员单膝跪在伤员一侧，分别在肩背部、腰臀部和膝踝部将双手伸到伤员对侧，手掌向上抓住伤员。

（2）由其中一名急救员指挥，多人协作，同时用力，保持伤员的脊柱为一轴线平稳抬起，放于急救员大腿上。

（3）急救员再协调一致将伤员托起，如将伤员放下，可按相反的顺序进行。

（4）如需短距离搬运伤员，则急救员应将伤员抱至胸部，仍然保持伤员的脊柱为一轴线，然后同步协调前行。

（5）如非迫不得已，不采用此法，使用时应注意避免伤员颈、腰椎的二次损伤（图4-2-9）。

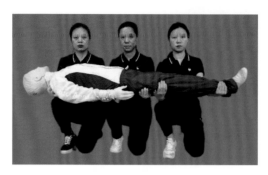

图 4-2-9　多人徒手搬运

第三节　使用器材搬运

一、概述

在搬运和转送途中，特别要注意避免伤员的肢体发生扭曲，防止坠落等，以免加重损伤，造成二次损伤。而采用器材搬运可减少这些方面的风险。现已生产出了很多适合在各种条件下的、针对各部位的固定和搬运工具，如铲式担架、长脊板、短脊板、救护车担架床等，在现场急救和搬运过程中，可根据实际情况选用固定牢靠、搬运省力的设备。

二、铲式担架搬运

铲式担架是一种特殊的搬运设备，由高强度铝合金制造，可拆卸和折叠，也可

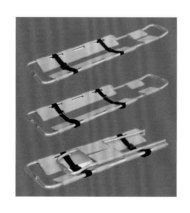

图 4-3-1　铲式担架

自由调节长短，轻便、牢固。它带有铲式叶子，是按骨盆和胸部的形状设计的，可在伤病员身下滑动，以便在伤员位置不变动的情况下抬起仰卧的伤病员。它的优点是可以短距离垂直运送伤员；缺点是由于全部为铝合金制成，因此易受环境等因素影响（图4-3-1）。

三、长脊板搬运

长脊板是脊柱运动限制（SMR）装置（图4-3-2）

的一部分，主要作为一种将患者转移到转运车上的解救装置，适用于可能有脊柱损伤或有脊柱损伤高风险的患者，以及因意识丧失而又无法现场充分评估的患者。完整的脊柱运动限制装置由五个部分组成，分别是：

（1）长脊板：长脊板的作用是将疑似脊柱损伤的患者约束在上面，限制脊柱活动，防止脊柱发生扭曲，加重损伤。

（2）颈托：虽然颈托不能完全固定颈部，但可起到一定的支撑作用，并可帮助提醒伤者保持颈部不动。

（3）固定带：固定带用于将伤者身体捆绑在长脊板上，从而限制脊柱活动。减少伤者在长脊板上的左右移动和上下滑动。

（4）头部固定装置：这个装置需安装在长脊板上，用于在伤者身体被绑在长脊板后限制其头部运动。应用头部固定装置时，如有必要可去除颈托。

（5）气道处理组件：当你将一个人的身体和头部绑定在长脊板上时，就必须对其气道负责。必须随身携带气道组件，且必须掌握使用技能。气道处理是 SMR 首先要考虑的。因此，气道处理技能和设备也是 SMR 的必要组成部分。

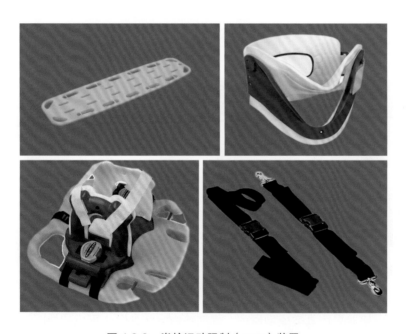

图 4-3-2　脊柱运动限制（SMR）装置

四、短脊板搬运

坐位患者如有脊柱运动限制的指征，可使用短脊板（或解救套）固定，如车内受伤患者。短脊板可为颈椎和胸椎损伤的患者提供初步固定，并通过它将患者转移至长脊板上。短脊板约呈梯形，有不同的规格，长度从头至腰下部，挡板上有系带。这种短背挡板是一个很好的脊柱固定装置，驾驶员因车祸受伤，如怀疑其颈、胸、腰椎损伤，可将该板插入伤员背后固定躯干，并加颈托固定颈部后将其救出。短脊板搬运常可避免因搬动不当造成损伤加重（图4-3-3）。

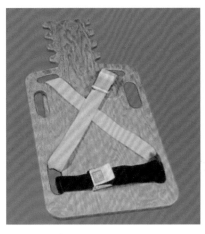
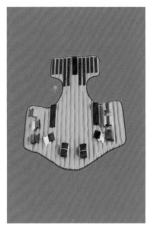

图4-3-3 短脊板（解救套）

五、救护车担架床搬运

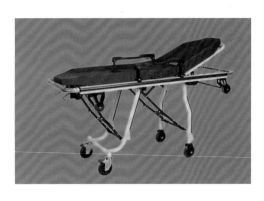

图4-3-4 救护车担架床

救护车担架床是在救护车上使用最广泛的搬运设备。上下救护车时可自行升降，头部可根据病情自由调节高度，两侧有自由升降的护栏。为了伤病员的安全，在推行时至少需要2名救护人员在担架床的前后掌控，防止侧翻（图4-3-4）。

六、真空负压担架搬运

真空负压担架采用真空成型原理，将气垫内空气抽出，形成硬性固定成型体，能与人体相符并紧贴在一起，对受伤部位起保护作用，避免二次伤害。真空负压担架使用简便，非专业人员也可操作，抽气时使用手动铝合金气筒，一分钟内可使床塑型。解除真空状态时只需将阀旋转至打开状态即可。在担架两侧配有8个内卷式把手，安全牢固，适合多人和双人同时搬运（图4-3-5）。

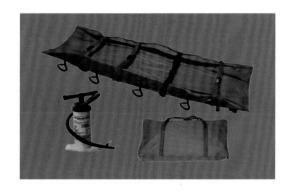

图 4-3-5　真空负压担架

七、可折叠椅式担架搬运

可折叠椅式担架也称楼梯担架，能满足在狭窄空间转运患者的需要，如楼道、野外、隧道等。可折叠椅式担架有四个轮，前面两个为万向轮，带有刹车，后面两个为固定轮，便于推动患者。前后还分别有两根带有伸缩功能的支杆，方便抬起患者（图4-3-6）。

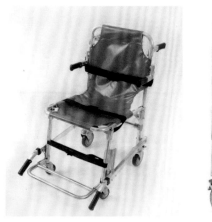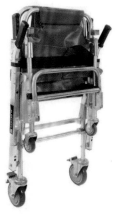

图 4-3-6　可折叠椅式担架

（重庆大学附属中心医院 / 重庆市急救医疗中心　费夕丰　田珊珊）

第五章　转运

医疗转运是院前急救与院际间医疗的组成部分，不仅是一个单纯的运输过程，而且是一个监护治疗的过程。院前院内、医院之间、院内各科间存在医疗技术和资源上的差异，需要将患者从一个地方转移到另外一个地方进行诊疗，这就是医疗转运。转运需要一些工具来保证患者生命体征的稳定，快速平稳地完成诊疗活动。

常用的转运工具有急救担架、救护车、火车、轮船、快艇、飞机等，配置抢救和治疗的设备，如急救箱、输液和静脉注射用药品、呼吸机、监护仪、除颤仪、心电图机、吸痰器、氧气装置等。

一、转运工具

（1）院前转运工具。院前转运（prehospital transport）方式有地面交通工具转运（ground transport）和空中急救转运（air medical transport），哪种方式更合适取决于转运距离、地理情况、气象条件和患者的整体状况等因素。因为救治结局与获得确定性处理的时间直接相关，所以应选择既保证患者安全又快捷的转运方式。常见的院前转运工具有救护车、飞机（直升飞机和固定翼飞机）、火车（动车、高铁）、轮船、快艇、担架等。

（2）院间转运工具。常见的院间转运工具有救护车、飞机。

（3）院内转运工具。常见的院内转运工具有平车、推床、轮椅。

二、不同交通工具转运的急救特点

院前急救、医疗机构和疾病预防控制机构的专用机动车，是主要用于日常医疗急救、突发公共卫生事件应急处置、突发事件紧急医学救援、救灾防病、重大活动医疗保障以及运送血液和免疫疫苗等特殊物品的专业特种车辆。

（一）救护车

现代救护车宽敞，人性化，抢救器材、急救设备和药品配置齐全，可保障危急重症患者抢救、转运，医务人员和患者的舒适度大大提高，高速公路、国道和街、巷，救护车都能到达，是医疗救援的首选工具（图 5-1-1）。按照配置及用途，救护车分为以下四种类型：

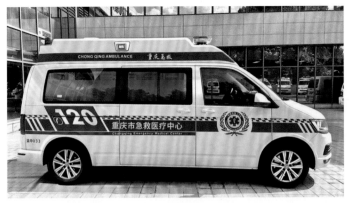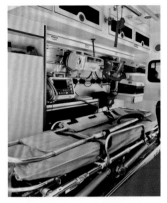

图 5-1-1 救护车及车载医疗设备

（1）普通型（A 型）：为基础处理、观察和转运轻症患者而设计和装备的救护车。

（2）抢救监护型（B 型）：为救治、监护和转运急危重症患者而设计和装备的救护车。

（3）防护监护型（C 型）：为救治、监护和转运传染病患者而设计和装备的救护车。

（4）特殊用途型（D 型）：为特殊用途而设计和装备的救护车。

（二）航空

航空运输，也称"空运"，在具有航空线路和起降备用点（飞机场）的条件下，利用飞机作为运输工具进行伤病员转运的一种运输方式。用于航空运输的飞机分为直升飞机、固定翼飞机两种。大型灾难事故一般用固定翼飞机转运，危急重症患者一般都是用小型的直升飞机转运。空中转运的最大好处是远距离转运。有研究显示空中转运对需要高级别急救的患者、在距创伤中心 800 英里（1 英里 ≈1 609.344 米）半径范围内的转运生存率获得改善。由于空中转运需要医院间较长时间的反应、配合，因此，这种模式不适宜于近距离转运；在城市内转运直升飞机不比有组织的地面转运更具优势，且增加了转运费用。

1. 医疗直升飞机

直升机分为机械驱动式的单旋翼直升机及双旋翼直升机。医疗直升飞机可以不受地形限制，跨越车辆无法进入的山川、河流、峡谷地形，视野宽广，机动性强，可控性强，与地面配合，在较宽的平地和操场上停机，在复杂环境下能够保证第一时间到达灾难现场，实施准确快速的救援任务，拥有完备的医疗设施，能够在紧急情况下对患者实施有效的抢救，并及时转送至后方医院（图 5-1-2）。缺点是噪声大、航程短、运载人数少等。研究证实当地面转运时间可能超过 35 分钟时，直升飞机转运可以改善创伤患者的救治结局。直升飞机转运服务的最大半径通常为 150 英里。在乡村地区和野外救援，直升飞机转运具有独特的优势；而在城市，训练有素的地面救护人员可到达的现场则不具有优势。总之，直升飞机转运最适合的是将创伤患者从缺少医疗资源的乡村医疗机构或边远野外现场转运至创伤中心。

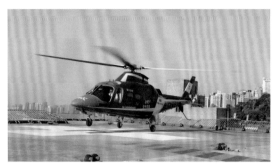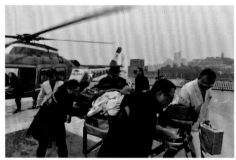

图 5-1-2　医疗直升飞机

2. 医疗固定翼飞机

医疗固定翼飞机是指机翼固定于机身且不会相对机身运动，靠空气对机翼的作用而产生升力的航空器（飞机）。部分医疗固定翼飞机由民用小型客机改造而来，医疗救护特种飞机专门转运危急重症患者，空间宽敞，可以配置各种医疗设备和药品，空中医疗救护优势明显，航程快，速度快，全天候，大批量，可迅速将危急重伤员转运到高水平的医院进行治疗（图 5-1-3）。固定翼飞机需要跑道，因此，没有像直升飞机那样可以降落在事故现场和医疗机构的能力。因为要将患者从现场或当地医疗机构转运至机场，当转运半径超过 150 英里或直升飞机不可获得时使用固定翼飞机进行急救飞行。转运患者至地区专科医疗机构（如烧伤或器官移植中心）也常使用固定翼飞机。这种飞机的医疗设备和物资要求不如地面救护车或旋转翼飞机严格。使用这种飞机远距离运送捐献器官、捐献者或移植小组人员是最好选择。

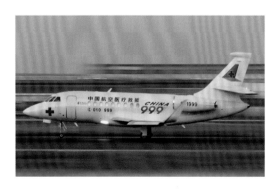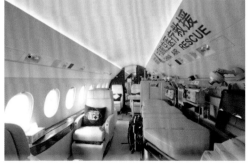

图 5-1-3　医疗固定翼飞机

（三）海（水）上转运

海（水）上转运是以船、快艇、医疗专用船等运载工具，沿各种水域航线载运伤病员的运输方式（图 5-1-4）。水路运输系统由运载工具、航道航线、港口码头组成。水上运输受自然条件的限制影响比较大，主要用于溺水或灾害事故、水灾（海啸）等情况发生时，很少常规用于转运患者。其优点是运量大、能耗少，运费低、续航能力强；缺点是受河道港口限制不够灵活，航速慢，易受季节和气候影响。

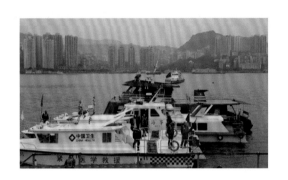

图 5-1-4　医疗救护快艇

第二节　院前转运与处理

现场对患者进行初步急救处理后，在送往医院的过程中，必须经过转运这一重要环节。转运患者是院前急救的重要措施之一。转运的目的是使患者迅速脱离危险地带，减少二次伤害，并能安全迅速送往有救治能力的医院治疗，以免造成伤残和死亡。院前转运分为现场至医院的转运（急救现场患者经过院前急救人员紧急救治后，经过病情评估，根据就急、就近、就医院救治能力原则，选择不同的转运工具转运到医院）和医院间（院际间）转运（收治患者的医疗机构的技术能力或某种其他原因不能满足患者得到更加有效的治疗，以及患者需康复治疗或终末期护理，需转运到上级或下级医疗机构进一步诊治）。

从受伤至确定性急救的时间是决定创伤结局的因素之一，这一时间与发现伤员、信息接入、急救医疗服务（EMS）体系的反应、现场操作和到达确定性急救医院的距离有关。为选择对患者最有利的转运方式，需要对患者进行评估以及了解创伤急救体系的转运能力，恰当考虑这两种因素，才可获得最佳的救治结局。对于需要紧急手术干预才能止血的患者，必须转运到有人员和设施装备的医院，以便尽快到达手术室。

院前人员必须保持与创伤中心的通信联系，尽早报告所有创伤患者的信息，在恰当的时间将适当的患者通过适当的转运方式转送至最近恰当的医院进行确定性救治，确保将严重伤员送至有资格的高级创伤中心救治。

一、决定患者转运

在初级评估和复苏阶段，通过对创伤患者的反复评估，医生已获得足够用于患者转运至医疗机构的信息。当进入补充评估和进一步复苏时，急救小组就应做出转运的决定，一旦决定转运，负责转运和接收的医务人员间的信息交流就变得至关重要。

决定转运需综合考虑以下原则：

（1）转运目的与转运方式选择。

①转运目的。尽快和尽可能安全地将伤员转运至最近恰当的医院。

②转运方式。转运方式（空中或地面）的选择取决于可能获得的转运方式、转运距离、地理环境、天气、患者状况、转运人员的技能以及转运途中可能需要的设备。

（2）接收医院的选择。

在创伤急救体系中要确定将伤员转运到社区医院还是第三级医院的选择原则。严重创伤患者应直接转运到有资质的可以获得确定性救治的恰当医院，在转运时间不是很充分时可以绕过小医院。有研究表明，需要从当地医院再次转运到创伤中心的患者与直接从现场转运到创伤中心者比较，死亡率增加30%。而且对同样损伤程度的患者，第三级创伤中心死亡的危险性比第二级创伤中心低54%、比初级创伤中心低75%。美国外科医师协会创伤委员会制订的现场分拣决定分类表（field triage decision scheme）是直接将严重创伤患者转运至创伤中心的指导原则。

ACS-COT制订的现场分拣决定分类表（详见第6章）有助于决定优先转运的患者和将创伤患者转运至哪一级合适的医院。该标准考虑了患者生理状况、明显的解剖损伤、损伤机制、合并疾病和其他影响预后的因素。急诊医师和外科医师使用这些标准判定是否需要将患者转到创伤中心或就近有能力提供更专业化救治的恰当医院。恰当的医院是通过评估其救治创伤患者的总体能力来筛选的。

（3）危重创伤患者优先转运权与现场处理的关系。

通气不足、低氧血症、张力性气胸导致的呼吸功能损害是创伤后呼吸心跳骤停的最常见原因，因此，首先转运损伤最严重的患者。创伤失血性休克的首要治疗措施是确定性止血，只有尽快将严重创伤患者转至最近恰当的医院才能进行，而且许多操作（包括进一步固定、气道控制、继续伤情评估和外出血控制等）可以在转运途中实施。因此，搬上车在途中处理（load and treat en route）比搬上车就走（load and go）更妥当。

（4）"立即转运"还是"就地救治再转运"。

"立即转运"的支持者认为，EMS的优点是将患者快速转运至能获得确定性救治的医院，相反"就地救治再转运"就是在现场进行治疗干预，给予患者更早的支持治疗。"正确"的方法实际上完全取决于患者情况，医务人员的判断能力非常关键。如腹部枪击伤者需要尽快送往医院救治，而单纯成角骨折的患者可能得益于 EMS 人员，有时间可予以良好的夹板固定和开始静脉镇痛治疗。

（5）创伤性呼吸心跳骤停患者的转运。

呼吸心跳骤停的创伤患者需要直接转运到最近医院的急诊科，不管是否为有资质的创伤中心。因为这些患者预后极差，但要保证立即启用医院资源逆转死亡。

（6）现场滞留。

现场滞留的常见原因包括解救脱险、现场安全或控制拥挤的需要以及患者脱离污染的需要。这类时间延误可以通过各现场救援队负责人精心协调以减少到最低限度。

（7）转运时间与影响因素。

转运时间是指从现场将患者转运至最近恰当的医疗机构的时间，是整个院前阶段的最后一部分。这段时间的影响因素包括现场到医院的距离、天气、转运方式（空中或地面），如果是地面转运还应考虑交通拥堵状况。在对危重创伤患者的转运决定中，接收医疗机构的选择极为重要，对于需要紧急手术止血的患者，在医务人员和设备齐全的医疗机构可以迅速送达手术室手术。这意味着，即使创伤中心路途远也不能选择不具备处理能力的就近医院。院前急救人员必须了解辖区内各医院的能力以便做出合理的转运决定。

二、现场急救报告

在有符合启动创伤小组条件的患者时，院前急救人员应当在将伤员送达医院前尽早向收治医院的创伤小组报告，即不通知收治医院创伤小组就将危重创伤患者送达医院是不允许的。报告应简洁，避免延缓或影响患者的救治。报告内容包括损伤机制，伤员数量，需要的资源（EMS、消防或警察），拖延脱险或院前时间延长的可能性，潜在毒物暴露；EMS 通信指挥中心协调应急反应和资源利用，包括当地救灾应急预案的启动。这种预先报告能帮助创伤小组调集以医院为基地的资源、影像检查设备和人员，手术室、血液制品等。因此，一旦患者抵达，就能节省宝贵的救命时间。

在实际工作中，应当建立一份详尽的病历报告。院前急救人员必须熟悉患者相关信息的传送。同样，接收机构也应培训护士和医生，使医护人员能有效接收信息或必要时直接提问，以保证充分准备而不耽误患者的救治或转送。相反，如果未很好控制，会增加创伤患者的现场时间。一份标准的病历报告应包含以下内容。

（1）患者主诉。主诉是标题句子，包括鉴别资料和呼叫原因（如年龄、性别、主诉和损伤机制）。

（2）现病史。简要描述事件经过，如机动车碰撞，患者是否系安全带，气囊是否打开，车辆损坏程度，是否从车内抛出，获救时间，估计车速；如坠落伤，坠落高度、地表面及周围情况；如暴力或穿透伤，凶器类型，伤口位置和事件性质；如火灾或其他危险暴露，上述资料（如适用）加上暴露于大火、烟雾、有毒气体或液体的时间和强度。

（3）既往史。既往史包括过去重大疾病史，现行用药情况，药物过敏史。在这个时间暂不必回顾轻微疾病（如上呼吸道感染，非活动期疾病和无生理后果的既往手术）。

（4）体格检查。体格检查是对初步评估和再次评估的重点描述，从患者的表现及生命体征开始，然后进一步行全身检查，仅相关的阳性和阴性体征（如颈静脉怒张）需记录。患者在呻吟的同时，抢救也在进行中。现场及送往医院途中的血流动力学（血压、脉搏、呼吸频率）、神经系统体征（意识丧失、GCS 评分）也需要描述。

（5）初步诊断。陈述为何种可以推定的损伤。

（6）治疗干预。在现场及送往医院途中进行的每项操作都需要传达给创伤小组，包括特殊的处理和治疗效果（如张力性气胸在行胸部穿刺减压后心率和呼吸的恢复情况，液体复苏和血流动力学反应）。具有代表性的报告应包括一些重要的数据，如静脉置管的大小和输入的液体种类与液体总量；如果在途中或简陋的室外环境中进行的气管插管治疗，则需要将气管内插管的大小型号、使用药物名称和使用时间报告给创伤小组。

（7）接收医疗机构。指定接收机构和估计到达时间。

（8）补充医嘱。对伤员救治提供补充医嘱。

（9）避免肤浅的口头报告。①制订标准的 EMS 病历报告格式。概要叙述的方式能使听者适应并按此回答余下的问题。②简洁。EMS 提供者应选择重要信息，避免冗长陈述。例如简单说明疾病或损伤程度和患者到达时立即需要的医疗资源。在接收方，问题应限制影响急救和保证到达时已备足资源。限制相互影响的其他信息以避免干扰现场急救或转运。

三、现场搬运及注意事项

（一）转运准备

（1）无论任何转运方法，都必须确保气道安全，在转运过程中插管是很困难的，如果气道危害可能性很大，应当在转运前完成气管插管，需要有维持气道和辅助通气的设备（呼吸机）。

（2）向转运人员提供初步评估与复苏的有关资料，交代有哪些潜在的未解决的问题。

（3）转运人员须具备继续实施复苏进行处理的能力。

（4）转运人员在转运过程中，必须意识到可能的潜在问题，并且在转运途中有发现和处理这些问题的知识和技能。

（5）所有的信息都应随同患者一并转移，包括含有病史、体检、生命体征描述的最初评估、治疗、药物使用、输注的液体或血液、对于干预治疗的反应、患者到达接收医院前和到达时的状态。

（二）搬运与注意事项

（1）搬运工具可采用担架、木板、床单、躺椅等物，并妥善保暖。

（2）搬运时，动作要轻快，尽量避免震动；受伤部位不被挤压、不负重；脊柱不扭曲；不同的伤情选用不同的搬运方法，如脊柱骨折伤员必须平托式搬运，且平卧在硬板上。

（3）根据伤情轻重缓急，安排伤员优先转送的顺序。先将重伤且有抢救价值的伤员送走，再送轻伤员，最后转送濒死伤员。

（4）各类伤员在转送途中必须有院前急救人员护送，并随时监测生命体征和病情变化，及时予以相应急救处理。

（5）在决定转送伤员的同时，与接收医院的急诊室、手术室联系，并要求对方作好急救准备。

四、转运途中观察与处理

创伤患者转运过程中需要恰当的生理指标的监测，包括有创性监测。监测呼吸频率、心律和血压、颅内压、中心静脉压或肺动脉压。对于气管插管患者，需要监测呼末 CO_2（$et\text{-}CO_2$），而且转运用的呼吸机要有报警器以便能显示管道连接脱落、高气道压等。为保证安全转运，必须要求具备 ACLS/ATLS（重症高级生命支持/创伤高级生命支持）干预的设施和技能。

（1）再次确定气管导管位置和通气能力。

（2）重新评估张力性气胸。

（3）根据当地预案，联系医疗指挥和接收医疗机构。

（4）考虑使用军用抗休克裤（military anti-shock trousers，MAST）。

（5）初步建立两条大口径静脉通道，静脉输注晶体液（如可能，使用压力袋加压输液）。

（6）保暖。

（7）病史采集和转运途中从头至脚地再次检查评估。

①创伤病史的采集。通常不是来自患者，而是从其家属和现场救援人员处获得。"AMPLE"有助于创伤病史的记忆：过敏史（A：allergies），现用药物（M：medications currently used），过去史/妊娠史（P：past illnesses/pregnancy），伤前进食情况（L：last meal），损伤有关的事件/环境（E：events/environment related to the injury）。

②损伤机制。院前急救人员应了解损伤机制有关信息，并向接收医院创伤小组医师报告相关情况。根据暴力的行径及力度可以预测到某些损伤的存在。创伤通常分为钝性伤和穿透伤两大类。病史信息重要的其他类型损伤包括热损伤和危险因素导致的损伤。

③从头至脚地再次检查评估。对创伤患者进行从头到脚的全面检查评估，包括对全部生命体征的重新评估。彻底地检查身体所有部位，如对头、颈、胸、腹部、骨盆以及四肢的损伤都应详细记录。由于对某处损伤漏检或对某处损伤的重要性认识不足，发生漏诊的可能性很大，尤其对无应答或病情不稳定的患者更是如此。

从转运现场至到达恰当医院的这段时间称为转运时间，是整个院前阶段的最后一段。影响因素有现场到医院的距离、天气、交通状况。对危重创伤患者，这段时间用于完成不应在现场进行的措施，如尝试建立静脉通道的时间。

（8）必要的高级处理措施。在某些情况下，尤其转运时间大于15~20分钟时，应由医生或其他高级急救人员进行以下高级干预措施。

①手术建立气道：环甲膜切开术，经喉喷射通气。

②静脉通道：经皮中心静脉穿刺，踝或腹股沟处大隐静脉切开，6岁以下儿童骨髓腔穿刺。

③胸腔引流：穿刺减压引流不充分或仅作气胸暂时减压、血胸引流不彻底；对所有创伤后呼吸心跳骤停的患者，从其他医疗机构转出或从现场需长时间转运（>20分钟）至创伤中心前，应考虑安置双侧胸腔引流管。

五、空中转运的特殊问题

（一）启动空中急救转运的原则

现场拣伤分类仍然不很科学。依据现场院前人员的经验知识判断非常重要，但决定是否启动直升飞机等空中转运方式，实际运行中可以参考美国急救医疗服务医师协会（National Association of Emergency Medical Services Physicians，NAEMSP）根据损伤机制、生理指标、解剖变化与时间后勤保障等制订的标准（表 5-2-1）。

表 5-2-1　NAEMSP 启动直升飞机空中转运的指导性原则

一、临床方面	
总原则	需要尽快将创伤患者转运至区域创伤中心； 对于伤情稳定、可以救护车转运者，尽可能采用最平稳的地面转运
特殊情况	生命体征不稳定的严重创伤患者，需要尽快选择最直接的途径转运至当地创伤中心，转运小组需要配备在途中能予以继续监护和处理的人员。通常严重创伤包括以下情况： 创伤评分 <12 分； GCS 评分 <10 分； 头部、颈部、胸部、腹部与盆腔的穿透伤； 脊髓损伤或任何导致四肢瘫痪的损伤； 部分或全部肢体截肢（手指除外）； 两处或两处以上长干骨骨折，或严重骨盆骨折； 头、胸、腹部挤压伤； 大面积烧伤，面部、手、足或会阴部烧伤，或伴明显累及呼吸道的烧伤，或严重电击或化学烧伤； <2 岁或 >55 岁的严重创伤患者； 与溺水有关的创伤，伴或不伴低氧血症； 成人，有任何下述生命体征异常者：SBP <90 mmHg；RR<10 次 / 分或 >35 次 / 分；HR<60 次 / 分或 >120 次 / 分；对语言刺激无反应

二、损伤机制
未使用安全带的乘客，车祸翻滚致伤； 速度 >10 英里 / 时（1 英里 / 时 ≈ 0.447 04 米 / 秒）的车辆撞击行人； >15 英尺（1 英尺 ≈ 0.304 8 米）高处坠落； 机动车祸后被甩出速度 >20 英里 / 时； 多发伤患者

三、到达状况困难
野外救护； 救护车入口、出口因现场道路状况、天气或交通而受阻

四、时间、距离因素
地面救护车转运时间 >15 分钟； 地面救护车转运至当地医院的时间大于直升飞机转运至创伤中心的时间； 现场解救时间 >20 分钟； 无地面救护车覆盖的地区

（二）飞行有关问题

（1）医疗空间有限。任何飞机提供转运时，面临的一个很大问题是治疗空间受限，对于医务人员实施诸如气管插管、胸部按压等治疗措施影响较大。

（2）噪声。噪声达到了足以超过可靠的听诊和监护报警的程度（如呼吸机报警）。飞行救护人员必须熟悉评估患者和设备监测的方法。

（3）振动。振动是飞机的理论性问题。高频率振动可引起疲劳；总体上说，乘直升飞机或固定翼飞机常常可能比乘坐地面救护车更平稳。

（4）光照。飞机上的光线相当于地面救护车内的弱强度光线，明显不同于光线充足的医院复苏室。

（5）海拔高度。海拔高度与低氧血症、压力容积变化、温度和湿度有关。

①海拔高度相关低氧血症。因为通常可以接受氧疗，对于飞行员只要供给氧气，海拔高度不是问题。但是在较高海拔高度医疗救援时，对于早产儿给氧和救护队员需要携带氧气面罩以预防低氧血症的症状。

②周围压力和气体容积。Bolye 公式解释了周围压力与气体容积之间的关系，在设备（如呼吸机、主动脉球囊反搏、用于上消化道出血压迫的球囊导管）和患者之间产生作用。

③温度。环境温度下降与高海拔有关。创伤患者在登机前就可能是低体温，尤其是在寒冷气候和多数飞机不适合的加热系统。直升飞机转运过程中，低体温可能是一个危险因素。

④高度与湿度。低温和湿度降低与海拔高度有关，可能引起分泌物变得黏稠（如气管内插管时）。空中医疗救护小组人员应注意监测和处理可能发生的情况。

⑤飞机与飞行高度。直升飞机转运患者通常飞行高度在 500~2 000 英尺。因此，除非转运地在地平面明显很高的位置，对多数直升飞机转运来说，高度是一个相对小的问题。另一方面，固定翼飞机转运高度很高，会带来飞机机舱压力问题（即突然减压的危险）。

（6）安全性。对于任何空中转运，安全是首要的问题。任何时候、任何情况下，如果安全有问题，飞行员或机组救护人员就应停止行动。空中和地面之间安全性直接比较是可能的，因为包括医用直升飞机在内的失事将会比地面救护车有更多的追踪和更广泛的报道。

六、转运后交接

到达接收医院时，转运小组须向接诊的创伤小组医师提供完整的报告，包括：最初的病史与治疗简介、途中的任何伤情变化和处理，所有来自转诊医疗机构的记录文本应交给创伤小组组长。如果转运是为了诊断性检查并将送回原来的医疗机构，接诊医疗机构也必须遵守上述规定；如果诊断性检查提示新的情况或潜在不稳定，在病情没有适当稳定前不能立即转回原来医疗机构。

七、记录和法律文书

与院前创伤急救人员相关的法律文书包括记录、治疗同意书、法医学证据。

（1）记录。详细记录所有事件发生的时间，这一点非常重要，因为救治一位患者通常不止一名医生。详细的记录是评估患者临床状况的本质需要。由专门护士作抢救记录和收集患者抢救期间的所有信息资料。

医疗法律问题频繁增加，准确的记录能帮助所有实施急救的医务人员。使用流程图按时间顺序记录可以帮助主诊医师和会诊医生快速地评估患者伤情。

（2）治疗同意书。如果可能，应在治疗前签署治疗同意书。但在急诊抢救的紧急情况下，通常不可能做到这一点，此时应先行救治，后补填正式治疗同意书。

（3）法医学证据。如果患者受伤与刑事案件有关，提供救治的医务人员应保存证据（包括衣物和子弹，实验室检测血液酒精浓度和其他法律相关药物的血液浓度等），并移交司法人员。

签院前医疗急救病情知情告知书、院前医疗急救机构与接收医院急诊科病情交接单如表 5-2-2、表 5-2-3 所示。

表 5-2-2　院前医疗急救病情知情告知书

姓名：	性别：□男　　□女	年龄：　　　岁	派车序号：
急救地址：		告知时间：　　年　月　日　时　分	

一、转送情况告知

1. 患者经检查初步诊断为：_____

　病情：□轻　□中　□重　□危重

　我们将对患者采取：□现场救治　□先救治，待病情稳定后再转运　□积极转运

2. 根据患者的病情评估，我们将给患者建立人工气道。

3. 根据患者病情，我们将对患者使用自费□药品　□器材，具体使用项目：

_____

4. 根据患者的病情评估，按"就近、就急、就救治能力"的转运原则我们将把患者转运至：

_____医院继续治疗。

5. 转运途中可能因交通堵塞、交通意外等不可抗拒因素，导致转运时间延长。

6. 转运途中患者可能出现病情加重甚至呼吸心跳骤停等情况。

7. 其他：_____；_____；_____

二、家属意愿

我同意并知晓医生告知我的第_____项，要求积极转运患者。

我不同意以上_____项，愿意承担转送过程中_____项可能出现的相关风险，

要求将患者送往_____医院。

我已知晓医生告知我的第_____项相关风险，拒绝前往医院治疗，自愿承担一切后果。

医生签名：_____　　护士签名：_____

患者签名：_____

委托人签名：_____　　与患者关系：_____

表 5-2-3 院前医疗急救机构与接收医院急诊科病情交接单

_____医院（院前急救机构）与_____医院（接收机构）病情交接单

姓名		□男 □女	年龄		派车号	
发病地点			预计发病时间			
送达时间	年 月 日 时 分		转送医院			
初步诊断			病情判断	□濒危 □危重 □急症 □非急症 □已死亡		

检查记录：

上急救车前：T ℃，P 次/分，R 次/分，BP / mmHg

转运途中：T ℃，P 次/分，R 次/分，BP / mmHg

交接点：T ℃，P 次/分，R 次/分，BP / mmHg

意识：　□清醒　　□嗜睡　　□模糊　　□谵妄　　□昏睡　　□浅昏迷　　□深昏迷

损伤部位：□颅脑　□颌面　□颈　□胸　□腹　□背　□腰

　　　　　□骨盆　□脊柱　□四肢　□其他

损伤类型：□车祸伤　□坠落伤　□跌倒伤　□烧伤　□刀器伤　□钝器伤　□枪弹伤

　　　　　□其他

其他：陪同人员　　□家人　　□朋友　　□无陪同　□其他

输液：晶体1_____总量_____余量_____；晶体2_____总量_____余量_____

　　　胶体1_____总量_____余量_____；胶体2_____总量_____余量_____

管道情况：种类1_____部位_____通畅 □是 □否 局部并发症

　　　　　种类2_____部位_____通畅 □是 □否 局部并发症

　　　　　种类3_____部位_____通畅 □是 □否 局部并发症

最明显的症状和体征：_____

辅助检查：血糖_____mol/L，脉搏血氧饱和度_____%，其他

　　　　　心电图：□有（□交 □未交医院）□未做心电图

　　　　　心电监护图：□有（□交 □未交医院）□无

| 急救措施 | □心电监护
□建立静脉通道
（位置：_____）
□吸氧
□开始心肺复苏（ 时 分）
□体外起搏 （ 时 分）
□除颤 （ 时 分）
□除颤 （ 时 分）
□除颤 （ 时 分）
□终止复苏 （ 时 分） | 药物治疗 |
| | □球囊面罩通气
□气管插管
□机械通气
□颈托
□止血 （ 时 分）
□包扎
□固定
□止血
□其他 | 注意事项 |

签字	□ 120 □其他	院前医疗急救人员：医师□ 护士□ 签字： 时间： 年 月 日 时 分	医院接诊：医师□ 护士□ 签字： 时间： 年 月 日 时 分

（重庆大学附属中心医院/重庆市急救医疗中心　都定元　蔡平军）

第二篇　创伤与特殊伤害现场急救

第六章　创伤现场急救

第一节　概述

急救医疗服务（emergency medical service，EMS）体系的首要任务是在最短时间内对创伤患者施救。一般认为，在确定性气道控制下（必要时气管插管），现场不能消耗过多时间，应限制在 10 分钟内，最重要的是快速将患者转运到最近的适宜的医院进行确定性救治。研究证明在现场建立静脉通道需要的时间导致的继续失血量远大于静脉补充的液体量，而且转运途中在救护车上开始静脉通道的建立是安全有效的。这就避免了任何转运时间延误，而且建立了静脉通道供途中和到达医院急诊室使用。许多操作都可以在转运途中实施，包括进一步固定、气道控制、继续伤情评估和外出血控制等。因此，搬上车就走（load and go）原则最好表达为搬上车在途中处理（load and treat en route）。

创伤现场复杂多变，急救原则是在确保施救者和被施救者安全的前提下，遵循保全生命为第一，先抢后救，先近后远，先救后送，先重后轻原则。通过对患者进行现场创伤急救技术紧急处治，保持呼吸道通畅，保护伤口，减少伤口出血，防止休克，固定骨折，防止并发症及伤势恶化，达到维持患者生命的目的，为送达医院救治争取宝贵时间。

第二节　现场创伤评估、复苏、伤情分拣

对严重创伤患者的救治，时间就是生命，要求快速判断伤情和给予生命支持治疗。创伤患者获得确定性急救（控制出血与复苏）的时间越短，获救的概率就越大。初步评估（primary survey）和再次评估（secondary survey）需要不断重复进行，以判断患者病情有无恶化和是否需要处理。这里所述的评估顺序反映了事件的横向或纵向联系。在临床实践中常常是平行或同时存在的。在实施复苏前，评估是必需的，因为并非所有创伤患者都需要进行所有的步骤。

一、现场创伤评估

（一）准备

初步评估前准备工作非常重要，创伤患者一旦送达就要开始实际的初步评估。

顺利地将创伤患者从医院外转送到医院这一过程存在两种不同的临床环境。医院前期（院前阶段）所有准备必须与收治患者医院的医生配合；医院前期必须做好为创伤患者实施快速复苏的准备。

1. 院前阶段

与院前机构和人员的配合，很大程度上能促进现场救治。通过建立院前急救体系通知收治医院，在将患者从事发现场转运到医院之前做好接收患者的准备。这样能充分调动创伤小组成员，使必备人员和急救设备在患者到达急诊室之前已处于待命状态。

在这一阶段，重点强调维持通气、控制外出血和休克、固定患者和快速将患者转运至就近合适的医疗机构，最好是有资格的创伤中心。尽量缩短在现场的时间，收集和报告到达医院后伤情分拣有关的信息（如受伤时间、经过及病史等）。损伤机制通常能提示损伤程度，也可作为某些特定损伤的评估依据。

随着 EMS 体系的完善和更多的院前急救的深入研究，现在的问题已不再是"院前 EMS 人员对创伤患者在入院前能够做什么？"而是"院前 EMS 人员应该做什么？"因此，在这一阶段，必须作好院前人员的相关培训计划和方案，明确现场哪些步骤该做而哪些可以不做。必须对于在什么时候（when）、如何转运（how）、转运至何处（where）以及转运什么样的患者（who）作出决定，即正确的患者（谁）应该在最早的安全时间（什么时候）采用理想的可获得的转运工具（怎样）转运到正确的医院（什么地方）。根据这一原则，最好将严重创伤患者转运到有资质的创伤中心，但是如不能达到，至少要转运到一个具有救治严重创伤患者能力的医院。

院前准备工作包括：训练院前急救人员获取需要救治的创伤患者的信息资料、事故发生过程、现场环境、损伤机制和患者既往病史等非常重要的资料的能力；建立院前伤员拣伤分类系统，以确保能够将伤员转运至正确的医院进行救治，有时候，院前拣伤分类是非常重要的，特别是有大量创伤患者时；所有的创伤急救体系都应做好应对多发灾害、大规模灾害或灾难事件的医疗救援准备。

2. 医院内阶段

充分预见创伤患者到达时可能出现的情况，提前做好相应的决定和应对措施，做好迎接伤员到达准备的高级培训，参与救治的医师应该熟悉急诊创伤复苏区。准备装备良好的复苏区域，人工气道（如喉镜和气管插管导管）有序放置在方便使用的地方备用，预热晶体液以备患者到达时即可静脉使用，准备合适的监护设备，补充医疗协助小组、检验输血科和影像学人员的调配需快速到位，与有资格的创伤中心签署转运协议等。

对于一个经过认证设置的创伤中心，明确规定创伤患者到达时必须要求哪一级医务人员到位，即：Ⅰ类创伤患者（有生命威胁的创伤，无论伴或不伴生命体征不稳定），要求由创伤/专科主任（或二线值班）带领创伤小组成员等候在急诊室，在患者到达后及时开展诊断和抢救；Ⅱ类创伤患者（生命体征稳定，有潜在生命威胁的创伤），要求由创伤/专科医疗小组主要成员（住院总或主治医师），在患者到达急诊室时及时展开诊断与救治；Ⅲ类创伤患者（生命体征稳定，无生命威胁的创伤，损伤较轻），要求由急诊医师、急诊护士提供服务，必要时请创伤外科/专科医师会诊。通过质量改进程序定期对创伤患者的救治进行回顾是医院创伤项目的必备部分。

所有接触传染病患者的人员都应该受到保护，避免被传染。这些疾病中最突出的是肝炎和艾滋病。疾病控制中心及医疗机构强烈推荐在接触患者血液和体液时，使用标准防护（如戴口罩、眼罩和手套，以及穿防水围裙、防护裤），这些措施是预防感染和保护医务人员的最基本措施。

创伤患者刚到医院急诊科的最初时间是治疗的"黄金小时"（golden hour），此阶段的救治对预后影响最大。这个"黄金小时"的概念并不是指60分钟，而是明确创伤患者是否需要立即进行生命或肢体的救治，从而获得满意的预后所需的时间。对于有些创伤患者，这个时间窗也许只有几分钟（如气道阻塞者），而有的患者也许就是数小时（如没有出血的外周血管损伤）。大约60%的创伤住院死亡发生在这个关键阶段，有报道显示评估和复苏不足使可预防的死亡率达到35%。

（二）初步评估

1. 在10秒内对伤员实施简洁快速评估

对创伤患者伤情、生命体征和损伤机制进行评估，制订优先处理的顺序。对严重创伤患者，必须对其生理功能进行全面、迅速而有效的评估，制订一套有序的整体优先处理方案。包括快速初步评估、生理功能复苏、更详细的再次评估和最后实施确定性处理，初步评估位居指导创伤患者处理的四个重要环节之首。此过程是按高级创伤生命支持（advanced trauma life support，ATLS）ABCDE的顺序评估存在生命威胁的几种情况组成，顺序如下：A——颈椎保护下维持患者气道通畅，B——呼吸和通气，C——循环/控制出血，D——功能障碍/神经状态，E——暴露患者/环境控制（去除患者衣物，防止体温过低）。

初步评估期间，拣出和处理威胁生命的损伤。这里介绍的优先评估和处理程序是按陈述目的和重要性来讲，但是这些步骤常常是同时完成的。实际上，初步评估和复苏是平行的或同时进行的。如果操作顺利，对多数最简单的创伤患者进行初步评估只需要1~2分钟，严格遵守初步评估的记忆法则可以避免发生错误。

儿童与成人的优先顺序相同。尽管儿童的血容量、体液、药量、体型、散热程度和速度以及损伤的方式等与成人有所不同，但其优先评估和处理的顺序却是一致的。

妊娠创伤患者与非妊娠创伤患者优先处置的顺序相同，但妊娠所致的解剖、生理改变可能改变其对创伤的反应。通过腹部触诊检查妊娠子宫和实验室检查［人绒毛膜促性腺激素（HCG）］可识别早期妊娠，对孕妇和胎儿的存活非常重要。

创伤是老年人常见致死原因。随着年龄增长，心血管疾病和癌症是老年人死亡的首要原因。然而，损伤严重度评分（injury severity score，ISS）轻到中度者，创伤造成的死亡风险，老年男性高于老年女性。特别应注意老年创伤患者的复苏，与年轻创伤患者相比，老年人生理储备功能降低，慢性心血管、呼吸系统和代谢性疾病等导致对创伤的应激代偿能力降低。老年人常合并糖尿病、充血性心力衰竭、冠状动脉疾病、限制性和阻塞性肺病、凝血性疾病、肝病和外周血管病等多种疾病，从而影响了创伤预后。此外，长期用药也改变了机体对创伤的生理反应。因此，对于老年创伤患者，由于治疗选择受限而常发生过度复苏或复苏不足的现象，早期有创监测是最有价值的辅助手段。尽管有这些不利因素，大多数老年创伤患者通过适当治疗均可获得康复并恢复到创伤前的自理水平。因此，快速积极复苏、早期识别基础疾病和积极确定性治疗能提高老年创伤患者的生存率。

2. 创伤急救 ABCDE 顺序和评估

（1）颈椎保护下的气道通畅（A——airway maintenance with cervical spine protection）。严重创伤患者伴发危及生命的气道损伤，可使病情迅速恶化。评估气道有无阻塞是创伤救治中初步评估的首要任务。

1）对创伤患者的初期评估，首先应评估呼吸道是否通畅。包括快速评估是否存在气道异物和头、颌面部、喉部及气道骨折所致的呼吸道阻塞；在打开气道之前应采用仰头提颏法和双手托下颌法保护颈椎。在评估时，呼吸道阻塞的基本体征往往具有提示意义，如喘鸣音提示口咽部气道阻塞，哮鸣音则可能为气管部分阻塞。意识清醒者可让其回答几个简单的问题（如你的姓名、在哪里受的伤等），患者发声良好表明气道通畅。

2）维持气道通畅。如果患者能够进行语言交流，表示呼吸道暂时不存在危险，但仍应谨慎地对该患者的气道情况进行重新评估；对于存在意识障碍的严重脑外伤患者或格拉斯哥昏迷评分法（Glasgow coma scale，GCS）评分≤8分者应放置人工气道；对无自主运动反应者更应采用人工气道管理；对小儿气道管理，需熟知儿童的解剖特征、儿童喉部大小及儿科特殊器材的相关知识。

3）脊柱脊髓的完好保护是关键而重要的创伤处理原则。所有患者都应考虑有脊柱骨折，除非已证明没有骨折。在现场搬运或院前途中，医务人员应使用硬质脊柱板和颈托固定患者颈椎。在对患者气道进行操作时需要持续保护颈椎，以防潜在颈椎骨折导致或加重脊髓损伤。在评估和保持气道通畅时应防止过度搬动颈椎、头颈部过伸、弯曲和旋转；对创伤患者应高度怀疑伴有颈椎损伤，应减少颈椎活动；单纯神经系统检查并不能排除颈椎骨折的诊断，应持续使用适当的颈椎制动装置来保护患者的脊髓；如果必须暂时去除颈椎保护装置（如经口气管插管和环甲膜切开术时），应由一名医务人员手法稳定患者头颈部在一直线上；颈椎制动装置只有在排除颈椎损伤后才可去除；到达医院后，一旦排除威胁患者生命的情况，应进行放射学检查以证实或排除颈椎损伤；对于多系统创伤，特别是意识障碍或锁骨以上钝性创伤患者应假定其存在颈椎损伤。

4）这些措施都在于快速识别气道损害并保持呼吸道通畅。对潜在的、渐进性气道阻塞的正确识别也同样重要。这就需要反复进行气道评估以识别和处理那些丧失有效通气能力的患者。

（2）呼吸和通气（B——breathing and ventilation）。判断气道开放以后，最主要的就是对患者胸部的评估以确认是否具有足够的呼吸和通气。强调监测氧饱和度，正常的体格检查结果加上良好的手指氧饱和度是创伤患者足够呼吸的保证。

1）单纯维持气道通畅并不能保证有效通气。充足的气体交换必须要有最大限度的氧供和 CO_2 排出。有效通气依赖于肺、胸廓和膈肌的功能，每一项都必须快速评估。

2）充分暴露患者胸部，观察胸廓运动、胸廓是否对称，听诊呼吸音；望诊和触诊可发现导致通气障碍的胸壁损伤；在嘈杂的现场复苏环境中，胸部叩诊难以实施且结果不可靠。

3）特别注意辨别有无致命威胁的四种胸部严重创伤：①张力性气胸；②开放性气胸；③大量血胸；④伴肺挫伤的连枷胸。这些胸部创伤短时间就可能导致通气障碍，应在初步评估中检出并及时处理。单纯气胸或血胸、肋骨骨折、肺挫伤对肺通气影响相对较小，通常在再次评估中明确诊断。

在对伤情不稳定的患者进行影像学检查前，需要首先鉴别和迅速诊断出上述四种严重胸部损伤。胸壁望诊发现有穿透胸壁的伤口可能表示存在开放性气胸。胸壁触诊应注意胸廓运动的不对称、骨折、捻发音、不稳定的肋骨移动（如连枷胸）等，这些都提示特定的胸部创伤；检查颈部，气管的偏移和颈静脉扩张可见于张力性气胸。胸壁的叩诊闻及过清音或浊音，分别提示存在张力性气胸或大量血胸。听诊闻及双侧对称的呼吸音非常重要，呼吸音消失或减弱提示同侧气胸或血胸；在气管插管的患者中，左侧呼吸音消失提示插管过深进入右主支气管。

（3）控制出血，维持有效循环（C——circulation with hemorrhage control）。循环方面包括血容量、心输出量和出血三方面情况。

1）血容量和心输出量。出血是创伤后可避免死亡的主要原因，必须快速准确地进行血流动力学评估。创伤后低血压应考虑血容量不足，除非证明存在其他原因；对患者意识状态、皮肤颜色和脉搏等重要指标的临床观察，在数秒内即可提示重要的信息。

①意识水平。循环血容量降低后，脑灌注严重不足导致患者意识水平改变。但意识清醒的患者也可能存在血容量不足。

②皮肤颜色。皮肤颜色能帮助评估是否存在血容量不足；血容量不足常表现为面色青灰、指端苍白；皮肤颜色特别是面部和指端肤色红润，罕有提示严重血容量不足。

③脉搏。典型的脉搏搏动测量部位是中央大动脉（股动脉、颈动脉），评估双侧搏动节律、频率和强度。未使用 β 受体阻断剂的患者出现规则、缓慢而有力的搏动常提示血容量正常；丝状速脉是典型的低血容量的指征，但也不能除外其他原因所致的可能。脉搏正常并不能保证血容量正常，脉率不正常却能提示其存在心功能异常。非局部原因的大动脉搏动消失是立即实施复苏以恢复血容量和维持有效心输出量的指征。

2）出血。在初步评估时，应辨别和控制外出血。手指压迫止血是最直接的止血方法，也可用充气夹板止血；严重出血时只采用压脉带止血是不够的；而使用止血钳又会造成神经和血管损伤；隐性出血的主要部位有胸部、腹部、腹膜后、盆腔和长干骨。

最重要的是判断有无休克的发生。创伤患者最常见的休克是出血性休克（低血容量性休克），其他类型的休克也可能发生，需加以鉴别，如：心源性休克常发生于陈旧性或创伤引起的心肌梗死、胸部创伤导致的心肌损伤（心脏穿透伤可引起心室破裂，尤其是左心室破裂，或冠状动脉横断伤），心源性休克最常见的表现有胸闷不适、肺水肿、心电图异常。阻塞性休克包括张力性气胸和心脏压塞，这类休克往往在创伤患者急诊救治中被忽视，阻塞性休克的患者泵功能和血容量基本正常，但由于机械性梗阻，心脏没有足够的心输出量，如张力性气胸引起纵隔扑动使腔静脉扭曲导致静脉回流受阻。神经源性休克通常发生于急性脊髓损伤导致交感紧张引起血压下降。

（4）功能障碍 / 神经系统评估（D——disablity/neurologic status）。

1）快速神经系统评估应放在初级评估后期进行，包括患者神志意识状态、瞳孔大小和对光反射、眼球同向运动障碍、脊髓损伤平面。这些快速的检查可以初步判定特定的颅内损伤，从而需要神经外科手术治疗。

2）GCS 是判断意识水平的简洁方法，可预测患者预后，特别是那些运动反应好的患者。如果初检未进行 GCS 评估，在再次检查时应更充分、详尽地进行评估。GCS 最高评分 15 分，最低评分 3 分，如表 6-2-1 所示。

表 6-2-1　GCS 评分

分值	睁眼反应	言语反应	运动反应
6			按指令运动
5		定位准确，能对答	刺痛时能定位
4	自主睁眼	含糊对答	刺痛时肢体回缩
3	呼之睁眼	胡言乱语，不能对答	刺痛时双上肢异常屈曲
2	刺痛睁眼	能发音，无语言	刺痛时四肢异常伸展
1	不能睁眼	无语言	无反应

所有 GCS 评分 ≤ 8 分者，都需要立即气管插管以保持气道通畅，而且插管对因缺氧造成继发性脑损伤的患者有很好的治疗效果，也能因轻度过度换气而降低颅压。如果患者在入院前已行气管插管，就不能进行语言反应监测，故其 GCS 最高分为 11 分。

3）意识水平降低提示大脑氧供不足、血流灌注降低或大脑损伤。一旦意识改变，应迅速再评估患者的氧供、通气和灌注状况。排除血容量不足、酒精、麻醉药、其他药物等可使患者意识状况改变的因素后，考虑中枢神经系统损伤。

所有创伤患者都应检查瞳孔的对称性和对光反应。一侧瞳孔持续散大，伴对侧肢体偏瘫，或去脑强直姿势，提示小脑天幕疝。常伴高血压、心动过缓、呼吸深而慢不规则（即库欣三联征）。如 GCS<12 分，有定位体征，或有其他脑疝的依据即需神经外科急诊处理。

（5）暴露 / 环境控制（E——exposure/environmental control）。

去除患者衣物完全暴露，以便发现明显的外部损伤。评估完成之后，应尽快给患者盖上热毛毯或者外部加温设施以防止或治疗低体温。静脉输液前应将液体加热，保持环境温暖（室温）。保证患者温暖比让医护人员感到舒适更为重要。需要注意的是进行性出血的创伤患者可能会变为低体温，对于这些患者维持体温的最好方式就是止血。努力防止低体温和对患者进行复温与初步评估的其他内容和复苏同样重要。

二、灾害现场救治

严重创伤患者在现场时间越长，将丢失越多宝贵的救命时间。因此，除复杂救援外，现场时间应在 10 分钟内。大多数创伤患者（85%~90%）伤情不严重，不需要快速包扎和立即转运；约 10%~15% 创伤患者伤情严重，需要快速包扎和立即转运。对严重创伤患者，时间不应浪费在一些没有太大用途的过程上，现场时间应在 5 分钟内，符合"黄金 10 分钟"（golden 10 minutes）原则。

（一）现场评估

现场评估包括损伤机制、环境因素、现场存在的危险，最重要的是安全性和形势。

1. 安全性

进入现场前，院前急救人员应首先评估现场的安全性，确保现场救援人员与伤员的安全。

（1）院前急救人员所进入的现场环境不能以其健康和生命冒险，否则，他们也会变成患者，例如，院前急救人员要依靠法律手段保证现场没有暴力和枪支的威胁。

（2）在保证急救人员安全的基础上，还应考虑是否威胁到创伤患者的安全。

（3）事故现场可能会存在包括交通、滑落的电线、有毒物质、有害的环境因素等危险。如果在恐怖袭击事件现场，要高度警觉化学、生物或核污染等危险因素。

1）高速公路交通事故。在到达事故现场时，急救人员必须观察现场可能存在的危险（如过路车辆、危险物品、电线等）；可能时，救护车停放位置应该与交通事故现场成一定角度，为患者和急救人员创造一安全地带。

2）暴力犯罪。初次损伤后，暴力犯罪现场通常仍不安全。尽管需要尽快到达和解救受害者，但在警察解救受害人员前，急救人员不能进入犯罪现场。

3）危险物品的暴露。在可能有任何危险物品暴露的情况下，急救人员应在事故现场的上坡或上风口的安全处。进入现场前，应该佩戴高级防护装备。现场分为三个区域：热区是危险区域；温区是患者被转移进行急救稳定的区域；冷区是车辆停放和转运前进行最后稳定的区域。在未接触患者前，需要启动专业防化队伍。在所有情况下，为避免有毒物进一步扩散到其他患者和医务人员，在到达医院前必须充分清除受害者的污染。

（4）在所有创伤事件中，最明显的是出血，血液和体液中或许带有肝炎病毒和人类免疫缺陷病毒。因此，在与创伤患者的接触中，医务人员都应采取相应的防护措施。如戴手套、口罩、护目镜，穿工作服等，在处理尖锐物品（如粘有患者血液和体液的针头）时应特别小心，防止划伤自己。

2. 现场环境评估

现场评估的第二个组成部分就是对环境进行评估。院前急救人员要考虑以下因素：

（1）迅速接近伤员，明确伤员数量及其年龄。

（2）对特殊救援人员和设备的需求（如电力公司、中毒急救）。

（3）需要额外的院前急救小组增援，包括启用空中急救直升飞机。

（4）需要外科医师到达现场拣伤分类。

（5）还应考虑到急性疾病（如急性心肌梗死或脑血管意外）发生后引起的摔伤。在事故现场，院前急救人员实际上是急诊医师和外科医师的"眼睛和耳朵"，需对致伤机制作出判断。

3. 评估事故暴力与损伤机制

对致伤机制的深刻理解有助于评估患者的损伤严重度。如机动车事故现场，院前急救人员还应分析碰撞类型（前面、后面、侧面相撞等）、机动车受损程度；伤员在车祸时的位置、是否被卡在车内、是否使用解救工具等都是有价值的信息。对于穿透伤，致伤物或武器的大小口径、袭击者的距离等都需要估计。

（二）初步伤情评估与复苏

在现场评估后，院前急救人员进行初步伤情评估，发现威胁生命的损伤时，应同时进行复苏，即复苏和初步检查同步进行。辨别和处理威胁生命的情况，识别心脏骤停：①决定是否启动心肺复苏（cardio-pulmonary resuscitation，CPR）；②特殊情况评估，如可能影响决定或复苏过程的低温或原发基础疾病。按照 A—B—C—D—E 程序评估，其许多步骤是能够同时进行的。院前 EMS 人员发明的"边走边治疗"理念，一旦发现威胁生命的情况，治疗也随之开始。

1. 开放气道

对于所有患者，只要有呼吸道阻塞的潜在危险，都应注意保护气道。

（1）最为优先的是气道的管理，同时手法保持颈椎固定。现场急救时，一名急救人员固定患者头颈部，另一急救人员进行气道评估和处理。

（2）采用没有头部倾斜的仰头提颏法和双手托下颌法作为初步措施足够打开气道。

（3）检查并用吸引器吸出或手指清除口腔、上呼吸道内的阻塞物（分泌物、黏膜、血液、呕吐物、假牙、骨碎片、异物等），保持气道通畅。

（4）如果患者无意识并伴咽反射消失，需放置口咽通气道暂时维持呼吸；对于机械因素、通气障碍或因意识不清存在气道阻塞危险、无力维持气道完全开放的患者需建立确定性气道（即气管插管）。①如果能够插管，确定导管的适当位置，并妥善固定导管；②如果不能插管，确定使用基本手法通气的有效性：如果通气充分（胸廓起伏），继续基本手法通气；如果通气不充分，由经过正规培训有资格的急救人员施行环甲膜切开术，否则启动迅速转运并继续尝试基本手法通气。

2. 通气支持与给氧

（1）所有创伤患者都应给氧，如没有气管插管，可通过面罩实现最佳供氧。脉搏血氧仪的使用对于监测氧饱和度是很有价值的。对于气管插管机械通气支持的患者，人工通气频率 12~16 次 / 分，尽快使用纯氧通气。通气支持、供氧维持 $SpO_2 \geqslant 95\%$。

（2）检查张力性气胸，张力性气胸将导致通气和循环的急性严重功能障碍。体征包括：单侧或双侧呼吸音降低，肺顺应性降低或恶化（尤其正压通气者），气管偏移，皮下气肿；一旦怀疑，必须及时行胸腔穿刺减压，通常使用 14# 以上导管针在锁骨中线第 2 肋间隙进行穿刺，如果有大量的气体从套管中逸出，则证实张力性气胸诊断，应立即行胸腔闭式引流进行确定性治疗。

（3）胸部穿透伤，尤其当胸壁伤口大于气管直径的三分之二时，会引起开放性气胸或称为"胸部吸吮伤口"，应立即用无菌敷料封闭胸部伤口，敷料三边用胶布与皮肤密切粘贴，第四边保持开放，从而形成一浮动瓣以便胸腔内存留的空气排出，可有效防止转变为张力性气胸，及时行胸腔闭式引流进行确定性治疗。

（4）对于连枷胸和怀疑肺挫伤者，现场和院前应予以给氧和通气支持，维持 $SpO_2 \geqslant 95\%$；如果患者通气不足，需要气管插管和辅助通气。

3. 控制出血，维持有效循环

对于失血性休克的最好处理方法就是找到出血部位，立即采用一切方法阻止继续出血（即立即止血）。

（1）控制严重的外出血，大多数创伤出血可以通过直接加压方式控制。如果人力有限，可以使用加压纱布和弹力绷带包扎止血，加压的同时不阻断血液循环；在没有明显的肢体骨折时，还可抬高患肢在腋窝或腹股沟动脉处加压止血；止血带仅在不得已时使用，如在肢体爆炸伤时使用。

（2）尽管输入晶体液或血浆对于补充血容量非常重要，但是对于胸、腹腔内出血通常需要手术止血，无法在现场控制出血，需要快速转运到能获得确定性手术救治的医疗机构。

对于伤口的直接压迫和静脉输液的干预不能取代快速转运到专门的机构接受及时的手术治疗。

（3）心电监护，对所有创伤患者都重要。心律异常，包括难以解释的心动过速、房颤、室性早搏、ST 段改变，提示钝性心脏损伤可能。无脉搏心电活动（pulseless electrical activity，PEA）提示心脏压塞、张力性气胸和 / 或极度血容量不足。当存在心动过缓、差异传导和早搏时，应考虑缺氧和灌注不足的可能。体温过低也可能引起上述心电节律的异常。室颤给予至少三次心脏电除颤（200 J，300 J，360 J）；注意有组织的心电节律出现（无脉搏心电活动），这预示具有很大逆转的可能性。

（4）创伤性呼吸心脏骤停（traumatic cardiopulmonary arrest，TCPA）。对于创

伤导致的 TCPA 要给予特别重视。与由于心肌梗死引起的呼吸心搏骤停不同，大多数已无生命体征的创伤患者存在严重的缺氧情况，CPR、除颤、输注晶体液复苏等均不可缓解此情况，相反，会在转运途中带给患者更大的风险。

（三）复苏

在初步评估完成后，院前 EMS 人员需要对伤情是否"危重"做出判断（图 6-2-1）。因为现场初步伤情评估涉及"转运前处理"（treat as you go）的理念，对于有明确指征者，应予以气道处理、通气支持、控制外出血等处理。对于危重创伤患者，理想的现场时间应控制在 10 分钟或更短时间内。最重要的是快速将患者转运到最近的适宜的医院进行确定性救治。

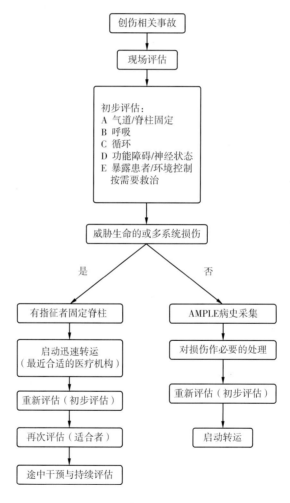

图 6-2-1　院前创伤急救流程

1.危重创伤患者的判断

危重创伤患者包括以下情况：

（1）威胁生命的气道阻塞。

（2）有下述通气障碍证据者：①呼吸频率过快或过慢；②缺氧（给氧情况下，$SpO_2 <95\%$）；③呼吸困难；④开放性气胸或连枷胸；⑤可疑气胸。

（3）明显的外出血或可疑内出血。

（4）神经系统异常：① GCS 评分 ≤ 13 分；②癫痫；③感觉或运动障碍。

（5）头、颈，或躯干、肢体肘 / 膝关节近段穿透性损伤。

（6）完全性或不完全性手指 / 脚趾离断。

（7）创伤患者伴有下述任何情况之一：①严重病史（冠心病、慢性阻塞性肺疾病、出血性疾病）；②年龄 >55 岁；③体温过低；④烧伤；⑤妊娠。

如果属于危重创伤患者，应当迅速稳定脊柱，搬运到交通工具上。时间不应浪费在用夹板固定具体的骨折，将这些危重创伤患者用约束带、颈托、头部固定装置固定在硬质长板（脊柱板），对于潜在的肌肉骨骼的损伤即可达到满意的制动固定。

在现场不可能给危重创伤患者提供确定性急救，做出转往最近合适的医疗机构的判断尤为重要。生命体征不稳定的创伤患者、符合特定解剖损伤标准的患者应该在有资质的创伤中心得到最好的救治。因此，应该制订操作指南以便院前 EMS 人员可以越过就近医院将危重创伤患者转送至就近适宜的医疗机构（创伤中心）救治。

2. 输液治疗

在医院内处理严重低血容量性休克，输注晶体液和血浆是两种最基本的治疗措施，但是现场和院前情况下输血不可能（要求冰冻和配型）。等张晶体液，如乳酸林格氏液或生理盐水（0.9% 氯化钠溶液），可用于进行容量复苏。尽管早期的研究显示高张盐水（7.5% 氯化钠）在现场或院前救治有益，但是几组 Meta 分析研究并未证实，与等张晶体液比较，高张盐水并未改善生存率。

在转运至接收医疗机构的途中，院前 EMS 人员应在患者前臂或肘前区域建立两条大口径的静脉通道（14G 或 16G），如果可能，输入预热的乳酸林格氏液或生理盐水（38.8 ℃）。院前液体复苏必须依据临床方案进行。如果怀疑患者有胸部、腹部或腹膜后未控制的出血，液体输注维持 SBP 在 80~90 mmHg（MAP 60~65 mmHg），以期不增加未控制的内出血风险，又保证生命器官灌注；如果怀疑中枢神经系统损伤（颅脑损伤或脊髓损伤），静脉输液速度应保持 SBP 在 90 mmHg；如果患者有明确的外出血所致的休克，而且出血已得到控制，需要立即快速输入 1~2 L 液体，维持正常的脉率和血压。如果患者再次出现低血压，应追加输液量维持 SBP 在 80~90 mmHg。

院前急救开始以来，院前急救人员就把建立静脉通道给予液体和药物作为一种治疗标准，认为院前输液是必要的治疗措施。目前院前静脉液体复苏存在争议，现有文献没有关于院前输液可显著提高生存率的报告。一项计算机模型研究提示只有在下述三个条件同时存在时院前静脉输液具有潜在的益处：①出血速度在 25~100 mL/min，②院前时间超过 30 分钟，③静脉输液速度大致等于出血速度。

Haut 等 2011 年在 *Annals of Surgery* 发表研究报告认为现场输液可能无益于创伤患者，多变量分析显示接受院前输液的患者更容易死亡，特别在穿透伤、严重颅脑伤和需要立即手术的创伤中尤为明显；对于钝性创伤患者院前液体治疗既无益也无害。Haut 等认为不宜提倡对所有创伤患者进行院前输液，院前液体治疗对其存活率没有帮助。造成院前静脉输液治疗危害的原理之一就是再出血。对于出血尚未控制的患者（如实质性脏器损伤或体内血管出血），在出血部位得到控制前，输液使血压升高会引起血凝块被冲开，发生再出血的危险。在现场建立静脉通道会增加急救现场逗留时间，对某些病例建立静脉通道时间会超过转运时间本身，因此，在现场建立静脉通道会延误转运至医院的时间致使急救延误。一般情况下，院前急救人员在现场停留不超过 10 分钟，应尽快将患者从现场搬至急救车。院前急救人员绝不能仅为了输液而耽误了患者的转运。

（四）创伤性呼吸心脏骤停与复苏

创伤性呼吸心脏骤停是指创伤引起的各种病理过程的最终结果，并不是一种独立的疾病。医生和创伤急救人员应有组织地进行 TCPA 患者的急救，以达到有效和合理的治疗与分拣。

1. 病因

TCPA 患者的成功复苏需要对特别危及生命的病程的确定和干预。要做到这一点，掌握可导致 TCPA 的原因十分重要。

（1）气道：呼吸功能损害是伤后立即 TCPA 的最常见原因。必须寻找并处理以下因素：①舌或会厌的堵塞：语言损失（头部创伤、缺氧、药物所致的中枢神经系统功能异常）；面部骨折。②异物堵塞（特别考虑血液、脱落牙齿或软组织和呕吐物）。③创伤性喉 / 气管断裂。

（2）呼吸：即使上呼吸道正常，气体交换不足也会很快导致死亡。病因如下：①呼吸动力消失：可由于严重头颅损伤；高位脊髓损伤（膈神经根受损）；毒物、药物、酒精引起的中枢神经系统抑制。②机械功能异常：张力性气胸；大量气胸或双侧开放性气胸（吸吮性胸伤）；连枷胸；胸部撞击或挤压；膈肌破裂；大量血胸。③其他：溺水；全身性中毒（包括药物、酒精、一氧化碳和吸入烟雾导致的氰化物中毒）。

（3）循环：生命器官氧合血供应不足同样很快引起临床症状恶化。主要因素有：①严重出血：外出血；胸腔内出血（包括大血管破裂）；腹腔内出血；骨盆或腹膜后出血（骨盆骨折）；多发性长骨骨折；非颅内出血（小于一岁患儿除外）。②血流受阻（静脉血回心受阻）：张力性气胸；心脏压塞。③心肌功能异常：心肌挫伤；心脏破裂；心肌梗死和缺血；心律失常，如电休克，心震荡伤（胸部受高能量流冲击），低氧血症或全身性缺血（即失血性休克）。

总之，院前急救人员应接受培训，以识别可治疗的导致院前 TCPA 的三种最常见原因：气道阻塞，通气不足或低氧血症，张力性气胸。

2. 判断存活概率

TCPA 的预后极差，现有资料报告其总存活率为 0~18%。

（1）穿透伤所致 TCPA 患者存活概率比钝性伤大。①戳刺伤所致 TCPA 存活率（15%~40%）比枪伤高（7%~17%）。经过积极院前急救和创伤外科手术，心脏戳刺伤后 TCPA 存活率可达 40%。②在 EMS 到达前发生 TCPA 的患者，生还概率大大减少。③及时发现并快速处理心脏压塞是改善结局的积极影响因素。

（2）钝性创伤后 TCPA 患者生还的概率极小（0~3%）。①院前急救人员发现的 TCPA，且任何无生命迹象（无自主运动或呼吸，无瞳孔反射，无心电活动）的患者存活概率渺茫。这些情况不是院前心肺复苏的指征。②在无脉搏和呼吸，而有某些生命迹象存在（眼球运动、瞳孔反应、角膜反射、规则的心电节律）的患者存活率 2%~3%。因为积极干预（如气管插管、通气、解除张力性气胸、容量复苏）偶有长期存活者，因此应努力尝试复苏。到达医院时仍持续无脉搏患者（尤其心脏停搏）注定死亡，没有进一步心肺复苏的必要。③在 EMS 到达现场后至到达医院前病情恶化导致的 TCPA 患者预后也极差，但应全力抢救。一些研究认为院前发生的钝性创伤后 TCPA 患者急诊室剖胸探查术无益。

3. 尝试性复苏的标准

对所有严重钝性或穿透性创伤导致的 TCPA 患者都应尝试复苏，以下情况除外：①明显不能生还的损伤（如断头、胸腔内脏器脱落）；②无生命迹象（无呼吸运动、无瞳孔反射或眼睛运动、深压痛刺激无反应、无心电活动）；③在正常体温情况下，无脉搏以及窒息者明确抢救无效时间大于 10 分钟（如长时间受困危险现场）；④尸僵。

4. 特殊情况

（1）电击或雷击。这种心搏停止常由心律失常引起，且常常可逆转，因此，都应积极复苏，在遇到电事故造成的多发灾害时，应优先抢救心搏停止者。

（2）溺水或上吊。这种心搏停止常由窒息所致。除应实施适当的创伤急救（如脊柱固定）外，应按内科性呼吸心脏骤停复苏。溺水患者还应考虑低体温。

（3）低体温。低体温（中心温度小于 35 ℃）可来源于创伤事故，也可导致创伤事故。低体温情况下，检测生命体征困难。除非存在明显不能生还的损伤（如断头、胸腔脏器脱落），对极低体温患者应该在复苏停止前积极进行中心复温。

（4）内科疾病引起的呼吸心脏骤停。应特别注意识别内科疾病导致的呼吸心脏骤停，如驾驶员因发生室颤导致的车祸。除非有足够证据提示为致死性损伤，否则应与内科疾病导致的呼吸心脏骤停一样值得复苏。

（五）创伤院前急救"黄金原则"

为使创伤患者有最大的生存机会，必须有最佳的院前急救，即院前创伤急救黄金原则（golden principle）。如果院前急救人员单纯"拉起就跑"（scoop and run），则忽视了对创伤患者在转运至医院途中的生命支持。现代院前急救包括以下三个方面：①迅速作出有无威胁生命的损伤的判断；②进行关键的现场处置：呼吸道管理、通气支持和供氧、控制外出血等；③迅速将患者转运至最近的合适的医疗机构。

院前创伤生命支持（prehospital trauma life support，PHTLS），对院前创伤急救概括出 14 条"黄金原则"（golden principles of prehospital trauma care）：

（1）确保开展院前创伤急救人员和患者的安全。

（2）评估现场情况，以确定是否需要其他部门的协作。

（3）弄清造成损伤的力学机制。

（4）运用初步评估路径确定威胁生命的损伤。

（5）在维持颈椎制动的同时做好气道管理。

（6）通气支持、供氧维持 $SpO_2 \geqslant 95\%$。

（7）控制任何明显的外出血。

（8）进行基本的抗休克治疗，包括恢复和维持正常体温、肌肉骨骼损伤的固定等。

（9）对于失代偿性休克（SBP<90 mmHg），考虑使用充气式抗休克裤。

（10）人工维持患者脊柱制动直至将患者固定在长的脊柱板上。

（11）对于严重创伤患者，应在到达现场后 10 分钟内开始转运，迅速将其转运至最近合适的医疗机构。

（12）在转运至医院途中进行复温和静脉输液。

（13）在危及生命的损伤得到控制或排除后，询问患者病史、进行再次评估检查。

（14）首要的是不能造成进一步损伤。

这种创伤急救路径已显示出能够改善创伤患者救治结局。Trinidad 和 Tobago 进行的研究表明，按照 PHTLS 创伤急救"黄金原则"培训院前急救人员、进行急救，死亡率降低了约 33%。

三、拣伤分类

拣伤分类（trauma triage）是根据灾害发生后，伤员数量、损伤严重度和资源可获得性将创伤患者分类的过程，或将优先处理的伤员归入专门的急救类型。拣伤分类的目的是要有选择性，以便将有限的医疗资源分配给最需要治疗的患者，恰当的拣伤分类应当保证将严重创伤患者转运至有能力救治的医疗机构，伤情较轻者可被转运至其他可提供相应治疗的医疗机构。当灾害伤亡人数超过现场急救人员或当地收治医院资源的能力时，分拣就非常必要。现场分拣开始于最早到达现场的人员，在具有丰富经验的人员到达后，应由他们进行现场分拣。

根据创伤患者对治疗和提供治疗的资源需求不同进行分拣。急救医疗的实施是根据 ABC 优先顺序而定，即颈椎保护下的气道通畅、呼吸、循环（包括控制出血）。

分拣还包括现场对创伤患者分类和决定转运至哪家医疗机构。院前急救人员及医疗主任负责决定将合适的患者转入最近最适宜的医院（图 6-2-2）。例如，在有创伤中心资格医院的情况下，院前急救人员将严重创伤患者转至非创伤中心的医院是不正确的。

（一）灾害类型

（1）多发灾害事故（multiple-patient incident）。在多发灾害事故中，创伤患者数量及其损伤严重程度不超过现场急救人员和当地收治医院的资源，要求对所有创伤患者都予以处理和转运，分拣重在确定每个患者需要优先处理的损伤。优先救治存在威胁生命的创伤和多系统损伤患者。

（2）大规模灾害事件（mass casualities incident）。在大规模灾害事件中，创伤患者数量和损伤严重程度往往超过了当地医疗机构和医务人员的救治能力，需要其他地区的支援。在这种情况下，要求分拣出需要迅速处理和转运的可能挽回生命的危重患者。救治原则是在最短的时间内，以最少的人力物力，为最大生存希望的伤员提供医疗救治。

（二）原则

首先转运损伤最严重的患者。不过，在重大灾害事件情况下，通过对病情的持续监测，分拣必须是一个持续的过程。病情发生变化时，初期的分拣类别随之改变。

（三）现场分拣指南

创伤分拣人员必须了解损伤知识、损伤机制和共患病因素。在分拣决定过程中，需考虑以下问题（表 6-2-2）。

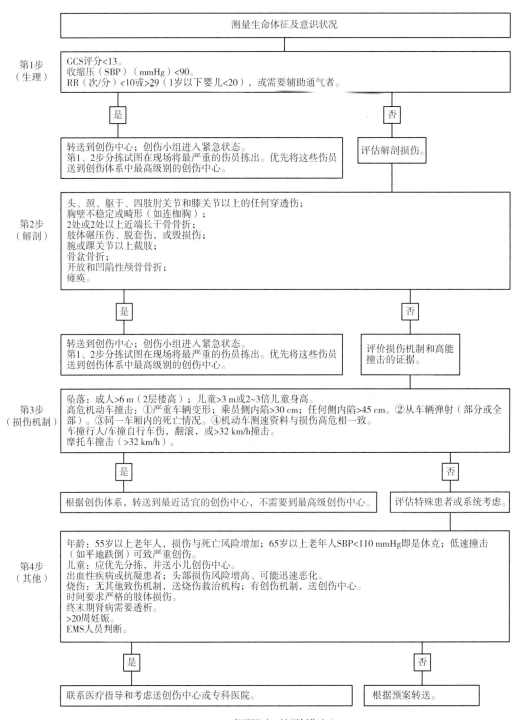

测量生命体征及意识状况

第1步
（生理）

GCS评分<13。
收缩压（SBP）（mmHg）<90。
RR（次/分）<10或29（1岁以下婴儿<20），或需要辅助通气者。

是   否

转送到创伤中心；创伤小组进入紧急状态。
第1、2步分拣试图在现场将最严重的伤员拣出。优先将这些伤员
送到创伤体系中最高级别的创伤中心。

评估解剖损伤。

第2步
（解剖）

头、颈、躯干、四肢肘关节和膝关节以上的任何穿透伤；
胸壁不稳定或畸形（如连枷胸）；
2处或2处以上近端长干骨折；
肢体碾压伤、脱套伤，或毁损伤；
腕或踝关节以上截肢；
骨盆骨折；
开放和凹陷性颅骨骨折；
瘫痪。

是   否

转送到创伤中心；创伤小组进入紧急状态。
第1、2步分拣试图在现场将最严重的伤员拣出。优先将这些伤员
送到创伤体系中最高级别的创伤中心。

评价损伤机制和高能
撞击的证据。

第3步
（损伤机制）

坠落：成人>6 m（2层楼高）；儿童>3 m或2~3倍儿童身高。
高危机动车撞击：①严重车辆变形；乘员侧内陷>30 cm；任何侧内陷>45 cm。②从车辆弹射（部分或全
部）。③同一车厢内的死亡情况。④机动车测速资料与损伤高危相一致。
车撞行人/车撞自行车伤，翻滚，或>32 km/h撞击。
摩托车撞击（>32 km/h）。

是   否

根据创伤体系，转送到最近适宜的创伤中心，不需要到最高级创伤中心。

评估特殊患者或系统考虑。

第4步
（其他）

年龄：55岁以上老年人，损伤与死亡风险增加；65岁以上老年人SBP<110 mmHg即是休克；低速撞击
（如平地跌倒）可致严重创伤。
儿童：应优先分拣，并送小儿创伤中心。
出血性疾病或抗凝患者；头部损伤风险增高、可能迅速恶化。
烧伤：无其他致伤机制，送烧伤救治机构；有创伤机制，送创伤中心。
时间要求严格的肢体损伤。
终末期肾病需要透析。
>20周妊娠。
EMS人员判断。

是   否

联系医疗指导和考虑送创伤中心或专科医院。

根据预案转送。

当可疑时，转到创伤中心

图 6-2-2　现场分拣决定分类表（field triage decision scheme）

转自：American College of Surgeon Committee on Trauma. ATLS®（10th edition）. 2018.

表 6-2-2　现场分拣指南

患者评估	**生理：** 　　脉搏 <60 或 >100 次 / 分； 　　呼吸 <10 或 >29 次 / 分； 　　收缩压 <90 mmHg； 　　GCS 评分 <13； 　　改良创伤评分（RTS）<12
	解剖： 　　穿透性头、颈、躯干或肘关节近端肢体损伤，或以下情况： 　　连枷胸； 　　两处或多处近端长骨骨折； 　　烧伤 >15% 体表面积，面部或呼吸道烧伤； 　　盆骨骨折； 　　瘫痪； 　　截肢
损伤机制	汽车内抛出； 同一车厢有死亡者； 营救时间 >20 分钟； 坠落高度 >6 m； 翻车事故； 高速机动车碰撞； 汽车 >9 km/h 撞击行人； 摩托车 >32 km/h 碰撞，或骑手从摩托车上摔下
既往或共 患病史	年龄 <5 岁或 >55 岁； 心脏或呼吸系统疾病； 糖尿病（特别是胰岛素使用者）； 肝硬化或肝脏疾病； 进展期癌症 / 恶性肿瘤； 病理性肥胖； 凝血异常或抗凝药物使用病史
其他问题	**患者状况潜在性衰竭；** **资源的可获得性：** 　　人员及训练水平； 　　设备和物资； 　　运输工具（地面和空中）； 　　车辆周转时间； **当地医疗机构和病床的可获得性：** 　　成人创伤中心及儿童创伤中心； 　　烧伤中心； 　　其他专科救治中心（如危险品暴露脱毒、产科、精神科）； **不断扩展的危害或环境危险**

（1）患者评估。初步评估往往可以辨别存在威胁生命的损伤。①异常生理征象强烈提示需要立即处理和转运到合适的医疗机构。②损伤解剖部位可推测是否需要紧急手术或专科急救。

（2）损伤机制。虽然损伤机制分析对提示是否需要立即手术或严密监护的价值不如解剖和生理指标，但可提高现场分拣的准确性。需要判断事故发生过程中受累暴力和传导的动能。

（3）伤前健康状况。伤前的健康状况列入分拣决定已被广泛接受。

（4）其他问题。在分拣决定时必须包括医疗和环境资源因素。

（四）现场分拣方法

至今，尚无普遍采用的创伤评分系统用于多发伤患者的医院外现场分拣。以下几种分拣方法可以帮助现场急救人员决定分拣。

1. 创伤分拣评分

已有几种创伤评分方法用于医院内和现场创伤患者损伤严重程度确定，如创伤指数（trauma index，TI）、创伤评分（trauma score，TS）及改良创伤评分（revised trauma score，RTS）、CRAMS 评分（包括循环 circulation，呼吸 respiration，腹部/胸部 abdominal/thoracic，运动 motor，语言 speech）、院前指数（prehospital index，PHI）等。然而，目前尚无一个现场伤员拣伤分类评分方法是公认的"金标准"。准确的创伤评分取决于诊断技能，但受到现场条件、患者中毒、严重损伤后生理代偿机制的限制。创伤评分倾向于综合考虑心血管系统、呼吸系统、中枢神经系统、损伤类型与部位、腹部检查等情况。

2. 简易分拣和快速处理系统

简易分拣和快速处理系统（simple triage and rapid treatment system，START）的唯一依据是临床表现，其方法简单，培训也简单。该系统的目的就是快速拣伤分类大量创伤患者，其核心就是评估四项生理指标（评估创伤患者的走动能力、呼吸功能、灌注情况和意识状况）。可以由无经验的人和急救人员进行拣伤分类。流程是将创伤患者分为四类：红色——立即转运（red：immediate）、黄色——延迟转运（yellow：delayed）、绿色——轻伤（可以行走的伤员）（green：minor injuries，walking wounded）、黑色——不可救治或死亡（black：unsalvageable or deceased）。

（1）如果创伤患者可以行走，则划归延迟转运类。

（2）如果创伤患者不能行走，需要评估呼吸功能：①如果 R ≥ 30 次/分，则划归立即转运类；②如果 R<30 次/分，则按（3）评估灌注情况。

（3）毛细血管充盈时间 ≥ 2 秒，则划归立即转运类，若 <2 秒，则按（4）评估

意识状况。

（4）如果创伤患者不能按医生的要求做出动作，则需要立即转运；若能按医生的要求做出动作，则可延迟转运。

3. 现场急救人员的判断

由于没有正式的创伤评分方法使用，要在短暂几分钟内将伤员分类，因此，所有拣伤分类方法大多是基于临床判断。现场急救人员的判断敏感，但对具有生命危险的创伤患者的辨别缺乏特异性。

（1）简明实用的分拣方法将伤员分为五大类型：①死亡或不可能存活的损伤；②非常危重的损伤（包括严重头部、胸部和腹部创伤），需要立即或紧急救治的伤员（需对危及生命的损伤进行紧急处理）；③严重创伤，可稍延后或急诊救治（在获得处理前可等待1~2小时或更长时间）；④轻伤或可步行者（在获得处理前可等待多个小时）；⑤濒死或即将死亡的伤员（基于当时大量伤员与有限资源，在灾害伤员流停止前暂不能抢救）。

（2）彩色条码分检标签（color-corded triage tag）标示分拣类别，用彩色条码分拣标签区别伤员损伤严重度类别和转运的需要：①黑色代表死亡或不可能存活（black for dead or nonsurvivable injuries）；②红色代表需要立即处理（red for immediate）；③黄色代表可稍延后处理（yellow for delayed）；④绿色代表轻伤（green for minimal）；⑤灰色代表濒死或即将死亡者（gray for expectant）。

4. 现场分拣系统

在ATLS中阐述的美国外科医师协会现场分拣系统，是一个更全面高级的分拣评分方案，在各国广泛使用（图6-2-2）。这一分拣决定描述了根据专门的生理学和损伤的解剖学指标将创伤患者转运到创伤中心的指征，同时评估了损伤机制和共患病因素，如适合标准，也可将患者转运至创伤中心，如果院前急救人员认为患者伤情严重，也应考虑将其转送至指定的创伤中心。

（五）分拣的局限性

所有分拣大多基于临床判断，短短几分钟要将伤员分类，经验是最重要的。分拣人员必须接受全面训练，具有鉴别和处理各种创伤（或辐射、化学、生物污染等灾害）的丰富经验。尽可能避免过度分拣（over triage）（将非危重的损伤分入立即处理类）和分拣不足（under triage）（将需立即处理的危重伤分入可稍延后救治类）。在大规模灾害情况下，这些分拣失误都会导致可预期的死亡率增加。分拣的实质是保证将严重创伤患者及时安全送达创伤中心。分拣受到诸多因素的影响，难以达到100%的准确分拣，高达50%的过度分拣是必要的，以使分拣不足的发生率降低到可接受的程度（10%）。

（1）过度分拣。现场急救小组高估了患者的损伤严重性而出现过度分拣。①过度分拣使不严重的创伤患者成为现存资源的潜在负担。②过度分拣可能妨碍其他严重创伤患者得到恰当的救治。

（2）分拣不足。现场急救小组低估了创伤患者的损伤严重性而出现分拣不足。①分拣不足可延误生命或肢体受到威胁的患者的急救和转运。②分拣不足可能导致有生命危险或复杂损伤的患者被送往缺乏恰当资源的医院。

（六）分拣注意事项与拣伤分类原则的应用

1. 分拣注意事项

大规模灾害的分拣不是一次实践，应在几个水平上进行，要求准确和可重复。

（1）分拣地点应远离灾害现场以避免次生灾害导致更多的人员伤亡，也应远离中心救护机构或医院以避免拥堵。

（2）最初由经验丰富的医助或护士实施现场分拣，尔后，如果伤员后送推迟，则由现场医师再分拣。到达医院则由熟悉医院资源（包括手术室收容能力）、经验丰富的外科医师进行。

（3）再次分拣将使分拣过程的正确率增加，确保将有限的医院资源只用于有需要立即救治的伤员。

（4）复苏区域和术前准备区域是再次分拣的主要地点。在大规模灾害资源缺乏的情况下，伤员被分入预期死亡类，而一旦手术室资源变为可获得，且无其他伤员到达时，这类伤员就可变为迅速处理类。这只是强调反复分拣必要性的种种可能的情况之一。

2. 拣伤分类原则在不同灾害事件情况下的应用

伤员拣伤分类原则可能需要根据患者数量进行调整，包括多发灾害和大规模灾害情况时的伤员拣伤分类。

（1）单个患者（single patient）。拣伤分类单个创伤患者相对直接、简单。院前急救人员根据当地创伤急救体系相应伤员拣伤分类标准对伤员进行评估，如果符合严重创伤伤员标准，则转运至最近的创伤中心救治。

（2）多发灾害（multiple casualties）。在多发灾害情况下，例如在同一交通事故现场许多受累车辆，伤员拣伤分类的基本原则是一样的，但现场必须确定哪些是需要优先转运的伤员。根据现场拣伤分类标准确定的严重创伤患者比伤情较轻者更具有优先转运权。只要创伤中心有足够的能力有效救治伤员，所有的严重创伤患者都应转送到创伤中心；如果超出了当地创伤中心的收治极限，相对轻一些的伤员需转运至其他创伤中心。

（3）大规模灾害（mass casualties）。这种情况下，伤员拣伤分类原则不同于单个患者或多发灾害。①大规模灾害时，有资质的创伤中心和当地的创伤急救体系往往超负荷运转。这时的医疗资源无法满足大规模伤员救治的需要，优先转运和治疗重点则是生存概率最高的伤员，而非伤情最严重的伤员。一个将耗费大量医疗资源的严重创伤患者，在这种情况下就成为低优先权的患者，尽管这个伤员仍有机会获救，但是救治的重点已是那些能从先进的医疗救治中获得最大生存希望的患者。这个原则能为最多的伤员提供最大的生存机会。②大规模灾害情况下，现场伤员拣伤分类可能是最难以进行的，因为在信息量非常有限的情况下需要在数量和质量之间做出选择。通常需要经验丰富、训练有素的人员现场作出伤员拣伤分类的决定。医生是最有能力做出此决定的人，但是，如果医生是唯一到达现场的救治医师时，则应先指导伤员救治，拣伤分类由其他人员进行。根据拣伤分类标准，按照损伤严重度和存活的可能性进行相应治疗。

（4）灾难处置（disaster management）。恐怖袭击如"911恐怖袭击事件"使得所有的医务人员明白其必须成为训练有素的救援人员。应对灾难，无论是自然的还是人为的，都需要医疗急救人员、医院、消防、警察以及公务人员协调配合开展有效的救援工作。在危机环境中，只有通过正确的领导和指挥才能使各个部门配合默契。对灾害现场的评估能力依赖于良好的组织结构，使信息畅通和进行现场重要决策，这需要相关人员进行伤害控制、展开消防及救援工作、疏导群众。

1970年，美国林业部消防处（The Fire Service of the US Department of Forestry）调整了应对突发事件的指挥和管理系统。在这个指挥管理框架下，集中的灾难应急领导小组可以对灾难现场所有的资源进行指挥和控制，灾难现场的信息在控制中心得到及时处理，并作出如何进行最佳救援工作的决定。灾害事件控制中心由7个重要部分组成，如果灾难事件范围很小，一个人就可完成这7项工作，随着灾害范围的不断扩大，则需要更多的人员来完成。指挥者对整个灾难的救援和重建负责，下属7个部门及其领导分别是：具体实施部门、后勤保障部门、计划部门、财政部门、安全部门、信息部门及联络部门。每个部门领导都具有各自明确的权限和责任。连续不断的现场信息传输到指挥中心，才能保证指挥中心制订计划、指导救援与重建工作，只有这样，有限的资源和关键的人员才能发挥最大效益。

灾难现场通常分为以下几个区域：

①地面0区域（ground zero）。地面0区域是开展消防和救援工作的灾难核心区域，EMS人员和其他非必须人员禁止进入该区域。现场解救出来的受害者送至EMS区域。

②初步接收区域（primary casualty receiving area）。初步接收区域是EMS所在区域，将从现场解救出来的伤亡人员送达该区域，由EMS人员进行拣伤分类，并进行初期救治，然后将伤员转送医院或转至稍远的接收区域再进行最后的拣伤分类与转运。

③稍远的接收区域（distant casualty receiving area）。稍远的接收区域为伤员提供更加安全的环境。这种流水式的创伤患者转运有助于防止初步分拣区域的伤员爆满。初步接收区域进行伤员转运时必须为严重伤员的转运留有余地，因此，出现了不同层面的拣伤分类。在稍远的接收区域应设立临时停尸房。

④通常情况下，成批伤员，能行走者转运至最近的医疗机构集中。医疗机构应在急诊室前面建立一个拣伤分类区域以便分流和处理这些创伤患者。

⑤外围区域（outer perimeter）。外围区域是灾难现场的最后一个区域，警察只允许必要的人员进入灾难现场，进行人员和交通管制确保现场安全，同时保证救护车辆快速进入和离开事发现场。

第三节 各部位创伤的急救

一、颅脑创伤

颅脑创伤是外力作用于头部，导致头皮、颅骨及颅内脑组织发生的损伤，颅脑创伤是各类创伤中死亡率、致残率最高的创伤，而在急性颅脑损伤中，特重型伤的死亡率和致残率则更高。

（一）评估

1. 基础评估

（1）生命体征变化。动态监测意识、脉搏、呼吸、血压和体温，对急性颅脑创伤判断极其重要。颅脑损伤后立即出现血压持续性下降，考虑合并严重多发伤可能。若颅脑创伤后逐渐出现脉搏缓慢而有力、呼吸缓慢，同时伴血压进行性升高，特别是收缩压升高，则为急性颅内压增高的临床表现。

（2）头部损伤情况。根据头部损伤的部位、大小、性质（如擦伤、挫伤、血肿、裂伤、撕脱伤等）可以推断着力点的部位、外力的性质；根据"七窍出血"、乳突、颈部软组织等处有无瘀斑、肿胀、出血和脑脊液外漏，可以判断有无颅底骨折。对于开放性颅脑损伤，注意伤口有无活动性出血及污染、碎骨折片等异物存留，有无脑组织外溢。

（3）全身检查。颅脑损伤常合并其他部位的损伤。应注意检查有无多部位损伤，有无颈椎骨折，有无胸腹腔损伤伴内脏破裂大出血可能。

2. 症状体征评估

（1）意识状态。根据患者对语言、疼痛刺激的反应，以及生理反射、生命体征等指标，可将意识分为五级：嗜睡、昏睡、浅昏迷、中昏迷、深昏迷。颅脑创伤后意识障碍的临床分级依据患者的睁眼、语言及运动的三项不同反应，采用GCS评分，以检查所得的记分相加的总和来判断患者的昏迷程度或伤情的轻重程度，总分最高15分，最低3分，总分越高说明意识状态越趋正常。

（2）头痛、呕吐。脑震荡患者，主诉常为头痛，颅内压增高患者常伴有剧烈呕吐，多为喷射性。

（3）眼部征象。①瞳孔，重点观察瞳孔是否等大等圆、对光反射是否灵敏。②眼球运动，眼球是否能随检查者手势运动，是否有眼球震颤，视物是否清晰及有无视野缺失。

（4）神经系统局灶症状与体征。颈项强直、布鲁津斯基征阳性、凯尔尼格征阳性常表示蛛网膜下腔出血。

（5）脑疝。双侧瞳孔不等大。

（6）情绪。观察患者面部表情，通过交谈发现其情感反应与周围环境或刺激是否一致。

（7）语言与思维。通过与患者谈话的方式和内容，发现言词是否清楚，是否少言寡语、构音困难、谈吐迟钝、口吃、失语等。

3. 辅助检查

（1）测血糖。

（2）血氧饱和度监测。

（3）心电图检查。

（二）处置

1. 基本措施

（1）测量生命体征。

（2）优先处理。控制活动性外出血，维持呼吸道通畅，固定脊柱，高流量吸氧，注意保暖。

（3）多发伤患者，应分清轻重缓急，进行重点救治。

（4）观察病情变化，急救人员应当每5~10分钟评估一次。

（5）除颅脑损伤外，还要充分暴露患者，仔细检查头部以外的重要伤情并进行相应处治。

2. 对症处理

（1）基本创伤急救措施。气道管理、心肺复苏、伤口包扎止血、骨折固定、搬运。

（2）高级创伤急救措施。气管插管、建立静脉通路、输液、静脉用药。

3. 注意事项

（1）有耳漏或鼻漏者，保持外耳道或鼻孔周围清洁，严禁堵塞或冲洗耳道或鼻腔，采取半卧位，头部偏向伤侧，避免漏液逆流，导致颅内感染。

（2）昏迷颅脑创伤患者，因不能完成自主排尿，转送医院所需时间较长时，应留置导尿管。

（3）搬运上、下楼梯时，保持头部略高。

（4）车辆行驶过程中，车速要平稳，不要紧急刹车和突然提速，患者要妥善固定，避免二次损伤。

（5）转运途中密切监测患者生命体征、意识状态、瞳孔变化等情况。

二、颌面部创伤

颌面部创伤对生命的威胁不如颅脑、胸腹等重要脏器伤严重和直接，但对咀嚼功能、面部外形及患者心理障碍的影响远远超过身体其他部位的损伤。

根据伤因分类，颌面部损伤可分为火器伤和非火器伤。按受伤部位可分为额、颞、眶、眶下、颧、鼻、耳、唇、颊、腮腺咬肌区、颏部等损伤。根据受损组织可分为软组织伤、硬组织伤和复合伤。根据伤型可分为闭合伤及开放伤。

（一）评估

1. 基础评估

（1）监测生命体征。

（2）全身检查。创伤常合并身体其他部位的损伤。应注意检查有无颌面部、四肢、脊柱与骨盆骨折，有无胸腹腔损伤伴内脏破裂大出血、广泛组织损伤等，在检查时要认真进行全身检查，以便了解有无其他合并伤。

2. 症状评估

（1）是否有活动性出血。

（2）损伤是否与窦腔相通。

（3）是否有骨折。

（4）是否有血凝块、血肿、脱落牙齿影响气道畅通。

3. 辅助检查

（1）心电图检查或心电监护。

（2）血氧饱和度监测。

（3）查血糖。

（二）处置

1. 基本措施

（1）保持呼吸道通畅。

（2）注意观察患者的全身情况，全面详细检查有无休克、窒息、大出血、颅脑及内脏损伤等。

（3）对由于血凝块、脱落的牙齿、分离的组织及颌骨骨折后组织移位等造成的呼吸道阻塞，应根据不同病因迅速处理。

2. 对症处理

（1）基本创伤急救措施。心肺复苏、伤口包扎止血、骨折固定。

（2）高级创伤急救措施。气管插管、胸腔闭式引流、建立静脉通路、静脉输液、抗休克用药等。

（3）预防和解除窒息。

（4）止血。指压法止血；包扎填塞加压止血；钳夹大血管留置血管钳固定后送医；外用、静脉止血药物的应用。

（5）预防创伤性休克。根据神志、呼吸、脉搏、血压和尿量等进行休克程度的判断。对休克的预防主要根据其成因，要保持足够的血容量，注意胶体与晶体的比例，保持呼吸道的通畅，保证氧的吸入，并注意保暖，防止感染的发生。

（6）包扎。加压包扎止血，暂时固定骨折，减少继发性出血。保护并缩小伤口，减少污染。可使用新型创面敷料和包扎材料，但包扎颈部伤口时，必须保证呼吸通畅。

（7）运送。运送伤者时应注意保持呼吸道通畅。一般伤员侧卧位或头偏一侧，防止舌后坠，预防窒息。运送过程中随时观察伤情变化。怀疑颈椎损伤者，应多人平直整体移动，注意头颈部及脊柱的固定。

3. 注意事项

（1）有耳漏或鼻漏者，应保持外耳道或鼻孔周围清洁，严禁堵塞或冲洗耳道或鼻腔，避免漏液逆流，导致颅内感染。

（2）口腔颌面创伤患者，要注意检查有无颅脑和颈部的损伤。

（3）担架搬运上、下楼梯时，确保伤者保持相对水平位或头部略高。

（4）车速要平稳，不要紧急刹车和突然提速，患者要妥善固定，避免二次损伤、减少痛苦。

（5）转运途中密切监测患者生命体征、意识状态、瞳孔等变化情况。

三、颈部创伤

颈部创伤常引起颈部软组织、颈椎、呼吸道等受损，颈部血肿压迫可导致呼吸道窒息，颈椎骨折引起截瘫、死亡等严重后果。

（一）快速评估

1. 基础评估

伤者受伤时的姿势、损伤发生时体位的变化，以及暴力的大小、作用方向和速度等均与脊柱损伤部位和程度有密切关系。损伤可以是直接暴力，也可以是间接暴力。损伤严重程度与暴力大小成正比，最常见的是头部撞击或坠落时站立式着地。

2. 症状评估

（1）持续背部疼痛，颈部活动障碍，但时常被其他伤势掩盖。

（2）腰背部肌肉痉挛，肢体瘫痪、肢体无力，不能翻身站立。

（3）感觉异常，四肢麻木。

（4）腹膜后血肿对自主神经的刺激，肠蠕动减慢，常出现腹胀、腹痛等症状。

（5）脊柱有压痛、触痛、明显畸形或伤口。

（6）合并脊髓损伤。感觉障碍，损伤平面以下的痛觉、温度觉、触觉、大小便失禁及运动减弱或消失。

（7）神经源性休克。低血压，皮肤颜色和温度正常、不正常的心动过缓。损伤节段以下表现为软瘫，反射消失。

（二）院前急救

1. 整体翻转

（1）救治器材：①脊柱板（铲式担架），适用于怀疑脊柱、脊髓损伤的患者。X线可穿透，也可以漂浮于水面，用于水上救生。②颈托，确保颈部的稳定和支撑。③头部固定器，限制头部运动的装置。④约束带，头部约束带固定头、颈部，使受损部位的危险系数降至最低。躯体约束带固定躯体，使其在搬运、呕吐中能保证伤者全身的稳定。

（2）当进行脊柱固定限制其活动时，往往需要适当的物品填充，维持患者颈椎和腰椎的稳定。

（3）6种徒手固定头部的方法：①头背锁，适用于俯卧位时固定头部手法。②头锁，适用于仰卧位时头部稳定手法。③双肩锁，适用于仰卧位时身体平移手法。④头肩锁，适用于身体翻转手法。⑤头胸锁，适用于仰卧位时换锁时的过渡手法。⑥胸背锁，适用于坐位固定头部及侧位时换锁的过渡手法。

（4）特殊情况：①密闭、狭窄空间：安全是最重要的。在狭窄密闭空间中，还可能面临窒息和有毒气体的威胁，需准备好氧气瓶、安全绳索等。快速解救，原则是防止脊柱大幅度地运动。②水上救援：患者在一条直线上移动，可将漂浮板或脊柱板放在患者身下，稳定好后从水中移出。③坐位：使用短脊柱板"解救套"或者有效固定的装置稳定患者颈椎和胸椎，再将伤者移动到脊柱板上。④车内的儿童：可将其放在安全座椅内固定，运送到医院。用毛巾或毯子填充头颈部空隙，用胶布固定，保持呼吸道畅通。若座位已损坏或儿童卡在一个内置座椅中，不能被移动或脱离，需对儿童先进行脊柱限制，再解除座椅，之后用手法将儿童转移到儿科脊柱固定设备上。⑤老年患者：用毛巾、毯子或枕头垫在老年患者与直板间的空隙处，防止不适。

2. 药物治疗

（1）脱水疗法。建立静脉通道，快速滴入 20% 甘露醇 250 mL，目的是减轻脊髓水肿。

（2）激素治疗。建立静脉通道，地塞米松 10~20 mg 静脉滴注。对缓解脊髓创伤性应激反应有一定意义，但现场不建议应用。

四、胸部创伤

胸部创伤是导致严重创伤患者死亡的重要因素，院前早期急救至关重要。由于胸部创伤院前伤情往往难以评估，以及因缺乏致命性胸部创伤的"典型"临床征象而常得不到及时处治，严重影响患者预后。

（一）院前快速评估

1. 采用 SAFE 路径开展院前急救

（1）呼喊 / 呼救（shout/call for help，S）。

（2）现场环境评估（assess the scene，A），确保现场救援人员与患者的安全。

（3）迅速接近患者，帮助脱离危险（free from danger，F）。

（4）评估伤亡情况（evaluate the casualty，E），是否需要院前急救人员和物资增援。

2. 院前伤情评估顺序

按照创伤急救 ABCDE 程序进行伤情评估：A 即气道（airway），在颈椎保护情况下维持患者气道通畅；B 即呼吸（breath），呼吸和通气；C 即循环（circulation），循环 / 控制出血；D 即功能障碍 / 神经状态（dysfunction）；E 即暴露患者 / 环境温度控制（exposure）。在颈椎稳定情况下评估气道、呼吸和循环，迅速辨别和处理危及生命的情况，如气道阻塞、张力性气胸、开放性气胸、大量血胸、连枷胸、双肺广泛挫伤等通气障碍；大出血、心脏压塞、心搏骤停，决定是否启动心肺复苏。通常情况下，严重通气障碍是比失血性休克更快的致死因素，更紧急，须尽快解除。但应特别注意，在灾难性致命性大量外出血时，快速控制外出血优先于气道处理。

3. 院前评估方法

（1）物理诊断方法。

1）望诊。在现场或院前评估时，望诊十分重要。包括：①呼吸频率和呼吸模式，这一指标通常是病情恶化的首要征象，需间隔一定时间后动态评估。②胸壁伤口，特别是开放性伤口或胸壁擦挫伤。③双侧胸廓活动是否对称、呼吸动度是否减弱，警惕反常呼吸的连枷胸。一侧胸壁饱满、膨隆伴呼吸动度减弱提示张力性气胸等，呼吸动度减弱也可由疼痛、气胸或血胸引起。④颈部伤口、皮下气肿或颈部肿胀，组织内积气导致的皮下组织肿胀提示气胸或纵隔气肿可能，颈部穿透伤可能伴气胸或血胸。⑤颈静脉怒张。⑥咯血可能是气管支气管损伤或严重的肺挫伤的表现，也可能是由面部损伤出血引起或鼻出血经咽部咯出。

2）触诊。包括：①肿胀。②捻发音提示皮下气肿。③胸壁压痛或骨折。④气管移位提示血胸、气胸或血气胸。⑤如果现场环境安静，有经验的医师应进行叩诊。⑥检查背部及腋窝，避免漏诊侧壁、后壁胸部创伤。

3）听诊。由于现场环境混乱和噪声，听诊往往很难进行。在噪声环境条件解除时，应在侧胸壁和腋前区听诊，避免对侧呼吸音传导造成误听。

（2）基本观察指标。动态评估和记录患者病情变化时的以下指标：①所有创伤患者都应记录：呼吸频率、脉搏和意识状态。②现场条件允许，则需增加 SaO_2 监测、血压测定、GCS 评分和心电图监测。

（3）收集和分析致伤机制。由于胸部创伤，特别是纵隔损伤可能没有明显的外部损伤，收集和分析致伤机制对指导后续评估和治疗非常必要，同时也可以提示腹部或骨盆等部位致命伤的存在可能。对于交通伤，记录仪记录撞击时的行驶速度，检查安全带、气囊或其他安全保护装置是否使用或打开，在事故发生时有无车辆或地面变形等。对于高处坠落伤，记录坠落高度及落地处地面情况，有无空中阻挡物。

（4）转运决定。及时决定是否需要立即将患者转送入院。胸部创伤伤情变化很快，除非院前人员训练有素、具有足够专业技能可以进行必要的干预，否则应尽快将患者转送入院。需综合分析致伤机制和现场到医院的时间以及转运方式等因素，决定在现场暴露患者进行伤情评估和处理还是快速转运到医院。

（5）伤情评估准确性的影响因素。现场伤情评估的准确性依据评估人员的经验不同而有所差异，现场救援第一目击者评估伤情的准确性肯定低于有经验的急救医师。根据急救技能实施需要，现场适当暴露患者身体利于伤情评估和现场干预。全面评估需要完全暴露患者身体，以便正确评估伤员前、后、左、右的损伤情况，同时注意避免低体温及受凉，因此不鼓励对患者进行不必要的暴露。

（二）院前急救

（1）一般处理。①颈椎保护下保持气道开放。采用没有头部倾斜的仰头提颏法和双手托下颌法打开气道，检查并吸引或用手指清除口腔及上呼吸道内的阻塞物（分泌物、黏膜、血液、呕吐物、义齿、骨碎片、异物等），保持气道通畅；如患者意识丧失并伴咽反射消失，需放置口咽通气道，暂时维持气道通畅；对于可能无力维持气道完全开放者，需气管插管。②给氧和通气支持。高流量面罩给氧（15 L/min），人工通气频率 12~16 次 / 分。③胸部伤口用厚敷料封闭、加压、包扎伤口。④连枷胸的暂时胸壁手法固定，维持 SpO_2>95%，如果出现严重呼吸困难，应给予气管插管、正压通气。⑤如果患者休克或多发伤，应立即转送入院，有条件下，转运途中行气管插管和静脉通道建立，现场急救人员在紧急转运前不应坐等医师和医疗支援的到来。转运路程远，应考虑用医疗直升机转运，或先将伤员及时转运至途中与医疗支援救护车对接，以节约宝贵的抢救时间。

（2）开放性气胸的处理采用消毒敷料封闭胸壁的开放伤口，将开放性气胸变为闭合性气胸，也可防止张力性气胸的发生，一旦出现张力性气胸征象，应及时开放覆盖的敷料减压。

（3）张力性气胸针刺减压排气。

（4）胸腔闭式引流。

（5）气管插管。

（6）液体通道。建立液体通道的主要目的是镇痛和必要的输液。在转运途中建立液体通道，以免延长现场滞留时间。遵循低压复苏原则，确保心脑肾重要器官的基本维持量，即扪及桡动脉搏动，大量液体输入对胸伤患者特别有害。

（7）镇痛。应该常规镇痛，镇痛的选择方式要取决于医师的技能水平。主要包括：①手法夹板固定或枕头维持体位；②静脉注射吗啡；③静脉注射氯胺酮；④儿童可经鼻腔使用二乙酰吗啡；⑤局部麻醉剂肋间神经阻滞等。

（8）体位。①侧卧位时，健侧向下，因为向上的 1/3 胸部通气 - 灌注最佳；气道内有积血或呕吐物则患侧向下。②单侧连枷胸，患侧卧位，可控制胸壁浮动和镇痛。③前壁型连枷胸，可手法稳定胸壁。④单纯胸伤、意识清楚、无颈部疼痛及其他部位明显疼痛或损伤者，最理想的体位是坐立位；平躺患者应避免长时间仰卧在平板床或铲式担架上。⑤致伤机制明确、无意识的胸部创伤患者需要全脊柱制动。

（三）其他

1. 儿童患者

（1）伤后短时间内，儿童对创伤有较好代偿，休克征象往往出现较晚；儿童常在胸壁创伤很轻甚至没有的情况下，有严重胸腔内损伤的可能，儿童肋骨骨折表明致伤暴力明显，可能存在严重胸伤。

（2）儿童单纯胸部创伤罕见，需注意有无多发伤。

（3）儿童肋间间隙窄，胸腔引流时需使用较小号的胸腔引流管，要求有更专业的医师，在院前急救现场，儿童胸部创伤很少有胸腔引流的指征。

2. 冲击伤

（1）任何爆炸致伤的患者均应转送至医院。

（2）没有鼓膜损害不能排除肺爆震伤。

（3）免于遭受爆炸碎片伤也不能排除肺爆震伤。

3. 异物存留

（1）刀或其他刺入胸部的穿透性物体应原位保留，不能随意拔除。

（2）转运过程中妥善固定异物，以防进一步移动。

（3）随心脏搏动的穿透性异物不能用绷带或纱垫包扎固定。

（4）休克、呼吸困难者可能因烦躁不安和意识模糊，有试图拔出插入胸部的锐器的可能，因此，搬运或转运途中须加倍小心和严密观察。

4. 心搏骤停

胸部创伤后，导致心搏骤停的潜在可逆因素有缺氧、低血容量、张力性气胸和心脏压塞，应针对这些因素进行相应处理及心肺复苏术。

（四）院前预警、院前院内交接

针对所有时间紧迫的严重胸部创伤或潜在严重胸部创伤患者的转运，院前急救人员均需要向接收医院的急诊室提前预警，通知具备处理这些创伤能力的专科医师到达急诊室待命，患者获得恰当的胸部创伤救治的专业技术支持时间可能会缩短。选择接收医院时，须考虑创伤中心。预警内容包括致伤机制、可疑损伤、目前的生命体征、已进行的处理、预计到达的时间等。

五、腹部创伤

腹部创伤的发生概率较胸部创伤更高，处理复杂，并发症多。腹腔内脏器分为实质脏器和空腔脏器，实质脏器损伤可导致严重的血流动力学状态不稳定，早期休克而死亡，空腔脏器损伤早期可能症状、体征隐匿，延迟的诊断处理可导致严重腹腔污染，带来后期感染性休克、脓毒症死亡的不良预后。

（一）院前快速评估

1. 采用 SAFE 路径开展院前急救

SAFE 路径包括：①呼喊 / 呼救（shout/call for help，S）；②现场环境评估（assess the scene，A），确保现场救援人员与患者的安全；③迅速接近患者，帮助脱离危险（free from danger，F）；④评估伤亡情况（evaluate the casualty，E），是否需要院前急救人员和物资增援。

2. 院前伤情评估顺序

可以根据患者整体情况灵活采用。

（1）可按照创伤急救 DR.ABCDE 程序进行伤情评估，DR.ABCDE 程序即：现场环境危险（danger，D）、意识（response，R）、气道（airway，A）、呼吸（breathing，B）、循环（circulation，C）、神经状态（disability，D）、专科检查（examination，E）。

（2）也可以快速地按照 CRASH-PLAN 顺序，即心脏（cardiac，C）、呼吸（respiratory，R）、腹部（abdomen，A）、脊柱（spine，S）、头部（head，H）、骨盆（pelvis，P）、四肢（limb，L）、动脉（arteries，A）、神经（nerves，N）检查患者。

（3）然后展开相关急救措施。院前救治评估中一般采用的检查顺序如下：呼吸、循环、意识、头部、颈部、胸部、腹部及骨盆（含盆腔脏器）、脊柱、四肢（感觉、运动、循环）、体表，这个评估顺序考虑到了检查的方便性和完整性，结合了生命体征指标和重点部位。在实际应用中，根据损伤的具体情况，可以选择重点部位重点检查，在院前和院内都可以按照这个顺序进行反复检查评估。

3. 院前评估方法

（1）物理诊断方法。

1）望诊。望诊是现场或院前评估时的基本内容，对诊断有重要提示作用。包括：①腹部是否膨隆，提示腹腔内脏损伤后积血积液量的大小，尤其在动态观察过程中膨隆出现并伴随休克加重提示活动性出血，但对于肥胖体型，可能观察困难，需要反复比较。②腹壁伤口或擦挫伤，左季肋部擦挫提示脾脏损伤，右季肋部挫伤提示肝脏损伤，中上腹部方向盘或安全带勒痕警惕胰腺十二指肠伤，下腹部伤痕警惕肠管损伤等。③腹壁是否完整，是否有腹内网膜或肠管脱出。

2）触诊。包括：①腹壁张力。②压痛反跳痛，实质脏器破裂出血不如空腔脏器破裂消化液泄漏导致的腹膜刺激症状重，后腹膜脏器损伤有深压痛。③压痛部位有助于损伤定位。

3）叩诊和听诊。在急救现场往往很难进行，且对伤情评估的价值相对有限。条件允许时再行检查，可进一步获得腹腔积液、肠鸣、腹部大动脉杂音等信息。

4）腹腔穿刺。如条件允许，可进行腹腔穿刺。但要注意肥胖患者或腹水量较少时穿刺结果可能为阴性，采用右季肋缘下穿刺点的阳性率较高。

（2）创伤重点超声评估（FAST）。FAST 是能够对腹部闭合性创伤患者进行初期评估的一种有效的方法，准确度高，比传统 B 超、CT 等检查用时更少，可以有效节约患者救治反应时间。FAST 可分别用于腹部、胸腔、血管、心包积液的探查，具有良好的穿透性和分辨率，对老年人、儿童、孕妇可以安全使用。

（3）收集和分析致伤机制。当没有明确的腹部体征时，详细了解分析致伤机制对诊断处理非常重要，不仅有助于判断具体的腹腔内脏器损伤及程度，还有助于发现其他部位的隐匿性伤情。

（4）转运决定。腹部创伤要积极将患者转送入院。腹部实质脏器破裂往往导致循环状态不稳定，需要尽快送医院处理。腹内空腔脏器损伤，尤其肠管破裂延迟处理导致的污染可能比伤情本身更影响预后，需要积极手术治疗。在转送患者时要尽可能根据现场评估情况，转至有能力处置的创伤中心，避免再次甚至多次转运带来的处理延迟。如果伤情严重，转运距离远，可以考虑在就近医院进行损伤控制性手术后再行转运，有条件者也可以考虑医疗直升机转运。

（二）院前急救

（1）一般处理。腹部创伤院前急救一般处理包括以下内容：保护颈椎的同时，开放并保持气道通畅；给氧和通气支持，尤其是有休克存在时，需要及时提高流量面罩给氧；建立两个以上液体通道并进行限制性液体复苏；封闭包扎开放性伤口；简单固定肢体骨折；注意保温，避免低体温。院前急救人员在医疗支援到来前应针对呼吸、循环稳定进行处理，为及时转运创造条件。

（2）损伤控制性复苏。强调在损伤控制原则的指导下，遵循允许性低血压和止血性复苏两个策略，对严重创伤患者进行限制性液体复苏。允许性低血压策略是重点强调在院前急救阶段，尤其是在确切的外科止血措施未实施前，严格控制液体输入量，维持收缩压在 80~100 mmHg 左右。腹部创伤患者在院前应进行损伤控制性液体复苏，避免出现低体温、酸中毒、凝血功能障碍"死亡三联征"，提高患者接受院内手术的耐受力，降低创伤患者的死亡率。

（3）开放性腹部穿透伤的处理。对于开放性的腹部穿透伤患者，要充分暴露腹部、仔细检查伤口。院前急救优先控制活动性外出血，其方法包括局部棉垫加压包扎止血、填塞止血、止血气囊止血。特别提醒：大血管损伤时慎用止血钳或结扎止血，可能会导致后期处理困难等；有脏器外露者避免直接还纳，可用无菌纱布或干净的容器包裹暂时固定，以便转运。

（4）闭合性腹部创伤的处理。对于闭合性腹部创伤患者，要重点动态观察血压、心率和腹部体征的变化。院前急救医生使用车载监护仪进行动态心率和无创血压监测。对于腹部创伤出现休克的患者，在确定性外科手术之前，急救医生应采用限制性液体复苏策略，将心率维持在 100 次 / 分、收缩压维持在 80~100 mmHg 左右即可，如果腹部创伤同时合并颅脑损伤可维持血压在 100~120 mmHg 水平，则有利于脑供血。

（5）液体通道。建立液体通道的主要目的是复苏和必要镇痛。有条件者最好建立两条及以上的大静脉通路，考虑到缩短现场停留时间，可以在转运途中建立液体通道。对儿童等特殊病例，血管通路建立困难时，可以在股骨远端或胫骨近端建立骨髓腔输液通路。

（6）镇痛。与胸部创伤常规镇痛不同，腹部创伤尽量避免早期使用镇痛药，以免掩盖腹部阳性体征，干扰院内评估判断。但如果诊断比较明确，或者患者对疼痛极其敏感，产生恐惧、不配合，或者疼痛休克，也可以适当选用非强效镇痛药。

（7）体位。①为避免患者在转运途中呕吐窒息，最好采取侧卧位；采取平卧位，则将头偏向一侧。②对于致伤机制明确的高能量损伤，如椎体损伤不能明确排除，转运途中常规全脊柱制动。③如患者循环不稳定，可以采用下肢抬高位。

（三）现场处置后需转运至医院的情况

腹部创伤现场处置后，大多数需转运至医院诊治，包括但不限于：①穿透性腹部创伤；②高能量暴力导致的钝性腹部创伤；③有腹部体征，腹腔穿刺阳性或可疑阳性；④ FAST 检查腹腔出血，腹腔内脏器损伤轻微，但有确切的血流动力学状态不稳定存在；⑤醉酒者、吸毒者、儿童、孕妇、老年患者等遭受腹部创伤的特殊人群。

（四）特殊情况

（1）吸毒患者。腹部创伤患者如有吸毒行为，可能出现腹内脏器损伤程度和血流动力不稳定状态不匹配的情况，影响判断。如果创伤发生在吸食毒品后或戒断症状发作时，有可能因神经反射导致心搏骤停死亡，需要高度警惕。

（2）心搏骤停。腹部创伤后，发生在现场或转运途中的心搏骤停大都是失血性休克失代偿，CPR 往往不能奏效。但对于青壮年患者，仍需积极复苏，争分夺秒送至具有创伤救治能力的医院进行外科止血尚有一线生机。

（五）院前预警、院前院内交接

腹部创伤救治时效性很强，处理复杂，早期的处理正确与否往往比伤情本身更影响预后。要避免多次转院导致的治疗延误。院前急救人员须熟悉服务范围内医疗机构的创伤综合救治能力，要向接收医院急诊室提前预警，预警内容包括致伤机制、可疑损伤、目前生命体征情况、现场已进行的处理、预计到达医院的时间。通知具备创伤救治能力的专科医师到达急诊室待命。进一步优化救治绿色通道和抢救流程是提高腹部创伤救治成功率的关键。

六、四肢与脊柱创伤

（一）断肢（指/趾）伤

断肢（指/趾）是指伤肢/指/趾的远侧部分完全性离断，无任何组织相连，或只有极少数损伤的组织与整体相连的肢体离断，但清创时必须将这部分组织切断的肢体离断。

（1）残端现场急救处理。①伤口加压包扎止血。②止血钳钳夹止血。③止血带止血。

（2）断端现场急救处理。①离断的肢体（指/趾）收回。②断肢以无菌湿敷料或清洁布包裹，放置塑料袋内并密封。袋子放在含冰的袋子中。③勿随意清洗断肢。④勿剥离血块。⑤保存时避免浸湿，禁用液体浸泡。

（3）转送。将保护好的断端与伤员一起送往断肢再植的医疗机构。

（二）足踝损伤

足踝损伤包括骨折和韧带损伤。骨折包括内侧踝骨折，外侧踝骨折以及后踝骨折，大多数情况下是在运动中导致的受损。

1. 现场评估

足踝局部疼痛（活动时加剧）、肿胀、压痛，少数畸形。

2. 现场急救

制动、对局部区域进行冷敷以消肿，转运至医疗机构。

（三）骨折（包括骨盆）

骨折是指骨结构的连续性完全或部分断裂。可以为一个部位骨折或多个部位多发性骨折。多为直接暴力和间接暴力所致。根据骨折处是否与外界相通而分闭合性骨折和开放性骨折，经过及时恰当处理，多数患者能恢复原来的功能，少数患者可遗留有不同程度的后遗症。

1. 现场评估

（1）明确外伤史。多数伤者均有较严重的外伤史，伤后肢体剧痛，合并多处伤或内脏伤，休克者较常见。

（2）疼痛、肿胀、畸形。骨折部位有无胀肿、疼痛剧烈、压痛、畸形、骨擦感（音）、肢体短缩等功能障碍，局部可出现大血肿、皮肤剥脱和开放伤及出血；以及伤肢有无神经和血管的损伤。

（3）脊柱骨折可有畸形，棘突骨折可见皮下瘀血，有明显浅压痛，脊背部肌肉痉挛，骨折部有压痛和叩击痛。伤处局部疼痛，如颈痛、胸背痛、腰痛或下肢痛。颈椎骨折时，屈伸运动或颈部回旋运动受限；胸椎骨折躯干活动受限，合并肋骨骨折时可出现呼吸受限；腰椎骨折时腰部有明显压痛，屈伸下肢感腰痛。脊柱骨折常合并脊髓损伤，可有不全或完全瘫痪的表现，如感觉、运动功能丧失，大小便失禁等。

（4）骨盆骨折。骨盆周围疼痛广泛，活动下肢或坐位时加重。局部压痛、瘀血，下肢旋转、短缩畸形，可见尿道口出血，会阴部肿胀。脐棘距可见增大（分离型骨折）或减小（压缩型骨折）；髂后上棘可有增高（压缩型骨折）、降低（分离型骨折）、上移（垂直型骨折）；骨盆分离挤压试验、4字征、扭转试验为阳性，但检查严重骨折患者时禁用。

（5）检查时必须密切注意合并伤和休克的发生。

2. 现场急救

骨折通常是全身严重多发伤的一部分。现场急救不仅要注意骨折的处理，更要注重全身情况的处理，目的就是用最简单有效的方法抢救生命、保护伤肢、迅速转运，伤者尽快得到妥善处理。

（1）抗休克。注意保温，尽量减少搬动，有条件时应立即输液、输血。合并颅脑损伤处于昏迷状态者，应注意保持呼吸道通畅。

（2）止血、包扎伤口。开放性骨折，伤口出血绝大多数可用加压包扎止血。大血管出血，加压包扎止血效果不理想，可采用止血带止血，最好使用充气止血带，并应记录所用压力和时间。若骨折端已外露，不应将其复位，避免污染。

（3）骨折固定。固定是骨折急救的重要措施。凡疑有骨折者，均应按骨折处理。骨折有明显畸形，并有穿破软组织或损伤附近重要血管、神经的危险时，可适当牵引患肢，使之变直后再行固定。骨折固定的目的包括：①避免骨折端在搬运过程中对血管、神经、内脏等重要组织的损伤。②减少骨折端的活动，减轻疼痛。③便于转送。固定材料可选特制的夹板，或就地取材用木板、木棍、树枝，以及健肢捆绑固定等。

（4）迅速转送。患者经现场评估、急救处置，应尽快地转运至就近的医院进行治疗。

（四）关节脱位

关节脱位俗称脱臼，指构成关节的上下两个骨端失去了正常的位置，发生了错位。多由暴力作用所致，以肩、肘、下颌及手指关节最易发生脱位。临床上可分为损伤性脱位、先天性脱位、病理性脱位、习惯性脱位。

1. 现场评估

（1）明确外伤史。

（2）关节处疼痛剧烈、关节周围肿胀、关节的正常活动丧失，出现功能障碍。

（3）特殊表现，如关节部位出现畸形、弹性固定、关节窝空虚感。

（4）少数合并神经血管损伤的表现。

2. 现场急救

（1）关节复位。关节脱位应尽快复位，如果耽误治疗，可能会导致血管和神经损伤或增加复位难度。

（2）固定。对脱位关节的固定是减少疼痛的有效措施，现场急救方法是用布条、夹板，或纸板、杂志夹等就地取材进行适当固定，以尽可能避免关节活动。

（3）送医院诊治。

第四节　不同伤因创伤的院前急救特点

一、交通伤

交通事故发生现场环境复杂，受伤机制复杂，救援具有一定危险性，院前急救应遵循以下原则：

（1）环境安全原则。确保急救现场安全。

（2）坚守人道原则。不能消极等待，利用现场一切可利用的器材自救、互救伤员。

（3）快速抢救原则。"快抢、快救、快送"是伤员减少伤残和后遗症的关键。

（4）遵循有序原则。交通事故的特点是伤情复杂、严重、多发伤多，本着先抢后救、先重后轻、先急后缓、先近后远的原则，灵活掌握。现场采取保持呼吸道的通畅，止血、包扎、固定、抗休克等措施。

（5）协同配合原则。交通事故救援现场，时常需要 120 急救、119 消防、122 交通管理协同配合。

（6）绿色通道原则。危重患者的转运，保持道路畅通非常重要，必要时需交警部门开道，确保以最短时间将伤者送到有相应救治能力的创伤医院。

二、坠落伤

坠落伤又称高坠伤。人体从高处坠落至地面或坠落到物体上，由于冲撞、震荡而导致全身性的损伤。坠落伤已成为现代常见的损伤，是导致人类伤残及死亡的主要原因之一。坠落伤多见于意外事故和自杀，他杀较少。坠落者的损伤程度和形态特征差异很大，损伤的严重程度与自身体重、坠落高度、坠落速度、身体被撞击的部位、衣着、所撞物体的性质，以及坠落过程中撞击某遮挡物等因素有关。由于坠落伤的特点是高能量损伤，属于暴力较大的损伤，在院前急救过程中，对伤者病情的判断困难很大，易引起误诊和漏诊。

（一）伤情特点

（1）坠落伤造成损伤的部位常较为广泛，且内重外轻。无论人体哪一部位为着地点，往往引起头、颈、胸、腹、骨盆、脊柱及四肢同时发生损伤。体表损伤主要是大片状擦伤及擦挫伤，少有挫裂伤而且多分布在裸露部位，但骨折和内脏损伤重，常伤及生命的重要器官，因此死亡率很高。

（2）坠落外力作用的方向或方式一致。坠落形成的体表和内部损伤，虽然较广泛而且重，但其外力作用的方向或方式是一致的，可以用一次外力作用来解释其损伤的严重程度和可能伤及的器官。

（3）坠落伤符合减速运动损伤的特点。损伤可见于人体着地部位，也可发生于远离着力点的部位。如头顶部着地部位的颅骨骨折及脑损伤外，颅底、枕骨大孔周围及颈椎也常有骨折存在；一侧躯干着地时，双侧的肋骨均可发生骨折；枕部着地常引起对侧额部和颞部的对冲性脑挫伤，而枕叶挫伤轻或无；双足着地，除足部损伤外，由于人体躯干突然停止运动，重力惯性作用，可导致下肢骨折、骨盆骨折、脊柱骨折、颅脑创伤，以及内脏器官损伤，如脾蒂、肝蒂、肺门和肠系膜根部等处的损伤。

（二）院前急救原则

（1）遵循多发伤理念进行快速评估与急救。

（2）保持呼吸道通畅。

（3）紧急处理致命的外出血。

（4）包扎伤口，固定骨折，保护头颈部、脊柱，避免二次损伤。

（5）疑似颅底骨折引起脑脊液漏，切忌填塞。

（6）快速建立静脉通道。

（7）快速转运至就近有救治能力的医院或创伤中心。

三、踩踏伤

踩踏事件是指因人群过度拥挤、秩序混乱，致使一部分人站立不稳而跌倒，造成人群相互拉扯、踩踏造成的人员伤害，从而产生惊慌、加剧的拥挤和新的跌倒人数，并恶性循环致群体伤害的意外事件。多发生在商业区、景区、运动场所、夜总会、学校等大型活动人群聚集、拥挤、秩序混乱、地形复杂场所。遇难者大多是因为创伤性窒息死亡。现场救援包括以下内容：

（1）立即报警，等待救援，积极展开自救、互救，优先救治重伤员。

（2）解除挤压，将压在上面的患者移开，利于评估伤势和进行急救，移动患者的过程中避免二次损伤。

（3）尽量将伤员及时脱离危险区域。

（4）急救措施：①评估环境，确认现场安全，佩戴个人防护装备（personal protective equipment，PPE）。②检查生命体征。③呼喊求助，及时拨打120，并取来附近的急救器材。④清理呼吸道的异物，开放呼吸道；及时制止威胁生命的大出血；初步检查伤情，包扎伤口，临时骨折固定；关注胸、腹部创伤情况；在施救人员足够时，对无意识反应无呼吸患者进行现场心肺复苏。⑤快速送往医院。

四、挤压伤

挤压伤（squeeze）指身体的四肢或其他部位受到暴力挤压或土块、石头等压埋或压迫，使人体软组织、内脏、血管、神经及骨等组织器官发生广泛性损伤。相对两物体作用于机体为挤，重物自上下落作用于机体为压，此两种伤常同时存在。长时间挤压引起代谢性酸中毒、高血钾、急性肾功能衰竭及全身炎症反应的综合临床症状称为挤压综合征。挤压伤的现场急救措施包括：

（1）尽快解除挤压的致伤因素。

（2）密切观察有无内脏损伤。

（3）怀疑已有内脏损伤，应密切观察有无休克先兆，并呼叫救护车急救。

（4）挤压综合征是肢体埋压后逐渐形成的，因此要密切观察，及时送医院，不要因为受伤当时无伤口就忽视严重性。

（5）在转运过程中，应减少肢体活动，不管有无骨折都要用夹板固定，切忌按摩和热敷。

五、烟花爆竹伤

鞭炮属危险物品，不可忽视鞭炮炸伤造成的伤害，处理不当很容易导致不良后果，现场一定要做出妥善处理，避免造成更多的伤害。轻度烧烫伤皮肤发红、轻度肿胀，中度烧烫伤皮肤出现大小不一的水泡，重度烧烫伤可导致患者出现休克等严重并发症。烟花爆竹伤的现场急救措施包括：

（1）清理创面污垢。用清水小心清除创面污垢和沙粒。受伤部位用冷水冲洗创面降温至少10分钟，再使用无菌、干燥的棉帕或者纱布覆盖伤口表面。

（2）创面处理。①不应刺破水泡，禁止在烧烫伤创面涂抹龙胆紫等有色药液、软膏，影响医生对烧烫伤深度的观察和判断，延误治疗。②烧伤和炸伤后，用剪刀剪掉患者衣服，以免皮肤被剥掉，使病情恶化。③手部被炸伤，出血部位以加压包扎止血为主。④伤者出现骨折时骨折固定。⑤眼球破裂时，应用干净的纱布或毛巾包扎眼部，快速送医。⑥严重烧烫伤，伤者可能因大量失血、脱水等因素出现休克，需将患者摆放休克体位，建立静脉通道，快速送医。

（重庆大学附属中心医院/重庆市急救医疗中心　都定元　蔡平军）

第七章　特殊伤害的现场急救

第一节　电击伤

电击伤也称为触电，主要是由于电源直接接触人体引起的机体损伤和功能障碍。电流能量转化为热量可造成电灼伤。触电是日常生活中比较常见的一种情况，大多数是因人体直接接触电源所致，也有被数千伏以上的高压电或雷电击伤，触电急救必须分秒必争，立即就地迅速用心肺复苏法进行抢救，并坚持不断地进行。

一、常见电击种类

（1）单相触电。人体在地面上或者其他接地体上，手或人体的某一部分触及三相电中的其中一根相线，在没有采取任何防范措施的情况下，电流就会从接触相线经过人体流入大地，这种情形称为单相触电。

（2）两相触电。两相触电是指人体两处同时触及两相带电体（三根相线中的两根）所引起的触电事故。这时人体承受的是交流 380 V 电压，其危险程度远大于单相触电，轻则导致烧伤或致残，严重会引起死亡。

（3）跨步触电。当架空线路的一根高压相线断落在地上，电流便会从相线的落地点向大地流散，于是地面上形成了一个特定的带电区域（半径为 8~10 m），离电线落地点越远，地面电位也越低。人进入带电区域后，当跨步前行时，由于前后两只脚所在地的电位不同，两脚前后间就有了电压，两条腿便形成了电流通路，这时就有电流通过人体，造成跨步触电。

二、临床表现

（一）全身表现

（1）轻者痛性肌肉收缩、惊恐、面色苍白、头痛、头晕、心悸。

（2）重者意识丧失、休克、心脏骤停。电击后常出现严重的室性心律失常、肺水肿、胃肠道出血、凝血功能障碍、急性肾损伤等。

（二）局部表现

（1）低压电所致损伤。电流进入点和流出点，创面小、呈椭圆形或者圆形，焦黄或者灰白，干燥，边缘整齐、与正常皮肤分界清楚，一般不伤及内脏，致残率低。

（2）高压电所致损伤。电流进出部位，皮肤入口灼伤比出口严重，进口和出口可能都不止一处，烧伤部位焦化或碳化；触电肢体因屈肌收缩关节而处于屈曲位，在肘关节、腋下、腘窝以及腹股沟部位。电击创面的最突出特点为皮肤创面很小，而皮肤下深度组织的损伤广泛。

（3）口腔电击伤。口腔电击伤主要发生在儿童中，可以出现延迟性出血，发生在损伤5天或者更长时间。

（4）其他损伤。其他损伤可以引起血管栓塞、坏死；胸壁损伤可以达到肋骨及肋间肌并发气胸；腹壁损伤可导致内脏坏死或空腔脏器坏死，穿孔；触电肌群强直性肌肉收缩可导致骨折或者关节脱位。

（5）闪电所致损伤。闪电所致损伤出现微红的树枝样或者细条样条纹；主要是由于电流沿着或穿过皮肤导致的Ⅰ度或者Ⅱ度烧伤；佩戴戒指、手表、项链或腰带处可见较深的烧伤，多半伤者有鼓膜受损、视力障碍等。孕产妇容易导致流产或胎儿死亡。

三、急救原则

要争分夺秒、千方百计地使触电者脱离电源，并将触电者移到安全的地方；争取时间，保证安全前提下就地抢救触电者；抢救的方法和施行的动作姿势要正确；现场救护可按以下办法进行：

（1）如触电者神志清醒，只是有些心慌、四肢发麻、全身无力，一度昏迷，但未失去知觉，此时应使触电者静卧休息，不要走动，同时应严密观察。如在观察过程中，发现呼吸或心跳很不规律甚至接近停止时，应尽快进行抢救。

（2）触电者无知觉、无呼吸，但心脏有跳动，应立即进行人工呼吸；如有呼吸，但心脏跳动停止，则应立即采用胸外心脏按压。

（3）触电者心脏和呼吸都已停止、瞳孔放大、失去知觉，这时须同时采取人工呼吸和人工胸外心脏按压两种方法进行救治。

（4）触电急救用药原则：①任何药物都不能代替人工呼吸和胸外心脏按压抢救。人工呼吸和胸外心脏按压是基本的急救方法，是第一位的急救方法。②应慎重使用肾上腺素。肾上腺素有使停止跳动的心脏恢复跳动的作用，即使出现心室颤动，也可以使细的颤动转变为粗的颤动而有利于除颤；另一方面，肾上腺素可能使衰弱的、跳动不正常的心脏变为心室颤动，并由此导致心脏停止跳动而死亡，因此对于用心电图仪观察尚有心脏跳动的触电者不得使用肾上腺素。只有在触电者已经经过人工呼吸和胸外心脏按压的急救，用心电图仪鉴定心脏确已停止跳动，又备有心脏除颤装置的条件下，才可考虑注射肾上腺素。

第二节　勒缢

勒缢不仅挤闭气道、血管，致脑供血供氧停止，同时又通过颈动脉窦、迷走神经反射引起呼吸心脏骤停，如果不及时抢救，患者会很快死亡。因此，对于勒缢患者，迅速而合理的救治对降低其死亡率，预防和减少远期后遗症有重要意义。

一、损伤机制

（1）压迫气道使呼吸道闭锁引起窒息。

（2）颈部血管闭塞（颈动脉、静脉同时压闭），使脑部缺血缺氧，迅速引起不可逆的病变致死亡。当勒缢力量较轻时，首先受损害的是颈静脉，因压迫而闭塞，而颈动脉不全闭塞，继续有血流进入颅内，但静脉回流受阻，脑部瘀血加重，会迅速出现脑水肿继而意识丧失。

（3）迷走神经受牵拉、压榨或颈动脉窦受刺激反射性心搏骤停。喉上神经受压也可以反射性引起呼吸停止，在缺氧时此反射更敏感。

二、治疗原则

首要关键是尽早尽快现场急救，迅速解除勒缢，开放气道，对呼吸不规则或暂停者应全部给予气管插管及机械通气；对心脏骤停者立即给予胸外心脏按压，有室颤者行电除颤，静脉或气管内应用肾上腺素等急救药物；对有自主循环者，应给予早期冰帽降温、脱水、大剂量糖皮质激素冲击、高压氧、积极纠正水电解质及酸碱平衡、抗感染、营养支持及神经复活剂等综合措施。

合理有效治疗缺氧性脑损害是抢救成功的关键，勒缢患者自主循环和呼吸即使恢复了，其功能微弱不稳定，缺氧性脑损害、脑水肿仍将持续较长时间。如不能积极有效治疗则不能解除中枢性呼吸抑制，甚至可发生呼吸心跳再次停止。因此积极改善缺氧性脑损害，防止脑水肿、改善神志、恢复智能可预防和减少后遗症的发生。另外加强支持疗法，注意防治继发感染，维持水电解质及酸碱平衡，积极治疗并发症同样是不容忽视的。

第三节　烧（烫）伤

烧（烫）伤是指各种热力、化学物质、电流及放射线等作用于人体后造成的特殊损伤，重者可危及生命，而有幸保住生命者往往遗留下严重的瘢痕和残疾。常见的有生活中开水烫伤、热油灼伤、电击烧伤等。尤其要注意的是烧伤引起的严重后果，如面部烧伤、呼吸道烧伤、手烧伤、化学性眼烧伤。面部和手烧伤对功能和外形影响最大，而呼吸道烧伤对生命的威胁最大。化学烧伤最严重的后果是眼烧伤，处理不当，极易造成失明。有必要了解烧（烫）伤的急救知识，例如在被开水烫伤后，应该先用冷水冲洗冷却伤口处，再剪掉衣服，如果立刻把穿着的衣服脱下来，使烫伤处的水疱皮一同撕脱，造成伤口创面暴露，增加感染机会。因此，烧伤早期正确的现场救护对降低死亡率和伤残率有十分重要的意义。

一、烧（烫）伤严重程度

（1）轻度烧伤：烧伤面积在 10% 以下，小儿为 5%，且为Ⅱ度烧伤。

（2）中度烧伤：Ⅱ度烧伤面积在 11%~30% 或者Ⅲ度烧伤面积在 10% 以下，小儿减半。

（3）重度烧伤：Ⅱ度烧伤面积在 31%~50% 或者Ⅲ度烧伤面积在 11%~20%，小儿减半；烧伤总面积在 30% 以下，但是出现中、重度呼吸道烧伤或休克，化学物中毒。

（4）特重度烧伤：烧伤面积超过 50%，或总面积未达到 50%，但Ⅲ度烧伤面积超过 20%。即使烧伤面积未完全达到上述标准，但患者伴有严重的并发症，如吸入性损伤、烧伤性休克、复合伤（即同时存在多种类型创伤）、并发感染等，也可能被界定为特重度烧伤。

二、呼吸道烧伤

面部有烧伤，鼻毛烧焦，鼻前庭烧伤，咽部肿胀，咽部或痰中可有炭末，声音嘶哑，早期肺部出现广泛干鸣音，重者发生呼吸困难、窒息。

三、现场急救原则

（1）轻度烧（烫）伤。一般因生活因素引起的肢体烧伤，可立即用清水冲洗或将患肢浸泡在冷水中 10~20 分钟，如不方便浸泡，还可用湿毛巾或布单盖在局部，然后浇冷水，目的是使伤处尽快冷却降温，减轻热力的损伤。化学物质造成的烧伤尤其要彻底冲洗，防止化学物质的损害。穿着衣服的部位烧伤严重，不要先脱衣服，应立即往衣服上面浇冷水，待衣服局部温度快速下降后再轻轻脱衣服或用剪刀剪开褪去衣物。

（2）中度烧（烫）伤。一般Ⅱ度烧（烫）伤伤处已有水疱形成，小的水疱不要弄破，大的水疱应到医院处理或用消毒过的针（酒精消毒或用火烧过的针）刺小孔排出疱内液体，以免影响创面修复，增加感染机会。烧伤创面一般不做特殊处理，只需保持创面及周围皮肤清洁即可。较大面积烧伤用清水冲洗清洁后最好用干净纱布或布单覆盖创面，伤后尽快送往医院进一步治疗。

（3）重度烧（烫）伤。首先要脱离热源，检查生命体征，确认意识是否清醒。对于心跳呼吸已经停止、丧失意识的患者，要快速进行心肺复苏。对于大面积烧伤患者，要尽快进行液体复苏，恢复有效循环血量。头面部烧伤或是密闭环境中的患者，需要检查气道情况，一旦出现吸入性损伤，要尽早切开气管，现场紧急情况下可行环甲膜穿刺切开术以快速解决上呼吸道水肿梗阻导致的呼吸困难。

四、特殊烧（烫）伤现场急救原则

（1）生石灰烧伤。迅速清除石灰颗粒，用大量流动的洁净的冷水冲洗 10 分钟以上，尤其是眼内烧伤，更应彻底冲洗。切忌将受伤部位用水浸泡，防止生石灰遇水产生大量热量而加重烧伤。

（2）磷烧伤。迅速清除磷以后，用大量流动的洁净的冷水冲洗 10 分钟以上，然后用 5% 碳酸氢钠或食用苏打水湿敷创面，使创面与空气隔绝，防止磷在空气中氧化燃烧而加重烧伤。

（3）强酸烧伤。强酸包括硫酸、盐酸、硝酸，发生烧伤的意外情况有：故意用强酸喷洒他人伤害对方，严重伤及面部和眼睛；误服或自服强酸液体，伤及口腔和消化道；还可发生吸入性中毒，导致呼吸道烧伤。通常表现为：吸入性中毒出现呛咳、咯血性泡沫痰、胸闷、流泪、呼吸困难、肺水肿；皮肤和眼烧伤部位呈灰白、黄褐或棕黑色，局部剧痛；误服强酸液体后上腹部剧痛，呕吐大量褐色物及食管、胃黏膜碎片，严重者发生胃穿孔或腹膜炎。

吸入烧伤要注意保持呼吸道通畅，可用 2%~4% 碳酸氢钠雾化吸入；眼部烧伤至少用清水冲洗 20 分钟；皮肤烧伤可用 4% 碳酸氢钠冲洗或湿敷；消化道烧伤口服牛奶、蛋清、豆浆、食用植物油任一种，每次 200 mL，保护消化道黏膜；严禁催吐或洗胃；严禁口服碳酸氢钠以免因产生大量的二氧化碳而导致穿孔。

（4）强碱烧伤。强碱包括氢氧化钠、氢氧化钾、氧化钾等，与强酸烧伤的表现相似。皮肤和眼烧伤部位开始为白色，后变为红色、棕黑色，并形成溃疡，局部剧痛；误服强碱后上腹部剧痛，呕吐大量褐色物及食管、胃黏膜碎片，严重者发生胃穿孔或腹膜炎。吸入性中毒出现呛咳、呼吸困难、喉头水肿、肺水肿。

伤后立即使用大量清水彻底冲洗创面或眼部，直到皂样物质消失为止；皮肤烧伤可用食醋或 2% 醋酸冲洗或湿敷，禁止用酸性物质冲洗眼内，可在清水冲洗后点眼药水；误服强碱后，立即口服稀释的食醋、柠檬汁等 100 mL 以中和强碱的作用，也可口服牛奶、蛋清、豆浆、食用植物油任一种，每次 200 mL，保护消化道黏膜；严禁催吐或洗胃。严重烧伤早期应注意给伤员补充液体，防止休克。伤员述口渴，最好口服烧伤饮料、含盐饮料，少量多次饮用。不要单纯喝白水、糖水，更不可一次饮水过多。

第四节　冻伤

冻伤是在一定条件下寒冷作用于人体而引起局部的乃至全身的损伤。冻伤的发生除了与寒冷的强度、风速、湿度、受冻时间有关，还与潮湿、局部血液循环不良和抗寒能力下降有关。冻伤一般分为冻疮、局部冻伤和冻僵三种。在极端寒冷，特别在高原地区可发生肢体的冻伤，若核心体温低于正常，即使体温过低尚未出现，可加重冻伤。冻伤一般表现为耳廓、手、足等处发红或发紫、肿胀，严重时出现肢体坏死，甚至死亡。

一、临床表现

冻伤一般分两类，一类称非冻结性冻伤，由 10 ℃以下至冰点以上的低温加上潮湿条件所造成；另一类称冻结性冻伤，由冰点以下的低温所造成，分为局部冻伤和全身冻伤。

（一）非冻结性冻伤

（1）冻疮。冻疮多于初冬和早春低温或潮湿条件下发生，好发部位为手、足、耳和面部。初时皮肤发绀、水肿，出现红斑、感觉异常、灼痒与胀痛感。如果水肿突出，可发生水疱，水疱破裂后形成表面溃疡，渗出浆液。如有继发感染，则会出现脓性炎症。

（2）战壕足。战壕足是战时长时间立于湿冷的战壕内所引起的。其症状和冻疮类似，初期仅双脚感觉寒冷，继而麻木，有时脚底有刺痛或钝痛感。

（3）浸渍足。浸渍足是下肢在不太低温的水中长时间浸泡而又缺乏运动时发生的。开始时局部呈缺血现象，足背发凉肿胀，有沉重及麻木感。继而出现充血现象，血管扩张，有红、肿、热、痛等炎症症状及感觉，有时出现水疱，重者出现肌无力和肌萎缩。

（二）冻结性冻伤

（1）局部冻伤。伤员皮肤苍白、冰冷、肿胀、疼痛和麻木，重者感觉丧失。

（2）全身冻伤。先感寒冷、疲倦、嗜睡、步态不稳，继而出现呼吸困难、牙关紧闭、大小便失禁。检查可见皮肤苍白厥冷，口唇及手指青紫，呼吸、脉搏徐缓，瞳孔反射迟钝或消失。体温的下降程度是衡量全身冻伤轻重的重要标志，当直肠温度降至 35 ℃时，代谢开始减弱；直肠温度降至 30~33 ℃时，战栗停止，出现肌僵状态。

直肠温度降至 24~25 ℃时，可因心室颤动而导致死亡。

二、现场急救原则与要点

（一）总休治疗原则

迅速脱离寒冷环境，防止继续受冻；抓紧时间尽早快速复温；局部涂敷冻伤膏；改善局部微循环；抗休克，抗感染和保暖；应用内服活血化瘀等类药物；Ⅱ、Ⅲ度冻伤未能分清者按Ⅲ度冻伤治疗；冻伤的手术处理，应尽量减少伤残，最大限度地保留尚有存活能力的肢体功能。

（二）急救要点与方法

1. 急救要点

将患者移到暖和的地方，并将衣服解开，用毛巾、毛毯让全身保温，不可搓揉冻伤部位。患者呼吸停止时，立刻将气道开放，并进行人工呼吸。若脉搏停止跳动，则要进行心肺复苏术。只有手脚冻伤时，可在患者稳定后，将手脚泡在温水中（37~40 ℃），也可给予温热的饮料，但不可用热水浸泡或是烤火来取暖。冻伤部位恢复后，要消毒患部并包扎起来，送医治疗。

2. 急救方法

迅速而稳妥地将患者移入温暖环境，脱掉衣服、鞋袜，采取全身保暖措施，盖以棉被或毛毯，并用热水袋，水壶加热（注意用垫子，衣服或毯子隔开，不要直接放在皮肤上以防烫伤）放腋下及腹股沟，有条件用电毯包裹躯体，红外线和短波透热等，也可用温水，将患者浸入 40~42 ℃温浴盆中，水温自 34~35 ℃开始，5~10 分钟后提高水温到 42 ℃，待肛温升到 34 ℃，有了规则的呼吸和心跳时，停止加温。如患者意识存在，可给予温热饮料或少量酒，静脉滴入加温 10% 葡萄糖水（可将输液管加长到 5~6 m，浸泡在 38~40 ℃水浴中），有助于改善循环。

除体表复温外，也可采用中心复温法，尤其是那些严重冻僵的伤员。可采用体外循环血液加温和腹膜透析。腹膜透析在一般医院都能进行，可用加温到 49~54 ℃的透析液悬挂在 1 m 左右高度，通过在 43 ℃水浴中保温的导管，灌入腹腔内，进行腹膜透析，每次约 20~30 分钟，可连续透析 5~6 次。每小时可使肛温升高 2.9~3.6 ℃，有助于改善心、肾功能。其他治疗包括纠正心律失常和酸中毒，注意并发症（肺炎、心肾功能不全、脑水肿、肺水肿）的防治等。如伴有局部冻伤，应先抢救冻僵后，再按冻伤治疗原则处理。

第五节 动物咬伤

一、动物咬伤分类

动物咬伤对人体的伤害通常有以下几类:

（1）马蜂、大黄蜂、蝎、蜈蚣等对人体的伤害多局限于叮咬部位，全身反应常见于继发性的过敏反应；当成批毒虫如马蜂群起攻击青壮年者也可造成严重伤害，马蜂蜇伤引起死亡的事件常有发生，应予注意。

（2）毒蛇咬伤后引起全身毒性反应，表现为肢体的肿胀、疼痛，咬伤部位的坏死，严重者引起多系统损害，甚至危及生命。

（3）蚊虫叮伤、跳蚤叮伤、蜱虫咬伤等本身无明显毒性，但能传递寄生微生物，引起其他微生物的感染，严重者危及生命；寄生微生物所致的疾病偶然性较大，预防困难，防范重于治疗。

二、常见动物咬伤现场急救原则与要点

（一）蜂蜇伤

（1）症状。一般只表现局部的红肿和疼痛，数小时后即自行消退，无全身症状。如果蜂刺留在伤口内（在红肿的中心可见一黑色小点），有时局部可引起化脓。如果被蜂群蜇伤，可出现全身症状，如头晕、恶心、呕吐，严重的可出现休克、昏迷或迅速死亡；有的可发生血红蛋白尿，以至急性肾衰。过敏患者，即使是单一蜂蜇伤也可发生荨麻疹、水肿、哮喘或过敏性休克。

（2）处理。蜜蜂蜇伤可用弱碱性溶液外敷，以中和酸性毒素。黄蜂蜇伤则用弱酸性溶液中和。如果蜂刺留在伤口内，用小针挑拨或胶布粘贴，取出蜂刺，切记不要挤压。局部症状较重者，可采用火罐拔毒和局部封闭疗法，并给止痛剂或用抗组胺药止痒。也可采用中草药外敷。对有全身症状者，须立即就医进行对症治疗。

（二）蜈蚣咬伤

（1）症状。局部表现有急性炎症和痛、痒，严重者可发生坏死、淋巴结炎和淋巴管炎。其他表现有头痛、发热、眩晕、恶心、呕吐、谵语、抽搐、昏迷等全身症状。

（2）处理。立即用弱碱性溶液洗涤伤口和冷敷，或用等量雄黄、枯矾研磨，以浓茶或烧酒调匀敷伤口。疼痛较重者给予止痛或伤口周围封闭，亦可用蛇药片内服或外敷，必要时清创。局部坏死、感染、急性淋巴管炎者，应加用抗菌药物。

（三）猫狗咬伤

（1）症状。被猫狗咬伤后，伤口局部会出现红肿、疼痛，严重的可引起淋巴管炎、淋巴结炎或蜂窝组织炎，如猫狗染有狂犬病，其后果更加严重。因此，必须做好现场急救处理。

（2）处理。

①冲洗伤口。要分秒必争，以最快速度把沾染在伤口上的狂犬病毒冲洗掉。冲洗前应先挤压伤口，排去带毒液的污血，但绝不能用嘴去吸伤口处的污血。如果伤处在四肢，应在伤口上方结扎止血带，然后用大量的清水（10 000 mL 以上）或生理盐水清洗伤口。因为猫狗咬的伤口往往外口小、里面深，所以必须掰开伤口，让其充分暴露，冲洗完全。如伤口较深，冲洗时可用干净的牙刷、纱布和浓肥皂水反复刷洗伤口，并及时用清水冲洗，刷洗至少持续 30 分钟。冲洗后要用干净的纱布盖上伤口。越早处理伤口愈好，最好在 2 个小时内进行。但即使延迟了一两天甚至三四天，也不应该忽视局部处理。如果此时伤口已结痂，应将结痂去掉后按上述方法处理。

②伤口处理。用 20% 的肥皂水彻底清洗伤口，再用清水洗净，然后用 2%~3% 的碘酒或 75% 的酒精局部消毒或 5% 石炭酸局部烧灼伤口。处理好的局部伤口，不需包扎，勿涂软膏。

③尽快注射狂犬疫苗。被动物咬伤后应尽早注射狂犬疫苗，越早越好。首次注射疫苗的最佳时间是被咬伤后的 48 小时内。具体注射时间是：分别于当天、第 3 天、第 7 天、第 14 天、第 30 天各肌内注射 1 支疫苗。如因诸多因素未能及时注射疫苗，应本着"早注射比迟注射好，迟注射比不注射好"的原则使用狂犬疫苗。

（四）毒蛇咬伤

（1）症状。有毒蛇与无毒蛇的鉴别，牙痕是个可靠依据。无毒蛇咬伤的有一排或二排细牙痕，而毒蛇咬伤则有一对大而深的牙痕，有时也有一个或 3~4 个以上的较大牙痕。被咬伤后，伤者会出现多种症状。

①神经毒表现。一般红肿不重，流血不多，疼痛较轻，不久出现麻木感并向肢体近端蔓延。全身症状 30 分钟至 2 小时后出现，有时延长至 10 余小时。表现为头晕、恶心、呕吐、乏力、步态不稳、眼睑下垂。重者视力模糊、言语不清、呼吸困难、紫绀，以至全身瘫痪、惊厥、昏迷、血压下降、呼吸麻痹、心力衰竭。

②血液毒表现。局部症状出现早且重，伤处剧烈疼痛如刀割，出血不止，肿胀明显，并迅速向近端扩散。皮肤紫绀，出水疱、血疱并逐渐增大以至破溃。有明显淋巴管炎。重者组织坏死。也可出现出血、溶血，甚至肾衰、心衰，全身症状有全身不适、头晕、恶心、呕吐、腹痛、腹泻、关节痛、心悸、高热谵妄。

③混合毒表现。具有神经毒和血液毒表现。全身症状发展较快，死亡主要是神经毒所致。

（2）处理。

①局部紧急处理。阻止蛇毒的吸收和加速毒液的排除，是防止中毒的重要环节。

结扎。切忌惊慌奔跑，应立即停止伤肢活动，就地取材在伤口上方（近心端）的相应部位进行结扎。20~30分钟松解一次，一次松解2~3分钟。一般在注射抗蛇毒素或服用蛇药后，结扎可解除。

切开冲洗。先用双氧水或肥皂水冲洗，消毒后将毒牙清除，然后切开，亦可用吸乳器或拔火罐进行负压吸引；也可用嘴吸（口腔破溃不能用此法）。敷料包扎后伤肢置于低位。

局部解毒。用结晶胰蛋白酶在伤周注射。

②抗蛇毒治疗。用抗蛇毒血清，蛇药口服。

③严重中毒的给予对症治疗，呼吸衰竭出现较早，应提高警惕。另外蛇咬伤伤口易感染，应给予抗生素和破伤风抗毒素。

（重庆大学附属中心医院/重庆市急救医疗中心　胡惠）

第三篇　专科创伤救治

第八章　多发伤

第一节　概述

多发伤（polytrauma or multiple injuries）常见于自然灾害、战争、交通事故、工程事故及坠落等，是致死、致残和脏器功能出现障碍的重要原因，临床救治面临在黄金时间内确定性止血、纠正凝血功能紊乱（coagulation disorders）、各部位损伤救治、脓毒症（sepsis）以及多器官功能障碍综合征（multiple organs dysfunction syndrome，MODS）等严重并发症防治，后期需要多次计划性手术、康复治疗等。

绝大多数创伤患者早期死亡的原因是创伤性脑损伤（traumatic brain injury，TBI）和出血。出血将导致严重的继发性脑损伤。原发性 TBI 是不可逆的，而出血对大脑和其他器官系统的影响，却可以通过积极和适当的复苏等关键步骤逆转。复苏的目标是恢复有氧代谢，使机体氧气输送（DO_2）和氧气消耗（VO_2）正常。此外，多发伤患者的处理还包括损伤诊断，制订优先手术处理顺序，预防器官功能障碍或器官功能支持。从无氧代谢到有氧代谢的转变是复苏治疗的关键目标，监测一些简单的生化指标非常重要。ATP 是维持人类生命的细胞反应的唯一能源，它在线粒体内通过三羧酸循环的氧化磷酸化产生，而在无氧代谢过程中，ATP 产量下降 90% 以上，这种代谢状态对机体来说是灾难性的。

多发伤处理中首先是通过适当的复苏和手术干预，防止无氧代谢的生理混乱造成的早期死亡，其次是防止因多器官功能障碍（multiple organs dysfunction，MOD）而造成的晚期死亡。在最初几个小时内采取的干预措施对 MOD 的发病率有很大影响，即便是在信息有限的情况下，需要医生迅速作出决定。在每个决策点，都需要权衡特定诊疗措施的风险和获益，原则是近期获益优于远期风险，例如在 CT 扫描期间使用静脉造影剂，尽管会带来肾损伤风险，但在损伤诊断和制订治疗计划方面具有巨大益处。

一、多发伤定义

随着创伤救治体系的不断发展，多发伤的诊断和治疗在国内受到前所未有的重视。国外的多发伤定义纷繁复杂，国内的多发伤概念也存在争议，这一现状令临床医生在诊断多发伤时无所适从。

多发伤常见的英文表述包括"multiple trauma"及"polytrauma"，前者常见于英美等国，最早使用可追溯到 1913 年；后者可检索到的最早使用见于 1948 年，在欧洲国家发表的文献中更常见。目前对多发伤是否一定是严重创伤仍有争议。国外定义的多发伤通常就是严重创伤（major trauma），因此，在已发表的文献中可见将"multiple trauma"及"major trauma"混用的情况。国际上现有的研究认为所有多发伤均属于严重创伤，即定义多发伤就是严重创伤，但这一观点存在明显的局限性。多发伤的本质应该是不带"严重"属性的，提出多发伤定义的最根本目的是将其与单发伤（isolated injury）区分开来，定义不应对各解剖部位损伤严重程度及生理学指标做要求，单发伤及多发伤严重程度应分别通过 AIS 评分、ISS 评分进行评价。

与严重程度相分离的多发伤定义可以很好地解决目前多发伤定义纷繁复杂的现状。根据 1994 年全国首届多发伤学术会议上的多发伤定义，多发伤只关注损伤累及的解剖部位数量，严重程度则根据 ISS 分值来进行量化。因此，推荐将多发伤定义为由单一致伤因素导致的身体遭受以 AIS 九个解剖部位为基础的两个或两个以上解剖部位的损伤，多发伤严重程度视 ISS 分值而定，ISS ≥ 16 分为严重多发伤，如此既有解剖部位的规定又有严重程度的量化标准。单发伤严重程度通过 AIS 评分进行评价，AIS ≥ 3 分称为严重损伤。基于这一前提，多发伤与单发伤就覆盖了完整的创伤患者群体，可以解决目前在创伤相关定义上存在的盲区。

单一解剖部位的多处损伤不应使用"多发伤"一词，必须冠以解剖部位命名，如"腹部多脏器伤""多发骨关节损伤"等。复合伤与多发伤是两个不同的概念，复合伤（combined injury）是指两种或两种以上致伤因素造成的损伤，如热压伤、烧冲伤等。联合伤属描述性用语，指两个相邻解剖部位均发生的损伤，多特指胸腹联合伤（thoraco-abdominal injury），损伤同时累及胸、腹腔脏器和膈肌称为胸腹联合伤。合并伤亦为描述性用语，指前一种伤为主，后一种伤为辅的两个或多个部位伤，如颅脑伤合并肺损伤。

二、致伤机制

创伤是由能量损耗导致的人体的物理损伤，原发性解剖损伤和继发性功能紊乱依赖于损伤的部位和能量损耗的多少。致伤机制是临床判断、评估伤情的重要依据，常按钝性伤和穿透伤阐述多发伤致伤机制。

（一）钝性多发伤致伤机制

钝性伤主要包括交通伤、坠落伤、冲击伤和故意伤害致伤等。

1. 交通伤

交通伤是人体与车体的某些部位或道路等结构间相互撞击引起的损伤。道路交通事故的发生受人、车、道路、环境等因素影响。交通伤类型主要包括机动车撞击、摩托车撞击和行人被机动车撞击等致伤。

机动车内人员受伤属减速性损伤，即在短距离内快速减速导致的损伤，严重度取决于撞击或坠落减速时的能量传导。速度是最主要的相关因素，车内人员的损伤危险与车辆的大小和重量成反比。车内伤者的位置危险性从大到小依次为司机、前排乘员和后排乘员。安全装置的正确使用可减少 20%~40% 的伤亡，小儿安全带佩戴后甚至可减少 90% 的伤亡。前方撞击占机动车撞击伤的 64%，死亡率较侧方撞击低。

摩托车驾驶员及乘员是最易受伤的人群，驾驶者或乘坐人员常吸收所有的能量，损伤远较轿车等车辆的乘员严重，死亡概率是小型机动车内人员的 20 倍。损伤严重程度取决于摩托车的速度和撞击的解剖部位。

行人创伤伤情重，因交通伤致死的行人占交通伤死亡的 14.9%~38.5%。北京地区统计交通伤致死者的比例为机动车：摩托车：自行车：行人 =1 ： 1.7 ： 2.34 ： 3.55。一般交通伤中行人死亡概率是小车内人员的 9 倍。机动车撞击后弹起坠地严重损伤机会增加 3~5 倍，儿童和老人常见，儿童常见"撞飞"。小腿伤最常见，其次为头伤和臂部伤。

2. 坠落伤

坠落伤的致伤机制包括着地时直接撞击引起的直接损伤（以骨折为主）和在撞击后减速力引起的减速损伤（脏器伤为主）。坠落撞击的能量是伤者的体重乘以坠落的距离乘以重力加速度。撞击时动能分散到伤者的骨骼和软组织。影响伤情的因素主要包括坠落高度、地面性质、着地姿势和部位、年龄体重。

（1）坠落高度。坠落高度是损伤的决定性因素，落差越大，损伤越重，伤情越复杂。不同坠落高度的损伤发生情况具有一定规律性，<3 m 的坠落以四肢与颅脑伤为主，>3 m 坠落常致脊柱、骨盆骨折，>8 m 的坠落伤以胸腹内脏损伤为多。随着落差增大，其损伤类型发生改变，多发伤的发生比率更高，死亡率增加，有文献报告坠落高度 0~9 m、10~19 m、≥ 20 m，其严重创伤死亡率分别高达 21.2%、45.2%、75%。

（2）地面性质。撞击时间（伤者多长时间停止）是决定损伤严重度的关键。地面性质主要影响损伤程度。坠落于松软的泥地或雪地时损伤程度较轻，伤情单一；而坠落于坚硬的水泥、石质地面，损伤程度较重，伤情复杂。时间越短的撞击损伤程度越大；坚硬的表面增加损伤严重度。

（3）着地姿势和部位。着地姿势和部位对伤情和受伤部位有重要影响，不同的着地姿势对人体各部位的受力点和受力方向各不相同，由此造成的损伤部位和程度各异。当着地部位失去支撑，继而身体另一部位撞击地面时，或身体在向下坠落时空中存在障碍物遮挡的情况下，常伴有多处伤或多发伤。足部着地引起的连锁性损伤较多，如高空坠落时臀部或双足着地，外力通过脊柱传递到头部引起脑损伤等。头部着地损伤程度最重，死亡率最高。当伤者是水平着地时能量消散更快、损伤较轻。

（4）年龄体重。年龄大、以侧身着地是构成胸腹腔内脏器损伤的高危因素。儿童及体重较轻者损伤较单一，成人及肥胖者则伤情较为复杂。同一高度坠落时，儿童及体重轻者其减速力和冲击力小，损伤程度比肥胖者及成人轻，死亡率比成人及肥胖体重者低。

儿童重心靠上，坠落时身体重心移向头侧，常为头部最先着地，故颅脑伤多于成人；儿童身体缓冲性较好，向上传导引起的连锁性损伤较成人少见，多发伤的发生率低于成人；儿童脊柱抗冲击的能力及脊髓抗震力较强，同时臀部着地较少，脊柱及骨盆骨折较少。

成人常见足部着地，易引起跟骨骨折、下肢骨折、髋部骨折、骨盆垂直撕裂骨折、脊柱骨折（各节段）和肾损伤等；由于胸廓弹性差，肋骨骨折及胸内脏器损伤常见。

除上述影响伤情的主要因素外，空中障碍物阻挡、着装、气候条件、防护措施、职业培训情况、伤者有效支配撞击力的能力等与损伤类型及损伤程度亦有一定关系。空中障碍物阻挡和衣着松散可缓冲坠落时的下坠速度，使落地时致伤力减弱；障碍物的阻挡碰撞也可导致机体相应部位的损伤，增加多发伤的发生率。雨雪天气影响地面性质，风力影响坠落速度与着地体位。从多级台阶上坠落，可以发生各种损伤，老年人应考虑脊柱骨折。

3. 冲击伤

冲击伤（blast injury）指机体受爆炸冲击波直接或间接作用而发生的损伤。常导致机体多处损伤，体表完整而常见内脏损伤，且伤情发展迅速。原发冲击伤指冲击波所致环境压力的突然改变而使人体致伤，即超压和负压引起的损伤，常累及含气较多的肺、肠道和听器，影响因素包括压力峰值、正压作用时间和压力上升时间。

（1）内爆效应。冲击波通过后被压缩的气体极度膨胀，导致的周围组织损伤，如含空气的肺泡组织和胃肠道损伤。

（2）剥落效应。压力波从较致密组织传入较疏散组织时导致的界面处损伤，如肺泡撕裂、出血和水肿、心内膜下出血和胃肠道黏膜下出血等。

（3）惯性效应。压力波在密度不一的组织中传递速度不同，导致密度不同的组织连接部位的损伤，如肋间组织与肋部连接处的出血，肠管与肠系膜连接处的出血等。

（4）血流动力学效应。超压压迫胸腹部导致胸腔内一系列血流动力学变化，从而导致的心肺损伤等。

（5）压力差效应。由于组织两侧存在的巨大压力差导致的鼓膜、肺等组织损伤，如超压所致的鼓膜破裂、肺出血等。

4. 挤压伤

挤压伤指肢体因遭受重物长时间的挤压（1~6小时以上）而造成的以肌肉伤为主的软组织损伤。肌肉组织由厚薄不同的筋膜包绕、分隔，筋膜腔的伸展性有限，一旦筋膜腔内压力增高，可压迫筋膜腔内的组织结构、肌肉和神经等。局部挤压伤轻者引起受压肌肉缺血坏死，或缺血后逐渐被结缔组织替代，发生挛缩导致功能障碍，重者引起以肌红蛋白尿和高钾血症为特点的急性肾功能衰竭和休克。

（1）缺血缺氧。机体肌肉受到挤压后，被挤压部分的血液循环被阻断，引起缺血缺氧。如果受压时间短暂，组织恢复血供迅速，则只产生肌肉酸痛、胀痛等；如果受压时间长，则肌肉细胞发生不可逆性损害，甚至导致变性坏死。缺血时间越长，损害越严重，实验研究证实挤压8小时以上肌肉和神经可发生不可逆性损伤。除时间外，压力、部位等也是影响因素。

（2）再灌注损伤。当缺血缺氧组织恢复血供后可发生进一步损害，主要包括下列机制：①无再灌，即使肌肉血管血流重新开放，缺血区并不能充分灌注，实际是缺血的延续，进一步发生损害。②钙超载，缺血缺氧时细胞内酸中毒，Ca^{2+}内流引起细胞内钙超载，导致肌细胞严重的功能和结构障碍。③氧自由基作用，缺血缺氧时，肌细胞ATP分解为ADP和AMP，AMP可分解产生核苷酸和次黄嘌呤，经细胞膜弥散到膜外，同时细胞内钙超载可引起黄嘌呤脱氢酶转变为黄嘌呤氧化酶，后者使堆积在组织中的次黄嘌呤转变为黄嘌呤，黄嘌呤在转化为尿酸的过程中产生大量的超氧阴离子（O_2^-）和过氧化氢（H_2O_2），后者在金属离子参与下形成毒性更强的羟基阴离子，这些氧自由基作用于细胞膜产生白三烯（LTB4），吸引大量中性粒细胞聚集，粒细胞吞噬活动产生更多的氧自由基，氧自由基的大量产生对细胞膜和线粒体膜发生脂质过氧化反应，导致肌细胞、血管内皮细胞损害及死亡。④其他机制还包括白细胞和细胞因子作用，高能磷酸化合物缺乏等。

（3）回吸收损害。当压迫解除血流再通后，伴随着再灌损伤，横纹肌溶解，且肌肉组织中贮存的大量肌红蛋白、钾离子、镁离子、酸性代谢产物、氧自由基、血管活性物质以及组织毒素等有害物质，在伤肢解除外界压力后通过循环再建成侧支循环大量释放入血，加重创伤后机体反应，引起低血容量性休克、高钾血症、脓毒症、急性肾功能衰竭等一系列全身反应。

5. 故意伤害

伤害是指损害他人身体健康的行为。故意伤害是指故意攻击和加害个人或集体导致身体、心理的损害。故意伤害罪是侵犯公民人身权利中常见的一种犯罪。

故意伤害导致的钝性伤包括拳击、踢伤、踏伤、棒球棒击伤和棍棒击伤等。青年人最常见。损伤种类多，取决于使用的武器、受伤的姿势和打击的强度。头和面部损伤常见（72%），上肢（5%）和下肢（4%）损伤常是防御攻击的结果。仰卧和俯卧时的踢伤和踏伤可导致严重躯干损伤和腹部空腔脏器损伤。醉酒的伤者有意识障碍时应怀疑颅内损伤。

（二）穿透多发伤致伤机制

穿透人身体的物体可导致组织撕裂、断裂、毁损和挫伤等损伤，主要包括火器伤和砍刺伤等。

1. 火器伤

火器伤指火药燃烧、炸药爆炸等化学能迅速转变为机械能的过程中，将弹丸、弹片、弹珠等物体向外高速抛射，击中机体所造成的损伤。文献显示，虽然火器伤及其死亡率实际上可能正在下降，但枪伤仍然是造成发病率增高和社会经济损失的一个重要原因，美国每年有11.5万例枪伤，多达4万人死亡。Goel等分析了美国2016—2017年全国急诊科抽样和全国住院患者抽样数据，枪伤后急诊救治168 315例、住院58 815例。美国枪伤有关的死亡是所有年龄创伤死亡的第二位原因，占创伤死亡人数的19%。枪伤是15~34岁年轻黑人男性死亡的首位原因。

（1）前冲力。前冲力指沿弹轴方向前进的力量，可直接穿透、离断和撕裂组织，形成原发伤道或永久伤道，是低速投射物的主要致伤效应。动能大的投射物可造成贯通伤，动能较小的投射物则存留于体内而形成盲管伤，若投射物沿切线方向擦过体表，则形成切线伤。

（2）侧冲力。侧冲力指与弹轴方向垂直、向伤道四周扩散的力量，可迫使伤道周围的组织迅速压缩和位移，从而造成组织损伤，是高速投射物的重要致伤机制之一。

（3）压力波。压力波指投射物高速穿入机体时，一部分能量以压力波的形式传递给周围的组织和器官，从而造成损伤。

（4）瞬时空腔。高速投射物穿入组织时，以很大的压力压缩弹道周围的组织，使其迅速位移，形成比原发伤道或投射物直径大几倍至几十倍的空腔，空腔膨胀与收缩在数十毫秒内重复7~8次，使伤道周围的组织广泛损伤。

2. 砍刺伤

砍刺伤是手动武器(冷兵器)致伤，包括刀、剪刀、铁钉、竹片、针、冰锥和钢丝等，也见于坠落于竖立的钢筋上等意外事故时。

砍伤伤口长而浅，倾向于张开，容易探查伤口的深度。刺伤是武器沿其纵轴方向刺入受害者身体，皮肤伤口小，深度不可知，由于事发现场受害者和目击证人受情绪影响认识不准确，武器的种类和伤口的大小与伤道的深度不相关。刺伤强调使用刀，刺穿指较大的武器进入躯干。如果致伤因素仍在体内，只能在手术室内拔出，刺伤由于伤及大血管和心脏导致较高的死亡率。刺透伤常常为坠落于刺穿的物体上，或机械、气压动力的工具致伤，也包括低能量非火器投射物，如箭。刺穿的物体可能压迫大血管，故只能在手术室里全面探查伤道直视下取出。

损伤程度和范围视致伤物大小、长短和形态而不同，损伤一般限于伤道及伤道周围组织。砍伤伤口大，易于诊断；刺伤伤口小而深，很小的皮肤损伤也可导致深部体腔的内脏严重损伤。冷兵器伤较火器伤而言污染较轻，较少引起严重感染。

三、多发伤伤情特点

（1）失血性休克发生率高。多发伤，特别是严重多发伤伤情复杂严重，损伤组织器官范围广，失血量大，休克发生率不低于50%。导致休克的原因绝大多数为创伤性失血性休克。有时可能合并由纵隔损伤、心脏压塞、心肌挫伤所致的心源性休克，或由于高位脊髓损伤所致的神经源性休克。

（2）早期低氧血症发生率高。所有多发伤伤员都存在缺氧，严重多发伤早期低氧血症发生率可高达90%，特别是合并颅脑损伤或胸部损伤者。导致低氧血症的原因包括气道压迫、胸部创伤，或因头伤而通气不足，或低血容量等导致组织缺血缺氧等。其中以隐藏型低氧血症更为凶险，其缺氧的症状体征不明显，有时仅表现为烦躁不安，如果不注意低氧血症的纠正，而给予强止痛剂，伤员很可能发生呼吸骤停。

（3）感染发生率高。多发伤伤情复杂，病理生理变化严重，机体抗力急剧低下，往往同时伴有休克，多发伤后期感染发生率高达10%~22%。主要原因包括机体防御能力下降严重，广泛的软组织损伤、坏死和早期伤口处理不当，以及监测和治疗时各种管道的应用等。严重感染造成的死亡占伤员后期死亡的78%以上。

（4）死亡率高。多发伤涉及多部位多脏器损伤，损伤范围广，伤情重，创伤反应强烈而持久，而且多发伤失血多，体液丢失多，休克发生率高，进而导致生理紊乱进一步加重，甚至早期出现多器官衰竭（multiple organ failure，MOF）、凝血功能紊乱、急性呼吸窘迫综合征（acute respiratory distress syndrome，ARDS）、全身炎症反应综合征（systemic inflammatory response syndrome，SIRS）等严重并发症，导致早期死亡率较高。损伤涉及的部位或脏器越多，死亡率越高。统计发现，涉及2个部位的多发伤，死亡率为49.3%，而涉及3个、4个和5个部位的多发伤，死亡率则高达60.4%、68.3%和71.4%。另外，如果合并颅脑、肝脏和大血管等重要脏器损伤者死亡率更高，有文献报道，合并严重颅脑损伤的多发伤死亡率高达 62.5%。

第二节　多发伤院前伤情评估与急救

与慢性疾病不同，严重多发伤救治必须争分夺秒，接触患者后首要的任务是紧急救治挽救生命，在控制气道、呼吸循环功能稳定后才涉及诊断问题，而这一过程可能耗时数分钟到数小时，甚至更长时间。故多发伤紧急的初步诊断，多称为伤情评估，更强调动态性和全身整体情况，其面临的挑战包括确定救治方案、避免漏诊或误诊等，临床实际是多发伤漏诊率在 2%~40%。漏诊可发生于多发伤救治的各个环节，包括急诊科、手术室或 ICU 甚至创伤外科病房。

与单发伤诊断形成明显区别的是多发伤诊断的复杂性，如多发伤患者可能被骨科、神经外科或普通外科等专科收治，专科医师对本专科损伤更为重视和熟悉，常易忽视不明显的非本专科损伤；或仅注意到明显的损伤，忽视隐蔽的损伤，尤其是多处远隔部位损伤存在时；或因伤情危重，血流动力学状态不稳定，需确定性手术止血、复苏以挽救生命，导致在急诊科最初评估时间缩短，或无时间或机会行全面检查或影像学检查；或因颅脑损伤、醉酒、中毒或药物滥用等导致意识障碍等。

在不影响结局的前提下尽早确诊是多发伤伤情评估的基本原则，应根据不同时间、地点等有重点地进行评估，借助影像学技术精确评估，最终建立标准化、高效率的评估策略是提高多发伤救治时效性的关键。

一、院前伤情评估

（一）快速伤情评估

（1）意识状况。通过呼唤患者、观察瞳孔变化、眼球运动及神经系统的反射情况评估了解伤者意识状况。意识障碍一般分为嗜睡、昏睡、朦胧状态、意识模糊、昏迷，其中昏迷又分为轻、中、重三度。

（2）呼吸状况。重点了解伤者有无呼吸道梗阻，评估呼吸的频率、节律，呼吸次数小于 10 或大于 30 次 / 分提示创伤严重，注意有无异常呼吸音，呼吸交换量是否足够。应进行两肺，尤其是肺底部的听诊。发绀是缺氧的典型表现，动脉血氧饱和度低于 85% 时，可在口唇、指甲、颜面等出现发绀。

（3）循环状况。了解伤者脉搏的频率、节律，听诊心音是否响亮，血压是否正常。尤其应迅速判断有无心脏骤停。不能扪及桡动脉搏动或收缩压小于 90 mmHg，心率 <50 或 >120 次 / 分均提示严重创伤。

（4）其他内脏损伤判断。应严密观察有无脏器活动性出血的可能。颅脑伤后要严密观察意识、瞳孔大小、肢体活动情况。胸部伤后要严密观察有无心包或胸腔内积血，有条件时可行胸腔穿刺以明确诊断及伤情严重程度。腹部穿透伤后要特别注意有无腹部移动性浊音，有条件时可行腹腔穿刺以明确诊断及伤情严重程度。若为膝或肘以上的穿透伤，或存在浮动胸壁、板状腹、骨盆骨折、瘫痪及多发近端长骨骨折的钝性伤，均应紧急送医院救治。

（二）根据致伤机制和并存疾病评估

（1）致伤机制评估。院前评估的重要环节之一是了解致伤机制。如2楼以上的坠落伤；撞击时速度在35 km/h以上，事故车辆严重损害或翻滚、前轮变形、轿厢明显压入畸形，乘员从车辆中弹出、救出超过20分钟或同车乘员有死者；摩托车撞击时速度超过20 km/h，或从摩托车上摔下；行人被机动车撞击等都提示严重伤的可能，应紧急送达医院。

（2）并存疾病。伤前已经存在的疾病将增加创伤后的严重程度，如存在心脏疾病或肺部疾病史，或存在肥胖、糖尿病、恶性肿瘤、肝硬化、凝血病、血友病和应用抗凝血治疗等严重的慢性健康问题，如果存在这些情况，应降低转运到医院的阈值。伤员年龄在5岁以下或55岁以上也提示伤情重可能性较大。

（三）院前创伤评分

详见第三篇第二十七章。

二、院前急救

现代创伤救治包括现场急救、伤员转运、院内救治以及创伤救治信息管理系统等，多发伤救治涉及多个专业，成立专业的创伤救治中心是提高救治水平的基础，包括院前救治技术和先进的生命支持系统、快速转运、基础设施、运行机制和个人经验等是获得最佳结果的关键。

多发伤同其他严重创伤救治一样，需就近、就急、就能力，在黄金时间内给予确定性处理，院前救治的主要工作是现场伤情评估、有限生命拯救和快速安全后送。主要原则包括：①将伤员转移到安全区域；②紧急评估与救命处理，遵循高级创伤生命支持（advanced trauma life support，ATLS）指南ABC法则，保持气道通畅（airway）、呼吸（breathing）和循环（circulation）功能维持；③其他处理，包括神经系统损伤和功能评估、全身检查等；④联系医疗单位；⑤快速转运。

第三节　多发伤院内伤情评估与救治

一、院内伤情评估

（一）初始评估

对严重创伤及多发伤患者的救治，时间就是生命，要求严重创伤救治团队在急诊室等候严重创伤患者到达并主导救治，快速伤情判断和给予生命支持治疗。初始评估包括初步评估、第二次评估、第三次评估。初步评估与救治是严重创伤急救的基本原则，按照 ATLS 指南 ABCDE 顺序进行，任何一个环节处理的疏漏或者不到位，都可能造成严重后果。第二次评估是创伤评估不可或缺的部分，除非患者需要紧急现场手术或立即送往手术室，严重创伤患者必须进行二次评估，第二次评估应在初次评估 ABCDE 完成、复苏方案得到很好的执行并且患者表现出平稳的生命体征时才开始进行。大多数情况下，如果人员足够，初步评估与第二次评估可以同步进行，有时需要第三次评估。第三次评估常是以"查漏补缺"的方式有选择性地进行，目的是查找所有隐匿性或轻微损伤。

初步评估和第二次评估需要不断重复进行，以判断患者病情有无恶化和出现病情变化时是否需要处理。

多发伤的救治是与时间赛跑的过程，每个环节都必须节省每一分每一秒，因此误诊漏诊就难以避免。为了最大可能地避免误诊漏诊，提倡在多发伤救治过程中三个不同的时间点对伤员进行反复评估检查。

1. *初步评估*

在事故现场、救护车上或急诊科医护人员首次接触伤员时，根据创伤患者伤情、生命体征和损伤机制进行评估。对严重创伤患者，必须对其生理功能进行全面、迅速而有效的评估，从而确立一套系统、有序的优先处理方案，包括按照 ATLS 创伤急救 ABCDE 的顺序快速地进行初步评估、生理功能复苏。ABCDE 的顺序是：①颈椎保护下维持患者的气道通畅（A——Airway maintenance with cervical spine protection）；②呼吸和通气（B——Breathing and ventilation）；③循环 / 控制出血（C——Circulation with hemorrhage control）；④功能障碍 / 神经状态（D——Disablity：neurologic status）；⑤暴露患者 / 环境控制，完全去除患者所有衣物，但要防止体温过低（E——Exposure/Environmental control：Completely undress the patient，but prevent hypothermia）。

初步评估期间，检出威胁生命的情况，并同时予以处理。上述 ABCDE 优先评估顺序反映了事件的横向或纵向联系，该处理程序是按陈述的目的和重要性来决定的，临床实践中这种情况常常是平行发生或同时存在，需要同时完成这些步骤。这种纵向的评估过程让医生从内心回顾一次真实的创伤复苏过程。在实施复苏前，评估是必需的，因为并非所有患者都需要实施所有的步骤。

2. 第二次评估

在急诊室，对伤员进行从头到脚彻底、系统全面的整体评估，即完整的病史询问及体格检查，包括对全部生命体征的重新评估，身体所有部位都得到彻底的检查。由于对某处损伤漏检或对某处损伤的重要性认识不足，发生漏诊的可能性很大，尤其对无应答或病情不稳定的患者更是如此。再次评估过程中，需要对神经系统进行完整的检查，包括 GCS 评分（如果在初步评估时未进行）。第二次评估有助于明确身体各部位明显的损伤，影像学检查和实验室检查等特殊检查也是在这个阶段适当时机进行，对头颅、胸腹腔和骨盆及盆腔内脏器进行更直观的观察和评估。对患者的全面评估需要反复进行体格检查。

3. 第三次评估

从头顶到脚趾（head to toe）的检查，可在急诊科、ICU 或外科病房伤员生命体征比较稳定时进行，常能发现救治过程中遗漏的微小的损伤（有时是大的损伤），这些小的骨折和韧带损伤常是长期功能障碍的主要原因。

尽管初步评估和第二次评估已完成对所有损伤的完整评估，但也必须进行第三次评估。遗漏的损伤会导致严重的并发症和增加死亡率，如果未能达到预期的复苏效果或出现器官功能无法解释的恶化，都应怀疑存在遗漏的损伤。

创伤患者需进行持续不断的反复评估，以确保新的损伤不被忽视，并评估先前已发现损伤的任何恶化。在威胁生命的首要损伤得到处理后，威胁生命的其他问题和不严重的损伤就显得重要。而且基础疾病也会影响患者的预后。高度重视这些情况有助于早期诊断和治疗。有必要持续监测生命体征、氧饱和度和尿量。对于成年患者，尿量需维持在 0.5 mL/（kg·h）；≥1 岁儿童患者，尿量需维持 1 mL/（kg·h）水平。定期进行血气分析和呼气末二氧化碳（end-tidal CO_2）监测。减轻疼痛是创伤患者救治很重要的部分。许多创伤，特别是肌肉骨骼损伤在意识清醒患者中出现疼痛和焦虑，常需静脉注射阿片类或抗焦虑药物（禁止肌内注射）。这些药物应谨慎使用，从小剂量开始以达到舒适和缓解焦虑的适宜水平即可，应避免发生抑制呼吸、精神状况、掩盖隐匿伤和患者血流动力学改变。

（二）影像学检查精确评估

创伤患者的初始评估和处理主要遵循世界各地通用的 ATLS 指南。ATLS 指南包括基于优先级的快速体格检查、X 射线检查辅以选择性 CT 检查。根据 ATLS 原则，急诊床旁 X 射线检查和扩展的 FAST（extended FAST，eFAST）应先于 CT 检查。一旦复苏完成，如果患者的生理状态允许，则需要识别所有损伤。对于钝性多发伤，CT 扫描和 CT 血管造影是金标准，描述骨骼、软组织和血管创伤，并对器官损伤严重程度进行分级，对拟订手术干预计划至关重要。胸部、腹部或骨盆是最可能的内出血部位，eFAST 是诊断出血部位的重要检查手段，必须避免对血流动力学不稳定的创伤患者进行 CT 检查。eFAST 利用便携式超声诊断设备简单、快速、敏感、准确的特性，帮助临床医生评估危及生命的创伤情况，如胸腔、心包和腹腔的创伤。

　　传统的术前影像学诊断方法包括 X 线片、超声及 CT 等，患者需转送到多个影像诊断室，变化多种体位，费时又不安全，有时因生命体征不稳定而不具操作性。现代影像学的发展为多发伤救治奠定了坚实的基础，恰当地运用影像学技术能从根本上降低延迟诊断和漏诊的风险，核磁共振、CT、同位素扫描能将其他检查漏掉的骨折发现率增加 25%。多层螺旋 CT 更是多发伤伤情评估的革命性进步，能在极短的时间内（亚毫米全身扫描 15 秒）、单一检查方法（不必再分别行超声检查、普通 X 线摄片）、单一检查体位完成多部位多系统检查，且其轴位、冠状、矢状或任意方位图像质量最为接近，影像直观准确，显著提高了肋骨、椎体、骨盆等骨折的诊断率，能显示 X 线平片或普通 CT 难以发现的内脏损伤和膈肌损伤，可显著缩短院内术前时间，显著提高了骨折、腹腔和胸腔内脏器损伤的诊断水平，推荐在生命体征平稳的多发伤患者中普遍使用。

（三）复苏无效时重点评估

　　创伤复苏是一个包括有序、全面寻找血流动力学不稳定原因的过程。虽然休克存在几种类型，但多发伤患者的休克通常是出血导致血容量不足所造成的。失血的根源可能非常明显，如股动脉撕裂；也可能很隐蔽，如骨盆骨折造成的腹膜后出血。

　　一定要全面暴露检查，避免漏诊后背、腰和臀等部位的损伤。对于没有明显外出血，复苏后失血体征或血流动力学无明显改善，应考虑有继续失血，注意检查胸部、腹膜后、腹腔、长骨骨折和骨盆骨折等。腹部仍然是多发伤中最容易发生误诊和漏诊的部位，腹膜炎的临床症状和体征并不可靠，约 40% 的患者缺乏腹膜炎体征，且如果患者意识障碍、中毒和高位脊髓损伤等均可缺乏腹部感觉，无腹部症状和体征，临床高度怀疑者，必须密切观察脉搏、血压、呼吸等生命体征，行动态 CT 和诊断性腹腔穿刺。罕见情况下，低血压和血流动力学不稳定不是由出血造成的，而是由高位脊髓损伤导致的神经源性休克引起，患者通常表现为低血压和心动过缓。

二、院内救治

多发伤患者的处理具有挑战性、要求很高，需要多学科团队。创伤外科医生，需具有重症监护经验，必须领导决策过程，并且必须在每个关键点仔细评估任何建议干预措施的风险收益比。

（一）多发伤院内救治模式

多发伤救治应遵循整体化原则，整体化救治是近年来在部分医疗技术雄厚、硬件设施齐全的大型综合性医院逐步建立起的一种新型创伤救治模式，它是"以疾病为中心"向"以患者为中心"治疗模式转变的结果，有利于提高救治的时效性，提高抢救的成功率，提高创伤救治质量。

1. 传统分科会诊救治模式

由于多发伤涉及多部位、救治涉及多学科，通常综合性医院采用分诊分科式，即分别由普通外科、胸心外科、骨科、神经外科等收治休克、胸腹部创伤、骨伤和颅脑损伤等，遇多发伤涉及其他学科损伤时，请相关学科会诊解决，虽然专科救治水平较高，但是由于多发伤救治涉及多部位、多学科，这与现代医学的专科化、专病化趋势产生了明显的矛盾。传统分科会诊创伤救治模式缺乏整体协调、存在救治时效性差、对非本专科损伤重视不够、相互间推诿患者等弊端，尤其不能满足严重创伤救治的快速通过、"黄金一小时内给予确定性处理"等要求。

2. 以创伤外科为核心的实体化创伤中心救治模式

欧美发达国家开始于二十世纪六七十年代的创伤救治体系和创伤中心建设显著提升了严重创伤的救治效率和救治成功率。我国 20 世纪 80 年代中后期，相继在重庆和北京建立了创伤救治专科。这些实体化创伤中心可开展严重创伤、严重多发伤院前院内一体化救治，克服了传统分科救治模式缺乏整体协调、相互推诿、效率低下的弊端，显著提高了严重创伤，特别是严重多发伤的救治成功率，发挥了很好的引领示范作用。

（二）多发伤救治策略

速度是创伤救治的灵魂。创伤小组应根据初步评估处理效果和检查结果，对伤情做出快速诊断和鉴别诊断。创伤后如能获得及时诊断与准确处理，许多创伤死亡是可以避免的，高劲谋指出创伤后诊断处理是否及时准确往往比伤情本身更影响生存率，对严重多发伤患者必须确定正确的手术处理次序，遵循"挽救生命第一，保存器官第二"的原则，正确决定先剖胸或剖腹对挽救创伤患者的生命具有重要意义，先解决危及生命的损伤，再处理次要损伤。如果多发伤患者胸部伤重腹部伤轻则先剖胸手术；如果腹伤重而胸伤轻，先放置胸腔闭式引流后剖腹手术；如果胸腹部伤均严重，分两组医生同时剖胸、剖腹手术；伴有颅脑损伤需要手术时，在剖胸或剖腹的同时由另一组医生同时行开颅术；有时伤情太重或伤情太复杂，需要分阶段多次手术治疗或损伤控制性手术（damage control surgery，DCS）。通常钝性多发伤患者的胸部创伤剖胸探查手术率低（约4%），而腹部创伤剖腹手术率却高达73%，因而多发伤时虽有血胸但休克过重时，应意识到主要出血往往仍在腹腔内。

多发伤救治是在创伤医学发展到比较成熟的阶段后才开始得到真正意义上的发展，是在对多发伤的认识不断深入，在多发伤的治疗方法和手段不断进步中实现的。一直以来都认为对多发伤的救治在临床上就是部位伤处理的简单相加，给予确定性手术就是治疗多发伤的最佳方法，但这样处理后多发伤伤员往往陷入难以逆转的严重生理功能紊乱中，多发伤的存活率一直没有得到明显的改善。20世纪80年代以来，严重多发伤的救治以提高生存率为目标，各类严重损伤救治技术取得了显著进展，其中最重要的是90年代早期对濒死或即将面临严重生理紊乱时采取简明外科策略的损害控制技术，以避免低体温、凝血功能障碍和代谢性酸中毒构成的致命性三联征。对于非高危的多发伤患者行早期整体救治、确定性手术是最佳的治疗方案；而对于濒危患者初次手术应遵循损害控制策略，以避免长时间、大创伤手术导致的"二次打击"。

进行长时间和不必要的手术可能会严重恶化器官功能，只有出现危及生命或肢体的损伤时才应立即处理。对于多发伤患者必须确定正确的手术处理顺序，严重颅内损伤、腹腔或盆腔内出血、可致截肢的外周血管创伤是最具挑战性的三联征；理想情况下，如果医生足够，可以同时进行手术，但如果医生不够，治疗原则必须是救命优于保肢；即使在单纯肢体血管损伤时血管损伤的修复是可行的，但在多发伤情况下，长时间的手术可能会威胁生命，需要决定临时血管分流或截肢。文献报道，尽管确定性骨折固定和早期全面治疗可减少器官功能障碍，但如果过早进行手术，实际上会增加MOD发生率。即使在血流动力学监测正常的情况下，乳酸升高也表明存在亚临床低灌注，此时DO_2可能正常，但仍存在氧债。此时进行确定性骨折处理是不利的，应推迟到乳酸恢复正常后再进行。当有必要进行非骨科急诊手术时，如果骨折并存，骨折外固定是可选方法。在完成必要的手术之后，下一阶段的目标是保护身体系统免受进一步损害。这涉及神经保护、肺保护和肾脏保护策略，以及其他维持器官功能的措施。

1.VCOIP程序

West等在1985年提出了多发伤救治的VIP程序，即按通气（ventilation）、灌注（infusion）和脉搏（pulsation）顺序救治，在救治严重伤员的过程中，发挥了重要作用，提高救治成功率达97%以上。经过不断总结和发展，发现紧急状态下控制出血和急诊手术的重要性，并归纳为VIPCO程序，增加了控制出血（control bleeding）

和手术（operation）。经过长期实践总结，逐渐认识到确定性手术作为严重创伤复苏的首要关键环节，在确定性止血前应遵循损害控制原则，给予限制性复苏等，有必要将传统的紧急救治策略由 VIPCO 改为 VCOIP，以更好地提高救治成功率。

2. 将无氧代谢转化为有氧代谢

"致命三联征"（低体温、酸中毒和凝血障碍）是严重出血和 DO_2 不足的后果，必须尽早识别和纠正"致命三联征"的先兆"3H综合征"，即缺氧（hypoxia）、低灌注（hypoperfusion）和低体温（hypothermia）。这三个先兆都会导致乳酸性酸中毒，与死亡率独立相关，复苏主要目标就是必须予以纠正。

（1）缺氧。缺氧不仅仅只是血气分析中动脉血氧分压（PaO_2）或动脉血氧饱和度（SaO_2）异常，还包括不可避免的氧债和无氧代谢产生的乳酸堆积。复苏的目的是避免氧债进一步积累并且快速偿还氧债。重要的是要认识到虽然 DO_2 已经正常，在乳酸持续升高或碱不足时，氧债仍必须偿还。尽管 SaO_2 水平可以接受，乳酸性酸中毒患者仍应使用气管插管和机械通气。肺是人体代偿急性代谢性酸中毒的主要缓冲器官，肾脏代偿慢且较晚，使用辅助通气减轻呼吸做功可能对患者有很大帮助。必须仔细选择用于诱导和插管的药物，以避免进一步的心血管不稳定，氯胺酮和依托咪酯是首选药物，尽管据报道肾上腺皮质功能不全与后者有关，这是后期唯一潜在风险，而低血压的影响却是明确且急性的。最近，保护性肺通气（protective lung ventilation，PLV）的概念被提倡用于危重患者和创伤患者，但这并不普遍适用于严重创伤，特别是在急性期。需要足够的每分钟通气量来缓冲代谢性酸中毒；为避免 TBI 后颅内压升高，必须预防高碳酸血症，潮气量可能需要高于 PLV；对于钝性胸部创伤和肺挫伤患者，最初使用 8~10 mL/kg 的较高潮气量可能会使受损肺复张。一旦肺复张，可根据需要降低潮气量，呼气末正压（positive end-expiratory pressure，PEEP）维持肺活量。

（2）容许性低血容量复苏和损伤控制性复苏。理想的液体复苏策略仍然是一个持续争论的话题，多发伤患者液体复苏的一个主要挑战是创伤性凝血障碍。多种创伤相关因素（伴有重要器官和组织损伤的高能量创伤、大出血和持续性失血性休克）、输血相关因素（血液稀释、高氯性代谢性酸中毒和大容量晶体液复苏导致的血小板减少症）在创伤性凝血病的进程中起着关键作用。此外，积极的晶体液复苏可能导致潜在的致命并发症，例如腹腔间室综合征、急性呼吸窘迫综合征和多器官功能衰竭。随着平均动脉压的升高和凝血因子的稀释，失血量会增加。对于不伴颅脑伤的大出血患者，在伤后早期获得确定性止血前，应将目标收缩压维持在 80~90 mmHg，已证明这是维持重要器官充分灌注和组织氧合可接受的最低血压。在这种情况下，对伴创伤性失血性休克多发伤患者应采用允许性低血容量复苏（permissive hypovolemia resuscitation，PHR）和损伤控制性复苏（damage control resuscitation，DCR）策略。PHR、DCR代表了创伤患者急诊处理的治疗标准。允许性低血压包括在控制出血前限制输液保持血压足够低避免发生致命性大出血，允许性低血容量减少血液稀释效应可以增强和改善血凝块形成，这些知识对帮助临床医生和外科医生改变大出血对多发伤患者影响的认识至关重要，高于正常范围的 DO_2 并无优势，允许性低血压适用于可立即进行手术的非控制性大出血。值得注意的是，PHR接受短时间的非最佳器官灌注，休克状态持续时间延长、持续的低灌注将导致不可逆的器官缺血和加重创伤性凝血功能障碍等生理紊乱，目前对创伤失血性休克患者输液量，推荐维持桡动脉搏动，严重颅脑损伤患者禁用PHR。

DCR是一种以早期输血和恢复血容量为特征的治疗策略，目的是在控制出血期间积极纠正凝血障碍和代谢紊乱。积极的液体复苏会增加血凝块的静水压力、稀释凝血因子和加重低体温，从而导致持续出血。事实上，多达35%的多发伤患者在入院时出现创伤性凝血障碍，增加了出血发病率、输血需求、器官衰竭风险和ICU时间延长，在这种情况下，迅速识别有风险的患者对于降低全身并发症和总体死亡率的增加至关重要。入院快速血栓弹力图（rapid-thromboelastography，r-TEG）已被证明优于其他凝血试验（血小板计数），在20分钟内可完成血小板功能、凝血强度和纤维蛋白溶解分析，大体了解凝血情况，有助于快速识别急性创伤性凝血病（acute traumatic coagulopathy），该设备可应用作复苏区的床旁监测。

传统复苏是采用透明液体（晶体或胶体）恢复血容量，然后通过输血增加 DO_2。虽然透明液体可以恢复血容量和灌注，但不能携带氧气，近年来大量输血技术和方案不断发展，早期积极使用血液、血液制品和限制使用透明复苏液的理念逐渐被广泛采纳。建立大量输血方案（massive transfusion protocol，MTP），根据需要紧急发出相应血液制品，达到早期按一定的浓缩红细胞（PRBCs）与血浆和血小板的比例输血的目的。这具有快速优化 DO_2 和抵消急性创伤凝血病影响的预期效果。根据野战军事医学经验，建议PRBCs、血浆和血小板按1∶1∶1比例输注，但和平时期临床证据表明使用血浆比例可减少，首选PRBCs与血浆的比例为2∶1，在不影响生存的情况下最大限度地减少并发症。

还应考虑在血容量完全恢复之前及早使用升压药，可以起到收缩非必要血管床和增加重要器官灌注的作用。尽管可能导致乳酸水平上升，但与乳酸性酸中毒不相关，反映了葡萄糖代谢增加和有氧乳酸形成。一旦血容量得到恢复，升压药可减量或停用。复苏终点是血红蛋白10 g/dL、血小板计数 >50 000 /L 和接近正常的凝血曲线。目前证据建议的危重患者血红蛋白水平维持在7~9 g/dL 仅适用于治疗后期阶段，而不适合作为急性期复苏终点。需要动态监测血乳酸和碱缺失以确认无氧代谢是否逆转。大多数创伤患者对这些干预措施有反应，但有时这些措施可能会对心血管动力学产生短暂影响。如果持续出血，必须确定出血部位，手术控制出血也是恢复灌注的重要组成部分。

（3）纠正低体温。严重创伤后中心温度降低属于继发性低体温，有别于原发性低体温（产热正常但体温下降是因寒冷环境而致）。耗氧量（VO_2）是产热的主要机制，在继发性低体温，由于 VO_2 的下降，产热减少。创伤后中心温度 <35 ℃ 与死亡率独立相关，<32 ℃ 通常致命。中心温度降低的主要不利影响是凝血和心脏功能。凝血时间在 35 ℃ 时减少 50% 以上，在 33 ℃ 时减少 80% 以上。低体温时血小板功能也明显紊乱。必须尽一切努力避免这种险恶的情况，并且与原发性低体温不同，对于继发性低体温患者，复温必须尽可能快。铝箔毯完全无效，诸如对流空气毯之类的外围复温设备由于多种原因而效率低下。血容量过低时皮肤灌注可能会减少 90% 以上，外周血管收缩会阻止热量被外周浅表血管吸收，根据热力学第二定律，在外周温度超过中心温度之前，不会有热量传递。外围复温设备的用途主要是防止进一步的热量损失。尽管所有吸入的气体都必须加温和加湿，但这更多的也是预防而不是治疗。中心复温是唯一有效的方法，所有静脉输液必须通过专用加热装置加热到 40 ℃。不建议将液体或血液放在温水浴中。也可以考虑对胸腔、胃或膀胱进行灌洗，虽然在排除这些器官损伤之前进行此类操作可能有风险。持续动静脉复温是最有效的方法，但在血流动力学不稳定患者中使用也存在诸多实际问题。

3. 损害控制策略

1983 年 Stone 全面系统地阐述了在严重失血导致低体温和凝血障碍的创伤患者中简化剖腹术和腹腔内填塞术的应用，之后损害控制策略和技术得到了较快的发展，其并非一次单独的手术，而是一系列有计划、分期手术策略。确定采取损害控制策略，包括复苏、评估和决策；以腹部严重损伤为例，具体分三个阶段：

第一阶段，在加温的手术室内进行简明手术，控制出血、污染，可以采用腹腔内填塞和负压封闭引流的方法。

第二阶段，在 ICU 进行复温、纠正凝血功能障碍，机械呼吸支持，再次检查和评估。

第三阶段，又回到手术室，取出填塞物，行确定性修补和腹腔关闭术。采取损害控制策略具有明显的生存优势，而且延迟的胃肠道重建、骨折固定等是安全的，并发症率极低。以后相应的紧急手术技术逐渐发展，如腹部切口暂时关闭技术和延迟的腹壁重建技术，改良的填塞和局部止血剂应用技术，复温、逆转凝血功能障碍技术和复苏终点的判断，紧急救治初期控制出血的介入放射技术等。

随着损害控制技术的进步和效果的显现，对于严重受伤者，在大多数类型的创伤救治中损害控制已经被广泛接受。损害控制的应用范围从早期的腹部损伤扩展到周围血管、胸部、颅脑及骨关节损伤等，提出了损害控制性开颅术、损害控制性剖腹术、损害控制性骨科等概念；应用技术从单纯的主动计划性分期手术减少手术带来的二次打击，扩展到液体复苏、机械通气等各种应用不当可能带来二次打击的救治措施，也提出了一系列新的概念，如损害控制性复苏、损伤控制性机械通气等。

4. 控制出血

出血是导致多发伤患者死亡的最常见原因。尽管在复苏方面取得了重大进展，但大出血仍然是严重创伤急性危及生命的并发症，占所有创伤相关死亡的40%。快速控制出血并有效恢复血容量和氧债仍然是严重创伤患者初期救治的基础。手术止血对挽救严重创伤患者起关键性作用，是最根本的抗休克措施，扩容只能在分秒必争、紧急手术前提下同时进行，不可指望提升血压后再手术而错失救命良机。在多发伤患者初期治疗阶段，对任何活动性出血应迅速止血或至少充分控制出血，以恢复生理稳定性、避免凝血障碍、防止对重要器官的进一步损害。目前，已有多种机械性控制出血技术应用于复苏期间危及生命的大出血，包括使用止血带、骨盆带和复苏性主动脉腔内球囊阻断术（resuscitative endovascular balloon occlusion of the aorta，REBOA）。

明显的外出血可临时采用带或不带局部止血剂的纱垫压迫止血，或止血带控制出血。氨甲环酸（tranexamic acid，TXA）可以减少创伤患者出血导致的死亡。CRASH-2临床试验及其亚组分析发现伤后3小时内使用TXA可减少创伤患者出血相关风险导致的死亡，而3小时后使用TXA可能增加出血相关死亡风险。CRASH-2临床试验推荐TXA使用方法为：初始1g负荷剂量在10分钟内完成静脉输注，另1g在8小时内缓慢滴注。值得注意的是，近期有指南推荐在伤后3小时内经静脉或骨髓腔通道单次使用2g负荷剂量的TXA，推注时间长于1分钟，这简化了TXA的使用程序，显示出了很好的安全性和有效性。此外，荟萃分析也显示使用TXA的日剂量≤2g不会增加癫痫、血管栓塞及卒中等并发症的发病风险。

对于血流动力学不稳定的不稳定型骨盆骨折患者，早期使用骨盆带固定，直到患者可以转移到手术室。严重内出血需手术止血，大出血部位包括胸部、腹部、骨盆和多处长骨骨折。

不可压迫的创伤性出血（non-compressible hemorrhagic injuries，NCHI）占潜在可存活战争死亡的90%，占平民创伤死亡的30%~40%，这一数据在近10年来一直保持不变。NCHI根据其解剖位置分为不可压迫的躯干（胸、腹、盆腔）出血（non-compressible torso hemorrhage，NCTH）、不可压迫的交界部位出血（non-compressible junctional hemorrhage，NCJH）、不可压迫的肢体出血（non-compressible extremity hemorrhage，NCEH）三类。① NCTH是指胸腔内或腹腔内主要器官或血管创伤后的高级别损伤，是内出血的主要原因，死亡率高达 44%。Morrison 等在战伤救治时提出 NCTH，后由 Kisat 等引用到平时创伤，NCTH 是指收缩压 <90 mmHg、至少一个解剖部位的不可压迫的躯干损伤。解剖损伤包括肺损伤（大量血胸、肺血管损伤）、躯干部位有名的血管损伤、肝肾脾等实质脏器Ⅳ级损伤、开放性骨盆骨折。② NCJH 是指肢体与躯干交界部位（包括腹股沟韧带上方的腹股沟区、臀肌和骨盆、会阴、腋窝和颈底部）的高级别损伤。③ NCEH 是指穿透性损伤导致的上肢或卜肢血管的高级别损伤。ATLS 将创伤患者失血量 >30%，收缩压 <90 mmHg，称为高级别损伤或Ⅲ级出血。NCTH 是最大的创伤出血来源（67.3%），其次是 NCJH（19.2%）和 NCEH（13.5%）。从急救经验看，NCTH 是最难控制的。

对于 NCHI 伤员，无论是在战场上还是医疗资源有限的偏远地区，及时复苏对生存至关重要。随着早期出血控制和稳定伤情，在其后的确定性治疗 / 医院内救治结局必将得到改善。NCTH 是可存活创伤患者死亡的主要原因。NCTH 的处理包括针对腹腔内出血的剖腹手术，对进行性难治性失血性休克患者施行主动脉阻断的复苏性剖胸探查术及新兴的血管内出血控制和体外灌注技术。新兴的血管内出血控制和体外灌注技术，包括 REBOA、选择性主动脉弓灌注术（selective aortic arch perfusion，SAAP）、体外生命支持技术（extracorporeal life support，ECLS）、紧急保存和复苏（emergency preservation and resuscitation，EPR）可能在创伤复苏的关键时刻有效控制 NCTH 和逆转出血引发的创伤性心脏骤停（hemorrhage-induced traumatic cardiac arrest，HiTCA）。

持续性腹 / 盆腔出血的确定性治疗方法是血管内治疗或手术干预。在创伤性大出血时，尽管对伤员实施了各种止血努力，但仍继续失血时，可进行急诊室复苏性剖胸探查术（emergency resuscitative thoracotomy，ERT）阻断降主动脉以暂时止血。REBOA 是一种用于 NCTH 伤员的紧急主动脉血管腔内阻断技术，REBOA 可暂时缓解膈肌以下部位动脉出血，可在现场和到达医院之前施行，以最大限度减少失血。它作为一种临时措施减少不可压迫的腹部和盆腔出血，为确定性手术和 / 或血管内治疗争取时间。目前，REBOA 和 ERT 是创伤医学中两种主要的主动脉阻断技术，通过阻断降主动脉或腹主动脉，减少不可压迫的腹部和盆腔出血，同时增加心脏后负荷，以支持和维持重要的心肌与脑灌注，相比 ERT，REBOA 更容易、更快、损伤更小。REBOA 技术将主动脉分为三个功能区：Ⅰ区位于左锁骨下动脉至腹腔干之间，Ⅱ区位于腹腔干至下肾动脉之间，Ⅲ区位于肾下主动脉和髂分叉之间。对于腹内出血、腹主动脉瘤破裂或其他消化道出血的病例，Ⅰ区阻断是最佳选择；当没有腹部出血时，Ⅲ区阻断可用于控制盆腔出血。REBOA 技术的禁忌证包括心脏压塞、主动脉夹层、穿透性颈部/胸部创伤和钝性心脏/主动脉损伤，这些情况下，ERT更为有利。

创伤性心脏骤停的存活率非常低，尤其是钝性创伤。严重大出血引起的低血容量患者胸外CPR几乎无效。ERT通常需要剖胸实施主动脉阻断和心肺复苏术，但效果仍然很差，迫切需要寻找新的复苏方法解决出血控制、重要器官灌注和血容量补充，以提高生存率。选择性主动脉弓灌注（selective aortic arch perfusion，SAAP）是一种将胸主动脉阻断（如Ⅰ区REBOA）与增强心脑灌注相结合，实现心脏骤停后自主循环（return of spontaneous circulation，ROSC）恢复的技术，可恢复心血管衰竭和HiTCA患者的自主循环和血容量。SAAP采用经股动脉插入的大管腔球囊阻断导管，进入胸部降主动脉，不需影像学引导。将球囊置于左锁骨下动脉和膈肌之间，与REBOA一样，气囊充气膨胀起到了与ERT降主动脉阻断的作用，从近心端实现出血控制。经过SAAP导管腔进行体外灌注携氧液体（血红蛋白、碳氟化合物或血液），供应胸主动脉血管系统（冠状动脉、颈动脉、锁骨下动脉和胸穿支动脉）。SAAP也是给予肾上腺素和减轻缺血再灌注药物等主动脉内药物治疗的通道。

ECLS可以通过支持灌注和气体交换稳定心脏或肺功能障碍患者，为治疗赢得时间。对于难治性HiTCA患者，EPR是处理创伤性心脏骤停的一种新技术，目标是为外科医生争取时间实现止血，可能特别适用于胸腔内大出血或穿透性心脏伤，REBOA、SAAP和早期ECLS可能作用有限甚至可能有害者。EPR采用深低温快速冷却整个身体，以减少停循环期间的代谢需求，在完成急救手术后采用体外循环进行延迟复苏，这为实现手术止血"争取时间"。

随着血管腔内技术和体外灌注的进步，将REBOA、SAAP、ECLS和EPR整合为新兴的"血管内和体外复苏集成工具包"（Integrated Endovascular and Extracorporeal Resuscitation: A Toolkit），为维持生命提供了一套综合互补的治疗干预的组合工具包，有可能为确定性手术止血提供一个生存桥梁（survival bridge）。在难以控制的大出血和失代偿性失血性休克患者濒临或已经心血管衰竭的围手术期复苏，当功能生存时间窗口很窄时，可用于根据特定的损伤模式、血流动力学状态和对先前干预的反应启动REBOA、SAAP、ECLS和EPR来稳定创伤患者。

膈肌以下NCTH伴早期失代偿迹象的失血性休克患者，可以通过REBOA Ⅰ区或Ⅲ区阻断，让静脉液体复苏得到充分稳定，而不需要SAAP或ECLS。如果进行了REBOA，但仍出现失代偿至心跳停止的情况，可根据需要启动SAAP和ECLS。严重失代偿的创伤患者濒临或已发生HiTCA者，在开始血管内复苏时，可以首先使用SAAP进行处理，以获得心脏骤停后ROSC并快速恢复血容量。在ROSC后，SAAP导管球囊保持膨胀提供Ⅰ区REBOA支持，直到手术止血完成。在术前、术中或术后阶段，REBOA 或 SAAP 对持续性创伤所致呼吸衰竭或心血管不稳定的干预可能需要 V-V 或 V-A ECLS 支持。对 REBOA、SAAP 或 ECLS 无反应或较差，但似乎有潜在可存活的损伤患者可选择 EPR。对于因穿透性创伤到达急诊室已心跳停搏者，最好立即进行 EPR 治疗，尚待 EPR-CAT 试验结果（EPR-CAT trial）。这个"血管内和体外复苏集成工具包"有一套可以根据个体创伤患者的需求应用的选项，以改善生存前景。在失血性创伤患者中适当和最佳地应用这些互补技术需要精心设计的多中心临床试验。这些先进技术的紧急启动依赖于训练有素和协调的响应团队（包括急诊医生、创伤外科医生和灌注师、心胸外科医生和血管外科医生），未来的研究应评估这些积极的复苏措施在严重战创创伤患者救治中的最佳适应证和时机。

不稳定的骨盆损伤和多处长骨骨折与潜在的大出血有关，初期应根据损伤控制骨科（damage control orthopaedics，DCO）理念处理。DCO 策略包括使用外固定器进行早期临时骨折固定和处理软组织损伤。在血流动力学不稳定患者和未充分复苏的临界患者中，与早期全面治疗相比，DCO 可减少 SIRS 和 MOF。最近，安全的确定性手术（safe definitive surgery，SDS）理念被引入以改进 DCO 方法。为了将有特殊风险发生严重并发症的患者与更稳定或充分复苏的临界患者区分开来，研究者描述了客观的常规临床标准，以了解和密切监测多发伤患者在复苏期间和复苏结束时的动态表现。在任何时候都必须对有风险的患者进行持续的重新评估，因此可以根据个体患者的生理学状态和遗传特征尽早稳定骨折。2017 年，Giannoudis 等提出了即时个性化安全管理（prompt individualized safe management，PRISM）概念，决策过程基于不对患者造成进一步伤害、及时干预和利用个体化医疗假设的原则。其基本原理是利用可用的医院资源和创伤体系环境，使多发伤患者获得最佳结局。

第四节　多发伤救治临床路径

由于多发伤涉及全身多部位和多脏器，临床表现复杂多变甚至相互掩盖，早期诊断困难，处理常常顾此失彼，严重影响救治效果。目前国内多数医院尚无创伤救治专科，如何对多发伤进行规范、全面的院前及院内评估、快速判断和同时实施恰当的抢救措施是创伤救治中的关键问题，同时也是国家创伤救治体系建设的新要求。患者在伤后若能获得及时诊断与准确处理，许多死亡是可以避免的。Gao 等指出创伤后救治措施是否及时准确往往比伤情本身更影响生存率。对于严重多发伤，依据高级创伤生命支持及损伤控制原则制定各损伤部位的手术处理次序对挽救生命具有重要意义。

临床路径（clinical pathway）是由多学科专业人员针对某一疾病，根据循证医学证据制订的包括关键性检查、治疗和护理活动的一套标准化诊疗措施，本质上是一个事先制订的标准模式和治疗流程。成功的创伤救治需要以创伤处理优先权为基础的临床路径为指导，这在多发伤处理时尤显重要。Jurkovich 和 Carrico 将创伤处理优先权分为四级：①最危急（exigent）：需立即处理最危及生命的损伤，如喉部断裂伴完全性上呼吸道阻塞、张力性气胸等；②紧急（emergency）：需在伤后 1 小时内迅速处理的损伤，如进行性出血、心包填塞、颅内占位性病变等；③急（urgent）：需在伤后数小时内处理的损伤，如污染的开放性骨折、肢体缺血性损伤、空腔脏器损伤等；④可暂缓（deferrable）：无须迅速处理，但须后续处理的损伤，如尿道断裂、面部骨折等。损伤机制决定损伤类型，不同损伤类型救治特点有差异，因此，穿透性与钝性暴力所致危及生命的损伤的救治特点截然不同。在多发伤救治中，要求创伤小组具有综合处置能力，能根据伤情稳定性等级、损伤机制及相应的解剖学损伤制订的临床路径指导诊断与治疗。

一、伤情稳定性判断

（一）"不稳定"创伤

"不稳定"通常就患者生理指标（脉搏、血压、呼吸频率、体温）而言。从创伤复苏的前后连续性看，"不稳定"的含义可延伸为因某些主客观或解剖因素需在创伤中心进行专业化的创伤急救。不稳定创伤的认定标准如下：

（1）生理指标变化。GCS ≤ 14 分，脉搏 <60 或 >120 次 / 分，收缩压（SBP）<90 或 >190 mmHg，呼吸 <12 或 >24 次 / 分，血氧饱和度 <90%，体温 <33 ℃。

（2）物理学检查变化。瘫痪，声音嘶哑 / 不能说话，呼吸困难，严重疼痛，外出血部位，烦躁不安。

（3）解剖变化。脊柱、颈部、胸部、四肢严重畸形、从头至腘窝范围的穿透伤。

（4）高危因素。年龄 >55 岁，存在冠心病、阻塞性肺病、肝病、胰岛素依赖性糖尿病、精神病、妊娠、凝血障碍或接受抗凝治疗等。

（5）对初期液体复苏的反应。在最初输入的 1~2 L 液体后，若伤员的低血压状态得以纠正则被认定为有反应者，即稳定损伤患者；对液体复苏短暂反应及无反应者通常存在持续性出血，则为不稳定损伤患者。

无论钝性或穿透性暴力导致的创伤，这些"不稳定"创伤的标准是宽泛的，提示有需手术处理或入住 ICU 的可能性，通常存在威胁生命或肢体的损伤。

（二）濒死创伤

濒死创伤是不稳定创伤的极重型，患者处于濒死状态，表现为濒死呼吸，血压测不出，其解剖学损伤程度或生理指标变化明显，如不立即纠正患者会在数分钟内死亡。

（三）患者口头表达的某些关键短语将有助于伤情判断

患者的某些关键短语将有助于伤情判断，如"我喘不过气、不能吞咽"提示气道功能障碍；"我不能呼吸"提示通气功能障碍；"我需要坐起来"提示通气功能障碍、低氧、心脏压塞；"救救我、我要死了"提示失血、低氧血症；"口渴"提示失血；"腹部疼痛"提示腹膜刺激；"想解大便"提示腹腔积血；"腿不能动"提示脊髓损伤；"请给我止痛药"提示严重损伤；"我在哪里呢？"提示头部损伤、缺氧、高碳酸血症等。

二、实验室检查项目

（一）伤情稳定者实验室检查项目

血红蛋白（Hb）、红细胞压积（HCT）；血液酒精浓度测定（必要时）；育龄女性血液或尿试纸检测 HCG；血液筛查，必要时交叉配血；依据病史进行相应实验室检查。

（二）伤情不稳定者实验室检查项目

Hb、HCT；血钠、钾、钙、镁、氯、尿素氮、肌酐；血清淀粉酶或脂肪酶；血型、交叉配血；动脉血气分析和血清乳酸；凝血酶原时间（PT）、部分凝血活酶时间（APPT）、血小板计数；育龄女性血液或尿试纸检测 HCG；血液酒精浓度测定（必要时），心电图。

三、钝性暴力所致多发伤救治临床路径

（一）伤情稳定患者的评估和处理

（1）评估气道、呼吸、循环及神经系统功能障碍。

（2）颈椎固定。

（3）鼻导管给氧或面罩给氧。

（4）建立至少 1 条外周静脉通道。

（5）采血，执行伤情稳定者实验室检查项目。

（6）夹板固定肢体骨折。

（7）评估隐匿性损伤，包括头、颈、胸、腹、骨盆、脊柱和四肢；选择性直肠和骨盆检查。

（8）留置胃管（大多数稳定患者不需要）。

（9）留置尿管（适用于伤者不能排尿或存在骨盆骨折）。

（10）控制液体输入量（如最初 30 分钟输入 1 000 mL 液体）。

（11）根据损伤机制、体检选择影像学检查：胸片（常规）、颈椎片（没有症状或体征，也没有醉酒，则无需 X 线检查）、骨盆片（没有症状或体征，无需 X 线检查）；出现任何意识变化、头痛、记忆丧失、抗凝病史等应做头部 CT；腹部压痛、肉眼血尿或镜下血尿伴症状体征者应做腹部 CT；腹部压痛者腹部超声（选择性）；有加速 / 减速损伤史者（交通事故车速 >40 km/h，高处坠落 >3 m）行胸部 CT+CTA；如颈部有安全带损伤体征需行 CTA；脊柱及肢体出现压痛者行脊柱及肢体平片（选择性）。

（二）伤情不稳定患者的评估和处理

（1）评估气道（颈椎保护下）。①气道通畅情况：发音、喘鸣、异物、语言、裂伤、血氧饱和度。②处理措施：同时固定颈椎，100% 氧气面罩给氧，吸痰，下颌抬高，通畅口腔、鼻咽通气管，喉罩气道（LMA）（选择性），气管插管，气管切开。

（2）评估呼吸。①面部表情（痛苦、极度痛苦），呼吸深度及质量（浅快、费力），皮肤苍白或发绀，颈部或腹部辅助呼吸肌群的运动。②气管（是否居中、捻发音），颈静脉（塌陷或怒张），呼吸音（减弱或消失），胸廓对称性（观察前壁或侧壁型连枷胸），呼吸频率，中央性发绀，血氧饱和度。③处理措施：气管插管；单侧或双侧胸腔穿刺减压，单侧或双侧胸腔闭式引流；通气（手动或机械）；镇痛（吗啡类止痛剂、肋间神经阻滞、椎旁阻滞、硬膜外阻滞）；剖胸探查。

（3）评估循环。①皮肤色泽，意识，脉搏。②脉搏强弱，血压，毛细血管充盈度，外周性发绀，皮肤温度，外出血，焦虑不安，心电监护，血氧饱和度。③处理措施：建立 2 条大口径静脉通路，采血，执行伤情不稳定者实验室检查项目。如果建立外周静脉通路失败，行锁骨下静脉或股静脉穿刺留置中心静脉导管；紧急情况下采用胫骨、肱骨结节、胸骨等骨髓腔通路。快速输入温林格氏液 1 000 mL，监测机体对液体复苏的反应。在确切的外科止血措施未实施前采用限制性液体复苏策略。伴有深度休克或持续低血压者，应尽早输血，紧急情况下输入未经交叉配血的抗 A、抗 B 效价 ≤ 256 的 O 型 RhD（+）悬浮红细胞或者全血。伤后 3 小时内尽早给予氨甲环酸（TXA）2 g 治疗创伤性凝血病。如有低血容量征象，如口渴、碱缺失、心动过速或低血压，从下述几个方面检查有无隐匿出血。外出血：观察敷料、背部、臀部、枕部、腋窝；胸腔：检查气管、颈静脉、听诊 / 叩诊、胸部 X 线片、胸腔引流；腹腔：触诊、腹穿、超声（外科医生完成）、剖腹探查；骨盆：查体、会阴裂伤、骨盆环不稳定、骨盆带、骨盆 X 线片、动脉造影或骨盆支架外固定；四肢：骨折，特别是双侧骨折或股骨骨折；脊柱：广泛骨折伴出血，尤其胸腰椎骨折。④如果未发现明确出血来源，应考虑张力性气胸、心脏破裂或心脏压塞、神经源性休克（如脊髓损伤）、严重钝性心脏伤伴急性心衰（罕见）等可导致低血压的原因。

（4）神经功能障碍。①在气管插管及麻醉前完成神经系统检查 GCS 评分、瞳孔、四肢运动及感觉。②触诊头部及脊柱。③处理措施：给氧，气管插管，甘露醇，颅脑、脊柱影像学检查，颅内压监测，脑室引流，开颅探查。

（5）四肢。①触诊四肢与关节。②触诊脉搏，必要时多普勒超声探查。③重点检查肢体运动及感觉。④处理措施：消毒敷料覆盖开放伤口，压迫止血，复位纠正肢体畸形，夹板外固定，股骨骨折需骨牵引。

（6）在不干扰复苏的前提下，及早置入胃管及尿管。若怀疑存在颅底骨折时，安置胃管需慎重。留置尿管有助于监测休克状态并有助于提示隐匿性尿道损伤。

（7）影像学检查。①如果时间和临床情况允许，在复苏区域对胸腹腔及心包腔行创伤重点超声评估（FAST）。②在创伤复苏单元拍摄胸部、骨盆 X 线片。③对复苏后血流动力学稳定者进行增强 CT 扫描以快速明确出血或损伤部位。不稳定者接受 CT 检查存在危险，应在医生护士严密监护下进行。对液体复苏有暂时反应的不稳定伤员可以接受快速的头胸腹高速螺旋 CT 检查。

头胸腹高速螺旋 CT 检查适应证包括：①头颅：GCS 评分 <15 分；②胸部：怀疑有心脏挫伤或纵隔损伤；③腹部及骨盆：有症状和体征或不能进行翻动的伤者；④脊柱：经 X 线片或体格检查怀疑者。

四、穿透伤所致多发伤救治临床路径

（一）伤情稳定患者的评估和处理

（1）评估气道、呼吸、循环及神经功能障碍。

（2）确定穿透伤口部位、数量、出入口。

（3）确定伤道。对明确子弹等高速投射物导致的解剖损伤有重要意义，尤其对心前区、脊柱旁、腋下、颈根部、臀部等处的伤道万不可掉以轻心；对于留存于伤道的异物在未作好外科止血措施之前不可轻易移除。

（4）处理措施：①给氧；②建立静脉通道，避免选择有损伤的静脉远端作为穿刺点；③穿透性躯干伤者置入胃管及尿管；④采血，执行伤情稳定者实验室检查项目。

（5）评估严重损伤患者，取决于损伤部位、体检和 X 线检查，X 线片及 CT 都有助于明确伤道。诊断措施包括：①头部：CT 平扫；②颈部：静脉和口服造影剂增强 CT 扫描；正侧位 X 线片；口服造影剂 X 线检查；内窥镜，动脉造影，颈部探查；③胸部：X 线检查；纵隔穿透伤者，静脉和口服造影剂后增强 CT 扫描，或动脉造影，纤支镜，食管造影，超声心动图，心包开窗；④腹部、背部：伤口探查、腹穿、超声、静脉和口服造影剂后增强 CT 扫描，腹腔镜、剖腹探查；⑤四肢：脉搏，运动与感觉检查，超声，CTA，动脉造影，手术探查。

（二）伤情不稳定患者的评估和处理

（1）评估气道、呼吸、循环及神经功能障碍。

（2）评估穿透性伤口部位、数量。

（3）确定伤道。对明确高速投射物导致的解剖损伤有重要意义。

（4）处理措施：①气道：100% 氧气面罩给氧，吸痰，抬高下颌，口腔或鼻咽气道，气管插管，气管切开（如面部枪伤）。②呼吸：单侧或双侧胸穿减压；单侧或双侧胸腔引流；手动或机械通气；剖胸探查或胸骨劈开剖胸探查；闭合开放的胸腔。③循环：建立 2 条大口径静脉通路，重度休克或持续低血压患者，进行中心静脉置管；采血，执行伤情不稳定者实验室检查项目；输入温林格氏液 1 000~2 000 mL，尽早尽快输血及给予抗纤溶药物 TXA，一般来说，在到达手术室（operating room，OR）获得确定性止血前，目标血压不应超过 90 mmHg。躯干穿透伤，根据损伤在膈肌上方或下方，选择下肢或上肢静脉通路，避免在损伤的静脉及其属支建立通路。血容量不足者寻找出血部位。胸腔：气管偏移，颈静脉，呼吸音变化及对称性，胸部 X 线检查，胸引管（如果确切伤道不清楚，行双侧胸腔引流）；腹腔：FAST 或腹穿，剖腹探查；如持续低血压检查有无心脏压塞、张力性气胸；隐匿性脊髓损伤。④尽早放置鼻胃管或口胃管和导尿管。

（5）对血流动力学不稳定的穿透性胸部创伤患者，可能需要在急诊科（emergency department，ED）或手术室放置胸腔闭式引流管和剖胸探查。胸腔闭式引流管兼具诊断和治疗的作用。①放置胸腔引流管后，血流动力学仍不稳定者在急诊科或手术室行急诊剖胸探查；②放置胸腔引流管后血流动力学稳定者，有纵隔或横穿纵隔伤道者的处理：超声心动图，心包开窗，主动脉造影，纤支镜，食管造影，必要时增强 CT 扫描。

（6）对血流动力学不稳定的颈部、腹部或四肢穿透伤，需在手术室手术止血。特殊部位（如臀部）穿透性损伤，采用传统外科方法往往很困难，选用介入造影栓塞止血更合适。

五、极危重（濒死）多发伤救治临床路径

极危重（濒死）多发伤患者通常有生命迹象（如瞳孔反应性、自发性呼吸努力、自发性运动或可触及的脉搏），但表现为严重休克或呼吸衰竭，需遵循"先治疗再诊断"的特殊临床处理路径，立即手术处理和气管插管；无法气管插管者，行气管切开。

（一）濒死穿透性多发伤的处理路径

（1）颈部。①搏动性、扩张性血肿或活动性出血，手指压迫止血；②静脉输液输血；③送手术室手术。

（2）胸部。①双侧胸腔引流；②静脉输液输血；③左侧或双侧剖胸探查；④送手术室手术。

（3）腹部。①静脉输液输血，在到达手术室前避免 SBP>80 mmHg；②迅速送手术室；③如果腹胀显著，快速容量复苏下仍血压过低者，立即左侧剖胸行降主动脉阻断或置入 REBOA，或上腹正中切口经腹控制主动脉。

（4）腹股沟及四肢。①扩张性血肿/活动性出血加压止血；②静脉输液输血；③送手术室手术。

（5）穿透性多发伤。①活动出血部位加压止血；②双侧胸腔引流；③静脉输液输血；④送手术室手术；⑤左侧剖胸行降主动脉阻断或 REBOA 或上腹正中切口经腹控制主动脉。

（二）濒死钝性多发伤的处理路径

（1）外出血予以加压止血。

（2）静脉输液、输血。

（3）双侧胸腔引流。如果活动性出血首次胸引量 >1 500 mL 立即送手术室，或在急诊科行复苏性剖胸术或 REBOA。

（4）腹穿或腹部超声。明显阳性者送手术室手术；腹穿阴性或超声未发现腹腔积液或微量积液，行骨盆 X 线检查。

（5）骨盆 X 线检查。必须尽早识别骨盆骨折伴大失血的濒死患者，少数骨盆骨折合并重要血管损伤需送手术室手术。如果骨盆 X 线检查阳性而无胸、腹部活动性出血，立即在腹主动脉Ⅲ区行 REBOA、必要时输入未经交叉配血的悬浮红细胞或者全血，同时送导管室行动脉造影及双侧髂内动脉栓塞止血。

（6）多发伤优先处理顺序：胸腔出血及心脏压塞→腹腔出血→骨盆出血→肢体出血→颅内损伤→脊髓损伤。

总之，对于多发伤救治需要根据循证医学证据以创伤处理的优先权为基础的临床路径来指导和规范。速度是创伤救治的灵魂，创伤小组应根据初步评估处理效果和检查结果，对伤情做出快速诊断和鉴别诊断。对严重多发伤患者必须确定正确的手术处理次序，遵循"挽救生命第一，保存器官第二"的原则。钝性多发伤患者的剖腹手术率明显高于剖胸手术，在伤员血胸与休克程度不相匹配时，应考虑到腹腔脏器出血的可能。因此，正确决定各损伤部位的手术优先顺序对挽救创伤患者的生命具有重要意义。而对批量伤员应优先处理伤情不稳定的患者，当批量伤员超过现有资源时，应争取后援支持或启动灾害应急计划。

（重庆大学附属中心医院 / 重庆市急救医疗中心　都定元）

参考文献

［1］　Stewart R M，Myers J G，Dent D L，et al. Seven hundred fifty-three consecutive deaths in a level I trauma center：the argument for injury prevention［J］. J Trauma，2003，54（1）：66-70.

［2］　Butcher N E，Balogh Z J. Update on the definition of polytrauma［J］. Eur J Trauma Emerg Surg，2014，40（2）：107-111.

［3］　Delavan D B. Comminuted fracture of the larynx：accidental tracheotomy：multiple trauma：extensive frost-bite［J］. Recovery，1913，84：927.

［4］　Francillon J，Dubost Perret. Bilateral spontaneous pneumothorax in a polytrauma patient［J］. Lyon Chir，1948，43（6）：743-746.

［5］　Paffrath T，Lefering R，Flohé S. How to define severely injured patients?—An injury severity score （ISS） based approach alone is not sufficient［J］. Injury，2014，45（suppl 3）：S64-S69.

［6］　陈维庭. 首届全国多发伤学术会议纪要［J］. 中华创伤杂志，1994，10（1）：30.

［7］　李辉，都定元. 多发伤定义的发展与争议［J］. 中华创伤杂志，2022，38（10）：865-870.

［8］　都定元，王建柏. 中国创伤外科现状与展望［J］. 创伤外科杂志，2018，20（3）：161-165.

［9］　都定元，高劲谋，林曦，等. 严重交通伤与坠落伤救治结局比较与创伤急救模式探讨［J］. 中华创伤杂志，2000，16（1）：46-48.

［10］　Harwood P J，Giannoudis P V，van Griensven M，et al. Alterations in the systemic inflammatory response after early total care and damage control procedures for femoral shaft fracture in severely injured patients［J］. J Trauma，2005，58（3）：446-452.

［11］　Crowl A C，Young J S，Kahler D M，et al. Occult hypoperfusion is associated with increased morbidity in patients undergoing early fracture fixation [J]. J Trauma, 2000, 48 (2): 260-267.

[12] Raymer J M, Flynn L M, Martin R F. Massive transfusion of blood in the surgical patient [J]. Surg Clin North Am, 2012, 92 (2): 221-234.

[13] Muckart D J J, Bhagwanjee S, Gouws E. Validation of an outcome prediction model for critically ill trauma patients without head injury [J]. J Trauma, 1997, 43 (6): 934-938.

[14] Barbee R W, Reynolds P S, Ward K R. Assessing shock resuscitation strategies by oxygen debt replacement [J]. Shock, 2010, 33 (2): 113-122.

[15] Stahel P F, Smith W R, Moore E E. Current trends in resuscitation strategy for the multiply injured patient [J]. Injury, 2009, 40 (Suppl 4): S27-35.

[16] Guerado E, Medina A, Mata M I, et al. Protocols for massive blood transfusion: when and why, and potential complications [J]. Eur J Trauma Emerg Surg, 2016, 42 (3): 283-295.

[17] Pape H C, Halvachizadeh S, Leenen L, et al. Timing of major fracture care in polytrauma patients-an update on principles, parameters and strategies for 2020[J]. Injury, 2019, 50 (10): 1656-1670.

[18] Tran A, Nemnom M J, Lampron J, et al. Accuracy of massive transfusion as a surrogate for significant traumatic bleeding in health administrative datasets [J]. Injury, 2019, 50 (2): 318-323.

[19] Cantle P M, Cotton B A. Balanced resuscitation in trauma management [J]. Surg Clin N Am, 2017, 97 (5): 999-1014.

[20] Gando S, Hayakawa M. Pathophysiology of trauma-induced coagulopathy and management of critical bleeding requiring massive transfusion [J]. Seminars Thromb Hemost, 2016, 42 (2): 155-165.

[21] Vymazal T. Massive hemorrhage management-a best evidence topic report [J]. Ther Clin Risk Manag, 2015, 11: 1107-1111.

[22] Carrick M M, Leonard J, Slone D S, et al. Hypotensive resuscitation among trauma patients [J]. Biomed Res Int, 2016, 2016: 8901938.

[23] Ball C G. Damage control resuscitation: history, theory and technique [J]. Can J Surg, 2014, 57 (1): 55-60.

[24] Duchesne J C, McSwain NE Jr, Cotton B A, et al. Damage control resuscitation: the new face of damage control [J]. J Trauma, 2010, 69 (4): 976-990.

[25] Giannoudi M, Harwood P. Damage control resuscitation: lessons learned [J]. Eur J Trauma Emerg Surg, 2016, 42 (3): 273-282.

［26］ Albreiki M，Voegeli D. Permissive hypotensive resuscitation in adult patients with traumatic haemorrhagic shock：a systematic review［J］. Eur J Trauma Emerg Surg，2018，44（2）：191-202.

［27］ Owattanapanich N，Chittawatanarat K，Benyakorn T，et al. Risks and benefits of hypotensive resuscitation in patients with traumatic hemorrhagic shock：a meta-analysis［J］. Scand J Trauma Res Emerg Med，2018，26（1）：107.

［28］ Giordano V，Giannoudis V P，Giannoudis P V. Current trends in resuscitation for polytrauma patients with traumatic haemorrhagic shock［J］. Injury，2020，51（9）：1945-1948.

［29］ Rezende J B，Rizoli S B，Andrade M V，et al. Permissive hypotension and desmopressin enhance clot formation［J］. J Trauma，2010，68（1）：42-50.

［30］ Stahel P F，Smith W R，Moore E E. Hypoxia and hypotension，the "lethal duo" in traumatic brain injury：implications for prehospital care［J］. Intensive Care Med，2008，34（3）：402-404.

［31］ Halvachizadeh S，Pape H C. Determining the patient at risk are scoring systems helpful to develop individualized concepts for safe definitive fracture fixation and damage control techniques?［J］. Injury，2019，50（7）：1269-1271.

［32］ Holcomb J B，Minei K M，Scerbo M L，et al. Admission rapid thrombelastography can replace conventional coagulation tests in the Emergency Department experience with 1974 consecutive trauma patients［J］. Ann Surg, 2012, 256（3）：476-486.

［33］ Cotton B A，Faz G，Hatch Q M，et al. Rapid thrombelastography delivers real-time results that predict transfusion within 1 hour of admission［J］. J Trauma，2011，71（2）：407-414.

［34］ Riskin D J，Tsai T C，Riskin L，et al. Massive transfusion protocols：the role of aggressive resuscitation versus product ratio in mortality reduction［J］. J Am Coll Surg，2009，209（2）：198-205.

［35］ Borgman M A，Spinella P C，Perkins J G，et al. The ratio of blood products transfused affects mortality in patients receiving massive transfusions at a combat support hospital［J］. J Trauma，2007，63（4）：805-813.

［36］ Kashuk J L，Moore E E，Johnson J L，et al. Postinjury life threatening coagulopathy: is 1：1 fresh frozen plasma：packed red blood cells the answer?［J］. J Trauma，2008，65（2）：261-270.

［37］ Teixeira P G，Inaba K，Hadjizacharia P，et al. Preventable or potentially preventable mortality at a mature trauma center［J］. J Trauma，2007，63（6）：1338-1346.

［38］ Havermans R J M, de Jongh M A C, Bemelman M, et al. Trauma care before and after optimisation in a level I trauma centre: life-saving changes ［J］. Injury, 2019, 50（10）: 1678-1683.

［39］ Bocci M G, Nardi G, Veronesi G, et al. Early coagulation support protocol: a valid approach in real-life management of major trauma patients. Results from two Italian centres ［J］. Injury, 2019, 50（10）: 1671-1677.

［40］ de Vries R, Reininga I H F, de Graaf M W, et al. Older polytrauma: mortality and complications ［J］. Injury, 2019, 50（8）: 1440-1447.

［41］ Shand S, Curtis K, Dinh M, et al. What is the impact of prehospital blood product administration for patients with catastrophic haemorrhage: an integrative review ［J］. Injury, 2019, 50（2）: 226-234.

［42］ Qasim Z, Brenner M, Menaker J, et al. Resuscitative endovascular balloon occlusion of the aorta ［J］. Resuscitation, 2015, 96: 275-279.

［43］ Pereira B M, Dorigatti A E, Calderon L G M B, et al. Pre-hospital environment bleeding: from history to future prospects ［J］. Anaesthesiol Intensive Ther, 2019, 51（2）: 240-248.

［44］ Rabinovici R, Frankel H, Kaplan L. Trauma evaluation and resuscitation ［J］. Curr Probl Surg, 2003, 40（10）: 599-681.

［45］ Lier H, Maegele M, Shander A. Tranexamic acid for acute hemorrhage: a narrative review of landmark studies and a critical reappraisal of its use over the last decade ［J］. Anesth Analg, 2019, 129（6）: 15741584.

［46］ CRASH-2 trial collaborators, Shakur H, Roberts I, et al. Effects of tranexamic acid on death, vascular occlusive events, and blood transfusion in trauma patients with significant haemorrhage（CRASH-2）: a randomised, placebo-controlled trial ［J］. Lancet, 2010, 376（9734）: 23-32.

［47］ CRASH-2 collaborators, Roberts I, Shakur H, et al. The importance of early treatment with tranexamic acid in bleeding trauma patients: an exploratory analysis of the CRASH-2 randomised controlled trial ［J］. Lancet, 2011, 377（9771）: 1096-1101, 1101.e1-2.

［48］ Drew B, Auten J D, Cap A P, et al. The use of tranexamic acid in tactical combat casualty care: TCCC proposed change 20-02 ［J］. J Spec Oper Med, 2020, 20（3）: 36-43.

［49］ Androski C P, Bianchi W, Robinson D L, et al. Case series on 2 g tranexamic acid flush from the 75th ranger regiment casualty database ［J］. J Spec Oper Med, 2020, 20（4）: 85-91.

［50］ Murao S, Nakata H, Roberts I, et al. Effect of tranexamic acid on thrombotic events and seizures in bleeding patients: a systematic review and meta-analysis[J]. Crit Care，2021，25（1）：380.

[51] Jamal L，Saini A，Quencer K，et al. Emerging approaches to pre-hospital hemorrhage control：a narrative review [J]. Ann Transl Med，2021，9（14）：1192.

[52] Morrison J J. Noncompressible Torso Hemorrhage [J]. Crit Care Clin，2017，33：37-54.

[53] Ribeiro Júnior M A F，Brenner M，Nguyen A T M，et al. Resuscitative endovascular balloon occlusion of the aorta（REBOA）：an update review [J]. Rev Col Bras Cir，2018，45（1）：e1709.

[54] Morrison J J，Rasmussen T E. Noncompressible torso hemorrhage：a review with contemporary defnitions and management strategies [J]. Surg Clin North Am，2012，92（4）：843-858.

[55] Kisat M，Morrison J J，Hashmi Z G，et al. Epidemiology and outcomes of non-compressible torso hemorrhage [J]. J Surg Res，2013，184（1）：414-421.

[56] Richard Slama M J. The Emergency Medicine Trauma Handbook [M]. Cambridge：Cambridge University Press，2019.

[57] Eastridge B J，Mabry RL，Seguin P，et al. Death on the battlefield（2001-2011）：implications for the future of combat casualty care [J]. J Trauma Acute Care Surg，2012，73（6 Suppl 5）：S431-S437.

[58] van Oostendorp S E，Tan E C，Geeraedts LM Jr. Prehospital control of life-threatening truncal and junctional haemorrhage is the ultimate challenge in optimizing trauma care；a review of treatment options and their applicability in the civilian trauma setting[J]. Scand J Trauma Resusc Emerg Med，2016，24（1）：110.

[59] Seamon M J，Haut E R，Van Arendonk K，et al. An evidence-based approach to patient selection for emergency department thoracotomy：a practice management guideline from the Eastern Association for the Surgery of Trauma [J]. J Trauma Acute Care Surg，2015，79（1）：159-173.

[60] Bulger E M，Perina D G，Qasim Z，et al. Clinical use of resuscitative endovascular balloon occlusion of the aorta（REBOA）in civilian trauma systems in the USA，2019：a joint statement from the American College of Surgeons Committee on Trauma，the American College of Emergency Physicians，the National Association of Emergency Medical Services Physicians and the National Association of Emergency Medical Technicians [J]. Trauma Surg Acute Care Open，2019，4（1）：e000376.

［61］ Stannard A，Eliason J L，Rasmussen T E. Resuscitative endovascular balloon occlusion of the aorta （REBOA） as an adjunct for hemorrhagic shock ［J］. J Trauma，2011，71（6）：1869-1872.

［62］ Manning J E，Murphy C A，Hertz C M，et al. Selective aortic arch perfusion during cardiac arrest：a new resuscitation technique ［J］. Ann Emerg Med，1992，21（9）：1058-1065.

［63］ Manning J E，Katz L M，Pearce L B，et al. Selective aortic arch perfusion with hemoglobin-based oxygen carrier-201 for resuscitation from exsanguinating cardiac arrest in swine ［J］. Crit Care Med，2001，29（11）：2067-2074.

［64］ Manning J E，Batson D N，Gansman T W，et al. Selective aortic arch perfusion using serial infusions of perflubron emulsion［J］. Acad Emerg Med，1997，4（9）：883-890.

［65］ Tisherman S A. Salvage techniques in traumatic cardiac arrest：thoracotomy，extracorporeal life support，and therapeutic hypothermia ［J］. Curr Opin Crit Care，2013，19（6）：594-598.

［66］ Kutcher M E，Forsythe R M，Tisherman S A. Emergency preservation and resuscitation for cardiac arrest from trauma ［J］. Int J Surg，2016，33（Pt B）：209-212.

［67］ Manning J E，Rasmussen T E，Tisherman S A，et al. Emerging hemorrhage control and resuscitation strategies in trauma：Endovascular to extracorporeal［J］. J Trauma Acute Care Surg，2020，89（2S Suppl 2）：S50-S58.

［68］ Roberts C S，Pape H C，Jones A L，et al. Damage control orthopaedics：evolving concepts in the treatment of patients who sustained orthopaedic trauma ［J］. Instr Course Lect，2005，54：447-462.

［69］ Giannoudis P V，Giannoudi M，Stavlas P. Damage control orthopaedics：lessons learned ［J］. Injury，2009，40（Suppl 4）：S47-52.

［70］ Hildebrand F，Giannoudis P，Krettek C，et al. Damage control：extremities［J］. Injury，2004，35（7）：678-689.

［71］ Rigal S，Mathieu L，de I ' Escalopier N. Temporary fxation of limbs and pelvis ［J］. Orthop Traumatol Surg Res，2018，104（1）：S81-88.

［72］ Pape H C，Pfeifer R. Safe defnitive orthopaedic surgery（SDS）：repeated assessment for tapered application of early defnitive care and damage control? an inclusive view of recent advances in polytrauma management ［J］. Injury，2015，46（1）：1-3.

［73］ Pape H C，Andruszkow H，Pfeifer R，et al. Options and hazards of the early appropriate care protocol for trauma patients with major fractures：towards safe defnitive surgery ［J］. Injury, 2016, 47（4）: 787-791.

［74］ Giannoudis P V, Giannoudis V P, Horwitz D S. Time to think outside the box: 'Prompt-Individualised-Safe Management' （PR.I.S.M.） should prevail in patients with multiple injuries ［J］. Injury, 2017, 48（7）: 1279-1282.

［75］ Zhou J, Wang T, Belenkiy I, et al. Management of severe trauma worldwide: implementation of trauma systems in emerging countries: China, Russia and South Africa ［J］. Critical Care, 2021, 25: 286.

［76］ Gao J M. A clinical analysis of 94 cases with fatal trauma ［J］. Chin J Traumatol, 1994, 10（4）: 50-53.

［77］ Lawal A K, Rotter T, Kinsman L, et al. What is a clinical pathway? Refinement of an operational definition to identify clinical pathway studies for a Cochrane systematic review ［J］. BMC Medicine, 2016, 14（1）: 1-5.

［78］ Loggers S A I, Koedam T W A, Giannakopoulos G F, et al. Definition of hemodynamic stability in blunt trauma patients: a systematic review and assessment amongst Dutch trauma team members ［J］. Eur J Trauma Emerg Surg, 2017, 43（6）: 823-833.

［79］ Chatrath V, Khetarpal R, Ahuja J. Fluid management in patients with trauma: Restrictive versus liberal approach ［J］. J Anaesthesiol Clin Pharmacol, 2015, 31（3）: 308-316.

［80］ Biffl W L, Fox C J, Moore E E. The role of REBOA in the control of exsanguinating torso hemorrhage ［J］. J Trauma Acute Care Surg, 2015, 78: 1054-1058.

［81］ Castellini G, Gianola S, Biffi A, et al. Resuscitative endovascular balloon occlusion of the aorta （REBOA） in patients with major trauma and uncontrolled haemorrhagic shock: a systematic review with meta-analysis ［J］. World J Emerg Surg, 2021, 16（1）: 41.

［82］ Anand T, El-Qawaqzeh K, Nelson A, et al. Association between hemorrhage control interventions and mortality in US trauma patients with hemodynamically unstable pelvic fractures ［J］. JAMA Surg, 2023, 158（1）: 63-71.

第九章 颅脑创伤

第一节 概述

创伤性颅脑损伤（traumatic brain injury，TBI）又称为颅脑创伤，是全球 40 岁以下年轻人群死亡和长期病残的主要原因。世界卫生组织（World Health Organization，WHO）的全球健康统计数据表明，在 1990 年全世界有 970 万的 TBI 患者（184.6/10 万）需要进行治疗或是因此而死亡。虽然在发达国家 TBI 的发生率不断下降，但由于机械化和工业化的迅速发展，发展中国家 TBI 的发生率却不断攀升，TBI 的发生率从中国的 10.1/10 万到非洲国家的 361.6/10 万。目前各地 TBI 的发生率从 67/10 万 ~317/10 万不等，病死率也从中度 TBI 的 4%~8% 到重度 TBI 的约 50%。在我国，交通事故仍是导致 TBI 的首要因素，其次是高处坠落伤和摔伤。在我国华东地区 TBI 患者中，中青年男性（20~40 岁）仍然是 TBI 的高发人群，约占 40%。国外数据也有同样的趋势，在 15~25 岁年龄段，男性 TBI 患者最多，达到 600~700 每 10 万人次，而同年龄段的女性只有 150~250 每 10 万人次。在未成年人中，TBI 的男性比例仍高于女性，为 1.6 ∶ 1~1.9 ∶ 1。

TBI 通常被称为"沉默的流行病"。"沉默"不仅是因为患者症状轻微和对后遗症的长期性认识不足而没有发声，而且是整个社会很大程度上忽视了这一问题的严重性。TBI 的高发生率和高致残率给患者及其家庭和社会带来了巨大的经济负担。美国一名严重的 TBI 幸存者，如果在伤后 5~10 年时间接受精心的医治和护理，其花费估计超过 400 万美元。因此，对于 TBI 来说，更应防重于治，预防是最有效的控制方法。TBI 流行病学调查的不断完善已使得研究者可以从人群角度研究 TBI 的发生、分布和影响因素，通过对各种高危因素的分析，提出合理的预防措施来降低 TBI 的发生率及疾病负担。

一、颅脑创伤的流行病学

（一）发病率

世界各地报告的 TBI 发病率差距很大（表 9-1-1），主要原因是损伤程度的不同、纳入标准的不同以及实际误差、抽样误差。疾病预防控制中心（Centers for Disease Control，CDC）使用国际疾病分类（International Classification of Diseases，ICD）代码来识别 TBI 病例，并收集与 TBI 相关的急诊、住院和死亡的数据。在 2010 年发表的一份报告中，Faul 等提供了 CDC 2002—2006 年的数据。他们指出，估计每年约有170 万人遭受 TBI。其中，0.7% 的患者需要急诊就诊，16.3% 的患者需要住院治疗，3%的患者死亡。Thurman 等描述发病率从 1975 年的 234/10 万下降到 1994 年的 90/10 万，然而，从那以后，美国 TBI 的发病率稳步上升，从 2001 年的 521/10 万上升到 2005年的 616/10 万，再到 2010 年 824/10 万。这些大幅增长主要是由于儿童和老年 TBI 患者的急诊量上升（增加了 70%）所致。目前尚不能确定 TBI 发病率的上升是与诊断的改进有关，还是与民众对 TBI 的认识增加有关，但可以确定的是，在同一时期（2001—2010 年），TBI 导致的死亡人数下降了 7%。

表 9-1-1　全球各地区 TBI 发病率

区　域	发病率 （每 10 万人）	报道者与年份
美国	103~824	Kelly 和 Becker（2001）；Thurman 等（1999）；Rutland–Brown 等（2006）；Faul 等（2010）；CDC（2014）
欧盟	235~262	Tagliaferri 等（2006）；Peeters 等（2015）
奥地利	303	Mauritz 等（2014）
丹麦	157~265	Engberg 和 Teasdale（2001）
芬兰	34~221	Koskinen 和 Alaranta（2008）；Numminen（2011）；Puljula 等（2013）
法国	8.5~17.3	Masson 等（2001，2003）
德国	7.3~34	Firsching 和 Woischneck（2001）；Steudel 等（2005）；Maegele 等（2007）；Rickels 等（2010）
意大利	212~372	Servadei 等（1988，2002）；Baldo 等（2003）
荷兰	214~836	Scholten 等（2014）
挪威	4.1~229	Ingebrigtsen 等（1998）；Andelic 等（2008，2012）；Heskestad 等（2009）
西班牙	47	Perez 等（2012）
瑞典	354~546	Andersson 等（2003）；Styrke 等（2007）
英国	229~453	Tennant（1996，2005）；Yates 等（2006）
苏格兰	446（男），195（女）	Jennett 和 MacMillan（1981）；Shivaji 等（2014）
巴西	360	Maset 等（1993）
中国	55~64	Zhao 和 Wang（2001）
印度	55~120	Yattoo 和 Tabish（2008）；Channabasavanna 等（1993）
以色列	35	Levi 等（1990）

续表

区域	发病率 （每10万人）	报道者与年份
巴基斯坦	50	Raja 等（2001）
南非	316	Nell 和 Brown（1991）
中国台湾	218~417	Chiu 等（1991，2007）
澳大利亚	57~332	Stanton 等（1994）；Honey（1995）；Hillier 等（1997）；Tate 等（1998）
新西兰	790	Feigin 等（2013）

在欧洲，Tagliaferri 等对 23 份国家和地区的 TBI 流行病学研究进行系统回顾，报告了总体发病率为 235/10 万人。他们发现发病率差异很大，从 20/10 万人（只包括神经外科病例）到 546/10 万人（包括急诊、住院和验尸报告）。虽然来自意大利的一些研究显示发病率差异不是很大，为每年 212/10 万人 ~372/10 万人，但这些研究的纳入标准是不同的。其中一些研究将游客包括在内，另外还有一些研究是在相对较小的区域进行的，这导致了区域间转运重型 TBI 患者而引起的转诊偏倚。一份最新的欧洲 TBI 发病率的综述总结了 17 项包括不同严重程度的 TBI 患者的研究，得出总体发生率约为每年 262/10 万人。然而，发病率的差异可从 47.3/10 万人到 546/10 万人。

在澳大利亚，也出现了类似的发病率变化模式，从 57/10 万人到 322/10 万人。这一范围的估计是粗浅的，并受到方法学的影响。亚洲地区发布的 TBI 发病率较少。印度班加罗尔，在医院的外伤人群中，TBI 发病率为 120/10 万人。2002 年，Gururaj 等更为保守地估计为每年有 150 万 ~200 万人遭受 TBI。在中国大陆，研究所报道的 TBI 发生率就相对偏低。我国分别于 1983 年和 1985 年进行的 TBI 流行病学调查，显示在我国城市的 TBI 发生率为 55/10 万，而在农村的 TBI 发生率为 64/10 万。在中国台湾，农村地区的 TBI 发生率达 417/10 万，明显高于台北市的 TBI 发生率 218/10 万，这种差异与在澳大利亚的 TBI 发生率报道相似。

（二）死亡率

TBI 是所有创伤中首位的致死原因，占创伤死亡人数的 30%~50%。由于缺乏标准化的数据收集方式，截至目前的研究对死亡率的报道差异甚大，因此不可能进行直接的比较。文献数据显示 TBI 的死亡率为 6.3/10 万 ~39.3/10 万（表 9-1-2），但在参照这些数据时应该相当谨慎。2017 年中国 CDC 利用疾病监测点数据统计出 2006—2013 年我国 TBI 患者死亡率趋势，结果显示我国 TBI 死亡率从 2006 年的 13.23/10 万人上升至 2008 年 17.06/10 万人，随后每年逐渐减低，2013 年降低至 12.99/10 万人。

欧洲报道的 TBI 平均死亡率为 15/10 万。在法国，如果只记录重型 TBI 后的住院死亡率，TBI 死亡率为 5.2/10 万，而如果记录的是意大利一个省的住院和院前死亡率，则 TBI 死亡率为 24.4/10 万，两者差异甚大。不同研究均报道了 TBI 死亡率的下降趋势。Adekoya 等报道了美国 TBI 相关死亡率从 1997 年的 24.6/10 万下降到了 2003 年的 17.5/10 万。在欧美国家，TBI 死亡率和致残率的下降与防御措施的加强、急救系统的完善、创伤组织和救治指南的完善密不可分。来自斯堪的纳维亚半岛的研究显示，1987—2001 年 TBI 的死亡率有了明显下降，特别是在年轻患者中，而这种变化被认为与损伤防御措施的成功改善密切相关。

表 9-1-2　全球各地区 TBI 死亡率

区　域	死亡率（每 10 万人）	报道者与年份
美国	17.5~24.6（1979—2003）	Adekoya 等（2002）；Rutland-Brown 等（2006）
美国西弗吉尼亚州	23.6（1989—1999）	Adekoya 和 Majumder（2004）
欧洲	15	Tagliaferri 等（2006）
奥地利	11.8~40.8	Rosso 等（2007）；Mauritz（2014）
丹麦	11.5	Sundstrom 等（2007）
芬兰	21.2	Sundstrom 等（2007）
法国	5.2	Masson 等（2001）
德国	11.5	Firsching 和 Woischneck（2001）
意大利	24.4	Servadei 等（1988）
挪威	10.4	Sundstrom 等（2007）
瑞典	9.5	Sundstrom 等（2007）；Fazel 等（2014）
巴西	26.2~39.3	Koizumi 等（2000）
中国	13.23（2006）；17.06（2008）；12.99（2013）	Cheng 等（2017）

一项横跨将近 150 年的有关重型 TBI 的荟萃分析囊括了 207 个研究的 140 000 例患者，结果显示 TBI 的死亡率在将近 150 年的时间里下降了约 50%。这种下降并非持续发生的，而是分阶段的。在 1930—1970 年和 1990 年以后的时间里重型 TBI 的死亡率未见明显改变。1930—1970 年死亡率的无变化可能是该时间段内机动车的使用大大增加所致。而 1970—1990 年的死亡率显著下降与头部 CT 的广泛使用以及神经重症监护的提高密切相关。而 1990 年以后的死亡率水平未改变则让人感到十分疑惑。其中一个解释是与 TBI 患者中老年人的比例增加有关，因为老年人 TBI 后的死亡风

险性增加。另一项荟萃分析也证实了同样的结论，该研究纳入了 1980—2011 年至少 300 例重型 TBI 患者，结果表明重型 TBI 的死亡率和不良预后率均没有明显下降。

（三）受伤原因

TBI 的主要原因是交通事故、跌落和枪击伤。这些由意外、暴力或粗心造成的损伤都是社会行为的体现。Gilbert 指出机动车已成为西方世界最顽固的杀手。交通事故伤对国家卫生系统和整个国民经济施加了巨大的压力。对于道路交通事故中 TBI 的受伤机制，高收入国家与中低收入国家明显不同。在高收入国家中，受伤者往往是青年司机。而在低收入和中等收入国家中，受害者往往是行人、骑自行车者、骑摩托车者和公共交通使用者。1975—1998 年，马来西亚的交通事故死亡率上升了 44%，中国上升了 243%，博茨瓦纳上升了 383%。受伤者主要是行人、骑自行车者等表明这也许并不是由于机动车驾驶员鲁莽驾驶所致，而是普通民众缺乏交通安全意识。因此，对这些国家采取预防措施时，较好的做法不是面向司机，而是面向普通民众。

有报道称全球范围内 TBI 的流行病学特征 62% 的 TBI 患者是由道路交通事故引起的，8% 由跌落引起，约 24% 是由暴力引起，4% 由工作和运动相关的损伤引起。在一项针对中重度 TBI 患者的荟萃分析中，研究团队发现了一个十分相似的结果：交通事故引起的 TBI 占比 53%~80%，跌落引起的 TBI 占比 12%~30%，跌落正成为越来越重要的受伤原因，尤其是在北欧和澳大利亚。在美国，跌落是目前 TBI 的主要原因，尤其是在儿童和 75 岁以上的老年人群中。2002—2006 年，因 TBI 到急诊科就诊的 14 岁以下儿童数量增加了 62%。但机动车所致的交通事故伤仍是 TBI 致死的首要原因。

其他的受伤原因也有地区差异和变化趋势。1990 年，美国的火器伤例数首次超过了交通事故伤例数。一半以上的头部枪伤是自杀所致，报道称，7%~17% 的闭合性 TBI 是人际暴力所致，这一比例较之前的研究有大幅增长。研究人员分析了 5 年间 11 家医院的 TBI 数据，发现 9.5% 的头部外伤与暴力有关。暴力手段包括钝器（56%）、利器（12%）、枪击（0.4%）和其他方式（31.6%）。这项研究还表明男性和年轻人遭受暴力性头部创伤的概率最高。尽管时常发生颅骨骨折、脑挫伤和颅内出血，但这些损伤大多较轻，83% 的患者 GCS 评分为 13~15 分。多份研究表明暴力所致 TBI 的人群分布有以下特征：男性、非白人（56% 为非洲裔美国人）、受伤时失业、未婚、非法药物使用和被执法的历史。

与运动和休闲相关的 TBI 更容易被识别。美国 CDC 估计每年发生 160 万 ~380 万运动相关性 TBI 病例，其中包括了未寻求医疗护理的人群。损伤后大脑更加脆弱，因此更要避免再次损伤。反复的脑震荡可能会产生累积的损伤效应。新西兰的一项研究报道显示，21%（相当于 170/10 万的发生率）的 TBI 是因为体育运动造成的，其中橄榄球、自行车和马术运动占比最高。

（四）经济负担与社会影响

TBI 不仅对伤者自身和家庭及精神方面造成很大的打击，还给社会及国民经济带来沉重的负担。1991 年 Max 等首次提供了关于人群中 TBI 对经济方面的影响数据，表明 1985 年，TBI 的平均终身花费是 85 000 美元 / 人。一例致命性 TBI 的终生花费大约是 357 000 美元，而这个数字并不比重度 TBI 的 325 000 美元高出很多。据估计，在 1985 年发生的 328 000 例 TBI 的总花费大约是 378 亿美元。Lewin ICF 提供的数据也表明，1992 年，美国 TBI 的直接和间接费用共超过 480 亿美元。2000 年一例 TBI 的费用大约是 174 357 美元，全美有记录的 TBI 患者超过 130 万人，总费用不少于 2 260 亿美元。2001 年 Junkins 等学者调查了犹他州盐湖城急诊医学中心 1992—1996 年的急诊及住院 TBI 患者，必须住院的 354 个患者共有 1 123 个住院日，总的医疗费用是 216 万美元，急诊室花费 54.5 万美元，住院费用的中位数是 3 080 美元 / 人，平均每个住院日花费是 2 409 美元 / 人。而 2010 年美国 CDC 报道严重 TBI 的终身医疗费用为 60 万 ~187 万美元 / 人，全美 2010 年 TBI 总的疾病负担飙升到 56 000 亿美元。

欧洲大陆也面临着如此严峻的形势。有文献表明，欧洲 TBI 发病率（每年 546/10 万人）最高的国家是瑞典，而由 TBI 导致的死亡率在每年 5.2/10 万人 ~24.4/10 万人之间波动。在德国，仅脑挫伤中最轻微的脑震荡患者每天的治疗费用大约为 2 109 德国马克。脑挫伤或伴有骨折的颅内损伤的每天治疗费用分别达到 11 208 德国马克和 14 959 德国马克。1996 年所有 TBI 患者总的治疗费用达到了 9.12 亿德国马克，这还不包括后期康复或其他相关费用。就 TBI 救助而言，WHO 提供的数据表明由交通意外伤害导致的 TBI 占据了大量的医疗资源，急诊部门、放射科、理疗和康复治疗科等的工作也大量增加。许多中等收入和低收入国家无法像高收入国家那样为交通意外伤员提供周到的医疗保健服务。例如，肯尼亚的一个研究机构发现，只有 10% 的卫生机构能够同时处理 10 个以上伤员。

二、我国颅脑创伤的流行病学

（一）发病情况与损伤特征

相比欧美发达国家，我国到目前为止所能获得的 TBI 流行病学调查数据更为缺乏。实际上我国尚未组织过标准化大规模的专门针对 TBI 的流行病学调查，仅部分地区或创伤机构对 TBI 进行了小范围、小规模的调查研究。我国最早进行与 TBI 有关的流行病学调查是在 1982 年，当时是与 WHO 合作，在没有 CT 影像学证据的基础上，由北京神经外科研究所牵头，按照 WHO 神经流行病学调查标准，在长沙、成都、广州、哈尔滨、银川和上海 6 个城市进行了神经系统疾病流行病学调查研究。其中有关 TBI 的调查结果显示在 TBI 的病因中交通事故占 32%、职业事故占 24%、摔伤或者坠落伤占 22%、娱乐占 16%、其他占 7.4%。TBI 年发病率为 55/10 万，男、女比为 1.7∶1。1985 年，北京神经外科研究所和华山医院合作，又进行了 21 个省的农村神经系统疾病流行病学调查，结果显示 TBI 年发病率为 64/10 万，男、女比为 2.51∶1。而导致 TBI 的首位原因仍然是交通事故，高处坠落伤已升至第 2 位，第 3 位是打击伤。深圳市进行的一项 10 年 TBI 回顾性调查研究发现，其 TBI 的发病率由 1994 年的 84.22/10 万增加到了 2004 年的 132.29/10 万，患者平均年龄为 28.79 岁，交通事故仍然是主要的致病因素。1995 年，Chen 等报道中国台湾地区高雄市 TBI 的发病情况，发生率是每年 267/10 万，死亡率是每年 26/10 万，病死率是 10%，61% 的患者死亡发生在住院以前，最高风险人群是 20~29 岁男性，而交通意外伤害占了所有致伤原因的 70%，特别是摩托车肇事，是最主要的致伤原因。国内专家估计我国 TBI 的发病率为每年 150/10 万 ~200/10 万，比 1982 年增加了 3 倍多。假如按此发病率推算，我国 14 亿人口每年 TBI 的发生病例在 210 万 ~280 万，按一年 365 天计算每天至少有 5 753~7 671 人遭遇颅脑创伤。

目前急需大范围、大规模的人口基数 TBI 基本情况的调查数据，以指导合理安排创伤救治系统的建立和相关培训体系的建设。2004 年，由华山医院神经外科牵头，在华东六省一市进行了为期 1 年的近 80 家医院参加的多中心的住院患者颅脑创伤诊治现状的调查和分析研究。通过一年的大规模、多中心、前瞻性的抽样调查研究，得到了华东六省一市第 1 批 TBI 住院患者基本资料和院前、院内、院后资料。研究最终在华东六省一市收集 TBI 病例 14 948 份，分析结果显示 TBI 年龄组主要集中在中青年患者，高危人群年龄在 16~52 岁（70.6%），平均年龄为（39.49±17.91）岁，而发病年龄高峰是 30~39 岁（占 23.1%），与国外 15~30 岁为 TBI 的高发年龄段有所不同，但与国内报道的 20~40 岁高发年龄组相同。该结果可能与病例选择较局限有关，但也说明发病年龄高峰较 20 年前整整提前了 10 年。在 TBI 住院患者中，青壮年已经成为主要的发病群体。中国有关的流行病学研究由于各年龄组的病例数较少，导致置信区间很大，因此各个年龄组间的差异性不明显。发病最高峰出现在 40~49 岁。特别值得我们注意的是，华东地区 TBI 主要致伤原因是交通事故，更为严重的是，交通事故在各个年龄段都是主要致伤原因，这在国内外所有文献报道中都没有出现过。

在我国，特定人群发生 TBI 的危险性仍不能忽视。据报道汶川地震中 265 例 TBI 患者的流行病学特征：①致伤原因不同。研究的患者中，有 148 例为重物坠落致头部钝器或锐器打击伤，占 55.8%，跌伤则占 39.6%，坠落伤较少（3%）。在询问病史时发现，多数患者均是由于地震发生后，房屋坍塌建筑材料坠落或房中重物坠落于头部或在逃生过程中慌乱跌倒所致。尽管坠落伤发生率不高，但伤情均极为严重，本组 3 例坠落伤患者中，2 例死亡，1 例重残。②致伤人群不同。在非灾害性 TBI 中，以中青年男性多见，而本研究病例中，女性多于男性（男女比为 0.87）。并且，14 岁以下儿童和 60 岁以上老龄患者比例高（分别占 35.8% 和 37.0%），中青年则较少（27.2%）。究其原因，地震造成的房屋倒塌是导致伤害的主要因素，而此次地震发生在下午，青壮年男性多在户外从事工作劳动，女性、儿童和老人在室内活动居多。再者，中青年人的避险和自我防护能力要强于儿童及老人。研究还显示，中重型 TBI（GCS 评分 3~12 分）所占比例较高，而轻型 TBI 仅占 26%，低于非灾害性创伤的比例。在全部 265 例患者中，205 例为开放性 TBI，这与致伤原因以钝器或锐器打击伤为主有关。

在我国，运动所致 TBI 患者多为青年人群。发病高峰在 21~30 岁，且以男性为主，男女比例已超过 5∶1，这与青年男性参与运动的概率较其他人群高密切相关。青年人群中多为在校大学生。多项研究显示高校学生运动伤都是由于对运动伤防御措施不足、准备活动不当、场地不良等造成。在我国华东地区，运动所致 TBI 高发于足球、拳击与散打及篮球等对抗性运动中，其中最常见于足球运动。研究显示运动相关 TBI 中脑震荡是最常见的损伤类型。现如今发生过脑震荡的运动员要重返赛场都必须经过严格的评估，不然二次脑震荡将给运动员带来不良预后。在所有患者中，有 31.3% 的患者伴有不同程度的颅骨骨折。运动所致 TBI 多因直接暴力，因此直接暴力击打处颅骨骨折伴急性硬脑膜外血肿十分常见。另外，所有患者中 TBI 合并颌面部损伤最为常见。

（二）经济负担与社会影响

国内近年来的一些创伤研究调查报告显示 TBI 占创伤死亡原因的第 1 位，高发年龄多为 20~50 岁，这使伤后患者潜在寿命损失的年数（years of potential lost life，YPLL，即平均年龄与死亡时年龄之差）显著高于其他常见病、多发病，而且对社会生产力的影响远较其他疾病更大。国内学者采用回顾性系列病例研究方法，对 1999 年 6 月—2000 年 12 月、2001 年 11 月—2002 年 6 月间四川大学华西医院外科 940 例 TBI 患者的治疗情况和部分直接医疗成本进行调查分析，结果显示病死率高达 99.10%，人均每日医疗费 2 515.9 元。这些都说明 TBI 已经成为一个严重的公共卫生问题，由其造成的后果严重，致残率和致死率都较高，而且给社会和家庭带来的各种损失也是相当巨大的。TBI 主要的致伤原因为交通事故伤，仅就经济损失而言，每年的交通事故就可以使我国的年国内生产总值（gross domestic product，GDP）降低

1%~3%。2004 年 10 月 10 日《人民日报》报道仅交通事故伤引起的直接和间接损失 1 年估计达到了 1 200 万 ~2 100 万美元，约占我国 GDP 总值的 1.5%。WHO 和世界银行最近发表的"全球交通事故"也认为我国每天有 600 人死于交通事故，45 000 人受伤，全年因交通伤害的成本占整个 GDP 的 1.5%。2004 年，WHO 的《预防交通伤世界报告》也指出，1999 年我国的道路交通伤害导致损失 1 260 万潜在寿命年，估计价值为 125 亿美元，几乎相当于我国每年卫生经费预算的 4 倍。2004 年的华东六省一市 TBI 流行病学调查研究发现，华东地区 TBI 患者的平均住院总费用为 13 487.53 元，但是对于重型 TBI 来说，平均住院费用为 29 944.45 元 / 人，这还不包括出院后康复所需的大量费用。

TBI 给家庭和社会带来了巨大的疾病负担，不像其他的慢性疾病，可以享有基本的医疗保障制度。对我国来说，这方面的问题尤为严重。2004 年的调查发现，华东地区 TBI 患者社会医疗保险仅占所有患者的 3.89%，自费占 47.91%，是最主要的住院费用支付者，其次为肇事者支付占 28.25%，其他还有少量的公费和自购意外保险的费用。高额的治疗费用给家庭和社会带来了巨大的压力。有些患者 TBI 住院周期较长、费用较大，很多患者由于各种各样的原因需要提前出院。

三、颅脑创伤的发生机制

颅脑创伤中，原发性机械损伤导致组织变形引起神经元、胶质细胞、轴突和脑内血管受损。随后细胞内外的生物学途径介导一系列迟发性损伤，包括低氧、低血压、脑肿胀和颅内压增高等，这可以发生在原发损伤后的数分钟、数小时、数天甚至数周。这些继发性损害会进一步恶化脑损伤，并影响患者预后（图 9-1-1）。目前神经外科和神经重症监护治疗干预均是为了减少脑组织的继发性损伤，重型颅脑创伤患者的病死率下降在很大程度上归功于科研和医务工作者对继发性脑损伤发生机制、最佳脑灌注压和氧合水平的认识以及在此基础上进行及时和合理的治疗。

（一）颅脑创伤的生物力学机制

1. 直接暴力损伤

直接暴力损伤指暴力直接作用于头部，引发颅脑创伤（图 9-1-2），分为以下类型：

（1）加速性损伤：静态时头部被运动的物体打击，如锤击伤，多造成着力点头部伤（冲击伤），少数因头部沿暴力作用方向移动，造成对冲伤。

（2）减速性损伤：运动时头部撞击于静态物体，使头部突然停止运动，造成着力点处头皮、颅骨和脑的接触力伤（冲击伤）和脑（特别是脑底面）与颅骨内表面（特别是颅底）发生惯性力的摩擦伤（对冲伤）。常见于机动车碰撞或坠落时头着地伤。

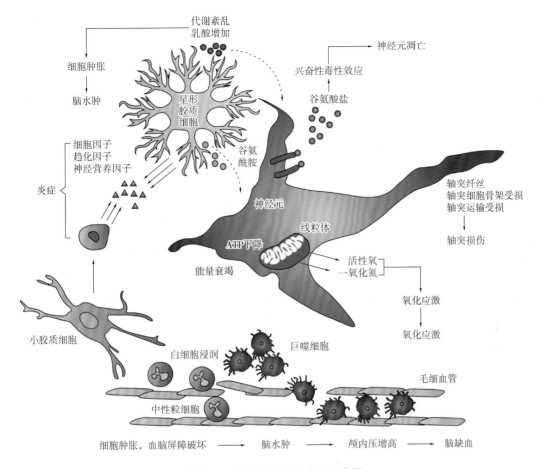

图 9-1-1　颅脑创伤病理生理示意图

转自 Rosenfeld J, Mass A I, Bragge P, et al. early management of severe traumatic brain injury. Lancet, 2012, 380(9847): 1088−1098.

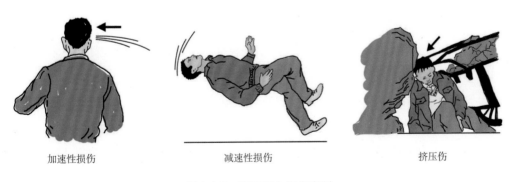

加速性损伤　　　　　　　减速性损伤　　　　　　　挤压伤

图 9-1-2　直接暴力损伤类型

（3）挤压伤：头部被暴力（常 >200 ms 的半静态力）挤压，轻者可造成穹窿和颅底颅骨的骨折，重者可因脑受压而昏迷、死亡。多见于地震、工伤、产钳伤、交通伤。

（4）旋转性损伤：加速或减速性损伤时，暴力形成旋转或剪力，导致颅脑旋转，损伤神经、血管，如泛性轴突伤。

2. 间接暴力损伤

暴力作用身体其他部位，通过传递入颅，引起脑损伤，头部无着力点。间接暴力损伤依作用部位可分为以下几种情况：

（1）高处坠落时足或臀部着地，暴力经足、臀、脊柱传递到脑，造成后者受伤。

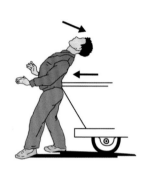

（2）胸腹挤压伤，由于胸腹腔压力突然升高，压力波经上腔静脉血传到颅内血管，造成颅内广泛出血。见于地震、建筑物倒塌或工伤事故等。

（3）颅颈挥鞭样损伤，暴力作用于躯干产生加或减速度运动，由于头部运动相对落后于躯干以及颅颈仅靠寰枕关节相连的解剖特点，可引起颅颈交界处软组织、关节、骨、颈髓和脑的损伤。见于机动车急刹车或婴幼儿挥鞭样损伤（图 9-1-3）。

图 9-1-3　挥鞭样损伤

（二）颅脑创伤的分子生物学机制

1. 基因应答

脑组织大范围的病理损伤包括机械性损伤、缺血和癫痫均会诱导即早基因 C-fos 和 jun B 的表达变化。发挥转录因子作用的 fos 和 jun 家族成员可以介导急性刺激所致神经元的长期适应性反应。颅脑创伤可以诱发细胞膜电位及细胞骨架结构的改变，导致细胞信号通道的异常，并最终转变为急性期基因应答的变化。由于这些生化、分子学、解剖和行为学的变化最终会表现为病理性的损伤以及行为的缺陷，因此对脑损伤后基因应答的研究有助于进一步理解颅脑创伤后的病理生理及演化。研究发现在大鼠液压冲击脑损伤模型中，大鼠双侧脑皮质和海马的即早基因 C-fos、C-jun 和 jun-B 的表达均增加。而 C-fos 和 jun-B 的表达水平在伤后 6 小时就恢复至对照组水平，但 C-jun 基因的 mRNA 表达水平仍升高。受撞击侧大脑皮质的诱导型热激蛋白（HSP78，grap4）表达可持续到创伤后 12 小时，提示脑创伤后的应激反应。目前通过免疫反应已经可以将这种应激蛋白定位于神经元、神经胶质细胞和内皮细胞内。另外，C-fos 和 C-jun 还可调节神经生长因子、淀粉样前体蛋白和阿片类前体蛋白的表达以及调节突触重塑，并最终促进脑恢复。目前对颅脑创伤后病理生理机制的了解大多来自动物模型，尚需要更多来自人体的数据和证据。

2. 炎症和细胞因子

急性局灶性脑损伤如脑挫伤的急性炎症反应可概括为多形核白细胞一过性地向损伤组织积聚，这与脑水肿一致。这些细胞可以通过受损的血脑屏障和脑 - 脑脊液屏障进入脑脊液和外周血引起外周血白细胞增多，导致被误诊为感染，在实验模型中，诱导中性粒细胞减少并没能显著改善脑水肿和组织损伤的进展。在脑组织中，巨噬细胞替代多核细胞诱发脑修复并清除坏死碎片。这些巨噬细胞同时分泌细胞因子如 IL-1β、IL-6 和 TNF-α，并通过上调其受体来启动兴奋毒性神经变性，因而在脑脊液中也可以找到这些分泌的细胞因子。而内源性的 IL-1 抑制剂和 IL-1 受体拮抗剂在脑损伤急性阶段可以发挥保护作用又进一步证实了这种作用。然而细胞因子本身也可以通过诱导生长因子分泌、星形胶质细胞增殖、抑制 Ca^{2+} 流动和促进巨噬细胞迁移至损伤部位对脑组织发挥保护作用。

3. 神经递质

目前认为轻度颅脑创伤虽然不能激发明显的细胞结构改变，但却可以通过释放多种神经递质来引发一系列的神经兴奋。这些神经递质反过来使受体介导的钙离子通道开放引起钙离子内流，使神经元内的离子稳态受到干扰，但是钙离子内流的量以及持续时间并没有对细胞造成致命损伤。而在这些创伤诱导性变化发生的同时，缺血期也出现大量离子的转运以维持内环境的稳定，包括维持细胞内外钙离子的平衡。而这些都会导致能量的衰竭，从而使能量依赖的细胞膜离子泵失活、细胞膜电位下降以及电压门控钙离子通道介导的钙离子内流减少。缺血后兴奋性递质释放（与创伤相同）及之前提到的钙离子内流使这些变化进一步加剧。当这些变化同时发生会导致明显的组织损伤，当这些变化依次发生时则会扰乱钙离子稳态，从而引起神经元迟发性及弥散性损伤。

在动物模型中，通过给予药物竞争蕈毒碱型乙酰胆碱受体（东莨菪碱）和非竞争性 N- 甲基 -D- 天冬氨酸（NMDA）拮抗剂苯环己哌啶，可以使这一系列变化减少或消除。而这些细胞水平上的变化可以进一步被放大并伴有长期持续的兴奋阈值改变和由钙离子调节异常所造成的神经元功能异常，特别是在像海马一样的神经元富集区，与继发性缺血敏感性有关的创伤性钙离子内流在损伤后持续至少 24 小时。

4. 离子通道

大脑受伤瞬间神经元细胞发生的主要变化是突然大量的 Na^+、Ca^{2+} 和 Cl^- 通过细胞膜内流以及 K^+ 外流。

（1）当创伤程度达到一定阈值时会出现 K^+ 的迅速外流，使细胞膜电位从基线 3~6 mM 瞬间达到 60 mM 并发生创伤去极化。只有在受伤的暴力足够大时才会出现大部分脑区域同时出现 K^+ 外流。这些变化可以发生在双侧大脑皮质、海马和脑干，特别是在钝性伤引起大脑震动后。对于限制性损伤也可以在单侧出现这种改变。而 K^+ 水平要恢复到基线水平需要 3~8 分钟。

（2）局限性机械刺激或 K^+ 对细胞膜刺激诱导的其他离子分布改变称为扩散性抑制，这扰乱了其他离子的稳态，扩散性抑制是局限性缓慢扩散至周围区域并且立即恢复。

（3）伴随着损伤发生的能量衰竭和缺氧，在 1 分钟的短暂潜伏期后出现大量的离子流，称为轴突去极化。

在颅脑创伤和缺血损伤期，由于神经末梢去极化，常常伴随着大量 K^+ 外流和兴奋性氨基酸释放。兴奋性氨基酸的突然释放使受体配体门控离子通道开放导致突然的钙离子内流，而这些变化在去极化时会进一步加剧，由此出现恶性循环。大量离子流可以导致细胞毒性水肿。在这个时期大脑能量代谢增加使能量依赖性离子泵活化并水解 ATP 来恢复离子稳态。对于颅脑创伤，能量依赖性离子泵活化和糖酵解使乳酸盐和游离脂肪酸在损伤后数分钟迅速积累，而这在颅脑创伤患者处于低能量状态时尤为严重。

除了神经元细胞外，星形胶质细胞和小神经胶质细胞也会在 1 小时内活化并增殖。活化的星形胶质细胞可以清除细胞外 K^+，使兴奋性谷氨酸转变为谷氨酰胺，并且试图包围神经元防止离子爆发性流动。大脑内的小神经胶质细胞和巨噬细胞对去极化十分敏感，并且开始活化释放细胞因子，这些细胞因子对已经受损的神经元产生进一步的损害。

5. 载脂蛋白 E 基因及其蛋白

载脂蛋白 E（apolipoprotein E，ApoE）参与脂蛋白代谢和脂质运输。在神经系统中 ApoE 主要由星形细胞和少突胶质细胞分泌，通过低密度脂蛋白受体 ApoE 转运胆固醇和磷脂至受损神经元协助细胞膜修复、轴索生长、树突重建以及突触产生。

脑损伤后星形胶质细胞表达 ApoE 和神经元表达低密度脂蛋白受体均相应增加，以便于进行转运。ApoE 基因多态性可以影响脑损伤死亡患者的神经病理表现。与非脑损伤死亡患者相比，有更多的脑损伤死亡患者出现 β 淀粉酶蛋白沉积于脑皮质，而具有 ApoE-ε4 等位基因的患者 β 淀粉酶蛋白沉积显著。这表明颅脑创伤预后与 ApoE 基因多态性具有明显的基因相关性。具有 ApoE-ε4 的患者脑损伤后 6 个月出现不良预后是其他等位基因的 2 倍多，这些发现表明脑损伤预后具有基因易感性。

近期使用 ApoE 敲除小鼠动物模型的研究表明，ApoE 敲除脑损伤小鼠比对照组小鼠更容易出现记忆缺陷、神经化学紊乱以及预后不良。这些情况的出现要归因于 ApoE 缺陷小鼠抗氧化损伤能力的下降，而这也进一步明确了载脂蛋白在颅脑创伤中的保护作用。最近，有报道表明创伤后长期昏迷的患者比意识恢复的患者更多地出现 ApoE-ε4。

四、颅脑创伤的病理

颅脑创伤一般分原发性颅脑损伤和继发性颅脑损伤两种。前者指受伤的暴力所引起的损伤，包括头皮和颅骨伤以及局部或广泛的神经、血管伤，后者是在原发伤的基础上因缺血、缺氧引起脑水肿，脑疝和颅内出血等。虽然原发性颅脑损伤轻重与伤时暴力和作用机制有关，但是伤后仍会演变，特别是在继发性颅脑损伤参与下，因此积极、及时和规范地治疗，可缓解且中断这些损伤的伤害。

（一）神经轴突伤

外伤性神经轴突伤有原发和继发两种，前者是机械暴力使轴突撕裂或断裂，后者是轴质输送障碍，导致轴突肿胀和断裂。免疫组化技术的应用进一步提高了神经轴突伤的诊断水平。例如，β 淀粉样前体蛋白在伤后 35 分钟即出现，可持续至伤后数年。β 淀粉样前体蛋白可见于局部或广泛脑损伤，如大脑白质、胼胝体、脑干和小脑白质，不呈锯齿或曲折状分布。

弥漫性轴索损伤（diffuse axonal injury，DAI）首先在重度、有意识障碍而缺少占位病变的脑外伤中发现，其后也在仅有暂时意识障碍的轻或中度脑外伤中发现。DAI可分下列 3 型：① I 型：DAI 见于胼胝体、大脑白质、脑干和小脑；② II 型：I 型 + 胼胝体小出血灶型；③ III 型：II 型 + 脑干小出血灶。II 和 III 型出血灶在 CT 上可显示，可作为 DAI 诊断依据，I 型则缺乏特征性表现，仅表现脑广泛肿胀。近来有研究报道磁敏感 MRI 可显示 DAI，优于 CT（图 9-1-4）。

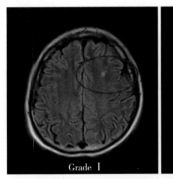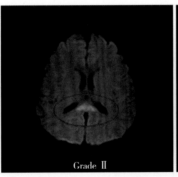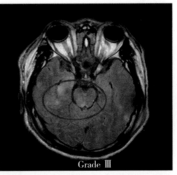

Grade I   Grade II   Grade III

图 9-1-4　弥漫性轴索损伤 MRI 表现

（二）脑挫裂伤

脑组织受暴力机械性作用，引发血管（毛细血管、静脉或动脉）、神经元、神经胶质细胞及它们的轴索损伤，表现为出血、脑组织破碎及水肿。挫裂伤可位于脑表面或深部。轻度脑挫裂伤，其表面的软脑膜完整。如软脑膜破裂，其下的脑组织则发生撕裂。脑挫裂伤是脑挫伤和脑裂伤的统称。在形态学上，脑挫裂伤轻者可表现为外观正常仅显微镜下见出血灶，重者则皮质和皮质下的白质明显出血、坏死。脑挫裂伤常伴外伤性蛛网膜下腔出血。脑挫裂伤并非静止，随时间可演变，如血管损伤引发一系列事件，血脑屏障通透性增大或破坏，发生渗漏或出血、微循环血栓形成引起局灶脑梗死，脑梗死又可引起出血；病变由局灶脑组织累及整个脑叶。

急性浅表脑挫裂伤以局灶点状出血为特征，或因出血沿血管周边扩张而呈线状并与脑皮质成直角。少数外伤性蛛网膜下腔出血的血液积聚于脑沟处，CT 可误诊脑内出血。受损血管可因血栓形成，导致脑缺血。脑挫裂伤可因上述出血、水肿和缺血性坏死不断扩大，历时数小时或数天。一般伤后数分钟脑挫裂组织即显示炎症反应，主要位于血管及其周边脑组织，炎症细胞为白细胞。伤后 3~5 天炎症细胞则以单核细胞、小胶质细胞、CD4 和 CD8 淋巴细胞为主。炎症细胞可分泌自由基、细胞因子如白细胞介素 -1β、肿瘤坏死因子 -α 等，它们可诱发血脑屏障损伤、神经元和少突胶质细胞凋亡和坏死，表现为神经元和少突胶质细胞 TUNEL 染色阳性（提示坏死）和抗凋亡蛋白 Bcl-2 高表达。虽然凋亡和坏死发生机制不同，但在脑外伤中它们并存，构成脑细胞损伤的特征表现。脑挫裂伤后的亚急性反应则是损伤组织吸收和修复的过程，表现为小出血在 2~3 周完全吸收，大出血则历时数周或数月吸收完全。血管外红细胞分解产物含铁血黄素沉着、坏死脑组织被来源于单核细胞的巨噬细胞清除。液化或血肿残腔形成大小不一的囊肿，周边胶质增生。

（三）血管损伤

在闭合性损伤中颅内血管可以发生两种不同的变化：血管破裂出血、血栓形成。

血管破裂出血可由颅骨骨折线跨越硬脑膜中动脉沟或静脉窦而引起，也可是硬脑膜与颅骨内面分离时的结果。血管破裂出血可造成颅内血肿。颅底骨折有时可引起颈内动脉的撕裂，出现危险的严重鼻出血。海绵窦内颈内动脉的损伤是引起颈动脉海绵窦瘘的主要原因（图 9-1-5）。

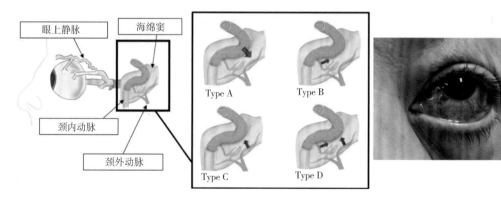

图 9-1-5 颈动脉海绵窦瘘示意图及眼部表现

颅内静脉窦的血栓形成是静脉窦壁受到损伤的结果，也可能是由于头皮上的小静脉先有血栓形成，以后向颅内扩展而延及静脉窦。此外，在外伤的影响下，血液的凝固性增加、失血或失水而引起的血液浓缩，以及血液循环不畅等，都可能与静脉窦血栓形成有关。动脉系统的血栓形成大多是动脉管壁的直接或间接受损伤的结果。在挥鞭样损伤机制下颈动脉、椎动脉都有机会受到过度牵拉而导致内膜损伤，或管壁上硬化斑块的破碎脱落。动脉直接撞击颈椎的横突上，引起局部内膜损伤及血栓形成亦偶有发生。

（四）脑移位

任何明显的颅内占位性病变均可导致脑疝或脑组织通过硬脑膜和颅骨的开口，由高压向低压处发生移位，由于脑组织嵌顿在硬脑膜或颅骨开口而受压，同时又堵塞脑脊液通路，加剧颅内高压。病变继续扩大和颅内压升高所致的脑移位是继发性损伤的重要机制。脑疝不同类型或多或少有其特征性的临床表现（图9-1-6）。

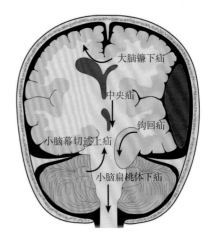

图 9-1-6　各类脑疝示意图

1. 小脑幕裂孔疝

小脑幕裂孔疝包括小脑幕裂孔下疝和小脑幕裂孔上疝。而小脑幕裂孔下疝又包括钩回疝和中央疝。

（1）钩回疝是由于一侧颅中窝或颞叶占位性病变导致钩回或海马旁回内侧通过同侧小脑幕向下移位。移位脑组织先压迫同侧动眼神经，继而压迫中脑，使后者的前后径被拉长，导致典型的钩回疝临床表现同侧瞳孔由缩小（刺激）到扩大（麻痹），对光反射迟钝至消失，可相继或同时发生意识下降（脑干内网状激动系统的上部扭曲或神经传入阻滞）和对侧偏瘫。对于少数病例，该脑疝可能造成对侧大脑脚受压于天幕缘，从而出现同侧偏瘫。如未及时治疗，颅内压进一步增高，导致对侧钩回下疝，甚至脑干和小脑扁桃体向枕骨大孔形成疝，引起双侧瞳孔散大，双侧去大脑强直，伴呼吸、循环功能障碍。

（2）中央疝是由于双侧额叶弥漫性病变，引起位于脑中央的间脑和脑干受压和向下沿轴线移位，疝入小脑幕裂孔。由于间脑和脑干受压，此疝的特点有早期出现意识障碍，如嗜睡、淡漠或昏迷；呼吸异常，早期呈叹息样呼吸，继而呈潮式呼吸最后呼吸不规则或停顿；四肢上运动神经元瘫痪，早期表现为肌张力增高，病理征阳性，继而去大脑强直发作，最后四肢弛缓性瘫痪；瞳孔变化，先出现双侧瞳孔缩小，继而逐渐扩大至散大，对光反射消失。

（3）小脑幕切迹上疝是颅后窝压力大于幕上引起小脑上部经幕切迹向幕上形成疝，压迫小脑上动脉引起其供应区域的缺血或出血。

2. 小脑扁桃体下疝

小脑扁桃体和脑干向枕骨大孔移位。主要见于颅后窝病变引起颅内压增高，导致小脑扁桃体疝入枕骨大孔，压迫延髓严重者脑干向下移位，脑干前后径延长，因而牵拉基底动脉的中央穿通支，造成缺血或出血。如果病变进展缓慢，患者可有颈项牵拉、疼痛、呕吐等。如病变进展迅速，患者迅速意识障碍，可伴库欣（Cushing）反应（血压升高、心动过缓、呼吸初始深慢继而不规律）。此三联征有时可缺如，一旦出现血压下降，心动由缓变细和呼吸不规则，多提示脑干功能接近衰竭。

3. 少见的脑疝类型

（1）大脑镰下疝（扣带回疝）多由前颅窝或颅中窝占位病变导致扣带回疝经大脑镰的游离缘下疝到对侧。一般该类脑疝不引起症状。如果疝出比较严重压迫胼周动脉，则会导致单侧或双侧分布区额叶梗死，临床上可能表现为对侧单腿或两腿轻瘫。

（2）小脑幕后方切迹疝（顶盖疝）顶枕叶病变患者或双侧病变患者引起颞叶内侧结构并不疝于中脑和天幕之间，而是向后方或双侧疝出，从而压迫上丘水平的四叠体，临床上表现为帕里诺（Parinaud）综合征。患者表现为双侧上睑下垂和上视不能，但瞳孔反应可以保留。

第二节　颅脑创伤急救

颅脑创伤患者现场急救是否及时、准确，是抢救患者成败的关键。现场急救应因地制宜，不应拘于条件和设备。现场急救的原则是快速简洁地了解病情，系统而简要地检查全身情况，立即处理危及生命的病症，迅速脱离现场，争取在尽可能短的时间内（30分钟）就近将患者转送至有条件的相关医院进一步复苏和诊治。

一、颅脑创伤患者的现场急救

现场急救的首要目标可概括为ABC，即通畅气道（airway，A）、维持呼吸（breath，B）和循环（circulation，C），对严重颅脑创伤患者建立安全的呼吸通道、防止缺氧和窒息，防治颅脑创伤后低血压和低血氧以及由此而引起的继发性脑损伤一直是院前急救的一个基本原则（图9-2-1）。

（一）紧急生命体征评估

生命体征的评估，包括意识、呼吸、循环、瞳孔及体温等的评估。

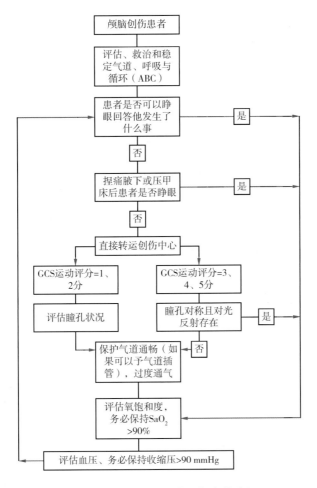

图 9-2-1　颅脑创伤患者现场急救流程

1. 意识评估

根据患者对言语、疼痛刺激的反应，进行格拉斯哥昏迷评分（GCS），判断患者的意识状况。对于意识丧失的患者，首先迅速判定其有无心跳和呼吸，以便及早进行心肺复苏。美国《颅脑创伤院前急救指南》推荐院前 GCS 评分可以可靠地评估脑损伤的严重程度，特别是在重复评分过程中出现改善或恶化时。单次的现场 GCS 评分并不能提示患者的预后，但 GCS 评分在 9 分或以下且下降 2 分以上者则提示严重损伤。院前研究数据提示 GCS 评分 3~5 分对不良预后有至少 70% 的阳性预测值。而对于 GCS 的评估方法，《颅脑创伤院前急救指南》推荐应由受过正规训练的急救医务人员在复苏后以及使用镇静药物之前进行准确评估。

2. 呼吸道评估

检查呼吸道是否畅通，有无异物阻塞，呼吸道是否有分泌物、血液或其他异物而影响呼吸，检查呼吸频率、深度及节律。若患者没有呼吸或呼吸缓慢时（呼吸 ≤ 6 次 / 分），应立即开放气道，清除呼吸道分泌物，吸氧，准备气管插管用物、车载呼吸机以及除颤监护仪，监测血气及氧饱和度。同时要提防频繁的呕吐或胃内容物反流引起气道阻塞。必要时行紧急气管插管。《颅脑创伤院前急救指南》显示重型颅脑创伤患者院前出现血氧饱和度 90% 与不良预后显著相关。

3. 循环评估

紧急情况下患者的血压值可由周边血管搏动来推测，以食指及中指轻触桡动脉，如果触不到表明血压 ≤ 60 mmHg，颈动脉若 10 秒内触不到任何搏动则应立即给予胸外心脏按压。立即建立 2~3 条静脉通道快速输液，准备除颤电复律用物，必要时进行心脏除颤电复律，监测心率、血压、脉搏及氧饱和度。《颅脑创伤院前急救指南》显示重型颅脑创伤患者院前出现收缩压 ≤ 90 mmHg 与不良预后显著相关，合并低血压的重型颅脑创伤患者的病死率是血压正常患者的 2 倍。

4. 温度、瞳孔反应和皮肤评估

观察两侧瞳孔是否大小对称、对光反射是否灵敏，以双手触摸颈部后方，感觉皮肤是否湿冷及存在异物，注意皮肤颜色是否发绀。

（二）现场急救措施

颅脑创伤最早期的核心治疗是呼吸和循环功能的复苏和稳定，这是进一步成功救治的基础。

1. 呼吸道

现场急救首要任务是解除呼吸道阻塞，保持呼吸道通畅。急性颅脑创伤特别是重型颅脑创伤患者因意识障碍、频繁呕吐、咳嗽和吞咽反射消失，口腔、呼吸道积存大量食物残渣、分泌物和血块，致使呼吸道阻塞或发生误吸而引起窒息。呼吸道阻塞可立即造成不同程度缺氧，进而导致原发性脑损伤的加重和颅内压增高。应立即解开领带和衣领，清除口鼻和咽喉的血块、分泌物、呕吐物及其他异物；有舌后坠者，将舌牵出，或给予口咽、鼻咽通气管，以保证气道通畅。当采用上述措施仍不能保持呼吸道通畅时，往往说明气管内有堵塞，这类伤员常有明显呼吸困难和缺氧，应立即行气管插管或简易环甲膜切开气管插管，然后从气管导管中将堵塞物抽吸干净，并给予吸氧或人工辅助呼吸。对需要长途转送并伴有颌面部伤、鼻咽部出血和胸部合并伤的患者进行气管插管尤其必要。当呼吸道已经通畅而伤员仍有明显缺氧时，应该检查伤员是否有胸部合并伤、颈椎骨折截瘫致呼吸肌麻痹和中枢性呼吸衰竭，给予相应的急救措施。中枢性呼吸衰竭的伤员应立即给予人工控制呼吸或机械辅助呼吸。

2. 循环血压

保持循环稳定，稳定的血压是有效脑循环和脑血供的保证，所以必须积极维持血液循环系统的稳定，以保证脑灌注压。有休克发生的伤员表现为神志淡漠、面色苍白、手足发凉与出汗、脉搏细弱、血压（收缩压）≤ 90 mmHg。一旦怀疑休克存在，应快速建立静脉通路，有条件者应立即先从静脉补充液体，估计休克时间较长的可给予 5% 的碳酸氢钠以纠正酸中毒。高渗盐水在合并休克的颅脑创伤救治中具有非常重要的作用，既可以扩充容量，又可以降颅压。对有胸、腹腔脏器损伤而致休克的伤员，应争取尽早转送至具有创伤中心资格的医院治疗。及时发现和纠正休克对维持脑组织有效的循环灌注及以后脑功能恢复意义重大。

3. 止血

制止活动性外出血，对明显的外出血应立即采取措施。头皮损伤的出血可用血管钳钳夹或加压包扎作临时性止血，加压包扎仍不能止血时可采用无清创条件下的暂时性头皮缝合止血，待伤员到达医院后再重新进行清创止血。面部损伤可能导致严重大出血而休克，出血可来自面动脉，颞浅动脉等颈外动脉分支，急救场景下可进行压迫止血。静脉窦损伤引起的外出血在现场只能采取加压包扎的方法，但要十分警惕由此而引起的颅内血肿。口腔、鼻腔和外耳道的严重出血应进行暂时性填塞，同时注意保持呼吸道通畅。但对伴有脑脊液漏的一般鼻、耳出血不应采取填塞方式。

4. 开放性颅脑创伤

开放性颅脑创伤容易并发颅内感染、颅内血肿、急性脑膨出、颅内压增高、急性脑水肿及较晚发的癫痫等，治疗原则是变开放伤为闭合伤，再按闭合伤处理原则进行综合治疗。现场注意观察伤情重者可见伤口裂开，颅骨碎裂外露，碎烂的脑组织、脑脊液外溢；伤情轻者局部伤口可以很小，被头发掩盖而不易发现。检查时应注意创口的大小、方向及深度，对留置在创口内的致伤物不能轻易拨出，以免引起出血。

对开放性颅脑创伤如脑组织外露时，伴有血管撕断出血较快时，可用血管钳夹闭或结扎，有粉碎凹陷骨折、碎骨片或异物嵌入脑组织时，只要无严重出血就不必勉强清除以免引起大量出血，待检查后进行清创。在基本止血后均须用消毒敷料覆盖伤口再稍加压包扎。对于开放性颅脑创伤，应在皮试阴性后肌注破伤风抗毒素预防破伤风。

二、颅脑创伤患者的转运与医疗救护

医疗救护转运是现代急救医学中的重要组成部分。除了把患者迅速转运到医院继续治疗，还要在转运途中继续进行医疗救护工作。颅脑创伤患者经现场急救或基层医院救治后，需要及时转送到具有创伤中心资格的医院治疗。如何掌握转运的时机和适应证，在途中采取什么措施，是很实际的课题，必须引起高度重视。美国《颅脑创伤院前救治指南》推荐每个地区都应具备完善的创伤救治体系，并为急诊医疗服务建立完善的颅脑创伤转运方案。

（一）颅脑创伤患者转运的适应证

一般情况下，无论是急性颅脑创伤，还是脊柱、脊髓损伤患者，均应迅速脱离现场，及时送入具有创伤中心资格的医院治疗。在大城市中，多数患者能迅速进入具有创伤中心资格的医院或大型综合医院救治，而远离市区的县、镇、山区等基层医院，患者的转运就有一定的困难。因为路途较远，辗转颠簸，途中可能发生意外或病情变化。所以，正确掌握转运患者的适应证和禁忌证有很大的实际意义。美国《颅脑创伤院前救治指南》推荐的患者转运策略为：GCS 评分 ≤ 9 分的重型颅脑创伤患者应直接转运到可立即行 CT 检查、可迅速提供专业的神经外科救护，且能监测颅内压和治疗颅内高压的医疗机构；GCS 评分在 9~13 分的患者有需要神经外科干预的可能，应转运至创伤中心进行评估。但我国的救治条件与欧美发达国家有所不同，转运患者的适应证也不是绝对的，可根据下列条件决定。

1. 病情危重程度

有些颅脑创伤患者病情相对稳定，在一段时间内评估不会出现病情变化。但有些患者，尤其是重型颅脑创伤患者处于垂危状态，随时都有生命危险。所以在掌握患者转运条件时要充分考虑如下病情：①呼吸、循环系统有无障碍，途中是否会发生呼吸、循环衰竭。若已出现或有可能出现则不应转运。②有无发生脑疝的可能。出现一侧瞳孔散大，对光反射消失，伴有意识障碍或血压升高，脉搏、呼吸减慢，即为脑疝的典型特征，此类患者应就地急诊手术，不宜转运。③颅内出血或创伤出血是否停止，无论颅内，还是全身其他部位有活动性出血者，须在当地医疗单位彻底止血，待病情平稳后才能转运。颅外活动性出血是否停止容易判断，而颅内出血的判断就比较困难；有条件的单位，可进行 CT 动态扫描检查，每隔 2~3 小时或更长一点时间观察 1 次，如颅内血肿未见扩大，或无新的出血发生就可明确。没有 CT 设备时，也可全面分析病情变化，特别从意识障碍程度、肢体活动情况、颅内压改变等方面进行观察，常可以提供有价值的资料。

2. 转运路途距离和质量

转运距离的远近以及路面的质量也是转运患者的重要条件。路程近而路面平坦、质量好的公路，在较短时间内能到达医院者，即使病情比较重，采取一定措施后也可以安全转运，反之则要慎重。重型颅脑创伤抢救重要的是快速及时，因此在有神经外科专科资质条件下应就近治疗，待病情稳定后再转送至上级医院不失为一个明智的选择。

3. 运载工具

转运患者可根据当地情况，选用汽车、火车、船或飞机。一般情况下，使用汽车包括救护车可以满足要求，特别是目前各地有良好的高速公路设施，在一定距离内转运患者是比较安全的，而且可以直接送至具有创伤中心资格的医院，不受时间、地点限制。直升机运送患者是比较理想的工具，运送速度快，机内平稳、可靠，不受陆地交通拥挤的影响，可以在较短时间内把患者送到具有创伤中心资格的医院。有些医院内有较大球场或楼顶平台可供直升机降落，便于转运与抢救患者。在战时和灾害急救中，其优点更显突出。欧美发达国家直升机运送危重患者已非常普及，空中救护赢得了抢救时间，从而降低了病死率。

（二）颅脑创伤患者转运途中的救治和护理措施

1. 体位选择

一般情况下患者可以平卧位或仰卧位转运。但对昏迷患者、呼吸道不通畅或易发生呕吐时，宜采取侧卧位或侧俯卧位，借重力使口内分泌物易于流出，当患者发生呕吐时，胃内容物也易于排出，防止误吸入气管内而发生窒息。

2. 呼吸道维持

转运患者途中保持呼吸道通畅十分重要。出发前应彻底清除口腔、咽腔异物和分泌物，吸净气管内痰液，保持呼吸道通畅。转运途中患者有痰块或痰液不能咳出影响呼吸时，要及时吸出。若无电动吸引器，可用脚踏式吸引器或大注射器吸出。另外，采取下列措施，可有效防止窒息：①昏迷、舌后坠的患者或口底、咽部损伤肿胀的患者，可置入咽通气管或鼻咽导管。②对舌后坠严重，咽通气管使用后仍不理想者，可用开口器或牙垫撑开口腔，用舌钳把舌拉出。若无舌钳，在局麻下用粗丝线于舌中线前中1/3 交界处贯穿缝合一针，将舌牵出口外，固定在胸前衣扣上，也能达到目的。③环甲膜穿刺、环甲膜切开术，在转运途中，当患者呼吸道内的浓痰无法吸出或发生急性喉梗阻，濒于窒息的紧急情况下，可作环甲膜穿刺术，以粗针头经环甲膜插入气管内，可及时解除窒息，挽救患者生命。行环甲膜穿刺术一次性插入的粗针头数可达 2~3 枚。若时间允许也可迅速切开环甲膜，然后插入气管导管。环甲膜位于环状软骨与甲状软骨之间，此处无重要组织，不易出血，厚为 3~5 mm，容易切开。但此手术只用作临时急救通气，插入导管不宜超过 48 小时，否则容易损伤喉部软骨而致术后拔管困难。故在应急抢救后及时改作常规气管切开术。④气管切开术，当颅脑创伤患者昏迷时，尤其合并颌面部创伤者，在转运途中很难保持呼吸道通畅。对此，在运送前应果断地先做好气管切开，以策安全。气管切开术是一项解除上呼吸道梗阻、清除下呼吸道分泌物阻塞、改善肺部通气功能的重要措施，千万不可顾忌术后护理而犹豫不决，丧失时机。但是，气管切开术较为困难，最好不要在运送途中进行。

3. 空运处置及护理

空运患者要常规吸氧，适当抬高头部，保持呼吸道通畅，维持良好的静脉通道；严密观察生命体征变化及神志、瞳孔、肢体活动；有颅内压增高或有气颅的患者，在升空前应予以脱水，以免在空中加重病情。在空运中若出现脉搏洪大、呼吸深慢、意识障碍加深，有瞳孔变化者多提示颅内高压危象，应快速静脉推注甘露醇；纠正低血容量，血细胞比容不得少于30%，动脉血氧分压不低于60 mmHg；低血容量的患者，在飞机飞行时，因不断加速，容易发生直立性低血压。因此，在飞行中，患者头部应朝向机尾，以免发生脑缺血；高空中温度、湿度较低，有气管切开的患者应使用雾化器，以免气管内黏液干燥结痂，必要时向气管内滴入0.45%氯化钠溶液或其他保养液。如用密闭式气管导管，气囊在空运中可能膨胀，过度压迫气管黏膜。因此，在空运前要适当放出囊内气体，着陆后再向囊内充气；有脑脊液漏的患者，在空运时脑脊液流失可能多，应加强护理。对脑脊液鼻漏患者要防止误吸；已作清创的患者，空运途中不宜更换敷料；需要头部低温治疗者可继续进行；留置导尿管。

4. 病情监测

转运途中要注意观察病情变化，监护病情包括：严密观察患者意识变化，特别注意有无出现昏迷—清醒—再昏迷的现象；观察生命体征的变化，重点监测患者脉搏、呼吸和血压，以便早期发现颅内压增高等的病情变化；瞳孔大小及对光反射的情况，一旦出现一侧瞳孔散大、对光反射消失，表明发生脑疝，要及时抢救，不可延误。

5. 紧急情况处置

躁动不安、意识障碍的患者不能正确表达病情，每当病情变化可发生躁动不安，常见的原因有颅内压增高、颅内血肿、脑挫裂伤、休克早期和尿潴留等。对躁动不安的患者应以简便方法检查，判断发生的原因，针对病因及时处理，可给予适当镇痛、镇静剂。常用的镇静剂有苯巴比妥钠（每次100 mg）、水合氯醛（每次10%溶液10 mL）、哌替啶（每次50 mg）等。在排除休克后，可酌情使用冬眠合剂；颅脑创伤常常引起癫痫发作，轻者表现为局限性抽搐，重者可发生全身性抽搐，甚至窒息死亡。因此，及时控制癫痫发作十分重要。治疗癫痫发作常用的药物有苯妥英钠（每次100 mg）、苯巴比妥钠（每次100 mg）、地西泮（每次10 mg）、氯硝西泮（1~4 mg，静脉注射或4 mg加入500 mL 0.9%氯化钠溶液，静脉滴注），其中静推10 mg地西泮为首选措施；颅脑创伤患者可发生颅内压增高，严重者有剧烈头痛、频繁呕吐或有意识障碍。对此类患者在转运前应以脱水药物降低颅内压，待病情平稳后再运送。途中输液不宜过快、过多。若途中出现躁动、脉搏洪大有力、心率减慢、呼吸变慢和血压升高，提示发生颅内压增高，可及时使用脱水剂，最常用药物是20%甘露醇溶液和呋塞米（速尿）等。

第三节 颅脑创伤院内伤情评估与救治

根据伤情轻重，颅脑创伤一般分为轻、中和重型。除了伤时的原发损伤可影响伤情外，伤后因其他因素通过脑缺血、缺氧和脑水肿引发的继发损伤也决定了伤情和演变。因此，积极、规范的诊断与治疗不仅能缓解原发损伤的发展，而且能防治继发损伤，挽救生命，减轻病残。

一、颅脑创伤分类处理规范

传统颅脑创伤分类（表9-3-1）方法包括按受伤机制（钝性和穿透性）、损伤严重程度、形态学，以及神经影像学结构损伤评估。

表 9-3-1　传统 TBI 分类

分类方法	类型
按机制分类	
钝性	高速（车祸）
	低速（跌落、攻击）
穿透性	火器伤
	其他锐器损伤
按严重程度分类	
轻型	GCS 评分 14~15 分
中型	GCS 评分 9~13 分
重型	GCS 评分 3~8 分
按形态分类	
颅骨骨折	颅盖骨：线性或放射线状 　　　　凹陷或非凹陷
	颅底：是否伴随脑脊液漏 　　　是否伴随面神经麻痹
颅内病变	局灶性：硬脑膜外 　　　　硬脑膜下 　　　　脑内
	弥漫性：轻微脑震荡 　　　　典型脑震荡 　　　　弥漫性轴索损伤

利用神经影像进行结构损伤评估则不受这些混杂因素的影响。Marshall 等提出了一个描述性的 CT 分类系统，其主要关注是否存在占位病变，并且通过颅内压增高的征象（基底池受压、中线偏移）鉴别是否为弥漫性损伤（表 9-3-2、图 9-3-1）。然而，Marshall 分类也具有局限性，例如，弥漫性损伤和占位病变的巨大差别，以及缺乏占位病变的具体类型（是硬脑膜外还是硬脑膜下）。因此，该分类系统可能掩盖弥漫性轴索损伤，或是除占位病变以外有颅内压增加的患者。

表 9-3-2　Marshall CT 分级

分级	描述	CT 表现
I	弥漫性损伤	CT 扫描无可见的病理改变
II	弥漫性损伤	环池可见，中线位移 <5 mm 和 / 或出现损伤征象，密度不高或混杂密度影≤ 25 mL，包括骨折片和异物
III	弥漫性损伤伴水肿	环池受压或消失，中线位移 <5 mm，密度不高或混杂密度影≤ 25 mL
IV	弥漫性损伤伴中线移位	中线位移 >5 mm，密度不高或混杂密度影≤ 25 mL
V	清除的占位病变	任何需要手术清除的血肿
VI	不清除的占位病变	高密度或混杂密度影 >25 mL，但没有手术清除者

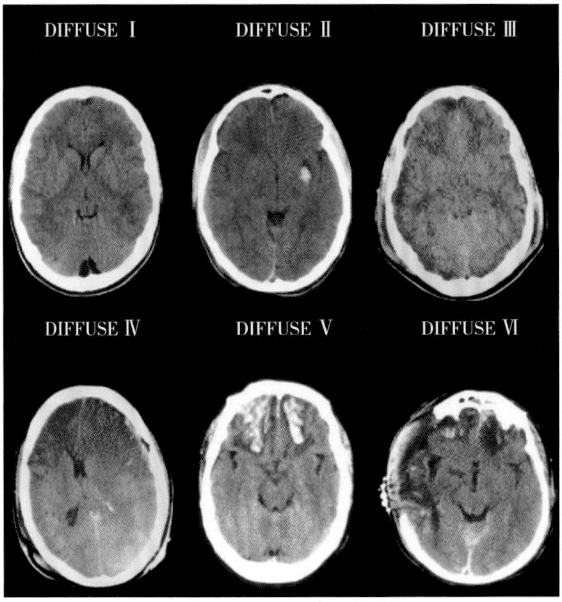

图 9-3-1　Marshall CT 分级的影像学表现

GCS 评分已经成为通用的颅脑创伤严重程度分类系统，包括 3 个部分（眼、运动、语言量表），总分 3~15 分评估患者严重程度时，应该分别报告这 3 个部分。

（一）轻型颅脑创伤

急诊室 80% 的颅脑创伤患者都是轻型。患者来诊时清醒（GCS 评分 14~15 分），但有可能对受伤前后的事情失去记忆。伤时可能有短暂的意识丧失，昏迷时间不超过 30 分钟，但这种情况通常难以确定，特别是在酒精或其他麻醉品的作用下。

大多数轻型颅脑创伤患者能够平安康复，但是常常会出现轻度神经系统后遗症，这一点可以通过神经心理测试来确认。此外，约有 3% 的患者病情会意外恶化，如未及时发现，可危及生命。1999 年，欧洲神经病学协会联盟特别小组针对轻型颅脑创伤的初期治疗制订了一系列推荐性规范（图 9-3-2）。

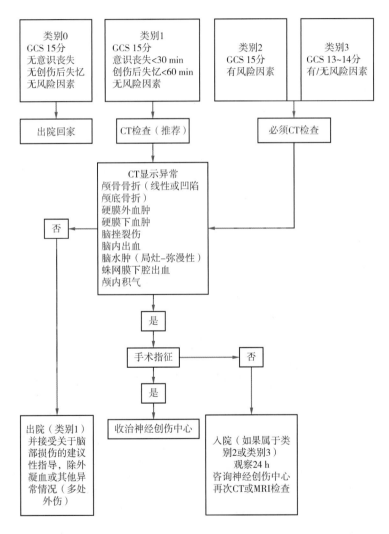

图 9-3-2　轻型颅脑创伤处理规范

注: 风险因素包括不确定的事故史、持续性的创伤后失忆、30 分钟以上的逆行性失忆、颅骨骨折的临床症状、头痛、呕吐、局灶性神经功能缺损、瘫痪、2 岁以下或 60 岁以上患者、凝血功能障碍，或高能（高速）事故

CT 检查被认为是用于检测轻型颅脑创伤后颅内异常的"金标准"。对于失去意识或罹患创伤后失忆症的患者，以及所有 GCS 评分为 13 分或 14 分的患者和病情存在风险因素的患者，均推荐使用 CT 检查。CT 检查的骨窗能够充分显示颅骨骨折，而带有容积再现技术的三维重建则为复杂骨折提供了新的视角。CT 表现进展通常发生于受伤后 6~9 小时。如果存在较大的病变范围，或临床恶化，或颅内压升高，则应该进行 CT 随访，但随意频繁地进行 CT 随访是不恰当的。

（二）中型颅脑创伤

中型颅脑创伤患者约占急诊室脑部损伤患者的 10%。他们仍可服从简单的指令，但通常意识不清或昏昏欲睡（GCS 评分 9~13 分），可能存在局灶性神经功能缺损，如偏瘫。这类患者中约有 10% 病情恶化并进入昏迷。因此，即便不接受常规输液治疗，他们也应该被作为重型颅脑创伤患者进行处置（表 9-3-3）。

表 9-3-3　中型颅脑创伤处理规范

项目	处理规范
定义	患者意识不清或昏昏欲睡，但仍能服从简单的指令（GCS 评分 9~13 分）
首要工作	与轻型颅脑创伤一样，进行常规血液检查工作：全套血液检查，7 项生化学指标，凝血酶原时间，活化部分凝血活酶时间
	对所有的患者都需进行头部 CT 检查
	即便 CT 检查显示正常，入院观察仍是最安全的选择
入院后	经常性的神经功能检查
	如果病情恶化，需随访 CT 检查，最好在入院后再次进行 CT 检查
	如果患者康复（90%），病情稳定即可出院，随访门诊检查
	如果患者情况恶化（10%），或患者开始无法服从简单指令，再次进行 CT 检查，并执行重型颅脑创伤的处理标准

急诊室中，在进行神经评估之前，需要对患者的背景进行简单了解并保持其心肺稳定。所有中型颅脑创伤患者均需要进行头部 CT 检查。在一项对 GCS 评分为 9~12 分的患者进行的调查中，40% 患者的初次 CT 检查显示异常，8% 患者需要手术治疗。即便 CT 检查结果正常，患者也需要住院观察。如果患者神经功能改善，且随访的头部 CT 显示无颅内血肿，可以在几日后出院。如果患者陷入昏迷，则需要按重型 TBI 的标准对其进行处置。

（三）重型颅脑创伤

重型颅脑创伤患者是指那些在心、肺功能稳定的情况下仍然无法服从简单指令的病患（GCS 评分 3~8 分），其中 GCS 评分 3~5 分为特重型。患者往往存在相当广泛脑挫裂伤、脑干伤、急性颅内血肿等；患者深昏迷或昏迷 >12 小时或昏迷由浅变深；出现明显神经系统病理征，如体温、呼吸、脉搏和血压变化，甚至去大脑强直、脑疝。因此，对该型患者应及时诊断和治疗，阻止脑损害进一步加重，维持理想生理环境，防治并发症，促进神经功能的恢复。重型颅脑创伤救治复杂，处理规范见后续内容详细阐述。

二、颅脑创伤的评估与诊断

神经外科医生在短时间内通过重点而简明扼要的询问病史（包括受伤时间、受伤原因、暴力大小、着力部位、伤后表现、转运经过和处理，以及既往疾病等），通过重点的查体和必要的辅助检查，迅速做出正确的诊断和处理。对于休克、活动性出血、脑疝及生命体征紊乱者，应边询问病史边积极抢救，如立即补液、输血及脱水、降颅压治疗。对于呼吸节律减慢或是呼吸道内大量痰液或是误吸物导致呼吸道梗阻者应紧急气管插管。因此，急诊室内快速而正确的诊断对及时治疗和改善预后至关重要。

（一）询问病史

在急诊室询问病史，原则上要求简洁、客观、真实，以及询问伤时、伤后的全过程。询问对象主要是清醒患者本人、当事人、现场目击者及护送者。特别是对事故伤的双方都应郑重指出，使医师了解真实客观的病史，这对做出正确的诊断和采取必要的治疗措施及估计和观察病情十分重要。询问病史主要应尽量多了解受伤原因、受伤时间、暴力的大小和着力部位，伤后表现及现场抢救、转运过程和处理。主要是了解伤后意识状态，有无呕吐及其频度，伤后有无癫痫、发作次数和表现。此外还应询问家属患者既往是否有糖尿病、高血压病史，是否有使用抗凝药物史，是否有癫痫病史，以及其他脏器的严重疾病史。这样才能全面地了解和掌握伤因、伤情、伤后表现及既往史。

（二）临床症状

当患者来到急诊室后可有各种不同的临床表现，如头痛、呕吐、昏迷等，根据其表现不同可判断伤情轻重及疾病可能发生的变化，伤情较轻的患者可能神志清楚，能正确回答问题，有轻度呕吐；稍重者可有较剧烈头昏、头痛，多次呕吐，神志淡漠，不愿说话甚至嗜睡。对这些有较轻临床表现的患者，经治疗后可逐渐恢复，但也有少数患者由于颅内病变的进展，临床表现逐渐加重和恶化。因此对伤后不久来急诊室的患者，应在治疗过程中密切观察病情变化，以便及时处理。然而有些患者在来到急诊室时病情已经很危重，其临床表现可有明显的昏迷或深昏迷，严重躁动或完全不动，频繁呕吐，频繁或持续的癫痫发作，尿失禁，偏瘫或截瘫，一侧或双侧瞳孔散大、对光反射减弱或消失等脑疝表现。严重者对刺激完全无反应，甚至生命体征衰竭，为接近或已进入脑死亡阶段的临床表现。遇有这些严重临床表现的患者，需予以紧急抢救。

有少数颅脑创伤患者表现四肢或下肢力弱或瘫痪，这可能是脊柱骨折伴脊髓损伤，在搬动时应十分注意，勿因骨折移位而引起进一步损害。还有些患者由于伤后大量出血等，在来急诊室时即有面色苍白、脉搏细弱、血压低、四肢发冷等休克表现，须立即静脉输入扩容液体，同时配血，随后输全血，如血压过低可在扩容基础上临时给升压药，以及时纠正休克状态。颅脑伤患者可有头面部和眼睑青紫肿胀等临床表现，常在头面部有皮肤裂伤出血，耳鼻流血或血性脑脊液，表明有颅底骨折。特别应该注意的是因颅脑创伤多为道路交通事故引起，因此常为多发伤。神经外科医师切不可只顾颅脑伤而忽略了其他严重多发伤，最常见的是四肢骨折引起的变形及颌面伤和骨折，其次是胸、腹部损伤，如多发性肋骨骨折引起的胸部反常呼吸，血气胸导致的呼吸困难，肝、脾、肾等脏器损伤引起的腹部膨隆、腹膜刺激征及失血性休克等。这些临床表现应引起急诊室神经外科医师的高度重视，应及时发现并处理，否则也会导致严重后果。因此，要求急诊室医师既要重视神经系统的临床表现，也要同时重视其他多发伤的临床表现，对致命的临床表现应首先处理，并同时处理颅脑创伤。

（三）体格检查

1. 生命体征及一般性检查

生命体征检查是查体中重要的检查，包括体温、脉搏、呼吸和血压。这项检查虽然简便易行，但对判断病情轻重，以及是否可能合并其他损伤的诊断至关重要。伤后早期出现无明显原因的高热常是下丘脑或脑干损伤的表现。脉搏减慢多出现在颅内压增高较缓者，低于 60 次 / 分有意义。早期出现呼吸抑制和节律紊乱是脑干受损的表现。单纯闭合性颅脑伤，除已至濒危期、脑干功能衰竭，或有严重开放伤、大量失血外，很少发生低血压。如有休克，应想到身体其他部位有严重出血性合并伤存在，除积极抗休克外，应尽快找出原因，进行处理。如患者到达急诊室时发现脉搏细弱而快、面色及口唇苍白、血压下降等休克表现，则多可判断为失血过多所致，必须及时检查原因。而仅为颅脑创伤者，在患者到达急诊室时很少有低血压表现，相反由于高颅压的原因则多表现为血压升高及呼吸和脉搏减慢。如果脑外伤患者血压下降同时合并心率减慢，应注意可能合并脊髓损伤、脊髓休克的存在。

头面部及全身体表伤痕检查，头部、面部、颈部和身体其他部位的体表，常在伤后有不同程度及范围的损伤。双眼睑周围青紫、肿胀或伴有眼结合膜下出血（熊猫征），常表示为前颅窝底骨折（图 9-3-3 A）；耳后乳突部位青紫皮下淤血伴有外耳道流血（或血性液体）可能为颅中窝或后颅底骨折伴脑脊液耳漏（图 9-3-3 B）。查体时要注意：①头皮损伤的部位，头皮挫伤或裂伤的部位代表着力部位，对于分析损伤机制十分重要。皮肤裂伤及缺损应注意检查伤口是否整齐规则，以判断是锐器伤还是钝器伤。②伤口的部位、形状、长短、深度及出血量，伤口内的污染状况，如油污、泥土、化学物质等，伤口内是否有碎骨片，伤口内有无异物，如碎布片、木屑及金属碎片等；开放性损伤者应检查伤口污染情况，有无异物存留和骨折，注意有无脑脊液或碎化脑组织溢出。③有无头皮血肿，头皮有巨大血肿处，其下方常伴有颅骨骨折的存在；着力点以外出现肿胀，提示有延伸的骨折或颅缝分离；颈后枕下肿胀，强迫头位，提示有颅后窝枕骨骨折；乳突部迟发性瘀血即耳后淤血斑（Battle 征），是颞骨岩部骨折的表现（图 9-3-3 C）。④帽状腱膜下血肿，注意范围及大小，出血较多者应注意是否有波动感。对血肿面积较大、出血量较多者应想到是否有凝血机制障碍的疾病，应及时做出凝血功能等检查。另一类颅骨骨膜下血肿，其表现可无明显的波动，最大特点是肿胀局限于某一块颅骨的范围。⑤检查有无鼻腔、外耳道出血和脑脊液鼻、耳漏，有无眶周瘀血。以上皮肤的各种损伤都可能提示其下方相应部位存在骨折或脑和其他器官的损伤。

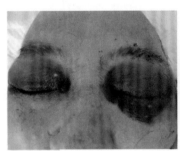
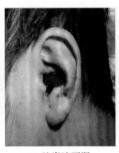
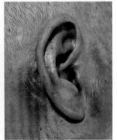

A. 熊猫征　　　　　　B. 脑脊液耳漏　　　　　　C. 耳后淤血斑

图 9-3-3　熊猫征（A）、脑脊液耳漏（B）、耳后瘀血斑的表现（C）

2. 神经系统检查

应展开快速和明确的神经系统检查，包括 GCS 评分、瞳孔对光反射、眼球运动、头眼反射、眼前庭反射、总体感觉等检查。尽管各种因素（如低血压、缺氧、中毒、镇静剂）都可能影响对患者神经功能状态的准确诊断，但仍能获取有价值的数据。

（1）意识状态。意识状态的改变是反映脑功能损害的可靠依据，伤后可表现为淡漠、嗜睡、朦胧及昏迷，尤其从清醒逐渐发展恶化至意识障碍，表明病情向加重的方向发展。目前多采用 GCS 评分表示，评分越低表明意识障碍越严重，即伤情越严重。对意识的检查一般采用提出问题令其回答，在无反应时则提高声音，仍无反应时采取压迫眶上眉弓中点三叉神经额支处或刺激上肢或大腿上方内侧皮肤，同时令其回答问题或观察肢体运动情况，以此判断其意识状态及肢体活动状态，这是一种无损害的有效检查方法。

（2）瞳孔。仔细观察瞳孔大小和对光反射是初步检查中的重要项目。颞叶钩回疝的早期迹象就是瞳孔的轻度缩小（较对侧）及对光的微弱反应，这是神经受刺激的反应。动眼神经受压变形使瞳孔收缩的副交感神经轴突信号输出功能损害，造成轻微的瞳孔扩张。持续脑疝导致瞳孔逐渐放大，对光反射麻痹。瞳孔完全放大（5~6 mm）时，受动眼神经支配的内直肌及其他眼部肌肉出现下垂和麻痹症状。通常情况下，需要在黑暗条件下明亮灯光来确定瞳孔的对光反射。在标准的检查眼镜上放置屈光度为 +20 的放大镜有助于辨别瞳孔对光的微弱反应和无反应，尤其是在瞳孔较小的情况下。

昏迷患者瞳孔的检查很重要，可以区分是视神经损伤还是动眼神经损伤。电筒照射侧瞳孔有反应称直接光反射存在，未被照瞳孔有反应称间接光反射存在。直接光反射消失，间接光反射存在者，提示视神经受损，直接和间接对光反射均消失者，为动眼神经损伤。

双侧瞳孔缩小提示患者使用过某种药物，尤其是麻醉剂，或患有某种代谢性脑病，或脑桥受到破坏性损伤。单侧霍纳瞳孔与脑干病变有一定关系，但是对于 TBI 患者，应注意肺尖、颈根部或同侧颈动脉鞘的传出性交感神经通路中断的可能性。创伤性动眼神经损伤表现为受伤后瞳孔扩大，直接、间接对光反射消失和眼睑下垂。瞳孔散大（6 mm 以上）还与眼球的直接创伤有一定关系，这种创伤性瞳孔扩大通常是单侧的，且不伴眼肌无力。最后，TBI 患者双侧瞳孔散大和固定，也可能是低血压时或颅内压升高到一定程度后脑血流量损害所导致的大脑血管灌注不足引起的。如果灌注不足持续时间不长，血流量恢复后，瞳孔对光反射可能会得到恢复。

（3）眼球运动。眼球运动是反应脑干网状结构功能的一项重要指标。如果患者能够服从简单的指令，且能够进行所有的眼球活动，则可以确定其脑干眼运动系统的完整性。在意识受损的状态下，如果失去自主眼球运动，则可能是神经结构支配眼球运动的功能失调。在这些情况下，利用患者对头眼反射或眼前庭反射的反应来测定眼球运动障碍是否存在。排除颈椎骨折后，可用头眼反射的方法来确定脑桥凝视中枢的功能。

眼前庭反射可以用冰水进行。清除外耳道内由血污或耳垢形成的障碍物，眼眶水肿的患者可能限制眼球运动。对于清醒患者，冷刺激引起指向对侧的眼球偏斜和快速眼震。便于记忆的缩写"COWS"（冷向对侧，热向同侧）就是指这种现象。然而，在昏迷患者中，网状激动系统功能受抑制，温度刺激后无眼球震颤，因此只能观察到睁眼性偏斜（冷向同侧）。因此，对昏迷患者灌冷水会导致眼球向被刺激的一侧同向偏斜。

在进行头眼反射和温度测试时，应对视网膜核下、核间和核上眼球运动障碍进行识别。额叶或脑桥凝视中枢的破坏性损伤导致控制眼球水平运动的额桥对侧轴过度强直。这种过度运动造成带有额叶损伤的眼球同侧偏斜，以及带有脑桥损伤的眼球对侧凝视偏斜。

颅脑创伤患者第Ⅲ和第Ⅴ对脑神经麻痹通常不难识别。由于上斜肌的选择运动，第Ⅳ对脑神经麻痹则一般不易在昏迷状态下确定。然而，对于清醒者和康复患者，上斜肌麻痹会造成复视，特别是在向下和向内凝视时。头部朝麻痹神经的对侧歪斜会减轻复视，而头部朝其同侧歪斜则会加重复视。核间性眼肌麻痹的症状是内收麻痹，且不伴随瞳孔、眼睑和受第Ⅲ对脑神经支配垂直肌的其他症状。这种眼肌麻痹是由连接内直肌神经的眼球亚核和其对侧的水平凝视中心的同侧内侧纵束损伤造成的。双侧或单侧的核间眼肌麻痹都可以观察到，这取决于脑干的损伤程度。

（4）运动功能。基本检查的最后一项是运动功能测试，但是重型颅脑创伤患者不足以给出可信的结果。评估患者时使用的刺激方法应该标准化。在对定位能力进行评估时，手肘成90°弯曲，前臂置于患者胸部。如果患者能够将手放在下颌或高于下颌的位置，则具备定位能力。在评估退缩能力的时候，可用力按压第二指甲床以测试对有害刺激的回避动作。对下肢退缩能力的评估由于难以与三屈反射区分，所以其效力大打折扣。

3. 多发伤情检查

在心、肺功能稳定的情况下，要进行快速的多发伤情检查，寻找其他伤害。临床工作中必须认真检查头颈、胸部、腹部、盆骨、脊椎的损伤，以及对四肢构成危害的损伤。不能只顾颅脑创伤而忽略了其他部位的多发伤。遇到多发伤时其诊治原则是哪种类型伤情严重甚至是致命的就应优先处理哪种类型的损伤。有时颅脑伤与合并伤同样都十分严重，那么就必须同时进行诊治，不可有所偏颇，以免贻误救治时机。当患者发生大量伤口出血伴有休克时，就应首先立即用血管钳夹闭严重的动脉或静脉活动性出血，同时快速静脉输入液体等，随后输入全血以纠正休克。当患者因多发性肋骨骨折致血气胸，发生严重呼吸困难时，胸部叩诊其一侧为鼓音或空瓮音或实音，听诊时呼吸音消失，则判断可能为气胸或血气胸，应尽快做胸腔闭式引流术。当腹部同时遭到暴力损伤时，尤其是肝、脾、肾区的损伤，常致内脏破裂发生内出血性休克，临床可见口唇与颜面苍白、脉细弱而快、血压下降、血红蛋白降低、腹部膨隆及压痛和反跳痛甚至出现板状腹，应立即做B超检查或腹腔穿刺。发现腹腔积血或腹膜后血肿并出现休克时，需要紧急手术止血，并同时积极抢救休克。颌面骨、锁骨、肋骨、四肢骨折及骨盆骨折，可有不同的临床表现，如变形、骨擦音、骨折周围血肿等。在重型 TBI 患者中，超过 50% 的患者合并有其他部位的严重损伤，需要其他专科会诊。

（四）辅助检查

颅脑创伤常用辅助检查包括头颅 X 线平片、脑电图检查、诱发电位检查、经颅多普勒超声检查、CT 检查、数字减影血管造影（digital substraction angiography，DSA）检查、MRI 检查及腰椎穿刺检查等，目前最常用的是 CT 检查。

1.CT 检查

CT 检查是颅脑创伤患者主要检查手段。患者入院后，尤其重型颅脑创伤患者强烈推荐尽快（30 分钟内）进行急诊 CT 检查。如果患者临床状态发生变化或原因不明的颅内压升高，则应重复 CT 检查。

（1）脑水肿 CT 表现为相邻占位效应周围低密度带，伴有脑室系统的压迫、变形和位移。水肿可以是局灶性、多灶性或弥漫性。弥漫性脑水肿通常会造成严重的双侧脑室压迫，以至于脑室系统不可见。这种情况多见于儿童。弥漫性脑肿胀可能是脑水肿或脑血管肿胀（充血）的继发症状。

（2）脑挫裂伤 CT 表现为低密度脑水肿区内出现多发、散在的点状高密度出血灶，即"盐和胡椒"征，范围较大时占位效应明显，病变局部脑池、脑沟变小或消失，病变广泛者还可使脑池、脑室变小甚至闭塞。较重的脑挫裂伤常合并蛛网膜下腔出血，可表现为挫裂伤附近的脑池、脑沟内密度增高（图 9-3-4）。

（3）脑内血肿 CT 表现为脑内圆形或不规则形均匀高密度区，边界清楚，可一侧或双侧，可单发或多发，周围有低密度脑水肿区。血肿常发生于着力点下方，位置较表浅（图 9-3-4）。

（4）外伤性蛛网膜下腔出血 CT 表现为不同范围大小的脑沟、脑池内高密度影，以侧裂池、纵裂池较多见。在儿童常为纵裂出血，呈中线纵行窄带状高密度区，CT 值因出血量不同可为 25~90 Hu（图 9-3-4）。

（5）硬脑膜外血肿典型的 CT 表现在颅骨内板和硬脑膜间有双凸形或梭形边缘清楚的高密度影，CT 值为 40~100 Hu。少数血肿可呈半月形或新月形（图 9-3-4）。血肿范围一般不跨越颅缝，骨窗常可显示骨折，如骨折缝超越颅缝，则血肿可跨越颅缝。此外，血肿可见占位效应，中线结构移位，病变侧脑室受压、变形和移位。少数患者受伤时无症状，以后发生慢性硬脑膜外血肿，这时可做增强 CT 检查，可显示血肿内缘的包膜增强，有助于等密度硬脑膜外血肿的诊断。

（6）硬脑膜下血肿 CT 表现根据出血时间的长短分为急性（3 天内）、亚急性（3 天~3 周）、慢性（3 周以后）。急性硬脑膜下血肿 CT 表现为颅骨内板下新月形高密度影，边缘光滑，内缘弧度与脑表面弧度一致，大部分范围较大跨越颅缝，占位效应明显，中线结构相应地移位、脑疝等常合并脑挫裂伤。随着时间的推移，血肿密度可逐渐减低，呈等密度、低密度或混杂密度影（图 9-3-4）。

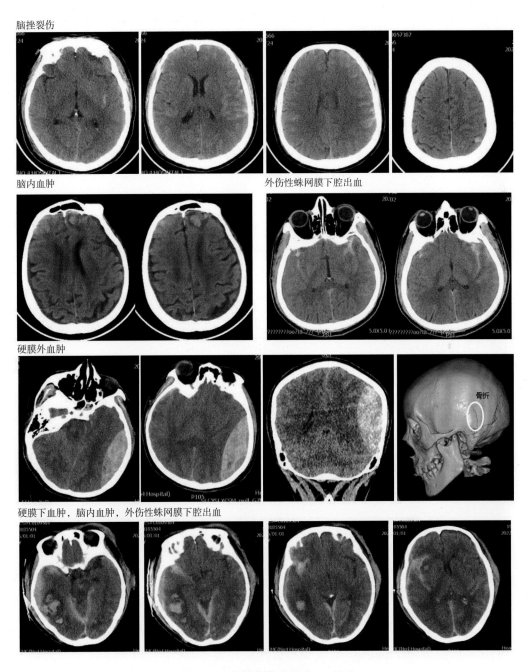

图 9-3-4　颅脑创伤患者的 CT 检查

总之，头部 CT 是对颅脑创伤患者进行初步及系列评估的一种快速而准确的诊断工具。为了达到最大化利用预测数据的目的，CT 至少显示包括基底池状态、中线结构移位、外伤性蛛网膜下腔或脑室内出血，以及不同种类的占位病变的存在。

2.MRI 检查

MRI 检查主要用于亚急性或慢性颅脑创伤。MRI 与 CT 相比灵敏度更高。有多方位成像及无骨伪影干扰等优势，可显示病灶大小、形态、部位、分布区域对软组织分辨率高，对组织水肿的敏感性高，能清晰显示颅内水肿及脑肿胀对脑深部中线结构，如脑干和胼胝体及颅后窝病变显示更具优势。常规的 T1WI 及 T2WI 用于显示外伤后脑组织的形态改变，主要表现为 T1WI 点状高或低信号灶（分别提示小出血灶和间质水肿），T2WI 和 FLAIR 序列上，非出血性剪应力损伤灶表现为高信号灶。近年来，随着 MRI 技术的发展，有多种新序列出现，包括弥散加权成像（DWI）、磁敏感加权成像（SWI）、弥散张量成像（DTI）、磁共振波谱（MRS）及功能性磁共振，其成像性能大大提高，扩展了诊断和研究的应用。

3.X 线片

由于 CT 的应用，头颅 X 线检查少用。X 线检查以往都作为急性颅脑创伤最重要的常规检测方法，通过检查可以发现颅骨骨折及其部位和严重程度，也可估计暴力大小及着力部位和判断颅内病变，对诊断很有帮助。对重型颅脑创伤患者拍颈椎 X 线片（水平线正、侧位片）或做薄层颈椎 CT 检查，应由经验丰富者查看后才能移动患者颈部。

4.血管造影

在 CT 检查出现以前，人们使用血管造影，通过查找血管和其发生的偏转或位移来诊断占位病变和脑组织移位。对颈部受伤或近颈动脉颅底骨折的患者，可使用血管造影诊断颈动脉或椎动脉损伤，并进行治疗。在 CT 没有显示异常的情况下，血管造影仍然可用于对患有霍纳综合征、吞咽困难、偏瘫、迟钝及单肢轻瘫患者的诊断。随着 CTA 和 MRA 的出现，常规血管造影术便不经常使用了，因为新方法是微创的，且风险较小。

三、颅脑创伤的治疗

（一）维持心肺功能急救技术

颅脑创伤的继发性损伤对预后往往会产生不利影响，血氧过低（$PaO_2 < 65$ mmHg），低血压（收缩压 <90 mmHg），贫血（血细胞比容 <30%），高龄（>40 岁），动作异常等与颅内压升高、不良预后之间存在密切关联。因此，最紧要的是迅速实现心、肺功能稳定。

1. 心肺复苏

患者处于濒危阶段到达急诊室时，因为多数患者均未得到有效的现场抢救，故首要的是心肺复苏。急诊室医师必须在刻不容缓地做胸外心脏按压的同时，进行气管插管或切开，吸出呼吸道分泌物及误吸物，如自主呼吸不佳时须接呼吸机或气囊呼吸器辅助呼吸并吸入氧气，与此同时开放静脉通路，静脉输入代血浆等扩容液体并备血准备随后输入全血，如血压仍低可暂时输入多巴胺甚至去甲肾上腺素，使血压升高至接近正常水平，待扩容液体及全血快速输入足量后、血压维持较稳定时再逐渐停用多巴胺等升压药。根据美国《颅脑创伤院前急救指南》，对于重型颅脑创伤(GCS评分<9分)、不能维持自身气管稳定或是通过充分给氧低氧血症仍不能纠正的患者应给予气道保护，而气管插管是最有效的维持气道稳定的方法。

2. 气道

重型颅脑创伤常见的伴随症状之一是短暂的呼吸停止。长时间呼吸暂停是造成事故现场"立即"死亡的常见原因。如果能立即给予人工呼吸，则可能转危为安。窒息、肺不张、误吸和急性呼吸窘迫综合征是重型颅脑创伤的常见症状。对这类患者进行立即处置的最重要事项就是建立有效的气道。重型颅脑创伤者应及早给予气管插管，用100%纯氧给患者通气，直到可以检测到血气、吸入氧浓度调整到适宜为止。

3. 血压

低血压和缺氧是颅脑创伤患者的头号大敌。事实证明，重型颅脑创伤患者在出现低血压（收缩压<90 mmHg）后，病死率从27%上升至50%。此外，创伤中心35%的患者都有低血压。在建立气道时，急诊室的另一组人员应当检查患者的脉搏和血压，并采取措施开放静脉通道。

如果患者出现低血压，至关重要的是尽快恢复正常的血压。除了临终时延髓衰竭外，低血压通常不是由脑损伤本身造成的。一般来说，低血压是严重失血的标志，首先要想到有多发伤出血（尤其胸腹腔内脏器）；还可以考虑相关的脊髓损伤（四肢瘫痪或截瘫）、心脏挫伤或心脏压塞及张力性气胸。在尽快查明低血压原因的同时，应及时进行容量复苏。

对低血压昏迷患者实施常规腹腔穿刺的重要性已被实践证明。现在大多数创伤中心，高分辨率快速CT或超声技术（FAST）都可用于明确或排除腹内损伤。必须强调的是，在低血压情况下，对患者进行神经系统检查是没有意义的。原本对任何形式刺激都毫无反应的低血压患者，在血压恢复正常后能恢复到接近正常的神经系统检测结果。

4. 留置管道

气管插管术，在伤后昏迷因呼吸道内有大量分泌物或误吸异物，导致呼吸道阻塞发生呼吸困难者，应迅速进行气管插管处理，或在全身麻醉时行气管插管术。一般用带气囊的导管在其内插入导管芯。患者取仰卧肩下垫软枕使头过伸位（注意有颈椎骨折者禁行）。重症紧急情况时一般不需使用诱导麻醉，也很少用局麻，非特殊情况均用经口腔插管，但喉水肿及有炎症时禁用。

方法：用麻醉喉镜插入口腔舌上即可见腭垂，向内推进可见会厌，挑起会厌，向后上提镜柄即可暴露声门，将弧形导管前端对准声门后轻柔地插入气管内，此时助手反复压迫胸部如导管口有出气声，证明导管已正确插入气管内，置牙垫后退出喉镜，将牙垫及导管一起用医用胶带固定于两侧面颊部。如患者躁动，不能合作，也可在插管前于喉部喷 1~2 mL 可卡因予表面麻醉。喉镜的使用及方向要得当，要在看清声门后轻柔地插入导管，不可在看不清声门的情况下用暴力盲目勉强插入。这一操作技术要求神经外科医师必须掌握，因在神经外科急救时十分有用。

深静脉穿刺术或静脉切开术，此手术是在患者来急诊室时已发生休克或颅内压很高，亟待快速静脉输血、输液等施行抢救。因患者肥胖、皮肤有感染或儿童尤其是婴幼儿静脉穿刺发生困难时，及时行深静脉穿刺术或静脉切开术。拟穿刺或切开的静脉有炎症、血管疾患及严重动脉硬化为禁忌证或须慎重施行。静脉切开术通常选择内踝的大隐静脉、外踝的小隐静脉及大腿内侧腹股沟中点下方的大隐静脉根部 3 处做此手术。但是最经常也是最容易做的是内踝大隐静脉。在双侧大隐静脉无法使用时，可选择小隐静脉或大隐静脉根部（汇入股静脉处）行静脉切开术。深静脉穿刺术通常选择大腿内侧腹股沟中点下方大隐静脉根部作为穿刺点。

重型颅脑创伤患者应插导尿管（成年人一般用 16~18 F），采集尿液样本用于尿液分析和毒性筛选。在无局部外伤情况下，肉眼可见血尿提示泌尿系损伤，是 CT 检查和紧急静脉肾盂造影的指征。应特别注意保持液体输入和尿量的准确记录，尤其是对幼儿和老年患者。除了保持体液平衡，也有助于评估失血及监测肾灌注。

鼻胃管，应首选双腔塑料导管，并与壁式吸引装置相连。虽然罕见，但插入鼻胃管过程中有可能发生并发症，例如因颅底骨折或接受过经鼻的颅底手术而致导管插入颅腔。有颅底骨折的患者，建议使用明视插管术，使用喉镜或经口腔插入。

5. 床旁锥颅或硬通道穿刺引流

针对意识障碍，瞳孔散大，对光反射异常，甚至生命体征紊乱考虑脑疝的危重患者可进行床旁锥颅或硬通道穿刺引流，引流血肿或脑脊液，可迅速缓解颅内高压，为后续抢救提供机会（图 9-3-5）。

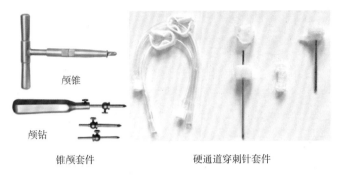

颅锥

颅钻

锥颅套件 硬通道穿刺针套件

图 9-3-5　锥颅和硬通道穿刺针套件

锥颅引流术是头皮采取小切口，使用锥颅套件进行颅骨钻孔，戳破硬脑膜后置入软性引流管进行血肿穿刺引流或脑室穿刺引流。硬通道穿刺手术步骤基本同锥颅引流术，也是颅骨选取合适穿刺点，使用刚性硬通道针后接电钻进行血肿或脑室穿刺，到位后退出内芯，外接引流（图 9-3-6）。

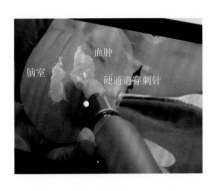

脑室　血肿

硬通道穿刺针

图 9-3-6　利用混合现实技术床旁操作血肿以及脑室硬通道穿刺引流术

（二）非手术治疗

1. 血压和氧合

全身性低血压和低氧血症可导致颅脑创伤患者继发性脑损伤。创伤性昏迷数据库的前瞻性数据显示，重型颅脑创伤患者低氧血症发生率为 22.4%，并且与病死率和致残率增加相关。院前观察到低血压、年龄、入院 GCS 评分、颅内疾病诊断和瞳孔状态 5 个独立危险因素影响预后，其中院前观察到低血压（收缩压 <90 mmHg）是 5 个独立危险因素中最强的预测指标。在与无低血压的患者做配对比较时发现低血压增加致残率，病死率也增加了 1 倍。对于低氧和低血压的影响和程度问题，因为医学伦理无法进行大规模的随机对照试验，目前只能得到创伤性昏迷数据库前瞻性观测的数据，因此没有 I 级证据。III 级证据推荐：对于 15~49 岁或 70 岁以上的患者，收缩压应维持在 110 mmHg 或以上；对于 50~69 岁的患者，应使收缩压维持在 100 mmHg 或以上，以降低病死率和改善预后。

脑氧监测主要采取两种形式：脑氧合监控探头、颈静脉血氧监测。重度 TBI 患者的管理，除了标准的颅内压监测，III 级证据建议使用颈静脉饱和度和脑组织氧监测。然而，颈静脉饱和度与脑组织氧监测的精度并没有评估。目前的证据表明，缺氧（颈静脉血氧饱和度 50%~55%）与预后差相关，高的氧差与预后良好相关。脑组织氧分压低值（10~15 mmHg）持续时间范围（>30 分钟）与高病死率相关。尽管很多技术（如脑微透析、热扩散探针、经颅多普勒、红外光谱法及其他可利用的手段）可用来进行监护，但当前没有充足的证据证实其提供的信息是否对患者的管理和预后有用。尽管维持脑氧的治疗前景可观，但只有Ⅲ级证据支持颈静脉监测和脑组织氧压监测。颈静脉血氧饱和度治疗阈值为 50% 以下，脑组织氧分压为 15 mmHg 以下。

2. 高渗性治疗

通过提高血浆渗透压，使脑组织中的水分流向血液，再经肾脏排出体外，从而达到减轻脑水肿，降低颅内压的效果。常用高渗性治疗药物简介如下。

（1）20% 甘露醇。甘露醇静脉注入机体后，血浆渗透压迅速提高，主要分布在细胞外液，仅有一小部分（约为总量的 3%）在肝脏内转化为糖原，绝大部分（97%）经肾小球迅速滤过，造成高渗透压，阻碍肾小管对水的重吸收同时扩张肾小动脉，增加肾血流量，从而产生利尿作用。所以甘露醇对机体的血糖干扰不大，糖尿病患者仍可应用。除高渗利尿外，甘露醇还能扩容血浆、降低血细胞比容、增加红细胞的可变形性、降低血液黏稠度、增加脑氧输送能力。一般在静脉注射后 20 分钟内起作用，2~3 小时降压作用达到高峰，可维持 4~6 小时。常用剂量为 0.25~0.5 g/kg。对有肾功能问题或使用肾毒性药物患者应该谨慎使用甘露醇，因为血浆渗透压上升，患者会面临急性肾小管坏死的风险，一般血浆渗透压不应高于 300 mmol/L。但临床实践证明，甘露醇除了能引起低钾，诱发或加重心衰，导致血尿、肾功能不全、肾衰竭及过敏反应外，还具有下列并发症：①脑水肿加重：甘露醇脱水降颅内压有赖于血脑屏障的完整性，甘露醇只能移除正常脑组织内的水分，而对病损的脑组织不仅没有脱水作用，而且由于血脑屏障破坏，甘露醇可通过破裂的血管进入病灶脑组织内，造成病灶内脑水肿形成速度加快，程度加重；②颅内压反跳现象：当血液内的甘露醇经肾脏迅速排出后血液渗透压明显降低，从而使水分由血液内向脑组织内移动，颅内压重新升高；③颅内再出血：甘露醇造成再出血的主要原因是甘露醇使血肿外的脑组织脱水后，可使血肿与脑组织间的压力梯度迅速加大，脑组织支撑力下降，从而使早期血肿扩大。另一方面由于甘露醇将脑组织液迅速吸收入血液内发生短时的高血容量，使血压进一步升高，加重活动性脑出血。

（2）甘油果糖。甘油果糖为一种复方制剂，与甘露醇相比，其起效慢，注射后 1 小时左右颅内压开始下降，2 小时左右达高峰，降颅压可持续 6 小时，比甘露醇约长 2 小时。治疗脑水肿时每次 250 mL（含甘油 25 g、果糖 12.5 g、氯化钠 2.25 g），每天 1~2 次。甘油果糖不增加肾脏负担，一般无肾脏损伤作用。甘油果糖通过血脑屏障进入脑组织并参与脑代谢提供热量。由于甘油果糖起效慢，紧急需要降颅内压时难以奏效，但它作用时间长，无反跳现象，可以与甘露醇交替使用。另外，甘油果糖适用于有心功能障碍且不能耐受快速静脉输注甘露醇、伴有肾功能损害者。

（3）呋塞米。呋塞米已被单独或与甘露醇一起用于颅内压升高的治疗。呋塞米剂量为0.3~0.5 mg/kg静脉注射。在使用利尿剂时，应密切关注血压，以防止出现低血压。目前这种药物已不常规用于颅脑创伤治疗。

（4）高渗盐水。高渗盐溶液对于颅内高压患者具有明显的治疗效果，对于甘露醇无效的顽固性颅内高压也有一定的疗效，且作用持续时间较甘露醇长。对甘露醇抵抗性颅内高压的脑外伤患者，大量的病例报告及小样本的研究都表明高渗盐水静脉推注效果良好。常用的高渗盐水的浓度有3%、4.1%、7.2%、7.5%、10%和23.4%。文献报道以渗透压为2 400 mmol/L、7.5%的高渗盐溶液最为常用。因为7.5%的浓度是安全范围内渗透压的上限。浓度过高可明显增加并发症，浓度过低则渗透压不够，影响疗效。对于因TBI导致血脑屏障的完整性受到破坏的患者，应用高渗盐溶液可能使高渗盐水进入脑组织内，反而加重脑水肿和脑损伤。应用高渗盐溶液可能导致高钠血症，严重高钠血症可导致患者发生嗜睡、谵妄、惊厥、意识不清、昏迷甚至死亡。大量输注高渗盐溶液还可导致充血性心力衰竭、低钾血症、代谢性酸中毒、急性肾功能损伤和凝血功能障碍等。

3. 预防性亚低温治疗

亚低温治疗可以保护神经细胞、降低颅内压。然而，这一方法同时也存在诸多并发症和风险，如凝血功能障碍、免疫抑制、心律失常等。根据临床使用情况，亚低温治疗可分为预防性亚低温（伤后早期使用，在颅内压升高前）和治疗性亚低温（治疗顽固性颅内压增高）。ⅡB级证据表明早期（2.5小时内）、短时程（伤后48小时）不推荐采取预防性亚低温治疗以改善弥漫性脑损伤患者的预后。

4. 预防感染

循证医学的Ⅱ级证据显示，早期气管切开可以减少机械通气的时间，然而它并不能改变病死率和院内获得性肺炎的发生率。不推荐使用碘伏口腔护理来减少呼吸机相关性肺炎的发生，因该方法可能导致急性呼吸窘迫综合征的风险增加。Ⅲ级证据不推荐常规更换脑室引流导管以及为防止导管感染预防性使用抗生素，抗菌引流管可预防脑室外引流过程中导管相关性感染。临床实践强调脑室外引流和其他颅内压监测安放应在无菌条件下进行。目前没有证据支持插管的TBI患者的全身长期预防性抗生素的使用，因其可能增加耐药的风险。

5. 深静脉血栓预防

有统计报道重型TBI患者发生深静脉血栓（deep venous thrombosis，DVT）的风险为20%。下肢远端静脉的DVT往往处于隐匿状态，近端的DVT则更易产生临床症状并导致肺栓塞。

预防方法可以从机械与药物两方面进行考虑。这个过程可以是渐进式的，从逐级加压弹力袜、间歇性充气弹力袜到最后的抗凝药物（低剂量肝素和低分子量肝素）。Ⅲ级证据中推荐使用逐级加压弹力袜或间歇性气压弹力袜，下肢损伤患者除外。低分子量肝素或低剂量普通肝素应与机械预防联合使用，但会增加颅内出血扩散的风险。关于预防深静脉血栓用药的时间、剂量，并没有足够的证据进行推荐。

6. 颅内压监测

原则上所有可抢救的重型颅脑创伤（复苏后 GCS 评分 3~8 分）和有异常头部 CT 表现的患者都应监测颅内压（异常的头部 CT 表现包括血肿、挫伤、肿胀、脑疝、脑积水或基底池受压）。对正常的脑 CT 表现的重型 TBI 患者，如有 2 个以上如下特征：年龄超过 40 岁；或有单侧或双侧瘫痪；或收缩压 <90 mmHg，建议行颅内压监测，有证据支持在有脑出血风险的严重患者中也应行颅内压监测。颅内压数据在预测结局和指导治疗方面是有用的，可以降低住院日和伤后 2 周的病死率。

根据医疗仪器促进协会的标准，颅内压监测仪必须具备：压力范围 20~100 mmHg；精确度为 0~20 mmHg 范围内 ±2 mmHg；最大误差为 20~100 mmHg 范围内的 10%。当前的颅内压监测仪通过外部压力、导管尖端应变或导管尖端光导纤维来运作。因此，导管尖端光导纤维的校准应该在插入颅内之前进行，以减少测量漂移和读数不准确的风险。

目前颅内压监测仪性能应该根据准确性、可靠性和成本来排名。排名的顺序如下：脑室内装置（流体耦合导管）；脑室内装置（微应变计量器或光纤）；脑实质压力传感器；硬脑膜下腔装置；蛛网膜下腔流体耦合装置；硬脑膜外腔装置。脑室导管连接到外部应变计仍是颅内压监测最经济和可靠的方法。

治疗颅内压升高的阈值应根据患者的临床表现、CT 和颅内压值来综合确定。目前的证据支持作为上限阈值 20~25mmHg，应该把颅内压 >22 mmHg 作为治疗阈值（Ⅱ级证据）。由于 TBI 患者病情复杂、个体差异大，仅以颅内压单一指标评估预后显然是不科学和不全面的。此外，对于每例患者而言，颅内压是时刻变化的，如何客观、全面地反映颅内压的情况有待更深入的研究（包括颅内压的波形、长时记录分析等）。

脑灌注压是指脑血管床的压力差，即流入血流和流出血流的压力差。流入压力为平均动脉压，流出压力为颅内压。故脑灌注压 = 平均动脉压 – 颅内压。ⅡB 级证据建议对严重 TBI 患者行脑灌注压监测，可降低 2 周病死率。建议控制目标为 60~70 mmHg。最佳的处理阈值低限尚不明确，可能还取决于患者的自身调节系统。普遍认为缺血关键性的脑灌注压阈值为 50~60 mmHg，但没有一个合适的脑灌注压水平可避免发生临床缺血。辅助监测包括脑血流量，氧合成代谢有助于对单个不同患者制订最佳脑灌注压，Ⅲ级证据推荐避免通过补液或应用升压药使颅内压 >70 mmHg，因其可能增加成人呼吸衰竭的风险。

7. 止痛剂和镇静剂的应用

疼痛和躁动会引起 TBI 患者颅内压升高。止痛剂和镇静剂是常用的控制颅内压的管理策略。巴比妥类药物从 20 世纪 30 年代开始使用，其能帮助降低颅内压、减少脑代谢，起到保护大脑的作用。巴比妥能耦联脑代谢中的血流，减少代谢较慢区域的血流量，并将血流调动到代谢较快的区域。尚无证据证明预防性给药能有效预防颅内压升高。有研究显示使用巴比妥并不能改善重型 TBI 患者的预后，使用巴比妥后，有 25% 患者出现低血压，而这足以抵消降低颅内压的作用。这种治疗方法潜在的并发症使它在重症监护室的应用受限。不推荐预防性使用巴比妥类药物以控制颅内高压的进展，因为此类药物可导致脑电图上的爆发抑制。

丙泊酚由于起效快速，作用时间短，能进行快速神经系统评估而逐渐得到重视。丙泊酚推荐用于控制颅内压，但是不能改善 6 个月病死率。有研究指出，与低剂量相比，高剂量的丙泊酚能够产生较好的神经系统预后。丙泊酚的使用必须谨慎，特别是高剂量使用时，因为有些患者会出现丙泊酚输注综合征（在长时间大剂量输注丙泊酚的基础上，出现的用其他原因难以解释的心力衰竭、代谢性酸中毒、横纹肌溶解等一系列症状和体征，同时可能伴有高钾血症和肾衰竭，多见于小儿），而这可能会导致死亡。

8. 营养支持

颅脑创伤患者大部分存在代谢障碍，当他们的氮平衡变为负值时，患者需要较高的氮输入量。研究表明，TBI 患者的热量摄入量平均增高至 140%，在实现完全热量达 7 天时，病死率会下降。通常为了达到这一目标，营养支持的工作应该在受伤后 72 小时左右进行，可以通过胃、空肠和肠道外三种途径进行早期喂养。ⅡB 级证据建议采用经胃、空肠营养支持，以降低呼吸机相关肺炎的发生率。目前Ⅱ级证据建议，患者在受伤后 7 天内接受完全热量替代。饥饿的患者丢失了大量的氮，导致每周体重减轻 15%，在非脑外伤患者数据提示体重降低 30% 可以增加病死率。基于颅脑创伤患者基础氮消耗水平及喂养的氮补充能力，Ⅱ级证据推荐在创伤 7 天内达到全量的喂养。鉴于重型颅脑创伤患者病情的复杂性和应遵循的个体化治疗原则，营养支持方案需对患者进行细致的临床个体化评估。在营养支持的同时，也应重视血糖控制，对于颅脑创伤患者，维持其正常血糖非常重要，因为高血糖会导致较差的预后。

9. 癫痫预防

创伤后的癫痫分为早期（发生在伤后 7 天内）或晚期（发生在伤后 7 天后）。积极预防早期和晚期癫痫是有益的，尽管这些药物可能会带来不良反应并产生神经行为上的不良作用。创伤后癫痫的发生率约占入院时闭合性颅脑创伤患者的 5%，重型颅脑创伤患者的 15%。晚期癫痫的风险因素发生于第 1 周内的早期癫痫、颅内血肿和颅骨凹陷性骨折。最新研究表明，创伤后癫痫还与 GCS 评分 <10 分、穿透性颅脑创伤及 24 小时内发生癫痫有关。

左乙拉西坦作为抗癫痫药物被广泛使用，其不良反应较少。将它的疗效与苯妥英钠进行对比的相关研究已经完成，其疗效与苯妥英钠一样，能有效预防早期癫痫，而不良反应更低。对于这一发现，仍需要进行较大规模的研究予以确定。

目前不推荐预防性使用苯妥英钠或丙戊酸钠防止晚期创伤后癫痫发作。抗癫痫药物减少早期癫痫（创伤 7 天内）发病率是有指征的，但是不影响预后。>1 周的常规预防性抗癫痫药物是不推荐的。如果发生晚期癫痫，应该参照新发癫痫的标准处理。

10. 过度通气

过度通气通过降低二氧化碳分压，导致大脑血管收缩，降低脑血流，从而达到降低颅内压的效果。由于脑血流量的降低，持续的过度通气可能会导致大脑缺血或卒中，尤其是对于脑血流未得到改善及不具备自我调节能力的患者，这种情况更为严重。因此，ⅡB 级证据不建议采取长期预防性过度通气，使动脉血气二氧化碳分压达到 25 mmHg 或更低。

作为一种权宜措施，过度通气确实能对病情恶化的 TBI 患者起到暂时缓解颅内压作用，直到更为明确的应对颅内压升高的治疗方案得以实施。目前，推荐过度换气作为临时控制颅内压升高的措施是Ⅲ级证据。但是在创伤后最初 24 小时，脑血流是明显下降的，应该避免过度换气。如果应用过度换气，建议应用颈静脉血氧饱和度或脑组织氧分压监测脑氧。目前尚缺乏评估过度换气对患者预后的临床试验。

11. 类固醇激素治疗

循证医学Ⅰ级证据不推荐应用激素改善预后和降低颅内压。中型和重型颅脑创伤患者应用大剂量甲泼尼龙与病死率增加有关，一般禁用。很多证据显示激素不能改善预后和降低严重 TBI 的颅内压。因此有确切的依据表明激素是有害的，不推荐用于颅脑创伤患者。

（三）手术治疗

关于外科手术讨论所涉及的概念包括手术指征和采用的手术技术。总的来说，颅内压增高和脑疝表现（如瞳孔不等大、运动性强直体位、CT 检查显示环池受压或中线移位 >5 mm，或监测的生理参数异常如颅内压）是干预治疗最有理由的适应证。

在任何创伤领域，挽救生命的手术均应尽可能地早期进行，这同样适用于颅脑创伤。"时间就是脑"的概念反映了时间对致残率、病死率及康复的重要性。一旦患者被确定进行手术后，应该被尽快转移到手术室或者神经外科重症监护病房。如果患者有占位病变，在转向手术室的途中应给予甘露醇；此外，可以对患者进行暂时性过度通气，使二氧化碳分压维持在 25~30 mmHg，尽早解除占位效应，患者得到较好康复的可能性就会更大。另一方面，如果没有发现外科性病变，应该在神经重症监护室中对患者予以密切的临床观察，同时详细观察各种生理参数，特别是颅内压记录和连续性的 CT 检查。只要颅内压超过 20 mmHg 且无法解释和逆转，或神经功能状态出现任何恶化情况，都应立即重复进行 CT 检查，然后采取适宜的治疗措施。

在对颅脑创伤患者使用麻醉剂时最好不要增加颅内压。一氧化二氮仅具有轻微的血管舒张作用，不会造成明显的颅内压升高。因此，它是 TBI 患者的理想药剂。常用的药剂组合是一氧化二氮、氧、静脉肌松剂和丙泊酚。在诱导前和诱导中采用过度通气和甘露醇会减弱血管扩张效果，并在打开颅骨时将颅内压限制在一定程度。如果在术中发生恶性脑肿胀，且在过度通气和应用甘露醇后仍然无效时，可使用大剂量（5~10 mg/kg）苯巴比妥，但是这种药物可引起低血压，对低血容量患者效果尤甚，因此应该谨慎使用。

多年来颅脑创伤的外科治疗基于的是一种实践经验和"临床直觉"。随着循证医学时代的到来，医学实践面临越来越多的社会、经济、法律、伦理问题，在形式上和内涵上都提出了挑战，我们所做的任何事情均可能遭受质疑。这就需要将医学问题的相关知识编写成证据性报告，形成循证医学实践指南，以期利于合理救治。在指南中最高级别的实践推荐为标准推荐，它基于Ⅰ类证据，有很高的临床可信度。指南推荐基于Ⅱ类证据，反映了中度的临床可信度。选择推荐基于Ⅲ类证据，表明临床可信度不确切。每一个步骤均清晰地记录在册，所有相关的文献概括在证据表中与指南一起发表。

1. 去骨瓣减压术

手术指南中涉及的一个重要问题是大骨瓣减压术，该术在重型 TBI 患者的救治中有着重要的地位，因此，在 2016 年《重型颅脑创伤治疗指南（第四版）》中作了详细阐述。Ⅱ A 级证据推荐：对于发生弥漫性脑损伤的重型 TBI 患者，以及伤后 1 小时内颅内压升至 20 mmHg 以上，持续超过 15 分钟，一线治疗无效的患者，双额去骨瓣手术不能改善其预后（以伤后 6 个月扩展格拉斯哥预后分级为标准），但可降低颅内压，并缩短在重症监护室的住院天数；推荐行额颞顶去大骨瓣开颅减压（骨瓣不小于 12 cm×15 cm 或直径 15 cm），与去小骨瓣开颅减压相比，前者可显著降低重型颅脑创伤患者的病死率和改善神经功能预后。同时也必须注意去骨瓣减压术并发症很多，例如血肿扩大、硬脑膜下水积液和脑积水。

手术步骤：手术切口开始于颧弓上耳屏前 1 cm（注意尽量保留颞浅动脉主干），于耳廓上方向后上方延伸至顶骨正中线，然后沿正中线向前至前额部发际下，部分额叶损伤严重患者可延伸至眉间。采用游离骨瓣，顶部骨瓣必须旁开正中线矢状窦 2~3 cm，骨窗下缘尽量平前颅底及中颅底，故颅底的打孔尤为重要。第一孔要打在额骨颧突后方（关键孔），第二孔为额结节下并尽量靠近中线，第三孔在耳前尽量靠颞底，其余 3~4 孔均沿着切口打即可。颅底近蝶骨嵴处尽量向颞底扩大骨窗。从颞前部开始切开硬脑膜，再作"T"字弧形切开硬脑膜，并悬吊硬膜。硬脑膜切开后可以暴露额叶、颞叶、顶叶、前颅窝和中颅窝。清除硬脑膜下血肿、脑内血肿，彻底止血。减张缝合硬脑膜，逐层缝合手术切口。

2. 脑室外引流术

脑室外引流作为手术治疗方法也在相关指南中作了推荐。Ⅲ级证据推荐：重型颅脑创伤患者采取脑室外引流系统（零点定位在中脑水平）进行脑脊液持续引流较间断引流可更有效地降低颅内压；对于伤后 12 小时内初始 GCS 评分 <6 分的患者，可考虑使用脑室外引流。建议在国内有条件的医疗单位，对于合适的重型 TBI 患者可开展，并结合颅内压监测进行深入研究。

手术步骤：

（1）前入法（穿刺侧脑室前角）：仰卧位，颅骨钻孔部位在发际后 2 cm 或冠状缝前 2 cm，中线旁 2~2.5 cm，进针方向与朝向鼻尖，指向外耳道连线，正常深度为 5~6 cm。

（2）后入法（穿刺侧脑室枕角）：多取侧卧或俯卧。颅骨钻孔部位于枕外隆凸上 4~7 cm，中线旁 3 cm，穿刺方向与矢状面平行，对准眶上缘中点（眉弓），穿刺深度 4.5~5.5 cm。

（3）侧入法（穿刺侧脑室颞角后部或三角区）：多取侧卧，或仰卧位使头稍转向对侧。颅骨钻孔在外耳道上 3 cm、后 3 cm 处或耳轮顶点上 1 cm、后 1 cm 处钻孔，穿刺针垂直方向刺入，正常深度为 4~5 cm。

（4）经眶穿刺法（穿刺侧脑室前角）：多用于急救时。穿刺点在眉前中点下缘穿过眼睑，在眶板前部用骨钉钉穿眶板及硬膜后，用腰穿针经骨孔刺入，方向向上 45° 角与矢状面平行或稍向内侧，刺向后方，深入 4~5 cm，一般少做。

3. 颅骨凹陷骨折复位术

手术指征：大片颅骨塌陷造成颅内空间减小，引起颅内压增高者。脑功能区受压有神经压迫症状，或有继发癫痫可能者。骨折局部颅骨内板塌陷超过 1 cm 者。开放性粉碎性凹陷骨折。骨折位于前额部影响外观者。

手术步骤：颅骨凹陷骨折最理想的做法是在局麻或全麻下，于凹陷骨折的四周钻3~4个骨孔，然后用线锯或铣刀将其骨孔间连接锯断，完整取下凹陷的骨片。将骨片翻转过来，用骨锤将其锤平，最后还纳之。如凹陷颅骨取出时已经破碎，则此法不能奏效。儿童颅骨较软，有时亦可试行仅钻1个骨孔，伸入骨膜剥离器，将凹陷骨折顶起还原。粉碎性凹陷骨折，尤其是涉及颅内静脉窦的地方，因粉碎骨片已经不可能还原，故可不必钻孔取下骨片。正确的做法是先在正常的颅骨处钻1孔，然后用咬骨钳或铣刀沿骨凹陷周围咬除一圈，尽量在把周围的碎骨片取完之后，最后再取静脉窦表面的碎骨片。

4. 矢状窦破裂修补术

手术步骤：外伤性矢状窦破裂开颅以后血流如注，根本无法看清矢状窦的裂口所在，更多的做法是用明胶海绵立即覆盖于矢状窦的裂口之上，压迫一段时间后出血自然止住。有时裂口超过5 mm，单纯压迫不能奏效，则必须要在充分暴露的前提下进行矢状窦裂口的修补。首先将周围的颅骨咬除以暴露一段矢状窦，然后在充分吸引的条件下，轻压裂口两端的矢状窦以阻断血流，看清裂口以后一般用5-0的无创带针丝线缝合1~2针。还有一种方法是硬脑膜周围悬吊止血法。具体做法是在矢状窦的一侧或双侧悬吊硬脑膜，将覆盖明胶海绵的矢状窦裂口压迫于颅骨内板和硬脑膜之间。

5. 颞肌下减压术

颞肌附着于头颅侧方的颞窝内，上起自上颞线，下止于下颌骨的喙突，颞深筋膜位于其表，颞深筋膜的下面分成浅、深两层，分别止于颧弓的内、外侧。

手术步骤：传统的颞肌下减压术是在颧弓上的颞部做直切口，分开颞肌后颅骨钻孔，然后用咬骨钳将骨孔扩大，因此法骨窗小，减压效果极为有限，故现在基本上放弃不用。新的做法是在上颞线的头皮投影区做头皮弧形切口，于颞浅筋膜下分离皮瓣，在上颞线处和额骨颧突、颧骨额突的后方将颞深筋膜切开，用骨膜剥离子分开颞肌与颞窝的附着，在颞窝处的颅骨钻孔并扩大骨窗，最后将硬脑膜呈放射状切开减压。关颅时主要是将颞深筋膜缝合即可。

6. 幕上硬脑膜外血肿清除术

幕上硬脑膜外血肿的好发部位为颞部、颞后顶部、颅骨骨折局部、头皮挫伤的深面。除非术前CT已经明确部位，否则手术探查时均应以上述部位作为根据。

手术步骤：首先在血肿的体表部位形成一个马蹄形皮骨瓣，掀开骨瓣后即可看见血肿。清除血肿时不必过分地刮去硬脑膜表面的血凝块，以免导致新的出血。如果术前CT脑膜下没有血肿或积液，则不必切开硬脑膜。为防止术后积血，将血肿周缘的硬脑膜与骨窗周缘的骨膜进行悬吊。清除血肿之后，颅内压力明显降低，关颅时应该还纳骨瓣，硬脑膜外置引流管，然后分层缝合。若患者术前急性硬脑膜外血肿量很大，且已脑疝形成时，关颅时宜打开硬脑膜，行去骨瓣减压术，以缓解术后出现严重的脑水肿。有时在时间和条件都不允许的情况下，也可行骨窗开颅术。此即在血肿的头皮表面做一弧形或垂直切口，用撑开器牵开之后颅骨钻孔，用咬骨钳或铣刀扩大骨孔形成骨窗，之后的步骤就是清除血肿。骨窗开颅术的暴露比骨瓣开颅术要小得多，一般在靠近颅底的部位和血肿较大时均不宜使用。

7. 幕上硬脑膜下血肿清除术

幕上硬脑膜下血肿常合并有脑的挫裂伤，血肿范围广泛，损伤较重。脑挫裂伤的好发部位主要是颞叶和额叶的底面，硬脑膜下血肿的出血来源主要是脑挫裂伤和脑的表面静脉，尤其是回流到矢状窦的一些桥静脉。硬脑膜下血肿的发生部位几乎无例外地都在一侧或两侧的额、颞部。手术暴露的范围应该包括一侧的额底和颞底，以及靠近矢状窦的部分桥静脉。

手术步骤：头皮切口上起自额部发际内的中线处，向后弧形切开，下止于耳屏前和颧弓上。骨瓣尽量大一些（12 cm×15 cm），钻5~6孔，用线锯或铣刀去除骨瓣。"H"形或放射状切开硬脑膜，清除脑表面血肿后，再轻抬额叶的底面和颞叶的底部，将其挫伤破碎的脑组织一并吸除。术后视脑损伤的程度决定是否弃去骨瓣，如脑的损伤不重，压力不高，可以缝合硬脑膜后还纳骨瓣（硬脑膜亦可不必缝合）。如脑的损伤较重，估计术后可能发生严重的脑水肿，则应弃去骨瓣，敞开硬脑膜充分减压。有时脑的挫伤严重，切开硬脑膜之后脑组织向外严重膨出，甚至不能关闭切口，此时一定要注意：①排除对侧血肿，②排除同侧的脑内和额、颞部的底面血肿。这些情况排除以后，可以要求麻醉师降低血压，加深麻醉和正压过度通气。与此同时，手术者可以将部分额极和颞极的脑组织吸除，然后尽快关颅。

8. 幕上脑内血肿清除术

脑内血肿的开颅术与硬脑膜下血肿的手术方法大致相同。幕上脑内血肿一般发生在脑损伤的额叶和颞叶，有的是在脑裂伤的基础上由许多小的出血灶缓慢融合而来，后一种情况脑内血肿的形成需要一段时间，此即所谓"迟发性血肿"。必需暴露脑组织，清除血肿后，将软化的脑组织尽量吸除干净，否则会加重术后脑水肿，延长病程。注意清除血肿，去骨瓣以后，脑组织从骨窗膨出严重的患者，应立即复查CT，如有遗漏血肿或新血肿形成，应再次进行血肿清除术。

9. 慢性硬脑膜下血肿清除术

慢性硬脑膜下血肿在临床上表现为缓慢颅内压增高和偏侧神经功能障碍的症状。

手术的目的主要是改善脑受压和促使脑复张。以前多采取骨瓣开颅术，清除血肿，剥离血肿包膜，尤其是脑表面的血肿脏层包膜，用以促使脑的术后扩张。这种手术方法损伤较大，剥离脑表面的血肿脏层包膜有可能造成术后渗血，加之此类患者多数年龄较大，手术麻醉时间长、术后并发症多，故现在基本废弃不用。目前取而代之的是钻孔引流术，即在额颞部颅骨上钻一小孔，切开硬脑膜后将导管插入硬脑膜下的血肿腔内，持续引流48~72小时后将导管拔出。有的术者偏向于钻双孔引流，有的主张术后应该尽量用清水将血肿腔冲洗干净。

10. 小脑硬脑膜外血肿（骑跨横窦）清除术

小脑的硬脑膜外血肿多见于颅盖部的线性骨折延伸至后颅窝，尤其是延伸通过横窦的骨折，造成特有的骑跨横窦幕上，幕下硬脑膜外血肿。一般发病较缓，通常创伤后2~3天症状达到高峰。

手术步骤：手术时取侧卧或俯卧体位，在血肿的体表部垂直切开皮肤、皮下和各层组织，在达到颅骨以后常可见到纵行的骨折线。在骨折线的旁边钻孔，然后扩大骨窗。血肿多已凝固，清除静脉窦表面的血肿时应注意不要人为地损伤静脉窦。手术以后将明胶海绵1~2块贴附于静脉窦的表面，然后分层关颅。枕下的颅骨缺损，由于有枕肌的保护，一般不做处理。

11. 小脑硬膜下血肿和脑内血肿清除术

单纯小脑的硬脑膜下血肿少见，处理同"脑内血肿"。小脑的脑内血肿常合并有小脑的脑挫裂伤，多见于年龄较大的患者，可能与伤者受伤以前的血管状况有关。动脉硬化、高血压、血液凝固状态等因素与血肿的形成和发展密切相关。手术体位同硬脑膜外血肿。

手术步骤：一般取枕下正中切口，沿中线切开枕下肌肉暴露部分枕骨。颅骨钻孔后，用咬骨钳扩大骨窗，骨窗尽可能大些，以利于术后枕下减压。放射状切开硬脑膜，仔细观察脑的表面，在可疑血肿的地方用脑针穿刺（在有CT资料的情况下，直接切开小脑皮质亦可），清除血肿和破碎的脑组织。术后一般不缝硬脑膜，不放引流物，分层关颅。

12. 颅内异物取出术

颅内异物常见金属异物，尤其是颅脑枪弹伤，如高压气枪子弹、小口径步枪子弹等。金属异物越小，手术取出困难越大。枪弹金属异物射入颅内以后，由于枪弹残余力量大小和射入角度的不同，可以造成不同程度的病理损害。金属异物可以贯穿颅骨，或在颅骨内板和颅内组织之间反弹曲折，造成非常复杂的弹道关系。因此术前需结合包括X线，CT，DSA等影像资料正确判断。目前比较好的办法是通过立体导向的方法做到正确定位，同时在损伤最小的前提下取出异物。

13. 颅骨缺损修补术

重型颅脑损伤患者在开颅手术之后大都要去骨瓣减压造成颅骨缺损，后期需要行颅骨修补术。颅骨修补术的手术时机没有定论，目前术后 3 个月修补的报道较多。其他包括：3 岁以下的幼儿可以观察自发的骨再生，而 3 岁以上的儿童通常需要修补颅骨。有颅内压增高的情况暂缓修补颅骨，或做脑脊液分流术后修补颅骨。感染的颅骨在治愈至少 6 个月后修补。头皮（瓣）很薄，血管少的区域要做转移皮瓣或待皮肤比较健康时。新鲜切除颅骨肿瘤造成的骨缺损可以于术中同时修补。有厚的肌肉或头发掩盖的较小颅骨缺损（<3 cm），不需要修补。

目前使用的修补颅骨材料主要为钛板。因钛板可高温彻底消毒、易塑形和操作方便同时可抗磁场等优点而在国内普遍应用。其他尚有自体骨植入，聚醚醚酮材料等的临床应用，不过由于包括保存困难、价格昂贵等劣势临床使用少。

手术步骤：手术沿原切口掀开头皮瓣后，视情况修补硬脑膜。硬脑膜缺损较大的患者，取颞筋膜修补硬脑膜。硬脑膜小的破损用小圆针 1 号丝线直接缝合即可。用非自体颅骨修补的任何人造颅骨材料时，硬脑膜上的破损一定要在修补严密不漏液后，才能将颅骨材料补上，否则将因修复材料板下积液而使修补手术失败。暴露骨窗并向周边帽状腱膜下扩大 2~3 cm。然后将消毒的成型颅骨修补材料按凸凹合适的位置植入，植入骨板正好嵌入皮下颅骨缺损上。尽量选择头皮较厚处螺钉固定，儿童考虑颅骨生长的可能，则可根据个体情况决定是否螺钉固定。缝合头皮。

颅骨修补的并发症包括：①皮瓣下积液：严密消毒皮肤，用注射器粗针头进行抽吸，一般抽吸 1~3 次可获痊愈。抽吸数次不能痊愈，可将原切口敞开，修补硬脑膜或再次止血，可获痊愈。术中放置皮下引流可减少或避免皮下积液的发生。②修补材料感染：随着钛网的广泛应用，感染越来越少，一旦出现感染，大多数情况下需将修补的材料去除，同时清除骨板下的炎性肉芽组织，争取伤口尽快愈合。③修补颅骨板材料过小：骨板下沉压迫脑皮质，引起局限性抽搐和偏瘫，应去掉并换上新的修补材料。

（四）颅内高压的分层阶梯治疗

颅内压仅是个宏观压力指标，并不能确定颅内压升高的具体机制。颅内压升高背后往往不是单一的病理生理因素，所以管理十分复杂。颅内压升高与多种机制有关，包括：脑水肿（细胞内、细胞外）、脑静脉回流受阻、脑充血（自动调整功能丧失、血管扩张）、占位效应（血肿增大）和脑脊液循环障碍。神经系统多模式监测如脑组织氧分压（$PbtO_2$）、颈内静脉氧饱和度（$SjvO_2$）、脑血流量（CBF）、脑血管自动调节功能和其他参数可能有助于制订一个更个体化的治疗方法。我们推荐"三层"颅内压管理方法，利用多方面的治疗措施来应对不同的机制。层级越高则治疗强度越大，带来的并发症越多；如果在同一层中，未能有效控制颅内压、脑灌注压，应该及时迅速进入到下一层级的治疗方案。

1. 第一层

床头抬高 30°（反 Trendelenburg 体位可改善脑静脉回流）。

推荐给予气管插管患者短效的镇静镇痛药物（异丙酚、芬太尼、咪达唑仑）。

脑室外引流管只能间断性开放，除非进行附加的颅内压监测，并不推荐持续性脑室外引流，因为当引流处于开放状态，并不能反应实际的颅内压。

有必要反复进行 CT 检查和神经系统检查，用以排除挫伤血肿的进展和指导治疗。

如果经过上述处理，颅内压升高持续 ≥ 20~25 mmHg 则进入第二层。

2. 第二层

有脑实质颅内压监测的患者，应考虑行脑室外引流术，间断性进行脑脊液引流。

颅内压升高的情况下，可间断性给予高渗性治疗（甘露醇、高渗盐等），不得作为常规治疗长期使用。

甘露醇应给予间断快速输注（0.25~1 g/kg），输注甘露醇进行渗透性利尿时需要特别注意低容量的发生。需要监测血清钠离子浓度和渗透压（每 6 小时），如果血浆渗透压大于 320 mOsm/L，需要评估停止输注甘露醇，在有明确低血容量证据的情况下，停止使用甘露醇。

3% 的高渗性盐水或其他浓度的高渗性盐水（如 23.4% 高渗性盐水 30 mL）应给予间断快速输注（3% 的高渗性盐水 0.5 小时输入 250 mL）。需要监测血清钠离子浓度和渗透压（每 6 小时），当血清钠离子浓度 >160 mEq/L 需要停用。

需要评价脑血管自动调节功能，如果丧失自动调节功能，则应该降低脑灌注压（不低于 50 mmHg）以抑制颅内压升高。其他的神经监测技术如 $PbtO_2$、$SjvO_2$、CBF 可以帮助确定最佳的脑灌注压。

在无脑缺氧的前提下，将 $PaCO_2$ 维持在 30~35 mmHg，其他的神经监测技术（如 $PbtO_2$、$SjvO_2$、CBF）可以帮助确定最佳的 $PaCO_2$。

有必要反复进行 CT 检查和神经系统检查，用以排除挫伤血肿的进展和指导治疗。

当以上所有措施仍然无法降低颅内压并恢复脑灌注压时，可以采用试验性治疗，包括静推肌松药，如有效则应该给予持续输注肌松药（第三层）。

如果颅内压升高持续 ≥ 20~25 mmHg 则进入第三层

3. 第三层

在第一层和第二层治疗方案无效或者因药物并发症的存在而无法采用时，可行单侧去骨瓣减压术或双侧去骨瓣减压术。

如果通过快速推注肌松药试验有效，则可持续输注肌松药。根据外周神经刺激器以滴定输注的剂量，保证连续四次刺激下至少存在两次抽搐。肌松的同时必须给予镇静。

对积极治疗无效的恶性颅内高压的患者，可以给予麻醉剂量的巴比妥或异丙酚诱导昏迷，但是此治疗必须先进行试验性治疗，只有那些给药后颅内压下降的"有反应者"，方可持续使用巴比妥或异丙酚。大剂量使用这些药物时，低血压是最常见的副作用，此时必须确保精确的容量复苏，同时可能还需要使用血管升压药物 / 正性肌力药物。延长或大剂量使用异丙酚可以导致异丙酚输注综合征。持续脑电监测可用于调整输注剂量，以达到脑电爆发抑制状态。

低温治疗（<36 ℃）目前不推荐作为颅脑创伤起始治疗方案，但在合理使用第三层的颅内压控制方案的努力失败后，低温治疗可以作为后备的挽救性治疗方案。

四、颅脑创伤的预后

由于颅脑创伤的复杂性、损伤机制的异质性，基线数据存在大量差异，TBI 的诊治仍是巨大挑战。美国创伤昏迷数据库报告的 1984—1987 年的死亡率为 39%，近年有几项研究的死亡率下降为 10%~15%。表面看来，TBI 的死亡率下降了，结局改善了，然而这些结论是基于随机实验和观察研究的数据，没有获得患者的个体数据用于调整个案的混杂因素，因此存在瑕疵。相关荟萃分析，考虑了组内和组间的异质性，发现 1970—1990 年死亡率每年稳定下降 9%，然而 1990—2005 年的死亡率没有明显改变。

死亡率也许不是评估 TBI 结局最适合的指标。在颅脑创伤中，研究者常常使用格拉斯哥预后量表（Glasgow Outcome Scale，GOS）来评估功能结局。这是一种简单的 5 分制分级方法（表 9-3-4）。在严重的闭合性脑损伤，结局的分布表现为"U"形曲线，大部分结局一分为二：不良结局（死亡、植物人状态或严重残疾）和良好结局（中度残疾或良好恢复）。而 2006—2011 年，有 7 项超过 300 名重型脑创伤患者的研究根据 GOS 报告结果，这一时期预后结局没有改善，然而这一发现需要谨慎解读，因为在时间序列上比较结局会受到流行病学因素改变的影响，例如老年患者人数的增加。最近的研究使用更加详细的 8 分格拉斯哥预后量表扩展版（Extended Glasgow Outcome Scale，GOS-E）（表 9-3-5）和结构化访谈进行评估，没有发现典型的"U"形结果分布。

表 9-3-4　格拉斯哥预后量表（GOS）

评分	等级	描述
5	恢复良好	恢复到受伤前的功能状态
4	中度残疾	有神经功能缺损但能照顾自己
3	重度残疾	无法照顾自己
2	持续性植物状态	无迹象表明存在高级心智功能
1	死亡	死亡

表 9-3-5　格拉斯哥预后量表扩展版（GOS-E）

等级	评分
死亡	1
持续性植物状态	2
低重度残疾	3
高重度残疾	4
低中度残疾	5
高中度残疾	6
恢复较好	7
恢复良好	8

　　复杂性强调了对高质量颅脑创伤预后研究的需求。尽管已经为颅脑创伤结局开发了很多预测模型，但这些模型在发展过程中还存在诸多局限。具体问题涉及过度拟合和外部验证的欠缺。临床决策科学性、数据模型的先进性和大数据的可及性使得循证研究更易实现，从而可以用概率来描述预后。预后研究已经从描述单变量和多变量的相互作用，发展到利用预测值和开发预后模型进行量化。国际脑外伤临床试验预测和分析研究组以及医学研究委员会脑外伤后皮质固醇随机试验合作，有较大的样本量，满足这些标准。这些模型相似，发现其主要的预后信息蕴藏在 3 个预测值中：年龄、GCS（运动分数）和瞳孔反应性。其他重要的预后因素包括 CT 特点、低血压、低氧、GCS 的眼和语言部分、凝血障碍，以及实验室数据（血糖、血小板、血红蛋白）。许多研究显示国际脑外伤临床试验预测和分析模型在其他的背景和人群中具有很高的普遍性，这些模型为临床决策和研究创造了新的机会。这些模型在评估治疗质量和比较预测和实际结果方面具有很大的潜力。然而，当把这些数据结合起来，仅能够解释结局中 35% 的变量。

在过去的几年中，学者们对生物标记投入了很大的关注，最初对生物标志S100β和神经特异性烯醇表现出极大的热情，但是这些生物学标志物对于脑损伤来说并不特异，尽管也有一些充满希望的结果，但相较于传统预测的价值仍不清楚。新的生物标志物可能对神经细胞和神经胶质细胞具有更高的特异性，但研究的样本数量相当少。此外，确认它们的特异性以及和其他预测指标相比的附加值还需要进一步研究。

（重庆大学附属中心医院 / 重庆市急救医疗中心　邓永兵　陈鹏）

参考文献

［1］ 周良辅.现代神经外科学［M］.3 版.上海：复旦大学出版社，2021.

［2］ Cheng P X，Yin P S，Ning P，et al. Trends in traumatic brain injury mortality in China，2006-2013：A population-based longitudinal study［J］. PLoS Med，2017，14（7）：E1002332.

［3］ Roozenbeek B，Maas A I R，Menon D K，et al. Changing patterns in the epidemiology of traumatic brain injury［J］. Nat Rev Neurol，2013，9（4）：231-236.

［4］ Dixon K J. Pathophysiology of traumatic brain injury［J］. Phys Med Rehabil Clin N Am，2017，28（2）：215-225.

［5］ Kaur P，Sharma S. Recent advances in pathophysiology of traumatic brain injury［J］. Curr Neuropharmacol，2018，16（8）：1224-1238.

［6］ Williams O H，Tallantyre E C，Robertson N P. Traumatic brain injury：pathophysiology，clinical outcome and treatment［J］. J Neurol，2015，262（5）：1394-1396.

［7］ Lazaridis C，Andrews C M. Brain tissue oxygenation，lactate-pyruvate ratio，and cerebrovascular pressure reactivity monitoring in severe traumatic brain injury：systematic review and viewpoint［J］. Neurocrit Care，2014，21（2）：345-355.

［8］ Amoo M，O'halloran P J，Leo A M，et al. Outcomes of emergency neurosurgical intervention in neuro-critical care patients with traumatic brain injury at Cork University Hospital［J］. Br J Neurosurg，2018，32（6）：585-589.

［9］ Bekelis K，Missios S，Mackenzie T A. Prehospital helicopter transport and survival of patients with traumatic brain injury［J］. Ann Surg，2015，261（3）：579-585.

［10］ Pélieu I，Kull C，Walder B. Prehospital and emergency care in adult patients with acute traumatic brain injury［J］. Med Sci，2019，7（1）：12.

［11］ Kesarky K，Delhumeau C，Zenobi M，et al. Comparison of two predictive models for short term mortality in patients after severe traumatic brain injury［J］. J Neurotrauma，2017，34（14）：2235-2242.

［12］ Maas A I R，Menon D K，Adelson P D，et al. Traumatic brain injury：Integrated approaches to improve prevention，clinical care，and research［J］. Lancet Neurol，2017，16（12）：987-1048.

［13］ Magnusson C，Axelsson C，Nilsson L，et al. The final assessment and its association with field assessment in patients who were transported by the emergency medical service［J］. Scand J Trauma Resusc Emerg Med，2018，26（1）：111.

［14］ Varner C E，Mcleon S，Nahiddi N，et al. Cognitive rest and graduated return to usual activities versus usual care for mild traumatic brain injury：A randomized controlled trial of emergency department discharge instructions［J］. Acad Emerg Med，2017，24（1）：75-82.

［15］ Voskens F J，Rein E A，Sluijs R，et al. Accuracy of prehospital triage in selecting severely injured trauma patients［J］. JAMA Surg，2018，153（4）：322-327.

［16］ Carney N，Totten A M，O'reilly C，et al. Guidelines for the management of severe traumatic brain injury，fourth edition［J］. Neurosurgery，2017，80（1）：6-15.

［17］ Giammattei L，Messerer M，Cherian I，et al. Current perspectives in the surgical treatment of severe traumatic brain injury［J］. World Neurosurg，2018，116：322-328.

［18］ Hutchinson P J，Kolias A G，Timofeev I S，et al. Trial of decompressive craniectomy for traumatic intracranial hypertension［J］. N Engl J Med，2016，375（12）：1119-1130.

［19］ Levin H S，Diaz-arrastia R R. Diagnosis，prognosis，and clinical management of mild traumatic brain injury［J］. Lancet Neurol，2015，14（5）：506-517.

［20］ Lubillo S T，Parrilla D M，Blanco J，et al. Prognostic value of changes in brain tissue oxygen pressure before and after decompressive craniectomy following severe traumatic brain injury［J］. J Neurosurg，2018，128（5）：1538-1546.

［21］ Puffer R C，Yue J K，Mesley M，et al. Long-term outcome in traumatic brain injury patients with midline shift：a secondary analysis of the Phase 3COBRIT clinical trial［J］. J Neurosurg，2018，131（2）：596-603.

［22］ Sauvigny T，Gottsche J，Czorlich P，et al. Intracranial pressure in patients undergoing decompressive craniectomy：new perspective on thresholds［J］. J Neurosurg，2018，128（3）：819-827.

［23］ Stocchetti N，Carbonnara M，Citerio G，et al. Severe traumatic brain injury：targeted management in the intensive care unit［J］. Lancet Neurol，2017，16（6）：452-464.

第十章　眼部创伤

第一节　概述

　　眼外伤（ocular trauma）以眼球创伤为主，也包含眼附属器及视路的损伤。由于眼部位置暴露，眼外伤十分常见。而视觉器官一旦受损，可造成视功能严重损害。眼外伤已成为发展中国家致眼盲的首要原因，且患者多为青壮年男性或儿童。其中开放性眼外伤是影响视力的主要因素之一，具有明显的社会经济影响。眼外伤是一项值得重视、可预防的公共卫生问题。在美国每年大约会发生 200 万眼外伤事件，其中超过 40 万会导致不可修复的永久性视力丧失，开放性眼外伤是严重眼外伤的主要原因。既往有关眼外伤发生率的研究结果存在较大差异，眼外伤住院患者的发病率为 0.8%~5.7%，差异较大的部分原因是研究设计不同。尽管研究结果相差较大，但这些研究结论提示我们必须充分考虑眼外伤所致社会经济负担，特别是开放性眼外伤所致的公共卫生问题。美国、英国、瑞典等发达国家对眼外伤的发生率、流行病学及临床特征等方面已有较深入的研究。我国尚无眼外伤的详细流行病学调查，相关资料显示，眼外伤所致视力障碍在我国致盲性眼病中位列第六位。因此针对眼外伤的防治应引起极大重视。

一、眼外伤分类

　　按致伤原因分为机械性和非机械性眼外伤。前者包括钝挫伤、穿透伤和眼内异物伤等；后者有热烧伤、化学伤、辐射伤和毒气伤等。

　　按眼球壁完整性分为开放性和闭合性眼外伤。锐器造成眼球壁全层裂开，仅有入口，称眼球穿透伤（penetrating injury）；一个锐器造成眼球壁全层裂开，且有入口和出口的损伤，称贯通伤（perforating injury）；进入眼球内异物引起的外伤，称眼内异物伤（intraocular foreign body）；由钝性暴力所致的眼球壁裂开，称眼球破裂（rupture of the globe）。由钝性暴力导致的非眼球壁破裂伤称为闭合性眼外伤（图 10-1-1）。

　　其中开放性眼外伤可根据创口所在位置进行分区。Ⅰ区：创口位于角膜内（包括角巩膜缘）；Ⅱ区：创口位于角巩膜缘至其后 5 mm 以内的巩膜区域；Ⅲ区：创口位于角巩膜缘后 5 mm 以外的巩膜区域。分区由前向后伤情逐渐加重（表 10-1-1）。

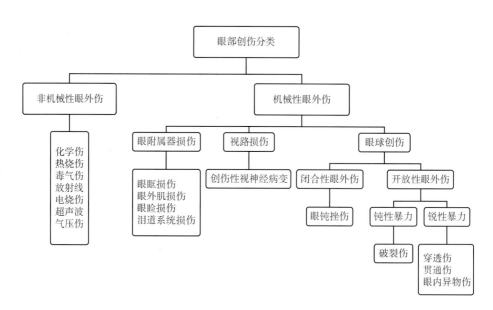

图 10-1-1　眼部创伤分类

表 10-1-1　眼外伤分区

分区	创口位置
Ⅰ区	角膜内（包括角巩膜缘）
Ⅱ区	角巩膜缘至其后 5 mm 以内的巩膜区域
Ⅲ区	角巩膜缘后 5 mm 以外的巩膜区域

按眼附属器损伤分为眼眶损伤、眼睑损伤、泪道系统损伤、眼外肌损伤。

按损伤程度分为轻、中、重三级，轻度外伤指眼睑、结膜、角膜等表浅部位的擦伤及Ⅰ°碱烧伤；中度外伤指眼睑、泪器、结膜的撕裂伤、角膜浅层的异物伤及Ⅱ°碱烧伤；重度外伤包括眼球穿透伤、眼内异物伤、眼挫伤及Ⅲ°碱烧伤（表 10-1-2）。

表 10-1-2　眼外伤分级

分级	特点
轻度	眼睑、结膜、角膜等表浅部位的擦伤及Ⅰ°碱烧伤
中度	眼睑、泪器、结膜的撕裂伤、角膜浅层的异物伤及Ⅱ°碱烧伤
重度	眼球穿透伤、眼内异物伤、眼挫伤及Ⅲ°碱烧伤

二、重要解剖

1. 眼球

眼球是人视觉功能的重要组成，其"球壳"由三个不同的层组成，它们构成眼球的圆形轮廓。从表层到深层（外层到内层），包括外、中、内膜三层。外膜又称为纤维膜，包括巩膜和角膜。巩膜是包围眼球的后六分之五的不透明层；角膜是透明层，与巩膜前方相连，占据眼球的前六分之一。中膜含有丰富的血管丛和色素细胞，又称为血管膜，也称为葡萄膜。它由彼此连续的三个部分组成，从后到前分别是脉络膜、睫状体和虹膜。内膜即视网膜，可分为内外两层，外层为色素部，由单层色素上皮构成，内层为神经部，根据构造及附衬的部位不同，分为视部、睫状体部和虹膜部。

　　角膜、房水、晶状体和玻璃体同属眼球的屈光介质。其中角膜、晶状体和玻璃体是眼球的光学折射结构，其功能是使落在眼睛上的光的方向弯曲并将其聚焦到视网膜上。

　　在眼睛的横截面上，我们可以识别出充满房水的眼球的两个腔，即前房和后房。前房位于角膜和虹膜之间，后房是在虹膜和晶状体之间的狭缝状腔。前房内的房水循环对维持眼球的正常眼内压十分重要（图 10-1-2）。眼球损伤是视力损害的最主要原因。

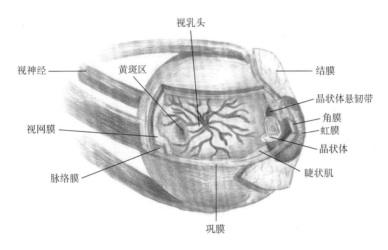

图 10-1-2　眼球的解剖

2. 眼外肌

　　眼外肌是眼球巩膜上附着的六条肌肉，为横纹肌，其功能是控制眼球任意转动，包括 4 条直肌（上直肌、下直肌、内直肌、外直肌），2 条斜肌（上斜肌、下斜肌）。除下斜肌外均起源于眶尖部视神经管眶口周围的总腱环（Zinn 环），下斜肌起源于眶下壁的内前侧。除外直肌和上斜肌外均受动眼神经支配，上斜肌受滑车神经支配，外直肌受外展神经支配。

　　眼外肌或其支配神经受到损伤时可能出现眼位及眼球运动异常，出现复视等临床表现。

3. 眼眶

眼眶（orbit）为中面部的重要组成部分，是由七块骨骼组成的类似四边锥形的骨腔，其中容纳眼球等组织。眼眶左右各一，由额骨、颧骨、蝶骨、泪骨、筛骨、腭骨和上颌骨七块骨骼组成，眶壁分为上、下、内、外四壁。两侧眼眶内侧壁基本平行。眼眶约有三分之二被鼻腔（窦）包绕，仅以一层多孔的菲薄骨壁相隔（图 10-1-3—图 10-1-5）。

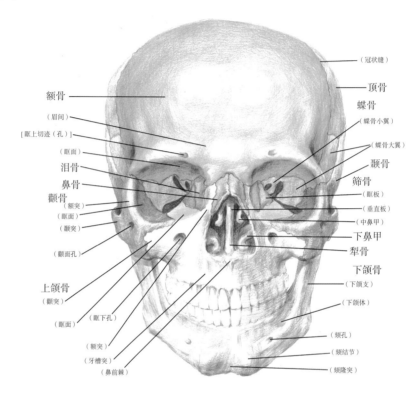

图 10-1-3　眼眶解剖（冠状面）

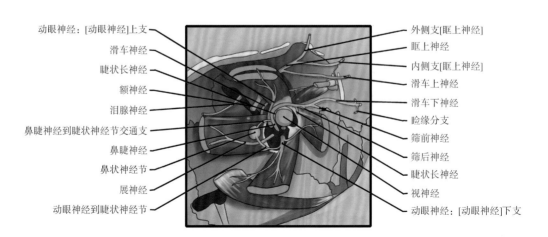

图 10-1-4　眶尖部相关神经走行

在面部或头颅受到外力冲击时，眼眶极易出现各种类型的损伤。爆裂性眶壁骨折（单纯性爆裂性眶壁骨折）是最为常见的受伤形式，是由于眼眶受到钝性暴力后，眶内压急剧升高，眶壁发生相对形变而塌陷，导致眶壁薄弱处爆裂，眶内组织疝出或嵌顿于骨折处，进而导致眼球凹陷和移位、眼球运动异常、复视、神经感觉障碍等为临床表现的综合征。按照骨折的部位，爆裂性眶壁骨折可分为眶内侧壁骨折、眶下壁骨折、眶内

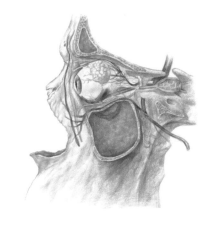

图 10-1-5　眼眶及颅底比邻结构解剖

下壁骨折。复合性眶壁骨折（非爆裂性眶壁骨折）为合并有眶缘骨折的眶壁骨折，包括额眶筛骨折、鼻眶筛骨折、眶 - 上颌骨 - 颧骨复合骨折等。另外还包括视神经管骨折等特殊类型。

4. 眼睑

眼睑位于眼球前方，分上、下眼睑，眼睑间的裂缝称睑裂。眼睑由皮肤、皮下组织、肌肉、睑板和结膜组成，是保护眼球的重要结构。眼睑的游离缘称睑缘，是皮肤和黏膜的交界，有 2~3 列睫毛，并有睑板腺的开口。

眼轮匝肌环睑裂排列，由面神经支配，收缩时眼睑闭合。提上睑肌附着于上睑板，由动眼神经支配，收缩时眼睑睁开。

眼睑或其支配神经损伤时可能导致眼睑运动异常，可导致闭合不全或上睑下垂等临床表现。

5. 泪道系统

泪道包括泪点、泪小管、泪囊和鼻泪管。泪液排到结膜囊后，依靠瞬目运动和泪小管虹吸作用，向内眦汇集于泪湖，经泪点、泪小管、泪囊、鼻泪管而排入下鼻道（图10-1-6）。

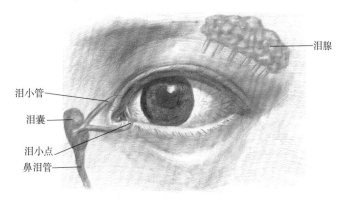

泪腺

泪小管

泪囊

泪小点

鼻泪管

图 10-1-6　泪道系统解剖

泪道损伤包括泪小管断裂、泪囊撕裂、鼻泪管断裂、泪点和泪小管的化学损伤或者热损伤等。钝挫伤对眼睑的牵拉撕裂可导致泪小管断裂伤。眼睑的锐器伤或穿通伤可以导致泪小管或泪囊的损伤。鼻筛部骨折和内眦区深部的软组织损伤可能导致泪囊的损伤。眼睑烧伤可能导致泪点和泪小管的瘢痕闭锁。面中部骨折（如鼻眶筛骨折）的患者更易损伤泪囊或鼻泪管，导致溢泪。

6. 视路及视神经

视路是视觉传导的通路。从视网膜神经纤维层开始，包括视网膜、视神经、视交叉、视束、外侧膝状体、视放射至皮质视中枢。

视神经是中枢神经系统的一部分，视网膜所得到的视觉信息，经视神经传送到大脑。视神经自视盘起，至视交叉前角止的这段神经，全长 42~47 mm。视神经分为四部分：眼内段，长约 1 mm；眶内段，长 25~30 mm；管内段，长 4~10 mm；颅内段，长约 10 mm。

视神经管是一段骨性管道，由蝶骨小翼的两根相连而成，此管连接眼眶与颅中窝。

视神经管在眼眶一侧的开口称为视神经孔，直径 4~6 mm，位于眶尖部，视神经管由视神经孔向后内侧、略向上方进入颅腔，长 4~9 mm。一般视神经管越长其管径越窄，越短其管径越宽，该管的上壁及内壁比其他壁更长，视神经管内有视神经、眼动脉及交感神经纤维穿过。损伤时导致创伤性视神经病变，可致严重视力损害。

第二节　眼部创伤急救

眼及其附属器是人的重要视觉器官及面部组成部分，由于位置暴露，极易受到损伤。眼部创伤的预后与受伤后的早期处理密切相关。早期处理原则正确，治疗得当，可以使损伤及时得到控制并向好的方向转归，同时减少并发症。

本节内容主要设定场景为眼部创伤的事发现场，以及工矿医务室、乡村卫生诊所等第一级接诊机构。

根据致伤机制不同，眼部创伤急救的紧迫程度分为三级。一级急救：化学性烧伤、毒气伤及热烧伤等，在脱离致伤环境后立即就地予以冲洗，然后再进行进一步处理。二级急救：复杂的眼外伤，以各种机械性眼外伤为主，如眼球钝挫伤、破裂伤、穿透伤、贯通伤或眼球内异物、眼眶及视路损伤等，可在现场予以基本保护后送往上级医院，完善相关检查、评估后再行进一步治疗。三级急救：伤情比较简单的如结膜下出血、眶内血肿等，可以相对从容地进行检查处理。

一、眼部一级急救的处理方法

1. 眼部化学伤

强酸强碱是导致眼部烧伤的最危险化学物质。碱烧伤比酸烧伤更严重。碱性物质最常见于石灰产品、混凝土、石膏和砂浆、下水道清洁剂、洗碗机用洗涤剂和肥料等。

眼部化学伤后急救需争分夺秒，就地及时处理，用清水冲洗眼表。若为强酸、强碱或其他强腐蚀性物质造成的烧伤，应持续冲洗眼睛至少 30 分钟（或 20 L 液体），或直至眼睛的 pH 值恢复正常（试纸测试结膜囊 pH 值中性）。无论是在受伤现场、救护车上还是在医院，冲洗都不应停止。患者因疼痛很难自行睁开受伤的眼睛，所以在冲洗时需要协助撑开眼睑，或者向伤眼缓慢滴入麻醉剂使其睁开，暴露眼球冲洗。

若是固态的化学物质（如生石灰等），遇水可能发生化学反应造成更严重损伤，因此不可立即冲洗，需尽快用蘸有石蜡油或植物油的棉签去除眼表残留物，再用水充分冲洗伤眼。

冲洗结束后，尽快送眼科专科诊治。就医时尽量明确告知医生入眼化学物名称（可携带或拍照保存化学品外包装），以便医生了解化学物的酸碱性，以此制订治疗方案。

2. 眼部热烧伤

眼部热烧伤占眼外伤的 1%，眼部热烧伤多为面部或全身烧伤的一部分。

使患者快速离开热源或去除致伤物。可用生理盐水冲洗，以降低致伤物的温度和眼内的温度，避免组织进一步损害。

清理创面后，对眼睑等皮肤创面，可涂 5% 硫酸铜（copper sulfate）溶液，结膜囊内可滴入 0.5%~1% 硫酸铜溶液。也可使用 2% 苏打水（soda water）湿性绷带。

二、眼部二级急救的处理方法

眼部二级急救主要包括各类眼外伤，其中机械性眼外伤在各类眼外伤中的占比最大。对于眼外伤院前急救的处理，重点是保护眼球及其附属器结构，避免二次损伤。

首先需要强调的是四个"不要"原则：①不要强行拔出嵌顿在眼球及其附属器结构中的异物。②不要按压、搓揉，或者对眼球施加压力，可以轻微提拉上眼睑后进行睑裂检查。③不要随意用水冲洗眼表，如果确有必要需使用清洁水。④不要随意使用眼膏或其他药品。

对于确有机械性眼外伤的患者，在条件允许的情况下应尽量第一时间转运至具有眼外伤急诊处理能力的医疗机构。在转运过程中应注意保护眼球及其附属器。保护措施：①使用眼保护罩，如没有专用眼保护罩，可用纸杯等代替。使用方法：轻轻将眼保护罩放置于眼部（勿压迫眼球），并用胶带进行固定。②勿服用阿司匹林、布洛芬或其他非甾体类抗炎药。这些药物会使凝血功能下降，可能增加出血。③对于钝性暴力导致的眼外伤，可进行局部冰敷（避免对眼球施压）。

三、眼部三级急救的处理方法

伤情比较简单的如结膜下出血、眼眶血肿等属于三级急救，可相对从容地进行检查处理后转至具有眼外伤处理能力的医疗机构。提醒：①高眼压的情况（眼压增高、眼球突出、视力下降、眼球运动受限、瞳孔对光反射异常等）需要紧急送医。②隐匿性眼球破裂（视力下降、眼球塌陷等）需要紧急送医。

第三节　眼部创伤院内评估与处理

眼部创伤患者转运至医疗机构后，在对其全身脏器及生命体征进行评估的同时，应再次对眼部创伤进行评估，并立即呼叫眼科专科会诊。

一、院内评估步骤

1. 询问病史

受伤原因、时间，致伤物种类、方向、速度和距离，致伤力大小，有无眼内异物，有无其他部位不适，受伤前/后视力状态变化，已作何种急诊处置（包括是否注射破伤风抗毒素，使用抗生素，眼眶 CT 检查等）以及慢性病史和过敏史等。

2. 全身评估

全身查体及评估生命体征情况，根据病情需要请相关学科会诊。

3. 眼部相关检查

（1）视力。病情稳定可以走动者，用标准视力表检查视力；病情不稳定或者不能走动者，需要检查床旁视力，记录最佳视力（矫正视力），必要时做 1 米光定位检查。开放性眼球外伤的分级与伤情判断是依据损伤后初次检查的视力状况而定的：Ⅰ级 ≥ 0.5，0.4 ≥ Ⅱ级 ≥ 0.2，0.19 ≥ Ⅲ级 ≥ 0.025，0.02 ≥ Ⅳ级 ≥ 光感，Ⅴ级无光感（表10-3-1）。

表 10-3-1　眼外伤视力分级

分级	视力
Ⅰ级	≥ 0.5
Ⅱ级	0.2~0.4
Ⅲ级	0.025~0.19
Ⅳ级	光感 ~0.02
Ⅴ级	无光感

（2）眼睑运动情况。睑裂大小、眼睑闭合状态及提上睑肌功能等。

（3）泪道系统检查。有眼睑损伤者，需行泪道冲洗，检查是否存在泪道损伤。

（4）眼位及眼球运动情况。眼位是否正位；眼球各方位运动是否正常，有无复视；若出现眼球运动受限，应完善主动及被动牵拉试验，明确眼球运动受限原因。

（5）瞳孔对光反射。观察瞳孔大小、形状、对光反射情况，包括直接、间接对光反射，以及是否存在相对性传入性瞳孔障碍（relative afferent pupillary defect，RAPD），初步判断伤眼视网膜和视神经的功能。

（6）裂隙灯显微镜检查。检查眼球有无破口、是否存在前房积血、虹膜损伤（或嵌顿）、晶状体混浊或脱位，以及玻璃体积血等。要警惕巩膜伤口易被球结膜出血所掩盖，即隐匿性眼球破裂（occult ocular rupture）。

（7）眼底检查。了解是否存在视网膜及脉络膜的出血、脱离、损伤等，检查是否存在视神经的损伤以及是否存在眼球内异物。

（8）测量眼压。建议采用非接触式眼压计测量，对怀疑有眼球破裂者，忌进行指触式眼压测量（tactile tonometry）。

（9）其他相关辅助检查。包括 OCT、视野、眼电生理、眼部三维 CT、眼部 B 超、眼部核磁共振等。

注意：对怀疑眼球破裂者，在检查时应避免压迫眼球而造成医源性损伤；对儿童或不合作者应在麻醉下完成检查。

二、伤情评估及处理原则

根据全身及眼部伤情评估结果，必要时请耳鼻咽喉科、口腔颌面外科、神经外科、ICU 等相关科室会诊。开放性伤口需行注射破伤风抗毒素（TAT），狗咬伤患者，应立即对伤口进行彻底冲洗、消毒，接种狂犬疫苗。

眼外伤处理原则：防止伤眼再次损伤，预防感染，尽快修复和重建眼球及附属器结构，帮助恢复视功能。

1. 化学性眼外伤

（1）了解病史。患者转至院内后应再次详细询问病史，确定致伤化学物质，明确是否进行了冲洗处理。

（2）冲洗。对院前未进行冲洗或冲洗不够充分的患者应立即予以充分冲洗；冲洗总时长建议大于 30 分钟或直到 pH 值恢复中性。

（3）清创。在麻醉下撑开眼睑清除角膜及结膜囊可能残留的化学物质及坏死组织。并评估眼部受损情况，包括眼睑损伤程度、角膜及结膜损伤范围、深度等；同时进行化学性眼外伤分级及预后评估，并确定治疗方案。

（4）药物治疗。使用睫状肌麻痹剂滴眼液松弛睫状肌，预防发生痉挛性疼痛；抗生素滴眼液（或眼膏）预防感染；根据病情使用皮质类固醇激素类滴眼液；疼痛严重者可口服对乙酰氨基酚。

（5）手术治疗。严重碱烧伤可能需要紧急前房房水置换处理；角膜穿孔者可能需要眼内容物剜除；后期的眼睑畸形及睑球粘连等则可能需要多次手术处理。

2. 热烧伤

（1）眼睑烧伤的治疗与其他皮肤烧伤相似。

（2）眼球热烧伤治疗同化学性眼外伤。

3. 机械性眼外伤

（1）眼球外伤。

评估：根据眼外伤视力分级（表 10-3-1）评估伤情严重程度及其预后。根据眼外伤类型（闭合性眼外伤或开放性眼外伤）评估处理方案。

处理：

1）闭合性眼外伤：早期重点监测眼压，观察眼内出血及眼球结构异常等情况，积极对症处理。后期根据病情变化制订进一步的治疗方案（包括前房冲洗、虹膜手术、晶状体手术、玻璃体视网膜手术等）。

2）开放性眼外伤：需要预防伤眼感染，急诊行一期清创缝合（不建议因伤眼无光感摘除眼球），修复和重建眼球结构完整性，为后期治疗创造条件。术中应仔细探查眼球，避免遗漏伤口，缝合过程中应注意避免组织、玻璃体或血凝块嵌顿（图 10-3-1）。其中眼球内异物（图 10-3-2 A），特别是金属异物因其易导致铁锈症（图 10-3-2 B）应尽量一期取出。

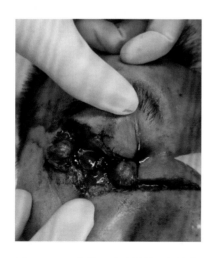

图 10-3-1　合并眼球破裂的面部外伤

（2）眼眶损伤。

评估：根据眼部三维 CT 等影像资料明确眼眶损伤性质与程度，以及评估对视功能、眼球位置、眼球运动状况的影响。

处理：

1）闭合性眼眶损伤：面部肿胀明显者，需在伤后 1 周左右进一步评估眼球运动、眼球突出等情况。对于存在眼外肌嵌顿导致双眼复视、眼球凹陷导致双眼眼球突出度差异大于 2 mm 的患者可考虑手术干预。手术的主要目的是松解嵌顿的眼外肌恢复眼球运动及回纳疝出眼眶组织恢复

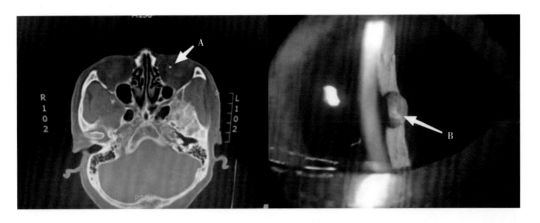

图 10-3-2　眼内异物（A）和铁锈症（B）

眶容积。

2）开放性眼眶损伤：需要急诊清创缝合，对于非污染眼眶骨折可考虑一期骨折复位固定，对于无法进行固定的骨折碎片可予取出。若存在眶颅沟通骨折，需与神经外科联合手术，并警惕脑脊液漏。若存在眶 - 上颌骨折，需与口腔科联合手术，以恢复正常的咬合功能（图 10-3-3）。

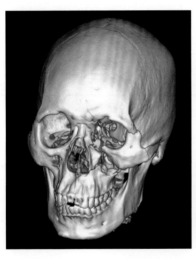
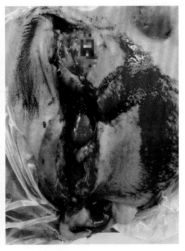

图 10-3-3　眼眶损伤 2 例

注：左图的 CT 三维重建显示了明显的眼眶骨折，右图为面眶的复杂损伤

3）特殊类型的眼眶损伤：眶上裂损伤，可引起眼球运动障碍、上睑下垂、瞳孔扩大、角膜知觉减退或消失，称为眶上裂综合征；同时伴有视力下降者，考虑眶尖综合征，需要紧急给予甘露醇、止血药物等处理，必要时行眶上裂（眶尖）减压术；同时伴有球结膜充血水肿、眼球突出、伴（或不伴）有眼部听诊血管杂音者，要高度警惕外伤所致的颈内动脉海绵窦瘘，需做 CTA 或者数字减影血管造影（DSA）检查。

预后：对于眼眶损伤的患者，特别是非手术患者，需定期随访 3~6 个月。因眼眶损伤后随着肿胀消退，眶脂肪的液化坏死，患者可能因眶内填充容积的减少出现眼位改变、眼球凹陷、复视等并发症，必要时可能需考虑手术干预。

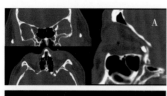

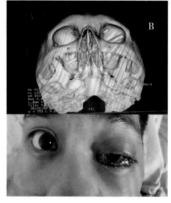

图 10-3-4 两种类型的眶内异物

注：A 眶尖异物（异物位于眶尖，毗邻视神经），B 眶鼻异物（可见一杆形异物自眼眶插入鼻腔）

（3）眶内异物。

评估：详细了解病史，明确眶内异物性质；通过眼部三维 CT、眼部 B 超等影像检查定位异物位置。并评估创伤对眼部的影响（图 10-3-4）。

处理：根据对异物性质及位置的评估，制订处理方案。对于金属及植物异物应尽可能完全取出，对于玻璃等惰性异物，可选择定期随访。

（4）眶内血肿。

评估：根据出血量大小，眶压高低，眼压情况，瞳孔是否存在 RAPD 阳性以及是否有进行性视力下降等综合评估伤情严重程度，决定处理方案。

处理：紧急情况下可考虑行外眦角切开减压；早期可在 B 超引导下行眶内血肿穿刺抽吸术，若血肿凝固黏稠，应手术清除血肿；严重者可考虑开眶减压术。

（5）泪道系统损伤。

评估：对于眼睑外伤特别是内眦处皮肤裂伤应高度警惕泪道系统损伤，需行泪道冲洗，若发现冲洗液自泪小点反流或从伤口流出，则存在泪道损伤可能。

处理：泪小管 - 泪总管段损伤后应尽可能一期行泪小管吻合术，确因肿胀无法吻合者可二期手术治疗；若合并外伤性泪囊炎，行鼻内镜下泪囊鼻腔开窗术或泪囊鼻腔吻合术。

（6）视路及视神经损伤。

评估：明确诊断视路及视神经损伤的条件。

1）必要条件：①存在颅、眶、颌面部外伤史；②伤后急性视功能受损，如视力减退或失明、视野缺损、色觉障碍等，需要排除既往疾病所致。

2）支持条件：① RAPD 阳性，而眼内无导致 RAPD 阳性的异常改变；②闪光 - 视觉诱发电位检查视觉波形消失或 P100 波潜伏期延长、波幅降低，眼底未见视网膜严重病变。单眼受累或双眼受累程度不一致时，具备支持条件①，而双眼受累程度相似时，具备支持条件②，再具有两条必要条件，即可确诊视神经损伤（创伤性视神经病变）。创伤性视神经病变以及视神经管骨折为眼科急症，需尽早干预（图 10-3-5）。

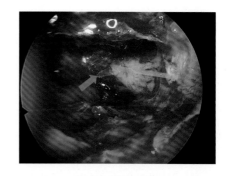

图 10-3-5 视神经管骨折（显示左眼视神经管内下壁的骨质）

预后评估：①伤后视力水平。伤后无光感者预后差，伤后有残存视力者疗效相对较好。②年龄因素。年龄越大者预后越差，儿童恢复相对较好。③视功能受损性质。伤后即刻视力完全丧失者效果差，伤后视力逐渐丧失者相对较好。④意识情况。合并严重颅脑外伤，伤后意识丧失者疗效差。⑤糖皮质激素治疗。糖皮质激素冲击治疗有效者术后视力恢复相对较好。⑥ MRI 或 CT 提示有明显视神经管骨折者较无骨折者疗效相对差。⑦伤后时间。受伤到接受手术的时间越短疗效越好，伤后 7 天内接受手术治疗者疗效相对理想。

处理：创伤性视神经病变（包括视神经管骨折），可选择糖皮质激素、神经保护药物以及改善视神经微循环药物治疗、手术治疗等。建议有条件的医疗机构尽早行视神经管减压术，可结合具体病情选择经颅、经眶和内镜下经鼻视神经管减压术，对于单纯创伤性视神经病变或视神经管骨折，目前更建议采用内镜下经鼻视神经管减压术。

（重庆大学附属中心医院 / 重庆市急救医疗中心 陈再洪 杨闻文）

参考文献

［1］ Whitcher J P, Srinivasan M, Upadhyay M P. Corneal blindness：a global perspective［J］. Bull World Health Organ, 2001, 79：214-221.

［2］ McGwin G, Xie A, Owsley C. The rate of eye injury in the United States［J］. Arch Ophthalmol, 2005, 123：970-976.

［3］ Larrison W I, Hersh P S, Kunzweiler T, et al. Sports-related ocular trauma［J］. Ophthalmology, 1990, 97（10）：1265-1269.

［4］ Klopfer J, Tielsch J M, Vitale S, et al. Ocular trauma in the United States：eye injuries resulting in hospitalization, 1984 through 1987［J］. Archives of ophthalmology, 1992, 110（6）：838-842.

［5］　Dos Santos L M，Arndt C，Hurtaud A，et al. First-and second-line hospital management of ophthalmologic emergencies：Clinical pathway study of 1360 patients［J］. J Fr Ophtalmol，2023，46（1）：57-64.

［6］　Cillino S，Casuccio A，Di Pace F，et al. A five-year retrospective study of the epidemiological characteristics and visual outcomes of patients hospitalized for ocular trauma in a Mediterranean area［J］. BMC ophthalmol，2008，8：6.

［7］　Acar U，Tok O Y，Acar D E，et al. A new ocular trauma score in pediatric penetrating eye injuries［J］. Eye（Lond），2011，25（3）：370-374.

［8］　Lev Ari O，Shaked G，Michael T，et al. Ocular injuries associated with two-wheeled electric transportation devices and motorcycle accidents［J］. Sci Rep，2022，12（1）：20546.

［9］　Kuhn F，Morris R，Witherspoon C D，et al. A standardized classification of ocular trauma［J］. Ophthalmology，1996，103（2）：240-243.

［10］　Weichel E D，Colyer M H，Ludlow S E，et al. Combat ocular trauma visual outcomes during operations iraqi and enduring freedom［J］. Ophthalmology，2008，115（12）：2235-2245.

［11］　Tielsch J M，Parver L，Shankar B. Time trends in the incidence of hospitalized ocular trauma［J］. Arch Ophthalmol，1989，107（4）：519-523.

［12］　Harlan JB Jr，Pieramici D J. Pieramici. Evaluation of patients with ocular trauma［J］. Ophthalmol Clin North Am，2002，15（2）：153-161.

［13］　Zhong E，Chou T Y，Chaleff AJ，et al. Orbital fractures and risk factors for ocular injury［J］. Clin Ophthalmol，2022，16：4153-4161.

［14］　McCarty C A，Fu C L，Taylor H R. Epidemiology of ocular trauma in Australia［J］. Ophthalmology，1999，106（9）：1847-1852.

［15］　Desai P，MacEwen C J，Baines P，et al. Incidence of cases of ocular trauma admitted to hospital and incidence of blinding outcome［J］. Br J Ophthalmol，1996，80（7）：592-596.

［16］　Karlson T A，Klein B E. The incidence of acute hospital-treated eye injuries［J］. Arch Ophthalmol，1986，104（10）：1473-1476.

［17］　Wong T Y，Tielsch J M. A population-based study on the incidence of severe ocular trauma in Singapore［J］. Am J Ophthalmol，1999，128（3）：345-351.

［18］　Wong T Y，Klein B E，Klein R. The prevalence and 5-year incidence of ocular trauma. The Beaver Dam Eye Study［J］. Ophthalmology，2000，107（12）：2196-2202.

［19］　McGwin G Jr，Hall T A，Owsley C，et al. Trends in eye injury in the United

States，1992–2001［J］. Invest Ophthalmol Vis Sci，2006，47（2）：521-527.

［20］　Kumawat D，Sahay P. Safe removal of intraocular posterior segment foreign body ［J］. Indian J Ophthalmol，2022，70（10）：3728-3729.

［21］　Fong L P. Eye injuries in Victoria［J］. Med J Aust，1995，162（2）：64-68.

第十一章　颌面部创伤

随着我国社会经济的发展，高能量损伤患者显著增多，尤其是车祸伤患者逐年增加。面部处于人体暴露部位，当人体受到高能量冲击，以及受到外力打击时很容易导致颜面部软组织出现挫伤、裂伤、擦伤以及颌面骨骨折。颜面部创伤后如不积极正确处理，很容易遗留畸形，影响容貌外观和产生功能障碍。

一、流行病学

颌面部创伤患者男女比例约（3~4）：1，患者中青年居多，职业以工人、无业为主；儿童以软组织伤为主。在颌面部骨折中，下颌骨骨折最常见，其次是颧骨、上颌骨和眶骨。颌面骨折最常见的合并伤是颅脑伤，其次为四肢骨折和胸腹部伤。

二、致伤机制

颌面部创伤的致伤因素中交通事故居首位，其次为工伤、坠落跌倒伤，再次为斗殴打击伤。在成人中交通事故在致伤因素中居第一位，儿童中以摔伤为主要原因。

低能量损伤，一般产生比较单纯的骨折。中度能量损伤（如摔伤）会导致单纯或轻中度的粉碎性骨折，也可能会涉及毗邻区域。高能量损伤力量作用于相对结实的面部骨骼区域时，会产生剪切、牵拉和扭转的力量作用到邻近或者是远处的骨骼，导致远位骨折。以车祸伤为例，往往导致复杂广泛的粉碎性骨折，并扩展到邻近区域，而且会产生严重的软组织挫裂伤。

三、面部解剖

颌面骨骼主要包括鼻骨、上颌骨、颧骨、下颌骨、泪骨、筛骨和腭骨（图11-1-1、图11-1-2）。

上颌骨是中面部最大的骨骼，有四个突，分别为额突、腭突、颧突和牙槽突。上内方以额突与鼻骨和额骨相连，上外方以颧突与颧骨相连，后面上颌结节处与翼突相连，内侧与对侧的上颌骨相连。上颌骨与泪骨、额骨、筛骨、腭骨和下鼻甲骨相连，分别形成眶底、鼻底、鼻侧壁及口腔顶。上颌骨前面眶下孔有血管神经穿过，上面形成眶底，眶底外侧的眶下沟是眶下血管神经通路，内面又称鼻面，构成上颌窦内侧壁，

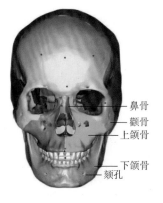

图 11-1-1　颅面骨正面观

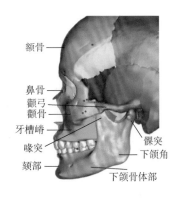

图 11-1-2　颅面骨侧面观

参与鼻腔外侧壁的构成。后面又称颞面，位于上颌骨颧突之后，构成颞下窝和颧窝的前壁，上颌骨后面的下部分与蝶骨翼突相连（图 11-1-3）。

颧骨结构上分为一体三突，上颌突与上颌骨相连，额蝶突与额颞缝隙相连，颞突向后与颧颞缝相连，嵌合形成颧弓。

眼眶为四棱锥形结构，由额骨、颧骨、上颌骨、蝶骨、筛骨、泪骨和腭骨形成了眶的骨性结构。

下颌骨是面部唯一能活动的骨性结构，水平部称为下颌体，垂直部称为下颌支或下颌升支，下颌支后缘和下颌体下缘相连的转角处，称为下颌角，髁状突参与构成颞下颌关节，两侧下颌体在正中连接处称为下颌正中联合。颏孔通常位于第一和第二前磨牙之下的根尖下方，孔内有颏神经血管穿出。下颌骨正中联合处、颏结节处、下颌角区、髁颈区和体部是下颌骨折好发区域（图 11-1-4）。

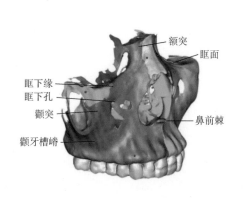

图 11-1-3　上颌骨前外侧面

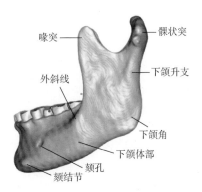

图 11-1-4　下颌骨

面神经为第 7 对脑神经，大部分是运动纤维，小部分为副交感及感觉纤维。神经进入腮腺后先分上、下主干，再分出 5 个分支，即颞支、颧支、颊支、下颌缘支和颈支（图 11-1-5）。

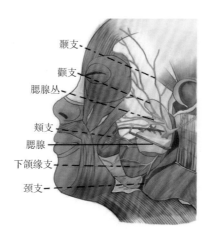

颞支

颧支

腮腺丛

颊支

腮腺

下颌缘支

颈支

图 11-1-5　面神经分布

颌面部创伤急救要点：

（1）保持呼吸道通畅，止血、抗休克。面部血供丰富，一旦出现损伤，极易出血。由于颌面部位置的特殊性，口鼻出血还有引起窒息的风险。应及时用无菌敷料加压包扎止血，并保持气道通畅。

（2）骨折制动。颌面部损伤易出现骨折，造成患者咬合困难，同时上下颌骨折端的不稳定易引起出血不止，需尽快行临时复位使骨折断端相对稳定，并行简单包扎固定。

一、院内评估

（一）整体评估

对患者进行总体评估非常重要。多数患者伤后存在着威胁生命安全的损伤，收治颌面创伤患者，一定要有全局观念，仔细询问病史，了解伤后治疗措施。检查血压、脉搏、心率、呼吸等重要生命体征，对于昏迷者应注意保持气道通畅。

（二）体格检查

完整的颌面部系统性检查包括全颜面部的软组织、骨骼和牙齿。首先是评估外观以及对称度，观察面部软组织及口鼻内有无擦挫伤及裂伤。皮肤黏膜是否有瘀青肿胀、捻发音，骨骼的对称度，详细检查咬合以及牙齿的情况。触诊可以感受骨折的部位，骨折的分离错位程度以及牙齿缺损的情况。检查眼部视觉的敏感性，瞳孔反射，眼外肌的活动性等。对面部感觉神经和运动神经也应详细检查。

（三）影像学检查

影像学检查可以明确面部骨折的诊断，方便制订恰当的诊疗计划，以及对术后效果的评估。全景曲面 X 光片，可以观察下颌骨以及牙齿的整体情况。CT 有助于了解患者面部骨骼整体情况，三维重建图像能清楚显示骨折位置、错位及分离情况，三维CT 诊断面部骨折具有准确直观的优势，对于术前术后的评估都很重要。平面的 X 线片上面部骨骼重叠影多，不能很好地显示骨折的移位情况，容易漏诊，一般限于急诊使用。

二、颌面创伤治疗

（一）面部软组织清创术

手术原则是保证患者生命安全情况下一期关闭伤口，兼顾形态与功能，减少伤后畸形。

手术时间：面部血供丰富，抗感染和愈合能力强，超过 8 小时仍能一期愈合；如果初期处理恰当，没有感染，污染不严重的伤口即使伤后 2 天以上，彻底清创缝合后也能一期愈合。

手术步骤：先用无菌纱布覆盖伤口，清洁局部皮肤，再用大量生理盐水、双氧水冲洗伤口，加压冲洗更能有效减少细菌数量，也可用超声冲洗工具去除伤口内污染物。仔细清创，去除创口内异物和失活组织，对不规则创缘进行必要的修整，尽可能保留有活力的组织，尤其是对面部外观影响比较大的区域，如眼、耳、鼻、唇和舌部组织尽量保留。因面部血供丰富，对间生态组织也应予以保留，给予改善微循环的药物可挽救间生态组织，过多地修整会造成软组织缺损。对软组织缺损者术中可行皮瓣转移（图 11-3-1、图 11-3-2）。

术中彻底止血，缝合前再次用生理盐水和双氧水冲洗。术后给予抗感染和改善血供的药物，促使间生态组织转化为具有活力的组织。

面部涉及外观和表情，需要仔细辨认层次，要对齐解剖标志。对眼、鼻、唇部外伤，优先对合睑缘、鼻翼缘、唇红缘，可以避免术后错位愈合。表情肌要恢复到原来位置，以免影响表情（图 11-3-3、图 11-3-4）。

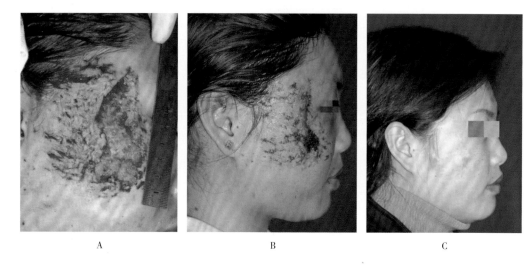

A   B   C

图 11-3-1   面部软组织挫裂伤清创美容缝合

注：A 缝合术前、B 伤后 6 天、C 伤后 1 年

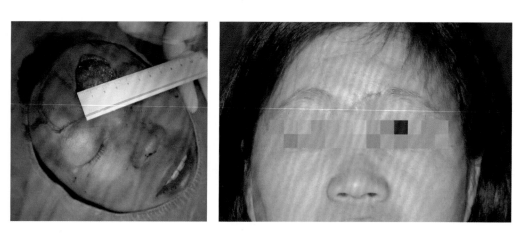

图 11-3-2   额部外伤后软组织缺损，局部皮瓣转移术后 1 个月

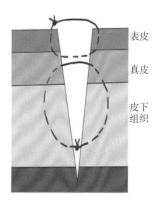

图 11-3-3   伤口缝合示意图

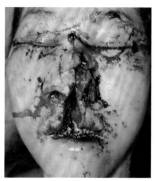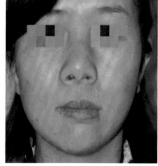

图 11-3-4   鼻唇部全层裂伤术前，美容缝合术后 1 年

外伤后组织肿胀和伤口皮缘回缩，术中需要仔细辨认组织层次和位置，用细针细线精确对位缝合，皮下组织用4-0~6-0可吸收线分层缝合，真皮层用6-0可吸收线缝合，做到皮肤轻度外翻完全无张力对合后，用7-0尼龙线缝合（图11-3-5、图11-3-6）。

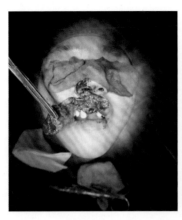
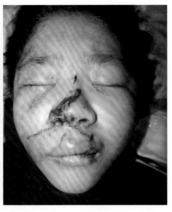

图 11-3-5　唇部外伤术前、术后即刻

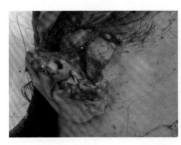
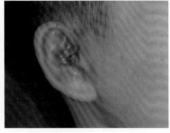

图 11-3-6　耳郭撕脱伤术前，美容缝合术后 1 个月

面颊部的损伤要注意是否有腮腺导管以及面神经损伤，对于比较深大的伤口以及污染比较严重的伤口，最好放置负压引流。

（二）颌面部骨折治疗

治疗的目的是恢复伤前咬合关系，颞下颌关节功能，保持颌面骨骼的连续性，维持面部外观的对称性，避免伤后并发症。

治疗的基本原则是通过骨折的精确复位以及适当的制动来促进骨折愈合。选择适当的方法来治疗骨折，需要术前完整的准确诊断，包括颌面骨骼以及牙齿的损伤情况，是否伴有严重威胁患者生命的其他创伤等。同一个病例，有可能有几种不同的治疗方式。应该根据患者的病情做个性化的选择，其中包括医生的技术，医院的设备，患者对手术的耐受情况以及经济能力，对术后效果的期望，治疗方式的依从性都需要综合考虑。最好选择一种创伤小，而且可靠有效的方式来治疗。

1. 麻醉

面部骨折一般采用经鼻插管麻醉，有利于减少污染和对合咬合关系。多数面部骨折都有咬合关系改变，术中需要采用颌间固定（intermaxillary fixation，IMF）稳定咬合，经口气管插管，需要绕过最后一颗磨牙，严重粉碎性骨折需做气管切开。

2. 手术入路

主要有冠状切口入路、耳前切口入路、下颌角下缘入路、经皮下睑缘入路、眶外侧眉尾入路、上唇颊龈沟入路、下唇颊龈沟入路和外伤伤口入路。选用口内途径没有瘢痕，口外切口可以提供良好视野同时避免口内污染（图 11-3-7—图 11-3-12）。

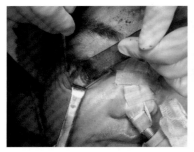 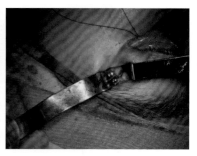

图 11-3-7　下睑缘经皮入路　　　图 11-3-8　下颌角入路　　　图 11-3-9　眶外侧入眉毛路

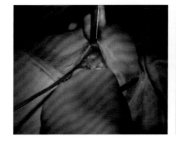 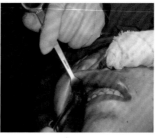 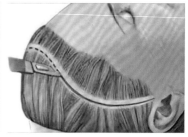

图 11-3-10　耳前切口入路　　　图 11-3-11　口内入路　　　图 11-3-12　冠状切口示意图

3. 手术时机

面部骨折尽可能早期治疗，伤后 24~72 小时治疗可以获得更好的术后效果。早期覆盖骨面的软组织较软，剥离暴露容易，断端间的血肿还没有完全机化，骨折的边缘也没有被吸收，骨折更容易准确复位。开放性的骨折更应积极的处理，以期获得更好的外观。

如条件不允许，可在伤后 1 周左右手术。后期治疗时，由于处于伤口愈合炎性反应的高峰阶段，术后的效果相对较差。伤后 14 天，没有感染的伤口开始增生愈合，出现血管增殖，被覆软组织机化变硬变脆，不能够承受广泛的剥离。骨折开始错位愈合，骨折端开始有骨质吸收，切开复位治疗难度显著增加。

4. 下颌骨骨折

下颌骨骨折大约占面部骨折的 10%~25%，男性更容易发生下颌骨骨折，骨折一般发生在薄弱的区域，这些区域承受张力、扭力或者剪切力。体部、下颌角区以及颏前区处是最容易发生骨折的部位，下颌骨骨折的高峰年龄为 16~40 岁。

治疗目的是恢复功能和外观，要求尽量做到解剖复位，恢复咬合关系及颞下颌关节的功能。

下颌骨的特点和功能决定了骨折后需要坚强内固定材料来维持骨折愈合期间的稳定。骨折的治疗过程中，尤其是粉碎性骨折，需要保留骨膜、肌肉组织以及附着的含有血管的软组织提供血供，促进骨折愈合。恰当的治疗方案，仔细地分离以及术中做好组织保护，均有利于骨折愈合，能获得更好的术后效果，坚强内固定有利于骨折后早期功能锻炼。

治疗复杂的下颌骨骨折，要充分理解下颌骨及其表面覆盖的软组织的解剖、牙齿咬合关系、骨折愈合的生物学行为。同时合理运用各种内固定技术，以及相应的外科医疗设备。

良好的术后效果包括：骨连续性完全恢复，中心咬合关系、咀嚼功能和颞下颌关节稳定，并有正常的活动度。面部感觉和运动功能完整，没有明显瘢痕。

（1）非手术治疗。

1）适应证。单纯下颌骨骨折，有足够的牙齿对合中心咬合，患者依从性好，闭合复位后能通过颌间固定恢复咬合关系。多数儿童骨折可以通过闭合复位来治疗，同时采取有限的制动方式。对有牙齿缺损的患者，需要使用咬合导板来进行颌间固定。

2）禁忌证。闭合复位效果不好，如骨折明显分离、不稳定骨折、复杂骨折和缺乏咬合中心对合，患者不能或不愿意配合。IMF 不良反应，结扎钢丝和牙弓夹板会损伤牙龈，影响口腔卫生，导致牙龈萎缩以及牙周感染，尖锐的钢丝和突出的牙弓夹板也可能磨损口腔黏膜，导致溃疡的产生。而且 IMF 也可能产生一些拉力导致牙齿发生移位，甚至影响咬合。同时由于上呼吸道、消化道受 IMF 所影响，尤其是在全麻后，可能导致呼吸受影响和误吸。在慢性阻塞性肺疾病以及有中枢性神经损伤的患者中应该避免使用 IMF。长时间的 IMF 可能使关节表面受到压力导致坏死，关节制动会导致进行性的关节囊及周围组织挛缩，甚至还会导致肌肉萎缩，进而影响咀嚼系统。

3）治疗方式。闭合性复位后用牙弓夹板和 / 或 IMF 稳定制动（图 11-3-13、图 11-3-14）。

（2）手术切开复位内固定。

1）适应证。所有的下颌骨骨折都可以采用切开复位内固定治疗。如明显分离移

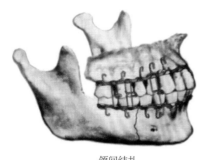

颌间结扎

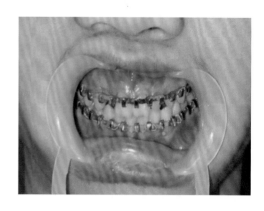

图 11-3-13　牙弓夹板颌间结扎

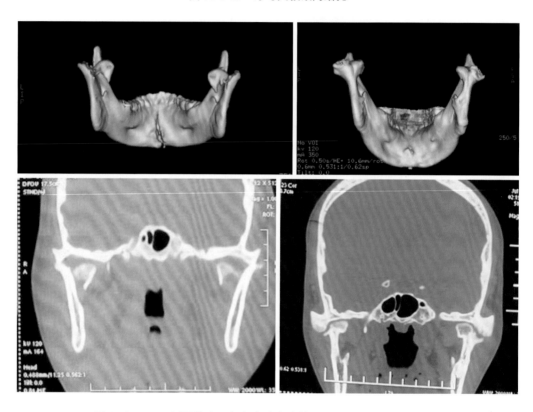

图 11-3-14　双侧髁状突骨折保守治疗术前、术后 2 年关节改建情况

位骨折、不稳定骨折和粉碎性骨折，多段骨折有骨缺损以及骨萎缩无牙的患者，全颜面部骨折或者是伴上颌骨骨折牙齿咬合不能完全对合。患者不配合，患者不能采取IMF 的方式，如患者有呼吸道疾病，中枢神经损伤者，骨不连以及感染患者，期望能够早期做功能锻炼的患者。

　　2）禁忌证。两类手术切开复位禁忌证：①不需要切开复位治疗的骨折。稳定的没有明显移位的单纯性骨折，可以通过软食来限制运动。单纯线性骨折，通过 IMF

能稳定骨折断端。多数儿童单纯性骨折不需要做手术切开复位，因为儿童一般产生不完全骨折，骨折愈合较成人快，而且儿童的咬合关系没有完全建立，小的咬合错位在生长过程当中会逐渐改善。②患者不适合做手术。包括患者不愿意接受治疗，患者全身情况不允许采取复杂的治疗手段。

3）手术方式。多数下颌骨骨折都是多段骨折，每一个骨块都需要做精确的复位，因为每一处断端出现的小差错都会对整个复位产生比较大的影响，先采用骨间钢丝结扎以及临时钛板固定方式对这些断端做大体的复位，可以简化多段骨折的处理难度。

双侧下颌骨骨折需要同时复位两侧的骨折，在一侧出现一个小的差异，都会使对侧发生改变，影响另外一侧的复位。舌侧骨皮质的复位尤其重要，而且术中很难直接观察到舌侧的复位情况，舌侧间隙会导致双侧下颌弓增宽，从而影响咬合关系。

下颌体部骨折比较常见，体部处于水平位置，有牙槽骨和牙齿可以提供稳定性，能通过 IMF 来增强这种稳定性。可采用口内或口外途径以及两种途径联合手术，由于下颌神经管要低于颏孔的位置，钻孔固定位置必须低于下颌神经管。下颌角骨折也比较常见，在下颌升支和体部交界处有第三磨牙，而且存在着应力的聚集，使骨折产生分离，需在下颌角下缘和下颌骨外斜线处固定，而且下颌角暴露不充分，即便使用坚强内固定技术，其并发症的发生率仍然高于其他部位。

单独正中骨折比较少见，一般都伴有髁状突的骨折，由于这个区域存在着旋转以及分离的力量，所以骨折容易出现移位，需要采取内固定治疗，尤其是伴有髁状突骨折者，由于两边牵拉力量，会导致下颌骨弓及下缘呈增宽的趋势，骨折的舌侧面和下缘容易出现分离。颏孔前骨折常见，一般会伴有对侧骨折，或是下颌骨髁状突，或是体部的骨折。颏前区骨折术中要避免损伤下颌神经，经口内切口能很好地暴露颏神经。在切开复位坚强内固定时，一旦下颌髁状突移位和角度得到良好控制，前面正中的骨折就容易做到精确复位。

粉碎性骨折是高能量损伤，如车祸导致的粉碎性骨折，在大范围剥离暴露的过程当中很容易影响骨折碎片的血供，粉碎性骨折也能很难做到精确解剖复位，而且部分骨折碎片太小无法使用钛钉、钛板固定。此时要尽量保留上面软组织的附着，以免影响血供，同时做到大体复位即可。但是咬合关系要尽量恢复，一般采用重建钛板固定粉碎性骨折。有时候因为软组织的条件以及由于患者情况而延迟治疗，需要采取临时外固定措施。当患者条件改善后，在软组织条件许可的情况下，外固定需要转换成适合的内固定治疗，当有广泛的骨缺损时需要采取骨移植。大段骨缺损通常采用二期手术游离腓骨瓣移植。除非有足够包裹的软组织，才能做一期骨移植。如果粉碎性骨折出现了感染的现象，需要广泛清创，彻底的清创之后才能进行骨折重建。如果在内固定后发生感染，需找到感染的来源，彻底清创，控制感染，同时采取适当的内固定方案，避免出现骨不连。

升支骨折比较罕见，下颌升支有咬肌以及翼内肌的附着，骨折后相对比较稳定，除非存在垂直方向的缩短，多数可以通过 IMF 进行治疗。如果采用切开复位坚强内固定，经口外途径可以直接暴露骨折，口内途径需要经皮钻孔和直角螺丝刀协助。

单独喙突骨折罕见，基本上不需要做任何固定，进食软食即可。患者如果有疼痛，可以通过短期 IMF 来解决疼痛问题。

髁状突骨折比较常见，因为髁突和颈部是一个相对薄弱的区域，骨折发生在关节囊内，可能导致近心端的血供受损，髁突发生缺血坏死。经关节骨折在复位和内固定上都比较困难，如打开关节囊，可能导致血供进一步受损，此处的骨皮比较薄，不适合做内固定治疗。经关节骨折后，关节盘也可能受到影响，常见并发症是骨关节炎。通常情况下，高位髁突骨折不会影响咬合，治疗上早期需要减少关节活动。骨折后如果咬合关系发生了改变，需采用 IMF，一般 1~2 周即可，然后再用弹性牵引 2 周左右，拆除 IMF 后，需要做一系列的张口训练。髁突颈部骨折无明显的错位或者是成角，可以仅采取 IMF 6 周。但是低位的颈部骨折可能会出现比较明显的成角或者是近心端移位，内侧移位或者是前内侧成角超过了 45°，就要切开复位内固定治疗。切开复位治疗髁状突骨折的适应证包括髁状突移位，关节内有异物，髁头部突出外侧关节囊，张口或闭合困难，垂直缩短性骨折。相对手术适应证包括双侧的髁状突骨折，伴有粉碎性不稳定的中面部骨折和双侧髁状突骨折无牙患者。手术方式包括钛板内固定、钢丝结扎、假体替代和骨移植。口外入路，一般采用耳前切口。

横行骨折经常会造成牙根或者牙槽的损伤，凡有牙槽损伤者都可称为口内损伤，就算牙齿仍然稳定在牙槽里面，而且没有明显的移位，都应被认为是复合贯穿伤，这种情况出现感染、骨髓炎、骨不连延迟愈合等并发症的概率要高于没有牙齿损伤的患者。单独出现牙槽骨骨折的患者较少，往往伴随有牙齿或者是其支撑结构的损伤。单独的牙槽骨骨折，能够通过它上面附着的黏膜供血存活，术中要尽量保护黏附的黏膜，复位后固定牙齿制动。如果牙槽骨被撕脱，而且大体上失活了，可以去除这部分骨头以及包含的牙齿。

拔牙适应证包括：脱落牙齿有影响气道的风险；牙根部骨折；骨折线导致牙齿根部露出一半或者是更多；牙槽骨缺损；有牙周病；牙周无软组织包裹，蛀牙损伤，骨折处的第三磨牙也可以考虑拔掉。

拔牙禁忌证包括：需要牙齿才能完成解剖复位；必须要牙齿才能维持咬合；儿童牙齿。

无牙患者的骨折治疗。下颌骨严重萎缩无牙者骨皮质变薄，这种老年患者下牙槽动脉都有早期的动脉粥样硬化，骨的愈合能力差，容易发生骨不连。简单的没有移位的骨折，可以通过减少颞下颌关节活动的方式处理。不稳定骨折需采取切开复位坚强内固定，有骨缺损时可以一期行骨移植。除非有口内伤口，最好选择口外切口，术中可以利用患者原假牙来协助

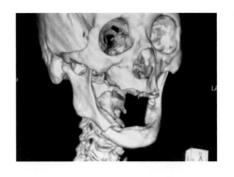

图 11-3-15　老年患者牙槽骨严重萎缩

复位，术中不剥离下颌骨骨膜以保留血供，将钛板放置在骨膜上（图 11-3-15）。

由于儿童具有旺盛的愈合能力，同时咀嚼肌力量较弱，利用牙弓夹板和钢丝线结扎就能使复位后的骨折达到比较可靠的固定。儿童骨折愈合较快，骨折后要尽快复位，避免出现错位愈合。通常需要在 2 周之内复位，采取有限的制动，乳牙的形态放置牙弓夹板比较困难，稳定性也差。髁状突是整个下颌骨的生长发育中心，儿童髁状突具有极强的重塑能力，大多数情况下，尽量采取闭合性复位。囊内型的骨折，不会改变咬合中心位置，尽量不制动，避免出现颞下颌关节强直。单侧髁状突骨折有咬合改变，需要用牙弓夹板固定，用橡皮筋增加稳定性，允许有一定的移动性，1 周后就可以做轻微的活动，分离型的双侧髁状突骨折和矢状位骨折伴有咬合畸形者需要闭合性复位后用 IMF 4 周。

切开复位内固定包括不稳定骨折，双侧骨折以及牙齿情况差。因为坚强内固定可能干扰骨生长，小钛板应该放在下颌骨下缘，当骨折愈合后，需要在 6~8 周取出内固定材料，也可以使用可吸收内固定系统。

（3）下颌骨骨外科手术方式。

基本上所有的下颌骨骨折都可以通过口内入路来处理，此途径暴露和稳定下颌骨后部近心骨折段相对较难，必要时可以采用外切口。下颌角区固定可以用侧壁螺丝刀来完成，也可以用穿颊器经颊黏膜完成内固定。

术中用生理盐水、双氧水反复冲洗伤口和口腔，有条件者最好术前做牙齿清洁。

术区注射含 1 ：20 万肾上腺素的利多卡因局部浸润可以减少术中出血，切开骨膜后完整将骨膜从骨面脱套分离，暴露骨折端。

第一步是放置牙弓夹板或者 IMF，从第二磨牙或者第一磨牙开始放置牙弓夹板，单根的前牙不适合放置牙弓夹板，固定骨折端两边的牙齿可以限制骨折的移动和分离，优先对合咬合，颌间结扎后，在尖牙处要有最大的吻合度，调节尖牙的咬合情况可以准确恢复咬合关系。先大体上复位下颌骨，减少骨折断端的分离或移位，然后再

做精确的复位固定。

复位内固定可以通过口内切口或者口外切口方式，多数情况下选用无瘢痕的口内途径，口外切口可以提供良好视野同时避免口内污染。口内的切口是通过在唇龈沟的唇侧沟上 4 mm 处做切口，切开或分离牙龈沟可以通过用刀或者是电刀切割，在暴露充分后去除骨折间的血肿，或者是嵌顿的软组织，尤其是中间嵌插的骨折碎片。暴露清楚后实施骨折的复位和固定。

骨折固定方法包括骨间钢丝，钛板或者螺丝钉固定。下颌骨骨折最好使用钛板固定，尤其是伴随有下颌支后缘的骨折以及下颌角骨折和髁状突的骨折，最好是采取双钛板固定，下缘放置一块，然后在张力区再放一块固定钛板。体部线性骨折可以使用两颗拉力钉固定，靠拉力钉产生挤压力量使骨折端良好对合。当骨折复位器放置好后，需要评估复位的精确度，此时可以松开 IMF 来观察复位后咬合关系。当精确复位后，放置内固定材料要提供挤压力量来维持骨折的稳定。当固定好后再次松开 IMF，观察咬合关系和颞下颌关节是不是在正常的位置。

粉碎性的下颌骨体部骨折，通常由几块大的骨块和无数小的骨折片块构成。先拼接大的骨折块，再插入小骨折片，恢复骨折的连续性。放置重建钛板后断端两边至少使用 4 颗螺丝钉固定，使固定后的下颌可以承受一定的张力或剪切力。

重建钛板必须覆盖整个骨折区域，小块的骨折相当于植骨。对多段骨折通过骨间钢丝或者使用小钛板做暂时固定可以简化手术操作，使骨折复位更准确。一些小骨折碎片，不可能达到完全解剖复位，如果每一块都做到解剖复位，就需要广泛地剥离，而过度剥离会导致骨块失活。这时仅需要把一些大块的骨折复位到伤前的状态，以上颌为参照恢复咬合，再使用重建钛板固定。如复位后位置不对，骨块之间嵌插有小碎块阻止了复位，可以把小碎块复位或者是去掉。

对于简单的骨折或者是骨折断端之间比较稳定的，可以在两块主要的断端两边至少放置 3 颗螺钉。对于粉碎性骨折，最好使用双皮质骨螺钉，并且在每侧至少使用 4 颗来固定主骨折段。粉碎性骨折钛板必须准确地贴服于主要骨块的形态，对于重建钛板精准塑形非常困难。使用标准的弯曲模板或者是 3D 打印模型能够简化钛板的塑形过程，在重建钛板的长度以及形态与模板达到一致后，术中复位和放置钛板，可以使骨折更加贴服，重建钛板一般放置于下颌骨的下缘，一旦固定了主要的骨折后，所有大的骨折块都用螺钉固定在钛板上。固定完成后，松开 IMF 重新评估咬合关系以及颞下颌关节的位置，如有明显的咬合差异都需要去除重建钛板，重新塑形。

下颌角区骨折，采用双钛板张力带固定。暴露下颌角的外侧面之后，复位骨折使用骨钳控制骨折端，也可以在近端骨用钛板固定后，牵拉钛板远端来靠近骨折另一端复位固定。下颌角区外力的变化贯穿整个区域，有水平力量和垂直力量变化，导致不同形式的压力、张力以及旋转扭力，所以这个区域骨折后不稳定，同时相对较薄的内侧和外侧的骨皮质限制了螺钉的使用，此处骨折并发症发生率相对比较高。使用 2.0 系统用于固定骨折的上缘，下颌角下缘使用 2.0 或 2.3 系统双皮质骨螺钉或者是单皮质骨螺钉固定。

　　髁状突骨折时恢复髁状突后缘垂直高度是治疗关键点。低位的非关节以及囊外的骨折多采取切开复位内固定的方式，这种骨折更近似于下颌支的远端骨折，髁状突骨折可以通过口内途径手术，以避免损伤面神经，但这种入路暴露控制近端有一定的难度。口外耳前入路更加容易暴露骨折，外入路方式很容易跨越面神经平面，需要保护好面神经。由于受翼外肌的牵拉，骨折端可能会产生成角向前内侧移位，为更好的复位可能需要打开外侧的关节囊。用巾钳或小克氏针控制骨折近端，也可以放置钛板在近端通过钛板稳定骨折端，同时向下牵引下颌升支复位。复位后对合咬合行颌间结扎，再用 2.0 或 2.3 系统固定。为稳妥起见术后需要 IMF 协助，在复位和固定过后，松开 IMF 观察咬合关系和关节头的活动度（图 11-3-16、图 11-3-17）。

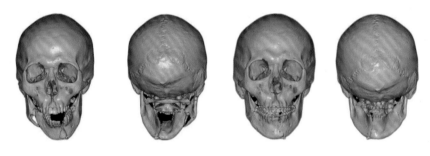

图 11-3-16　下颌骨骨折术前、可吸收材料内固定、IMF 术后

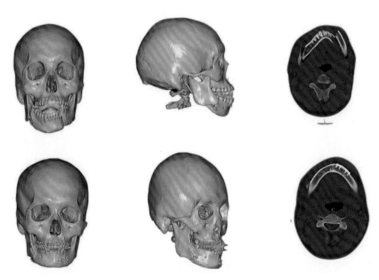

图 11-3-17　下颌骨骨折术前、钛板钛钉内固定、IMF 术后

（4）注意事项。

①口内入路不会产生瘢痕，而且在深平面剥离可以避免损伤面神经的分支，口内途径需要特殊的手术器械，包括下颌角的拉钩、直角钻以及侧壁螺丝刀，剥离后骨折端能够直视暴露。经口内途径在最初放置钛板固定时，如果骨折端的近心端难以控制，可以通过穿颊器以及钻孔引导器的方式来处理。

②口外途径会留下瘢痕，但是通过美容技术可以使术后瘢痕不明显。下颌骨下缘以及后缘切口，可以使瘢痕隐藏在皱褶处，术中采取神经刺激技术，可以明确面神经下颌缘支位置。口外途径可以提供直视的环境，有利于暴露骨折的近端和远端。

③无论采取哪种常规的入路方式，最关键的步骤就是对合好咬合关系，使用颌间固定稳定咬合关系。多段骨折可以使用临时的钛板固定来简化复位难度，用 3D 设计系统术前弯曲钛板能缩短手术时间，骨折的两端每端至少使用 3 颗螺钉，稍微过度的弯曲是确保舌侧复位的必要条件。

④在骨折愈合的早期，骨折处有触痛，一般持续 4~6 周。当临床的体征显示骨折已经愈合，就可以拆掉 IMF。此时咀嚼功能仍会受到一定的限制，可进软食。拆掉 IMF 后观察 1 周，如果骨折端再出现疼痛，或者是咬合发生改变，患者需要再次做颌间固定。如果骨折稳定，咬合关系稳定，可以允许增加活动度，吃偏硬一点的食物，但是牙弓夹板仍然需要留置 2 周以稳定骨折端。

（5）术后并发症。并发症在治疗中或者是治疗后都可能出现，多数与创伤因素有关，部分与治疗因素相关。并发症包括咬合不良，骨不连，延迟愈合，内固定材料外露或者感染。有些并发症与患者的依从性有关，由于患者不配合，会导致并发症概率增加，如有的患者过早去除 IMF 或者是牙弓夹板，不注意口腔卫生等。

5. 上颌骨骨折

上颌可以大致在 Le Fort Ⅰ 平面分为形态和功能截然不同的两个部分，下半部主要包括咬合部分以及上消化道，参与面部的咀嚼吞咽和说话功能。上半部构成了中面部以及颅骨的前部，参与构成和保护上呼吸道、眼睛、颅脑的外部结构。上面部上承颅底下连下面部咬合部。

治疗上颌骨骨折的复杂性由几个因素决定，包括骨骼本身是一种薄板层骨骼，复位后骨折端的稳定性以及螺钉的把持力都比较差，而且经常是粉碎性的多个层面的骨折，并且骨折还会波及周围的区域。面中部主要是由薄层骨组织构成，在少数支柱结构处骨皮质较厚，骨折后主要固定于支柱区。准确重建骨折后的面中部，依赖于上颌咬合部与下颌的关系，以及上部与颅底的关系，上颌下半部和上半部之间的关系。

治疗上颌部骨折需要考虑评估各种因素的权重，从而选择最佳的治疗方案，有时还要根据术中的一些发现做相应的改变。诊疗计划包括选择开放性或者闭合性的治疗方式，如果选择切开复位内固定治疗，就需要考虑切口入路和内固定材料选择。损伤最小，而且适合患者的经济条件和病情以及医生最熟悉的技术，设备的可行性达到最优一致时，就是最佳的治疗方案。

相对稳定且错位程度轻的上颌骨骨折能够通过闭合复位的方式治疗，对于广泛而严重的损伤，切开复位内固定可以获得更好的效果。伤后的时间也影响治疗的选择，随着时间的延长并发症的发生概率会升高，复位难度更大。

（1）骨折类型。

尽管每个患者颌面部骨折都有唯一的特性以及解剖上的特点，临床上还是有很多的共性。

额部的骨骼形成了颅骨的前部分、上眶缘和上眶的顶部、额窦。额部骨折不但包括上述结构，也可能延伸到中面部颅骨的后部，单纯的线性骨折，不会波及整个额骨，相对移位小而且稳定，因此不需要特殊的治疗，需要警惕是否还有中枢神经系统损伤。高能量的损伤往往导致骨折向外延到邻近区域，额部的眶上缘和眉骨很容易产生移位和粉碎性骨折，因涉及功能和外观，需要进行重建。

颧弓骨折除非错位突入颞窝影响下颌骨冠突运动，一般不会影响功能。在检查时，如果水肿明显，不会发现有明显的外观改变。半开放的复位方式就能改善患侧外观。另外一种比较少见的单独颧骨骨折，仅限于眶外侧下缘的骨折。在上颌骨颧颌缝处颧骨参与构成眶底、眶下缘以及上颌外侧支柱。在蝶额缝处颧骨参与构成外侧眶缘及颞窝，在颧颞缝处颧骨演变为颧弓，所有这些形成了颧骨上颌骨眶骨复合体，临床上颧上颌眶骨复合体骨折多见。

中面部外侧骨折通常导致一系列的以颧骨为中心的骨折，破坏颧骨与额骨、蝶骨、颞骨和上颌骨的连接。低能量的损伤一般在上述连接区产生无粉碎性和错位的简单骨折，即使有错位，复位后骨折也较稳定，甚至可以不用内固定。如骨折使大块颧骨移位成角突入眶内，侵犯眶的容积，就需要复位坚强内固定。中度和高能量的损伤，会产生明显错位的粉碎性骨折，并且波及周边的结构。眶颧骨骨折需要重建恢复眶的容积和形态，并恢复上面部结构的支柱。这种骨折有比较复杂的成角旋转移位，由于暴露有限，导致复位困难，对齐蝶额缝才能做到准确复位。主体大段复位后，眶底缺损需要骨移植或者是植入材料恢复眶容积。

鼻眶筛骨骨折，眶内侧骨折通常会累及鼻骨、筛骨和泪骨，鼻眶筛骨骨折主要指鼻眶筛部位结构损伤，常涉及额窦、前颅底和梨状孔。处理上述结构以及重建鼻眶窦筛区域的三维结构及其软组织是非常棘手的问题。骨折的类型包括单或双侧骨折，伴或不伴内眦韧带的损伤。中高能量的损伤会导致广泛的粉碎性骨折，并且波及邻近区域。导致眶底眶内侧壁损伤，鼻骨骨折，甚至额部区域前颅底和上颌骨。

治疗鼻眶筛骨折主要目的是恢复中面部区域的凸度和弧度，同时控制中面部的宽度。如果不能恢复凸度则会导致中面部变宽变圆，恢复中面部可以以颅底为基础，修复颌面部比例关系。术中需要恢复眼眶形态和容积，恢复鼻骨挺度，骨折复位的好坏将影响其上覆盖的软组织外观。

单纯眶骨骨折比较少见，多数是眶颧骨、鼻眶骨以及颧眶上颌鼻骨的眶部爆裂性骨折。眼眶容积出现 3.5 mL 的变化就会产生显著的影响，如果增大的容积没得到矫正或眶骨没有正确重建，就可能并发复视、眼球内陷和眼位不正。眶内的肿胀程度，眼球支撑悬吊体系的损伤以及眶周组织损伤都可能对术后眼部改变起主导作用。

Le Fort 骨折。一些特殊的上颌骨折类型使包含咬合部分的颌骨和硬腭从上颌部

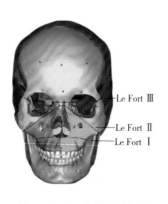

图 11-3-18 上颌骨骨折平面 Le Fort 分型

或者是颅底分离开，根据分离的水平面分为三种类型。Le Fort Ⅰ 型：主要是上颌骨低位的横行骨折，骨折线在梨状孔的水平，经过上颌底、上颌窦、鼻基底上平面从中面部分离开，从牙槽上面向两侧水平延伸到上颌翼突缝。Le Fort Ⅱ 型：锥形骨折线沿着鼻额缝横过鼻梁，倾斜向下经眶内侧壁、眶底、颧上颌缝，沿着上颌骨侧壁至翼突缝。Le Fort Ⅲ 型：一种横行的高位骨折，骨折线自鼻额缝向两侧横过鼻梁、眶部，经颧额缝向后达翼突，导致颅面分离（图 11-3-18）。

全面部骨折通常指更广泛的、复杂类型的一种骨折，包括上下面部。全面部骨折可以被简化成前面描述的上下颌骨骨折的治疗类型来处理，治疗原则是先处理比较容易复位而且稳定的骨折，或者是颅底稳定区域，耐心辨认结构，精确复位，恢复面部的凸度，控制面部的宽度，恢复伤前咬合关系。

（2）非手术治疗。

适应证：无明显错位和复位后稳定的骨折，患者病情不容许或不愿意手术治疗。非手术治疗方式以闭合复位颌间固定为主。鼻骨骨折多数采取经鼻腔闭合性复位（图 11-3-19）。

（3）手术切开复位。

1）适应证：有明显的移位，功能或者外观上的缺陷，不能够通过闭合复位技术达到精确的复位。眶容积以及形态的改变，鼻气道受影响，咬合关系改变，颧骨颧弓骨折影响下颌骨的运动，骨折影响外观，眼眶骨折影响眼外肌肉运动。内固定方式包

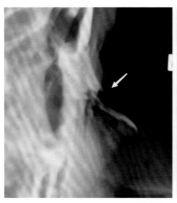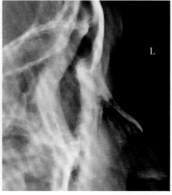

图 11-3-19　鼻骨骨折术前、闭合复位术后

括骨间钢丝结扎、克氏针、生物可吸收材料和钛板螺钉系统。钢丝固定要靠骨折端的摩擦力提供稳定，不能对抗旋转剪切力量。钛板螺钉是使用钛金属或者钛合金制成，生物兼容性好，广泛用于骨折内固定。合成可吸收材料也可以用于上颌骨固定。

2）禁忌证：基本上没有绝对的禁忌证，一般是患者有全身情况不能承受手术，或有更严重的中枢神经系统损伤，需要优先处理。

（4）上面部骨折手术技巧。

总体原则包括恢复面部的外形，重建重要结构功能和形态，恢复重要区域的容积。

1）手术入路。入路目的是暴露骨折端，复位后安装内固定系统以及移植物，同时观察复位精确度。手术入路包括头皮冠状切口、眶周入路、经口入路及原伤口入路。如果涉及咬合关系，首先放置牙弓夹板，优先处理咬合关系。

2）颧弓骨折。通常情况下形成"W"形态，有时这种凹陷要水肿消退之后才发现，如果内侧移位很明显，颧弓会影响到下颌骨喙突活动。骨折复位后比较稳定，除非外侧有分离移位以及严重的粉碎性骨折。治疗颧弓骨折可以通过颞部切口、眶外侧切口和口内颊部切口。一般选择口内颊部切口，到达牙槽骨黏膜表面后进入颞窝，再到颧弓后面用微弯剥离器复位。

3）上颌骨眶颧骨骨折。冠状切口创伤大，优先选择下眶缘切口、眉外侧入路和口内上颌颊部入路复位和固定颧骨颧弓、上颌骨以及眶外缘和眶下壁。采取先外后内，先上后下的复位策略。先重建颧骨颧弓，然后外侧眶缘，最后内侧眶缘，颧弓重建主要取决于骨折程度，多段的骨折采用钛板固定大体复位的主骨折段。严重的粉碎性颧弓骨折，复位后用2.0的钛板系统坚强内固定。牵引眶缘前方骨折和上颌骨外侧支柱区可以大体复位颧骨颧弓，当大体骨折复位后，再做相应调整，对齐颧蝶缝有利于恢复颧骨各突的解剖关系以及正确的眶周关系和眶内容积，当主要的骨折段复位后，再作坚强内固定（0.4~1.0 mm 厚度小钛板）。上颌骨颧骨支柱处骨皮质较厚，可以选择强度略大的小钛板，在此处固定可以避开上颌窦。在支柱结构区，如果骨折有5 mm以上缺损需要做骨移植，一般取颅骨或者髂骨移植。在眶外侧重建后，复位眶内容物修复眶底，再处理眶内侧缘。

修复眶底结构的材料仍然有争议，骨移植物有很好的生物耐受性，但会造成供区形态改变，并且有一定的吸收度。金属网或者合成材料，如钛网和高密度多孔聚乙烯，生物兼容性好，不会变形吸收，但可能出现感染，与骨贴服不好时会出现移植物凸出现象。移植物放置后需要牵拉眶底软组织测试有无软组织活动受限（图11-3-20—图11-3-24）。

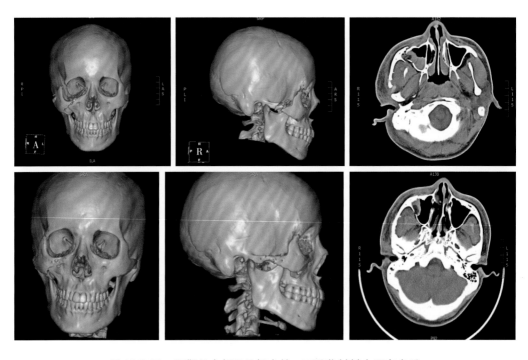

图 11-3-20　眶颧骨上颌骨骨折术前、可吸收材料内固定术后

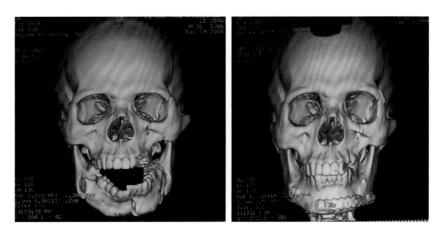

图 11-3-21　上下颌骨折、重建钛板内固定术后1年

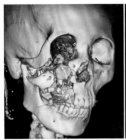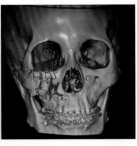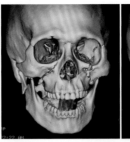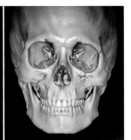

图 11-3-22 上颌粉碎性骨折、眶底爆裂性骨折眶底钛网重建术前、术后

图 11-3-23 Le Fort Ⅱ型骨折伴右侧低位髁状突骨折上颌可吸收板固定、髁突小钛板固定术前、术后

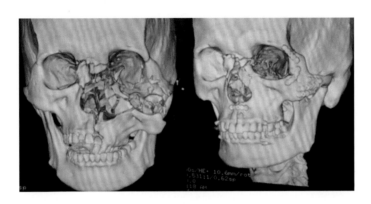

图 11-3-24 鼻 - 眶 - 颧 - 上颌骨粉碎性骨折术前、术后

4）鼻部的重建。鼻骨骨折会影响到鼻部的凸度，多数骨折可以采取闭合性复位，经鼻腔复位骨折。如果存在大范围的鼻部骨折，需要采用钛板或者钢丝来进行内固定复位，如果缺乏鼻中隔支撑，需要使用骨移植来维持鼻高度以及前方鼻部的突度，移植骨用小钛板或者是拉力钉固定于鼻根部，用可吸收的线悬吊中隔及大翼软骨于移植骨上，一般选择肋骨以及颅骨移植。

术后使用树脂外固定可以帮助皮肤和鼻骨贴附，有利于重建鼻和眶之间的坡度，还可以防止软组织肿胀以及血肿的发生。

6. 伤口关闭包扎以及负压引流

大范围的软组织剥离后，术中需要注意恢复软组织在骨骼上的附着点，重构软组织和骨骼的关系。如果未将软组织悬吊到正确的骨骼部位上，术后会出现软组织松垂，尤其是在肿胀消退吸收过后，就会出现衰老的容貌。

用可吸收线缝合加固筋膜、颧脂垫或者骨膜，并悬吊到外侧眶缘或者眶平面，可以产生向上外侧的力量对抗软组织下垂，避免颊部的凸度消失以及鼻唇沟变深。外眦韧带被剥离后要重新悬吊固定，可在眶外侧钻孔或者利用钛板的孔隙，用高强度线缝合悬吊后，使下睑缘向后上紧贴眼球，固定点应该比原附着点高 3~4 mm，因为重新固定过后，不可避免地会发生不同程度的松弛，所以需要矫枉过度。下睑缘切口剥离后需要通过缝合眼轮匝肌眶下缘前面的骨膜来关闭无效腔，同时会产生一个比较紧致的下睑缘。前额以及颞部的软组织也需要悬吊，避免额部眉毛下垂和颞部的凹陷，侧面切断的颞筋膜也需要重新缝合在切口后缘。

包扎时，伤口用抗生素软膏涂抹，油剂的软膏可以使伤口保持软痂壳状态，降低细菌定植的概率。眶部术后的肿胀可能影响眼睑闭合，可在下睑缘缝线向上牵拉固定在额部，或上下睑缘暂时缝合保护角膜。

冠状切口采取抗生素药膏加纱布包扎，鼻部的损伤用可塑形板外固定，鼻腔内用鼻中隔的支撑板或者将片状硅胶置于鼻中隔两边，用可吸收线缝合，避免鼻中隔血肿或积液。包扎每 2~4 天进行更换，鼻中隔的夹板需要 5~7 天取出。放置负压引流后，一般在术后 48 小时，或者引流少于 30 mL/d 时拔掉引流管。

7. 注意事项

面部骨折治疗中的常见问题，主要是骨折的复位不准确。由于暴露不充分，术中未复位就直接固定骨折碎片于伤后原位。复位不准确，骨折固定于一种异常的位置，未恢复面部正常的宽度和比例。另外一个常见的错误是内固定材料使用不妥当，强度不合理的固定材料或者是螺钉固定在比较薄的骨质区域，导致复位后固定不可靠。覆盖的软组织不足，软组织错位愈合。剥离后未将软组织悬吊到正常的位置导致术后面部外观异常。

8. 术后护理

（1）抗生素的使用。术前术中使用抗生素，选用对口腔及皮肤感染菌群有效的抗生素。术后抗生素的使用，往往根据患者情况而定。应用 IMF 的患者，气道的控制非常关键，尤其是在麻醉后，患者的保护性反射减弱，拔管前需经口或鼻腔充分吸痰和分泌物，减少呕吐以及误吸的风险。头抬高位置可以帮助分泌物的控制以及吞咽，术后的冷敷和头高位，都可以减轻并利于水肿的消退，当患者的保护性反射恢复之后才能拔管，钢丝剪和吸引器必须常备床旁，以备发生意外的时候可以松开 IMF 保持气道通畅。

（2）饮食。当患者吞咽或保护性反射恢复后，可以进食冷的、清洁的流质饮食，早期的流质饮食可让患者在有颌间固定的情况下学会吞咽。很多骨折患者早期仅能够摄入必需的碳水化合物，处于负氮平衡，需静脉补充营养直到经口摄入营养足够，1~2 天后再改为全流质饮食，对于那些意识没有恢复以及不能吞咽的患者通过管饲摄入。

（3）口腔清洁卫生。采用 IMF 伴有复合性口腔伤以及口内撕裂伤者，口腔卫生尤其重要，伤后口腔的菌群迅速在口腔表面生长，使用儿童软毛牙刷和口腔冲洗器用双氧水加生理盐水冲洗，可以改善口腔卫生。对采取颌间固定的患者，口腔黏膜和牙齿表面无法使用牙刷，双氧水加生理盐水或洗必泰都可以起到清洁患者口腔的作用，口腔冲洗器也是最有效的一种方式。很多患者被尖锐的牙弓夹板边缘以及钢丝所困扰，可以使用牙蜡涂抹在尖锐物的表面，使患者感觉更舒服一些。

对于有多种创伤、复合伤以及放置牙弓夹板来保持骨折稳定性的患者，口腔清洁很糟糕的患者，可以每 3~5 天松开 IMF 一次清洗口腔。

（4）中心咬合评估。骨折患者复位固定后应具有稳定的上下颌关系、中心咬合、正常的髁突位置和关节功能。术中如果是出现了不良咬合关系，要重新复位和固定。如果中心咬合关系恢复比较精确，而且固定可靠，可以去除 IMF 以保障麻醉术后安全。术后每周都需要进行颌间固定的调整，并评估咬合关系。

（5）康复训练。面部骨折后需要进行康复训练，尤其是下颌骨骨折，康复训练有利于肌肉力量的恢复，减少并发症，防止颞下颌关节功能异常，康复性训练需要患者的积极参与，尤其是有髁状突损伤和 IMF 时间比较长的患者，康复训练包括力量和关节运动的活动度两个方面。面部肌肉协调性的恢复，可以在镜子前做被动或者是主动运动练习。

（6）伤口护理。面部伤口以及切口会产生血清渗出，导致头发和缝线黏在一块形成硬痂，容易引起微生物在局部增殖，而且导致拆线困难。每次换药时彻底清洗面部伤口，清洗时使用双氧水和生理盐水，再涂抹抗生素药膏。头部抬高以及使用冷敷的方式和压迫减轻水肿，滴眼药水减轻术后的眶周水肿。

（7）术后评估。为了获得最佳的术后效果，术后复查评估非常关键，系统性的评估也有利于每一个外科医生学习成长和改进工作。早期在复苏室可以等患者部分恢复意识后通过灯光来评估患者的视觉，如果患者没有光感，眼压增加，伴有剧烈的疼痛，可能有球后出血或血肿，或者植入材料过大，需要及时干预以保护视力。术区肿胀发硬伴疼痛多为血肿形成所致，需要清理血肿止血。术后放射影像复查是必需的步骤，可以评估复位效果。

9. 术后随访

面部的随访分为早期随访以及后期随访。早期随访包括评估术后效果、换药、拔引流管和皮肤拆线，以及颌间固定后上下颌咬合关系调整，口腔的卫生情况，颌间结扎拆除后的康复训练。后期随访包括术后的一些意外并发症和不良反应，比如睑外翻或者骨不连。

（重庆大学附属中心医院 / 重庆市急救医疗中心　邓颖　李伟）

参考文献

［1］ 史晓煜，马慧颖，张爱华，等 . 5762 例非住院颌面部外伤患者回顾分析［J］. 中国口腔颌面外科杂志，2019，17（3）：285-288.

［2］ 李逸松，田卫东，李声伟，等 . 颌面创伤 3958 例临床回顾［J］. 中华口腔医学杂志，2006，41（7）：385-387.

［3］ 李成军，刘彦普，赵晋龙，等 . 1188 例颌面创伤不同伤因特点分析［J］. 解放军医学杂志，2005，30（8）：741-743.

［4］ Motamedi M H，Dadgar E，Ebrahimi A，et al. Pattern of maxillofacial fractures：a 5-year analysis of 8818 patients［J］. J Trauma Acute Care Surg，2014，77（4）：630-634.

［5］ 胡静，王大章 . 颌面骨骼整形手术图谱［M］. 北京：人民卫生出版社，2013.

［6］ 陶栎竹，孙旭，杨淑德，等 . 美容缝合治疗非需住院性颌面外伤 300 例临床分析［J］. 中国医科大学学报，2022，51（6）：548-550.

［7］ 朱亚琴，赵隽隽，江龙，等 . 口腔颌面部软组织损伤的急诊处理［J］. 中国实用口腔科杂志，2016，9（7）：393-397.

［8］ 李伟，张平，邓颖，等 . 急诊应用整形外科技术治疗面部软组织创伤［J］. 重庆医学，2009，38（12）：1491-1492.

［9］ 邓颖，张敏珠，李伟 . 可吸收内固定材料联合颌间牵引治疗下颌骨骨折［J］. 中国美容整形外科杂志，2017，28（7）：429-430.

［10］ 张军生，姜莉铖，张巍峰，等 . 上颌骨复合性损伤的救治和效果分析［J］. 华西口腔医学杂志，29（5）：505-508.

［11］ Lee W B，Kim Y D，Shin S H，et al. Prognosis of teeth in mandibular fracture lines［J］. Dent Traumatol，2021，37（3）：430-435.

［12］ Zhou H H，Lv K，Yang R T，et al. Mandibular condylar fractures in children and adolescents：5-Year retrospective cohort study［J］. Int J Pediatr Otorhinolaryngol，2019，119：113-117.

［13］ Munante-Cardenas J L，Facchina Nunes P H，Passeri L A. Etiology，treatment，and complications of mandibular fractures［J］. J Craniofac Surg，2015，26（3）：611-615.

［14］ Morrison A D，Gregoire C E. Management of fractures of the nasofrontal complex［J］. Oral Maxillofac Surg Clin North Am，2013，25（4）：637-648.

［15］ Schortinghuis J，Bos R R，Vissink A. Complications of internal fixation of maxillofacial fractures with microplates［J］. J Oral Maxillofac Surg，1999，

57（2）：130-134.

［16］　Su P，Paquet C，O'Dell K，et al. Trends in operative complex middle and upper maxillofacial trauma：a 17-year study［J］. Laryngoscope，2021，131（9）：1985-1989.

第十二章　颈部创伤

颈部创伤的处理具有较大的挑战。颈部包含许多重要的器官，呼吸道、消化道、血管系统以及神经系统等重要结构处于狭小的解剖区域内，看似轻微的损伤也可能成为诊断和治疗上的难题。在严重多发伤的情况下，无论颈部是钝性还是穿透性损伤，都必须考虑到脊柱的损伤。

一、致伤机制

（1）钝性损伤。钝性损伤包括机动车事故和运动损伤，可能出现喉部、血管和消化道延迟性损伤，也有可能出现隐匿性颈椎损伤。安全带在钝性损伤时也可能造成颈部剪切性创伤。

（2）穿透性损伤。穿透性损伤包括枪伤和刺伤。枪击伤的死亡率高达 15%，刺伤的能量较低，死亡率为 5%~10%。最常见的死因是血管损伤，风险最高的区域位于颈根部。延迟死亡的主要原因是食管损伤，但其在损伤初期表现往往并不明显。

（3）颈部勒伤。由于静脉和动脉阻塞，气道受压导致脑部缺氧。

二、颈部创伤解剖分区

颈部创伤按解剖分为三个区域。最常见的受伤区域是Ⅱ区，手术操作较为方便。但Ⅰ区和Ⅲ区受伤时，暴露和操作比较困难。

颈部Ⅰ区的损伤具有最高的发病率和死亡率。Ⅱ区的损伤最为常见，治疗效果多满意，但仍然可能具有挑战性，如伴有脊髓横断也可致命。神经功能残存，包括直肠张力保留者，预后则较好。钝器损伤血管比穿透性损伤更难处理，预后也更差。气道和食管的损伤表现则更为隐匿。总的来说，颈部损伤患者如果出现大血管损伤，死亡率可高达 70%。

（一）颈部解剖

颈部位于头部、胸部和上肢之间，前方有呼吸道和消化道的颈段，两侧纵向走行的大血管及神经组织丰富，后部为脊柱颈段，颈根部还有胸膜顶和肺尖突出。按解剖部位可分为颈前区、胸锁乳突肌区、颈根部、颈外侧区等部位。与颈部有关的八个器官系统包括：①骨骼系统（颈椎、舌骨）；②神经系统（脊髓和面神经［Ⅶ］、舌咽神经［Ⅸ］、迷走神经［Ⅹ］、副神经［Ⅺ］和舌下神经［Ⅻ］）；③呼吸系统（口咽、喉、颈部气管）；④胃肠系统（口咽、颈部食管）；⑤血管系统（颈总动脉、颈内动脉和颈外动脉、椎动脉、颈内静脉和颈外静脉）；⑥淋巴系统（胸导管）；⑦内分泌系统（甲状腺和甲状旁腺）；⑧免疫系统（胸腺在颈部的延伸）。

（二）颈部血管区域的损伤

颈部损伤可按所涉及的血管结构分为三个区域（图12-1-1），需使用不同的手术方式进行暴露。

Ⅰ区的结构包括近端颈总动脉、椎动脉、右侧和左侧锁骨下动脉、颈静脉-锁骨下静脉连接处、左侧无名静脉汇入处、胸导管、气管、食管、脊髓、臂丛和迷走神经。在Ⅰ区，血管损伤可导致纵隔或胸膜外血肿、胸廓出口部位的外失血、胸腔内出血。Ⅰ区损伤的手术方法是胸骨正中劈开并延伸到颈部，前胸部高位切开，或锁骨上切开，必要时部分切除锁骨，或"活板门切口"。术前须有明确的血管或内脏损伤证据。

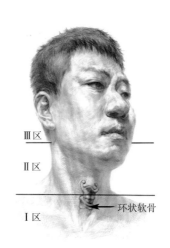

图 12-1-1　颈部损伤的分区

Ⅱ区是在胸廓出口和下颌角之间，其内结构包括颈总动脉和分叉、椎动脉、颈内静脉、喉和颈部气管、颈部食管、脊髓，以及迷走神经、副神经和舌下神经。在Ⅱ区，侧方血肿可以压迫或使气管偏离，需在可视喉镜下做气管插管，插管失败时可行环甲膜切开。Ⅱ区的手术暴露要求沿胸锁乳突肌前缘做同侧斜切口，双侧颈部受伤时做颈前高位切口。

Ⅲ区位于下颌角和颅底之间。这个区域的结构包括颈内动脉、椎动脉、颈内静脉、咽部、脊髓以及面神经、舌咽神经、迷走神经、副神经和舌下神经。在Ⅲ区，损伤可导致颅底出血，须插入 Fogarty 球囊导管进行快速填塞。Ⅲ区的损伤进行手术暴露较为困难，必须将颞下颌关节下移，或做下颌骨垂直切开术。除非介入无效，否则不应首选手术。

（三）颈部其他结构的损伤

颈部损伤后怀疑血管损伤的患者可选择 CT 动脉造影或超声血流检查进一步确诊。颈椎骨折-脱位者超过 30% 合并有钝性脑血管损伤。颈动脉钝性损伤的患者有30%~40%，椎动脉钝性损伤的患者有 10%~15% 如未及时治疗可发生卒中。舌骨骨折很少见，大多数可以保守处理。轻度的喉部创伤仅需支持治疗，损伤严重者需手术治疗。较大的喉部裂伤伴软骨外露、会厌前部损伤、软骨骨折、喉返神经损伤和气管环分离需手术治疗。严重的黏膜损伤、前会厌损伤、多发软骨骨折时可使用喉支架。

第二节 颈部创伤的评估与处理

颈部创伤评估的最重要部分是仔细和彻底的体检。现场应该明确以下信息：受伤的时间；受伤的位置，包括伤口部位的数量（疑似入口和出口的伤口），以及它们与重要结构的毗邻关系；受伤方式，钝性伤还是锐器伤，致伤工具如刀、枪、机动车等；现有或潜在的医疗情况，如心血管、呼吸道疾病，使用抗凝制剂病史。

评估颈部是否有出血、血肿、瘀斑、水肿或任何解剖学上的变形。检查颈部是否有压痛或皮下气肿，但症状和体征可能会延迟出现。伤口冒泡或逸气提示有气管损伤。捻发感应建议及时评估气管、食管或肺部的损伤。对伤口进行快速检查初步确定损伤的程度，杜绝盲目地探查伤口，否则可导致大出血。最后进行神经系统检查。

颈部创伤的患者，必须按照 ATLS 原则进行初步评估（A 保护气道和颈椎；B 通气；C 循环与出血控制，颈部出血应该压迫而不是盲目钳夹；D 神经系统状况；E 暴露/环境控制），在治疗出血之前需首先处理好气道。通气障碍是比失血性休克更快的致死因素。特别的是，颈椎问题的处理是在 A（气道）中立即进行的，同时也作为 D（神经系统）的一部分进行检查并需进行二次评估。

一、临床表现

颈部创伤的患者通常表现较为隐匿，典型的症状或体征因涉及的颈部分区各有不同。在 I 区，血管损伤可能会在胸片或 CT 上表现为纵隔或胸膜外血肿、胸廓出口处的出血，或胸腔内出血。II 区的穿透性损伤或气管环钝性伤可能导致气道堵塞及早期窒息。颈动脉损伤出现大血肿时也可造成气道堵塞。II 区的活动性出血源于颈动脉或颈内静脉，既可以造成外失血，也可进入气道导致窒息。III 区的损伤不常见，但颈内动脉颅底段损伤可导致大量失血。轻症的患者可能会出现声音嘶哑、吞咽困难或触诊可及的捻发感，提示喉部、气管或食管受伤。其他表现包括颈动脉鞘附近的穿透性伤口、钝挫伤、血肿。无症状者可能有颈部穿透伤口，或钝性伤导致的瘀斑或挫伤，但没有呼吸道、消化道、颈部血管、脊柱或脊髓损伤的表现。

二、穿透性损伤的评估及治疗

初步评估注意遵循"ABC"原则，严重者需立即进行复苏。有气管穿透伤时，第一时间经伤道放入带气囊的气管导管，防止颈部出血流入气道引起窒息。也可作气管插管，更利于控制通气。这是早期急救中最重要的内容，然后再进行全面评估。轻症或无症状者需检查所有可能受伤的器官，包括呼吸系统、消化系统和血管的评估。无症状者可以住院观察，如颈椎、胸部 CT 以及 CTA，少数情况下可以不住院。

（一）I 区的穿透性损伤

穿透性损伤常导致胸廓出口处或者颈部前下方出血，抢救时可使用手指盲压止血。只要不是颈总动脉或颈内动脉，也可试行插入 Foley 球囊导管充气止血。反之，对不可中断供血的血管，应在两断端内迅速放置暂时性血管腔内分流管，或在阻断远近端的同时插入旁路管。然后须在 6 小时内决定并实施血管重建手术。当然，时间越早成功率越高，并发症也越少。如不成功，即使没有麻醉的条件，也应迅速扩大皮肤切口，用两或三根手指压迫血管。再不成功者，则使用无菌纱布加压包扎，并迅速送往手术室。按照伤道的走行、患者的血流动力学状态以及医生的经验灵活采用手术切口。例如，如果伤口伤及颈根部的颈总动脉近端，则采用标准的前斜切口。而对于不稳定的患者，伴胸廓出口持续出血或胸腔内积血，则应行高位前外侧切口，这样可以直接钳夹受伤血管。如果伤口位于右侧胸廓出口，且血压极低，则进行右侧前外侧开胸，并横断胸骨，同时进行标准的（乳头以下）左侧开胸。必要时可以钳闭降主动脉，在复苏、进行右侧胸腔血管修补或结扎的同时可以增加冠状动脉和颈动脉的灌注。

（二）II 区的穿透性损伤

体格检查对于评估无症状的 II 区刺伤（穿过颈阔肌）很重要，需判断伤道轨迹是否切线方向，有无远离大血管及气道、食管。在 II 区，气管穿透性伤口处往往有持续漏气，而且伤口出血流入气道，可很快发生窒息。无论有无麻醉，均应迅速扩大伤口，暴露气管，如前述迅速插入带气囊的气管导管，阻止血液流入气道并保障通气。甲状软骨上有瘀青和捻发感提示喉部损伤，气管插管不成功者也应迅速进行气管切开。II 区的气道堵塞可能继发于血肿导致的气管偏移或直接压迫。尚未发生窒息时，可转移到手术室，在可视喉镜下作气管插管。如果失败则迅速进行环甲膜切开术。环甲膜切开术切口较高，一般不至于影响到血肿。

II 区穿透伤外出血者，在复苏以及送手术室途中，可以用手指甚至拳头直接压迫伤口。气管插管成功后，再决定手术切口位置。当颈动脉和气管受伤时，会有血液进入气道。插管成功后，将球囊充气可防止出血流入气道，同时处理血管损伤。插管不成功者，则在伤口处或颈根部压迫颈动脉后行环甲膜切开。由于气道已经吸入血液，在血管损伤修复的同时，需行纤维支气管镜检查并吸出血液，以防止窒息，再行气管修复手术。

（三）Ⅲ区的穿透性损伤

Ⅲ区的颈内动脉颅底段因穿透伤出血时，有两种选择。

（1）手指按压。由于颈内动脉深达下颌骨，仅部分患者能成功止血。最快的方法是手法压迫后迅速送往手术室。插管成功后，使用 Fogarty 气囊导管插入伤口，将球囊充气。如继续出血，将球囊放气后继续深入伤口 1 cm，再次充气压迫直至止血。导管缝合于皮肤上，止血后进行介入治疗。无法控制出血者，必要时可用 Foley 球囊导管压迫止血。球囊导管止血失败者需再次采用手工压迫。在胸锁乳突肌前缘做斜切口，暴露并切开颈内动脉，将 3 号或 4 号 Fogarty 球囊导管穿过动脉切口，将球囊充气直至止血成功。

（2）血管腔内造影介入技术。在血流动力学稳定的情况下，血管腔内造影介入技术也可采用。多数一级和二级创伤中心的手术室、复合手术室或血管介入室均可进行。治疗时需维持正常血压，氧饱和度应达到 100%。应进行颅内压监测以及时发现脑水肿。如果对侧颈动脉 CTA 造影发现侧支血供不足伴基线脑电图异常，则提示脑缺血。如果患者因失血而出现明显的低血压，介入治疗极有可能出现脑缺血。

三、钝性损伤的评估及治疗

凡疑有气道损伤，表现通气障碍者，应迅速气管插管保证气道通畅，再进行全面评估。血流动力学稳定的患者，先做超声心动图和胸部 X 线或 CT 检查。可排除心脏损伤，确定是否存在血气胸。胸部 X 线或 CT 能发现上纵隔、颈根部或锁骨上区域的血肿。如果伤道靠近胸廓出口处的血管，且胸部 X 线检查发现邻近区域血肿时，应对颈动脉、椎动脉和锁骨下动脉进行 CTA 检查，必要时进行标准的动脉造影，甚至行血管腔内介入治疗。有症状（声音嘶哑、吞咽困难）、体征（可触及的咯吱声、通过伤口持续漏气）或影像学上的发现（颈部或纵隔积气）时，表明气管或食管可能受伤。

在Ⅱ区没有明确血管损伤，但怀疑涉及重要结构时，必须采用 CT 检查。血管损伤的确切征兆为外出血、失血进入气管或食管、大血肿、触诊或听诊发现震颤。活动性出血或大血肿需急诊颈部手术探查。对于可能存在动静脉瘘的患者，应进行专门的血管检查以确定位置。颈动脉静脉瘘可置入血管内支架无须行手术探查。

脑动脉造影是评估颈动脉和椎动脉损伤的金标准，可同时进行栓塞治疗。因锁骨或下颌角遮挡，超声多普勒诊断Ⅰ区或Ⅲ区血管损伤可出现假阴性结果。CT 可用于颈部所有区域的血管损伤检查，但如有金属碎片干扰，仍应进行动脉造影检查。

食管损伤较轻的患者表现为深部疼痛、呼吸困难、吞咽困难或吐血。检查时，可能出现捻发音和颈深部压痛。颈部影像学检查显示咽后或食管后软组织积气，病程较长者可能出现气胸。

吞咽时严重疼痛者需进行详细检查确定有无食管损伤，缺乏此症状者颈部食管损伤较轻微或无损伤。

CT 常规用于检查，但对颈段食管损伤的敏感性仍有争议。创伤后颈部软组织内气体，伤道可能影响食管的，即使症状体征轻微，也应进行食管造影和内窥镜检查。造影和食管镜检查相结合，对Ⅱ区食管损伤患者的准确率接近 100%。

喉部或颈部气管损伤者症状一般较为轻微，常见声音嘶哑、呼吸困难或咯血。体检发现包括喉部或颈部气管的挫伤、局部捻发感、颈部深压痛甚至持续漏气（穿透伤）。颈部平片、胸部 X 线片或 CT 影像上可见气管旁的气体影或气胸。诊断评估包括喉镜检查、纤维气管镜检查。

Ⅲ区有明确血管损伤表现者应积极手术探查。无明确指征且生命体征平稳的患者可进行 CTA 或动脉造影检查。动脉损伤证实较为轻微、局限时，可非手术治疗或血管腔内介入治疗。

颈部钝性伤可撕裂颈动脉或椎动脉内膜，甚至导致狭窄、闭塞、假性动脉瘤或栓塞。解剖上 Willis 环构成侧支循环。但高达 80% 人群存在解剖学上的变异（发育不良或缺失），可导致卒中的发生率增加。

颈内动脉钝性损伤的可能机制包括颈部直接撞击、颅底骨折、颞骨骨折。最常见的则是颈椎过度屈曲 / 过伸损伤，血管在 C1—C3 段被拉伸。机动车前座乘客撞击挡风玻璃较为常见。使用安全带者也可能因对侧颈部旋转运动导致颈内动脉的过屈 / 过伸损伤。

椎间孔骨折、颈椎半脱位可导致椎动脉钝性损伤。64 层及以上的 CTA 对于钝性颈椎血管损伤是最为有效的检查手段，MRI 成像尚未采用为标准诊断措施。常用的损伤分级方法为丹佛医疗中心制定的 Biffl 分级：Ⅰ级，管壁不规则或夹层形成，狭窄程度小于 25%；Ⅱ级，夹层或血管腔内血肿、血栓、瓣膜突出，管内狭窄程度大于等于 25%；Ⅲ级，假性动脉瘤；Ⅳ级，闭塞；Ⅴ级，横断伴游离积血。

如未经治疗，30%~40% 的颈动脉钝性损伤患者，10%~15% 的椎动脉钝性损伤患者可能出现卒中。研究表明，在无症状的颈动脉或椎动脉损伤的患者中，抗凝及抗血小板治疗可防止血栓形成，也能防止已形成的血栓继续生长。对于Ⅰ级至Ⅳ级损伤，可密切观察而不使用抗凝剂，但Ⅳ级损伤早期卒中的风险较大。开始抗凝治疗的时机目前仍有争议。Ⅴ级损伤可以经血管内支架治疗，极少在颞下颌关节脱位后进行开放手术。

第三节　颈部器官创伤手术治疗

一、切口选择

气道建立后，患者取坐位，在肩部置垫，将颈部置于过伸位，以利于术野显示。单侧穿透伤或喉部以下第Ⅱ区的气道及食管损伤，沿着胸锁乳突肌的前缘斜行切开进行手术。切口长度需结合伤口位置、血管损伤及术者经验综合考虑。例如，Ⅱ区的巨大血肿，可能存在颈动脉或颈内静脉的损伤，切口应从胸骨下端延伸到乳突上端。这样在进入血肿之前就可以对近端和远端血管进行控制。相应地，如果患者没有血管损伤表现，即使Ⅱ区有深在的刺伤，也可以通过小的斜切口进行探查。如果伤道贯通双侧颈部Ⅱ区，在伤道水平以上做一个高位的衣领状切口。根据患者的血流动力学状况，游离颈阔肌上、下皮瓣，纵向打开中线附近的胸锁乳突肌，并将胸骨舌骨肌与胸锁乳突肌横向分离。高位的单侧颈部损伤也可以通过斜向延长单侧衣领状切口来进行暴露。

Ⅰ区的切口选择根据损伤、血流动力学状态和外科医生的经验决定。明显低血压者多因上纵隔的大血管或锁骨下血管损伤而导致活动性胸腔内出血，应进行同侧高位（乳头以上）前外侧开胸术。如果损伤在右侧，则应经胸骨延长切口以获得左前外侧开胸（乳头下方），阻断降主动脉进行复苏，再通过压迫或钳夹来直接控制血管。患者低血压不严重（收缩压 90~120 mmHg），且上纵隔有血肿时，宜采用胸骨正中劈开并将切口延长至颈部或锁骨上。对于 CTA 或动脉造影上有局限血管损伤且稳定的患者，根据血管受伤情况，选择胸骨正中切口或锁骨上切口。

极少数因Ⅲ区颈内动脉颅底段损伤出血的患者，通过伤口将球囊导管置入。如果球囊充气后血管控制不力，立即加做同侧颈部斜切口，以暴露颈内动脉，并经动脉通过 Fogarty 球囊导管止血，再根据情况进行腔内支架置入、血管移植或血管造影栓塞。

二、血管损伤的手术治疗

有动脉损伤确切迹象的患者，如Ⅱ区出血、失血进入气管或食管、颈前三角区出现搏动性扩张性血肿，应立即进行颈部探查。颈动脉脉搏消失无神经功能障碍者，行 CTA 检查以明确有无颈内动脉血栓形成。颈动脉 - 颈内静脉瘘也应行 CTA。治疗可根据情况选用血管内支架置入或开放手术修复。

怀疑动脉损伤的患者需进一步检查确诊。如果发现血管外渗、搏动性假性动脉瘤、血管内膜明显破坏、脑血供血流中断，就必须手术探查，修复颈总动脉或颈内动脉。

颈总动脉或颈内动脉穿透伤可造成脑缺血导致出现神经功能损害，其中无昏迷者应立即修复颈动脉。对于 CTA 发现颈动脉血栓、伴有神经功能缺损，且延迟诊断者（数小时），因缺血性卒中转为出血性卒中的可能性很大，这种情况下不应尝试急诊修复。当血管腔内介入不适于Ⅲ区的颈内动脉损伤时（即活动性出血，介入治疗失败，或颈内动脉过于细小者），可采用手术切开治疗。排除大出血等情况后，手术时应常规肝素化。颈动脉的修复技术包

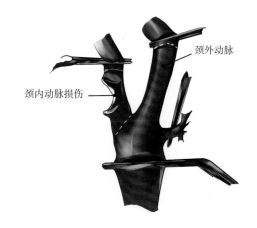

图 12-3-1　游离颈外动脉修复颈内动脉

括：① 6-0 # 聚丙烯缝合线间断缝合。②自体隐静脉、薄壁人工材料或牛心包膜进行血管壁缺损成形术。③端对端吻合术。④自体隐静脉或人工血管移植术。少数情况下，可游离颈外动脉并使用近段作为转位移植达到修复目的（图 12-3-1、图 12-3-2）。血管控制后颈内动脉或颈总动脉回血良好的年轻患者，修复后不需要腔内分流。罕见的情况是在颈内动脉上段Ⅱ区或Ⅲ区远端损伤时，置入移植物的时间可能超过 30 分钟，此时应考虑进行临时腔内分流（图 12-3-3）。

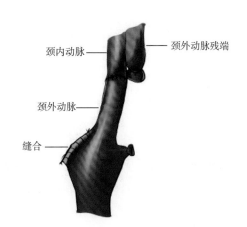

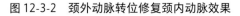

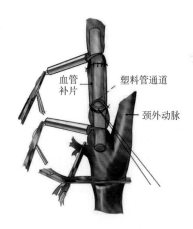

图 12-3-2　颈外动脉转位修复颈内动脉效果　　　图 12-3-3　临时血管内通道分流

在低血压期和修复手术时钳闭颈总动脉或颈内动脉可能导致同侧脑缺血并继发脑水肿，因此，必须避免低血压和低氧血症，术后再进行完善的神经系统检查。

如果神经系统症状没有改善，或术后早期出现加重，应进行脑 CT 检查。治疗对侧脑水肿时，置入颅内压监测器，进行标准的引流和药物治疗，如高渗盐水和 / 或甘

露醇。

在血流动力学稳定的患者中，椎动脉的损伤可通过 CTA 或其他影像学检查证实。对假性动脉瘤或血管内膜病变放置腔内支架，对动静脉瘘或活动性出血进行钢圈栓塞。

颈后外侧邻近脊柱横突的活动性出血需考虑椎动脉损伤。同侧椎动脉或锁骨下动脉第二段的近端结扎止血效果差，而用骨蜡和纱布压迫成功率较高。临时止血后行 CTA 检查和栓塞治疗。骨蜡无须取出，纱布需再次手术去除。由于创伤、手术均可造成椎动脉闭塞，存在血栓形成的风险，出院前应进行抗凝。但是否需要长期抗凝治疗仍存在争议。

简单的静脉壁损伤可进行修补，严重的大范围损伤只能结扎，但应避免行双侧颈内静脉结扎，需尽力修复至少一条颈内静脉。

三、食管损伤的手术治疗

暴露颈部食管时先向下解剖至颈椎，手指钝性剥离并抬起食管后壁。暴露食管前部需避免损伤喉返神经。游离后将食管拉向术者进行检查。所有血肿应用组织剪小心地分离探查，注意是否已经破裂至黏膜层。黏膜未破者用 3-0 # 可吸收缝线间断缝合以恢复食管肌肉完整性。必要时请麻醉医师协助诊断颈部食管的隐匿性破裂，用稀释美蓝溶液注入食管近端，全层染色部位存在破裂。另一种方法是将鼻胃管的尖端放在食管中段，封闭食管远端，向食管近端注入空气，损伤部有气体溢出。锐器穿透形成的小伤口，不进行扩大清创。颈部食管修补术后有发生瘘的风险，术区应留置引流管。

一侧食管壁的组织缺损较大，或颈部食管穿孔延误诊断时，不宜直接行缝合修补或端对端吻合术。改行食管袢式造口可避免发生严重并发症，如气管食管瘘、颈动脉破裂、伤口感染。造口随时间延长有缩小趋势，延期关闭往往比预期容易。直接修补是食管损伤的最佳选择，但也可选择食管支架置入。损伤部位存在污染，或直接修复不太可靠时，支架可作为辅助手段结合术区引流进行。临时性的支架置入可减少食管损伤的污染和溢出，减少单纯脆弱修补的并发症。

四、气管损伤的手术治疗

气管前壁或侧壁的破口可以不行清创直接使用可吸收缝线间断全层缝合。当气管前部或侧部有组织缺损时，可暂时置入气管导管，择期行带血管肌肉补片重建。如果近端气管存在较大缺损，游离胸锁乳突肌的胸骨头，旋转后直接缝合到缺损处，防止后期取出造口管后漏气。部分患者可以切除病损，游离后行端对端吻合。分离操作应避免影响断端血供。气管的后期重建应由专科医师进行。气管合并食管损伤术后并发症多由食管漏导致，包括伤口感染、气管食管瘘、继发性肺炎和颈动脉破裂。手术时应使用带血管的胸锁乳突肌皮瓣来覆盖修补处以减少并发症。

五、舌骨骨折的治疗

因为下颌骨的保护，舌骨骨折发生率很低，通常继发于前颈部的钝性创伤，尤其是创伤性窒息。舌骨骨折常伴发于面部骨折、下颌骨骨折、颈椎损伤、喉损伤及气管受伤。舌骨骨折可能出现明显的气道水肿，导致气道梗阻。

舌骨骨折最初可能无症状，初期表现包括颈前部疼痛、吞咽困难、发音困难、咳嗽疼痛，严重者出现咯血和呼吸困难。体检可发现前颈部的肿胀或瘀斑、捻发感以及前颈部触痛。颈部 CT 是诊断舌骨骨折的首选方式。纤维喉镜检查可以评估是否存在气道水肿和咽部裂伤。也可进行鼻腔 Valsalva 动作（要求患者闭口强行呼气），可进一步评估舌骨的稳定性。因有延迟性气道水肿的可能，需住院观察 24~72 小时。有咽部撕裂或严重吞咽困难的患者，应行鼻饲营养。气道严重水肿时需气管切开。广泛的咽部裂伤或骨碎片进入咽部等重要结构，需外科手术探查。

六、喉部损伤的治疗

喉部下方有胸骨，上方有颌骨，侧面有胸锁乳突肌的保护，喉创伤不常见。机动车碰撞时颈部过度伸展，喉部暴露可被仪表板或方向盘损伤，其他原因包括暴力、扼杀和运动损伤。初期皮肤和肌肉损伤较轻，随着喉部水肿、血肿进展，症状可能会在数小时内加重。最常见的表现是呼吸困难、呼吸窘迫、颈部疼痛、吞咽困难、咯血。体征包括皮下气肿、颈前部的瘀斑或水肿、触痛以及不能耐受仰卧位。患者还可能出现心搏骤停、出血、休克和神经功能障碍，尤其是在穿透伤后。检查的关键在于识别和治疗即将发生的气道阻塞。气道稳定者应进行喉镜检查，评估气道的通畅性、声带的活动性和黏膜损伤。支气管镜和食管镜检查可以同时进行。食管镜无法评估者，应进行食管造影。

根据受伤的严重程度，喉部创伤可以采用药物治疗或手术处理。喉部创伤的首要目标是保持气道安全，首选方法是气管切开。气管插管和环甲膜切开需排除喉气管分离损伤，插管前使用纤维喉镜评估气道，环甲膜切开后需在手术室改为气管切开。

杓状软骨脱位是一种罕见的损伤，可以通过 CT 扫描或喉部肌电图（EMG）与声带麻痹相区别，采用内窥镜治疗。

移位的甲状软骨骨折需手术复位固定。喉内组织损伤者，应首先处理软骨骨折，为软组织修复提供一个稳定的框架。不伴喉内软组织损伤的软骨骨折可以不进入喉部进行修复。可以使用钢丝、不吸收的缝线、可降解的微型板进行固定。

喉支架适用于广泛的黏膜损伤和喉部前连合的撕裂，以防止喉部狭窄。喉支架也适用于多处软骨骨折而无法手术治疗者，如喉部的火器伤。因为支架本身在喉部会阻塞气道，必须同时行气管切开术。支架必须固定以防移位。支架放置约2周后在内窥镜下取出。未及时取出可能导致肉芽组织过度形成。

声带动度降低有可能是喉返神经损伤，通过喉镜检查可以发现。钝性损伤多能自行恢复。穿透性损伤应探查颈部并修复喉返神经，但声带的正常活动无法完全恢复，可改善声音和吞咽功能。

喉气管分离是最严重的喉部创伤，患者通常表现为气道阻塞。如果气道前方的筋膜组织完整，症状可能相对较轻。气管会向远端回缩，故应行低位气管切开术。环状软骨如果完整，可从环状软骨的上方到第二气管环的下方使用不可吸收线缝合，在气管腔外打结。伤情较重施行困难者可以行甲状软骨气管吻合术。

（重庆大学附属中心医院 / 重庆市急救医疗中心　韦功滨　胡平）

参考文献

［1］ 彭裕文.局部解剖学［M］.8 版.北京：人民卫生出版社，2013.

［2］ Klima J，Kang J，Meldrum A M，et al. Neck injury response in high vertical accelerations and its algorithmical formalization to mitigate neck injuries［J］. Stapp Car Crash J，2017，61：211-225.

［3］ Bumpous J M，Whitt P D，Ganzel T M，et al. Penetrating injuries of the visceral compartment of the neck［J］. Am J Otolaryngol，2000，21（3）：190-194.

［4］ Kypson A P，Wentzensen N，Georgiade G S，et al. Traumatic vertebrojugular arteriovenous fistula：case report［J］. J Trauma，2000，49（6）：1141-1143.

［5］ 中华医学会.临床诊疗指南·创伤学分册［M］.北京：人民卫生出版社，2007.

［6］ 林少雄，林心强，沈雄，等.颈部外伤伴大血管损伤的救治［J］.实用医学杂志，2016，32（6）：2.

［7］ Al-Habib A，Albadr F，Ahmed J，et al. Quantitative assessment of vertebral artery anatomy in relation to cervical pedicles: surgical considerations based on regional differences [J]. Neurosciences, 2018, 23 (2): 104-110.

[8] Demetriades D, Theodorou D, Cornwell E, et al. Penetrating injuries of the neck in patients in stable condition: physical examination, angiography, or color flow Doppler imaging [J]. Arch Surg, 1995, 130 (9): 971-975.

[9] George E, Khandelwal A, Potter C, et al. Blunt traumatic vascular injuries of the head and neck in the ED [J]. Emerg Radiol, 2019, 26 (1): 75-85.

[10] Emmett K P, Fabian T C, DiCocco J M, et al. Improving the screening criteria for blunt cerebrovascular injury: the appropriate role for computed tomography angiography [J]. J Trauma, 2011, 70 (5): 1058-1063.

[11] Sperry J L, Moore E E, Coimbra R, et al. Western Trauma Association critical decisions in trauma: penetrating neck trauma [J]. J Trauma Acute Care Surg, 2013, 75 (6): 936-940.

[12] Paulus E M, Fabian T C, Savage S A, et al. Blunt cerebrovascular injury screening with 64-channel multidetector computed tomography: more slices finally cut it [J]. J Trauma Acute Care Surg, 2014, 76 (2): 279-285.

[13] Shahan C P, Croce M A, Fabian T C, et al. Impact of continuous evaluation of technology and therapy: 30 years of research reduces stroke and mortality from blunt cerebrovascular injury [J]. J Am Coll Surg, 2017, 224 (4): 595-599.

[14] Weber C D, Lefering R, Weber M S, et al. Predictors for pediatric blunt cerebrovascular injury (BCVI): an international multicenter analysis [J]. World J Surg, 2019, 43: 2337-2347.

[15] Drain J P, Weinberg D S, Ramey J S, et al. Indications for CT-angiography of the vertebral arteries after trauma [J]. Spine, 2018, 43 (9): E520-E524.

[16] Madsen A S, Bruce J L, Oosthuizen G V, et al. The selective non-operative management of penetrating cervical venous trauma is safe and effective [J]. World J Surg, 2018, 42: 3202-3209.

[17] Polistena A, Di Lorenzo P, Sanguinetti A, et al. Medicolegal implications of surgical errors and complications in neck surgery: a review based on the Italian current legislation [J]. Open Medicine, 2016, 11 (1): 298-306.

[18] Rutman A M, Vranic J E, Mossa-Basha M. Imaging and management of blunt cerebrovascular injury [J]. Radiographics, 2018, 38 (2): 542-563.

[19] Burlew C C, Sumislawski J J, Behnfield C D, et al. Time to stroke: A Western Trauma Association multicenter study of blunt cerebrovascular injuries [J]. J Trauma Acute Care Surg, 2018, 85 (5): 858-866.

[20] Lauerman M H, Feeney T, Sliker C W, et al. Lethal now or lethal later: the

natural history of grade 4 blunt cerebrovascular injury [J]. J Trauma Acute Care Surg, 2015, 78 (6): 1071-1075.

[21] Shahan C P, Sharpe J P, Stickley S M, et al. The changing role of endovascular stenting for blunt cerebrovascular injuries [J]. J Trauma Acute Care Surg, 2018, 84 (2): 308-311.

[22] Illing E, Burgin S J, Schmalbach C E. Current opinion in otolaryngology: update on vascular injuries in craniomaxillofacial fractures [J]. Curr Opin Otolaryngol Head Neck Surg, 2017, 25 (6): 527-532.

[23] Jalisi S, Zoccoli M. Management of laryngeal fractures—a 10-year experience [J]. J Voice, 2011, 25 (4): 473-479.

第十三章　胸部创伤

第一节　概述

一、引言

胸部创伤占所有创伤的 10%~15%，其发生率仅次于颅脑和四肢伤，居第三位。而在道路交通事故致死原因中，胸部创伤仅次于颅脑创伤，居第二位。随着社会经济的发展，创伤已经成为 1~44 岁人群的第一位死亡原因，其中大约有 25% 的伤者是直接死于胸部创伤，另有约 25% 的死亡与胸部创伤有关。在交通伤中，以胸部创伤为主的多发伤达 66%，高于以颅脑（63.20%）和四肢（53.10%）为主的多发伤。近年来，创伤流行病学特征在一些国家或地区发生了显著变化，美国交通事故所致的钝性胸部创伤有所下降，但严重胸部创伤明显增加。严重胸部创伤病死率各地报道在 4%~10%，这可能与统计的病例数量或诊断标准不尽相同有关。根据中国人创伤信息数据库的资料，我国 9 个省（自治区、直辖市）的 24 家二、三级医院 10 年收治的 16 540 例严重胸部创伤患者中，钝性胸部创伤约占 72%，穿透性胸部创伤约占 28%。

肋骨骨折、肺挫伤是典型的胸部创伤，严重肺挫裂伤、出血及连枷胸是伤员的主要死因。胸部交通伤伤员中，驾驶员和前排乘员多为与方向盘或仪表盘撞击所致，后排乘客和车内站立乘客损伤多为与座位撞击或跌倒所致。车内人员的损伤部位，大多为胸前部肋骨骨折，车外伤员损伤部位与一次及二次撞击部位有关。此外，有学者对手臂位置与一侧胸部创伤及其严重性进行了研究，结果显示在低能量胸部侧撞击时手臂和肩部位置可降低撞击对肋骨的损伤，而在高能量胸部侧撞击时手臂位置对胸部和肋骨的损伤都有明显的作用。也有学者对车设备在驾乘人员中的危险因素进行分析，发现方向盘、车门、扶手和座位都是造成严重胸部创伤的危险因素，而车门和扶手则是常见的引起损伤的原因。研究表明胸部道路交通伤中，未系安全带造成的损伤达到85%，在车祸伤时安全带比气囊对胸部的保护更早并更为有效。

胸部创伤是导致死亡的重要原因。许多胸部创伤患者在到达医院后死亡，然而，很多死亡可以通过快速诊断和治疗得以避免。胸部创伤的全面处理开始于创伤现场。有部分损伤如严重的心脏和主动脉伤在伤后数秒钟内致命，而其他很多严重胸部损伤（气胸、血胸、心脏压塞等）常可通过采用合理的、简洁的技术方法进行初期快速处理，达到稳定呼吸循环、挽救患者生命的目的。也就是说，通过规范救治许多胸部创伤死亡是可以避免的。总体而言，大约 85% 的胸部创伤最终不需要确定性剖胸探查术，只需要非手术处理，包括止痛、呼吸道管理与胸部呼吸物理治疗、气管插管、胸腔闭式引流等；仅 10%~15% 胸部损伤需要手术干预（胸腔镜手术或剖胸探查术）。钝性胸部创伤手术干预不到 10%，胸部穿透伤也仅为 15%~30%。

二、致伤机制

按致伤机制将胸部创伤分为钝性胸部创伤与穿透性胸部创伤，不同致伤机制存在特定的创伤模式。

钝性胸部创伤（blunt chest trauma）指由钝性机械性暴力、物体或工具作用于机体，或机体与墙壁或地面碰撞所导致的胸部创伤，占所有胸部创伤的 70%~80%。造成钝性胸部创伤的主要原因为道路交通事故（1/3 因道路交通事故入院者存在胸部创伤），其他原因包括坠落伤、斗殴或胸壁遭受其他暴力撞击。轻者只有胸壁软组织挫伤或 / 和单纯肋骨骨折，重者多伴有胸膜腔内器官或血管损伤，导致气胸、血胸，有时还造成心脏挫伤、裂伤而产生心包腔内出血，甚至造成心脏破裂导致伤员即刻死亡。十分猛烈的暴力挤压胸部，传导至静脉系统，尚可迫使静脉压骤然升高，以致头、颈、肩、胸部毛细血管破裂，引起创伤性窒息。

穿透性胸部创伤（penetrating chest trauma）指致伤物穿透胸壁进入胸膜腔或纵隔的损伤，多为锐器伤或枪弹伤。穿透性胸部创伤占所有胸部创伤的 20%~30%，好发于青年人，儿童和老年人少见，主要原因为枪伤和锐器伤。穿透性胸部创伤可导致开放性气胸或 / 和血胸，并可能损伤食管、心脏、大血管等，影响呼吸和循环功能，伤情多较严重。穿透性损伤如只有入口而无出口者称为盲管伤，有入口又有出口者称为贯通伤。

三、临床表现

在胸部创伤中，除一些特殊的症状和体征外，还有很多共同的临床表现。

（1）胸痛。胸痛是胸部创伤中最为常见的症状之一，疼痛位于受伤处，在咳嗽、深呼吸、体位变动等情况下加剧。在肋骨骨折的患者中最为明显。

（2）呼吸困难。大多数胸部创伤患者都有不同程度的呼吸困难。临床表现为呼吸变浅，频率加快，如气管、支气管有血液或分泌物堵塞，不能咳出，或肺挫伤后产生出血、凝血或肺水肿，则更易导致和加重缺氧及二氧化碳滞留，严重时出现呼吸衰竭。如多根多处肋骨骨折的患者，胸壁软化后出现胸廓的反常呼吸运动、端坐呼吸等。

（3）咯血。支气管和肺损伤后多伴有咯血，开始为新鲜的血痰，以后逐渐变为

第三篇 专科创伤救治

陈旧性血痰直至停止。肺爆炸伤后出现泡沫样血痰。大支气管损伤时，咯血量多且出现早，并可出现气胸、纵隔和皮下气肿。气胸特别是张力性气胸，除影响肺功能外尚可阻碍静脉血液回流，导致循环功能障碍。心包腔内出血则引起心脏压塞症状和体征。

（4）体征。体征变化按损伤性质和伤情轻重而有所不同，可有胸壁挫裂伤、局部压痛、胸廓畸形、反常呼吸运动、皮下气肿、气管及心脏移位征象。叩诊可发现积气呈鼓音，积液则呈浊音。听诊发现呼吸音减低或消失，或可听到痰鸣音。如出现创伤性室间隔缺损，或心脏瓣膜撕裂，则可听到心脏杂音。

（5）其他。

①常合并其他损伤且病情复杂。由于胸部占体表面积的 15%，是心、肺、大血管等重要脏器之所在。因此，严重胸部创伤常常合并其他部位重要脏器的损伤，其病理生理变化复杂。

②伤情重且病死率高。国内文献报道严重胸部创伤合并多发伤患者的病死率，一般为 9.80%~14.60%，也有作者报道高达 38.10%。Delangy 等通过大量病例分析得出胸部创伤合并重型颅脑损伤的病死率为 50%；都定元等报道，严重胸部创伤合并严重的颅脑损伤，病死率为 27.30%，而头、胸、腹部损伤都严重的多发伤病死率则高达 61.90%。

③休克与昏迷并存。严重胸部创伤合并多发伤时休克发生率高，约占 50% 以上；都定元报道的发生率为 63.90%，大多数为重度休克，其特点是低血容量与心源性休克可能同时存在。创伤后休克的主要原因是胸腔及腹腔内脏器和大血管的损伤，导致失血性休克。昏迷的主要原因则是合并有严重颅脑损伤。由于休克和昏迷同时存在，给诊断带来很大困难，容易造成漏诊或误诊。

四、诊断

（1）受伤史。有明确的胸部损伤史。

（2）临床表现和体征。特别对穿透伤伤员应仔细检查伤口，包括大小、走向、有无出口，结合受伤姿势及部位等对估计可能损伤的脏器有一定的帮助。

（3）胸膜腔穿刺或心包腔穿刺。简便而又可靠的诊断方法，对疑有气胸、血胸、心包腔积血的伤员，在危急情况下，可先作诊断性穿刺，抽出积气或积血，既能明确诊断，又能缓解症状。

（4）X 线及 CT 检查。普通 X 线平片价格低廉，检查快捷方便，是目前检查胸部创伤的常规手段，可以观察有无肋骨骨折，反映有无血胸、气胸，判断膈疝、纵隔血肿以及肺损伤等，但可能漏诊或误诊轻度肺挫伤、少量气胸及少量胸腔积液等。常

• 337 •

规 CT 扫描对病变定位准确、直观，可以显示气胸、血胸、肺挫裂伤等并发症，对肋骨、肩胛骨、胸骨骨折、错位及大血管损伤显示更清楚。多层螺旋 CT 采用容积扫描、三维重建技术，在观察肺部损伤情况的同时，还可以对肋骨及肋软骨骨折做出及时可靠的诊断。但在临床检查时，需要立即治疗的胸部创伤一般都能靠 X 线片诊断，而采用 CT 才能检出的胸部创伤大多不需要立即治疗。

（5）超声。床旁超声具有简单快捷、无放射性、可反复进行的优点。对肋骨骨折、心包积液、胸腔积液的诊断或提示穿刺部位均有帮助，特别对气胸和血胸的诊断，具有很高的敏感性和准确度。此外，更重要的是用于心脏损伤的诊断，如房室间隔缺损、瓣膜腱索断裂、胸主动脉及其分支破裂以及主动脉假性动脉瘤等。经食管超声心动图（transesophageal echocardiography，TEE）较经胸超声心动图（transthoracic echocardiography，TTE）对心脏创伤的诊断更有意义，这主要是因为 TEE 影像更清晰，观察更全面。

（6）食管镜和纤维支气管镜。食管镜或食管造影不仅可明确诊断食管穿孔，而且还能确定食管破裂部位、范围及穿孔方向。纤维支气管镜检查对早期诊断和救治气管及支气管损伤具有重要的临床意义，如伤员病情危重可在床旁施行。

（7）电视胸腔镜（video-assisted thoracic surgery，VATS）。VATS 对胸内损伤、出血部位可作出及时准确的诊断和治疗，使胸内手术简单化。创伤性血胸多数为肋间血管损伤出血，在 VATS 指导下用高频电刀电凝或缝扎，一般都能止血，同时对膈肌或胸腹联合伤的伤员提供剖胸探查的确切依据，减少不必要的手术探查。

根据外伤史、临床表现，以及影像学检查等较容易做出诊断。在诊断过程中需要详细了解患者受伤的时间，受伤的机制以及仔细的体格检查等，尽量做到不要漏诊和误诊，也要避免反复会诊延误抢救。胸部创伤合并多发伤伤情严重、变化快，不适宜做耗时的检查，并且在诊断的过程中要遵守诊断与抢救同时进行的原则。在诊断中要强调 3 点：①胸腹腔诊断性穿刺。②床旁 B 超检查。③床旁 X 线检查。这 3 种检查简单易行，结果也比较准确，可为抢救节约宝贵的时间，同时也减少了因搬动患者而加重病情的危险。对生命体征不稳定的患者可行床旁 B 超检查，因为 B 超检查对胸、腹部创伤的定位和定性有重要的价值。对生命体征稳定的患者可行 CT 检查，因为 CT 分辨率高，能够清楚显示头、胸、腹等重要脏器的损伤，还可行三维重建，提高检出率和诊断准确率，因此，在有条件时应该首先选用。胸腔镜和腹腔镜技术可以对胸、腹腔脏器损伤进行诊断并且损伤较小，可同时进行治疗，尤其适用于穿透性胸部创伤合并腹部创伤血流动力学稳定、没有剖胸或剖腹探查术指征者，但血流动力学不稳定的患者禁忌使用胸腔镜和腹腔镜。

五、救治原则

以胸部创伤为主的多发伤，病情多危重，院前或院内创伤救治时，应熟练掌握胸部创伤及胸部创伤为主的严重多发伤处理原则。创伤后诊断处理是否及时准确往往比伤情本身更影响生存率。

（一）基本救治原则

（1）一体化治疗。强调院前急救实行一体化治疗，以使胸部创伤为主的多发伤患者在受伤后"黄金1小时"内得到有效的治疗。

（2）优先处理危及生命的情况和损伤。在早期救治中，必须优先处理危及生命的情况和损伤。这些情况和损伤主要包括：①解除呼吸道梗阻。②封闭开放性气胸。③对张力性气胸者需要立即减压。④连枷胸者需要控制反常呼吸。⑤急性心脏压塞者可行心包穿刺或切开心包减压。⑥胸、腹腔有活动性出血者需要尽快手术止血等。

（3）快速伤情评估。紧急情况下，不允许进行耗时的辅助检查，胸、腹穿刺为简便有效的诊断方法，结合致伤机制分析、快速体检伤员，即可迅速做出是否手术的基本判断。

（4）有效止血。手术止血才是最根本的抗休克措施，扩容只有在分秒必争紧急手术前提下同时进行，对挽救严重伤员才具有关键性作用，不可指望提升血压后再手术而坐失救命良机。

（5）迅速解除通气障碍。在严重胸部创伤，通气障碍有时比失血性休克更快致死，因此，首先应迅速解除通气障碍，并及时纠正失血性休克。胸部创伤为主的多发伤有血气胸者，首先胸腔闭式引流，以保证患者通气功能、观察胸部失血情况，为判断是否剖胸探查，或在胸部创伤伴多发伤进行其他部位手术时估计术中总失血量、制订液体复苏与输血计划提供参考。

（二）先抢救再诊断，边治疗边诊断的处理原则

遵循先抢救再诊断，边治疗边诊断的处理原则，特别注意可能迅速致死而又可能逆转的严重情况。

（1）保持呼吸道通畅。必要时行气管切开或气管内插管。通气障碍是比失血性休克更为迅速的致死原因，确保呼吸畅通，是救治以胸部创伤为主的多发伤的重要环节。主要处理措施包括清除口腔、咽部的血块、异物和分泌物，充分给氧；对于阻塞物在下呼吸道可行气管插管或气管切开，彻底吸出呼吸道阻塞物，并建立确定性气道，

必要时予以呼吸机支持。

（2）维持呼吸。积极处理影响呼吸功能的下列情况：①胸部创伤为主的多发伤患者，低氧血症发生率高，对昏迷、呼吸功能不全或已经发生呼吸衰竭的患者，应及时使用机械辅助通气。通常采用呼气末正压（positive end expiratory pressure，PEEP）通气，因 PEEP 能增加肺功能残气量，从而改善肺内分流异常，增加组织供氧量。②积极处理血气胸。根据受伤史、症状、体征和胸膜腔穿刺及时明确血气胸诊断，有血气胸的患者需要行胸腔闭式引流术，排除胸内积血和减压。尤其对于张力性气胸所造成的患侧肺受压和纵隔移位，需要立即进行胸膜腔穿刺减压或胸腔闭式引流术，切忌依赖影像学检查而使伤员失去抢救时机。③对于连枷胸既要重视肺挫伤又要稳定软化的胸壁，同时控制反常呼吸。

（3）积极止血抗休克，维持循环稳定。①胸部创伤为主的多发伤患者往往伴有不同程度的休克，需要积极寻找和处理导致休克的原因。②尽快建立输液通道，输注胶体、晶体液，及时补充血容量。③采取积极纠正休克措施，血压仍不升，则多伴有严重内出血，需要紧急手术治疗。④对于静脉回流受阻以及心脏压塞所致的低心排出量需要紧急处理，否则可危及生命。⑤对有胸腔大血管损伤、胸腹联合伤等患者要紧急剖胸探查。

（4）重视处理胸部以外的创伤的处理。①以胸部伤为主的多发伤患者常合并其他部位的损伤，需要全面及时地了解病史、查体以及相关的辅助检查。②对于合并腹部损伤的患者，需要重视腹部脏器的损伤，诊断性腹腔穿刺及腹部 B 超检查对诊断有意义。腹部创伤患者早期危及生命的因素是腹腔内大出血，伤后尽早控制出血是抢救伤员生命的关键环节，牢记时间就是生命，必须争分夺秒地抢救。③对于合并严重骨盆骨折大出血者，更容易发生严重的失血性休克，而且并发腹腔内脏损伤发生率高，需要及时处理腹腔内损伤、进行骨盆支架外固定等损伤控制措施。④对于合并有严重颅脑损伤的患者，需要警惕高颅压压迫延髓导致中枢性呼吸、心脏骤停。对这类患者要紧急开颅减压或使用脱水剂治疗。

有报道显示，一组以严重胸部创伤为主的多发伤，总剖胸探查手术率为 51.39%（穿透伤 83.33%、钝性伤 28.57%），需同时剖腹探查手术率为 22.2%（穿透伤 6.5%、钝性伤 33.3%），因此，在严重胸部创伤合并多发伤情况下，必须确定正确的手术处理次序，遵循"挽救生命第一，保存器官第二"的原则，正确决定先剖胸或剖腹对挽救生命具有重要意义。

第二节　胸部创伤的评估与处理路径

对胸部创伤患者的初期评估和处理包括初步评估、生理功能的复苏、再次详细评估和确定性治疗。缺氧是胸部损伤最严重的问题,早期干预的目标是预防或纠正缺氧。对于迅速威胁生命的损伤应尽可能快速、简洁地予以处理。大多数威胁生命的胸部损伤能通过控制气道或恰当地放置胸腔引流管或胸腔穿刺处理。再次评估需要了解受伤经过,并需高度警惕具体的损伤。

一、胸部创伤院前评估与处理

（一）院前评估

（1）进入现场前评估。①评估并确保现场救援人员与伤员的安全。②迅速接近患者。③评估是否需要院前急救人员和物资增援。④评估事故暴力与损伤机制。

（2）按照 ATLS 伤情评估 ABCDE 程序进行伤情评估。迅速辨别和处理危及生命的情况:①气道阻塞。②通气不足,如张力性气胸、开放性气胸、大量血胸、连枷胸。③循环不足,如大出血、心脏压塞,识别心跳骤停,决定是否启动心肺复苏（cardiopulmonary resuscitation, CPR）（按照 CPR 急救 ABCDE 程序:A 开放气道;B 人工呼吸;C 循环,即胸外按压;D 电除颤;E 药物支持治疗）。

（二）院前急救处理

抓住关键问题,对气道处理、通气支持、供氧等重点处置。

（1）颈椎保护下保持气道开放。采用没有头部倾斜的仰头提颏法和双手托下颌法打开气道,检查并吸引或手指清除口腔及上呼吸道内的阻塞物（分泌物、黏膜、血液、呕吐物、假牙、骨碎片、异物等）,保持气道通畅;如患者意识丧失并伴咽反射消失,需放置口咽通气道暂时维持呼吸;对于可能无力维持气道完全开放者,需气管插管。

（2）给氧和通气支持。尽快使用纯氧通气,人工通气频率 12~16 次 / 分。

（3）连枷胸和肺挫伤。在优先保证气道通畅的前提下,给予供氧和通气支持,维持 $SpO_2>95\%$。如果出现严重呼吸困难应给予气管插管。

（4）张力性气胸。评估吸气阻力是否增加、面罩吸氧后是否仍有通气困难表现、呼吸音增强或减弱、血流动力学不稳定。急救时用粗针头穿刺减压,或胸腔闭式引流。

（5）开放性气胸。立即用敷料封闭伤口,使开放性气胸变为闭合性气胸,一旦出现张力性气胸征象,应及时开放覆盖的敷料减压。

（6）胸腔内大出血。需要手术才能止血,现场无剖胸手术条件,应立即建立静脉通道，低压容量复苏，快速转运至有条件的合适的医疗机构及时手术治疗。

（7）转运后送。迅速将患者转运至就近合适的医疗机构进行确定性急救和处理。

二、胸部创伤院内评估与处理路径

（一）快速伤情评估的一般原则

按照 ATLS 创伤急救 ABCDE 程序进行伤情评估，迅速辨别和处理危及生命的损伤；识别心搏骤停，决定是否启动心肺复苏。

（1）体检。包括评估上呼吸道、胸壁对称性与稳定性、呼吸音、心音和循环功能状况。早期评价需特别注意皮下气肿、颈静脉怒张和气管移位的表现。

（2）开始复苏与给氧。在进行诊断检查的同时就应开始复苏，面罩高流量给氧，如果患者对容量复苏无反应（持续性低血压、酸中毒、碱缺失），应考虑胸腔内进行性出血，应再次评价有无心脏压塞、张力性气胸和急性心源性休克。对非控制性失血休克患者，在剖胸手术控制出血前，注意限制性（低压性）液体复苏原则。

（3）监测与辅助检查。①持续脉搏血氧饱和度与心电监测。②评估早期摄取急诊床旁胸部 X 线片。③采集病史、动脉血气分析、心电图。

（4）紧急剖胸探查手术指征。无论穿透性还是钝性胸部创伤，需确定有无以下立即手术的指征：①大量血胸（胸腔引流管置入后引流血液 >1 500 mL）。②胸腔内进行性出血（>200 mL/h，连续 ≥ 4 小时）。③心脏压塞。④胸廓出口处血管损伤伴血流动力学不稳定。⑤胸壁破裂伴胸壁组织缺损。⑥胸腔引流持续重度漏气。⑦伤后大咯血。⑧膈肌破裂。⑨内镜或影像学证实的气管、支气管损伤。⑩内镜或影像学证实的食管损伤。⑪胸部大血管损伤的影像学证据。⑫可疑空气栓塞。⑬纵隔穿透伤，病情迅速恶化。⑭明显的弹片栓塞心脏或肺动脉。⑮近肝静脉损伤经心脏放置下腔静脉分流管。⑯急性血流动力学衰竭和院内心跳骤停。⑰穿透性躯干创伤患者复苏性剖胸探查术。

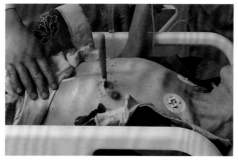

图 13-2-1　穿透性胸部创伤

注：剖胸术前不应拔出锐器等异物，以免引起难以控制的大出血

（二）穿透性胸部创伤的快速评估与处理路径

1. 评估与处理方法

（1）锐器所致穿透伤。锐器等异物未拔出的患者，在剖胸术前不应拔出，以免引起难以控制的大出血（图 13-2-1）。

（2）评估胸部伤口的位置与数量。

避免探寻伤口来确定深度或方向，因为探查伤道可致气胸或血胸。

（3）胸部 X 线片。在胸壁伤口置金属标记物，摄取急诊床旁胸部 X 线片，根据伤道轨迹确定解剖损伤的轮廓。

（4）静脉通道建立和抽取血液标本。建立大口径静脉通道，对血流动力学不稳定者抽血实验室检查。

（5）气胸或血胸处理。气胸或血胸者放置胸腔引流管，根据胸腔引流量和血流动力学稳定性，有指征者施行剖胸探查。

（6）血流动力学监测与处理。①血流动力学不稳定者，放置胸腔引流管后，血流动力学仍不稳定，需在急诊室或手术室行剖胸探查。②血流动力学不稳定放置胸腔引流管后血流动力学稳定者，有纵隔或横穿纵隔的伤道者，需进行超声心动图、主动脉造影、纤维支气管镜（简称"纤支镜"）、食管造影、增强 CT 扫描、剑突下心包开窗探查等检查。

（7）胸部 X 线复查。胸部 X 线片阴性者，6 小时内复查。因为初次胸部 X 线片阴性者，有 7%~10% 的创伤患者发生延迟性血 / 气胸。

（8）其他。预防破伤风治疗；对不需要手术处理的一般穿透伤，不推荐常规使用抗生素。

2. 处理流程

穿透性胸部创伤的快速处理流程如图 13-2-2 所示。

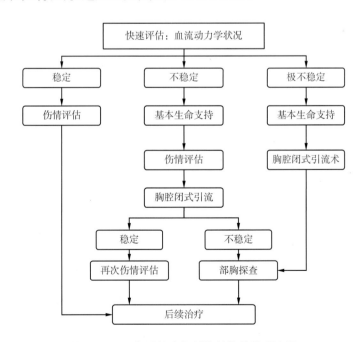

图 13-2-2　穿透性胸部创伤的快速处理流程

（三）纵隔区域穿透性损伤的快速评估与处理路径

（1）诊断。主要依靠临床判断、伤道或子弹弹道、胸部 X 线片发现损伤的存在，并快速评估患者的气道、血流动力学状况。

（2）分级。根据血流动力学状况将患者分为极危重、不稳定、稳定三级（图13-2-3）。

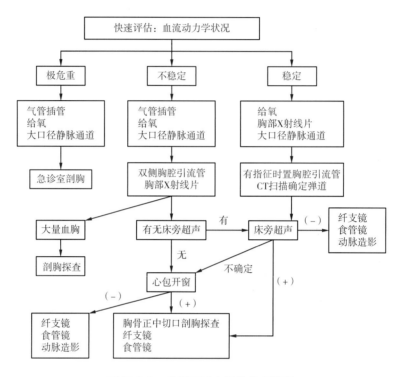

图 13-2-3　纵隔区域穿透伤处理流程

1）极危重（濒死）患者的评估与处理。患者表现为濒死呼吸、血压测不出。处理方法：①立即气管插管、给氧、开始容量复苏。②立即施行左前外侧切口剖胸探查术，控制出血或缓解心脏压塞。③必要时可向右横断胸骨进行右侧剖胸探查术，即蛤壳状剖胸（clamshell thoracotomy）。

2）不稳定患者的评估与处理。患者表现为低血压，收缩压（systolic blood pressure，SBP）<13.33 kPa（100 mmHg），纵隔区域弹道伤常伤及肺、心、胸壁血管、大血管、食管、气管或支气管、肺动脉或肺静脉。处理方法：①评估气管插管的必要性，给氧，开始容量复苏。②摄取急诊室床旁 X 线胸片。③气胸或血胸时，放置胸腔引流管。④如有条件，行急诊室床旁超声检查心包积液：阳性者，立即经胸骨正中切口剖胸探查；可疑者，行剑突下心包开窗或剖胸探查；阴性者，可能是由于心包腔内血液流入胸腔而使心包腔减压造成的假阴性；如无急诊室床旁超声，则将患者送手术室行剑突

下心包开窗探查。⑤根据胸腔引流量和血流动力学稳定性，有指征者施行剖胸探查。⑥控制胸腔大出血后行纤维食管镜或纤维支气管镜检查，以诊断呼吸道或食管损伤。⑦从伤道或弹道怀疑大血管损伤，且无其他手术指征者，行血管造影。

3）伤情稳定患者的评估与处理。①评估有无心脏、大血管、食管、气管和支气管、肺损伤等。②评估气管插管的必要性，给氧，开始容量复苏。③在急诊室床旁摄X线胸片，静脉和口服造影剂后增强CT扫描，或动脉造影、纤支镜、食管造影、超声心动图等。④气胸或血胸时，放置胸腔引流管。⑤急诊室床旁超声检查以诊断心包积液。⑥如无急诊室床旁超声检查，将患者送手术室行剑突下心包开窗探查。在手术室可同时或在术后行纤支镜或纤维食管镜检查，以明确有无气管、支气管或食管损伤。⑦从伤道或弹道怀疑大血管损伤，行血管造影以评价潜在的血管损伤。

（四）钝性胸部创伤的评估与处理路径

（1）确保气道通畅、快速和充分复苏。①必须考虑和排除气管、支气管损伤。②有主支气管断裂引起张力性气胸时，迅速安放胸腔引流管，在急诊室进行双腔气管插管，确保健侧通气，或急诊室剖胸钳闭损伤主支气管近断端，以保证健侧通气；否则因为全部潮气量被胸腔引流吸出，患者可在十余分钟内迅速死亡。

（2）心脏压塞处理。如果患者具有心脏压塞体征，必须考虑钝性心脏损伤。此外，张力性气胸也可表现为心脏压塞的一些体征，需加以鉴别。

（3）快速体检。予以救命性处理后，应快速进行体检。①快速评估检查颈部血肿和捻发音。②观察胸廓运动和反常活动，确定呼吸音状况。如果一侧无呼吸音，需立即行胸腔闭式引流；严重反常呼吸或塌陷胸应予纠正，可先采用肋骨悬吊牵引，根据病情再行内固定术；如果患者呼吸音减弱而且伤情稳定，可及时摄取胸部X线片。

（4）影像学特征性表现。对于严重钝性胸部创伤需要注意以下影像学特征性表现：①胸膜腔积气或积液提示气胸或血胸。②纵隔影增宽或异常提示主动脉或主要分支损伤。③肺野液体密度提示肺挫伤。④膈肌模糊提示膈肌破裂。⑤肋骨骨折提示连枷胸。⑥软组织积气提示气胸等。

（5）诊断。通过仔细的体检和高质量的胸部X射线片即可对大部分胸部损伤做出诊断。对于血流动力学稳定者，多层螺

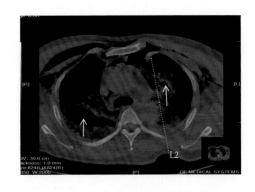

图 13-2-4　钝性胸部创伤 CT 扫描

注：可见胸部皮下气肿、肋骨骨折、双侧血气胸、纵隔气肿、肺挫裂伤（双侧肺内气囊肿，白色箭头）

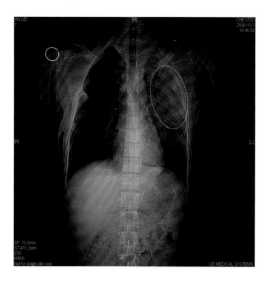

图 13-2-5　钝性胸部创伤 CT 定位片

注: 患者男, 19 岁, 交通伤, 见左上肺内巨大血肿（白色虚线圈）, 伤员咯粉红色血液

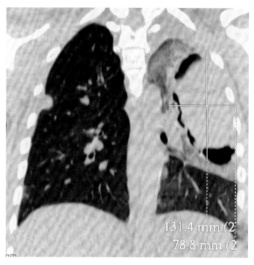

图 13-2-6　钝性胸部创伤 CT 三维重建

注: 与图 13-2-5 同一钝性胸部创伤患者, 左肺上叶巨大血肿 13.1 cm × 7.8 cm

旋 CT 扫描或 CT 血管成像（CT angiography, CTA）检查已成为创伤患者评估的一项重要手段（图 13-2-4—图 13-2-6）, 结合 TEE 等检查, 严重胸部创伤可以获得快速评估。

（6）剖胸探查。根据胸腔引流量和血流动力学稳定性, 有指征者施行剖胸探查。

钝性胸部创伤处理流程如图 13-2-7 所示。

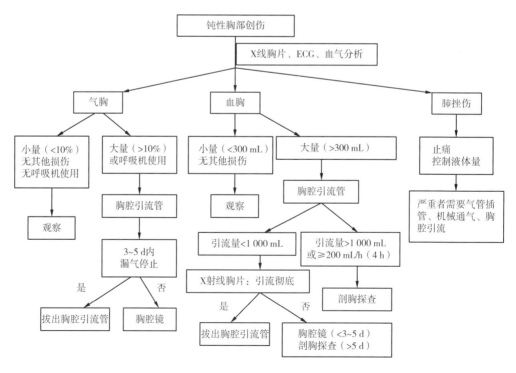

图 13-2-7　钝性胸部创伤处理流程

第三节　常见胸部创伤

一、肋骨骨折

近年来，随着交通和经济的发展，胸部创伤，尤其是肋骨骨折（rib fracture）的发生率呈明显上升趋势，特别是交通伤已成为胸部创伤的首位致伤原因。肋骨骨折是胸部交通伤最常见的形式，约占胸部创伤的61%~90%。其中第4—9肋是骨折多发部位，高位肋骨（第1—3肋）骨折常预示伴有大血管损伤的严重创伤，而低位肋骨（第11—12肋）骨折多存在腹腔脏器损伤。3根以上相邻肋骨同时有两处或两处以上的骨折称为多根多处肋骨骨折，可因胸壁不稳定、连枷胸导致呼吸循环改变而发生严重的呼吸循环功能障碍。儿童的肋骨由于胶原含量高而富有弹性，因此不易折断。老年人骨质疏松，肋骨脆性较大，容易发生骨折。多根肋骨骨折，尤其是合并血气胸和反常呼吸者，可引起呼吸、循环功能障碍，如处理不当，可致死亡。

（一）病因

因胸部受到撞击，直接施压于肋骨，使承受打击处肋骨猛力向内弯曲而折断。胸部前后受挤压的间接暴力，则可使肋骨向外过度弯曲处折断。

（二）病理

不同的撞击作用方式所造成的肋骨骨折病变可具有不同的特点，作用于胸部局限部位的直接暴力所引起的肋骨骨折，断端向内移位，可刺破肋间血管、胸膜和肺，产生气胸或／和血胸。间接暴力如胸部受到前后挤压时，骨折多在肋骨中段，断端向外移位，刺伤胸壁软组织，产生胸壁血肿和软组织损伤。第1—3肋骨骨折常合并锁骨或肩胛骨骨折，并可能合并胸内脏器及大血管损伤、支气管或气管断裂，或心脏挫伤，还常合并颅脑伤。第10—11肋骨骨折可能合并腹内脏器损伤，特别是肝、脾和肾破裂，还应注意合并脊柱和骨盆骨折。

（三）临床表现

局部疼痛是肋骨骨折最明显的症状，且随咳嗽、深呼吸或身体转动等加重。疼痛以及胸廓稳定性受破坏，可使呼吸动度受限、呼吸浅快和肺泡通气减少，伤员不敢咳嗽，痰液潴留，从而引起下呼吸道分泌物阻塞、肺湿变或肺不张，这在老弱伤员或原有肺部疾患的伤员尤应予以重视。若多根多处肋骨骨折导致连枷胸，则出现明显的反常呼吸运动，出现不同程度的呼吸困难和循环障碍。

体检发现受伤的局部胸壁可有肿胀、压痛，甚至可有骨擦感。用手挤压前后胸部，局部疼痛加重甚至产生骨擦音，即可判断肋骨骨折并可与软组织挫伤鉴别。多根多处肋骨骨折，伤侧胸壁可有反常呼吸运动。若伴有皮下气肿、气胸、血胸并发症等，则还有相应的体征。

（四）诊断

（1）受伤史。明确的胸部外伤史。

（2）临床表现和体征。局部疼痛，多根多处肋骨骨折可有反常呼吸运动。按压胸骨或肋骨的非骨折部位（胸廓挤压试验）而出现骨折处疼痛（间接压痛），或直接按压肋骨骨折处出现直接压痛阳性或可同时听到骨擦音、手感觉到骨擦感和肋骨异常动度。

（3）放射检查。X线、CT检查或CT三维成像可显示肋骨骨折断裂线、断端错位，对气胸、血胸、肺挫裂伤、大血管损伤等并发症做出及时可靠的诊断。

（五）治疗

肋骨骨折多可在2~4周内自行愈合，治疗中也不像四肢骨折那样强调对合断端。单纯性肋骨骨折本身并不致命。治疗的重点在于对连枷胸的处理，对各种合并伤的处理以及防治并发症，尤其是呼吸衰竭和休克。

（1）单纯性肋骨骨折。处理原则是止痛、固定和预防肺部感染。可口服或必要时肌注止痛剂。肋间神经阻滞或痛点封闭有较好的止痛效果，且能改善呼吸和有效咳嗽功能。预防肺部并发症主要在于鼓励伤员咳嗽、经常坐起和辅助排痰，必要时行气管内吸痰术，适量给予抗生素和祛痰剂。如为开放性肋骨骨折，单根肋骨骨折伤员的胸壁伤口需彻底清创，修齐骨折断端，分层缝合后固定包扎。如胸膜已穿破导致血胸、气胸，则需作胸腔闭式引流术。多根多处肋骨骨折者，清创后可进行内固定术（见连枷胸的处理）。术后应用抗生素，以防感染。

（2）多根多处肋骨骨折。若未出现连枷胸，可按单纯性肋骨骨折进行处理。若出现连枷胸，则按连枷胸处理。

二、胸骨骨折

胸骨骨折是由于外力作用胸壁，胸壁遭受猛烈撞击或受到挤压而造成的，主要由车祸的减速伤或直接撞击伤引起，亦可是挤压及钝器直接打击造成的损伤，身体运动中前胸被硬物撞击等脊柱过度屈曲亦可造成胸骨骨折。其中仅有13%是由气囊引起的，而有18%则是因为气囊失灵造成的。据统计，胸骨骨折发生率约0.64%（267/42 005），其中小车引起占0.81%（251/31 183），摩托车引起占0.19%（5/2 633），载重车引起占 0.11%（4/3 258）。损伤部位多位于胸骨柄与体部交界处或胸骨体，骨折线多为横行或斜行。如出现骨折断端移位，通常为骨折下断端向前，两者重叠，但胸骨后骨膜常保持完整。胸骨骨折可合并心脏大血管、胸壁血管及气管损伤而引起胸腔积血、气胸和反常呼吸等严重并发症。胸骨骨折死亡率可达 30%，主要是因其严重合并伤，而非胸骨骨折本身所致。

（一）临床表现

可有胸部剧痛、气促、发绀，局部有挫伤、血肿、压痛、骨擦感，咳嗽及深吸气时疼痛加剧。对于胸骨骨折合并有胸腹脏器损伤者，由于所遭受外力较强大，通常有多处肋骨骨折，形成连枷胸的比例较高，胸廓的稳定性差，易出现反常呼吸，短时间内引起呼吸、循环衰竭。骨折重叠移位时，可触及畸形及骨擦音或骨折端随呼吸移动。

（二）诊断

（1）胸部创伤史。

（2）临床症状及体征。

（3）胸部 X 线（胸骨侧位或斜位）或 CT 检查可显示胸骨骨折和移位。

（4）超声检查对胸骨骨折（特别是胸骨柄骨折）的诊断更准确、快速。

鉴别诊断胸骨骨折并不困难，临床上需要鉴别的疾病较少，主要是防止漏诊。早期漏诊的主要原因是纵隔与胸骨影重叠，胸部正位 X 线片不易显示；胸部及全身的其他严重创伤如多发肋骨骨折、血气胸、肺挫伤、颅脑损伤特别是昏迷等掩盖了胸骨骨折，尤其是对无移位的胸骨骨折更易漏诊。

（三）治疗

无明显移位的单纯胸骨骨折遭受的外力多较轻，合并脏器损伤的机会少，一般不需要手术，可卧床休息 3~4 周，平卧位时应不用枕头或于两肩胛间垫一薄枕，保持挺胸位。疼痛剧烈时，可口服镇静镇痛药物。但应密切观察病情变化，并监测心肌酶谱和心电图。如出现心肌酶异常升高及延迟出现的心电图异常，如 ST 段改变和各种心律失常等，应考虑存在心脏损伤，并及时给予心肌营养药和吸氧等相应治疗。

对有明显移位的胸骨骨折伤员，或伴有连枷胸者，应积极采取手术治疗，采用手术固定较非手术方法更可靠，且有利于伤员恢复。胸骨骨折有移位者胸内器官损伤的发生率高，如心脏损伤、支气管损伤等，若延误治疗将带来严重后果，而积极手术能尽快发现并处理合并伤。手术可以横切口或正中切口，用骨膜剥离器或持骨器撬起骨折端，使上下断端复位对合，然后在骨折断端附近钻孔，以不锈钢丝固定或用胸骨针缝合固定。如有连枷胸，则同期固定肋骨断端以消除反常呼吸。同时探查和处理胸内合并伤，有心包积血时应打开心包处理心脏损伤。术后注意观察呼吸和心律，止痛，加强呼吸道管理，防止肺炎、肺不张、呼吸功能不全等并发症发生。

应重视合并伤的诊断和处理。胸骨骨折的处理应分清轻重缓急，首先处理危害生命的损伤，如失血性休克、心脏压塞、张力性气胸、活动性血胸及颅脑损伤等。任何胸骨骨折一旦诊断明确，原则上都应住院观察和治疗。

三、连枷胸

连枷胸（flail chest）占钝性胸部创伤的 10%~15%，死亡率则可达 30%~36%。在车祸等暴力撞击下，先是胸廓发生压缩变形，如暴力巨大，则造成多根多段肋骨骨折，形成连枷胸。连枷胸是指 3 根及以上相邻肋骨发生两处及以上骨骨折，或 3 根及以上相邻肋骨骨折合并多根肋软骨骨骺脱离，或双侧多根肋软骨骨折或骨骺脱离，也可以是因胸骨发生直接撞击后所产生的分离浮动的现象。此时患者的局部胸壁因失去肋骨的支撑而软化，出现反常呼吸运动现象，即吸气时，软化区的胸壁内陷而不随同其余胸廓向外扩展，呼气时软化区向外鼓出；伤员出现呼吸困难、发绀等表现，严重时可发生呼吸循环衰竭而死亡，是一种严重威胁生命的胸部创伤。连枷胸患者钝性心脏损伤发病率明显增高，应引起高度重视。儿童连枷胸不多见，可能与儿童胸壁顺应性较高有关。连枷胸是高能量创伤导致严重损伤的标志，成人连枷胸约 50% 伴肺挫伤、70% 以上有气胸和 / 或血胸，而且常伴头部、四肢、腹部及骨盆损伤。文献报道，在 Ⅰ 级创伤中心处理的连枷胸，1/3 死于非胸部创伤。

可依据损伤部位和范围对连枷胸进行分类，胸骨肋软骨关节或邻近肋骨骨折导致的胸骨分离形成的连枷胸称为胸骨型连枷胸，连续多根肋骨两处及两处以上骨折可能导致前壁型、侧前壁型或后壁型连枷胸。

（一）损伤机制

连枷胸通常由于直接撞击造成，损伤机制包括：①机动车高速撞击、摩托车祸、车撞人，以及高处坠落。②在工农业事故中，胸部受压导致的严重挤压伤可引起连枷胸。③心肺复苏时，胸部按压也可造成胸骨型连枷胸。④导致骨折或脱位的力量大小不尽相同。导致连枷胸暴力大小的多样性一定程度上解释了为什么连枷胸范围大小对预测深部肺挫伤及预后不重要。年轻患者较年长者胸廓柔韧性高，发生连枷胸的暴力也更大；在儿童中可能有严重肺挫伤而没有肋骨骨折；在简单、低能量损伤情况下，骨质疏松的老年患者可能出现连枷胸而没有内在的肺挫伤，甚至有报道称在以骨质疏松和肾性骨营养不良为表现的骨病患者没有明确创伤或仅有轻微创伤时也可发生自发性连枷胸。

（二）病理生理

（1）胸壁反常运动。①连枷胸患者由于胸廓的完整机制受到破坏，吸气时浮动的部分胸壁向胸腔内移动，同时造成心脏和纵隔向健侧移位，呼气时浮动的部分胸壁向胸腔外凸出，心脏和纵隔向患侧移动，这种情况称为胸壁反常运动。②胸壁反常运动使双侧肺通气量降低，胸膜腔内生理负压丧失，发生肺不张。③由于潮气量下降，动静脉血在肺内分流，肺泡 - 动脉血氧压差加大，形成严重低氧血症。

（2）肺挫伤。①胸壁塌陷使伤处胸腔内的肺组织发生挫伤，大量液体蛋白和细胞内物质渗出到间隙和肺泡内形成肺水肿。②肺水肿使肺顺应性下降，气道阻力增加，分泌物积聚；由于气体弥散减少，肺内动静脉分流增加，动脉血氧饱和度下降。

创伤早期，尽管有胸壁塌陷，胸壁反常运动并不明显，而在创伤后几小时胸壁反常运动逐渐明显起来。这是由于创伤后，患者不敢用力呼吸，不能咳嗽，肺的通气功能受损，潮气量下降，加上疼痛、肌肉痉挛，患者不愿改变体位，使胸廓相对固定，胸壁运动减少。这些因素又导致呼吸道分泌物蓄积，血和液体在肺内的渗出增加，使肺湿变后肺的阻力增加，肺通气需要的压力增加，使胸腔内压增加，呼吸时的力量增加，作用于塌陷的胸壁，造成胸壁反常运动。

目前认为，连枷胸患者出现的呼吸窘迫与低氧血症，主要是肺挫裂伤所致的肺实质损害，并非来自反常呼吸，而软化胸壁下的肺实质损害才是连枷胸最重要的病理生理变化。

（三）诊断

通过体格检查即可诊断连枷胸，诊断要点如下：①钝性胸伤体检时应充分暴露身体，进行前、后、两侧全面检查。②临床诊断，而非影像学诊断，应当在几个呼吸周期内对患者多个方向观察，结合咳嗽、深呼吸运动以明确患者有无局部反常呼吸。③放射学检查可以明确多发肋骨骨折（图 13-3-1），但连枷胸诊断通常是临床判断，在评估肺组织的深部损伤时，CT 较 X 线平片更精确。④伴发损伤，常伴肺挫伤，与胸壁损伤相比并发症和病死率与肺实质损伤更相关；可能发生气胸或血胸，可以迅速或延迟表现；15% 患者伴发腹部损伤。⑤诊断注意事项，创伤发生至有连枷胸表现的时间各不相同，可能出现延迟性连枷胸表现，Landercasper 等报道诊断延迟 1~10 天高达 22%，Shackford 等

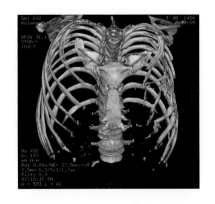

图 13-3-1　三维 CT 胸廓重建图

注：交通事故挤压致连枷胸，左胸多根多段肋骨骨折

报告诊断延迟 18~75 小时者占 14%；颈椎损伤患者可出现类似连枷胸的表现而无确切胸部损伤；四肢瘫痪患者可能由于肋间肌和辅助呼吸肌的瘫痪而随着吸气出现双侧向内的反常呼吸运动；C7 损伤引起 Brown-Sequard 综合征患者出现单侧连枷胸表现。

（四）治疗

临床和实验研究发现，胸壁固定纠正反常呼吸运动仍然是非常重要的连枷胸治疗手段，国外的研究也发现对不稳定胸壁进行内固定治疗的好处是显而易见的。因此，连枷胸的现代治疗重在肺挫伤、胸廓稳定、处理合并伤及有关并发症等方面。

1. 急救处理要点

急救处理的首要目的是保证重要器官的供氧，因此保证气道通畅，维持通气给氧是第一位。

（1）保证呼吸道通畅。①现场应迅速清除口腔、上呼吸道内异物、血液及分泌物。②对咳嗽无力、不能有效排痰或呼吸衰竭者，迅速作气管插管或气管切开，以利给氧、吸痰和必要时机械辅助通气治疗。③吸痰、给氧。④必要时急诊纤支镜检查诊断排除支气管损伤的同时作吸痰治疗。

（2）防治休克。针对休克发生原因，积极进行处理。①纠正呼吸循环功能紊乱。②尽快判明是否合并气胸或血胸，若有应尽早胸腔闭式引流，解除对肺的压迫使肺膨胀，并通过胸腔引流管监测胸腔出血和漏气的情况。③若有张力性气胸，可先用一个粗针头经锁骨中线第 2 肋间插入胸腔排气，随后再建立胸腔闭式引流。④输液、输血。⑤迅速控制和治疗创伤性出血，需要建立有效的静脉通道，迅速补充血容量同时对合并伤行相应的手术止血，如高度怀疑腹部损伤时，宜积极剖腹探查。

（3）维持正常的胸廓活动。①若胸壁软化范围小，除止痛外，仅需连枷胸的基础治疗。②开放性气胸应及时封闭伤口，胸腔闭式引流。③因胸痛使胸廓活动受限者，采用止痛措施。④胸壁反常呼吸运动的局部处理：既往使用的沙袋或重物压迫、棉垫加压包扎、巾钳悬吊牵引法、呼吸机气体内固定法等胸壁固定的观念已过时，不再使用。现场急救时，对连枷胸胸壁软化明显者可用气囊导尿管牵引法（既作牵引又作胸腔闭式引流用），经胸壁软化区中心肋间切口置入 24# 气囊尿管至胸膜腔内，将气囊充气或生理盐水，尿管远端连接牵引绳以软袋生理盐水作为牵引重物（根据牵引后胸壁软化纠正情况调节袋内生理盐水量），尿管远端内腔可连接胸腔闭式引流瓶作胸腔闭式引流用。

2. 评估和观察

初期评估重点保障通气和气道开放，检查有无连枷胸患者通常伴有的胸部或胸部以外致命性损伤存在。

3. 基础治疗要点

（1）给氧。保持氧饱和度在 90% 以上。

（2）积极呼吸物理治疗。包括吸痰（上呼吸道及支气管）、深呼吸、早期翻身、湿化气道等措施，对所有连枷胸患者都适用。

（3）气管插管机械通气。在急诊室未气管插管的患者，收入 ICU 或创伤外科或胸外科后，应严密观察有无呼吸失代偿，有指征者使用气管插管和机械通气。

（4）正确复苏和适当的液体选择，可避免发生呼吸衰竭。①一般在院前或急诊室使用晶体液不超过 1 000 mL。②当合并伤或较长时间手术需要输入较多液体时，注意维持血浆胶体渗透压，应多选一些血或其他胶体。③在复苏和麻醉时防止静脉压升高进一步加重肺水肿。④输液速度和种类取决于休克的表现，若无进行性出血，补液应适度，限制液体输入量。失血性休克一旦纠正，则应及时限制水、钠的输入，并适时使用利尿剂。

（5）对症及支持治疗。①鼓励深呼吸，帮助患者咳嗽和更换体位。②雾化吸入。③振荡或旋转病床。④利尿。⑤使用糖皮质激素。⑥预防性抗生素使用。⑦营养支持。⑧间歇性正压通气。⑨早期固定长骨骨折。

（6）有效镇痛对于有效咳嗽及改善肺活量都有帮助。①非甾体抗炎药物（nonsteroidal anti-inflammatory drugs，NSAIDs）。②静脉用麻醉剂。③患者自控镇痛泵（patient controlled analgesia，PCA）。④局麻药持续肋间神经阻滞。⑤持续硬膜外镇痛。最有效控制疼痛的方法是硬膜外阻滞，而肋间神经阻滞和持续麻醉药硬膜外镇痛能有效缓解疼痛且无中枢性呼吸抑制作用。

（7）持续反复评估。①体格检查。②动态 X 线胸片或 CT 随访。③动态动脉血气分析。④血氧饱和度监测。⑤动态肺活量测定。⑥肺部并发症监测。

4. 胸部损伤的进一步处理

有下述情况者，应及时进行剖胸探查。①大量血胸：胸引管置入后即引流出血液 >1 500mL。②胸腔内进行性出血（>200 mL/h，连续 ≥ 4 小时）。③心脏压塞。④胸壁破裂。⑤胸腔引出大量气体或严重气管支气管损伤、肺实质裂伤范围较大者。⑥胸廓出口血管损伤伴血流动力学不稳定。⑦食管损伤。⑧胸部大血管损伤的影像学证据。⑨可疑空气栓塞。⑩胸腹联合伤。

5. 肺挫伤与肺部并发症的处理

（1）肺挫伤的治疗。包括限制液体、糖皮质激素、白蛋白、呼吸物理治疗、镇痛、给氧等。

（2）肺部并发症及处理。连枷胸发生肺部并发症很普遍。连枷胸 / 肺挫伤生存患者肺不张、肺炎、胸腔积液发生率分别为 34%、26%、21%，医院获得性肺炎、肺气压伤、大面积肺不张发生率高达 49%，未气管插管治疗的连枷胸或肺挫伤患者肺炎发生率为 6.4%，而气管插管呼吸机治疗的连枷胸患者肺炎发生率高达 44%，其中住 ICU 病危的连枷胸患者 72 小时后近一半患者会出现革兰氏阴性细菌定居，其中 1/4 发展为医院性肺炎。处理措施包括：①肺不张的处理。间歇性正压通气、拍背、体位引流、气管支气管内吸痰或纤维支气管镜检查，既做诊断又具治疗作用，可明确有无气管支气管损伤，可以有效清除呼吸道残留的血液和气道分泌物，对处理肺不张是有必要的。②早期恢复活动，有助于防止肺部并发症。对于严重肺损伤的病例，振荡运动及旋转床有助于减少肺炎的发生和机械通气的时间。③早期对长骨和骨盆的固定也是有益的。

6. 气管插管与机械通气治疗

气管插管与气管切开的相对优点以及何时气管切开仍存争议。早期气管切开具有改善呼吸道卫生、减少肺炎发生、避免喉部损伤的优点。但多数连枷胸患者仅需要短期的通气支持，因此，机械通气并非常规气管切开指征。在颅颌面部广泛损伤患者，特别是有上呼吸道阻塞证据，以及插管患者预计机械通气支持时间超过 7~10 天时，应气管切开。

呼吸衰竭是连枷胸患者需要气管插管机械通气的首要指征。在导致呼吸衰竭的发生过程中，连枷胸伴有的胸腔内脏器损伤严重度比胸廓反常呼吸运动更为重要，因此，对于连枷胸患者机械通气治疗重在纠正肺气体交换异常，而非纠正胸壁的不稳定。

有下列呼吸衰竭表现一项或多项者为连枷胸患者机械通气的指征：①进行性呼吸疲乏的临床体征。② RR>35 次 / 分或 <8 次 / 分。③ $FiO_2 \geq 0.5$ 时 PaO_2<8 kPa（60 mmHg）。④ $FiO_2 \geq 0.5$ 时 $PaCO_2$>7.33 kPa（55 mmHg）。⑤ PaO_2/FiO_2 比率 ≤ 200。⑥肺活量（VC）<15 mL/kg。⑦ $FEV_1 \leq 10$ mL/kg。⑧吸气力（Inspiratory force）≥ -25 cmH_2O。⑨肺泡 – 动脉血氧梯度（FiO_2=1 时 A-a DO_2 kPa）>60。⑩肺内分流（Qs/Qt）>0.2。⑪死腔 / 潮气量比率（VD/VT）>0.6。⑫有严重休克的临床证据。⑬连枷胸伴有严重的颅脑损伤，患者意识不清醒、不合作。⑭需要手术的严重合并伤。⑮气道梗阻。

在气管插管机械通气治疗的连枷胸患者，在胸壁稳定性恢复之前即可脱机。辅助呼吸的终止应当取决于呼吸力学测定和动脉血气分析指标恢复，而不是连枷胸的解决。

7. 胸壁手术内固定

近 20 年来的临床和实验研究发现胸壁内固定（open reduction internal fixation，ORIF）纠正反常呼吸运动是非常重要的手段，对不稳定胸壁进行内固定治疗的好处显而易见。由于一些连枷胸患者本来情况较好而不需要气管插管、机械通气及手术；而另有许多患者是因为骨折或其他损伤手术才需要简短的机械通气治疗。手术切开复位内固定的目的是恢复正常的呼吸力学机制、减轻疼痛、防止胸壁畸形、完全不用或减少呼吸机使用时间。因此，对于连枷胸肋骨骨折切开复位内固定术的指征要严格掌握。

（1）手术切开复位内固定术指征。①有严重胸部创伤需要剖胸探查者。②连枷胸有明显的大面积胸壁软化者。③粉碎性骨折，保守治疗后畸形将严重影响呼吸功能者。④肋骨骨折断端移位明显可能损伤神经、血管者。⑤胸骨骨折明显移位疼痛难以控制者。⑥长时间明显的胸壁不稳定造成脱机困难者。⑦连枷胸手术固定的相对指征，胸痛剧烈难以忍受者。

（2）手术切开复位内固定术方法。连枷胸或胸骨可以用钢丝、螺钉、克氏针、锁定重建钛板、镍钛记忆合金肋骨环抱接骨支架（Judet struts）、可吸收生物钉板（bioabsorbable plates and screws）等进行内固定。手术的暴露通过在骨折处直接作切口或标准的后外侧剖胸切口来完成。

不是所有的肋骨骨折都需要固定。①建议内固定的肋骨骨折：对于胸壁支撑作用大、错位明显的第3—10肋腋段及前胸壁骨折；多处、粉碎性骨折。②不建议内固定的肋骨骨折：第1—2肋骨骨折位于胸廓上端对呼吸功能无明显影响，而且因靠近锁骨下动脉，固定时容易导致副损伤；浮肋及肩胛骨区域背段肋骨骨折对反常呼吸影响不大；后肋与脊柱交界处骨折固定困难，身体瘦弱者可能有异物感；儿童及青少年应用环抱式固定器影响肋骨发育；邻近错位未行固定的肋骨骨折受牵引后自动复位，或由不稳定变为稳定骨折。

（五）胸壁创伤处理的关键临床路径

胸壁创伤处理的关键临床路径如图13-3-2所示。

四、气胸

胸膜腔内积气称为气胸（pneumothorax），多由于身体受到撞击导致肺组织及支气管破裂，空气逸入胸膜腔，或因胸壁伤口穿破胸膜，胸膜腔与外界沟通，外界空气进入胸膜腔所致。气胸分为闭合性、开放性和张力性气胸三类。在胸部创伤中，气胸的发生率仅次于肋骨骨折。

（一）闭合性气胸

闭合性气胸（colsed pneumothorax）多为胸部创伤致肋骨骨折的并发症，肋骨断

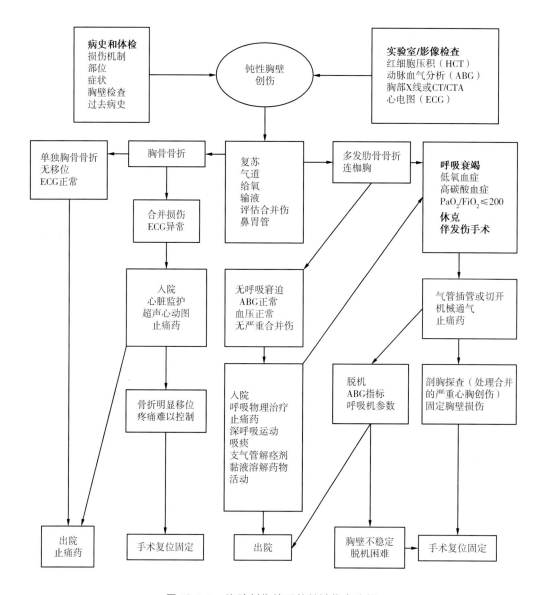

图 13-3-2　胸壁创伤处理的关键临床路径

端刺破肺表面，空气漏入胸膜腔所造成。气胸形成后，胸膜腔内积气压迫肺裂口使之封闭，或者破口自动闭合，不再继续漏气。此类气胸抵消胸膜腔内负压，使伤侧肺部分萎陷。

1. 临床表现

（1）少量气胸。肺萎陷在 30% 以下者，影响呼吸和循环功能较小，多无明显症状。

（2）中等量至大量气胸。伤员出现胸闷、胸痛和气促症状。检查发现气管向健侧移位，伤侧胸部叩诊呈鼓音，听诊呼吸音减弱或消失。X 线检查可显示不同程度的肺萎陷和胸膜腔积气，有时尚伴有少量积液。

2. 治疗

（1）少量气胸不需要治疗，可于 1~2 周内自行吸收。

（2）中等量至大量气胸需进行胸膜腔穿刺，抽尽积气，或行胸膜腔闭式引流术，促使肺及早膨胀，同时应用抗生素预防感染。如持续漏气肺未能复张，则应行开胸探查术，修补肺裂口。

（二）开放性气胸

开放性气胸（open pneumothorax）是胸部受到撞击造成胸壁创口，胸膜腔与外界大气直接相通，空气随呼吸自由进出胸膜腔而形成的。

1. 病理

（1）伤侧胸腔压力等于大气压，肺受压萎陷，萎陷的程度取决于肺顺应性和胸膜有无粘连。健侧胸膜腔仍为负压，低于伤侧，使纵隔向健侧移位，健侧肺亦有一定程度的萎陷。同时由于健侧胸腔压力随呼吸周期而增减，从而引起纵隔摆动（或扑动）和残气对流，导致严重的通气、换气功能障碍。

（2）纵隔摆动引起心脏大血管来回扭曲以及胸腔负压受损，使静脉血回流受阻，心排出量减少，并可刺激纵隔及肺门神经丛，引起或加重休克（称为胸膜肺休克）。

（3）外界冷空气不断进出胸膜腔，不但刺激胸膜上的神经末梢，还可使大量体温及体液散失，并可带入细菌或异物，增加感染机会。

（4）空气出入量与裂口大小有密切关系。一般来说，裂口小于气管口径时，空气出入量尚少，伤侧肺还有部分呼吸活动功能。裂口大于气管口径时，空气出入量多，伤侧肺将完全萎陷，丧失呼吸功能。当创口大于气管直径时，如不及时封闭创口，常迅速导致死亡。

2. 临床表现

常在伤后迅速出现严重呼吸困难、脉搏细弱而快、紫绀和休克。胸壁伤口开放者检查时可见胸壁有明显创口通入胸腔，呼吸时能听到空气出入胸膜腔的吹风样声音。除伤侧胸部叩诊呈鼓音，听诊呼吸音减弱或消失外，还有气管、心脏明显向健侧移位的体征，有时尚可听到纵隔摆动声。胸部 X 线检查示伤侧肺明显萎陷、胸膜腔积气、气管和心脏等脏器偏移。

3. 诊断依据

（1）胸部创伤史。胸壁有开放性伤口，可听到空气经伤口进出的声音，胸膜腔与外界相通。

（2）临床症状和体征。严重者可出现呼吸困难、发绀及休克。

（3）X 线检查。可显示不同程度的肺萎陷和胸膜腔积气，有时尚伴有少量积液。

4. 治疗

（1）急救处理。现场尽快封闭胸壁创口，变开放性气胸为闭合性气胸。可用大型急救包，多层清洁布块或厚纱布垫，在伤员深呼气末敷盖创口并包扎固定。如有大块凡士林纱布或无菌塑料布则更为合用。要求封闭敷料够厚以避免漏气，但不能往创口内填塞。范围应超过创口边缘 5 cm 以上，包扎固定牢靠。在伤员转送途中要密切注意敷料有无松动及滑脱，不能随便更换，并时刻警惕张力性气胸的发生。

（2）医院内救治。伤员送至医院后，进一步的处理包括给氧和输血补液，纠正休克，清创、缝闭胸壁伤口，并作闭式胸膜腔引流术。清创既要彻底，又要尽量保留健康组织，胸膜腔闭合要严密。若胸壁缺损过大，可用转移肌瓣、转移皮瓣或人工材料修补。如疑有胸腔内脏器损伤或活动性出血，则需剖胸探查，止血、修复损伤。术后应用抗生素，鼓励伤员咳嗽排痰和早期活动。

（三）张力性气胸

张力性气胸（tension pneumothorax）又称高压性气胸，常见于较大较深的肺裂伤或支气管破裂，其裂口与胸膜腔相通，且形成活瓣。故吸气时空气从裂口进入胸膜腔内，而呼气时活瓣关闭，气体不能排出，造成胸膜腔内积气不断增多，压力不断升高。

1. 病理

胸膜腔内气体压力形成高压，压迫伤侧肺使之逐渐萎陷，并将纵隔推向健侧，挤压健侧肺，产生呼吸和循环功能的严重障碍。同时，高压积气被挤入纵隔，扩散至皮下组织，形成颈部、面部、胸部等处皮下气肿。因上、下腔静脉和右心房与右侧胸腔毗邻，故右侧张力性气胸比左侧更为危险。

2. 临床表现

伤员极度呼吸困难，端坐呼吸。缺氧严重者，发绀、烦躁不安、昏迷，甚至窒息。体格检查可见伤侧胸部饱胀，肋间隙增宽，呼吸幅度减低，可有皮下气肿。伤侧胸部叩诊呈高度鼓音，听诊呼吸音消失。

3. 诊断要点

（1）胸部创伤史。应注意询问受伤时间、情况和部位。

（2）临床症状和体征。表现高度呼吸困难，呼吸极度急促，张口呼吸，烦躁不安，可以出现休克。广泛的纵隔和皮下气肿，发绀，气管向健侧移位明显，胸部叩诊呈鼓音，听诊呼吸音消失。

（3）胸部 X 线。伤侧胸腔大量积气，肺完全受压萎陷，气管和心影偏移至健侧，常伴有血胸。

（4）胸膜腔穿刺。发现胸腔内压力明显增高，可以抽出大量气体，或抽气后，症状好转，但不久又见加重。

4. 治疗

（1）急救处理。立即排气，降低胸腔内压力，暂时解除呼吸困难。如果条件允许，可现场作胸膜腔闭式引流术。如无条件，可用任何能进入胸膜腔的物体迅速进入胸膜腔，放出高压气体，使张力性气胸变为开放性气胸；也可用大号针头，在后端绑上剪了小口的指套（活瓣），于伤侧锁骨中线第 2 肋间插入胸腔，放出高压气体，并紧急后送。

（2）后送伤员。转运途中严密观察伤员的生命体征，保持呼吸道畅通。一旦伤员呼吸困难加重，脉搏细速且血压迅速下降，应迅速查明原因及时处理。

（3）医院内救治。伤员送至医院后，给氧和输血补液，纠正休克，清创、缝闭胸壁伤口，并作胸膜腔闭式引流术。如出现张力性纵隔气肿并有纵隔压迫症状，皮下气肿明显，应在局部麻醉下于胸骨切迹上方一横指处作一横切口，切开气管前筋膜，用手指钝性分开上纵隔疏松组织，切口不缝合或置入一带侧孔橡皮胶管引流。如疑有胸腔内脏器损伤或活动性出血、气管支气管断裂，则需剖胸探查，止血、修复损伤。术后应用抗生素，预防感染，鼓励伤员咳嗽排痰和早期活动。

五、血胸

胸部创伤引起胸膜腔积血，称为血胸（hemothorax），可与气胸同时存在。在钝性胸部创伤中的发生率为 25%~75%，在穿透性胸部创伤中为 60%~80%。胸膜腔积血多来自：①肺组织裂伤出血，一般出血量少而缓慢，多可自行停止。②肋间血管或胸廓内血管损伤出血，如果累及压力较高的动脉，则出血量多，不易自动停止，常需手术止血。③心脏和大血管受损破裂出血，出血量多而急，如不及早救治，往往于短期内导致失血性休克而死亡。

（一）病理

血胸发生后，不仅因丢失血容量出现内出血征象，还随着胸膜腔内血液的积聚和压力的增高，迫使肺萎陷，并将纵隔推向健侧，因而严重地影响呼吸和循环功能。血胸形成后，如果破裂的血管被血块阻塞，出血停止，称为非进行性血胸。如破裂的血管继续出血，症状逐渐加剧，则称为进行性血胸。由于肺、膈肌和心脏的不断搏动有去纤维蛋白的作用，因此胸腔内的积血在短期内不易凝固，但胸膜受到刺激后，常渗出纤维素，时间较久则在胸膜覆盖成层，且呼吸动作减弱或消失后又可失去纤维蛋白的作用，而造成凝固性血胸。覆盖于胸膜的纤维素和血块，逐渐有成纤维细胞和血管细胞侵入，形成纤维层，慢慢增厚。这一纤维层无弹性，压迫肺脏，并使胸壁活动受到很大限制。在初期，纤维层和胸膜易于分离，到后期纤维组织侵入胸膜和肺，就失去胸膜和纤维层的界限，当胸膜上纤维素和血块成为厚层纤维组织覆盖肺和胸壁时，则称为机化性血胸。如胸膜间空隙完全为纤维组织填塞，又称为纤维血胸。如伴有感染，则称为感染性血胸。

（二）临床表现

血胸的临床表现因出血量、出血速度和伤员的体质而有所不同。

（1）小量血胸。小量血胸（成人 500 mL 以下）可无明显症状，胸部 X 线检查仅示肋膈窦消失。

（2）中量血胸和大量血胸。中量血胸（500~1 000 mL）和大量血胸（1 000 mL 以上），可出现脉搏较弱、血压下降、气促等低血容量休克症状，检查发现肋间隙饱满、气管向健侧移位、伤侧胸部叩诊呈浊音、心界移向健侧、呼吸音减弱或消失。

早期胸部损伤发现有血胸，需进一步判断出血是否已停止或还在进行。下列征象提示进行性出血：①脉搏逐渐增快、血压持续下降。②经输血补液后，血压不回升或升高后又迅速下降。③血红蛋白、红细胞计数和红细胞比容等重复测定，持续降低。④胸膜腔穿刺因血凝固抽不出血液，但动态胸部 X 线检查显示胸膜腔阴影继续增大。⑤闭式胸膜腔引流后，引流血量连续 3 小时超过每小时 200 mL。

（三）诊断

（1）胸部创伤史。

（2）临床症状和体征。

（3）X 线检查。伤侧胸膜腔有大片积液阴影，纵隔可向健侧移位，如合并气胸则显示液平面。

（4）胸腔穿刺。抽出血液，更能明确诊断。

（四）治疗

（1）急救处理。现场可通过胸腔穿刺明确诊断，但不能判断出血量，如有条件，可紧急作胸膜腔闭式引流术，不但可以观察出血量，而且可以缓解积血对心肺的压迫。但当发现出血迅猛时，不要持续引流，而应夹闭引流管，以减少出血，并输入足量血液，以防治低血容量性休克。

（2）后送伤员。转运途中严密观察伤员的生命体征，保持呼吸道畅通，同时补充血容量。一旦伤员呼吸困难加重，脉搏细速且血压迅速下降，应迅速查明原因及时给予处理。

（3）医院内救治。①非进行性血胸。小量血胸可自然吸收，不需穿刺抽吸。若积血量较多，应早期进行胸膜腔穿刺，抽除积血，促使肺膨胀，以改善呼吸功能。早期施行闭式胸膜腔引流术有助于观察有无进行性出血。②进行性血胸。积极容量复苏的同时，及时剖胸探查，寻找出血部位。如为肋间血管或胸廓内血管破裂，予以缝扎止血。肺破裂出血，一般只需缝合止血。如肺组织严重损伤，则需作部分肺切除术或肺叶切除术。大血管破裂，给予修补裂口，如修补困难，则行人造血管移植术。③凝固性血胸。最好在出血停止后数日内剖胸或在电视胸腔镜下清除积血和血块，以防感染或机化。对机化血块，在伤情稳定后早期进行血块和纤维组织剥除术为宜。至于血胸并发感染，则应按脓胸处理。

六、肺挫伤

肺挫伤（pulmonary contusion）是主要的胸部交通伤，占胸部创伤的 30%~70%，是胸部创伤的主要死亡原因之一，死亡率为 16% 左右。伤员中 80% 是驾驶员，49% 的伤员未系安全带。严重肺挫伤死亡率较高，可达 10%~20%，如不及时有效地处理，会发展成急性呼吸窘迫综合征（acute respiratory distress syndrome，ARDS），后果更为严重，可因呼吸循环衰竭而死亡。

钝性暴力导致的创伤性肺囊肿有逐渐增加趋势，是深部肺挫伤的表现形式，伤情重，并发症多，临床重视不够。创伤性肺囊肿多发于儿童或青少年，约 85% 的患者小于 30 岁，希腊报道的一组数据显示患者年龄均不超过 25 岁，推测其机制可能为：儿童或青少年胸壁的弹性及柔韧性较成年人好，钝性暴力作用于胸壁后容易传导到肺，导致肺组织损伤。随着城市建设和道路交通的高速发展，高能量损伤导致成年人创伤性肺囊肿并不少见，都定元报道 21 例创伤性肺内血肿或血气囊肿患者平均年龄为 35.5 岁，最大年龄 72 岁。钱新初报道 65 例创伤性肺气囊肿患者平均年龄为 48 岁，最大年龄达 83 岁。钝性胸部损伤中，肺囊肿的发生率约为 2.6%~9.8%。单纯儿童创伤性肺囊肿的发生率约为 5%。肺囊肿消失时间报道不一，大多在治疗后 2 周 ~5 个月内吸收，最长有 36 年之久，总体上肺内血肿或血气囊肿吸收过程较肺气囊肿漫长。伤后伴有咯血症状患者占 67%，咯血时间 1~240 天，平均 15.8 天，其中单纯肺气囊肿咯血时间为 8.3 天，肺内血肿或血气囊肿咯血时间为 28.2 天，肺内血肿或血气囊肿咯血时间是肺气囊肿的 3.4 倍。

（一）病因

胸部撞击暴力局限时，往往仅产生小面积的肺实质挫伤，强大暴力则可引起肺叶甚至整个肺的损伤。一般认为肺挫伤是由于强大暴力作用于胸壁，胸腔缩小、增高的胸腔内压压迫肺脏，引起肺实质的出血水肿，外力消除后，变形的胸廓弹回，在增大胸内负压的一瞬间又可导致原损伤区的附加损伤。此外，原发和继发的炎症反应在肺损伤的发展中也起着关键作用，是肺挫伤后病情复杂的主要原因。

（二）病理

有研究发现肺挫伤与肋骨骨折之间通常存在相关性，肺挫伤随肋骨骨折数增加而加重。原因可能与肋骨骨折后对肺组织的保护作用减弱，以及骨折端刺伤肺组织有关。高速低位移时主要引起肺泡区肺挫伤，撞击侧损伤大于对侧；而低速高位移时，主要引起肺门区损伤，两侧损伤程度相似；高速高位移时，则所有肺组织均受损伤。

无论何种原因引起的肺挫伤，其病理学改变都是相似的。由于肺循环压力低，肺泡内及肺泡周围缺乏支持组织，加上毛细血管内压与血浆渗透压之间的平衡又不稳定，易使肺组织对创伤产生一系列独特反应。肺挫伤是一种实质细胞损伤。早期的病理改变主要是肺泡内出血、肺不张、水肿、实变和实质破坏，因而造成肺的通气 / 血流比例失调引起组织缺氧，这些改变在早期是可逆的，在伤后 12~24 小时内呈进行性发展。原发或继发炎症反应又进一步引起健肺组织的损伤，进而引发全肺损伤，造成全身组织缺氧。严重肺挫伤常常在早期发生急性肺损伤，急性肺损伤一方面是外力直接作用于肺组织引起，另一方面是细胞和体液免疫介导的多种炎性细胞向肺部迁移、聚集，炎性介质释放，促炎因子和抗炎因子作用失衡导致肺泡毛细血管急性损伤的结果。

肺挫伤后对呼吸和循环功能产生影响，其病理生理学基础主要表现在：

（1）低氧血症。严重肺挫伤后的低氧血症主要与以下因素有关。

1）肺气血屏障改变。由于挫伤后肺泡及间质充血、水肿，使肺泡间隔变厚，肺气血的屏障发生改变，氧气和二氧化碳的弥散距离增加，肺泡膜弥散功能降低，影响红细胞的氧合，使肺静脉血氧饱和度降低及二氧化碳潴留。由于肺比其他脏器具有易于渗漏体液至间质的特性，若在治疗中输入大量含钠溶液可引起胶体渗透压降低，使体液经毛细血管渗出增多，加重间质性肺水肿，也更加重了气血屏障的改变。

2）肺内分流对低氧血症的影响。①肺顺应性降低所产生的影响：研究证实肺挫伤时肺的肺泡表面活性物质出现障碍，肺泡表面活性物质减少，引起肺泡表面张力升高，肺顺应性降低，肺泡通气量减少，导致 V/Q 下降，造成肺内分流而引起低氧血症。②肺不张所产生的影响：肺挫伤后由于肺实质结构的破坏，肺泡和间质出血、水肿，以及邻近肺泡充满血液而致肺不张外，创伤后血液、液体及细胞碎屑的积聚阻塞细小气管及肺泡，以及气管及支气管黏膜因损伤刺激分泌物增多，胸壁软组织损伤所致疼痛使胸壁活动减低、咳嗽受抑制而影响气管内分泌物排出等因素更加重或引起肺不张，使肺通气 / 血流失调，肺内分流增加。

（2）肺挫伤与心排出量的关系。严重肺挫伤时，由于存在大量肺内分流和严重的低氧血症，为了维持氧的输送，机体代偿性地加快心率及增加心排出量，如低氧血症得不到纠正，患者长时间处于高心排出量，可导致心力衰竭，心脏失代偿则进一步引起组织灌注不足及乳酸增高，在呼吸性酸中毒基础上产生代谢性酸中毒，心肺功能互为因果，形成恶性循环。同时，肺挫伤时也可伴有心肌挫伤，在这种情况下，心脏收缩力减弱，心排出量下降。

（3）肺挫伤与 ARDS。ARDS 是严重创伤后常见并发症之一，而肺挫伤更容易发生。肺挫伤后所致 ARDS 与肺出血、水肿、肺内分流、死腔增大、肺顺应性降低及高凝状态等有直接关系，如果处理不当，病情加重，则增加了发生 ARDS 的可能性。此外，严重肺挫伤系因强大暴力引起，常合并其他部位损伤而出现休克，在创伤及休克基础上机体组织产生一系列体液因子及细胞因子，引起一系列病理生理改变，成为创伤后 ARDS 发病的基本因素。

（4）深部肺实质裂伤。1940 年 Schmitt 首先报道了创伤性肺内血肿的存在。其形成机制主要有两个：①当暴力作用于肺，使肺泡压力急剧变化，导致肺泡壁破裂。②冲击波产生剪切力导致肺实质损伤，即肺撕裂伤。肺组织撕裂时支气管破裂后漏气聚集在肺实质内，肺弹性回缩形成肺气囊腔，囊壁主要由肺间质和萎陷出血的肺泡组成，因在镜下无真性囊肿壁的结构，故又称创伤性假性肺囊肿。如果囊腔内同时有血液进入则形成血气囊肿，囊腔内完全充满血液则形成血肿。

（三）临床表现

局限而不严重的肺挫伤，其症状往往为合并的胸壁损伤所掩盖，多在 X 线检查时发现。严重病例有呼吸困难、发绀、心动过速及血压下降，咯血亦为常见症状，深部肺实质严重挫裂伤也可导致气胸或血胸，表现为胸腔引流管持续大量漏气。严重肺挫伤伤员可并发 ARDS。

（四）诊断

（1）胸部创伤史。

（2）临床表现和体征。

（3）血气分析。大多数伤员有低氧血症，出现在创伤早期。低氧血症程度与肺挫伤面积成正比。

（4）X 线。胸部 X 线检查是诊断肺挫伤的重要手段，70% 的病例 X 线的表现在受伤后 1 小时内出现，其余 30% 可延迟到 4~6 小时出现。X 线表现最常见是肺的浸润，呈斑片状边缘模糊的阴影，范围可由小的局限区域到一侧或两侧肺广泛的一致性阴影，这是肺泡内出血所致，经治疗后一般在 48~72 小时开始吸收，但完全清晰可能需要 2~3 周。如果经治疗后病变未见吸收反而加重者，应考虑合并其他并发症，如脂肪栓塞、肺炎或肺栓塞。

（5）CT 检查。表现为肺纹理增多、增粗，轮廓模糊，伴有斑点状阴影或边缘模糊不清的片絮状影。CT 敏感性高，可明确损伤部位、性质、程度，尤其对伤势严重且有多发伤的患者，可快速明确诊断，大大提高治愈率。随着螺旋 CT 和多探头 CT 在临床的应用，使得 CT 的诊断优势更加明显，因此，对严重胸部创伤、多发伤应尽早行胸部 CT 检查。

传统 X 线检查是发现深部肺实质裂伤所致创伤性肺囊肿的常用诊断方法，但有漏诊的风险。目前认为胸部 CT 检查是明确诊断创伤性肺囊肿的理想方法，同时创伤性肺囊肿需与先天性肺囊肿、肺脓肿、囊状支气管扩张、空洞性肺结核和肺内肿瘤等相鉴别。

Wanger 根据胸部 CT 表现将深部肺裂伤分为四型。Ⅰ型：由于脏层胸膜破裂，可见肺实质内有气腔或气液平面；肺裂伤呈线状撕裂时可见一含气线通过肺实质，但与支气管解剖方向不一致。Ⅱ型：可见脊柱旁肺内有气腔或气液平面，系暴力作用在活动度较大的下胸壁，使下叶肺突然移向椎体，形成剪切力所致的损伤。Ⅲ型：在肺周围出现一个小腔或线状透亮区，通常紧靠胸壁肋骨骨折处，这是肋骨骨折刺穿肺所致，此型合并气胸。Ⅳ型：胸壁骤然向内移动或骨折处向内移动所致，因胸膜与肺紧密粘连，裂伤肺紧贴胸壁只有经手术或尸检才能发现。但其分型对临床救治指导意义不大。楼伟华等根据胸部 CT 扫描的特征将深部肺裂伤分为外带型、中带型、内带型及混合型四型，属于二维平面上的分区，有一定的临床指导意义。随着三维 CT 在临床上的广泛应用，对肺的立体分区提供了技术支持，以肺门为中心的立体弧形分区对治疗方案的制订或许更有价值。

（五）治疗

轻度肺挫伤无需特殊治疗，一般很快就可吸收而好转。当严重肺挫伤时，应及时有效地进行处理。

（1）对症处理。及时处理合并伤，如浮动胸壁、内脏损伤、气胸及血胸等。保持呼吸道通畅，给氧，抗感染，早期、大剂量、短疗程应用皮质激素，限制水分及晶体液输入，可适量输注白蛋白、血浆或全血。另外，充分止痛也是改善通气，减轻并发症的有效措施，有学者认为采用硬膜外麻醉止痛可以降低肺挫伤的死亡率、缩短机械通气的时间。

（2）机械通气。严重肺挫伤后常有呼吸窘迫和低氧血症，当 60 mmHg>PaO_2>50

mmHg、肺内分流 ≥ 25% 时，应及早气管插管行机械通气治疗。近年来对严重肺挫伤及 ARDS 提出了一些新的通气模式，如保护性通气的新概念。保护性通气包括低潮气量、压力限制通气、最佳 PEEP、容许的高碳酸血症和反比通气等。采用 6 mL/kg 体重的潮气量，中等水平（10~15 cmH_2O）的 PEEP 可以满足肺挫伤伤员的氧合需要，同时又可以减少并发症的发生，应用小潮气量和限制压力可使分钟肺泡通气量降低，$PaCO_2$ 随之升高，只要 $PaCO_2$ 上升速度不是太快，肾脏有时间进行代偿，维持 pH 大于 7.20~7.25，则机体可以耐受，称为允许性高碳酸血症。此外，有研究发现利用液体通气可以明显改善肺的通换气功能和减轻肺部炎症。也有报道在采用机械通气的同时间歇吸入 NO 气体，可使伤员的血氧饱和度明显上升，达到降低通气压力的目的。

（3）其他。针对肺挫伤的损伤机制，采用相应的药物进行治疗，如抗氧化剂、蛋白酶抑制剂、肝素和右旋糖酐、钙通道阻滞剂以及外源性肺泡表面活性物质等，此外还可采用体外膜式氧合治疗严重肺挫伤。

（4）手术治疗。由于肺挫伤病变广泛，而且所引起的功能紊乱亦非局限，绝大多数均不采用手术治疗。尽管国内外文献报道均认为大部分创伤性肺囊肿采取保守治疗可以治愈，但对于何时、何种情况采取何种治疗及其预后如何并不明确。综合文献归纳创伤性肺囊肿的处理路径如图 13-3-3 所示。

对于以下情况需要采取相应的外科干预措施：①大咯血。一次咯血量在 300 mL 以上或 24 小时超过 600 mL 者。②以胸腔内失血为主的低血压休克者。③胸闷、气促明显并伴有伤肺呼吸音明显减低，经过吸氧后低氧血症难以纠正者。④内带型、中带型或混合型肺实质内血气囊肿直径 ≥ 5 cm 者。⑤外带型肺实质内血气囊肿直径 ≥ 6 cm 者。⑥胸腔闭式引流量明显少于患者总失血量者。⑦患者在保守治疗过程中出现胸闷、气促明显、咯血量增多、每天胸腔闭式引流量 >1 000 mL，低血压、伤侧肺呼吸音明显减低、低氧血症、胸片或胸部 CT 复查提示伤侧肺实质内血气囊肿增大、经输血后红细胞比容继续降低等情况，宜行亚急诊手术。⑧呼吸循环稳定，肺内血肿较小，伴有咯血的患者，行选择性支气管动脉介入栓塞治疗可能会取得理想的效果。⑨内径大于 6 cm 的单纯肺气囊肿若与胸腔相通且重度漏气，呼吸不能维持者。⑩双侧肺囊肿可能是需要紧急手术处理的指征之一。⑪呼吸稳定，体积大、多个肺囊肿相聚且囊肿之间有交通者，并发感染者，可考虑在 CT 引导下经皮肺囊肿穿刺抽出气液并同时注入药物以及行囊肿引流等处理，必要时考虑手术治疗。⑫肺囊肿并发感染、直径大于 6 cm，张力性肺囊肿，并发血胸经胸腔闭式引流治疗仍持续漏气，大咯血经纤支镜治疗无效者考虑行病灶切除术，从而可迅速改善伤员情况。术中尽量采用双腔气管插管以避免术中窒息的发生。手术方式的选择上建议行肺囊肿清除、肺修补术，必要

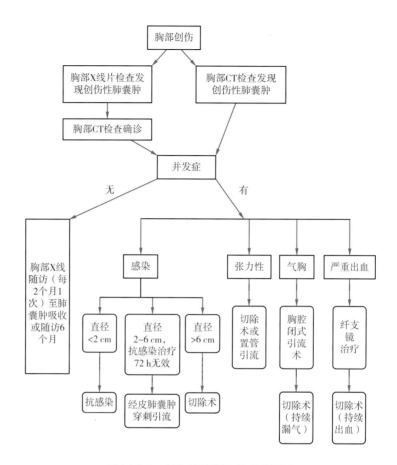

图 13-3-3　创伤性肺囊肿处理路径图

时行损伤肺叶切除术，尽可能保留正常肺组织。术后应用呼吸机辅助治疗可能导致未处理的肺囊肿破裂出血、漏气，故术中尽可能彻底处理肺囊肿，术后控制平均气道压以减少类似情况的发生。

七、创伤性窒息

创伤性窒息（traumatic asphyxia）是钝性胸部创伤中的一种综合征，发生率占胸部创伤的 2%~8%，是撞击作用于胸部所致的上半身广泛皮肤、黏膜、末梢毛细血管瘀血及出血性损害，也称为挤压伤发绀综合征、颈面部静止性发绀。

（一）病理

当胸部和上腹部遭受强力撞击的瞬间，伤员声门突然紧闭，气管及肺内空气不能外逸，两种因素同时作用而引起胸腔内压骤然升高，压迫心脏及大静脉。由于上腔静脉系统缺乏静脉瓣，这一突然高压使右心血液逆流而引起静脉过度充盈和血液瘀滞，并发广泛的毛细血管破裂和点状出血，甚至小静脉破裂出血。

（二）临床表现

创伤性窒息表现为头、颈、胸及上肢范围的皮下组织、口腔黏膜及眼结膜均有出血性瘀点或瘀斑，严重时皮肤和眼结膜呈紫红色并浮肿。眼球深部组织内有出血时可致眼球外凸，视网膜血管破裂时可致视力障碍甚至失明。鼓膜破裂可引起外耳道出血、耳鸣，甚至听力障碍。颅内轻微的点状出血和脑水肿产生缺氧，可引起一过性意识障碍、头昏、头胀、烦躁不安，少数有四肢抽搐、肌张力增高和腱反射亢进等现象，瞳孔可扩大或缩小。若发生颅内血肿则引起偏瘫和昏迷。

（三）诊断

（1）受伤史，有明确的胸部交通伤史。

（2）典型临床表现，如胸、颈、颜面部出现瘀斑、青紫、红眼为特征的创伤性窒息的特殊表现。

（四）治疗

对单纯创伤性窒息伤员仅需在严密观察下给予对症治疗，如半卧位休息、吸氧、保持呼吸道通畅、适当止痛和镇静、应用抗生素预防感染等。一般应限制静脉输液量和速度。对皮肤黏膜的出血点或瘀血斑，无须特殊处理，2~3周可自行吸收消退。少数伤员在压力移除后可发生心跳呼吸骤停，应做好充分抢救准备。对于合并损伤应采取相应的急救和治疗措施，对合并血气胸者尽快行胸腔闭式引流术，对合并伤较重的伤员早期施行机械通气、及时地开颅或开胸或剖腹手术等。创伤性窒息本身并不引起严重后果，其预后取决于胸内、颅脑及其他脏器损伤的严重程度。

八、气管支气管创伤

胸部交通伤导致气管支气管损伤（trauma of trachea）是一种少见但严重的胸部创伤，发生率报道不一，为 0.8%~6.0%。因受伤早期常被其他并发症掩盖而易漏诊，误漏诊率可达 35%~68%。按损伤部位可分为颈段气管、胸段气管或支气管损伤，最常见的部位为主支气管损伤。按损伤程度可分为气管黏膜撕裂、穿孔、断裂及气管-食管或血管瘘。颈段气管损伤以开放伤为主，胸段气管及支气管损伤主要见于钝性胸部创伤，且 80% 以上位于隆突附近，其中主支气管破裂以右侧多见，单纯气道损伤少见。

（一）病理

（1）胸部挤压后，胸廓前后径变小，横径增大，使肺向左右两侧牵引，对气管，尤其是近隆突处形成巨大张力。

（2）胸部受压瞬间声门紧闭、气管支气管内压力骤升，超出气管弹性所能承受的范围，造成气管膜部撕裂。

（3）人体和肺脏突然减速，在气管的固定点出现较大剪力将内压很高的支气管折断。

因此，钝性气道损伤多见于距隆突 2.5 cm 的范围内，右侧主支气管断裂大多位于距隆突 0.5 cm 内，而左侧因主动脉弓的存在多见于距隆突 2.5 cm 处。

（二）临床表现

早期症状及体征取决于损伤的部位、程度、纵隔胸膜是否完整、气体外逸和血胸程度等因素。其突出症状是呼吸困难进行性加重及广泛的皮下气肿和伤侧气胸体征，特别是颈胸部皮下气肿，是支气管断裂的一个主要征象。单纯气道黏膜撕裂临床症状可不明显或仅有少量血痰，如有气急、紫绀、刺激性咳嗽、咯血及气胸则提示存在较严重的气管支气管损伤。若气管支气管破裂或断裂处与胸腔相通，伤后即可出现气胸、广泛的颈、胸部皮下气肿；若不与胸腔相通或不完全相通，伤员可无或有少量气胸，而主要表现为颈部皮下气肿。部分伤员，尤其是左主支气管损伤者由于破口周围组织的支撑仍可使气道在一段时间内保持通畅，后期可因局部肉芽组织形成而致气道狭窄，引起反复的阻塞性肺炎和支气管扩张，导致肺毁损。一侧主支气管完全断裂的伤员可因管腔完全闭锁形成肺不张，其远端的支气管腔为黏液封堵反而不易发生感染，但肺功能在手术重建后仍可以恢复。

（三）诊断

（1）受伤史，明确的胸部创伤史。

（2）临床表现。对存在以下情况者应高度怀疑支气管断裂：①胸腔闭式引流术后肺仍不复张，持续漏气。②有严重纵隔或颈胸部皮下气肿。③有上胸部肋骨骨折。④伤侧肺被压缩并向心膈角区下垂。

（3）X 线检查。常见气胸、纵隔气肿或皮下气肿，有时支气管周围可见气体影或有管腔阻塞征象；主支气管完全断裂使患侧肺失去支撑，胸片表现为肺门下垂而非气胸引起的肺组织向肺门处的压缩。

（4）纤维支气管镜检查。可显示合并肺不张，早期可见支气管断裂处，晚期则见支气管腔闭塞或肉芽组织形成。

（5）CT 检查。有助于支气管断裂的诊断和定位，但对严重患者须在严密监护下施行。

（四）治疗

气管支气管断裂是临床少见的严重损伤，合并伤重，死亡率高。如及时诊断，急诊手术修补气管支气管裂伤，不但可挽救患者的生命，而且能减少肺切除率，避免肺功能丧失；如诊断和治疗不及时，有些患者甚至会因出现肺感染实变而行肺叶或全肺切除手术，或需要接受狭窄气管支气管切除手术。

在治疗时应注意保持呼吸道通畅、供氧，及时行胸腔闭式引流术、上纵隔切开减压术、气管切开术等综合性急救措施，早行支气管重建术。早期外科手术重建支气管是支气管断裂最理想的治疗方法。手术切口决定于创伤部位，颈段气管创伤采用颈部切口，胸段气管创伤采用胸骨正中切口或后外侧切口或前外侧切口。单纯裂伤可间断缝合修补，完全损伤可行端端吻合。对破坏性的肺叶切除术应持慎重态度，特别是小儿及肺功能较差者。术后感染是手术失败的主要原因，除常规应用抗生素外，呼吸道管理十分重要。不完全性支气管断裂采用支气管灌洗也有治愈的可能。

九、食管损伤

食管损伤（esophageal trauma）在胸部交通伤中相对少见，但一旦损伤，尤其是食管穿孔，危险极大。加上伤后容易漏诊和误诊，延误治疗时机，往往因严重并发症而危及生命。

（一）病理

胸部受到撞击时，由于腹肌收缩及膈肌下降、腹压升高，而此时幽门关闭、贲门及食管扩张，当逆蠕动的胃内容物强烈冲击食管胃结合部时，形成透壁的压力阶差，引起该部位的黏膜撕裂，造成黏膜下出血，出现呕血或便血。若发生食管穿孔，延误诊断和治疗，均可能造成纵隔炎、脓胸、出血、休克甚至心肺功能障碍等严重并发症。

（二）临床表现

轻度食管黏膜损伤可无明显症状，有时仅感觉进食后胸骨后不适或烧灼感，尤以进食硬质食物后为甚，全身可伴有低热。严重者或者食管穿孔早期可出现剧烈胸痛、呕血、便血、吞咽梗阻或疼痛，可有呼吸困难，甚至休克的临床表现。晚期除胸痛外，主要表现为发热、进食梗阻、呼吸困难等。

（三）诊断

（1）明确的胸部创伤史。

（2）临床表现及体征。

（3）食管钡餐造影。对食管黏膜损伤阳性率较低，对食管穿孔，部分伤员可发现食管破口。若出现纵隔气肿、胸腹腔积液、积气等辅助征象可帮助诊断。

（4）食管内窥镜检查。这是食管创伤最直接可靠的诊断方法，可明确损伤性质、部位和大小等。

（四）治疗

食管创伤尤其是食管穿孔病情严重，合并伤多，要提高治愈率，必须早期诊断，及时治疗。

（1）食管黏膜损伤。食管黏膜撕裂伤以非手术治疗为主，但经 12~24 小时非手术治疗无效或再次反复出血者应手术治疗。手术方法有内镜下或开胸电灼止血，切开食管，缝合结扎出血的黏膜裂口，剪除撕裂坏死的黏膜等。食管撕裂形成壁间脓肿时，应手术切开引流。

（2）食管穿孔。①及时诊断，争取在破裂后 12 小时内进行修补，如因故不能及时手术，应立即安置胸腔闭式引流，尽量减少污染源，应用有效抗生素，积极抗休克，补足血容量，纠正水电解质紊乱，维持心肺功能等。修补方式应根据穿孔的部位、大小、感染程度来选择。破裂时间并不是决定手术成功的唯一因素，超过时间的穿孔亦应争取在彻底清创的条件下完成食管破裂的修补。②颈部食管穿孔以非手术治疗为主，包括禁食、放置胃管、加强支持治疗、经鼻饲或胃肠造瘘营养支持或肠外营养支持，全身应用有效广谱抗生素。胸段食管穿孔绝大多数需手术治疗，包括早期清创缝合、切开引流及食管重建手术。③对晚期病例，破口大，胸腔感染严重而不能修补，或情况差不能耐受手术者，可考虑二期手术。

十、胸导管损伤

胸导管损伤后，乳糜液外溢到纵隔或胸腔，导致乳糜胸（chylothorax），比较少见。胸导管的主要生理功能是输送消化过的脂肪、蛋白质。进食脂肪的 60% 通过淋巴管输送，胸导管内淋巴的总蛋白含量约为血浆的一半。另外乳糜液中还含有大量淋巴细胞、多种脂溶性维生素、各种抗体、酶和电解质等。

（一）病理

（1）机体代谢紊乱。胸导管内淋巴流量为 60~195 mL/h。由于大量乳糜液流入胸腔，每日乳糜液丢失量可达 2 000~3 000mL，如不及时阻止乳糜液丢失，补充乳糜液的重要成分，必然迅速导致机体代谢紊乱。

（2）心肺功能障碍。由于胸腔积聚大量乳糜液，形成大量纤维素沉着，严重压迫肺致肺萎陷，引起呼吸困难。加上纵隔移位，胸腔负压改变，静脉回流受阻，回心血量不足，出现低血压或休克，加重缺血缺氧，可致呼吸循环功能障碍。

（二）临床表现

乳糜胸大多在伤后 2~10 天出现，少数在伤后 2~3 周出现。其流量多少与进食状态密切相关。除原发伤特有的症状和体征外，由于大量乳糜液积聚于胸腔，因此还有乳糜胸引起的压迫症状和乳糜液大量丢失的症状。同时，由于乳糜胸压迫肺并使纵隔移位，且改变胸腔负压，致使肺泡气体交换障碍，回心血量减少，导致脱水、电解质紊乱、酸碱平衡失调、严重营养障碍，以及免疫力下降、呼吸困难、心悸甚至休克等。由于大量乳糜液丢失，短时间内造成全身消耗，免疫力降低，可出现全身衰竭或严重感染而致死。

（三）诊断

由于胸导管损伤多数合并胸内主要脏器损伤，出现血气胸等，掩盖胸导管损伤，早期不易被发现，因此早期及时诊断比较困难。

（1）有明确的胸部创伤史。

（2）X 线胸片。大量胸腔积液，或纵隔包裹性积液。

（3）胸液量和性状改变。胸腔引流出大量乳白色液体，无味，无细菌生长，碱性，在液体上层可见油脂，加入乙醚震荡后立即变澄清，口服亲脂染料后乳糜着色，苏丹Ⅲ染色涂片显微镜下观察可见大量脂肪球等。

（四）治疗

（1）非手术治疗。在胸导管损伤早期或引流液量少，伤员一般情况好时可采取非手术治疗，包括禁食或低脂、无脂饮食、放置胸腔闭式引流管、呼吸机支持等。

（2）手术治疗。凡经非手术治疗无效者均应考虑手术治疗。手术时机的选择视伤员当时具体情况而定，只要每日引流量连续动态观察数日无减少趋势，伤员出现明显消耗，均需及时手术治疗。为了便于术中寻找胸导管瘘口，术前可进食牛奶、从胃管注入亲脂染料等办法来及时发现破口。手术方法应选在患侧，若能找到瘘口，在其两端用粗丝线做双重缝扎或结扎即可。如无法找到瘘口，可在膈上奇静脉和主动脉间大块结扎或缝扎胸导管。

十一、胸内异物存留

胸内异物存留是指外源性致伤物穿透胸壁而停留于胸膜腔，可造成胸腔内组织脏器的进一步损伤而出现严重并发症，如肺脓肿、脓胸、胸腔内致命性大出血等。

（一）临床表现

视致伤物的类型及大小、损伤部位、合并伤的严重程度等不同而表现各异。轻者可无明显症状而长期生存，重者可出现胸腔内感染或血气胸等表现。特别是由于肺组织的呼吸活动，可致异物移位而造成副损伤，如血管破裂、气管支气管断裂、肺破裂、心脏损伤等，可出现胸痛、呼吸困难、心悸、紫绀、休克等表现。

（二）诊断

（1）有明确的胸部异物致伤史。

（2）X线检查。可发现胸内异物，若检查发现气胸、肺不张、肺实变、肺脓肿等经长期治疗无变化者，应考虑肺内异物存留的可能。

（三）治疗

异物小，未在重要脏器附近，估计手术取出有一定困难，无明显的污染，可观察。如异物大，位于重要脏器附近，形状不规整、有咯血，异物移动可造成胸内脏器的继发损伤危险，因此应早期手术治疗。手术方式取决于异物存留的部位、多少和伤员的具体情况。

十二、创伤性膈肌破裂

创伤性膈肌破裂（traumatic diaphragmatic rupture）是一种较严重的胸部创伤。由于常伴多发伤及严重休克，因此临床表现常被掩盖。伤后早期漏诊率可达30%~50%，若延误诊断疝形成胃肠道梗阻的发生率高达 20%，如果合并疝内容物的绞窄坏死，死亡率将明显增高。

（一）病理

创伤性膈肌破裂取决于膈肌破裂大小，膈疝内容物及其严重程度，是否发生梗阻或绞窄等。早期可出现膈肌麻痹致呼吸通气功能降低，由于对侧健肺代偿，可暂时无呼吸困难表现。当膈疝形成，腹内脏器进入胸腔压迫肺致肺萎陷，甚至纵隔移位时，就会阻碍正常的回心血流，使心排出量降低，引发并加重休克发生。当疝入脏器遭受膈肌裂口压迫时，可出现胃肠梗阻症状，尤以穿透性膈肌破裂发生晚期梗阻和绞窄者居多。如疝入内容物发生绞窄，可引起缺血坏死。

（二）临床表现

创伤性膈肌破裂的临床表现取决于创伤的性质、膈肌裂口大小、膈疝内容物及其多少、疝入时间长短、有无梗阻或绞窄发生以及有无合并伤等。

急性期可出现下胸或上腹部疼痛，甚至剧烈疼痛，伴胸闷、心悸、气促等。严重者可出现紫绀、血压下降、休克等。随着创伤后腹部胀气，腹内压升高，使膈肌裂口逐渐扩大，促使更多腹内脏器疝入胸腔，可出现恶心、呕吐、脉搏加快、烦躁等症状，伴剑突下疼痛并放射至肩部，尤以饱餐后更甚。如膈肌裂口不大或被大网膜堵塞，腹内脏器未进入胸腔，或者即使裂口较大，部分腹内脏器已进入胸腔，但未形成梗阻或绞窄，伤员仅表现为胸腹部不适，伴恶心、呕吐、脉搏快、烦躁等。体检发现呼吸运动减弱，患侧胸部膨隆，叩诊浊音，出现舟状腹，呼吸音减弱或消失等。X线检查可发现纵隔移位，胸腔内可见胃肠充气影等。

（三）诊断

早期诊断创伤性膈肌损伤较为困难，遗漏诊断将导致严重后果。

（1）胸部创伤史，同时撞击胸腹腔有可能致膈肌破裂。

（2）临床症状和体征。伤后呼吸困难明显，并出现一侧胸部膨隆，伤侧呼吸音减弱或消失，或可闻及肠鸣音，心尖搏动位置不明原因右上移位。

（3）X线胸片。见膈肌形态发生改变，如异常的弓形、升高等，或一侧膈肌升高，伤侧膈影模糊并中断，膈上出现囊状阴影，致密气泡影或液平面，膈下出现游离气体，纵隔向健侧移位。

（4）胃肠造影。提示胃管或显影区在膈肌上方。

（5）腹部超声检查。提示膈肌有破裂或膈肌连续性中断。

（6）CT检查。可确定膈疝的位置和疝入组织的性质。

（7）胸腔穿刺或胸腔闭式引流。若胸腔内穿出或引流出胃内容物可确诊。

（8）胸腔镜（VATS）检查。可用于膈肌破裂的诊断与膈肌裂口的修补。

（四）治疗

创伤性膈肌破裂由于膈肌不停地舒缩和上下运动，裂口无法自行愈合，且易发生膈疝，因此，一经诊断明确，均需手术修补。早期单纯膈肌破裂修补多无困难，无需行膈肌折叠修补，行膈肌间断缝合即可，但应仔细检查疝入内容物是否穿孔或缺血。晚期因腹内脏器有粘连，膈肌萎缩，纤维化，使膈肌裂口变大或缺损，则需做补片修补。

（1）手术时机。①急诊手术。一旦确诊膈肌破裂，应尽快急诊手术以防疝内容物嵌顿或绞窄。②择期手术。慢性期膈肌破裂伤员，在积极做好术前准备的情况下可择期手术。

（2）手术路径。①经胸切口。以胸部创伤及其脏器损伤为主，无腹腔脏器损伤表现者。②经腹切口。已明确主要损伤在腹部，检查发现腹部存在脏器损伤表现者。③胸腹联合切口。现多不主张采用此切口，因为要切断肋弓，创伤较大，术后影响患者呼吸功能。

十三、胸腹联合伤

膈肌损伤是一种常见的损伤，而且是合并严重创伤的标志。由于漏诊和延误诊断，确切的膈肌损伤发生率难以估计。文献报道，由腹部或胸部的穿透性或钝性暴力所致的膈肌损伤约占创伤的 5%~7%，在交通事故伤住院患者中占 5%，在穿透性胸部创伤中占 10%~15%。损伤同时累及胸腔、腹腔脏器和膈肌者称为胸腹联合伤（thoracoabdominal injury），然而胸腹多发伤（thoracoabdominal polytrauma）是指胸腹部脏器损伤，无膈肌破裂。鉴于膈肌的特有运动功能和解剖学上的优点，膈肌损伤的发生往往不是单独的，而是作为联合损伤的一部分。胸腹联合伤的伤情严重，容易漏诊，早期诊断面临巨大挑战，而且其并发症和病死率高，严重胸腹联合伤死亡率高达 20%，严重并发症为 27%~43%，应引起足够重视。导致膈肌损伤的机制（钝性与穿透性）不同，其临床特点和处理上各具特殊性。术前难以准确诊断，成功处理有赖于对临床高度可疑者，进行仔细的胸部 X 射线或 CT 检查和尽早的手术探查。

（一）损伤机制

钝性暴力使腹腔内压瞬间急剧升高致伤能量的传递、下胸部肋骨骨折对膈肌的机械作用，以及穿透伤时锐器的直接损伤导致膈肌破裂和胸腹部损伤。因此，按照致伤机制分为钝性膈肌损伤（blunt diaphragmatic injury，BDI）与穿透性膈肌损伤（penetrating diaphragmatic injury，PDI）。

（二）临床流行病学特征

（1）损伤原因与发生率。

1）损伤原因。① PDI：刀刺伤为主，由于长刃器易于同时伤及胸腹与膈肌，火器伤少见，而在枪支管理不严的国家枪伤可能多于戳刺伤。② BDI：交通伤、高处坠落伤、钝器击伤，建筑物倒塌或重物压砸伤。

2）发生率。PDI 高达 8.50%~11.90%；BDI 发生率低，Sangster 等报道 PDI 发生率是 BDI 的 4.80 倍。

（2）临床特点。

1）钝性膈肌损伤。钝性暴力致伤伤情复杂：①多合并胸部多根多处肋骨骨折和严重肺挫伤，易出现肺部感染和 ARDS。②常伴有明显的腹腔内和腹腔外的损伤，如颅脑、脊柱、骨盆和四肢等严重多发伤。合并颅脑损伤时，严重的脑伤可能成为致死的主要原因；据报道，BDI 同时伴随腹部器官损伤发生率分别为肝 48%、脾 35%、肠道 34%、肾脏 16%，伴随胸部损伤分别为肋骨骨折 28%、血胸和（或）气胸 47%、胸主动脉损伤 4%，伴随其他部位损伤，如肢体骨折 17%、骨盆骨折 14%、颅脑伤11%、脊髓损伤 4%。Meyers 等报道，40%BDI 合并骨盆骨折，25% 伴肝破裂，25% 伴脾破裂，5% 伴胸主动脉破裂；Ilgenfritz 报道，81%BDI 患者表现为呼吸窘迫、呼吸音减弱或半侧膈肌抬高，42% 伴明显的颅脑损伤，75% 伴骨折，92% 伴严重胸部损伤，腹腔内脏疝入胸腔占 67%，最常见的腹部伴随损伤器官是脾脏（60%），肝脏（35%），肾、胰、小肠（10%~12%）。Boulanger 报道 BDI 右侧膈肌破裂 100% 合并腹腔内损伤，93% 合并肝脏损伤；左侧膈肌破裂 77% 合并腹腔内损伤，24% 合并肝脏损伤。

其他特点包括：①伤情判断困难，易误诊与漏诊，处理中也易失误。②能送达医院的钝性胸腹脏器伤多为挫裂伤，出血速度相对缓慢，伤情进展可能不如穿透伤迅速。③有文献报道，13 例 BDI 中，7 例存在不少于 3 个区域损伤，3 例术前漏诊膈肌损伤，术中探查时才得以发现；Mihos 等报道多发伤占 95%。

2）穿透性膈肌损伤。①穿透伤致伤因素单一，合并伤相对钝性伤要少。Demetriades 等报道，75%PDI 合并腹腔脏器损伤；Wiencek 等报道，PDI 刀刺伤平均合并 2 处损伤、枪伤平均合并 3 处损伤，合并肝损伤 50%、胃损伤 26%，肺、结肠、脾和直肠损伤 12%~18%。② PDI 致伤物的特点与伤道的走行有助于判断膈肌是否受累，诊断相对容易。③ PDI 致伤物锐利，易造成胸腹腔脏器裂伤，出血严重，伤后早期即出现进行性血胸和失血性休克。④ PDI 除早期纠正失血性休克和修补损伤脏器外，应注意刀器刺入体内造成的伤口及胸、腹腔感染。

（3）膈肌损伤部位。都定元等统计中国维普资讯 1994—2005 年 34 篇文献，报道 933 例膈肌损伤，左侧占 77.40%，右侧占 22.20%，左侧是右侧的 3.50 倍；双侧仅占 0.40%。PubMed 数据库 1998—2005 年 15 篇文献，报道 1 102 例膈肌损伤，左侧占 64.30%，右侧 33.80%，左侧是右侧的 2 倍；双侧占 1.60%，中央型仅占 0.20%。由此可见，左侧膈肌损伤发生率明显高于右侧，其原因是在穿透伤时，由于攻击者常常是右手使用凶器致患者受伤；钝性伤时，左侧膈肌薄弱，右侧有肝脏对膈肌的保护。

（4）发生膈疝比较。穿透性和钝性膈肌损伤形状是不同的：① PDI 膈肌裂口小、发生膈疝机会较小，为 3.80%~24.70%，但易致嵌顿。② BDI 膈肌裂口大、常见于膈肌中心腱部分，易致创伤性膈疝，约 50%~60%，但嵌顿机会较少。右侧膈疝发生率显著低于左侧，因肝脏体积大，不易疝入。

（三）病理生理

膈肌是机体主要的呼吸肌，膈肌损伤后具有以下病理生理改变。

（1）血流动力学和呼吸功能异常。膈肌损伤将直接导致血流动力学和呼吸功能的异常。①腹腔内脏疝入胸腔，限制了心脏的充盈以及使心脏舒张末期的容积减少，从而导致心脏射血分数和心输出量减少。②膈肌损伤及其合并损伤所致的损伤出血，可导致有效循环血容量减少，发生失血性休克。③腹腔内脏疝入同侧胸腔，限制了同侧肺膨胀，阻碍了同侧肺的通气功能，而且纵隔向健侧挤压移位，也导致对侧肺通气障碍。

（2）胃肠道损伤。膈肌损伤对胃肠道也会造成急性或慢性损伤，疝入内脏的血液供应受损将导致器官缺血、坏死、穿孔以及随之的胸腹腔污染，慢性膈疝也可导致胃肠道溃疡和出血。

（3）影响膈肌愈合的生理因素。膈肌破裂后，影响膈肌愈合的生理因素：①膈肌连续的运动。②胸腔内负压与腹腔内正压的相互作用所致的剧烈咳嗽、用力和其他应急等。③疝入的内脏、大网膜等堵塞了膈肌破口，分隔开了损伤的膈肌纤维，阻碍了损伤膈肌纤维的愈合及愈合过程。

（4）联合损伤。因膈肌的特有运动功能和解剖学上的优点，膈肌损伤的发生往往不是单独的，常是联合损伤的一部分，需要充分考虑伴随损伤所致的相应病理生理学变化。

（四）临床表现

（1）症状。膈肌损伤轻者很难在体检中发现，重者可表现为休克或近距离枪伤所致的胸腹结合区域的大面积损伤。膈肌损伤胸部表现取决于疝入胸腔的腹部脏器所占据的胸腔容积和胃扩张程度，可表现出呼吸困难、端坐呼吸和胸痛。胸痛可由膈肌损伤引起、并向肩部放射，也可由胸壁损伤或胸膜损害引起。膈疝嵌顿可导致胃进行性扩张，使肺受压萎陷，出现类似于张力性气胸的呼吸窘迫，而腹部的症状可表现为轻微、局限性或弥漫性剧烈腹部疼痛。

（2）体征。胸部体征包括胸壁挫伤或伤口、连枷胸者出现胸壁反常运动，胸骨或肋骨骨折骨擦音，胸部叩诊浊音，呼吸音降低，甚或胸部听诊有肠鸣音。腹部体征包括舟状腹、局限性或严重的弥漫性腹部压痛、肌紧张和反跳痛，腹腔内出血者出现进行性腹胀。

（五）初步评估

（1）按照 ATLS 创伤急救 ABCDE 进行伤情评估。对创伤患者的初步评估，应按照 ATLS 创伤急救 ABCDE 顺序进行评估与复苏，重点是对患者进行气道、呼吸和循环功能的评估与复苏，建立大口径静脉通道。

（2）重视呼吸和循环功评估。膈肌损伤可产生呼吸和循环功能障碍，初步评估时应高度重视。①呼吸窘迫和低血压可由于腹腔内容物疝入胸腔或肺和纵隔移位而引起，类似于气胸或心脏压塞所致的肺萎陷和纵隔扑动引起的症状。②心输出量减少。由于胸腔压力增高、回心血量减少、心脏舒张充盈压降低，每搏输出量和心输出量减少。③腹腔内容物可通过膈肌破口疝入胸腔。

（3）防止腹腔内容物进一步疝入胸腔。面罩通气可使疝入胸腔的胃肠道充气扩张，影响通气；充气式抗休克服可进一步增加腹腔内压力使腹腔内容物通过膈肌破口向胸腔内移位；相反，气管插管正压通气可减少胸腹腔间的压力梯度，可防止腹腔内容物的进一步疝入。在创伤评估和复苏时需充分考虑这些特点。

（六）诊断

膈肌损伤的诊断面临巨大挑战。初步评估时，急诊室床旁 X 线胸片（chest X-ray，CXR），20%~50% 病例正常或非特征性改变。文献报道，膈肌损伤 CXR 诊断准确率左侧 27%~62%，右侧仅 17%。总体上，膈肌损伤术前 X 线胸片明确诊断仅占 51%，剖腹探查明确诊断占 37%，诊断遗漏高达 12%。

1. 钝性膈肌损伤诊断

（1）病史。交通事故伤病史，需高度怀疑膈肌损伤的可能。

（2）X 线或 CT 检查为主要检查手段。有文献报道，75% 膈肌破裂 X 线检查异常，膈疝时更明显。

①膈疝 X 线征象：膈肌抬高、膈顶不规则、膈上团块影、肋骨骨折或胸骨骨折、左胸见胃泡影或肠腔液气平、放置有鼻 - 胃管者在左侧胸腔可见卷曲的胃管影（图 13-3-4A）。

② CXR：立位易致疝入器官复位，且血胸也易掩盖膈疝而导致漏诊，应行头低足高位胸片检查，必要时先行胸腔引流，再行头低足高位胸片检查。对于气管插管呼吸机使用的患者，正压通气可使疝入胸腔的腹腔内脏推复至腹腔，在呼气末摄片更容易发现胃肠疝入胸腔的表现。胸片诊断膈肌损伤的准确率一般在 40%~50%。

③吞钡造影：对于血流动力学稳定者可进行吞钡造影检查。先头低足高位，使钡剂附着在胃底黏膜，再摄片，可见膈上胃肠影（图 13-3-4B）。

④ CT 检查：如果腹腔内容物突入可见的膈肌水平以上（衣领征），则诊断可成立。CT 平扫诊断膈肌损伤的敏感性仅 14%~61%，特异性 76%~99%；而高速螺旋 CT 扫描提高了诊断准确率，诊断膈肌损伤的阳性率和准确率达到 80%~100%。因此，在患者

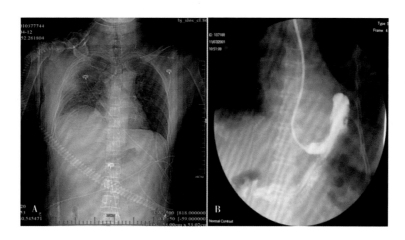

图 13-3-4　钝性胸腹联合伤

注：A.胸片或 CT 定位片可见右侧多发肋骨骨折、右侧膈肌抬高；B.吞钡造影显示左侧膈肌破裂，胃疝入左侧胸腔

伤情危重或多发伤检查评估时，多排螺旋 CT 可作为首选的诊断方法。

（3）MRI 检查。Shanmuganathan 等报道，MRI 对钝性伤患者膈肌损伤的诊断准确率为 44%。MRI 可能成为膈肌损伤更有价值的诊断方法，但对于血流动力学不稳定的患者，不宜进行 MRI 检查。

（4）胸腔闭式引流出胃肠液体。①伤后胸腔闭式引流出胃肠液体，提示急性创伤性胃肠破裂。②发现时间长，提示胃肠嵌顿坏死破裂。

（5）剖腹探查。BDI 常系高能量损伤，常伴腹部脏器损伤手术获得诊断。

2. 穿透性膈肌损伤诊断

下胸部和上腹部的穿透伤，都应考虑膈肌损伤的可能，因此，按照解剖位置，穿透性膈肌损伤的诊断相对容易。前胸腹结合部是乳头和肋弓之间的区域，侧胸腹结合部是上界腋前线乳头平面、后至肩甲下角和肋弓之间的区域，后胸腹结合部是腋后线肩胛下角水平至最后一肋水平之间的区域。胸腹结合部的穿透性损伤需高度注意膈肌损伤。通常，胸腹结合部前、侧、后三部分发生穿透伤的概率相近。

（1）临床表现和影像学检查。①下胸部伤口，腹部体征（腹膜炎表现），腹腔穿刺阳性，X 线气腹或 CT 征象，即可明确诊断。②上腹部伤口，同侧胸部血气胸体征，胸穿阳性，X 线或 CT 征象，即可明确诊断。③靠近膈肌的伤口，可经伤道探查证实。

（2）微创诊断技术。电视胸（腹）腔镜已被认为是评估胸腹结合部位穿透伤时有无膈肌损伤的准确方法。对穿透性胸部创伤患者，VATS 对膈肌的检查和修复具有良好直视效果，但是 VATS 不能探查腹腔，可能遗漏腹腔内损失，必要时加做电视腹腔镜（video-assisted laparoscopy，VALS）探查。Murray 等采用 VALS 对左侧胸腹结合部位穿透伤评估的前瞻性研究发现，膈肌损伤总发生率为 42%（枪伤时为 59%，刺伤为 32%），在这组膈肌损伤患者中 31% 无腹部压痛，40%CXR 正常，仅 49% 有血气胸。认为左侧胸腹结合部穿透伤时膈肌损伤发生率高，临床和影像学检查也难以发现隐匿性膈肌损伤。因此，对于这些无症状、血流动力学稳定、没有剖腹或剖胸探查指征的胸腹结合部位穿透伤使用电视胸（腹）腔镜是准确的诊断方法。在行 VALS 探查时应注意形成气腹过程中膈肌损伤者可能发生张力性气胸，需及时进行胸腔减压和中转开放性手术。

3. 诊断注意事项

（1）防止漏诊。对于下胸、上腹部的创伤不论致伤性质如何，都要注意防止膈肌损伤的漏诊及日后形成陈旧性创伤性膈疝。

（2）创伤后膈肌抬高原因。①膈神经损伤、膈肌麻痹导致膈肌抬高。②膈肌破裂，尤其破裂口大，腹腔内脏疝入胸腔，形成膈肌抬高假象。③肺底积血（液）所致假性膈肌抬高，立位片出现、平卧片即消失。

胸腹联合伤诊断流程如图 13-3-5 所示。

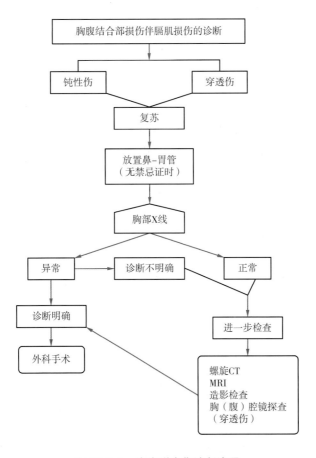

图 13-3-5　胸腹联合伤诊断流程

（七）处理

1. 急救

如有胸部开放性损伤，应立即关闭胸部伤口。有气胸和血胸者，应尽快行胸腔闭式引流或胸腔穿刺术。如有休克表现应快速建立静脉通道，输血、输液、注射升压药物纠正休克，同时清除呼吸道污物，保持呼吸道通畅，并给予吸氧，必要时行气管插管或气管切开，同时尽快作好术前检查和准备工作。

2. 原则

（1）无论钝性或穿透性胸部创伤，一旦怀疑有膈肌破裂，都应积极手术治疗。因膈肌破裂不能自行愈合，并有可能扩大，有导致慢性膈疝的潜在可能（图13-3-6）。

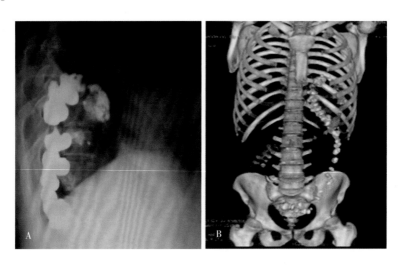

图 13-3-6　慢性创伤性膈疝

注：男性，45岁，半年前有被载重卡车撞击病史，因腹部不适就诊。A. 全消化道吞钡造影显示结肠脾曲疝入左侧胸腔；B.1 周后腹部三维 CT 重建显示结肠疝入左胸情况

（2）术前失血性休克者，手术止血对挽救严重伤员起关键性作用，是最根本的抗休克措施，扩容只能在分秒必争、紧急手术前提下同时进行，不可指望提升血压后再手术而错失救命良机。

（3）优先处理危及生命的损伤，保证通气和循环，积极抗休克。

（4）钝性胸部创伤术前常规放置胸腔闭式引流，以防止全麻后发生张力性气胸；穿透性胸伤，术前不必常规放置胸腔闭式引流，全麻前去除覆盖胸部伤口的纱布即可。

（5）创伤性膈疝术中治疗的关键问题是判断疝入脏器的活力和胸腹腔有无污染及其程度，不必要的胃肠切除增加器官损失和手术并发症，而遗留血运障碍的胃肠又将导致延迟性破裂的恶果。

3. 手术路径

（1）剖胸探查切口。前外侧切口，具有开胸快、失血少、减少患者翻动的优点，经胸手术适用于以下两种情况：①右 BDI，肝疝，经胸手术好做，如经腹，肝后裸区损伤处理困难，如伴腹内脏伤，可另加作腹部切口。②慢性创伤性膈疝，经腹不好分离粘连，宜经胸手术（图13-3-7）。

（2）剖胸探查切口加剖腹探查切口。经膈肌破裂处修补腹腔脏器暴露不佳可加做剖腹切口。

（3）剖腹探查切口。怀疑腹内空腔脏器损伤、有明显腹膜刺激征或腹穿阳性者先做剖腹手术。

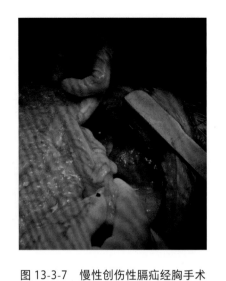

图 13-3-7　慢性创伤性膈疝经胸手术

注：与图 13-3-6 同一患者，经左胸前外侧剖胸探查切口入路，见左侧膈肌侧后缘 10 cm 长破口，结肠脾曲疝入左胸

（4）胸腹联合切口。损伤大、对呼吸功能扰乱大，不主张使用。

4. 治疗

（1）一般治疗。①对于怀疑膈肌损伤者，放置鼻 - 胃管进行胃肠减压时应特别小心，胃管置入过程中切忌用力过猛，疝入胸腔的腹内脏器使食管胃交界严重扭曲，如果用力过大可能导致食管、胃或两者医源性损伤。②如果胃管不能顺利通过，提示胃管停留在远端食管，使用吸引器排除咽下的气体、防止胃进行性扩张。③由于腹腔内脏疝入胸腔，放置胸腔闭式引流管也必须小心以免损伤疝入的腹腔内脏。

（2）钝性膈肌损伤的治疗。①通常钝性伤时，胸腔内脏伤往往不需剖胸手术（钝性伤剖胸术占 4%，穿透伤则为 20%~30%），如肺挫伤、多发肋骨骨折等往往不能靠手术解决，经胸腔闭式引流即可使一般血气胸得到合理治疗，仅极少数需开胸处理。剖胸手术指征：立即大量或进行性血胸；伤后大咯血；张力性气胸引流后无改善；胸腔引流血不多，但休克重，可能出血凶猛，血液凝固而未能引出；心脏压塞或纵隔高压表现，或辅助检查证实心脏大血管损伤；膈肌损伤证据；食管异物或破裂，经 X 线证实；气管、支气管严重损伤，经纤支镜证实；乳糜胸保守治疗无效；中量以上凝固性血胸；位于高危部位的胸内异物。②钝性膈肌损伤合并全身多发伤时，要明确伤及部位及哪一部位的损伤更直接危及生命，予以优先处理。③钝性伤常伴腹部多脏器损伤，需要剖腹探查治疗（约 75%），因此，钝性膈肌损伤宜经腹手术入路，选择全麻，以保证修补膈肌时肺的通气功能（图 13-3-8）。④钝性胸腹腔脏器损伤无一定规律，应按顺序仔细探查，防止遗漏。

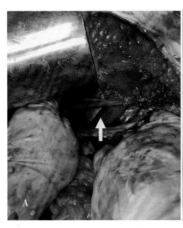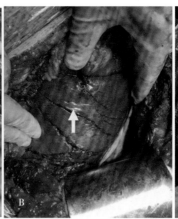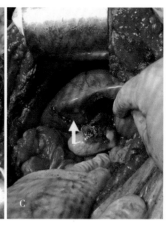

图 13-3-8　钝性胸腹联合伤

注：患者，男，37 岁。A. 右侧膈肌破裂，巨大裂口；B. 膈面观伴肝脏破裂；C. 脏面观伴肝破裂及胆囊床撕裂伤

（3）穿透性膈肌损伤的治疗。穿透伤可致胸部血管或心脏伤、肺深部裂伤等并发胸内大出血必须手术止血，而在腹部沿伤道的损伤也较局限，宜经胸手术。双侧穿透性胸腹联合伤宜在全麻下经腹手术，气管插管全麻保证剖腹后的呼吸功能（膈肌破裂对肺的压缩）；如胸内不断涌血，应另行胸部切口，不主张胸腹联合切口（因膈肌损伤及手术切断肋弓对呼吸功能影响大）。穿透伤手术时需仔细探查伤道走行，分析与追踪伤道途径可能伤及的结构与器官。

（4）VATS 及辅助小切口下诊治膈肌损伤。①膈肌破裂缺乏典型临床征象，早期凭借临床症状和体征难以正确诊断，延缓诊治是创伤性膈肌破裂死亡率较高的原因之一。②VATS 或辅助小切口下治疗膈肌损伤，使膈肌损伤能得到及时的诊断和治疗，以最小的创伤换来最大的治疗效果。③ VATS 下探查，确定小切口位置，最佳手术路径、最小的切口完成手术，避免因切口选择不当造成膈肌修补困难，或漏诊腹部损伤。④胸腔镜系统高清晰度的监视器画面及放大作用和可移动的冷光源照射，视野清晰，易于寻找胸、腹腔异物痕迹，取出异物。⑤辅助小切口 VATS，多能以一个切口、一次麻醉同时完成两个以上手术；同时亦可避免大的剖胸、剖腹手术。⑥创伤后大出血伴休克者，怀疑有心脏大血管损伤或腹腔重要脏器损伤需要争分夺秒抢救生命时，应选择剖胸或剖腹手术处理，以免贻误抢救时机。⑦对于 VATS 发现膈肌破裂，而腹腔内脏损伤不明，可联合腹腔镜检查，如果患者血流动力学稳定，则在腔镜下完成膈肌修补术，否则中转剖胸或剖腹手术。

（5）脊柱骨折截瘫并膈肌损伤的救治。①截瘫能否恢复取决于脊髓损伤程度，完全损伤者与脊髓减压手术迟早无关，部分损伤者则脊髓减压手术越早越好。②手术修补膈肌是此类伤员能否抢救成功的关键。③一旦此类损伤诊断明确，应优先修补膈肌及探查腹部脏器及胸腔的情况。④颈椎骨折可在颅骨牵引下行膈肌修补术，病情许可时可再作颈椎前路减压植骨术或颈椎间盘切除术，以解除颈髓的压迫。⑤胸腰椎骨折应先修补膈肌，无对侧肋骨骨折者，病情稳定1周后再取俯卧位行脊柱骨折内固定术；合并肋骨骨折者，宜在膈肌修补术后2~3周作脊柱手术。

（八）预后

（1）并发症。胸腹联合伤并发症总发生率为30%~68%，肺不张为11%~68%，肺炎和胸腔积液为10%~23%，脓毒症、多系统器官功能衰竭（multiple systemic organ failure，MSOF）、肝脓肿、脓胸发生率为2%~10%。BDI并发症发生率较高（约60%），而PDI约40%。

（2）病死率。中国维普数据库1994—2005年37篇文献报道的膈肌损伤总病死率从0~37.50%不等，平均9%；PubMed数据库1998—2005年14篇文献报道为0~35.40%，平均15.50%。NTDB报道，病死率为24.80%（1 497/6 038），且胸腹联合伤的病死率通常与合并损伤有关。Mihos等认为，入院时损伤严重度评分（injury severity score，ISS）与失血性休克严重影响患者结局，即影响胸腹联合伤患者救治结局的主要因素是收缩压<9.33 kPa（70 mmHg）、休克持续时间>30分钟、失血量>2 000 mL、伴有4个或4个以上合并损伤。

按不同致伤机制分析，BDI病死率，国内报道为23%~30%，Wiencek RG Jr报道为27%，死亡原因为原发性颅脑损伤、失血性休克、严重多发伤和术后ARDS等；PDI病死率国内报道为6%~12%，Wiencek RG Jr报道为12.30%，死亡原因为失血性休克、术后肺部感染和MSOF。

第四节 心脏大血管损伤

按致伤机制将心脏大血管损伤分为穿透性与钝性损伤。

一、心脏损伤

（一）穿透性心脏损伤

1.发生率与致伤原因

从已有文献尚难确定穿透性心脏损伤（penetrating cardiac injury，PCI）的确切发生率。Mattox于1989年报道30年中收治的4 459例创伤患者，心脏穿透伤占12.10%。1998年Asensio报道发生率为住院创伤的1.38%。ACS-NTDB报告美国穿透性心脏伤占住院创伤的0.16%，总体上穿透性心脏损伤不常见，但在城市大医院也是常见的损伤。Hirshberg 和 Mattox 报告一组 82 例胸腹联合伤中 21 例（26%）合并心脏损伤，Asensio 报告 73 例剖胸和剖腹的胸腹联合伤，其中 32 例（44%）伴发穿透性心脏伤。

和平时期，穿透性心脏损伤的常见致伤原因有枪击伤（gunshot wounds，GSW）、刺伤（stab wounds，SW）、霰弹枪伤（shotgun wounds）、碎冰锥伤（ice pick）和少见的医源性损伤，罕见的肋骨骨折断端刺伤心脏。ACS-NTDB 报告的 2 016 例穿透性心脏伤，枪击伤占 63%，刺伤 36%，霰弹枪伤、碎冰锥伤和医源性损伤约 1%。战争时期，Rich 报道美军在越南战争中 96 例心脏伤，大多数是手榴弹或榴霰弹弹片致伤，少数为锐器刺伤，而枪击伤非常少见，这很可能与士兵遭受高速自动步枪子弹后难以活着被医疗队救援或送至手术室有关。

2. 损伤部位

右心室损伤占心脏伤的 37%~67%，而左心室伤占 19%~40%；右心房损伤（5%~20%）多于左心房（2%~12%）。多心腔损伤占 2%~36%。合并冠状动脉损伤占 5%~8%。

3. 合并损伤

心前区刺伤通常损伤局限于一个心腔，而枪弹伤既可致心前区，也可致心前区以外的穿透性损伤，因此，枪弹伤可致多心腔损伤和合并损伤发生。Buckman 等报道，穿透性心脏枪弹伤中，50% 合并肺门、大血管和腹部实质脏器损伤，而刺伤仅约 20% 合并这些损伤。Asensio 等前瞻性研究报道了 105 例穿透性心脏伤，20% 合并胸内大血管损伤（主动脉损伤 7 例、上腔静脉损伤 4 例、肺静脉损伤 3 例、肺动脉损伤 2 例、其他血管损伤 5 例），45% 合并肺损伤，2% 合并胸腔内食管损伤；42% 合并腹部损伤（18% 合并空腔脏器损伤、15% 合并实质脏器损伤、9% 合并腹部血管损伤）；9% 合并肢体、背部损伤，6% 合并头颈损伤。

4. 处理

（1）院前处理。①院前急救人员应快速将穿透性心脏伤伤员转运至医院，使其尽快获得手术救命的机会。②在穿透性心脏伤伤员的现场应行气管插管，以增加实施心肺复苏的机会和耐受性。在任何情况下，院前急救人员都不应试图建立静脉通道而延误转运，静脉置管只能在转运途中进行。③立即通知接收医院心胸外科医师或创伤外科医师做好抢救准备。

（2）急诊室处理。①对所有怀疑穿透性心脏伤的患者应该按照 ATLS 方案快速进行初步评估和复苏。可以通过急诊室超声、床旁胸部 X 线、心电图快速进行初步评估；予以适量的液体复苏和输 O 型或同血型的血液；采血进行动脉血气分析，了解动脉血初始 pH 值、碱缺失和乳酸水平。②对于血流动力学稳定者，进行较详细的评估。然而，大多数穿透性心脏伤患者到达急诊室已处于极危重或濒死状态，需要立即进行救命性手术干预。③对于血流动力学不稳定，而对液体复苏有反应者，应快速送手术室。④对于呼吸心脏骤停的患者，必须在急诊室进行救命性外科处理，如急诊室复苏性剖胸探查术（emergency resuscitative thoracotomy，ERT）。

5. 心脏损伤修补技术

（1）切口。对于穿透性心脏伤的处理，通常采用正中胸骨切口或前外侧剖胸探查切口。

①正中胸骨切口：适用于心前区穿透伤患者到达时伴不同程度的血流动力学不稳定，隐匿性心脏损伤以及可进行术前超声或胸部 X 线检查。

②左前外侧剖胸探查切口：对于到达时已处于濒死状态的患者，宜选用左前外侧剖胸探查切口，即适用于 ERT、胸腹联合伤患者剖腹探查时血流动力学恶化需要进行剖胸探查者。必要时，可横断胸骨向右延长切口进行双侧前外侧剖胸探查，可暴露前纵隔、心包和双侧胸腔，适用于右侧胸部也有损伤或横穿纵隔的穿透性损伤血流动力学不稳定者，一旦灌注压恢复，横断胸骨时切断的乳内动脉必须妥善结扎。

（2）手术技巧。主要手术技巧如下。

①压迫心底部，控制回心血流：在前外侧剖胸探查切口，这一操作难以实施。全面控制回心血流，需要在心包腔内阻断上腔静脉和下腔静脉。阻断回心血流的适应证是：右心房最外侧壁的损伤和 / 或上下腔静脉的腔 - 房结合部的损伤。阻断回心血流，心脏将迅速排空，有利于直视这些部位的损伤和快速修补。这一操作常常导致心脏停止跳动，回心血流阻断的安全时限尚不清楚。文献常常引证的时间 1~3 分钟后阻断必须解除，一旦阻断解除，静脉回流充盈右心腔，继而心搏活动开始，但更多情况是心脏颤动，在用药物处理的同时需要立即电除颤。

②肺门阻断：适用于心脏损伤合并肺损伤的处理，特别是肺门中央型血肿和 / 或活动性出血。这一方法可防止来自肺的出血，也可阻止来自体循环的空气栓塞。由于近一半的肺循环血液不再进行灌注，因此将明显增加右心室的后负荷。使用直线切割缝合器处理肺伤道，操作方便、快捷，可以很快解除肺门阻断。

③心脏后壁的暴露：心耳钳钳夹右心室前下缘牵拉心脏可以暴露膈肌右侧以及心脏后部的损伤和修复。有时，外科医师需要向上搬动心脏以便于一些心脏伤的修补。快速、粗暴搬动心脏常会导致复杂心律失常，包括室颤甚或心脏停跳。如果手指能够控制出血，则采用大纱垫垫高心脏即可使心脏耐受并避免这一手法带来的心律失常。

④针刺排气：在心脏修补后，在右心室或左心室针刺排除心腔内的气体，减少静

脉或体循环空气栓塞。

（3）心脏伤的修补。包括以下几种修补术：

①心房修补术：右心房破裂，采用心耳钳控制出血，用 2-0 号或 3-0 号普理灵（prolene）线连续或间断缝合修补。特别应注意心房的两侧，尤其在枪弹伤时心脏常有多个伤口。

②心室修补术：心室损伤常导致大出血，用手指控制出血后，用 2-0 号或 3-0 号 prolene 线快速间断或褥式缝合修补。对于心室枪弹伤，由于某种程度的爆破效应致使心肌纤维回缩、易碎，往往需要多种缝合方法才能控制出血。如采用 2-0 号 prolene 线带 Teflon 条或垫片支撑褥式缝合，再缝合心肌边缘。有时需使用纤维蛋白胶封闭，加强止血效果。

③冠状动脉损伤：邻近冠状动脉的损伤，如果缝合时不慎或缝线不当将导致心脏修补后冠状动脉及其分支狭窄或堵塞，缝合时进出针应在冠状动脉床的下方。冠状动脉近段主干损伤需要行冠状动脉搭桥，冠状动脉末梢损伤可以缝合或结扎而无心肌损害。

④复杂心脏伤与合并伤：指穿透性心脏伤合并颈部、胸部、胸内血管、腹部、腹部血管或周围血管的损伤。这些损伤的处理面临巨大挑战，应优先处理导致失血量最大或最危及生命的损伤。

6. 预后

按照美国创伤外科学会器官损伤定级委员会（AAST-OIS）心脏伤分级标准，Asensio 报告了心脏损伤定级与病死率的相关性，AAST-OIS Ⅳ级病死率为 56%、Ⅴ级为 76%、Ⅵ级为 91%。影响穿透性心脏伤预后的因素有：①损伤机制。②创伤现场、转运途中、到达医院时的生理指标存在与否（如瞳孔反应、自主呼吸、颈动脉搏动、血压可测出、窦性心律、任何肢体运动、气管插管心肺复苏现场时间大于 10 分钟）。③合并损伤，如冠状动脉和大血管损伤及多心腔损伤。④到达医院时心脏呼吸骤停预示救治结局不佳。

（二）钝性心脏损伤

1. 致伤机制与发生率

由于钝性心脏损伤（blunt cardiac injury，BCI）是一类损伤的总称，而非单一损伤，因此难以确切定义。BCI 包括轻微的心肌挫伤到症状明显的心脏破裂，也包括罕见的心脏震荡，即胸前区暴力打击所致的突然心脏骤停产生的心源性休克。BCI 可继发于胸部挤压伤、减速伤、爆炸伤，或直接暴力作用于胸部或腹部压力经血管压力传导所致。如高速机动车碰撞或高处坠落都可致心脏挤压伤。心肺复苏时也可能由于压迫胸部导致医源性钝性心脏伤。

1958 年 Parmley 报告了 207 548 例尸检，钝性心脏损伤发生率约 0.10%。在这一标志性研究中，353 例钝性心腔破裂中 273 例单纯心脏破裂、80 例合并主动脉破裂，右心室破裂占 18.70%（66/353）、左心室破裂 16.70%（59/353）、右心房破裂 11.60%（41/353）、左心房破裂 7.40%（26/353）、多心腔破裂占 30%（106/353）。

2. 诊断

（1）临床表现。BCI 是一类损伤的总称，临床可表现为血流动力学不稳定，甚至呼吸心脏骤停。同时患者可表现出典型的心脏压塞的系列综合征，症状一样但非 BCI 特异性，包括前胸部疼痛、压痛。部分患者胸痛难以与心肌梗死的典型疼痛区别。体征包括前胸壁疼痛、压痛、挫伤、瘀斑、前肋骨折或中央型连枷胸。

（2）诊断措施。BCI 的诊断措施包括胸部 X 线片，ECG，Holter 动态心电图，心肌酶谱和肌钙蛋白，经胸或经食管超声心动图，核医学扫描包括放射性核素血管成像（radionuclide angiography，RNA）、铊 201〔Tl〕、单光子发射断层扫描（SPECT）和多门控采集扫描（multiple-gated image acquisition scans，MUGA）。

（3）BCI 分类（Spectrum of BCI）。临床上，将 BCI 分为急性和亚急性两种类型。急性型通常是立即致死的灾难性损伤或外科手术不及时可迅速致患者死亡，包括心腔破裂伴急性心脏压塞、多心腔破裂伴心包破裂血液流入胸腔、急性心肌损伤伴心源性休克。亚急性心脏损伤包括心肌挫伤、亚急性心脏压塞、心肌梗死、瓣膜损伤、心内分流、附壁血栓、心律失常，这类损伤虽不立即导致死亡，但血流动力学受损，使患者面临发生明显的心律失常和血流动力学不稳定的风险。

1）心包损伤：直接高能撞击或突然急性腹腔内压升高均可致钝性心包破裂。钝性创伤后多数并发广泛的心脏损伤，也可是单一的心包损伤。常见钝性心包破裂部位是膈面心包或与左膈神经平行的胸膜面心包。Fulda 等报道 22 例钝性心包破裂，左膈神经平行的胸膜面心包破裂占 64%、膈面心包破裂占 18%、右侧和纵隔面心包破裂占 9%。此外，心脏可能疝入腹腔，偶尔可导致大血管急性扭转，这种广泛的损伤需要立即剖腹手术将疝入腹腔的心脏复位到心包腔。除心包损伤伴心包膈动脉破裂表现为出血外，单纯心包损伤往往没有重要意义。

钝性心包破裂的临床表现，可从血流动力学不稳定至由于心脏或大血管扭转或伴发多心腔破裂所致的呼吸心脏骤停。胸部 X 线片提示心脏轮廓移位、气心包，或疝入的腹部空腔器官征象。如果血流动力学稳定，需进行超声心电图、ECG 检查，通过剑突下心包开窗（subxyphoid pericardial window，SPW）发现血心包而明确诊断，

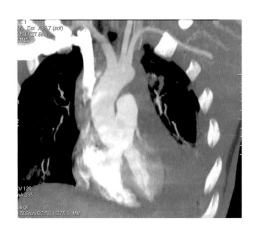

图 13-4-1　交通事故致钝性胸部伤，心包大量积血和血胸

注：手术发现心包左侧沿膈神经走向附近约 10 cm 长破裂

如患者病情允许，可进行多排螺旋 CT 扫描（图 13-4-1）。无论伴或不伴心脏疝，用 2-0 号 prolene 线间断缝合行心包修补术。

2）心瓣膜、乳头肌与腱索、间隔损伤：钝性心脏伤罕见瓣膜损伤。胸骨的直接能量传递可导致心脏瓣膜破裂。最常见受累瓣膜是主动脉瓣，其次是二尖瓣。其他严重威胁生命的损伤往往掩盖了瓣膜功能异常的典型表现，而低血容量和心输出量降低可进一步掩盖瓣膜损害的程度。临床重要表现包括出现新的心脏杂音、震颤、响亮的音乐样杂音，急性左心衰竭伴随的休克和肺水肿也是重要的临床征象。根据患者临床状况，怀疑瓣膜关闭不全者需及时进行检查。

在心脏舒张期，胸廓受到暴力撞击或挤压所致的血流瞬间冲击可导致瓣叶、乳头肌或腱索撕裂产生瓣膜关闭不全。根据这一机制，主动脉瓣最常受累。最常受损的主动脉瓣瓣尖是左冠瓣或无冠瓣。在心脏最大舒末充盈期，二尖瓣也可因为同样机制导致损伤。心腔内压突然增加可导致瓣叶撕裂或破裂，并进一步扩展和在乳头肌内形成血肿。乳头肌解剖的突然变化致使瓣膜关闭不全。急性严重左心衰伴随肺毛细血管楔压增高、心输出量 / 心脏指数降低、左室跳动做功指数降低是瓣膜、腱索损伤或乳头肌功能异常的信号。

心脏间隔损伤同样罕见。1847 年，Hewett 首次报道钝性创伤致室间隔破裂；1935 年，Bright 和 Beck 报道在 152 例致死心脏伤中 11 例间隔破裂；1953 年，Guilfoil 首次报道了 1 例心脏导管诊断的间接破裂。

3）钝性冠状动脉损伤：钝性冠状动脉损伤罕见。常伴左前降支分布区域严重的心肌挫伤，右冠状动脉破裂更加罕见。这些患者的临床表现难以与急性心肌梗死鉴别。这些损伤的长期结局可能形成室壁瘤及其并发症（如破裂、心室功能衰竭、血栓形成或恶性心律失常）。

4）心脏破裂：钝性心脏破裂临床相当难见，仅少数患者可活着送达医院。钝性心腔破裂常常是机动车碰撞事故现场立即致死的原因，常在尸体解剖时发现。另外，当心肌挫伤后心肌坏死可致延迟性心脏破裂形成心脏压塞和迅速死亡。

钝性心脏破裂的致伤机制：心前区直接撞击、腹部压力经静脉系统向心脏传导的血液的流体力学作用、挤压、加速或减速导致心脏附着部位至胸部大血管的撕裂、爆炸作用、继发于恶性心律失常产生的震动性爆破被认为是致死性的。

钝性心脏破裂通常表现为持续性低血压和（或）心脏压塞，患者表现出致命性大出血所致的呼吸心脏骤停，因此，需要快速床旁超声评估检查心包积血。对于血流动力学稳定的患者，需要超声或多排螺旋 CT 评估检查（图 13-4-2），SPW 可以

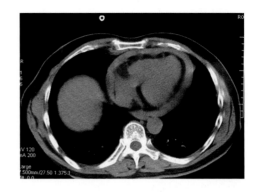

图 13-4-2　患者胸部钝性拳击伤，CT 扫描见心包大量积血

注：手术发现右心室两处约 1.50 cm 破裂

证实超声检查结果。对于呼吸心脏骤停的患者，尽管预后不良，但 ERT 可能是获救的唯一机会。

5）心肌挫伤：在 BCI 中，最不重要、最难定义的是心肌挫伤 / 心肌震荡。Mattox 等对于心肌挫伤 / 心肌震荡提出了较合理的定义，即 BCI 伴心力衰竭、伴复杂心律失常、伴轻微 ECG 改变或心肌酶谱异常。根据他们的观察，推荐前胸壁损伤无症状的患者不需要入住外科 ICU（SICU）进行动态心电监测，需进一步随访心肌酶谱中 CPK-MB 水平变化。Civetta 等认为，年轻的胸部创伤患者罕有明显的原有心脏事件，在危重的创伤患者，早期的 ECG 异常是钝性心肌挫伤的很好证据。他们还发现在早期 ECG 异常、年轻而且伤情稳定的胸部创伤患者，心脏并发症也不常见，因此无论是否诊断心肌挫伤，一旦出现心脏异常应予处理。在缺乏这些异常的情况下，心肌挫伤的诊断无临床意义。

Pasquale 和 Fabian 制订了美国东部创伤外科学会（Eastern Association for the Surgery of Trauma，EAST）钝性心脏伤处理实践指南。BCI（曾称之为心肌挫伤）在钝性胸部创伤中发生率为 8%~71%，由于缺乏诊断的金标准，其实际发生率仍然不清楚。因此，EAST 钝性心脏伤处理实践指南给出了三级推荐意见：

Ⅰ级（level Ⅰ）：对所有可疑 BCI 者收入院 ECG 检查。

Ⅱ级（level Ⅱ）：①如果入院 ECG 异常（心律失常、ST 段改变、缺血、心脏传导阻滞、不能解释的 ST），收入院持续 ECG 监测 24~48 小时；如果入院 ECG 正常，再出现需要处理的 BCI 的风险不显著，需终止 BCI 诊断的追踪检查。②如果患者血流动力学不稳定，需要进行超声心动图检查。如果不能进行经胸超声心动图检查，进行经食管超声心动图检查。③核医学检查。如果已行超声心动图检查，则不必进行此项检查。

Ⅲ级（level Ⅲ）：①有心脏病史的老年创伤患者、不稳定患者、入院 ECG 异常患者在严密监护下可以安全实施手术。对这些患者需考虑放置肺动脉漂浮导管监测血流动力学。②胸骨骨折并不预测 BCI 出现，对胸骨骨折患者并不需要进行 BCI 相关监测。③对于 BCI 相关并发症的预测，磷酸肌酸激酶（CPK）及其酶谱和肌钙蛋白 T 都无用。

二、胸部主动脉和大血管损伤

胸部主动脉和大血管损伤包括穿透性和钝性创伤所致的胸主动脉及其头臂干分支、肺动脉和肺静脉、上腔静脉和胸腔段下腔静脉、无名静脉和奇静脉的损伤。临床上主动脉弓和大血管的损伤相对少见。除了减速损伤与胸部降主动脉的峡部撕裂有关外，多数大血管损伤（约 90% 以上）是由穿透性损伤所致。患者通常存在严重的失血征兆，并且约 50% 死于院前阶段，对此情形不应追求诊断评估，应当送手术室紧急手术探查，在探查中发现有 20%~80% 患者伴有消化系统空腔器官和神经损伤。

（一）诊断

对于血流动力学稳定者，依据病史和体格检查进行诊断。

（1）大血管损伤的临床征象。①损伤现场可能有明显的出血史。②颈部血肿。③持续性低血压。④ Horner 综合征。⑤声带麻痹。⑥上肢脉搏消失。

（2）大血管损伤的胸部 X 线征象（图 13-4-3）。①纵隔增宽。②主动脉轮廓消失。③左侧顶部呈帽状影。④胸骨骨折、第一或第二肋骨骨折。⑤血胸。⑥气管偏移。

（3）放置胸腔闭式引流管，可以提供气胸或血胸的鉴别。胸腔引流即刻引出血液 1 500 mL 或 >200 mL/h，连续 4 小时或以上均可作为手术探查指征。

（4）动脉造影或 CTA。对于没有明显症状，也无其他剖胸探查指征者，动脉造影或 CTA 可以明确有无大血管损伤诊断（图 13-4-4、图 13-4-5），并且有助于合并腹部等部位多发伤患者手术方案的制订。

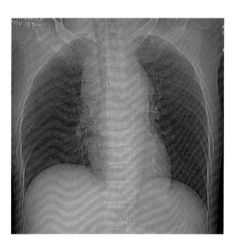

图 13-4-3　右侧胸锁关节刀刺伤致无名动静脉破裂、纵隔巨大血肿

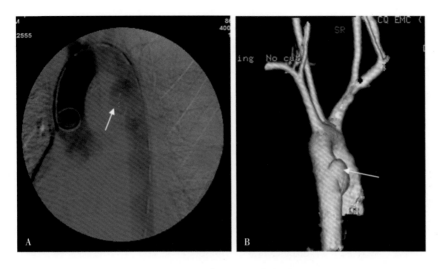

图 13-4-4　动脉造影显示胸主动脉创伤性假性动脉瘤

注：交通事故多发伤患者，男，21 岁，A.动脉造影显示；B.CTA 三维血管重建

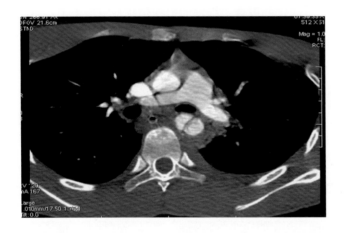

图 13-4-5　增强 CT 扫描显示创伤性主动脉夹层

注：与图 13-4-4 同一交通事故多发伤患者

（二）处理

1.手术入路

通常采用正中胸骨切口，这一入路对升主动脉、主动脉弓和无名动脉暴露非常好。向胸锁乳突肌前缘延长切口可暴露颈动脉，向锁骨上延长切口可非常好的暴露锁骨下动脉。缺点是对左锁骨下动脉的起始段暴露欠佳，可于第 3 肋间横断胸骨向左延长切口加以暴露。

2.外科治疗

（1）控制出血。措施包括手指压迫、填塞、球囊堵塞，在清除异物或探查包裹性血肿前，应小心解剖，建立损伤血管近端、远端控制。

（2）损伤血管的修复。①所有动脉损伤都应当修复，依据血管损伤性质采用不同的修复方法。升主动脉和主动脉弓损伤破口小，采用部分阻断，加垫片缝合修复；对于有明显损伤的无名动脉和锁骨下动脉，清创后吻合修复或间置移植物（静脉或人造血管）修复；对于主动脉破口大，必须在全身肝素化体外循环下进行血管重建手术，死亡率大大增加。②大多数静脉损伤是动脉血管损伤的伴随损伤，而且增加了动脉损伤修复的难度，其暴露与动脉损伤相同。一般情况下，结扎较大的头臂静脉很少有并发症。通常静脉血管可采用 4-0 号或 5-0 号 prolene 线横向缝合修复。

（3）血管腔内介入治疗。1969 年 Dotter 等首次报道了血管腔内支架置入治疗大血管损伤。这一技术降低了创伤患者麻醉的风险，缩短了手术时间，减少失血，缩短了住院时间，现在已成为大血管损伤首选的治疗方式，特别适用于在钝性创伤所致的大血管损伤合并其他更严重威胁生命的多发伤患者（图 13-4-6）。对于大血管损伤本身所致血流动力学不稳定的患者，标准的治疗仍然是急诊手术探查；对于血流动力学稳定的患者，若没有即将发生的胸主动脉破裂、明显的主动脉血栓、大量气胸或管腔受压等征象，延迟血管修复是可行的，美国东部创伤外科协会指南建议对这类患者采取延迟血管修复策略。血管腔内支架有裸金属支架和覆膜支架，有多种大小型号，适用于不同的解剖部位。为了控制血管壁应力对主动脉的影响，将血管破裂的风险降至最小，在主动脉修复手术准备期间，应注意液体管理，严格控制心率和血压，给予硝普纳和 / 或 β 受体阻滞剂，将血压最好控制在收缩压 100~120 mmHg，平均压在 60~70 mmHg，保持心率 60~80 次 / 分，并进行持续的监测和影像复查。

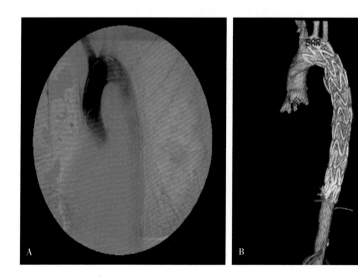

图 13-4-6　血管腔内覆膜支架植入术后动脉造影和 CTA

注：多发伤患者，A.动脉造影；B.CTA

（4）合并损伤的处理。由于大血管损伤，特别是在钝性损伤情况下，往往伴随其他部位严重的损伤，需要区别哪些是优先处理的损伤，有手术指征者需积极手术探查，并积极采取相应措施稳定患者生命体征；一旦合并的严重损伤得以稳定，即可进行主动脉损伤的修复，此时麻醉和手术风险也较小。与立即进行修复的患者相比，延迟手术修复者发生死亡和截瘫等风险明显降低。①其他严重的合并伤，如腹腔内脏器或头部损伤，应在主动脉损伤的确定性治疗前予以处理，只要血压得到控制，局限性主动脉破裂可以安全地推迟几天进行修复。②合并轻微主动脉损伤的多发伤老年患者，可以安全地选择非手术治疗。③由于可能合并的胸腔段食管损伤常导致伤口污染，应彻底冲洗清创修复食管破口，这种情况下，手术重建血管的风险大大增加。

第五节　复苏性剖胸探查术在濒死创伤救治中的应用

随着创伤急救体系的建立和完善、便捷的交通运输系统发展，极危重（濒死）状态的创伤患者数量将不断增加。这些患者有的可能已心脏骤停，有的循环呼吸状况极不稳定而濒临心血管衰竭（虽有生命体征，如瞳孔反射，自主呼吸，自主运动或脉搏可触及，但并发深度休克或呼吸功能衰竭），需要"先治疗再诊断"的特殊临床处理路径指导。对濒死创伤患者的救治，需要立即气管插管，无法气管插管者，行气管切开；急诊室复苏性剖胸探查术（emergency resuscitative thoracotomy，ERT）已是创伤复苏的不可缺少的组成部分。ERT 是指在极危重（濒死）创伤患者达到急诊室后，为挽救其生命在急诊室开展的紧急剖胸探查术，现在，这一名词等同于急诊室剖胸探查术（emergency department thoracotomy，EDT）。濒死创伤复苏的关键临床路径如图 13-5-1 所示。

一、现场对极危重（濒死）创伤患者的处理原则

（1）濒死状态无心电活动者，除穿透性胸部创伤外，宣布死亡。

（2）濒死状态伴心电活动者，立即气管插管，胸外心脏按压支持，快速转运至能获得确定性处理的医疗机构急诊室。

二、急诊室及院内处理原则

（1）对无生命迹象的创伤患者到达医院急诊室后的处理原则。①钝性伤院前 CPR>10 分钟、穿透伤院前 CPR>15 分钟，且无生命迹象者，宣布死亡。②在前述院前 CPR 时间内或伴生命迹象可触发者，继续 CPR，立即行急诊室复苏性剖胸探查术。

（2）急诊室复苏性剖胸探查的目的。①解除心脏压塞。②控制心脏出血。③控

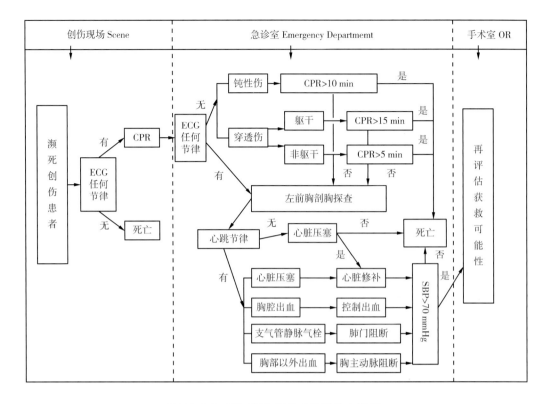

图 13-5-1　濒死创伤复苏的关键临床路径

注：ECG 为心电图；CPR 为心肺复苏；SBP 为收缩压；1 mmHg=0.133 kPa

制胸腔内出血。④减少大量的空气栓塞。⑤实施剖胸心脏按压。⑥暂时阻断降主动脉，使有限的血液供应心脏和大脑，减少膈下腹腔内的出血。

（3）急诊室复苏性剖胸探查的指征。

1）"可挽救"的创伤后心脏骤停。①有目击者发现的穿透性胸部创伤所致心脏骤停、院前 CPR<15 分钟。②有目击者发现的穿透性非胸部创伤所致心脏骤停、院前 CPR<5 分钟。③有目击者发现的钝性创伤所致心脏骤停、院前 CPR<10 分钟。

2）持续性严重低血压。创伤后，由于以下原因导致的持续性严重低血压［即 SBP<8 kPa（60 mmHg）］：①心脏压塞。②胸腔、腹腔、肢体、颈部大出血。③空气栓塞。

（4）急诊室复苏性剖胸探查的禁忌证。①穿透伤：CPR>15 分钟，无生命迹象（无瞳孔反应、无呼吸、无运动）。②钝性伤：CPR>10 分钟，无生命迹象或心搏停止也无心脏压塞者。

（5）根据复苏性剖胸探查发现进行处理。

1）宣布死亡。如果无心跳，也无心包积血，则宣布死亡。

2）积极处理。如果无心跳，而有心脏损伤、心脏压塞则需积极处理，包括：

①切开心包减压、手法控制心脏出血后行心脏修补术。②心内注射肾上腺素。③积极容量复苏。④数分钟后再评估获救的可能性［能够维持 SBP>9.33 kPa（70 mmHg）者］。

经过复苏性剖胸探查，对具有自主心律的患者根据损伤情况予以处理：①心脏压塞者，立即心包减压、手指压迫控制心脏出血后予心脏修补术。②如果怀疑支气管 - 静脉漏导致的空气栓塞，予以肺门阻断、将手术台置于头低足高位、主动脉根部和左心室穿刺抽气、积极心脏按压排除冠脉积气。③对于胸腔内出血，采用直接压迫控制出血、血管钳或肺钳控制出血、缝扎止血。④无论大出血来自胸或腹部所致的呼吸循环功能衰竭，暂时性阻断降主动脉有助于减少对有效循环血容量的需求，有助于加强复苏效果。

采取上述所有措施后，需要再评估患者对这些干预措施和积极复苏的反应，目标 SBP>9.33 kPa（70 mmHg）者定义为可能获救者，立即送手术室予胸或腹部创伤的确定性处理。一旦危及生命的胸腔内损伤得以控制，就应及时恢复患者的血流动力学稳定性和降低生命器官再灌注损伤。

（重庆大学附属中心医院 / 重庆市急救医疗中心　都定元）

参考文献

［1］　都定元 . 钝性与穿透性膈肌损伤临床比较研究［J］. 创伤外科杂志，2007，9（5）：478-450.

［2］　都定元 . 应用新理念新材料新技术，努力提高严重胸部创伤救治水平［J］. 中华创伤杂志，2014，30（9）：868-872.

［3］　都定元 . 躯干穿透伤的现代救治规范［J］. 中华创伤杂志，2015，31（9）：781-785.

［4］　都定元 . 重视复苏性剖胸探查术在濒死创伤患者救治中的应用［J］. 中华创伤杂志，2016，32（7）：577-581.

［5］　都定元，高劲谋，林曦，等 . 严重交通伤与坠落伤救治结局比较与创伤急救模式探讨［J］. 中华创伤杂志，2000，16（1）：46-48.

［6］　都定元，孔令文，赵兴吉，等 . 移动监护与急救手术前移在严重胸部创伤急救中的应用［J］. 中华创伤杂志，2009，25（2）：107-111.

［7］　都定元，苏泓洁，谭远康 . 连枷胸保守治疗与手术治疗对比研究［J］. 创伤

外科杂志，2009，11（3）：196-199.

［8］ 高劲谋，都定元，杨俊，等 . 穿透性胸部损伤 711 例的救治分析［J］. 中华创伤杂志，2003，19：187-188.

［9］ 孔令文，都定元 . 创伤性肺囊肿的处理策略［J］. 创伤外科杂志，2014（3），16（2）：97-99.

［10］ 林曦，都定元，高劲谋，等 . 胸部穿透伤伴异物存留诊治分析［J］. 创伤外科杂志，2016，18（1）：10-14.

［11］ 王正国 . 现代交通医学［M］. 重庆：重庆出版社，2011.

［12］ 石应康 . 胸部创伤临床研究进展［J］. 中华创伤杂志，2007，23（10）：793-795.

［13］ 谭远康，孔令文，都定元，等 . 创伤性肺内血肿与血气囊肿的处理规范探讨［J］. 中华创伤杂志，2012，28（7）：613-616.

［14］ 王正国 . 创伤研究进展［J］. 临床外科杂志，2007，15（11）：727-730.

［15］ 王正国 . 道路交通伤研究和思考［J］. 中国医学科学院学报，2007，29（4）：455-458.

［16］ 中华医学会创伤学分会交通伤与创伤数据库学组，创伤急救与多发伤学组 . 严重胸部创伤救治规范［J］. 中华创伤杂志，2013，29（5）：385-390.

［17］ 中华医学会创伤学分会创伤危重症与感染学组，创伤急救与多发伤学组 . 胸部创伤院前急救专家共识［J］. 中华创伤杂志，2014，30（9）：861-864.

［18］ Feliciano D V，Mattox K L，Moore E E. Trauma［M］. 6th ed. New York：McGraw-Hill Medical，2008.

［19］ Bardenheuer M，Obertacke U，Waydhas C，et al. Epidemiology of the severely injured patient. A prospective assessment of preclinical and clinical management. AG Polytrauma of DGU［J］. Unfallchirurg，2000，103（5）：355-363.

［20］ Bergin D，Ennis R，Keogh C，et al. The "dependent viscera" sign in CT diagnosis of blunt traumatic diaphragmatic rupture［J］. AJR，2001，177（5）：1137-1140.

［21］ Mattox K L，Feliciano D V，Moore E E. Trauma［M］. 4th ed. New York：McGraw-Hill Medical，2000.

［22］ Mattox K L，Moore E E，Feliciano D V. Trauma（eBook）［M］. 7th ed. New York：McGraw-Hill Companies Inc，2013.

［23］ Boulanger B R，Milzman D P，Rosati C，et al. A comparison of right and left blunt traumatic diaphragmatic rupture［J］. J Trauma，1993，35（2）：255-260.

［24］ Buffone A，Basile G，Leanza S，et al. Diaphragmatic traumas. Personal experience［J］. Ann Ital Chir，2006，77（5）：385-389.

［25］ Dayama A，Sugano D，Spielman D，et al. Basic data underlying clinical decision-making and outcomes in emergency department thoracotomy：tabular review［J］. ANZ J Surg，2016，86（1-2）：21-26.

［26］ Demetriades D，Kakoyiannis S，Parekh D，et al. Penetrating injuries of the diaphragm［J］. Br J Surg，1988，75（8）：824-826.

［27］ Esme H，Solak O，Sahin DA，et al. Blunt and penetrating traumatic ruptures of the diaphragm［J］. Thorac Cardiovasc Surg，2006，54：324-327.

［28］ Friese R S，Coln C E，Gentilello L M. Laparoscopy is sufficient to exclude occult diaphragm injury after penetrating abdominal trauma ［J］. J Trauma，2005，58（4）：789-792.

［29］ Gao J M，Gao Y H，Wei G B，et al. Penetrating cardiac wounds：principles for surgical management［J］. World J Surg，2004，28：1025-1029.

［30］ Graeber G M，Jones D R. The role of thoracoscopy in thoracic trauma［J］. Ann Thorac Surg，1993，56（3）：646.

［31］ Ilgenfritz F M，Stewart D E. Blunt trauma of the diaphragm：a 15-county，private hospital experience［J］. Am Surg，1992，58（6）：334-338.

［32］ Mandal A K，Sanusi M. Penetrating chest wounds：24 years experience［J］. World J Surg，2001，25（9）：1145-1149.

［33］ Meyers B F，McCabe C J. Traumatic diaphragmatic hernia. Occult marker of serious injury［J］. Ann Surg，1993，218（6）：783-790.

［34］ Mihos P，Potaris K，Gakidis J，et al. Traumatic rupture of the diaphragm：experience with 65 patients［J］. Injury，2003，34：169-172.

［35］ Murray J A，Demetriades D，Asensio JA，et al. Occult injuries to the diaphragm：prospective evaluation of laparoscopy in penetrating injuries to the lower left chest［J］. JACS，1998，187：627.

［36］ Ochsner M G，Rozycki G S，Lucente F，et al. Prospective evaluation of thoracoscopy for diagnosing diaphragmatic injury in thoracoabdominal trauma：a preliminary report［J］. J Trauma，1993，34（5）：704-749.

［37］ Powell D W，Moore E E，Cothren C C，et al. Is emergency department resuscitative thoracotomy futile care for the critically injured patient requiring prehospital cardiopulmonary resuscitation?［J］. J Am Coll Surg，2004，199（2）：211-215.

［38］ Rendon F，Gomez Danes L H，Castro M. Delayed cardiac tamponad after penetrating thoracic trauma［J］. Asian Cardiovasc Thorac Ann，2004，12（2）：139-142.

［39］ Rahimi S A，Darling RC 3rd，Mehta M，et al. Endovascular repair of thoracic aortic traumatic transections is a safe method in patients with complicated injuries ［J］. J Vasc Surg，2010，52（4）：891-896.

［40］ Rozycki G S. Surgeon-performed ultrasound：its use in clinical practice ［J］. Ann Surg，1998，228（1）：16-28.

［41］ Sangster G，Ventura V P，Carbo A，et al. Diaphragmatic rupture：a frequently missed injury in blunt thoracoabdominal trauma patients ［J］. Emerg Radiol，2007，13：225-230.

［42］ Seamon M J，Haut E R，Van Arendonk K，et al. An evidence-based approach to patient selection for emergency department thoracotomy：a practice management guideline from the eastern association for the surgery of trauma ［J］. J Trauma Acute Care Surg，2015，79（1）：159-173.

［43］ Shanmuganathan K，Killeen K，Mirvis S E，et al. Imaging of diaphragmatic injuries ［J］. J Thorac Imaging，2000，15：104.

［44］ Soar J，Perkins G D，Abbas G，et al. European resuscitation council guidelines for resuscitation 2010 section 8. Cardiac arrest in special circumstances：Electrolyte abnormalities，poisoning，drowning，accidental hypothermia，hyperthermia，asthma，anaphylaxis，cardiac surgery，trauma，pregnancy，electrocution ［J］. Resuscitation，2010，81（10）：1400-1433.

［45］ Voiglio E J，Coats T J，Baudoin Y P，et al. Resuscitative transverse thoracotomy ［J］. Ann Chir，2003，128（10）：728-733.

［46］ Wise D，Davies G，Coats T，et al. Emergency thoracotomy："how to do it" ［J］. Emerg Med J，2005，22（1）：22-24.

第十四章　腹部创伤

一、背景及流行病学

腹部创伤是指各种物理、化学和生物等外源性致伤因素作用于机体，导致腹壁和（或）腹腔内部组织器官结构完整性的损害以及同时或相继出现的一系列功能障碍。腹部创伤在平时和战时都较为常见，是创伤学疾病谱的重要组成部分，其发生率在平时约占各种损伤的 0.4%~8%，在战时占 5%~8%。平时多见于交通事故、工伤、坠落、斗殴、灾难事故等。在现代战争中，极少有刀刺伤，主要为弹片、弹丸等造成的火器伤，常为全身多发伤或腹部多器官损伤。

二、致伤机制

按损伤机制，腹部创伤分为穿透性创伤、钝性创伤两种类型。腹部穿透性创伤指已有腹膜穿透，绝大多数伴有内脏器官损伤，未穿透腹膜者仅称为腹壁裂伤；同时有入口、出口的穿透伤称为贯通伤，如肝脏贯通伤、腹部贯通伤等。穿透伤的两种常见原因主要为锐器戳刺（如刀、矛、钢筋、树枝、牛角等）和高速投射物（火器伤如枪击、弹片等）。腹部钝性创伤指已有腹内器官或组织累及，损伤限于腹壁者则称为腹壁挫伤或挫裂伤，多由钝性暴力如交通事故、撞击、高处坠落、爆炸等引起。应注意上述钝性暴力可以是作用于腹部，但也可并非暴力打击于腹部，即腹部脏器损伤可因直接暴力和间接暴力引起，这些暴力可造成减速伤、加速伤、剪切力伤等各种机制的伤害。此外，各种穿刺、内镜、灌肠、刮宫和腹部手术等诊治措施偶可引起医源性损伤，因有其特殊性，可独成一类。穿透性与钝性腹部创伤在许多方面差异显著，如诊断难易、损伤范围和程度、全身多发伤的发生率、严重生理扰乱程度、手术或非手术治疗后并发症发生率、抢救成功率、后遗症和预后等。

（一）钝性创伤

钝性创伤常由钝性暴力所致。常见原因有高处坠落、撞击、冲击、挤压、跌倒、他人袭击等，如车祸、工伤事故、运动事故、殴打斗殴等。通常损伤原因包括：局部压迫导致的挤压伤、突然的剪切力导致的器官或血管蒂撕裂、腹内压力突然升高导致的腹内器官破裂。若钝器或冲击波（直接暴力）直接作用于前腹壁，将内脏器官向脊柱挤压，或致伤力直接作用于内脏，均可造成其挫伤、穿孔、破裂、系膜撕裂或脏器疝入胸腔；若暴力作用于下胸部或季肋部所致肋骨骨折可刺伤上腹内脏器；暴力作用于下腹及骨盆部，常伴有骨盆骨折，可引起骨盆内脏器损伤。间接暴力亦可引起腹部内脏损伤，各种减速损伤（如车辆急刹车或坠落伤），腹内脏器受惯性作用继续运动致固定部位发生撕裂伤，如屈氏韧带空肠曲、回肠末端、乙状结肠末端以及肝门脾门处的破裂。闭合性腹部创伤的严重程度以及涉及何种内脏器官等情况除取决于暴力的强度、速度、着力部位和作用方向等因素外，还受解剖特点、内脏器官原有病理情况和功能状态等的影响。例如，肝脏和脾脏位于上腹部，血运丰富，质地脆弱且比较固定，前有肋骨，后有脊柱对挤，易导致肝脾破裂且常合并肋骨骨折和血气胸；上腹受挤压，如腹部方向盘、安全带伤时，胃窦、十二指肠水平部或胰腺可能被压在脊柱上而损伤；在胃肠道损伤中小肠占第一位，但饱胃受到较大而集中的暴力也可破裂。

（二）穿透性创伤

穿透性创伤由于腹部皮肤完整性受到破坏，腹腔内组织或器官直接与外界相通。各种刀具、铁片、玻璃以及枪弹等，造成腹壁破损、毁损甚至大块腹壁缺损，引起组织失活、出血、软组织污染，发生感染的机会增加。腹部穿透伤中有 90%~95% 伴有腹内脏器损伤，其损伤的程度决定于穿透物所具有的能量对组织作用力的大小。不同利器或投射物（如刀或子弹）穿透机体后，其能量释放的轮廓图决定着组织损伤的解剖深度和范围。火器性腹部穿透伤的特点是休克发生率高，腹腔污染重，常有多个脏器或同一脏器多处损伤存在；而且，穿透性腹部损伤常造成腹部内脏如小肠、大网膜从伤口脱出，加重伤员休克和（或）感染。

三、重要外科解剖

（一）腹壁

前腹壁：由腹外斜肌、腹内斜肌、腹横肌和腹直肌四种肌肉组成。前三种肌肉的腱膜形成包含腹直肌的腹直肌鞘。

白线：为剑突至耻骨联合的中线腱膜，并将左右腹直肌分离。

（二）腹膜与腹膜腔

腹膜：覆盖于腹、盆壁内面和腹、盆腔脏器表面的浆膜，前者称为壁腹膜或腹膜壁层，后者称为脏腹膜或腹膜脏层。

腹膜腔：脏壁腹膜相互移行，共同围成腹膜腔。腹膜腔借横结肠及其系膜分为结肠上区和结肠下区两大部分。结肠上区以肝为中心，形成包括网膜囊在内的诸多间隙；

而结肠下区主要围绕小肠系膜和升、降结肠，形成结肠旁沟和肠系膜窦等间隙。

（三）腹腔器官

依据脏器被腹膜遮被的程度不同，分为三类：

腹膜内位器官：完全突入腹膜腔，其表面几乎全部被腹膜覆盖的器官，有十二指肠上部、胃、空肠、回肠、阑尾、盲肠、横结肠、乙状结肠、脾、卵巢以及输卵管等。

腹膜间位器官：突入腹膜腔较多，表面大部分有腹膜覆盖的器官，如肝、胆囊、升结肠、降结肠、子宫、膀胱以及直肠上段等。

腹膜外位器官：基本不向腹膜腔突入，仅有一面为腹膜覆盖的器官，如肾、输尿管、肾上腺、十二指肠的大部分、胰以及直肠下段等。

腹膜内位、间位器官破裂后血液或器官内液体多流入腹膜腔，产生典型的腹膜刺激征，如果是胃肠道穿孔，可造成气腹；而腹膜外位器官破裂穿孔时，血液或器官内液体一般流向腹膜外，不引起典型的腹膜刺激征，因腹膜外间隙组织疏松，病变易于扩散而引发广泛的感染。

（四）网膜

小网膜：为连接肝门与胃小弯和十二指肠上部的双层腹膜，前者称肝胃韧带，后者为肝十二指肠韧带。肝十二指肠韧带构成小网膜游离缘，内含胆总管、肝固有动脉以及肝门静脉。在肝十二指肠韧带的后方有一能通过小指尖大小的孔，叫网膜孔，是网膜囊与大腹膜腔的唯一交通要道。

大网膜：是连接胃大弯至横结肠的腹膜，呈围裙状，大网膜的长度因人而异，活体上大网膜可受炎症趋化因子影响，向炎症病变部位移动，将病灶包裹，如病变的阑尾、胃肠等，防止炎症扩散蔓延。大网膜血供主要来自胃网膜左、右动脉，由胃网膜左、右动脉发出的网膜前动脉分布于大网膜前两层之后返折至后两层，与边缘动脉弓吻合。能否保留大网膜边缘动脉弓的血流，是防止术后大网膜坏死的关键，因此处理和利用大网膜时，应注意其动脉吻合特点。

（五）腹膜后间隙

腹膜后间隙位于腹后壁腹膜与腹内筋膜之间，上抵膈，下至骶岬平面，两侧与腹膜外组织相连。该间隙向上经腰肋三角通后纵隔，向下经小骨盆上口通盆腔内的腹膜外间隙。间隙内含有大量脂肪和结缔组织，以及肾、肾上腺、输尿管腹部、胰、腹主动脉、下腔静脉、淋巴结、神经等器官和结构。

为便于血管损伤的救治与研究将腹膜后间隙分为四个解剖区域。Ⅰ区：从主动脉裂孔至骶骨岬，分结肠系膜上区和结肠系膜下区两部分。结肠系膜上区包括肾上腺动脉和其主要分支（腹腔干、肠系膜上动脉和肾动脉），结肠系膜上的下腔静脉与其主要分支及肠系膜上静脉。结肠系膜下区包括肾下主动脉和下腔静脉。Ⅱ区：包括肾脏、结肠旁沟和肾血管。Ⅲ区：包括盆腔腹膜后腔及髂血管。Ⅳ区：包括肝动脉、门静脉和肝后下腔静脉与肝静脉所在的肝周区域。

（六）腹部重要血管及其分支

腹主动脉为主动脉的最后一段，由胸主动脉在第 12 胸椎平面穿膈的主动脉裂孔延续而成。腹主动脉紧贴脊柱左侧下行，至第 4 腰椎下缘，分为左、右髂总动脉。右侧紧邻下腔静脉，左侧与左肾上腺、左肾以及左输尿管等毗邻；前方有胰、十二指肠水平部、小肠系膜根等跨过。腹主动脉的分支有不成对脏支、成对脏支和壁支三类（图14-1-1）。

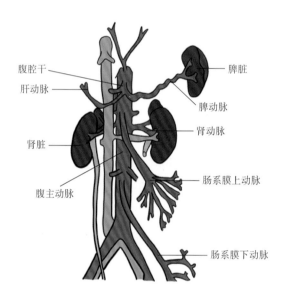

图 14-1-1　腹部重要血管解剖

1. 不成对脏支

（1）腹腔干。平第 12 胸椎（膈的主动脉裂孔稍下方）发自腹主动脉前壁，粗短，长 1~2 cm。起始后朝前下行走至胰的上缘，旋即分为胃左动脉、脾动脉和肝总动脉三大分支而终。

（2）肠系膜上动脉。位于腹腔干稍下方，第 1 腰椎平面内，发自腹主动脉前壁行经胰颈后方，从胰和十二指肠水平部之间穿出进入小肠系膜根部。在肠系膜内，肠系膜上动脉左侧壁发出小肠动脉，右侧壁发出胰十二指肠下动脉、中结肠动脉、右结肠动脉和回结肠动脉。

（3）肠系膜下动脉。在十二指肠水平部下方第 3 腰椎平面，发自腹主动脉前壁。

该动脉起始后，在左侧腹后壁腹膜的深面行向左下，沿途分出左结肠动脉和乙状结肠动脉，最后续为直肠上动脉，越过小骨盆上口降入盆腔。

2. 成对脏支

（1）肾动脉。左右各一支，但也有双支甚至三支等变异，平第1—2腰椎间盘平面起自腹主动脉侧壁，在肾门附近分为前、后两干入肾门。

（2）肾上腺中动脉。左右各一支在第1腰椎体平面起于腹主动脉侧壁，亦可起自肾动脉或膈下动脉，经膈脚前方分布于肾上腺。

（3）生殖腺动脉。男性为睾丸动脉，女性为卵巢动脉，左右各一支。睾丸动脉一般在肾动脉起始处下方第2腰椎平面，起自腹主动脉前壁，在腰大肌前面向下外行走一段距离后，与同名静脉伴行，至第4腰椎下缘平面斜越输尿管前方，再向下经腹股沟管深环进入精索。睾丸动脉的分支除供应睾丸外，还分布到输尿管腹部和精索的结构。卵巢动脉的起始和在腹部的行程基本与睾丸动脉相同，不同的是其跨过髂外血管，经小骨盆上口进入盆腔，供应卵巢、输卵管、输尿管等。

3. 壁支

腹主动脉的壁支包括膈下动脉、腰动脉和骶正中动脉。

（1）膈下动脉。左右各1支，在膈的主动脉裂孔下方起自腹主动脉侧壁，分布于膈的下面，并发出肾上腺上动脉分布于肾上腺。

（2）腰动脉。共4对，起自腹主动脉后壁，发出后紧贴第1—4腰椎体横行向外，至腰大肌内侧缘分为腹侧支和背侧支。腹侧支分布于腹后壁；背侧支分布于脊柱、脊髓和背部结构，结扎腰动脉或其背侧支后，可导致脊髓腰骶段缺血，由于腰动脉与椎体附着紧密，破裂出血时不易止血。

（3）骶正中动脉。单支，起自腹主动脉后壁，经第5腰椎体前方下降至骶骨前面，供应邻近组织，该动脉也紧附于骨面，出血时亦不易控制。

（七）髂总动脉及其分支

髂总动脉主要位于盆腔内，由腹主动脉发出，在第4腰椎水平分为左、右髂总动脉，循腰大肌内侧行向外下，至骶髂关节前方分为髂内、外动脉。髂内动脉沿盆腔侧壁下行，分布范围包括盆内脏器以及盆部的肌肉。髂外动脉沿腰大肌内侧缘下降，经腹股沟韧带中点的深面至股前部，移行为股动脉。

腹壁上动脉是胸廓内动脉的延续，而腹壁下动脉则来自髂外动脉，腹壁上、下动脉有二条伴行的静脉，动脉及静脉的外径均在2 mm以上，在腹直肌下两血管形成不同的吻合形式。

（八）下腔静脉及其属支

下腔静脉是人体最粗的静脉，收集下肢、盆部、会阴、腹部等的静脉血。下腔静脉由左、右髂总静脉在第 5 腰椎体前方稍右侧汇合形成，沿腹主动脉右侧上升，行经肝脏面右纵沟后部的腔静脉沟，在第二肝门和第三肝门处分别接受左、中、右肝静脉和尾状叶静脉等，最后穿腔静脉孔进入胸腔，汇入右心房。下腔静脉除收纳左、右髂总静脉和肝静脉外，还收纳膈下静脉、肾静脉、肾上腺静脉、睾丸静脉、腰静脉等。

（九）髂总静脉及其分支

髂总静脉为下腔静脉最大的属支，由髂内和髂外静脉在骶髂关节处会合而成，位于髂总动脉的背内侧，在第 5 腰椎体右前方汇成下腔静脉。右髂总静脉无属支，左髂总静脉有骶正中静脉属支，左、右髂总静脉均行向内上。

第二节　腹部创伤急救

一、初期处理

严重腹部创伤患者院前急救包括气道处理、呼吸支持和循环支持，迅速在上肢建立通畅输液通道、快速扩容等。有开放伤口时应及时包扎；当肠管从腹壁伤口脱出时，一般不应将脱出肠管送回腹腔，以免加重腹腔污染。脱出的肠管可用大块无菌敷料覆盖后扣上铁碗、不锈钢盆等，进行保护性包扎。如腹壁缺损过大，肠管大量脱出、不易保护，过多肠管脱出牵拉肠系膜血管影响血供，或脱出肠管嵌顿等情况下，则可将肠管送回腹腔，包扎腹部伤口。若有利器如刀具、钢筋或竹木棍等穿透物滞留腹腔内，不可在现场盲目拔除。应妥善固定后转送伤员，到医院手术室后，剖腹探查术中直视下取出。

腹部创伤要积极将患者转送入院。腹部实质脏器破裂，往往导致循环状态不稳定；空腔脏器损伤，可导致严重的腹腔或腹膜后污染，需要尽快转至有处置能力的创伤中心，避免再次甚至多次转运带来的处理延迟。如果伤情严重，转运距离远，可以考虑在就近医院进行损伤控制性手术后再行转运，有条件可用直升机转运。

首先是评估伤情，迅速作出是否需要外科手术干预的判断，并做好术前准备。高分辨率影像学检查如超声、螺旋 CT、MRI 和肝动脉造影等，可为血流动力学稳定的患者提供早期精确诊断的条件。对于血流动力学稳定的患者，腹腔及盆腔 CT 仍是首选的诊断手法，但伤后 6~8 小时 CT 阴性结果不能排除腹部损伤，需动态观察和及时复查。创伤重点超声评估法（FAST）是对腹部重点部位周围（肝周、脾周、心包、盆腔）进行快速排查是否存在游离液体（通常是积血）的重要手段，其敏感性和特异性高，且完成时间短。FAST筛查不受地点限制，方便快捷，对腹腔积液诊断有较高准确性，特别是病情不稳定的闭合性腹部伤患者，成为筛查腹腔积血首选方法。对于大多数血流动力学稳定的腹部损伤患者，FAST动态评估作为非手术治疗的重要监测手段。

腹部创伤常是全身多发伤的一部分，不能把腹部创伤作为孤立的、局部的损伤来处理，而要权衡各部位损伤的轻重缓急。对严重多发伤患者，如有重型颅脑伤或张力性气胸等引起的通气障碍，须优先处理。但若腹部有进行性大出血，应有两组医护人员同时进行抢救。

救治和伤情判断应同时进行，优先紧急复苏，随后根据患者血流动力学的稳定性、损伤的机制和合并伤等因素，全面、详细询问受伤史、受伤机制和体格检查，合理选择诊断性检查项目，交叉配血，迅速处理严重合并伤，并安置胃管和导尿管等，前者减少胃肠破裂时的内容物溢出，后者同时有发现泌尿系损伤和监测休克的作用。有骨盆骨折时还应做肛指检查，以及时发现直肠损伤。腹腔穿刺是简单快捷的诊断手段。

对于腹部大出血的濒死病例，应在急诊室迅速施行经股动脉插入主动脉球囊控制出血，或行急诊室剖腹术（emergency department laparotomy，EDL）。

二、剖腹探查术

（一）手术适应证

正确选择和尽早进行确定性治疗，是降低腹部创伤后死亡率和并发症发生率的关键。出现下列情况应剖腹探查：①有明确的腹膜刺激征。②持续低血压而难以用腹部以外的原因解释。③伤道流血较多，或流出胃肠道内容物、胆汁、尿液者。④肠管经腹壁伤口脱出者。⑤腹部X线片膈下有游离气体、腹内金属异物存留。⑥腹腔穿刺阳性提示腹部脏器伤时。⑦腹壁穿透性损伤者，或腹部、下胸部或腰腹部高速投射物贯通伤或盲管伤。⑧经CT诊断或怀疑有肠系膜血肿、肠系膜撕裂者。⑨插入导尿管失败或造影证实膀胱破裂或后尿道断裂。⑩肛指检或直肠镜检发现直肠全层破裂。

腹部钝性创伤，如经CT、超声等明确为实质性脏器浅表裂伤，腹腔内出血在500 mL以内，脉搏、血压平稳，肾挫伤、稳定的腹膜后血肿等，可暂时采用非手术治疗，需要时采用选择性动脉造影栓塞等止血手段，同时包括应用CT、超声等方法动态观察。若病情恶化或需大量输血（2 000 mL）才能维持血压者，应及早中转剖腹手术。

（二）术前准备

院前和急诊科处理同时完成术前准备，建立输液通道补液，必要的实验室检查、辅助检查，备血、胃肠减压、导尿等，应给予广谱抗生素，保证手术时血液中有足够的药物浓度，兼顾需氧和厌氧两类细菌，可选用头孢类、氨基糖苷类或喹诺酮等抗生素联合应用甲硝唑。确定有腹腔内大出血的患者，应快速送至手术室紧急剖腹。

（三）麻醉选择

施行麻醉时不宜过多变动体位，以避免诱发或加重休克。硬膜外麻醉常需变动体位并因麻药引起低血压，应尽可能不用。气管内插管麻醉既能保证镇痛完全，腹肌充分松弛，又能保证气道通畅。胸部有穿透伤或明显肋骨骨折时，无论有无血气胸，麻醉前都应放置预防性胸腔闭式引流管，以防止正压通气诱发张力性气胸。

（四）切口选择

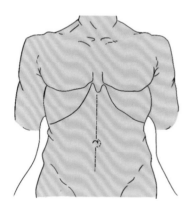

常应用正中切口，可彻底探查腹腔内所有部位、能快速切开和缝合（图 14-2-1）。腹部有开放伤口时，原则上不可通过扩大伤口去探查腹腔，以免发生伤口愈合不良、裂开和内脏脱出，手术结束后，经过适当的清创，可将原创口作为引流出口。同时需要剖胸和剖腹术的患者，应分别作胸、腹切口，尽可能不作胸腹联合切口，一则减少胸腔污染机会，也对术后患者呼吸运动的干扰较小。

图 14-2-1　腹部正中腹白线切口

（五）手术原则及要点

腹部创伤手术的目的首先是止血，是救命的关键，其次才是系统性探查术及修补其他非危及生命的损伤。在重要生理功能恶化（低体温、酸中毒和凝血障碍）发生前考虑采用损害控制外科技术。确定损害控制需要考虑损伤性质、合并损伤，患者的生理状况，医院设备和主刀医师技术等因素。

修复还是切除器官取决于损伤的严重度及患者生理状态器官功能的重要性。比如成年人的脾脏，若患者状态不稳定，或者是多发伤，即使是中度脾损伤，也应行切除术，以减少术后再出血风险。

进入腹腔后，首要是控制出血。最重要的方法是"阻断"，即发现主要大出血的器官或组织立即采用钳闭、止血带或手捏等方法，暂时阻断供血来源，如脾门或肾蒂钳闭，Pringle 法阻断入肝血流等。对于凶猛出血未看清出血部位，可在膈下行暂时性压迫主动脉或行左侧膈肌切开在膈上夹闭主动脉。有条件时也可在血管内安置主动脉球囊，在膈上方作暂时阻断。

控制出血后，在充分暴露的前提下（包括必要时延长切口和切断韧带），系统探查腹腔，避免遗漏多脏器损伤。探查过程中应注意动作轻柔，按照一定的次序进行，不可在腹腔内乱翻，避免医源性损伤。探查次序原则上应先探查肝、脾等实质性器官，同时探查膈肌、胆囊、肝外胆道是否有损伤。接着从胃开始，逐段探查十二指肠第一段、空肠、回肠、大肠以及它们的系膜，确保仔细检查小肠两侧及肠系膜缘，不遗漏任何一处损伤。然后探查盆腔脏器，之后再切开胃结肠韧带暴露网膜囊，探查胃后壁和胰腺，如果有必要，最后还应切开后腹膜探查十二指肠二、三、四段，以及肾脏、肾上腺、输尿管等，需要注意的是，对于锐器穿透伤一定要探查到伤道的最末端，以免遗漏。例如胃前壁的刀刺伤必须检查胃后壁有无损伤，左侧腹部的锐器伤应注意探查右侧腹壁或盆壁是否被伤及。空腔脏器的浆膜下血肿应尽可能切开探查，以排除隐匿性穿孔可能。在探查过程中如发现出血性损伤或脏器破裂，应随时进行止血或夹住破口。探查结束后，对探查所得伤情作一全面评估，然后按照轻重缓急逐一处理。原则上是先处理出血性损伤，后处理穿破性损伤；对于穿破性损伤，应先处理污染重的损伤，后处理污染轻的损伤。最后要通过视诊和触诊排除膈肌是否有损伤。

第三节 腹部创伤院内评估与处理

一、肝脏损伤

（一）流行病学

肝脏损伤在腹部损伤中的发生率大于20%，为腹部损伤的主要死因，死亡率为10%~20%。严重肝脏损伤，尤其是近肝静脉（主肝静脉和肝后腔静脉）损伤仍属外科难题，死亡率高达50%~80%。肝脏损伤治疗效果不理想常与手术不当有关，应根据肝脏损伤级别选择手术方式和采用多种治疗措施的联合使用以提高生存率；过去30年，非手术治疗已经成为肝损伤的主要治疗方式，且总体治疗效果逐渐好转，然而对于血流动力学不稳定的肝脏损伤患者来说，仍需要手术方式有效控制出血。随着介入的发展，很多曾经需要剖腹手术的患者通过介入栓塞治疗后能有效控制出血，但相较于传统手术，仍有约四分之一的介入患者术后会出现不同的并发症。

（二）解剖

在创伤外科中出于对肝脏损伤分级的需要，采用Couinaud肝脏分叶分段法（图14-3-1），即将肝脏分为五叶八段，左半肝分为左外叶（上段Ⅱ、下段Ⅲ）、左内叶（Ⅳ）、尾状叶（Ⅰ），右半肝分为右前叶（上段Ⅷ、下段Ⅴ）、右后叶（下段Ⅵ、上段Ⅶ）。掌握肝脏解剖对于处理复杂的肝损伤至关重要。从下腔静脉到胆囊窝的矢状面将肝的左右叶分开。在直接汇入下腔静脉之前，肝左右静脉有较短的肝外路径。肝中静脉通常在肝实质内与左肝静脉汇合（85%）。肝静脉的肝内部分长度为 8~12 cm。肝后下腔静脉（8~10 cm）有多条直接进入下腔静脉的小肝静脉（平均 5~7 条，又称肝短静脉）；这个区域很难进入和控制。由门静脉、肝动脉和胆管组成的门静脉三联体被包裹在格利森氏囊内。门静脉三联体在肝段内居中运行。肝静脉的主要部分是在门静脉系统内的肝段之间运行，并且不受包埋鞘的保护，因此肝静脉损伤是肝损伤的常见组成部分。左右肝动脉通常起源于肝总动脉，常会存在变异，包括起源于肠系膜上动脉（SMA）的右肝动脉和起源于胃左动脉的左肝动脉。镰状韧带则将肝脏的左侧段（Ⅱ、Ⅲ段）与左叶的中间段（Ⅳ段）分开。冠状韧带是肝脏的膈肌附件（前韧带和后韧带），三角韧带（左和右）是冠状韧带更外侧的延伸。搬动肝脏时，必须避免损伤膈肌、膈静脉和肝静脉。

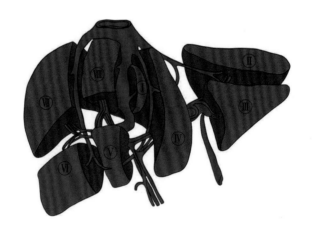

图 14-3-1　Couinaud 肝脏分叶分段法

（三）诊断及动态伤情评估

通过 CT 扫描了解肝脏损伤程度以及腹腔积血情况，AAST-OIS 肝脏损伤分级如表 14-3-1 所示。结合肝脏损伤分级选择适当的治疗方案。在肝脏损伤患者中，合并脾脏损伤占 21%，合并肾脏及肠道损伤分别占 9% 和 4%。此外，腹部钝性创伤患者，空腔脏器损伤发生率随着实质脏器损伤的数量增加而增加。对于非手术患者，尽早完善肝功检测，目前已证实血清转氨酶指标的升高程度与肝脏损伤程度密切相关，对于暂未完成影像学检查的患者，ALT 水平的变化对肝脏损伤程度评估亦是重要参考。

表 14-3-1　肝脏损伤分级

级别		伤情	AIS
I	血肿 裂伤	包膜下，表面积 <10% 包膜撕裂，表面积 <10%；肝实质裂伤，深度 <1 cm	2
II	血肿 裂伤	包膜下，表面积 10%~50%；实质内，直径 <10 cm 深 1~3 cm，长 <10 cm	2
III	血肿 裂伤	包膜下，表面积 >50%，或扩展性实质内，直径 >10 cm，或扩展性包膜下或实质内血肿破裂 深 >3 cm	3
IV	裂伤	实质破裂累及一叶的 25%~75%；或局限在一叶内的 1~3 段	4
V	裂伤 血管	实质破裂累及一叶的 75% 以上；或在一叶内多于 3 段 近肝静脉损伤（肝后腔静脉，主肝静脉）	5
VI	血管	肝撕脱伤	6

注：III级以下多处损伤在标准上增加一级。

（四）肝脏创伤的治疗

1. 非手术治疗

在所有肝脏创伤患者中，大多数（80%~85%）肝脏损伤程度在 I ～ III级，仅 15% 患者肝脏损伤分级在IV ～ V级。非手术治疗对于血流动力学稳定且没有腹膜炎体征，又无其他合并伤剖腹指征的钝性肝脏创伤的患者仍为最佳治疗方案，但穿透伤尤其是火器伤，即使血流动力学稳定且无明显腹膜炎体征的一般仍倾向于手术。近年来，非手术治疗的治疗成功率超过了 85%，即使是某些严重肝伤，非手术治疗成功率也超过了 50%。血流动力学稳定、无其他需手术干预的器官损伤、精确影像学诊断和 FAST 动态评估追踪、严密的重症监护，是非手术治疗的重要保障。对非手术治疗预测失败通常与以下因素相关：年龄大、ISS 高分值、GCS 低分值以及严重低血压。如果存在以上因素的非手术治疗患者，需在 ICU 密切观察，若影像学检查发现有腹腔出血依据，需积极进行早期选择性肝动脉造影和栓塞（angiography and embolization，AE）。在非手术治疗中，AE 既是精确的出血定位诊断方法，又是安全可靠的非手术止血技术。既可单独使用，也可作为手术附加措施或用于术后出血的处理。但 AE 对于胆管损伤无效，发生胆瘘、胆汁瘤、胆汁性腹膜炎的可能性大；也不能直接作用于门静脉性和近肝静脉损伤的出血，而是通过控制压力较高的动脉性出血使利于创伤处凝血块形成，达到止血目的。对于大多数肝损伤患者，最常见的手术干预指征是存在腹腔其他脏器损伤如脾脏或肾，尤其空腔脏器损伤者。

虽然非手术治疗越来越被认可，但随着非手术治疗的比例逐渐增加，其所带来的相关并发症也逐渐增多，包括再出血（腹腔或胆道）、肝内血肿、创伤性胆汁瘤、胆漏、肝坏死、胆囊坏死、肝脓肿或肝血管血栓形成等。在治疗过程中，可以通过随访实验室检测、影像学检查了解患者病情变化及并发症发展情况，尤其是 CT 扫描的高度敏感性，能及早发现并发症。对于出血（包括胆道出血）AE 仍为主要再止血手段，有时需改行手术作肝切除；是否需作规则的肝叶切除或清创性肝切除术则取决于血管造影的结果和术中的发现。虽然在这种情况下进行肝切除会有较高的病死率，但若有大量坏死的肝组织存在，持续发展成膈下脓肿、肝脓肿、脓毒血症、持续性肾小管坏死，若不及早解决腹腔内的感染来源，则肾功能也不可能得到恢复，患者因全身炎症反应综合征（systemic inflammatory response syndrome，SIRS）和急性肾功能衰竭，死亡率将大大增加；出现胆漏和胆汁性腹膜炎也是增加死亡率的重要因素，及时有效地处理对改善患者预后尤为重要。除了 CT，目前还可使用放射性核素扫描（HIDA）及经内镜逆行胰胆管造影（ERCP）了解胆道系统损伤情况从而及早给予相应处理；不仅作为诊断，经内镜安放鼻胆管引流或胆管内支架也是重要治疗手段。

2. 手术治疗

虽然绝大多数肝损伤患者通过非手术治疗达到了很好的治疗效果，但是仍有约 35% 的患者需要早期手术治疗，FAST 评估腹腔积血并伴有血流动力学状态不稳定、有明显腹膜炎症状的患者需行急诊剖腹探查术。对于肝脏损伤程度在 Ⅰ ~ Ⅲ 级，仅需缝合修补、大网膜填塞裂口修补、人纤维蛋白胶止血、肝网止血等简单方法；但 Ⅳ、Ⅴ 级肝脏损伤时常需多种术式联合使用，包括应用 Pringle 法阻断肝蒂（肝十二指肠韧带）后作清创性或规则性肝切除、暴露和结扎损伤的肝内血管和胆管、选择性肝动脉结扎、肝周填塞等。无近肝静脉损伤时，Pringle 法阻断肝蒂可为探查提供干净无血视野并加快手术进程。一般的提法为每阻断 15 分钟须松开 5 分钟；也有建议每阻断 30~45 分钟松开 1 分钟，可反复进行。阻断时间的改进增加了可操作性和提高了抢救成功率。但阻断时间仍应尽可能短，肝缺血时间延长可能会增加凝血病发生机会。

对于严重肝脏损伤，Pringle 法阻断肝蒂不能制止出血时表明有近肝静脉损伤。此时盲目翻动肝脏试图看清出血处是致命错误，应暂时将肝脏压向肝后静脉区域，做好充分的暴露，包括延长肋沿下切口和切断相关韧带。再根据患者损伤和血流动力学等具体情况，选择肝周填塞、全肝血流阻断或转流下半肝切除或肝切开暴露和修补损伤的肝后静脉等手术方法。肝周填塞依旧是救治严重肝脏创伤患者便捷而有效的方法，也是对出现严重肝伤或多发伤患者行损伤控制外科（damage control surgery，DCS）治疗的重要手段。大量实践证明，肝周填塞可制止压力较低的静脉性出血。不应将纱垫直接填塞在肝脏损伤表面，如此起不到止血作用。推荐采用"三步填塞法"，并在有近肝静脉损伤时采用"围脖式"填塞。操作要点：①明胶海绵浸泡血管收缩药或凝血药，先填入伤处，尤其第二肝门周围（近肝静脉位置）。②从横结肠左半剪开大网膜，需要时保障血供条件下作"Z"形剪裁，使达膈下和超过肝顶部，均匀覆盖肝创面，并包绕第二肝门。③大网膜上用 2~3 层大纱垫逐一铺平，压迫出血的肝伤，并将大网膜推向肝后腔静脉，勿致过度压迫。垫尾置切口外，术后 2~3 天拔出。此时网膜已与肝创面及第二肝门周围愈合，可免再出血；由于填塞前已做清创性肝切除，也无须再手术。为保证肝膈间的均匀压力，引流管距肝创面和第二肝门稍远。纱垫拔出困难时，可注入液体石蜡并用拉钩上提肋弓再拔出。48 小时后去除填塞既不易再出血，又不至因填塞过久增加并发症。填塞常见并发症为膈下脓肿，注意及时发现和引流。其他并发症有过度压迫下腔静脉引发肾衰，膈肌抬高致心肺功能障碍等，近年腹腔间室综合征（abdominal compartment syndrome，ACS）更受重视。因此，填塞术后应注意膀胱压、血压、尿量和肾功能等监测，必要时应及时减少填塞物。正确的填塞方法、适当的压力和拔出时间，可减少严重并发症的发生。

救治严重肝脏创伤时，尤其应重视 DCS 和针对"非控制失血性休克"抢救的损伤控制性复苏（damage control resuscitation，DCR）相关原则。而肝脏创伤的 DCS 第一阶段止血措施，最重要者即 Pringle 法、选择性肝动脉结扎（或栓塞）、改良肝周填塞法以及迅速施行的清创性肝切除。无法施行肝切除或切除后仍出血时，"结扎"控制压力高的动脉性出血，"填塞"限制压力低的门脉性和静脉性出血，常是可获得最终止血效果的联合手术方法。事实上，在很多严重肝脏损伤手术患者中，如能在初期手术即 DCS 第一阶段选择了上述明智而妥善的手术方式，往往可避免第三阶段的再手术需要。

对于较深肝脏创伤，常规于胆总管放置 T 管减轻肝内胆管压力，减少胆漏，促进损伤胆管的愈合。肝外胆管损伤时，胆囊修补毋宁胆囊切除术。胆总管的损伤很难修复，这主要是由于创伤突发于正常人，其胆总管直径未增粗，修补后狭窄的发生率高。对于完全性胆总管横断，最佳手术方式无疑为 Roux-en-Y 胆肠吻合术。不完全性胆总管横断可尝试修复。通过胆总管切开将 T 管放入修补处的胆总管下方支撑，可降低术后狭窄风险。对于濒死的患者，急诊手术无胆总管重建机会。对于这类患者可按 DCS 原则结扎胆总管。近端放置外引流管，患者稳定后再行胆肠吻合重建。

大出血后患者极易出现致死三联征（lethal triad），即凝血障碍、低体温、酸中毒。按 DCR 原则在复苏过程中保护重要脏器功能，纠正休克及酸中毒，维持内环境稳定，改善凝血功能。保持腹腔可靠引流；应用广谱抗生素预防和控制感染，加强营养支持治疗。

（五）结局

早期死亡原因主要为致死三联征，后期死亡原因则多是严重腹腔感染并发症（膈下和肠间隙），以及 ACS（填塞术后更应警惕其发生），需要时应及时手术引流和做腹腔开放减压。

目前综合治疗手段已大大降低了肝脏创伤患者的死亡率。随着 CT 成像分辨率的提高、介入医学的发展、经放射影像学引导下穿刺置管引流，以及内窥镜应用等，使得非手术治疗成功率越来越高。对于有手术指征的患者，果断迅速地作出是否立即剖腹探查的决定和损伤控制的应用，均十分重要，术中准确、可靠和有效的止血措施则是手术成功的关键。而对于严重肝脏损伤患者的救治，多学科良好配合，如优秀的麻醉和正确的 ICU 治疗，都与提高生存率休戚相关。

二、脾脏损伤

（一）流行病学

钝性脾损伤是由压力或减速力造成的，如机动车辆碰撞、高处坠落或对腹部的直接打击。穿透性脾脏损伤相对钝性伤而言，发生率较低。

（二）解剖

脾脏位于左侧第 9—11 肋间、膈肌下方，由胃、左半膈、左肾和肾上腺、结肠和胸壁界定，这些关系决定了脾的附着包括脾胃韧带、脾肾韧带、脾结肠韧带和胰尾部脾蒂，因此脾切除术或结扎脾蒂时易于损伤胰尾部。脾肾韧带始于左肾前表面的 Gerota 筋膜，并向内侧延伸至脾门。脾脏主要通过脾动脉接收 5% 的心输出量。脾动脉通常在脾静脉的上方和前方沿胰腺上缘沟中行进，并通过胃网膜左动脉、胃短动脉、胰背动脉和胰大动脉供应胃和胰腺的部分，并最终分叉为上极动脉和下极动脉。有两个临床须了解的脾血管应用解剖现象：①在大多数人，脾肾韧带内无大血管，脾切除术时处理该韧带很简单；但门脉高压症患者，该处是四处主要侧支循环之一，有粗大的曲张静脉，需要小心妥善解剖结扎。②在大多数人，当脾动脉主干断血后，只要胃短动脉供血完好，脾缺血性坏死的发生率较低。脾脏有开放的无内皮微循环，它可以过滤血液携带的细菌、颗粒物质和老化细胞，并产生抗体、备解素和促凝素，因此也称脾脏为免疫器官，尤其是对于未成年人。

（三）诊断及动态伤情评估

脾脏损伤的诊断及动态伤情评估流程与肝脏损伤基本相同，需要注意的是，体格检查对脾损伤的诊断不敏感且不具特异性，并且由于伴随损伤和精神状态改变，体格检查有时不可靠。患者可能有全身性腹膜刺激或左上腹压痛或胀满的迹象。在左下肋骨骨折（尤其是第9—12肋）的患者中，25%会有脾脏损伤。对于不稳定的创伤患者，FAST仍是提供最快速的腹腔积血诊断方式。在遭受钝性创伤的稳定患者中，应行腹部增强CT并对脾损伤进行分级。

（四）脾脏损伤的治疗

1. 非手术治疗

无论脾损伤的级别如何，有超过90%的儿童脾脏损伤是非手术治疗成功的，但对于出现休克的儿童仍然需要紧急手术治疗。对于成年脾脏损伤患者，60%~80%的患者最终通过非手术治疗成功。高龄或相关的脑损伤都不是非手术治疗的绝对禁忌证，但年龄大于55岁被认为是相对禁忌证。非手术治疗失败率与脾损伤的严重程度相关，按等级划分，非手术治疗的失败率分别为：Ⅰ级5%、Ⅱ级10%、Ⅲ级20%、Ⅳ级33%、Ⅴ级75%。在成年人中，非手术治疗失败的风险也与腹腔积血量有关，来自美国国家创伤数据库的最新数据报道，Ⅳ或Ⅴ级脾脏损伤的保守治疗失败率为40%~50%。

接受非手术治疗的严重脾脏损伤患者应在监护病房接受治疗观察。腹部体征加重、血流动力学不稳定或持续的血液或液体需求，则表明需要立即剖腹手术。建议连续监测血红蛋白水平，直到其保持稳定，并且在此期间患者严格卧床休养。非手术治疗的患者建议至少在48小时内随访腹部CT。脾动脉栓塞术可提高非手术治疗的成功率，其适应证包括活动性出血外渗、创伤性假性动脉瘤、伴有大量腹腔积血的Ⅲ级损伤和Ⅳ级损伤（均发生在血流动力学稳定的患者中）。多项研究表明，成功进行脾动脉栓塞术的患者能保留脾脏的免疫功能。

2. 手术治疗

如果患者血流动力学不稳定，就需要手术治疗。如上所述，需结合影像学特征和随访结果考虑非手术治疗的失败率，对于较高级别的损伤，可以考虑直接手术治疗；对于较低程度的孤立性损伤，可以考虑行保脾或部分保脾的手术方式，这些手术方式包括脾修补术、大网膜填塞裂口、局部止血药物和生物材料（明胶海绵和人纤维蛋白胶等）、脾网、脾动脉结扎术、脾部分切除术（脾段切除术）、全脾切除后自体脾片移植术等。不稳定的患者尤其是严重多发伤或腹内多器官损伤患者，仍应行脾切除术。

切口选择腹白线正中长切口，在进入腹腔后，首先控制出血和空腔脏器污染物，可立即应用手指捏住脾蒂控制出血（图14-3-2），然后吸净腹腔内的积血，按照剖腹探查顺序快速探查腹腔明确有无其他损伤，再进行脾脏切除术。可游离松动脾脏来查

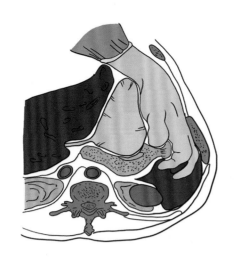

图 14-3-2　控制脾蒂快速止血

看损伤情况，操作者的非惯用手在脾脏上提供内侧牵引，以便于后续操作。脾结肠韧带是血管性的，需要钳夹切断后结扎。脾肾韧带通常是无血管的，可直接电凝切割；脾膈韧带如果膈面血管断端回缩，需要可靠的缝扎止血；胃脾韧带中有较粗大的胃短动脉和伴行静脉，未可靠结扎是术后出血的常见原因。因此须在钳夹切断后妥善结扎和缝扎，结扎的胃壁侧建议做浆肌层缝合包埋固定在胃大弯，以避免术后胃膨胀致结扎线脱落。手术过程中注意保护未损伤的脾包膜。当脾和胰腺被移动时，保持在胰腺后面的平面非常重要，可以用手动按压控制脾门。然后将脾脏牵向内侧，钳夹、切断脾蒂，保留端结扎加缝扎，完成脾切除术。脾破裂出血凶猛的患者，应首先钳夹脾蒂控制出血，然后再按上述顺序解剖处理各韧带行脾切除。伴有胰尾损伤、多脏器伤或凝血病可能的患者，应安置脾窝引流，经观察无出血者，24~48 小时内即拔除。

（五）结局

治疗方法的选择决定了特定的结果和失败率，轻度脾脏损伤的患者进行脾切除术和脾修补术后的再出血率通常较低。肺部并发症在接受手术和非手术治疗的患者中很常见，包括肺不张、左侧胸腔积液和肺炎。3%~13% 的术后患者出现左侧膈下脓肿，在留置脾窝引流管时间过长或伴有空腔脏器损伤时更为常见。多达 50% 的患者在脾切除术后会出现血小板增多，血小板计数常在术后 2~10 天达到峰值，通常会在几周内消退，一般不需要特殊治疗。儿童脾切除术后凶险性感染（overwhelming post-splenectomy infection，OPSI）的风险比成年人更大，总体风险低于 0.5%，但死亡率接近 50%。这也是 8 岁以下尤其 4 岁以下儿童，必需尽最大可能避免全脾切除术的原因。

三、胰腺与十二指肠损伤

（一）流行病学

胰腺和十二指肠损伤被列在一起，因为它们有共同的血供和较高的合并损伤概率，这些损伤的术前诊断通常很困难，也很难处理。

胰腺损伤发生率较小，占所有创伤的 0.2%~2%，占腹部创伤的 3%~12%。在美国，胰腺损伤大多数是由穿透伤引起的；而在我国，钝性创伤是胰腺受伤的主要原因。枪伤和刺伤占穿透伤的多数，而机动车交通事故、被人或重物袭击是成人钝伤的主要原因。钝性胰腺损伤最常见的原因是上腹部受到挤压，导致脊柱和另一物体（如方向盘、车把或钝器）之间的胰腺受压。50% 以上的胰腺损伤合并有邻近器官的损伤，平均涉及 3.4 个器官系统，肝脏、主要血管结构、结肠或小肠、十二指肠、胃、脾及肾是最常见的腹内合并损伤部位。相关主要血管损伤（主动脉、门静脉或下腔静脉）是胰腺死亡的主要原因，50%~75% 的穿透性胰腺损伤和 12% 的钝性胰腺损伤合并有相关主要血管损伤。

大多数十二指肠损伤是由穿透伤造成的。由于导致胰腺损伤的类似机制，钝性机制占十二指肠损伤的 20%~25%。十二指肠的第二部分（降部）是最常见的损伤部分。十二指肠损伤的诊断延迟会经常发生，并显著影响其发病率和死亡率，可高达 50%。十二指肠损伤很少是单一的腹部损伤，高达 98% 的损伤伴有其他腹部脏器或血管损伤。常见的相关损伤包括肝脏、胰腺、小肠、结肠、下腔静脉、门静脉和主动脉。

（二）解剖

胰腺几乎完全位于腹膜后，胰头起始于第 2 腰椎体水平的中线右侧。身体穿过中线，胰尾在第 1 腰椎体水平终止于脾门。肠系膜上动脉（SMA）和肠系膜上静脉（SMV）位于胰腺颈部沟槽的后部，腹侧胰管通常贯穿胰腺的全长，背侧胰管通常从胰腺内的胰管分支，分别流入十二指肠；在 20% 的病例中，副胰管汇入主胰管，在 8% 的病例中，副胰管是胰腺唯一的引流管。

十二指肠的解剖复杂，其与邻近结构关系密切，并与胰腺共享血供（图 14-3-3）。十二指肠位于腹部深处，为腹膜后器官，其从幽门延伸到 Treitz 韧带（长约 25 cm），由四部分组成：十二指肠的上部位于腹膜内；十二指肠的降部包含胆管和胰管的开口；十二指肠水平部从 Vater 壶腹延伸到肠系膜血管，输尿管、下腔静脉和

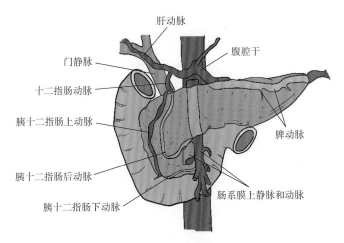

图 14-3-3　胰腺和十二指肠周围主要血管分布

主动脉在胰腺后方，肠系膜上动脉则在胰腺内穿过；十二指肠升部开始于肠系膜血管，结束于空肠，位于腰椎的左侧。每天约有 1 000 mL 胆汁、800~1 000 mL 胰液、1 500~2 500 mL 胃液混合并流经十二指肠，故十二指肠破裂后肠漏难以控制。

（三）诊断及动态伤情评估

胰腺损伤的早期诊断较困难，特别是没有紧急剖腹手术指征的钝性腹部创伤患者。除了胰腺损伤本身的诊断，主胰管的完整性是最重要的诊断部分，因为主胰管的损伤与较高的死亡率和并发症密切相关。此外，胰腺损伤的延误诊断会大大增加并发症的风险。因此，根据损伤机制要保持高度怀疑，对初步评估时没有明显胰腺损伤迹象的患者进行复查和诊断研究。

一般来说，剖腹探查手术适用于胰腺损伤患者，因为单一性的胰腺损伤并不常见。如果没有开腹手术的指征，胰腺损伤的诊断可能较困难，部分胰腺损伤患者的临床症状可能很轻微，只有在损伤后期才变得明显，损伤到明确诊断时间，23% 患者为6~14 小时，19% 患者大于 24 小时。

血清高淀粉酶血症对初始表现既不敏感也不特异，即使在主胰管完全横断的情况下，也只有 14%~80% 的胰腺钝性损伤患者的血清淀粉酶可能会升高。由于胰腺位于腹膜后，常规查体、诊断性腹腔灌洗（DPL）及 FAST 检查对胰腺损伤的检测相对不敏感。出现的症状和体征，如腹痛、压痛和瘀斑提示可能有胰腺损伤的存在，应特别注意左腰叩痛等小网膜囊体征。

CT 是诊断钝性胰腺损伤的主要影像学方法，但与早期淀粉酶测定一样，已报道的 CT 诊断胰腺损伤的敏感性差异很大（28%~85%）。多中心回顾性研究显示，在初次 CT 时，16 层或 64 层多排 CT 也只有中等度敏感性（50%）。CT 的敏感性可随伤后时间的延长而提高，因此，对于持续腹部症状或高淀粉酶血症的患者，在观察过程中需要复查 CT。磁共振胆胰管造影（MRCP）越来越多地应用于诊断各类胰腺疾病，然而其在创伤的诊断作用中尚未有明确的敏感性和特异性报告。

内镜逆行胆胰管造影术（ERCP）是除手术探查外诊断胰腺导管损伤最敏感的技术。然而，在急性损伤患者中 ERCP 在损伤的初始评估阶段的使用受到限制，对最初非手术治疗的患者 ERCP 可能是有用的。ERCP 的并发症发生率为 3%~5%，在这些患者中，主胰管损伤一般需要通过剖腹手术来完成确定性切治疗。

胰腺损伤的术中诊断依赖于目视检查和双手触诊，即打开胃结肠韧带，进入小网膜囊，剪开十二指肠降部外侧后腹膜（Kocher 切口）及胰腺后疏松组织，向左侧掀起十二指肠和胰头部。同时可能需要移动脾脏和胰尾，打开后腹膜，以便于暴露胰腺体尾部，以确定胰腺是否有裂伤或是挫伤。在胰腺损伤的术中处理中，主胰管损伤的判断是关键，应仔细检查胰腺确定主胰管损伤是否存在，不推荐常规术中胰腺造影。

十二指肠损伤并没有特殊的临床体征和症状，临床怀疑通常是基于损伤机制的经验判断。对于钝性损伤患者，通常有中上腹或右上腹疼痛，并可能有腹膜炎体征，但在腹膜后破裂者则可无明显腹部症状和体征，极易延误诊断。腹部 X 线检查可见腹膜后游离气体或右侧腰大肌边缘阴影模糊。CT 发现包括十二指肠旁有出血和气体或造影剂外溢。明确诊断通常需要在剖腹探查术中确定。对于可疑的发现，可行上消化道造影检查，首先使用水溶性对比剂，如果是阴性，则再使用钡剂，诊断性腹膜灌洗对十二指肠损伤的敏感性较低，但经常能检测到相关的损伤。十二指肠损伤是剖腹手术中最常被遗漏的，故术前有疑似损伤的患者术中的充分暴露至关重要，以类似于胰腺的方式暴露，包括 Kocher 切口探查和必要时切断 Treitz 韧带探查全段。有十二指肠旁胆汁染色、积气或正中腹膜后血肿时，均应彻底探查十二指肠。

（四）胰腺与十二指肠损伤的治疗

1. 胰腺损伤

怀疑胰腺损伤均应手术探查。主胰管是否损伤、损伤部位（近端或远端）和患者全身状况是胰腺损伤治疗方式的主要决定因素。胰腺损伤手术治疗原则包括控制出血、清除失活的胰腺、最大程度保留胰腺组织、胰周广泛引流、空肠营养置管术。配合良好的术后护理。根据胰腺损伤的 AAST-OIS 分级选择具体手术方式。

不伴有主胰管损伤的胰腺挫伤或包膜裂伤（AAST-OIS Ⅱ级），可仅行失活组织清创性切除、止血、胰周广泛外引流。缝合修补反而可能导致胰腺假性囊肿的形成。手术目的是确保如果术后出现胰瘘，瘘是可控的，引流是通畅的，则胰瘘通常会逐渐自行愈合。

肠系膜上静脉左侧的远端胰腺即体尾部主胰管横断（AAST-OIS Ⅲ级），远端胰切除术是明智选择。血流动力学稳定的患者可行保脾胰切除术（保留或不保留脾血管）。妥善处理近断端，主胰管应单独结扎，再关闭残端，并用网膜覆盖缝合加固。胰周放置负压引流管。

肠系膜上静脉右侧的近端胰腺即头颈部主胰管横断（AAST-OIS Ⅳ级），主要手术方法为胰肠吻合术，将近端毁损胰组织切除后，单独结扎主胰管并妥善关闭胰头残端，大网膜加固，远端胰与空肠行 Roux-n-Y 吻合。对于胰头颈部主胰管横断，有报道采用杂交手术，即术中经 ERCP 插入导管，术者配合使越过主胰管断端，在导管支撑下做胰桥接吻合；术后 3 周拔除导管支撑，随访超过 1 年无主胰管狭窄。

胰头广泛毁损和胰十二指肠联合伤（AAST-OIS Ⅴ级）尤其需要早期积极手术干预。可能需要行胰十二指肠切除术（Whipple 手术），但有较高的死亡率。胰十二指肠切除术的适应证包括胰头大面积破裂伴无法控制的出血、邻近血管结构的大出血以及严重的十二指肠、胰腺和胆道联合损伤。如果需要进行胰十二指肠切除术，建议按DCS原则采用分期手术，即初次止血、切除和延迟重建（24~48小时）。

使用广泛可靠的引流术（包括十二指肠、胆总管、胰管置管引流，腹腔引流），比更复杂的手术方法（如Whipple手术）可获得相对较好的效果。

2. 十二指肠损伤

十二指肠壁内血肿，儿童比成人更常见，消化道造影可以看到"螺旋弹簧"或"堆叠硬币"的外观。如果临床上梗阻持续存在，应每7天进行一次消化道造影和胃蛋白酶的随访。非手术治疗方式采用胃肠减压和静脉营养。如果血肿在2~3周后没有缓解，可能需要手术减压来清除血肿。关于早期剖腹探查发现的壁内血肿后的治疗是有争议的，一种选择是打开浆膜，在不侵犯黏膜的情况下排空血肿，并修复肠壁，但这可能会将部分撕裂转化为十二指肠壁的全层撕裂；另一种选择是探查十二指肠以排除穿孔，保持壁内血肿完整，传统方法还在术后进行鼻胃管减压，并放置空肠饲管用于术后肠内营养。

十二指肠破裂必须手术治疗。根据受伤的严重程度不同，手术修复方案有所不同。一层或两层的横向一期缝合适用于71%~85%的十二指肠损伤，这需要对十二指肠壁的裂口边缘进行清创后缝合，同时避免十二指肠腔变窄。如果十二指肠裂伤的长度小于十二指肠周长的50%，通常可以横向闭合纵向十二指肠损伤。更严重的损伤可能需要使用憩室化手术（图14-3-4）。但不主张太积极的急诊憩室化手术，因观察到一些术后早期狭窄的患者，3~6个月后肠腔逐渐扩张。急诊初期复杂手术也不符合DCS原则，可能增加并发症和死亡率。

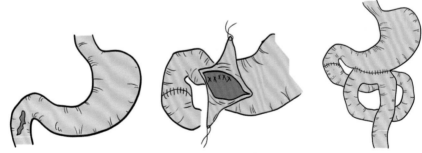

图 14-3-4 十二指肠憩室化手术

为尽可能避免十二指肠修补后发生肠瘘，可以采用几种技术帮助保护脆弱的十二指肠，可使用空肠浆膜补片或网膜补片来加强一期缝合十二指肠肠壁。

十二指肠横断或纵行撕裂，需清创后吻合或修补。若接近肠系膜上动静脉而难以行端端吻合术，可行近端十二指肠与空肠侧-侧吻合或十二指肠与空肠Roux-en-Y吻合术。十二指肠乳头水平以下的损伤若组织缺损多，处理并无困难。只需松解Treitz

韧带后做切除吻合。吻合以下固定成新的 Treitz 韧带。距吻合口的十二指肠不可游离过多，否则影响血供，增加吻合口漏发生机会。降段损伤组织缺损只要内侧壶腹部完好，仍可做远端十二指肠与壶腹部肠壁吻合加半胃切除和胃空肠吻合，将壶腹部的吻合旷置在食物通道外，仅引流胆汁和胰液。严重十二指肠胰头联合伤可能需要行胰十二指肠切除术。

无论何种术式，均应附加重要的保证措施，即十二指肠腔内减压和腔外引流；同时患者在术后短期不能进食，尤其合并胰腺损伤时，凡较重十二指肠伤均在术中放置空肠内营养管。传统做法是经空肠双管造瘘（图 14-3-5），逆行作十二指肠减压，顺行作空肠营养管；另安放鼻胃管。近年来国内外多采用 Hassan "三管法"，即空肠双造瘘与传统无异，仅将鼻胃管改为胃造口，但仍未摆脱经空肠造口置管。重庆大学附属中心医院 / 重庆市急救医疗中心创用的"胃造口双管法"具有明显优点（图 14-3-6）。方法为：在胃前壁作 2 个造口，先经其一通过幽门放入空肠营养管，

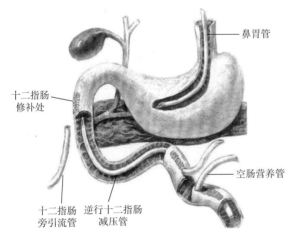

图 14-3-5　空肠双管造瘘（逆行作十二指肠减压，顺行作空肠营养管）

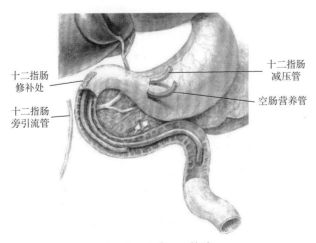

图 14-3-6　胃造口双管法

达 Treitz 韧带以下 20~30 cm，作术后肠内营养，十二指肠和胃引出液也经此管回输；后经另一胃造口放入十二指肠减压管，达降段并在胃内部分开侧孔同时胃引流。与 Hassan "三管法" 相比，此法避免了空肠造口拔管后，容易发生狭窄、成角、粘连梗阻等远期并发症，而胃腔大、胃前壁在自然解剖位置造口，拔管后无并发症。同时双管支撑对十二指肠修补处防狭窄作用更好。腔内减压和腔外引流管，需要时均可作低负压吸引。

（五）结局

1. 胰腺损伤

胰腺损伤术后主要并发症包括出血（继续出血因手术不确切，继发性出血分腐蚀性和感染性）、胰瘘、胰腺假性囊肿、胰腺脓肿、创伤性胰腺炎、胰内外分泌功能障碍。

胰腺损伤后胰瘘发生率为 10%~20%，引流量≥ 100 mL/d，多数会超过 31 天，小部分会持续 14~31 天。发生胰瘘后采取持续腹腔对流灌洗以稀释胰酶，同时监测腹腔引出液胰酶水平，调整灌洗液量，是避免胰瘘二次并发症如腐蚀性出血、胰脓肿和胰胃肠内瘘等的有效手段。多数胰瘘会自行愈合，只有不到 7% 需要进一步的手术干预。胰腺脓肿的发病率为 10%~25%，胰管合并有结肠损伤是脓肿形成的独立预测因素。对于持续腹痛、恶心、呕吐和高淀粉酶血症的患者，应考虑创伤后胰腺炎，其发生率占胰腺损伤的 3%~8%。胰腺假性囊肿的发生率为 1.6%~4%，多数与诊断遗漏或治疗不当的主胰管损伤有关。术后出血发生率为 3%~10%，大多数需要再次手术处理。胰腺损伤总死亡率为 12%~32%，仅胰腺相关死亡率为 1.6%~3%。

2. 十二指肠损伤

十二指肠损伤总体并发症发生率为 64% 左右，如果诊断延迟超过 24 小时，死亡率则会高达 40%，但若患者在受伤后 24 小时内进行相关手术，死亡率则会降为 2%~11%。十二指肠修补口及吻合口的裂开导致的相关感染并发症占死亡原因的近一半。十二指肠逆行插管减压可降低死亡率（插管减压组死亡率为 9%，未插管减压组为 19.4%）。

四、胃肠道损伤

腹腔空腔脏器包含胃、十二指肠、胆囊、空肠、回肠、阑尾、盲肠、升结肠、横结肠、降结肠、乙状结肠、直肠、膀胱。胃肠道是腹部空腔脏器较易受伤的部位，其中小肠是最常见的腹腔内空腔脏器损伤部位，其次是胃损伤、结直肠损伤。

（一）胃损伤

胃是第二常见的腹腔内损伤的空腔脏器。它的大小和在腹腔内的位置使其较易受损，其大小受腔内体积的影响。钝性腹部创伤引起的胃损伤并不常见，通常是由于胃腔内压力突然增加引起，安全带受伤和上腹部的直接撞击是常见损伤原因。胃穿透伤则较常见。在手术探查过程中，胃的前后壁均需要仔细检查是否有贯通伤。无论穿透伤和钝性伤，对胃后壁均须仔细探查，慎防遗漏多处破裂。因漏诊导致多次手术将带来严重后果。胃壁损伤的初次修补可采用非可吸收缝线单层缝合，或采用可吸收缝线双层缝合，第一层为可吸收缝线，第二层为非可吸收缝线（如丝线），胃穿透伤的一期修复不太可能损害胃腔。胃损伤需要行胃部分切除的并不常见。若胃内容物漏入腹腔，需进行充分的腹腔冲洗，以避免腹腔或伤口感染。

（二）小肠损伤

小肠损伤是最常见的腹腔内空腔脏器损伤。如同其他空腔脏器损伤一样，小肠穿孔或破裂均需要手术治疗。小肠通常因穿透性创伤而损伤，只有 5%~15% 的小肠损伤是由钝性创伤造成的。急诊 CT 评估有助于发现可能的钝性肠损伤。小肠损伤手术的主要目的是控制出血和肠内容物溢出。如果损伤部分小肠血供及活力不理想，应积极地行部分肠切除吻合。如果小肠损伤后存在多个相邻的小肠裂孔或肠系膜边缘的肠损伤以及相关的肠系膜血肿，则建议对损伤小肠段进行节段性切除和吻合。手术的目标始终是重建小肠的连续性而避免肠腔明显变窄，同时闭合修复任何相关的肠系膜缺损。在进行小肠确切性处理前，需及时使用卵圆钳等控制肠道破口避免污染进一步扩散加重。剖腹探查手术需要在初步完成诊断后迅速做出决策。一个更需要重视的问题是因肠系膜血管损伤引起的缺血性肠坏死、穿孔，无论术中判断还是手术决策都更为困难。应有足够时间观察肠管活力；大段肠管血供欠佳又在允许切除极限时，可暂时关腹，12 小时后再剖腹决定。在术后早期，肠道减压至少 12~24 小时，建议围手术期常规预防性使用抗生素。

（三）结直肠损伤

结肠和腹膜内直肠损伤很少在术前明确诊断，通常因影像学或体征显示有腹内实质脏器损伤需要急诊手术，或有腹膜刺激征、腹腔穿刺阳性或有腹膜已破的穿透伤等行剖腹探查时在术中发现。腹膜外直肠损伤则常由于有肛旁穿透伤道，或严重骨盆骨折同时有会阴开放伤口，进一步探查伤道和做直肠指检、镜检、导尿等，而在术前明确诊断。在直肠内放置纱布块，经肛旁伤道和膀胱导尿管注入美蓝或造影剂，有助于发现直肠损伤或合并直肠膀胱瘘。女性患者可做双合征和阴道镜检查协助诊断，有助于发现直肠损伤时合并的直肠阴道瘘。

腹部损伤后怀疑或证实有结直肠损伤时，应及时行剖腹术。

对于大多数非毁损性结肠损伤，一期修补或切除吻合是理想的手术方法。而对于腹膜外直肠损伤，分期手术是更好的选择，即初期手术做结肠造口和需要时加骶前引流，3~6个月后二期手术行结肠还纳。腹膜外直肠伤做结肠造口时，强调应做乙状结肠近端造口，远端关闭。因襻式造口不能阻断由粪性污染带来的远端感染。结肠造口二期手术还纳前应常规灌肠造影检查，以免吻合后出现远端粘连性肠梗阻。腹膜后结肠破裂可发生在腹膜间位器官的升结肠和降结肠，腰背部遭受暴力或锐器穿入时均可引起。即使手术探查也易漏诊，应予警惕。凡结肠旁沟有小血肿或肠壁挫伤表现，甚至有捻发感，必须打开侧腹膜，稍游离结肠探查。腰背穿透伤道应插导管在俯卧位注入造影剂，观察是否进入结肠。纤维结肠镜检查在急诊条件下不便做肠道准备，黏膜也常掩盖小的破口，实用意义不大。

围术期合理使用抗生素是一期手术成功的重要保障。甲硝唑的尽早和充分应用需要特别强调，包括静脉滴注和术中、术后腹腔和肠腔内使用。

五、腹腔间室综合征

（一）流行病学

腹腔间室综合征（ACS）是各种原因引起腹内压（IAP）增高而导致多器官功能障碍的一种临床综合征。ACS 是可引起腹腔高压（IAH）相关疾病的最严重并发症，虽然 ACS 和 IAH 的确切发病率仍不明确，但有限的临床资料表明重大手术或严重创伤者相对较高。由于既往在创伤及烧伤患者复苏中强调大剂量的静脉补液，这种积极的液体复苏模式往往会导致严重的 IAH 和 ACS，随着人们对创伤和危重患者病理生理认识的深入，自强调限制性液体复苏后，IAH 和 ACS 的发病率明显降低。

（二）IAP 监测

间歇性 IAP 测量通过膀胱压间接获得，利用 25 mL 无菌生理盐水形成静水压。目前临床上最常用的测量方法是经 Foley 导尿管测量膀胱压，进而换算 IAP，市场上已有成品一次性使用测压型导尿管，使用简便。临床上通常每 4~6 小时测定一次膀胱压。IAP 应以 mmHg 表示，在呼气末仰卧位时测量，确保腹部肌肉没有收缩，探头在腋中线穿过髂峰的水平处归零，健康患者约 5~7 mmHg，危重的成年人约 10 mmHg。IAH 定义为 IAP 持续或反复升高 ≥ 12 mmHg，膀胱压足以反映危重患者的腹腔压力变化，及时发现 IAH 和 ACS，也不会增加导管相关的尿路感染。当膀胱测压有困难，如膀胱创伤、膀胱血肿、严重骨盆骨折或腹腔粘连可能影响膀胱压力测量时，可以使用一些其他 IAH 测量方法，如腹腔引流可以使得膀胱的重力压有所改变，从而导致膀胱内压力改变。ACS 被定义为与器官功能障碍及衰竭相关的持续 IAP>20 mmHg。

（三）治疗

当临床患者出现腹腔压力增高时，IAP ≥ 12 mmHg，即开始使用内科保守治疗降低腹内压，同时至少每 4~6 小时评估一次腹内压，尽量维持 IAP ≤ 15 mmHg。可从减少肠腔内容物、减少腹腔内容物、提高腹壁顺应性、液体管理和合适的全身灌注等方面采取措施。如果非手术方法不能有效控制 IAP，腹腔压力持续升高，出现 ACS，则需要尽快手术并行腹腔开放。无论是创伤还是非手术患者，伴有 ACS 后，延迟手术减压会显著提高病死率。手术减压既可改善内脏灌注，又可与腹腔开放、负压吸引治疗相结合，减少向血流的传播，从而可能减轻脓毒症发生，改善器官功能。然而 ACS 即使行减压手术，术后死亡率仍高达 28%~39%，这与腹腔感染、肠管等内脏水肿密切相关。

实施切开减压后，因渗出物较多需频繁换药，极易引发切口感染、腹腔内感染等并发症，影响术后恢复。此时可以使用 VSD 等封闭负压引流材料覆盖整个创面并使用薄膜完全封闭，既能确保创面洁净，有效避免术后创面感染，又能改善局部循环，加速组织消肿，进而达到促进创面愈合的效果。

总之，早期诊断、早期干预的腹腔减压措施以及对全身多器官功能的支持，有助于提高 ACS 患者生存率。

（重庆大学附属中心医院 / 重庆市急救医疗中心　胡惠　胡平）

参考文献

［1］　黄光斌，胡平 . 腹部创伤院前急救［J］. 创伤外科杂志，2020，22（7）：558-561.

［2］　杨俊，高劲谋，胡平，等 . 腹部创伤非计划再手术的原因及预防［J］. 中华创伤杂志，2008，24（8）：658-659.

［3］　高劲谋 . 腹部创伤救治进展［J］. 创伤外科杂志，2007，9（3）：287-289.

［4］　高劲谋，田显扬，白卫东，等 . 严重肝脏创伤综合手术治疗［J］. 中华外科杂志，1998，36（2）：24-26.

［5］ 高劲谋，田显扬，胡平，等 . 选择性动脉造影栓塞在腹部创伤中的应用［J］. 中国实用外科杂志，2003，23（12）：36-37.

［6］ 高劲谋 . 肝脏损伤诊治进展［J］. 创伤外科杂志，2008，10（4）：292-294.

［7］ 高劲谋 . 肝脏损伤救治中几个重要问题［J］. 创伤外科杂志，2016，18（9）：513-515.

［8］ 高劲谋 . 腹部创伤感染并发症的预防［J］. 创伤外科杂志，2014，16（3）：193-196.

［9］ 张连阳 . 腹部创伤的诊断与治疗 . 中华消化外科杂志，2014，13（12）：923-925.

［10］ Gao J M, Li H, Yang J, et al. Surgical management of duodenal injury: experience from 92 cases［J］. Eur J Trauma Emerg Surg, 2023, 49（3）：1367-1374.

［11］ Feliciano D V, Moore E E, Mattox K L. Trauma［M］. 5th ed. New York：McGraw-Hill, 2004.

［12］ Demetriades D, Murray A J, Chan L, et al. Penetrating colon injuries requiring resection: diversion or primary anastomosis?An AAST prospective multicenter study［J］. J Trauma, 2001, 50（5）：765-775.

［13］ Asensio J A, Feliciano D V, Britt L D, et al. Management of duodenal injuries［J］. Curr Probl Surg, 1993, 30：1021-1100.

［14］ Blaisdell F W, Trunkey D D. Abdominal Trauma［M］. New York：Thieme, 1993.

［15］ Bradley E L, Young P R, Chang M C, et al. Diagnosis and initial management of blunt pancreatic trauma: guidelines from a multi-institutional review［J］. Ann Surg, 1998, 227：861-869.

［16］ Britt L D, McQuay N Jr. Laparoscopy in the evaluation of penetrating thoracoabdominal trauma［J］. Am Surg, 2003, 69（9）：788-791.

［17］ Asensio J A, Chahwan S, Hanpeter D, et al. Operative management and outcome of 302 abdominal vascular injuries［J］. Am J Surg, 2001, 180：528.

［18］ Kim T A, Kwon J, Kang B H. Accuracy of focused assessment with sonography for trauma（FAST）in blunt abdominal trauma［J］. Emerg Med Int, 2022, 2022：8290339.

［19］ Cherkasov M F, Startsev Y M, Cherkasov D M, et al. Diagnosis and treatment of patients with abdominal trauma［J］. Khirurgiia（Mosk）, 2022, （8）：75-82.

［20］ George Jr S M, Fabian T C, Voeller G R, et al. Primary repair of colon wounds. a prospective trial in nonselected patients［J］. Ann Surg, 1989, 209（6）：

728-734.

［21］ Ivatury R R，Simon R J，Weksler B. Laparoscopy in the evaluation of the intrathoracic abdomen after penetrating injury［J］. J Trauma, 1992, 339（1）: 101-108.

［22］ Kozar R A，Moore F A，Moore E E，et al. Western Trauma Association critical decisions in trauma: nonoperative management of adult blunt hepatic trauma［J］. J Trauma, 2009, 67（6）: 1144-1148.

［23］ Moore F A，Davis J W，Moore E E Jr，et al. Western Trauma Association（WTA）critical decisions in trauma: management of adult blunt splenic trauma［J］. J Trauma, 2008, 65（5）: 1007-1011.

［24］ Phelan H A，Velmahos G C，Jurkovich G J，et al. An evaluation of multidetector computed tomography in detecting pancreatic injury: results of a multicenter AAST study［J］. J Trauma, 2009, 66（3）: 641-647.

［25］ Smego D R，Richardson J D，Flint L M. Determinants of outcome in pancreatic trauma［J］. J Trauma, 1985, 25（8）: 771-776.

［26］ Smith J，Armen S，Cook C H，et al. Blunt splenic injuries: have we watched long enough?［J］. J Trauma, 2008, 64（3）: 656-665.

［27］ Watson G A，Rosengart M R，Zenati M S，et al. Nonoperative management of severe blunt splenic injury: are we getting better?［J］. J Trauma, 2006, 61（5）: 1113-1119.

［28］ Buckman B F Jr，Miraliakbari R，Badellino M M. Juxtahepatic venous injuries: a critical review of reported management strategies［J］. J Trauma, 2000, 48（5）: 978-984.

［29］ Davis T P，Feliciano D V，Rozycki G S，et al. Results with abdominal vascular trauma in the modern era［J］. Am Surg, 2001, 67（6）: 565-670.

［30］ Laghari A A，Shaikh S，Abro S，et al. Emergency treatment of patients of thoraco- abdominal trauma in surgical ward according to advanced trauma and life support（ATLS）［J］. J Pharm Res Int, 2021, 33（22A）: 24-29.

［31］ Butano V，Napolitano M A，Pat V，et al. Contemporary management of traumatic duodenal injuries［J］. Am Surg, 2023, 89（4）: 1254-1257.

［32］ Rodríguez-García J A，Ponce-Escobedo A N，Pérez-Salazar D A，et al. Duodenal injury in blunt abdominal trauma. Case report and literature review［J］. Cir Cir, 2019, 87（S1）: 53-57.

［33］ Aiolfi A，Matsushima K，Chang G，et al. Surgical trends in the management of duodenal injury［J］. J Gastrointest Surg, 2019, 23（2）: 264-269.

［34］ 黎介寿. 损伤控制外科理念在胰十二指肠钝性损伤处理中应用［J］. 中国实

用外科杂志，2015，35（3）：237-239.

[35] Pander D，Shah D，Shah M，et al. Isolated blunt duodenal injury：role of triple tube decompression［J］. Astrocyte，2014，1（2）：168-169.

[36] Vidal M G，Ruiz Weisser J，Gonzalez F，et al. Incidence and clinical effects of intra-abdominal hypertension in critically ill patients［J］. Crit Care Med，2008，36（6）：1823-1831.

[37] Balogh Z，McKinley B A，Cocanour CS，et al. Secondary abdominal compartment syndrome is an elusive early complication of traumatic shock resuscitation［J］. Am J Surg，2002，184（6）：538-544.

[38] Balogh Z，McKinley B A，Holcomb J B，et al. Both primary and secondary abdominal compartment syndrome can be predicted early and are harbingers of multiple organ failure［J］. J Trauma，2003，54（5）：848-859.

[39] Kirkpatrick A W，Roberts D J，De Waele J，et al. Intraabdominal hypertension and the abdominal compartment syndrome：updated consensus definitions and clinical practice guidelines from the World Society of the Abdominal Compartment Syndrome［J］. Intensive Care Med，2013，39（7）：1190-1206.

[40] Obeid F，Saba A，Fath J，et al. Increases in intra-abdominal pressure affect pulmonary compliance［J］. Arch Surg，1995，130（5）：544-547.

第十五章　泌尿生殖系统创伤

泌尿生殖系器官中除男性前尿道外，解剖位置隐蔽，受到骨性结构（脊柱、骨盆）及软组织结构（腹腔脏器、腰背部肌肉）双重保护，不易受伤。一旦伤及往往提示高能量暴力或穿透伤，常合并胸腹部其他脏器伤或骨盆脊柱骨折。因其他系统器官损伤易于显现，导致泌尿生殖系统损伤被掩盖或延迟发现。肾脏是常见的受伤泌尿器官，5% 非战争创伤患者中有肾脏损伤，至少 10% 的腹部创伤患者合并肾脏损伤，腹部实质性脏器损伤中肾脏损伤占 24%。输尿管损伤最少见，多见于医源性损伤。随着医疗条件改善及技术进步，泌尿生殖系统创伤的诊断和治疗水平不断提高，但如何早期确定创伤部位、范围及严重程度，如何合理处置创伤脏器，既能多保留和恢复功能单位，又能减少术后并发症，尚待临床实践进一步探索。

第一节　肾脏损伤

肾脏损伤（renal trauma）是指外部力量作用于肾脏，使肾脏结构受到破坏，引发出血、尿液外渗及疼痛等相关症状。最常见原因是钝性伤，如交通事故、跌落、运动性创伤。枪弹和刺伤可引起穿透性肾脏损伤。血尿是最常见的临床表现，增强 CT 是主要诊断手段。肾脏损伤以非手术治疗为主，部分患者可以采用造影栓塞诊治，少数患者需要手术治疗。一般预后良好，不影响肾功能，少数患者可能残留部分并发症或后遗症。

一、流行病学

肾脏损伤在临床中比较常见，严重腰背部和腹部脏器损伤时常合并肾脏损伤。位居泌尿系损伤第二位，仅次于尿道损伤。多见于 20~50 岁男性青年，儿童肾脏损伤发生率高于成年人。当有肾积水、肿瘤、结核等病理改变时，肾脏更易受伤。

二、相关解剖

肾脏是实质性器官，形似蚕豆、前后略扁，左右各一。位于腹后壁上部，脊柱两侧。左肾上平第 12 胸椎上端，下平第 3 腰椎上端；右肾上、下各平 12 胸椎和第 3 腰椎下端。右肾略低于左肾半个椎体的高度。

左肾毗邻关系：前上部与胃底后面相邻，中部与胰尾和脾血管相接触，下部邻接空肠和结肠左曲。

右肾毗邻关系：前上部与肝相邻，下部与结肠右曲相接触，内侧缘邻接十二指肠降部。

肾静脉在前，动脉居中，肾盂在后。若以上下论则肾动脉在上，静脉在下。

肾表有三层被膜，由外向内分别为肾筋膜、脂肪囊、纤维囊。

三、致伤机制

任何躯干部位的钝性或穿透性创伤均有伤及肾脏可能。不同程度外力均可导致肾脏结构受到破坏，少数有肾积水、肿瘤、结核等病理改变者，轻微外力也可导肾脏破裂，某些医疗操作会导致医源性肾脏损伤。

（1）钝性暴力。钝性暴力是最常见的致伤因素，分直接暴力和间接暴力。直接暴力包括腰部被击打、撞击、挤压等；间接暴力包括交通事故和高处坠落致减速伤、对冲伤、激烈晃荡等。

（2）穿透损伤。常为刀刃等尖锐利器和枪弹等高速投弹物致伤，较少见，通常为开放性创伤。

（3）医源性损伤。肾结石行体外震波碎石、输尿管镜检、肾脏穿刺等均可能导致肾脏损伤。

四、临床表现

（1）腰部疼痛。提示肾脏损伤的表现包括侧腹壁、背部瘀斑；或侧腹壁、肋脊角压叩痛；可触及的侧腹部肿块。全面检查躯干是否有穿透伤是至关重要的，腰背部及腹部穿透性损伤邻近肾区投影应警惕。

（2）血尿。血尿是最常见、最重要的临床表现，常规安放保留导尿管是最基本的要求。但血尿的严重程度与肾脏损伤的严重程度相关性差。若肾实质损伤未累及肾盂肾盏黏膜，仅表现为轻微血尿；损伤累及肾盂肾盏黏膜可表现为明显血尿；若血凝块阻塞尿路、肾蒂断裂或血管血栓形成、输尿管断裂，均可能无明显肉眼血尿。

（3）休克。若肾脏损伤严重，如全层星状破裂、肾蒂血管破裂或合并其他脏器损伤时，导致大量失血，可并发休克。

（4）发热。外渗血液、尿液均可导致发热，如无合并感染，往往为轻到中度发热。继发感染可形成肾周脓肿或腹膜炎，可出现高热，甚至导致脓毒血症。

五、影像学检查

一般来说，任何高能量损伤或穿透性下胸上腹部损伤患者均应进行肾脏影像学检查。传统的静脉肾盂造影（intravenous pyelogram，IVP）可作为肾脏损伤的诊断，肾脏形态增大，肾盂、肾盏充盈缺损，肾脏不显影或造影剂外溢等提示肾脏损伤，只有 60%~85% 的肾脏损伤患者可根据 IVP 进行临床分级。近年来，CT 扫描逐渐成为肾脏损伤精确分级的金标准，并在大多数临床环境中取代了 IVP。CT 增强扫描能准确了解肾实质、肾血管和集合系统的损伤情况，以及尿外渗和肾周血肿范围，是肾脏损伤临床分级的重要依据，还能了解对侧肾功能以及其他脏器的情况。因此，对肾脏损伤患者，若条件允许，应常规行 CT 增强扫描，CT 对肾脏损伤的诊断阳性率高达95.6%。对于稳定的钝性创伤中伴有肉眼血尿或显微镜下血尿和收缩压 <90 mmHg 的患者，应进行 CT 增强扫描。肾脏损伤 CT 定级如图 15-1-1 所示。

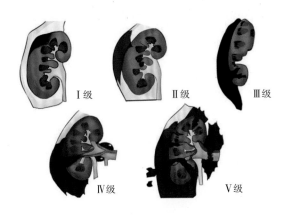

图 15-1-1　肾脏损伤定级

　　彩色多普勒超声检查对肾脏损伤的诊断快捷、直观，可观察肾动静脉血流图像，可作为肾脏损伤的初步筛查，但敏感性仅为 67%，对伤情程度的判断也比较模糊，其在肾脏损伤临床分级评估中的作用存在争议。MRI 对挫裂伤、血肿显示良好，肾动脉造影检查也能发现一些肾脏损伤的范围及程度，但临床一般不作为首选。

六、诊断

　　根据明确创伤史、腰背部肿痛、血尿表现、结合腹部增强 CT 检查，肾脏损伤诊断相对较易（图 15-1-2）。对没有肾周血肿的肾蒂血管内膜损伤易被漏诊。钝性肾脏损伤中应警惕创伤性肾动脉血栓形成。

七、治疗

　　根据肾脏损伤定级和血流动力学情况制订救治策略。

　　对Ⅰ、Ⅱ、Ⅲ级和血流动力学稳定的肾脏损伤患者应采用非手术治疗。包括密切

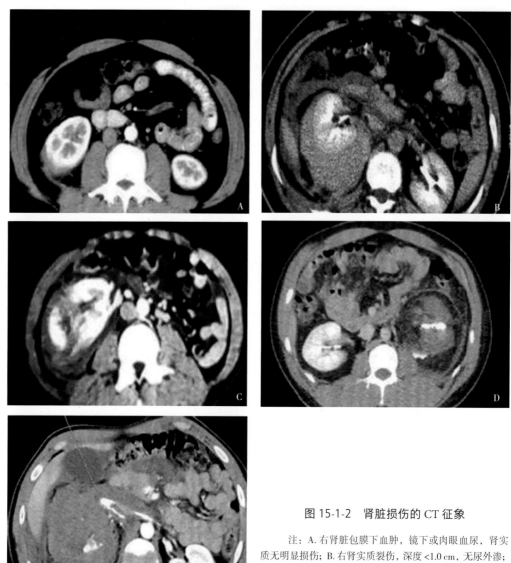

图 15-1-2　肾脏损伤的 CT 征象

注：A. 右肾脏包膜下血肿，镜下或肉眼血尿，肾实质无明显损伤；B. 右肾实质裂伤，深度 <1.0 cm，无尿外渗；C. 右肾实质裂伤 >1.0 cm，无集合系统破裂或尿外渗；D. 左肾实质破裂累及集合系统，肾动静脉主要分支血管破裂出血；E. 右肾门血管破裂，断裂或血栓形成

血流动力学监测、卧床休息、ICU 监测和输血，避免不必要的手术，减少不必要的肾切除术，保留肾功能。

对血流动力学不稳定、对复苏无反应或有短暂反应的患者立即进行干预（开放手术或血管栓塞），以减少输血的必要和防止危及生命的并发症。超选择性肾动脉血管造影栓塞术不断发展成熟，已逐渐应用于各种大出血的治疗，在部分严重的创伤性及医源性肾脏损伤出血的治疗中效果确切，能够迅速有效地止血，且与传统开放手术相比，具有创伤小、操作简单、最大限度保护肾组织、并发症少等优势。与脾脏损伤不同，肾出血时不可做肾动脉主干栓塞，而只能行超选择栓塞，并且应尽量避免多处广泛栓塞，尤其在双侧肾脏损伤均须做超选择栓塞时。栓塞材料一般采用明胶颗粒 + 微钢圈（图 15-1-3）。

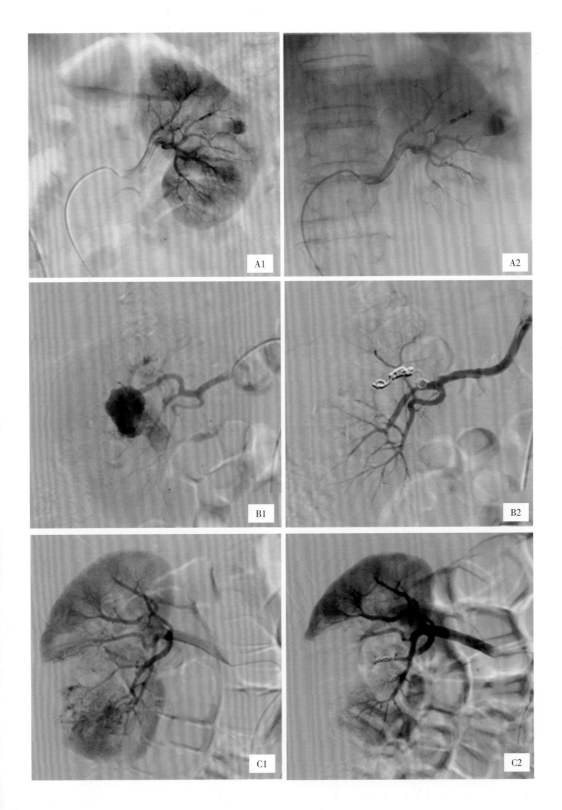

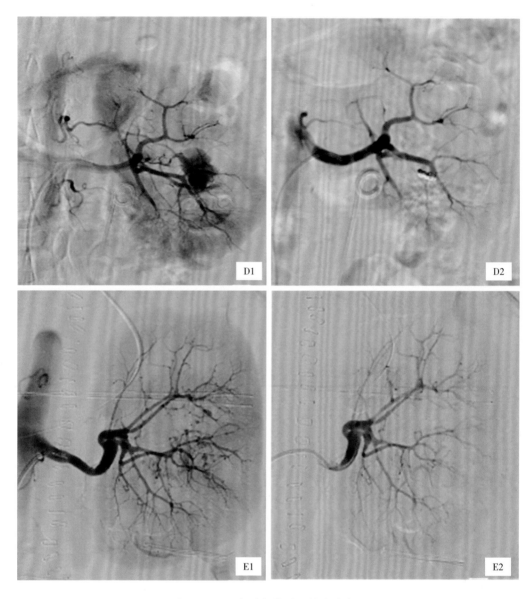

图 15-1-3　肾脏损伤造影栓塞治疗

注：A.左肾破裂假性动脉瘤形成，行微钢圈栓塞；B.右肾破裂造影剂外渗，行明胶颗粒＋微钢圈栓塞；C.右肾破裂造影剂中断，行明胶颗粒＋微钢圈栓塞；D.左肾破裂造影剂外渗，行明胶颗粒＋微钢圈栓塞；E.左肾挫裂伤造影剂外渗，行明胶颗粒栓塞

手术探查的目的是控制出血，修复肾脏，并建立肾周引流。尽量保留肾脏的手术方式包括简单缝合修补、大网膜加固修补、生物纤维蛋白胶止血、肾网包裹、肾部分切除等。而全肾切除术是血流动力学极不稳定已威胁生命，又无法采用上述任何手术方式时不得已作出的选择；并且在实施前应探查证实对侧肾脏基本正常，并排除先天性孤立肾。另外，当双侧肾脏损伤时，尤其不可轻率决定行一侧肾切除；因为肉眼可能误判而切除实际毁损较轻的一侧，导致术后不能代偿的灾难性后果。当怀疑是肾盂

或输尿管近端撕脱伤时，应及时进行手术干预。对于深的肾实质创伤（AAST Ⅳ～Ⅴ级）的患者，随访增强 CT（48 小时后）是必要的，因为这种创伤容易出现棘手的并发症，如尿囊肿或出血。若出现尿囊肿扩大、发热、疼痛加重、肠梗阻、瘘管或感染等并发症应及时做尿液引流。可通过输尿管支架进行引流，经皮尿囊肿引流或经皮肾造口术或两者同时进行引流。肾脏损伤后探查的适应证包括血流动力学不稳定、需要大量输血的持续出血、探查时的搏动性或扩张性血肿，以及肾蒂撕脱性出血。手术干预的相对指征包括高级别创伤、肾周大血肿、造影检查存在尿外渗、明显的实质碎片等。尽管对这些相对的手术指征缺乏共识，但只要保持血流动力学稳定，非手术治疗仍然是普遍趋势。

创伤性肾动脉血栓形成已引起越来越多的重视，而且也并非罕见，应高度警惕。怀疑或证实有肾脏或相邻器官如肝、脾、胰创伤者，均应早期做双肾增强 CT，并根据情况及时复查。争取早期发现这类特殊创伤，在伤侧肾发生缺血 6~12 小时之内，可采用介入治疗手段（取栓、溶栓、支架等），或需要时采用传统手术方式做血管重建（自体移植、脾动脉替代吻合左肾动脉、人造血管等）来达到再血管化，以挽救伤侧肾脏功能。

肾上腺创伤不常见，往往只在增强 CT 时发现。如果肾上腺血肿没有扩张，则采用非手术治疗。如果由于刺伤或枪伤的路径而探查肾上腺，缝合止血和/或放置生物纤维蛋白胶可能会避免全肾上腺切除术。因为每个肾上腺都有多种动脉血供来源，创伤造成的断流较罕见。

第二节　输尿管损伤

一、致伤机制

输尿管损伤较少见。输尿管位于腹膜后位置深在，其周围有腰部肌肉及脊柱保护且柔韧性好。钝性腹部损伤很少累及输尿管，在极少数情况下尤其是青少年，由于剧烈的减速运动或身体突然过度的伸展，可发生肾盂输尿管连接部撕裂，也可由于脊柱横突及椎体的骨折片引起输尿管间接损伤。刀、枪弹可致穿透伤，高速枪弹可通过冲击波的侧向力导致弹道附近输尿管损伤。医源性或手术损伤的发生率较高，是造成输尿管损伤的重要原因，多见于广泛粘连的子宫癌、直肠癌根治手术中误切或误扎输尿管。据报道妇产科手术导致的输尿管损伤占 75%。盆腔内腹腔镜手术、输尿管镜、输尿管插管等器械操作也容易导致输尿管穿孔或输尿管黏膜的撕脱。膀胱肿瘤、子宫癌、直肠癌放疗时对邻近的输尿管也可造成放射性损伤。无血尿不能排除输尿管损伤。

二、临床分类

输尿管损伤目前尚无较为一致的临床分类标准。

依据受伤机制不同可分为钝性伤及穿透伤。与钝性伤不同，穿透伤多合并腹腔内其他脏器损伤。

依据受伤平面可分为上、中、下三段损伤。上段从肾脏输尿管连接部起至骨盆上缘平面，血液供应主要来自肾门血管。中段输尿管与耻骨重叠，从骨盆上缘至骨盆下缘平面，以下至输尿管壁间段为下段输尿管。下段输尿管的血液供应主要来自髂血管，中段输尿管的血供较脆弱，容易发生缺血性损伤。医源性损伤最常见于下段输尿管。

三、临床表现

根据受伤史、临床表现、静脉肾盂造影以及逆行肾盂造影可做出输尿管损伤的诊断。输尿管损伤患者均有腰、腹部或盆部受伤史，尤其上述部位开放伤如刀及枪弹伤等，常合并血管及腹部其他脏器损伤。外部暴力伤所致的输尿管损伤，90% 出现血尿。医源性输尿管损伤，血尿约占 11%。输尿管损伤后，由于尿液外渗，伤者出现腰痛、腹痛、发热，以及恶心呕吐、腹胀、肠麻痹等症状。有开放伤口或手术切口者，经切口或伤口大量渗液，发生输尿管皮肤或输尿管阴道瘘。但尿液外渗有时要与腹腔渗液相鉴别，尿液肌酐浓度一般高出血浆浓度几倍，也可静脉内注射 10 mL 靛胭脂染料使尿液呈蓝色。如果术中输尿管被完全结扎，术后往往出现伤侧腰痛，轻至中度发热。双侧输尿管受损则发生无尿；也有约 5% 的患者早期无明显症状，在后期由于输尿管狭窄，出现肾脏积水等梗阻症状。

四、影像学检查

一旦怀疑输尿管受损，静脉肾盂造影及逆行肾盂造影是最重要的诊断措施。静脉肾盂造影可发现造影剂排泄受阻、肾积水等，有时由于输尿管断裂，造影剂排泄加快，但几乎均有肾脏延迟显影以及造影剂外溢等表现。在腹部钝性伤早期，静脉肾盂造影可表现正常，有时只是损伤部位近端造影剂略显饱满。静脉肾盂造影可确定 94% 的输尿管损伤，50% 可明确损伤部位，逆行肾盂造影可以准确确定输尿管损伤程度及部位。对于血流动力学稳定患者，输尿管损伤诊断常采用静脉增强腹部 / 盆腔 CT 伴延迟成像。其影像学表现为损伤段周围低密度影聚集，增强后延迟扫描见对比剂自损伤段溢出，损伤段以上输尿管内对比剂充盈，而损伤段下方输尿管未见对比剂。

术中怀疑输尿管损伤时，可将 1~2 mL 亚甲蓝自肾盂注入，若有蓝色液体溢出，可明确诊断和定位。

五、治疗

输尿管损伤治疗目的是恢复输尿管的连续性，引流尿液外渗，防止感染，保护患侧肾脏功能。

输尿管损伤非手术治疗的应用有限，绝大多数需外科干预。对血流动力学稳定的患者，初次剖腹手术时进行输尿管修复。修补要遵循以下原则：①伤口完全清创。②修补吻合口张力不宜过大。③缝合严密。④留置输尿管内支架有利于输尿管的愈合及尿液充分引流。⑤在复杂的输尿管损伤、伤口污染或组织活力差的情况下，同时行肾造口或留置输尿管支架外引流。⑥在腹膜后置管充分引流。剖腹术中发现完整但挫伤的输尿管应采用输尿管支架置入，防止迟发性输尿管狭窄和/或明显的输尿管坏死后尿液外渗等并发症。当不全性输尿管损伤首次未被识别或延迟出现时，可采用经皮穿刺引流尿液囊肿，逆行或顺行置入输尿管内支架管和双 J 管内引流，可使输尿管完全愈合。若损伤较大，大量尿外渗，需开放手术修补。如怀疑输尿管被误扎，可开放手术松解并行输尿管逆行插管内引流，也可行腹腔镜松解结扎线。在某些情况下（损伤位于手术闭合的内脏附近，如肠或阴道，或因其他原因需再次探查），如果在一周内发现损伤，可以考虑立即修复。

上、中段输尿管损伤，行输尿管端端吻合术或输尿管肾盂吻合术，如输尿管缺损较大可行肠道代输尿管术，但在无肠道准备或局部感染严重时应列为手术禁忌。下段输尿管损伤的修补有多种选择，相对容易，可直接行输尿管膀胱吻合术。如输尿管缺损较大，可行腰大肌膀胱悬吊或膀胱肌瓣成形术，以减轻输尿管吻合口张力。对于输尿管镜操作所致的输尿管穿孔，大多数情况下只需输尿管内镜引导下留置输尿管支架，若失败可改为开放手术修补。

对于不稳定、复杂的多发伤患者不能立即修复，在损伤控制阶段，可行输尿管近端结扎后经皮肾造口，或经输尿管近端置管引流以防止尿外渗，延迟修复或重建。如果单纯的肾造口术不能充分控制尿漏，可置输尿管周围引流管或立即开放输尿管修复。

六、并发症及预后

输尿管损伤可以出现输尿管狭窄、输尿管梗阻、肾盂积水、肾盂肾炎等并发症。尿液外渗可导致腹膜后尿液积聚、尿性囊肿、脓肿形成、反复尿路感染等，需要及时引流，包括输尿管内引流或输尿管周围引流。

第三节　膀胱破裂

一、相关解剖

膀胱为腹膜外器官，腹膜覆盖膀胱顶部。成人膀胱空虚时，位于骨盆深部，侧面有骨性骨盆，前方有耻骨联合保护，下方有盆筋膜及盆底肌肉，后方与直肠相邻。膀胱充盈时其底部明显扩大，上升进入腹腔内并可以活动。儿童的膀胱几乎完全是腹膜内器官，新生儿的腹膜覆盖膀胱底部直至膀胱颈水平，前壁腹膜位置更低。儿童时期膀胱缓慢向下移入骨盆，至青春期后才到达成年人位置。

二、致伤机制

创伤性膀胱破裂最常见的原因是腹部钝性创伤，占 67%~86%，多见于车祸、坠落、挤压，以及对腹部的殴打，其中交通事故伤约占 90%。10% 的骨盆骨折合并膀胱破裂。如发生骨盆骨折，骨盆断裂的剪切力可能于其附着点撕裂膀胱，骨折断端也可能刺破膀胱。当膀胱充盈时，即使没有骨盆骨折，也会因为对腹部的直接打击造成膀胱顶部的破裂。穿透性膀胱损伤的最主要原因是火器伤，其次是刀伤，占 14%~33%，无论膀胱是否充盈，子弹均可直接造成膀胱损伤。另外，膀胱破裂也见于医源性损伤，如盆腔直肠及妇科手术，经尿道膀胱肿瘤电切术或经尿道前列腺电切术等。

三、临床分类

依据致伤机制主要分为穿透性膀胱损伤、钝性膀胱损伤、自发性膀胱破裂和医源性膀胱损伤。

依据膀胱破裂位置与腹膜的关系分为腹膜内型膀胱破裂、腹膜外型膀胱破裂以及混合型膀胱破裂三种类型。

（1）腹膜内型膀胱破裂。膀胱最薄弱的部位位于膀胱顶部腹膜腔面。当膀胱处于充盈状态时，下腹部突然的钝性冲击引起膀胱内压急剧升高，可导致与腹膜相贴的最薄弱的膀胱顶部破裂，大量尿液经膀胱裂孔进入腹腔，导致严重的尿性腹膜炎。腹膜内

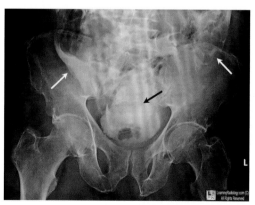

图 15-3-1　腹膜内型膀胱破裂

注：膀胱造影剂（黑色箭头）外溢，至右结肠旁沟及左侧肠壁间（白色箭头）

型膀胱破裂常见于多发伤或严重创伤患者（图 15-3-1）。

（2）腹膜外型膀胱破裂。膀胱破裂处位于腹膜返折之下，由于腹膜完整，尿液外渗范围主要限于耻骨后间隙。腹膜外膀胱破裂较腹膜内多见，主要与骨盆骨折有关。据统计，89%~100% 的腹膜外型膀胱破裂合并骨盆骨折。与此相对，大约 5% 的骨盆骨折患者合并腹膜外型膀胱破裂。腹膜外型膀胱破裂约占膀胱损伤的 60%。

（3）混合型膀胱破裂。约 10% 的患者同时存在腹膜内型及腹膜外型膀胱破裂。混合型膀胱破裂的致伤力更大，常合并其他脏器损伤，其尿液外渗的范围更广，尿外渗到腹腔及耻骨后间隙，有时可外渗至腹前壁、阴茎、阴囊及会阴部，通常暗示骨盆的筋膜分界已被撕裂，应与合并尿道损伤鉴别。

四、诊断

膀胱损伤可根据受伤史、临床表现、血尿、膀胱造影作出诊断。膀胱破裂的类型与受伤时患者膀胱充盈状态有密切关系。膀胱充盈状态下容易发生腹膜内型膀胱破裂，膀胱空虚时容易发生腹膜外型膀胱破裂。如果耻骨上肿胀青紫、疼痛、不能排尿，应考虑腹膜外型膀胱破裂。如出现腹胀、腹痛、肌紧张、肠鸣音消失等尿性腹膜炎症状应考虑腹膜内型膀胱破裂。另外，应注意检查直肠、阴道以及阴囊内容物情况，避免遗漏合并损伤。

肉眼血尿是膀胱损伤最常见的临床表现。骨盆骨折是膀胱破裂最常见的相关损伤。29% 合并肉眼血尿和骨盆骨折的患者存在膀胱损伤；因此，肉眼血尿伴骨盆骨折被认为是逆行膀胱造影评估膀胱损伤的绝对指征。

膀胱造影对膀胱破裂诊断具有决定性意义，准确率达 85%~100%。在造影前经尿道置入 Foley 尿管，向膀胱内注入浓度 15%~30% 造影剂 300 mL 使膀胱充盈，以免遗漏小的膀胱裂口。膀胱造影的操作如下：先照一张平片，其后通过导尿管注入造影剂。如果无尿液外渗，膀胱充盈完全，如有外渗，则可清晰显示。其后应行排泄后照片（尽量排空膀胱后），可显示膀胱充盈后出现的造影剂外渗，约 10% 的病例通过该检查方可确诊。膀胱造影漏诊通常见于小口径子弹造成的损伤或膀胱破口被大网膜或血块覆盖。腹膜内型破裂可发现造影剂外渗到结肠旁沟、肠间以及膈下等部位。腹膜外型膀胱破裂造影可发现造影剂主要集中在盆腔膀胱底部。通常情况下，由于膀胱周围大量盆腔血肿挤压，膀胱呈"泪珠"畸形。男性患者如怀疑尿道损伤，应在留置尿管前行尿道逆行造影。

CT 扫描膀胱造影是一种诊断膀胱损伤的重要方法，可代替传统膀胱造影。造影前需向膀胱注入 300~350 mL 稀释的造影剂，然后轴向连续横断扫描整个骨盆，该方法的准确率与传统造影相似。对于腹部创伤应行全腹部增强 CT 扫描，以明确是否有合并脏器损伤；行骨盆三维 CT 以了解骨盆骨折与膀胱的关系。

五、治疗

（1）膀胱挫伤。临床上约三分之一膀胱损伤为挫伤，这种类型的膀胱损伤只有黏膜及肌肉的损伤而没有膀胱壁连续性中断，没有造影剂的外渗，膀胱壁完整，一般无须处理。如出血较多，可留置较粗的尿管（22F~24F）数天。

（2）腹膜内型膀胱破裂。必须通过手术修复。钝性创伤引起的腹膜内型膀胱破裂往往是位于膀胱顶的"爆裂"样损伤，仅通过导管引流不太可能自行愈合。穿透性损伤范围虽然较小，但也必须进行修复。腹腔内型膀胱破裂修复失败可导致细菌从膀胱转移到腹腔，导致腹膜炎、脓毒症等严重并发症。膀胱损伤手术修复后，一般只需留置导尿管引流，无须行耻骨上膀胱造口术，有些特殊情况（如需要长期导尿管的患者、因骨折固定的患者，复杂膀胱薄弱修复或明显血尿的患者），可以考虑耻骨上膀胱造口。

（3）腹膜外型膀胱破裂。腹膜外型膀胱破裂几乎均与骨盆骨折有关。如果能迅速止血，保证没有血凝块滞留，则留置气囊尿管 10 天即可控制单纯的损伤。研究表明 85% 的裂口可在 10 天内闭合，几乎全部在 3 周内愈合。如尿管引流不通畅，则需要开放手术修补。因为合并损伤需探查时，应行常规膀胱修补。同腹膜内型膀胱破裂一样，修补膀胱前应认真探查腹腔全部内容物。膀胱内的异物（如骨碎片）应清除，同时应用气囊尿管和耻骨上造瘘管以保证引流通畅。

（4）合并有膀胱颈、前列腺、阴道损伤应立即进行修补。此类损伤多见于儿童。修补应通过膀胱顶部切口在膀胱内进行。三角区、膀胱颈、前列腺和近端尿道应认真重建以防止出现尿失禁、膀胱颈挛缩及膀胱阴道瘘。

（5）混合型膀胱损伤。同时存在腹膜内型及腹膜外型损伤，约占膀胱损伤的 5%。该型患者需联合上述各种操作。

六、术后护理

无须常规抗生素治疗，但一旦拔除尿管，为净化尿液可适当给予抗生素。如无其他损伤需要进一步休息，1 个月后可正常活动。一些患者可能有长期的急迫性尿失禁，需给予抗胆碱能药物治疗；或有患者有罕见髂骨骨折引起的膀胱无反射，这些患者必须长期应用间歇性清洁导尿术。

第四节 尿道损伤

一、相关解剖

与肾脏或膀胱损伤相比，尿道损伤的发生相对较少。多发于男性，以青壮年居多，女性仅占 3% 左右。男性尿道由尿生殖膈分为前后两个部分，后尿道（前列腺部尿道及膜部尿道）位于盆腔，前尿道（海绵体尿道）位于会阴部。由于前后尿道的解剖位置的差异，其致伤原因、临床表现和治疗方法不尽相同。

二、致伤机制

前尿道损伤原因可分为外源性和医源性。外源性包括穿透伤（如枪伤、刺伤）和钝挫伤（如骑跨伤、阴茎折断伤等）。患者常有骑跨于钝物（如自行车架或围墙等）病史，球部尿道在钝物和耻骨联合之间受压致伤。医源性尿道损伤多由于留置尿管、器械操作、压迫坏死、感染及化学刺激等因素造成，内镜操作是医源性损伤常见原因。前尿道损伤也可继发于阴茎绞窄，常见于痴呆的儿童或父母为了控制儿童的尿失禁所致。开放性尿道损伤多见于战时火器伤、利器伤，平时偶可见到牲畜咬伤、牛角刺伤等。

后尿道损伤多见于交通事故或其他原因引起的骨盆骨折损伤所致。骨盆骨折所致后尿道损伤的机制为骨折刺伤尿道或骨折引起的尿道撕裂伤。据统计，大约 90% 的膜部尿道损伤合并有骨盆骨折，10% 的骨盆骨折合并膜部尿道损伤。骨盆骨折错位可波及尿生殖膈，导致尿生殖膈撕裂而损伤膜部尿道，骨折断片也可直接刺破尿道。不稳定性骨折及双侧坐骨耻骨支骨折后尿道损伤的发生率高，尤其是骑跨骨折及骶髂关节错位后尿道损伤的发生率最高。另外，由于膜部尿道穿过尿生殖膈比较固定，前列腺部尿道及膀胱在盆腔内却仍有一定的活动范围，当人体急剧向前运动突然停止时，膜部尿道随人体而停止，但前列腺及膀胱仍可继续向前移动，易在此处将尿道拉断，称为惯性损伤，如高速车急停或自高处跌落，皆可发生此类型损伤。开放性尿道损伤多见于战时火器伤、利器伤。化学药物烧灼伤、热灼伤、放射性损伤是后尿道损伤的少见因素，但可形成广泛的尿道狭窄，导致严重后果。

女性尿道损伤较少见，部分原因是由于女性尿道较短。女性尿道损伤常见原因为交通事故、妇科手术，偶尔也可由穿透伤引起。女性尿道损伤常合并阴道损伤，容易发生尿道阴道瘘及尿失禁。

与成人不同，儿童的后尿道损伤主要为膀胱颈损伤，主要原因是儿童前列腺尚未完全发育。

三、临床分类

一般根据尿道损伤后的病理生理改变并结合临床需要进行分类。

按损伤的部位分为前尿道损伤及后尿道损伤。前尿道损伤又分为球部尿道损伤、阴茎部尿道损伤及尿道外口损伤；后尿道损伤又分为膜部尿道、膜上尿道及前列腺部尿道损伤。

根据尿道损伤的程度分为尿道挫伤、尿道破裂及尿道断裂。一般根据伤后尿道出血的程度、有无排尿困难及尿外渗并结合尿道造影结果等判断。美国创伤外科学会器官损伤伤情评估委员会（AAST）将尿道损伤分为五级，这些分类方法有助于指导尿道损伤的初期处理。

根据尿道损伤后的病理变化分为三个时期，即损伤期、炎症期及狭窄期。在不同阶段尿道局部具有不同的病理组织学特点，治疗原则上也有所区别。

（1）损伤期。损伤期指伤后 72 小时以内的闭合性尿道损伤，主要是出血及休克。局部的病理变化包括组织破坏和缺损，尿道的连续性丧失及完整性破坏导致排尿困难，严重者发生尿潴留以及尿液经破损尿道向周围组织溢出而发生尿外渗。此期损伤局部无明显感染，组织水肿、血管扩张及细胞浸润等局部创伤性反应也较轻。

（2）炎症期。闭合性尿道损伤已 72 小时或开放性尿道损伤虽未超过 72 小时但已有感染征象者均属于炎症期。此期一般持续 3 周左右，局部组织血管扩张、渗透性增加、组织水肿、炎细胞浸润。如尿液未经引流，可发生局部组织感染乃至脓肿形成。

（3）狭窄期。尿道损伤 3 周以后，损伤部位炎症逐渐消退代之纤维组织增生，瘢痕形成导致尿道狭窄乃至尿道闭锁。一般在伤后 3 个月尿道狭窄完全形成。

四、诊断

病史对尿道损伤的诊断极其重要。骑跨伤，阴茎、阴囊、会阴及骨盆区域穿透伤的患者都应考虑尿道损伤的可能。尿道损伤的临床表现，视其损伤部位和损伤程度，以及是否合并骨盆骨折和其他脏器的损伤而定。主要表现为：①休克，单纯性骑跨伤可没有休克症状，严重的尿道损伤，特别是骨盆骨折或合并其他内脏损伤者，常发生休克。金锡御报道新鲜后尿道损伤休克发生率为 43.5%。骨盆骨折导致膀胱周围及前列腺周围静脉丛以及腹膜后间隙形成大血肿。休克是后尿道损伤早期常见的死亡原因之一。②尿道出血，为前尿道损伤最常见的症状；后尿道损伤若无尿生殖膈破裂，可出现排尿后或排尿时尿道滴血。37%~93% 的前尿道损伤和至少 75% 的后尿道损伤尿道口有血迹。③局部疼痛及压痛，排尿时疼痛可向阴茎头或会阴部放射。④排尿困难及尿潴留，如发生尿潴留时可在耻骨上扪及胀大的膀胱。⑤会阴部血肿及瘀斑，严重的尿外渗可造成膀胱周围、会阴部等严重感染及中毒症状。尿外渗与伤者伤前是否存在膀胱充盈和伤后是否频繁排尿有关。

尿道损伤的诊断应注意解决以下三个问题：①确定尿道损伤的部位。②评估尿道损伤的程度。③有无其他脏器合并伤。直肠指诊可为确定尿道损伤部位、程度以及是否合并直肠损伤等提供重要线索，是最重要的诊断手段之一。诊断性导尿有可能使部分损伤成为完全性损伤，加重出血或使血肿继发感染，疑尿道破裂或断裂者不宜使用。通常情况下应在插管前行逆行尿道造影。逆行尿道造影对尿道损伤具有决定性诊断意义。逆行尿道造影可能显示部分或完全的尿道中断。尿道造影时患者应取 25°~30° 斜位，导管尿道造影优于单纯注射器直接注入造影。造影剂进入膀胱，尿道显影无造影剂外溢，提示尿道完整或部分挫伤、部分裂伤，如造影剂不能进入尿道近端或膀胱，大量造影剂外溢，提示尿道严重破裂或断裂。但应注意在尿道外括约肌痉挛限制造影剂通过时，可造成低估或高估尿道损伤的程度。

五、治疗

尿道损伤的治疗包括全身治疗、局部治疗和合并症治疗三方面。

（1）全身治疗包括纠正休克、纠正致死三联征，对危及生命的合并损伤应优先处理。

（2）局部治疗原则：①恢复尿道的连续性。②引流膀胱尿液。③彻底引流尿外渗。

（3）尿道损伤各期治疗方案。

1）尿道损伤期。应积极恢复尿道的连续性。前尿道破裂或断裂者应予以修补或吻合；后尿道破裂或断裂者，应根据伤情、医疗条件，在积极抗休克及治疗合并伤的同时争取做到解剖复位，为下一步治疗创造条件。此期应尽早清除血肿、引流尿液及进行尿道修补吻合术，可达到较为满意的效果。

前尿道破裂和断裂的治疗。部分轻度破裂，尿道周围无明显血肿或尿液外渗，可轻柔地试行留置小尿管，留置尿管 10~14 天，拔管前行膀胱尿道造影检查。Cass 等报道，采用耻骨上膀胱造瘘术可使 50% 的该类患者尿道得到满意的愈合，术后排尿通畅。耻骨上膀胱造瘘的好处在于不仅可行尿流改道，还避免了尿道插管操作对尿道的损伤。对于部分导尿失败的患者，在条件允许的情况下，可由经验丰富的医生行尿道成形术，在修复尿道的同时，可以起到止血清创的作用。

后尿道断裂的治疗。后尿道断裂伤多由骨盆骨折所致，患者伤情较重，休克发生率高，尿道损伤也较严重，尿道造影可见尿道完全断裂分离，断端回缩移位。后尿道断裂的早期处理较其他类型困难得多。这类后尿道损伤的早期处理包括以下几种方法：①早期尿道吻合术。②耻骨上膀胱造瘘术加尿道会师牵引术。③单纯性耻骨上膀胱造瘘术，待患者伤情好转以及尿道狭窄形成，再择期行尿道成形术。目前，内镜引导下的一期尿道会师手术开始在国外及国内一些单位开展，在内镜的引导下置入导尿管，避免了盲目插管对尿道造成的二次损伤，给下一步的治疗带来便利。

后尿道吻合的手术指征是：①患者休克期已过或经积极抗休克后病情已经稳定。②前列腺部尿道断裂，前列腺出血不止，需手术止血。③耻骨联合分离，需手术固定或合并直肠损伤者。在术中应密切观察伤情，如病情恶化，应及时改行尿道会师及耻骨上膀胱造瘘术。若尝试导尿失败，应在超声引导下穿刺造瘘或直视下留置耻骨上膀胱造瘘管。

尿道完全性破裂伤。若在伤后 72 小时内（开放伤 24 小时内），应首选尿道修补端端吻合术；否则先行耻骨上膀胱造瘘，以后处理尿道。有尿外渗者应广泛切开引流。对于初期探查尿道损伤广泛，不能行一期尿道吻合者可尿流改道，以后二期行尿道修补术。

绝大多数女性尿道破裂可行一期缝合术，近端尿道应经膀胱操作，可直视下探查膀胱、膀胱颈以及近端尿道，远端尿道可经阴道修补。

2）尿道炎症期。伤后超过 72 小时或开放性损伤超过 24 小时入院者，则仅行耻骨上膀胱造瘘术以及尿外渗切开引流术。炎症期组织脆弱水肿、解剖层次不清晰，不易止血。术后切口愈合差，容易发生局部感染，导致手术失败，也给下一步处理造成困难。此期以控制感染为主，引流尿液外渗并进行耻骨上膀胱造瘘尿流改道手术。

3）狭窄期。尿道狭窄是前尿道损伤最常见的远期并发症。其具体处理方式决定于狭窄的位置、严重性、范围等。处理方式有多种，包括扩张、尿道内切开、狭窄段切除后端端吻合、补片修补或其他管道移植修补等。创伤后大多数狭窄较短，容易直接重建。一般选择在初次创伤后 6~12 周二期修复尿道狭窄。无论选择何种治疗方法，勃起功能障碍（15%~20%）和尿失禁（4%~6%）的发生率都是相同的，但狭窄率存在显著差异。早期尿道重建术的总体狭窄率约为 45%~53%，而耻骨上置管和延迟尿道成形术的狭窄率增加到 89%~97%。在评估排尿梗阻的同时，应监测患者的并发症，如狭窄形成、勃起功能障碍、尿失禁等。

第五节　外生殖器损伤

一、阴茎损伤

（一）致伤机制

单纯的阴茎损伤较少见，往往合并尿道损伤。阴茎折断最常见于性交中，约占

58%，通常由于阴茎自阴道滑出后猛力撞在耻骨联合或会阴部引起，其他原因包括手淫、床上翻身及无意识的夜间活动。有时由于阴茎受到严重外力作用，造成阴茎、耻骨韧带以及支持组织撕裂，使阴茎脱位于会阴或股部，局部产生血肿即所谓的阴茎脱位。如伴有尿道损伤也可出现排尿困难和尿外渗。阴茎断裂多由自己或他人锐器伤、爆炸伤、枪弹伤、牲畜咬伤及其他意外损伤所致，常合并大出血及休克症状。按损伤程度可分为阴茎部分或完全离断。牲畜咬伤所致的阴茎损伤，远端阴茎头往往缺失或坏死。阴茎绞窄系特殊类型的阴茎损伤，多系性欲异常、精神失常或恶作剧而将金属环、螺丝帽、橡皮条、金属丝、阴茎套等套入阴茎所致。开始时，只妨碍阴茎表浅静脉及淋巴液的回流，并不妨碍动脉血的流入及静脉血的流出。紧缩物远端的皮肤及皮下组织水肿可发生坏死。若不解除压迫水肿可进一步加重压迫动脉血的流入，此时梗阻远端的整个阴茎可发生坏死。水肿进一步发展时甚至可导致严重的排尿困难。

（二）诊断

阴茎肿胀和瘀斑是阴茎折断最常见的症状。大多数患者报告性交过程突然破裂或听到爆裂声，勃起阴茎立即疲软。其他症状可能包括阴茎疼痛和阴茎成角。根据病史和体格检查通常可以作出诊断。有爆炸伤、枪弹伤、牲畜咬伤及其他意外阴茎损伤史。合并尿道损伤的症状包括尿道口出血和 / 或严重血尿。体检发现阴茎明显肿胀及瘀血，血肿通常被 Buck's 筋膜限制于阴茎内。如果 Buck's 筋膜被撕裂，血肿则会扩散到阴囊和会阴部，引起阴茎阴囊肿胀和瘀斑。阴茎折断征象不明确的患者可行影像学检查，以协助确认或排除阴茎折断的诊断。超声是最常用的检查，因为其检查时间广泛、成本低、检查速度快。性交中出现的阴茎背深静脉破裂也有阴茎急症的表现，这种损伤也会引起突然疼痛、肿胀及阴茎瘀斑。同海绵体破裂一样，血肿也被 Buck's 筋膜限制于阴茎内。诊断阴茎急症时应注意鉴别。

（三）治疗

对于有阴茎折断病史和体征的患者，应进行手术修复。所有可疑的阴茎折断均应早期确诊及手术修补，该方法能减少可引起严重成角的纤维化和进行性血肿及勃起功能疼痛的危险。阴茎折断的手术修补必须通过止血及清创控制血肿，并缝合破裂的白膜。阴茎损伤修补首选环状的手套样切口，该切口能很好地暴露阴茎海绵体及尿道海绵体，尤其适用于合并尿道损伤的患者。该方法的缺点是需要仔细解剖水肿的阴茎，有可能损伤阴茎皮肤。用可吸收缝线间断缝合破口，为避免阴茎弯曲应沿阴茎纵轴缝合破口。阴茎断裂有时会包括部分或完全性的尿道损伤，这些损伤最好是立即手术探查和修复。修补术时应处理合并的尿道损伤，如果没有尿道损伤，第 2 天可拔尿管，如尿道完全断裂，需在尿管引导下行正规的修补术。部分尿道损伤可仅放置尿管或耻骨上造瘘管或行一期修补。术中不能盲目结扎出血的血管，采取加压包扎止血对保证成功修补血管是非常重要的。另外对离体的阴茎体的保护也极为重要，应用两个袋子运送到医院，阴茎用盐水浸泡的纱布包裹，放在塑料袋中，然后放在装有冰的第二个袋子里，此措施能最大限度地保持离体阴茎的活力，防止污染。这对保证阴茎再植手术的成功极为重要。在显微外科技术条件下，吻合阴茎动脉和阴茎浅、深静脉，可获得满意的疗效。

当损伤仅限于皮下组织或血管，阴茎白膜和尿道完整，睾丸白膜也是完整的情况下，可以采用非手术治疗。

二、阴囊及睾丸损伤

（一）阴囊损伤

阴囊损伤可以是单纯性皮肤损伤，也可合并睾丸、尿道、直肠、阴茎及会阴部损伤。根据致伤原因不同分为：①闭合性损伤，如脚踢、骑跨、挤压等。②开放性损伤，如切割、撕裂及枪弹伤，阴囊内常有弹片、布片、泥土等异物。

闭合性阴囊损伤的治疗包括：①损伤较轻者卧床休息，抬高阴囊。②局部冰敷。③止痛及预防性应用抗生素。④血肿明显者行血肿切开引流。

开放性损伤的治疗包括：①严格局部消毒、清创，清除异物及失去活力的组织。②还纳及固定阴囊内容物，防止睾丸扭转。③预防性应用抗生素、破伤风抗毒血清。④阴囊皮肤严重损伤者，利用会阴部的中厚皮瓣进行阴囊重建。如后期发生睾丸鞘膜积血及血肿机化，则行鞘膜及机化组织切除。

（二）睾丸损伤

由于有阴囊的保护作用及活动度大，睾丸损伤发生率低于阴囊损伤，常见于直接暴力。睾丸损伤的轻重程度差异较大，常见的临床类型有：①挫伤。多由直接踢、挤或高处坠落、骑跨等造成。多有阴囊瘀斑、睾丸肿胀，因白膜的限制，内压过高，加重睾丸的疼痛。体检时可触及坚硬的睾丸，压痛明显。②睾丸破裂。可以是开放性，也可以是闭合性损伤，导致阴囊瘀血、肿胀。体检阴囊触痛明显，可触及肿块，睾丸轮廓不清。B超检查中最具体的表现是睾丸轮廓缺失和实质回声结构不均匀。③睾丸脱位。睾丸在创伤作用下被挤压到阴囊以外的部位，常因会阴钝性创伤挤压所致，可脱位至腹股沟、股管、会阴部等处。检查时发现阴囊空虚，而在脱位睾丸处有触痛，并扪及睾丸状肿物。④开放性损伤。锐器、子弹、弹片等直接伤可造成睾丸组织缺损，严重者可伤及睾丸动脉，引起出血和巨大血肿，导致睾丸萎缩或坏死等。

睾丸损伤的治疗原则：①镇痛、睾丸托带固定；局部冷敷，以减少睾丸出血及张力。②纠正疼痛性休克。③清创时尽可能保留有活力的组织，修复缝合破裂的白膜；只有当精索动脉断裂或睾丸破裂严重时才行睾丸切除。④睾丸扭转先施行手法复位，如不能复位要开放手术复位，根据睾丸组织的活力决定是否行睾丸切除，如超过 8 小时，一般主张行睾丸切除术。⑤睾丸脱位应尽快手术复位，注意睾丸的血液循环及精索的位置，复位同时行睾丸固定。无睾丸破裂的睾丸内血肿通常采用非手术治疗。

三、生殖器皮肤撕裂伤

脱套伤常产生阴茎或阴囊皮肤的广泛缺失。农机上的传动带是常见原因，这种损伤发生于疏松皮肤与衣服一起被机器绞住撕脱，在阴茎皮下筋膜和阴囊内膜表面的疏松网状层发生分离。损伤常不累及深层的阴茎海绵体、尿道及睾丸。损伤的特点是从阴茎阴囊交界到冠状沟阴茎体的环状皮肤剥脱。衣裤拉链是儿童包皮撕裂伤的常见原因。生殖器皮肤撕裂或撕脱伤必须立即到医院进行修补手术，延期修补将导致瘢痕形成、挛缩和阴茎畸形。

（重庆大学附属中心医院 / 重庆市急救医疗中心　王建柏　胡平）

参考文献

［1］　郭震华，那彦群 . 实用泌尿外科学［M］. 北京：人民卫生出版社，2013.

［2］　Poletti P A, Mirvis S E, Shanmuganathan K, et al. CT criteria for management of blunt liver trauma：correlation with angiographic and surgical findings［J］. Radiology, 2000, 216（2）：418-427.

［3］　Morey A F, Iverson A J, Swan A, et al. Bladder rupture after blunt trauma：guidelines for diagnostic imaging［J］. J Trauma, 2001, 51（4）：683-686.

［4］　Hemal A K, Dorairajan L N, Gupta N P. Posttraumatic complete and partial loss of urethra with pelvic fracture in girls：an appraisal of management［J］. J Urol, 2000, 163（1）：282-287.

［5］　Deck A J, Shaves S, Talner L, et al. Computerized tomography cystography for the diagnosis of traumatic bladder rupture［J］. J Urol, 2000, 164（1）：43-

46.

［6］ Kawashima A，Sandler C M，Corl F M，et al. Imaging of renal trauma：a comprehensive review［J］. Radiographics，2001，21（3）：557-574.

［7］ Lynch T H，Martínez-Piñeiro L，Plas E，et al. EAU guidelines on urological trauma［J］. Eur Urol，2005，47（1）：1-15.

［8］ 金锡御，吴雄飞. 尿道外科学［M］. 2 版. 北京：人民卫生出版社，2004.

［9］ Morey A F，Brandes S，Dugi D D，et al. Urotrauma：AUA guideline［J］. J Urol，2014，192（2）：327-335.

［10］ Mathew J，Parmar K，Chandna A，et al. Penile fracture associated with complete urethra and bilateral corpora cavernosa transection［J］. Ann R Coll Surg Engl，2021，103（3）：e88-e90.

［11］ Ge G，Wang H，Chen Y，et al. Complete urethral injury in the penile fracture：a case report and literature review［J］. Transl Androl Urol，2021，10（2）：969-975.

［12］ Diaz K C，Cronovich H. Penis fracture［M］. Treasure Island （FL）：StatPearls Publishing，2023.

［13］ Light A，Gupta T，Dadabhoy M，et al. Outcomes following primary realignment versus suprapubic cystostomy with delayed urethroplasty for pelvic fracture-associated posterior urethral injury：a systematic review with meta-analysis［J］. Curr Urol，2019，13（3）：113-124.

［14］ Warner J N，Santucci R A. The management of the acute setting of pelvic fracture urethral injury （realignment vs. suprapubic cystostomy alone）［J］. Arab J Urol，2015，13（1）：7-12.

［15］ 中国医师协会泌尿外科医师分会尿路修复重建学组. 尿道损伤诊疗专家共识［J］. 中华泌尿外科杂志，2022，43（8）：561-564.

［16］ Patel D N，Fok C S，Webster G D，et al. Female urethral injuries associated with pelvic fracture：a systematic review of the literature［J］. BJU Int，2017，120（6）：766-773.

［17］ 邵金鹏，符伟军. 膀胱战创伤的诊疗研究进展［J］. 中华创伤杂志，2022，38（5）：473-477.

［18］ 蒋申琦，杨岗，张联合，等. 多层螺旋 CT 尿路成像诊断外伤性泌尿系脏器破裂［J］. 中国介入影像与治疗学，2014，11（3）：168-171.

［19］ 刘章顺，徐月敏，金三宝，等. 妇产科手术输尿管损伤 27 例临床分析［J］. 中国妇产科临床杂志，2013，14（3）：259-260.

［20］ Mcaninch J W，Carroll P R. Renal exploration after trauma：indications and reconstructive techniques［J］. Urol Clin North Am，1989，16（2）：203-

212.

［21］ 唐晨野，傅强. 泌尿系统损伤10年162例回顾性分析［J］. 中华泌尿外科杂志，2014，35（8）：606-610.

［22］ 高劲谋. 创伤性肾动脉血栓形成的诊断和治疗［J］. 中华创伤杂志，2017，33（4）：296-299.

［23］ Mcaleer I M，Kaplan G W，Losasso B E. Congenital urinary tract anomalies in pediatric renal trauma patients［J］. J Urol，2002，168（4）：1808-1810.

［24］ Smith J，Caldwell E，D'Amours S，et al. Abdominal trauma：a disease in evolution［J］. ANZ J Surg，2005，75（9）：790-794.

［25］ Wessells H，Suh D，Porter JR，et al. Renal injury and operative management in the United States：results of a population-based study［J］. J Trauma，2003，54（3）：423-430.

［26］ Feliciano D V，Mattox K L，Moore E E. Trauma［M］. 9th Edition. New York：McGraw Hill Professional，2020.

第十六章 骨与关节创伤

第一节 概述

骨折常由创伤及骨骼疾病所致，临床上以创伤性骨折多见。广泛使用的汽车安全带及安全气囊等改进设计已经减少了骨折发生率，但是发展中国家由于机械运输特别是摩托车的大量使用，骨折发生率仍然较高，并且由于高能量损伤，部分开放性骨折、多发伤占比显著增加。中国居民骨折发病率相关调查结果显示，2014 年我国创伤骨折发生率为 321/10 万，跌倒是最常见的受伤机制，占总体骨折的 57.7%；其次是交通事故，占 20.4%，再次是挤压和高处坠落，分别占 9.7% 和 9.2%。

一、骨折的定义

骨折是指骨的完整性和连续性中断。完全性骨折是指骨断裂为 2 块或更多块，而部分（不完全性）骨折时断裂面并没有贯穿骨皮质。"青枝骨折"就是一种不完全性骨折，骨折处的长骨凸侧皮质断裂，而凹侧皮质依然完好，此种骨折最常见于儿童。

二、骨折的致伤机制

骨折一般由直接暴力或间接暴力导致。

直接暴力：暴力直接作用于受伤部位导致骨折，常伴有不同程度软组织损伤。如车祸时小腿受到撞击发生胫骨干骨折。

间接暴力：暴力通过传导、杠杆、旋转以及肌肉收缩使肢体远端因作用力和反作用力的关系导致骨折。如跌倒时手腕撑地引起桡骨远端骨折及桡骨头骨折。

应力性骨折是指骨骼反复受到拉伸或压缩应力而发生的过度使用性损伤。造成应力性骨折的可能原因是次数少、负荷量相对较大的活动（如新兵负重行军几千米），也可能是次数很多的普通负荷量活动（如运动员进行长跑训练），还有可能是负荷大次数也多的活动。

一般情况下间接暴力比直接暴力强度低，因此在局部产生较少骨折碎块，合并软组织损伤也较轻。不同暴力类型导致的骨折损伤也不同，如螺旋骨折和蝶形骨折常由间接暴力引起，楔形骨折、横行骨折、多骨块的复杂骨折常由巨大的直接暴力导致。有经验的外科医生甚至可以通过骨折的类型和移位程度来判断暴力机制以及软组织损伤情况。

三、骨折的分类

根据骨折处皮肤、黏膜完整性分类：①闭合性骨折：骨折处皮肤黏膜完整，骨折端不与外界相通。②开放性骨折：骨折处皮肤或黏膜破裂，骨折端与外界相通。耻骨骨折伴膀胱或尿道破裂，骶尾骨骨折导致直肠破裂也属于开放性骨折。

根据骨折的程度和形态分类：①关节内骨折：骨折线累及关节面。②关节外骨折：不涉及关节面，但是可能在关节囊内的骨折。③横行骨折：骨折线与骨干纵轴接近垂直。④斜形骨折：骨折线与骨折纵轴呈一定角度。⑤螺旋形骨折：骨折线呈螺旋形。⑥粉碎性骨折：骨折碎裂成三块及以上。⑦嵌插骨折：骨折断端相互嵌插，多见于股骨颈骨折。⑧压缩性骨折：松质骨因外力压缩变形，多见于锥体骨折。

根据骨折端稳定程度分类：①稳定性骨折：骨折端不易发生移位的骨折。②不稳定性骨折：骨折端容易发生移位的骨折。

四、骨与关节损伤患者的临床、影像学评估与急诊处理

任何情况下治疗的首要目标都是挽救患者的生命。因此对于重要的部位如头、胸、腹部的损伤应当优先处理。一般来说单纯骨折很少会危及生命，但骨盆骨折严重出血需要警惕。次要目标是早期处理血管损伤和开放骨折挽救患者肢体。然后才是关节脱位以及严重的骨折通过及时复位、临时固定以改善患者一般情况，完善检查确定诊疗计划。

（一）初步临床评估

评估有严重创伤的患者时，医生首先要按照高级创伤生命支持中的基本方法来确定有无危及生命或肢体的损伤。

如果患者没有明显危及生命或肢体的损伤，并且适合在门诊处理，那么评估时首先要针对性采集病史。有时需要在获取病史前镇痛。病史有助于详细了解损伤机制，以及各类机制引起的损伤类型。根据损伤类型，医生需考虑不太明显的骨骼、韧带或肌腱伴发伤，以指导体格检查及选择适当的影像学检查。

检查包括评估患者生命体征，局部神经血管功能、寻找软组织损伤的体征以及损伤部位的皮肤有无裂口，皮肤裂口提示开放性骨折。

（1）评估生命体征。①休克。骨折所致出血是休克的主要原因，特别是出血量大的骨盆骨折、股骨骨折及多发骨折，严重的失血性休克甚至会导致死亡。②呼吸。长骨骨折后骨髓脂肪粒入血可能引起脂肪栓塞，导致肺出血、肺不张、低氧血症。③发热。骨折后一般不会立刻出现发热，部分出血量大的骨折可因失血、血肿吸收引

起低热。

（2）局部表现。骨折特有表现包括畸形、异常活动、骨擦音或骨擦感。一般局部表现为疼痛、肿胀和功能障碍。触诊骨折周围全部区域（包括整个疑似受损骨骼、邻近的骨骼以及损伤部位上、下至少一个关节），以排除邻近部位损伤。完成影像学评估前不要进行被动活动度检查或手法操作受累区域／肢体，以防加重骨折移位、软组织损伤或神经血管损伤。软组织神经血管检查包括在骨折远端触诊脉搏，检测毛细血管再充盈情况，检查运动功能、感觉及两点辨别觉等。

（二）初始影像学评估

X 线平片是最常用也是最优先推荐的影像学检查，必须获取多个正交投影，至少要有两张正交位片才能充分评估。确保高质量的影像学检查（适合的角度、技术和暴露），图像应覆盖整个疑似受累的骨骼或关节。临床发现提示骨折但 X 线平片无明显异常时，进行高级影像学检查。

对早期、不典型以及解剖部位复杂的骨折（如髋关节、骶髂关节、胸骨、脊柱等部位），CT 较 X 线平片更精确。

磁共振图像精细分辨率高，对软组织层次的显示与对比效果好，还可以评估骨折部位是否新鲜以及椎管内出血脊髓损伤情况，对脊柱骨折以及重要关节损伤制订治疗计划帮助很大。

此外，虽然肌肉骨骼超声不是骨折的主要影像学诊断方法，但其便携、普及且没有电离辐射，因此在一些特殊情况下更常应用。急诊科、运动医学门诊、军队及其他急救场所（如滑雪场医疗站）常使用超声进行快速评估和辅助制订治疗决策。

（三）急诊处理

多数闭合性骨折无明显并发症，可通过非手术治疗有效处理后转至专科治疗。

（1）疼痛管理。充分镇痛是急性骨折的重要处理措施。骨折固定保护、制动、冰敷、加压、患肢抬高（PRICE 原则）和使用镇痛药物都有助于减轻疼痛。夹板固定能阻止骨折部位移动，夹板本身的非环周结构有利于让冰块接触损伤组织。抬高骨折部位至心脏水平以上可以进一步减轻肿胀及疼痛。急性骨折导致的严重疼痛可使用阿片类药物控制。推荐使用短效阿片类药物联合对乙酰氨基酚或非甾体消炎药，优点是镇痛效果好，副作用较小，并且能够减少阿片类的剂量。

（2）合并软组织损伤或开放性骨折根据需要给予抗生素，接种破伤风疫苗或抗毒素。

（3）急诊手术。大部分多发伤及开放性骨折患者需行急诊手术。包括危及肢体或可能致残的损伤采取一期清创、筋膜切开、复位固定、重建血运、截肢手术等，也包括不稳定骨盆骨折大出血、脊柱脊髓损伤、严重大关节损伤等先行临时固定损伤控制争取治疗时间。该部分患者到急诊后需尽快完善术前准备，减少院前到急诊的滞留时间。

五、骨与关节损伤的治疗

（一）骨折的 AO 治疗原则

（1）复位并固定骨折以恢复其正常解剖结构。

（2）根据骨折的"个性"、患者和创伤的不同程度，对骨折进行绝对稳定或相对稳定的固定。

（3）通过轻柔的复位技术和细致的处理来保护软组织和骨的血液供应。

（4）让患者进行早期和安全的活动及康复训练。

（二）关节损伤的治疗原则

关节损伤的治疗原则与 AO 原则基本一致，特别强调的是需要对关节内骨折进行彻底的解剖复位并予以绝对稳定的固定，恢复肢体的正常力线。

（三）骨折的复位

（1）复位标准。①解剖复位：骨折端通过复位恢复正常的解剖关系，对位（两骨折端的接触面）对线（骨折段在纵轴上的关系）完全良好。②功能复位：经复位后两骨折端未恢复解剖关系，但骨折愈合后对肢体功能无明显影响。

（2）复位方法。①闭合复位：通过手法使骨折或脱位复位，动作必须轻柔避免增加软组织损伤。②切开复位：手术切开骨折部位软组织，暴露骨折端，直视下完成骨折复位。

（四）骨折的固定

骨折固定方法主要有外固定和内固定两种。

（1）外固定。①小夹板。夹板固定是重要的肌肉骨骼损伤治疗方式，适用于过劳性损伤和软组织损伤（如肌腱炎和扭伤）以及创伤性损伤，如肢体骨折和关节脱位。通过夹板固定肢体能减轻疼痛和出血，并能防止进一步损害软组织、血管或神经。②骨科固定支具。适用于四肢闭合性稳定骨折以及软组织损伤术后固定。③石膏绷带。管型石膏固定是许多闭合性骨折、非移位性骨折和复位后骨折的标准治疗方法。它可提供一个受保护的稳定环境，以便断骨形成骨外膜骨痂并开始正常的骨愈合。除某些类型的骨折最好紧急使用管型固定处理外，大部分骨折可待创伤后肿胀消退之后再行管型石膏固定。伤后消肿通常需要 5~7 天，具体时间因骨折部位和类型而异，在此期间常使用夹板过度。④持续牵引。骨牵引既有复位作用，也是一种外固定装置，可分为皮牵引和骨牵引两种。⑤骨外固定器。包括组合式、单轨式、环形式等，主要适用于开放性骨折、闭合骨折广泛软组织损伤、骨感染和骨不连、截骨矫形或关节融合术。

（2）内固定。内固定主要用于闭合或切开复位，多采用金属内固定物，如接骨板、接骨螺钉、髓内针、内固定架等。其优点是固定效果可靠，感染风险低，可支持患者早期康复。

（五）手术复位及固定的适应证

手术的目的是尽可能保留损伤肢体的功能，如果只有手术才可以使患者重新获得肢体功能，那么手术就是稳妥的治疗。

手术复位及固定的绝对适应证包括：①移位的关节内骨折；②经适当的非手术治疗后失败的不稳定骨折；③伴有重要肌肉 - 肌腱单元或韧带断裂并已证明非手术治疗效果不佳的大的撕脱骨折；④非临终患者的移位性病理骨折；⑤已知经非手术治疗功能恢复很差的骨折，如股骨颈骨折、Galeazzi 骨折 - 脱位及 Monteggia 骨折 - 脱位；⑥具有阻碍生长倾向的移位的骨骺损伤（Salter-Harris Ⅲ、Ⅳ型）；⑦伴有间室综合征需行筋膜切开术的骨折；⑧非手术治疗或手术治疗失败后的骨折不愈合，尤其是复位不佳者。

经手术复位和固定后，有中等程度功能获得改善可能性的骨折情况包括：①不稳定的脊椎损伤、长骨骨折和不稳定的骨盆骨折，特别是发生在多发性创伤的患者中；②适当地使用非手术治疗后发生的延迟愈合；③即将发生的病理性骨折；④不稳定的开放性骨折；⑤伴有复杂软组织损伤的骨折；⑥患者经长期制动会导致全身并发症增加的骨折（如老年患者的髋部和股骨骨折，患者严重程度评分 <18 分的多发骨折）；⑦不稳定的感染性骨折或不稳定的感染性骨不愈合；⑧伴有需要手术修补的血管或神经损伤的骨折，包括合并有脊髓、圆锥或近端神经根损伤的长骨骨折。

经手术复位和固定后，功能改善可能性较低的情况包括：①为不损害功能的骨折畸形做整形；②因经济上的考虑而进行手术固定，让患者尽快离开急救护理病房，但在功能上与非手术疗法相比并没有明显的改善。

（六）手术复位及固定的禁忌证

骨科手术并没有绝对的禁忌证，但当手术发生并发症和失败的概率超过成功的可能性时，建议采用非手术治疗，具体情况如下：①骨质疏松，骨脆弱而不能承受内或外固定。②由于瘢痕、烧伤、活动性感染或皮炎导致骨折或计划手术部位的软组织覆盖太差，此时行手术内固定将破坏软组织覆盖或使感染恶化，这种情况更适合外固定。③活动性感染或骨髓炎。针对这种情况，目前最流行的治疗方法是外固定，同时结合生物学方法控制感染；偶尔采用髓内钉固定并结合生物学措施控制感染，也能超好地获得骨折的稳定。此类感染性骨折，采用髓内钉进行固定可作为最后的手段，但不建议常规使用。④已不能成功地进行重建的粉碎性骨折，常见于由冲击破坏了关节面的严重关节内骨折。⑤患者的全身情况不能耐受麻醉。⑥无移位骨折或稳定的嵌入骨折其位置可以接受的情况下不需要做手术探查或复位。但在特殊情况下（如嵌插的或无移位的股骨颈骨折）进行预防性固定会有好处。⑦没有足够的设备、人力、训练和经验时。

（七）手术复位及固定的缺点

对任何外伤来说，采用手术治疗都会给患者增加进一步的创伤，此时外科医师所面对的挑战是如何改善损伤的整体结局。如果需要切开复位，所采用的技术应该尽量减少感染和伤区血管遭到进一步损伤的危险，减少骨折修复生物学过程中止的可能性，否则会导致延迟愈合或不愈合。虽然术中的任何解剖均会产生瘢痕使切口愈合，但解剖本身也会造成与肢体恢复功能有关的肌肉肌腱单位的削弱和挛缩。手术入路应当沿着神经间的界面进入，并避免横断肌肉、肌腱单元。损伤神经、血管的可能性也是始终存在的。外科治疗也涉及麻醉的应用及与之相伴的风险。

患者及手术人员发生血源性感染的风险日益受到重视。输血有带来肝炎、获得性免疫缺陷综合征（艾滋病）和免疫反应等风险。手术人员必须尽力减少术中失血和血液污染。此外，置入物或外固定系统经常需要去除，从而有第二次手术所伴随的危险。

（八）手术治疗的时机

损伤后最佳的手术治疗时机取决于多种因素。手术可分为 3 类：急症手术、限期手术和择期手术。需要急症处理的损伤包括开放性骨折、无法复位的大关节脱位、伴有手术区撕裂伤或全层皮肤脱落的骨折、神经障碍在加重的脊柱损伤、危及肢体或局部软组织血管的骨折 - 脱位以及并发筋膜室综合征的骨折。在这些情况下，延迟手术将导致感染、神经损伤、截肢，并可能危及生命。限期手术是指那些在损伤后 24~72 小时应该进行的手术，如严重开放骨折的再清创及多发性创伤患者、髋部骨折和不稳定骨折 - 脱位的长骨固定。创伤外科中的择期手术是指那些可以延迟 3~4 天，甚至 3~4 周的手术。能采用择期手术治疗的创伤包括：开始时用非手术方法做了复位和固定，但用手术治疗可以获得更好结果的孤立性骨骼损伤，如前臂双骨折、计划的手术入路处有软组织损伤或有骨折水疱的骨折、需要进一步做 X 线检查以便制订合适的术前计划的关节内骨折。如切开复位延迟 4~6 周以上、肌肉 - 肌腱单元的短缩、损伤区失去清楚明确的组织界面以及骨折断面的吸收等都会使外科手术更加困难。在延迟手术时，可以同治疗骨折不愈合一样行自体骨移植。

（九）骨折的康复

骨折的术后康复治疗与手术治疗同样重要，是防止并发症和及早恢复功能的重要保证。术后治疗分为三个阶段：①术后即刻阶段。术后即刻处理，强调疼痛控制，加强活动和负重，预防和早期发现并发症。②院外治疗阶段。住院结束后，患者注意力集中在尽快融入社会环境，恢复工作能力。③骨折治疗结束恢复到术前的能力，内植物取出。

六、开放性骨折

开放性骨折指骨折端经过软组织与皮肤或黏膜破口相通的骨折，属于外科急症。骨与软组织均受到严重创伤，其最大风险是组织损伤严重、创口污染，易导致骨与软组织坏死、感染，严重者可致肢体功能障碍及多脏器功能衰竭，甚至危及生命。

（一）流行病学特点

开放性骨折的男女发生比例为 7 ：3，相应的平均年龄为 40.8 岁和 56 岁。手指的指骨骨折是最常见的开放性骨折类型，几乎占了所有开放性骨折的一半，普通人群每 10 万人中每年就有 14 人会发生指骨开放性骨折。胫骨骨折和桡骨远端骨折是第二和第三常见的开放性骨折类型。

（二）伤因

（1）直接损伤机制。高能量的创伤，如车祸、枪弹伤、高处坠落等。
（2）间接损伤机制。低能量的扭伤，如运动损伤、从站立高度摔倒。

（三）治疗目的

开放性骨折的治疗目的是挽救生命，保全肢体，防止感染，保存功能，最大限度接近获得闭合性骨折同样的预后和功能。

Tschern 将开放性骨折的治疗划分为五个时代。第一个时代，也称为消毒前时代，一直持续到 20 世纪。第二个时代即保全肢体时代跨越了两次世界大战，其特点是截肢率高，推动了对人工假肢研究的发展。第三个时代持续至 20 纪 60 年代中期，这一时代的重点集中在防止感染和抗生素应用上。第四个时代即保存功能时代，其特征是积极地伤口清创、用内固定或外固定确实地制动骨折及延期闭合创口。目前的第五个时代是快速高效的创伤救治。

（四）开放性骨折分型

Gustilo-Anderson 分型是目前最为常用的开放性骨折的分型方式，该分型系统根据创面大小、软组织损伤程度、污染程度及骨折类型主要分为 3 型（表 16-1-1）。

表 16-1-1　开放性骨折的 Gustilo-Anderson 分型

类型	伤口	污染程度	软组织损伤	骨损伤
Ⅰ 型	<1 cm	清洁	轻	轻度粉碎
Ⅱ 型	>1 cm	中度	中度，部分肌肉损伤严重，有碾压	中度粉碎
ⅢA 型	一般 >10 cm	重	皮肤严重缺损	多粉碎，可能需要软组织覆盖
ⅢB 型	一般 >10 cm	重	皮肤严重缺损	骨折部外露严重，常需软组织覆盖
ⅢC 型	一般 >10cm	重	血管需要修复	骨折部外露严重，常需软组织覆盖

（五）急诊处理要点

（1）伤情评估：①全身情况评估：按照高级创伤生命支持（ATLS）流程，C>ABCD 顺序进行评估与处理。②局部情况评估：应用 Gustilo-Anderson 开放性骨折分类法对局部情况进行评估，首先关注血管、神经损伤，要进行反复评估。

（2）遵循阶梯原则止血：①创面包扎和抬高肢体。②血液浸透敷料，要加压包扎、固定。③血液继续浸透，可用止血带止血，严格监控止血带时间（单次使用时间 <2 小时）。④严重损伤、持续性动脉出血直接采用止血带。

（3）镇静镇痛（PSA），围术期采取多模式镇痛：①静脉注射阿片类药物（吗啡、芬太尼）。②注射低剂量（0.5 mg/kg）氯胺酮。③可使用镇静药物（咪达唑仑、异丙酚、依托咪酯）。④有条件时可考虑使用周围神经阻滞。

（4）骨折固定：①清洗污染创面，无菌敷料覆盖创面，石膏或夹板制动后送手术室再处理。②石膏或夹板固定原则：使用前后评估神经血管状态；固定应超过骨折的上、下关节。

（5）抗生素的使用：①时机：应尽早使用。②选择：预防性使用推荐一代头孢（过敏者可选用克林霉素）作为基础用药。③使用时间：推荐使用至创面闭合 48 小时。④局部抗生素使用：推荐采用载抗生素硫酸钙置于清创后骨缺损部位。

（6）破伤风免疫：①优选 250 U 破伤风免疫球蛋白（TIG），可选 1 500 U 破伤

• 455 •

风抗毒素（TAT）。②处理延迟超过 6 小时的创面或严重污染的创面时，剂量应加倍，或在伤后 1 周追加 1 次。③处理超过 24 小时的创面时，剂量加倍。

（7）术前准备：稳定生命体征，进行实验室检查和影像学检查，备血。

（六）清创

（1）清创原则：①重视患者全身情况，术前准备充分。②尽早清洗、消毒伤口，清除异物，切除创缘坏死和失活组织，将污染创口变成相对清洁创口。③强调清创彻底，建议由高年资医生进行清创术。

（2）清创时机：高能量开放性骨折建议 12 小时内清创；低能量开放性骨折建议 24 小时内清创；创口严重污染（水产、农业、污水等）、出现筋膜间室综合征早期症状、合并肢体需要修复的血管损伤等特殊情况要尽快清创。

（3）清创的预判：①骨折端的显露与清创，骨干部受污染的游离骨块需彻底清除。涉及干髓端和关节面的游离骨块，需权衡感染的风险及二期重建的难度而定。②皮肤和骨骼的活力通过出血情况来判断。③肌肉的活力通过"4C 原则"判断：颜色、收缩性、肌肉韧性、循环状况。④建议必要时伤后 24~48 小时再次探查清创，甚至反复清创。

（4）创口冲洗：足量生理盐水、低压、多次冲洗是促进伤口愈合及预防感染的最佳方式。根据 Gustilo-Anderson 分型，Ⅰ型、Ⅱ型、Ⅲ型分别建议使用 3 L、6 L、9 L 生理盐水进行创口冲洗。

（5）清创流程：①可使用止血带，但不驱血，尽量减少使用时间。②肥皂水清洗患肢，常规消毒创口周围。③清除污染或可疑污染的软组织。④沿创口扩大切开深筋膜，暴露创面深部组织。⑤从表皮到深部、周围到中央全面评估创口组织情况，去除失活的皮肤、脂肪、肌肉和骨骼，冲洗创口。⑥无法一期修复软组织者，采用敷料进行创面覆盖。⑦存在骨缺损者，可临时采用载抗生素骨填充材料局部填充，如抗生素骨水泥或硫酸钙等。

（七）骨折稳定技术

骨折稳定可以通过外固定架实现临时或终末固定，也可用髓内钉、钢板一期固定，具体方案取决于患者的全身情况、骨折类型及软组织条件等。如果一期使用内固定治疗，必须同时满足彻底清创及软组织良好覆盖两个条件。

（八）软组织重建

（1）创面闭合时机：① Gustilo-Anderson 分型Ⅰ—Ⅲ A 型开放性骨折，早期闭合创面。② Gustilo-Anderson 分型Ⅲ B 和Ⅲ C 型骨折，在清创彻底的前提下，尽早行骨折终末固定和皮瓣覆盖。

（2）创面覆盖：① Gustilo-Anderson 分型Ⅰ型开放性骨折，可一期闭合创面。② Gustilo-Anderson 分型Ⅱ、Ⅲ型开放性骨折，无法一期闭合创面，可使用盐水纱布、负压封闭引流、载抗生素骨填充材料等临时覆盖。③单次负压封闭引流不超过 7 天。④推荐在彻底清创基础上同期覆盖创面，无法同期覆盖者，软组织修复重建尽量在 3 天之内完成，最迟不超过 7 天。⑤覆盖方法可选用游离皮片移植、局部（肌）皮瓣、游离（肌）皮瓣等。

（九）筋膜间室综合征处理

（1）早期处理：①去除各种可能的诱因，使用相关药物消肿（如甘露醇、地塞米松、迈之灵等）。②镇痛和低流量给氧，30 分钟内重新评估病情，一旦病情进展，立即行筋膜间室切开减压。

（2）手术处理：所有筋膜间室都必须彻底减压，一旦确诊，6~8 小时内必须手术切开减压。

七、骨与关节损伤的常见并发症

某些骨折可导致严重出血或易引起其他危及生命的并发症。损伤股动脉或其分支的股骨骨折有可能致命；骨盆骨折可损伤骨盆动脉或静脉，引起危及生命的出血，骨盆骨折移位越严重，潜在失血量就越大；髋部骨折，尤其是在老年人中，可能造成不能下床活动，如果长期制动，会导致潜在危及生命的并发症，如肺炎、血栓栓塞性疾病，以及可能的横纹肌溶解；多发性肋骨骨折患者有很大风险发生肺挫伤及相关并发症。

（一）急性并发症

（1）动脉损伤。骨折的良好愈合需要受伤部位有充足的血液供应，但骨折可产生尖锐骨性碎片而损伤邻近动脉，引起出血并可能损害肢体的远端血供，有可能妨碍骨愈合。某些骨折可引起特定的动脉损伤，如肱骨近端骨折损伤腋动脉、股骨骨折损伤股动脉等。

（2）神经损伤。神经容易受到骨折碎片的锐性损伤，也可在治疗过程中因石膏固定并发症损伤或因过度骨痂形成而损伤。某些神经靠近常见的骨折部位尤易受损伤。例如，正中神经常在桡骨远端骨折时损伤，并发症的发生率高达 17%。肱骨干骨折常伴有桡神经损伤，表现为手腕和手指不能伸展，此种情况可见于就诊时或夹板固定后。大多数情况下，神经损伤仅需要进行观察而不采取其他干预，损伤最终会随时间而逐渐恢复。

（3）骨筋膜室综合征。人体肢体的肌肉群被强壮坚韧的筋膜分为若干部分或筋膜室。当筋膜室中增大的压力损害该空间内组织的循环和功能时，可发生急性骨筋膜室综合征（acute compartment syndrome，ACS）。骨折时，筋膜室内出血或肿胀是压力增高的原因。最常引起 ACS 的损伤是长骨骨折，尤其是胫骨、桡骨远端、肱骨髁上区骨折，股骨骨折偶尔也可引起 ACS。除了筋膜室内液体过量之外，石膏或绷带包扎限制可容纳软组织肿胀的空间也可引起 ACS。及早识别 ACS 并立即行筋膜切开术可能使患肢存活。ACS 的早期症状和体征包括：与外观损伤不成比例的疼痛、持续的深部痛或烧灼痛、感觉异常和受累筋膜室中肌肉被动牵拉时疼痛。发现 ACS 后，应松开或剪开裹住患处的石膏、夹板或绷带，以减小筋膜室内压力，并立即行筋膜室切开减压术。

（4）血栓栓塞性疾病。严重骨创伤极大地增加了静脉血栓形成及其后遗症（如肺栓塞）的风险。因此，严重骨折的住院患者需要接受预防性治疗，以防发生深静脉血栓形成（deep vein thrombosis，DVT）。尽管小的骨折也有发生 DVT 的风险，但通常不需要进行血栓预防。鉴于创伤相关性 DVT 的风险增加，对于有提示性临床表现的骨折患者，需行影像学检查评估，首选超声。

（5）脂肪栓塞综合征。闭合性下肢长骨骨折（最常累及股骨干）相关性脂肪栓塞综合征（fat embolism syndrome，FES）的诊断较为困难。FES 通常在创伤后 24~72小时表现为呼吸困难、呼吸急促及低氧血症，可能出现神经系统异常和瘀点状皮疹，并可发生严重的呼吸窘迫和死亡。

（6）开放性骨折。开放性骨折中感染的发生率高于闭合性骨折。多达 10% 的开放性骨折仍可能发生 ACS，因为开放性伤口可能并不能使肢体的所有受累筋膜室都得到减压。开放性骨折的处理一定程度上取决于软组织损伤的程度、伤口污染的程度，以及患者的基础健康情况。

（7）骨折水疱。水疱可发生于创伤性骨折处，通常为皮肤显著肿胀或软组织受损的区域。水疱通常在急性创伤后 1~2 天内形成充满清亮的液体（部分皮层损伤）和血（全层皮肤、出血性损伤）。骨折水疱最常见的部位是胫骨、踝关节和肘关节处。应尽可能不破坏骨折水疱，水疱一旦破裂，可被皮肤菌群感染。水疱破裂后，可涂抹磺胺嘧啶银软膏来促进上皮再生并预防感染，或在水疱引流后保留水疱皮肤作为生物性敷料以改善水疱结局。

（8）破伤风。破伤风是一种神经系统疾病，其特征为破伤风梭状芽孢杆菌（Clostridium tetani）造成的肌肉痉挛，强烈的肌肉痉挛收缩导致了颈僵硬、角弓反张、痉笑（苦笑面容）、板状腹、周期性呼吸暂停、上气道梗阻、吞咽困难等特殊表现。破伤风最好在 ICU 中由受过该病并发症处理（包括早期和积极的气道管理）培训的麻醉师或危重症专科医师治疗。由于不能消除环境中破伤风梭菌的芽孢，免疫接种以及妥善处理伤口和创伤性损伤对于破伤风的预防尤为重要。

（9）创伤性气性坏疽。梭状芽孢杆菌性肌坏死（气性坏疽）是一种危及生命的肌肉感染，可从创伤部位连续性发展，也可从胃肠道通过血行播散传播到肌肉。创伤性气性坏疽最常见的病原体为产气荚膜梭菌（Clostridium perfringens），通常表现为手术或创伤部位突发的严重疼痛。平均潜伏期不足 24 小时（范围为 6 小时至数日），早期发现和积极治疗至关重要。血供不足的创伤性伤口（特别是较深的穿透伤，如刀刺伤、枪击伤和挤压伤）为梭状芽孢杆菌的增殖提供了理想的厌氧环境。创伤部位疼痛，同时伴有全身性毒性特征且软组织中含有气体，即可支持气性坏疽的诊断。患者可迅速出现全身性毒性征象，包括心动过速和发热，随后出现休克和多器官功能衰竭。必须积极和彻底的手术清创和抗生素治疗。

（二）非急性并发症

（1）骨髓炎。骨髓炎是局限于骨的感染，创伤（包括骨折）是其可能原因之一。创伤后骨髓炎感染率高达 47%。开放性骨折时，骨髓炎的风险较高（2%~50%）。就诊时软组织损伤的程度可能是最重要的危险因素。对于开放性骨折的患者，充分冲洗和骨折稳定对于减少感染风险至关重要。

（2）骨折不愈合和畸形愈合。骨折段骨皮质未重新连接的骨折不完全愈合称为骨折不愈合。当骨折愈合伴有畸形（如成角、旋转、关节面不吻合）时，称为骨折畸形愈合。骨折不愈合常常表现为超出正常骨折愈合时限后仍存在持续疼痛、肿胀或断端不稳定。在大多数病例中，症状性不愈合可通过切开复位和固定来治疗。无症状的不愈合不一定需要治疗，如腰椎峡部的椎弓峡部裂，该处纤维连合可提供足够的稳定性并且纤维连合的形成不引起永久性症状。

（3）复杂性局部疼痛综合征。复杂性局部疼痛综合征（complex regional pain syndrome，CRPS）又称为反射性交感神经营养不良综合征（reflex sympathetic dystrophy syndrome，RSDS），是一种以局限性疼痛、肿胀、活动度受限、血管舒缩功能不稳定、皮肤改变及骨脱矿质为特征的肢体复杂性疾病。伴或不伴神经损伤的骨折是 CRPS 的一种常见刺激性事件，及早识别是成功治疗的关键。

（4）创伤后关节炎。累及关节的骨折可引起关节软骨的损伤，最终导致早发性关节炎。

第二节　骨与关节创伤急救

骨折往往由高能量损伤引起，尤其是骨盆骨折、股骨骨折等严重骨折，常是全身多发伤的一部分。对于骨折患者的急救不仅要注意骨折部位，最优先要做的是确定并处理威胁生命的损伤。拯救患者的生命是治疗最根本的目的，即便是再严重的损伤也必须服从于"整体"的利益。直接威胁生命的情况得到处理后，再对损伤肢体进行评估。

骨与关节创伤的现场急救处理：

（1）初步评估。ABC评价（呼吸道、呼吸、循环），包括吸氧、呼吸机应用，对于处于休克状态的患者，有条件的应及时输液、输血。

（2）包扎与固定。对创伤的急救处理包括到达医院前的包扎与固定，广泛或污染的伤口应先将外部进入伤口内的异物尽可能去除后再使用无菌敷料或者清洁布巾进行包扎。部分伤口出血或者大血管损伤时，注意加压包扎止血。固定是骨折急救的重要措施，骨折固定有益于大多数患者。固定可以阻止骨折移位或复位失败、使该部位免受进一步损伤并减轻疼痛。在紧急情况下，移位风险低的骨折首选夹板固定，固定范围包括损伤部位以上和以下的关节。

（3）转运。患者经初步处理、妥善固定后，应尽快转运至最近的有治疗条件的医院进行救治。

第三节　骨与关节创伤院内评估与处理

一、股骨头骨折

（一）概述

股骨头骨折是一种临床较罕见的高能量损伤，常伴随髋关节脱位（占髋关节脱位病例的5%~15%）、躯干及肢体等合并损伤。骨盆或髋关节X线片可明确诊断，但通常需要CT扫描确定骨折治疗方案并排除有无合并损伤。根据骨折位置、移位程度、是否存在合并伤，治疗常包括非手术或手术治疗。

（二）应用解剖

股骨头主要血供解剖如图16-3-1所示。旋股内侧动脉（medial femoral circumflex artery，MFCA）起于股深动脉根部的内侧壁，行向后内，在耻骨肌与髂腰肌之间进入深部，绕行股骨颈内侧至颈内侧到达臀部，是股骨头最主要的供血源，供应股骨头2/3~4/5区域的血液循环，是股骨头的主要血供来源；旋股外侧动脉（lateral femoral circumflex artery，LFCA）起于股深动脉的外侧壁或从股动脉直接发出的动脉，向外穿过股神经分支，于缝匠肌、股直肌与髂腰肌之间，分为升支、横支和降支；圆韧带动脉起自闭孔动脉或MFCA，供应股骨头中央凹周围区域，占股骨头血液供应的10%~15%。

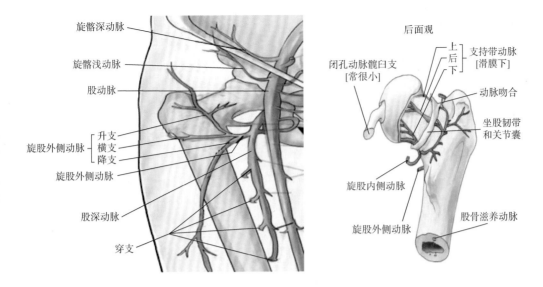

图 16-3-1　股骨头主要血供解剖

（三）损伤机制

高能量暴力股骨头撞击髋臼致骨折发生，常由髋关节脱位股骨头撞击髋臼边缘所致，因此股骨头骨折通常伴随股骨头关节软骨损伤及髋臼骨折。常见致伤原因是交通事故中车辆撞击形成的仪表盘损伤或高处坠落伤，也可见于运动损伤、工业事故等。

致伤暴力大小及髋关节脱位类型决定了骨折块位置、大小及粉碎程度。髋关节后脱位时，由于股骨头和髋臼后上缘撞击，常造成股骨头前内下方骨折和髋臼后壁骨折或盂唇损伤。髋关节前脱位常造成股骨头塌陷骨折和髋臼前壁损伤。根据致伤暴力大小，股骨头骨折常合并的损伤包括：股骨颈骨折、髋臼骨折、坐骨神经麻痹、股骨头缺血坏死、同侧膝关节损伤（如髌骨下极骨折和后交叉韧带损伤）。

（四）临床表现

（1）病史。高能量损伤致髋关节脱位病史。

（2）症状。患侧髋部疼痛、肿胀、活动障碍（需警惕合并损伤部位相应症状）。

（3）体征。局部压痛、主动被动活动受限。合并髋关节损伤脱位则出现相应体征，如髋关节弹性固定，下肢屈曲、内收、内旋、短缩畸形或前脱位体征等（需警惕合并损伤部位相应体征）。

（4）影像学检查。①骨盆 X 线片（复位前后）可显示骨折和 / 或脱位。② CT 检查能进一步明确骨折部位、移位及合并髋臼损伤等情况。必要时 CT 可作为排除躯干及肢体等有无合并损伤的重要检查方法。③ MRI 可显示 X 线片或 CT 扫描未发现的隐匿性骨折，其在骨折块缺血坏死的随访评估方面更有价值。

（五）骨折分型

骨折分型（Pipkin 分型）如图 16-3-2 所示。Ⅰ型：髋关节脱位合并股骨头凹远端骨折；Ⅱ型：髋关节脱位合并股骨头凹近端骨折；Ⅲ型：Ⅰ型或Ⅱ型合并股骨颈骨折；Ⅳ型：上述任意型骨折合并髋臼骨折。

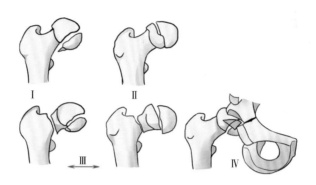

图 16-3-2 Pipkin 分型

（六）急诊处置

检查患者有无头、颈、胸、腹盆及肢体等合并损伤存在，若存在按多发伤治疗原则处理。检查患肢有无重要血管、神经等损伤以及开放性损伤，若存在需行急诊处理（包含手术）。股骨头骨折伴髋关节脱位是创伤骨科急症之一，应尽早复位，大多可通过手法复位获得成功。

手法复位前应排除合并无移位的股骨颈骨折，避免复位过程中致骨折移位和复位困难。复位后应复查 CT 了解复位情况、有无关节内游离骨块及合并损伤。复位后如存在关节不稳定，可行患肢牵引治疗避免再次脱位和游离骨块对股骨头顶压。

（七）治疗

1. 非手术治疗

可采用患肢牵引 4~6 周，髋关节活动范围可在患者感到舒适范围内开始，合并髋关节后脱位患肢屈髋范围限制 70° 以内，保持髋关节中立位。合并前脱位患者应避免伸髋、外展、外旋动作。伤后第 1 个月，每两周复查 X 线片了解骨折移位情况；后每月复查直至 X 线片显示骨折愈合，期间应避免患肢完全负重。

（1）非手术治疗适应证：Pipkin Ⅰ 型骨折；移位小于 1 mm 的 Pipkin Ⅱ 型骨折；髋关节间隙内没有游离骨块；髋关节稳定并同心圆复位。

（2）非手术治疗禁忌证：Pipkin Ⅲ、Ⅳ 型骨折；髋关节非同心圆复位；关节间隙存在游离骨块；合并股骨颈骨折。

2. 手术治疗

（1）切开复位内固定手术适应证：移位大于 1 mm 的 Pipkin Ⅱ 型骨折；复位后存在关节内游离骨块；Pipkin Ⅲ、Ⅳ 型骨折；难复性骨折脱位。

（2）髋关节置换术适应证：老年患者，骨折移位明显；严重粉碎或骨质疏松，难以牢靠内固定的骨折；合并严重股骨头坏死、严重髋关节骨关节炎；Pipkin Ⅲ 型骨折（尚存争议）。

（3）常用手术入路：① Kocher-Langenbeck 入路（K-L 入路）：适用于手法复位失败、骨折块移位于关节后方及合并髋臼后壁骨折或盂唇损伤需要处理。该入路术中可脱位髋关节，清理关节腔内游离骨折块，但对股骨头前内下方骨折复位、固定较为困难。② Smith-Peterson 入路（S-P 入路）：适用于 Pipkin Ⅰ 型股骨头骨折，是行碎片切除的首选入路，但术中暴露视野有限，异位骨化发生率相对较高。③ Ganz 外科入路：髋关节外科脱位入路，对股骨头骨折暴露最佳，并可暴露处理周围相关损伤，但需行粗隆截骨、固定，手术创伤较大，有截骨处不愈合风险。

（八）并发症

股骨头骨折的常见并发症有：骨化性肌炎（6%~64%）、股骨头缺血性坏死（0~23%）、坐骨神经麻痹（10%~23%）、创伤性关节炎（8%~75%）、髋关节不稳定、DVT 等。

（九）预后

股骨头骨折常并发创伤性关节炎。股骨头骨折临床少见，尚缺乏大样本前瞻性研究对比手术及非手术治疗预后。

二、股骨颈骨折

（一）概述

股骨颈骨折为股骨近端常见损伤，其所致股骨头缺血性坏死风险较高。老年高龄患者发病率及死亡率处于高位。青中年患者股骨颈骨折通常由高能量创伤所致，常伴随躯干及肢体合并损伤等。通过髋关节正侧位 X 线片通常可明确诊断，但通常需要 CT 扫描确定有无邻近部位骨折并排除有无合并损伤。治疗常采用闭合或切开复位内固定术或关节置换术，具体取决于患者年龄、损伤程度、活动需求等。若存在躯干等合并损伤，则按多发伤处理原则救治。

（二）应用解剖

股骨头血供主要来自旋股内侧动脉，旋股外侧动脉供应股骨头前方及下方，臀下动脉提供部分血供，圆韧带动脉提供少量血供，股骨颈骨折移位会破坏血供，形成关节囊内血肿。股骨颈位于关节囊内，被关节滑液包裹无骨膜层，骨痂生长不足，影响愈合。

股骨颈骨折复位评价标准多用 Garden 指数判断（图 16-3-3），即根据正侧位 X 线片，将复位结果分为四级。正常正位片上股骨干内缘与股骨头内侧压力骨小梁呈 160° 交角，侧位片上股骨头轴线与股骨颈轴线呈一直线（180°）。Ⅰ级复位：正位 160°，侧位 180°；Ⅱ级复位：正位 155°，侧位 180°；Ⅲ级复位：正位 <150° 或侧位 >180°；Ⅳ级复位：正位 150°，侧位 >180°。

Lowell 根据股骨颈的凹形轮廓在上、下、前、后以"S"形或"倒 S"形曲线的形式与股骨头的凸形轮廓相接。无论股骨上端绕股骨干轴或股骨颈旋转，这种关系都是恒定的。由于骨折后的移位使得这些曲线改变为"C"形曲线或与相反的皮质轮廓成角度，Lowell 提出当"S"形或"倒 S"形曲线被折断，颈部表面轮廓呈切线或"C"形时，骨折仍有移位。

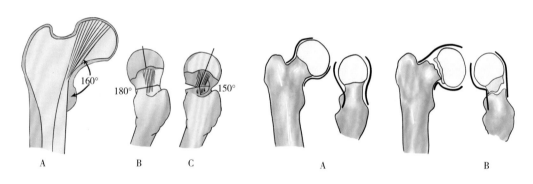

图 16-3-3　Garden 指数

注：A. 正位 X 线片，内侧头颈小梁束的中央轴线与股骨干内侧皮质之夹角，正常值为 160°；B. 侧位 X 线片，股骨头的中央轴与股骨颈的中央轴位于一直线，呈 180° 可接受的复位，正位 X 线片和侧位 X 线片 Garden 指数在 155°~180° 范围内；C. 侧位 X 线片认为是不能接受的复位

图 16-3-4　Lowell 曲线

（三）损伤机制

青中年患者通常由高能量损伤所致，常合并损伤股骨头、股骨粗隆、股骨干骨折等。老年患者通常由低能量损伤导致，如跌倒等。

（四）临床表现

（1）症状。①嵌插及应力骨折：腹股沟轻度疼痛或大腿和膝关节内侧疼痛；

②移位骨折：髋部疼痛伴活动障碍。

（2）体征。①嵌插及应力骨折：无明显临床畸形，患侧髋关节主被动活动轻度障碍，大转子叩击痛；②移位骨折：患肢外旋、外展、短缩畸形。

（3）影像学检查。①X线片是首选检查，包含前后位X线片（正位）、侧位X线片、股骨全长片、骨盆正位或健侧髋关节平片（术中模板）。②CT有助于明确骨折移位及粉碎程度，排除有无合并损伤。③MRI除外隐匿性骨折，不能用于评估骨折后股骨头存活能力。④骨扫描有助于排除隐匿性骨折，不能用于评估骨折后股骨头存活能力。

（五）骨折分型

股骨颈骨折分类方法较多，主要分三类：骨折解剖位置（头下型、经颈型、基底型），骨折线方向（Pauwels分型）（表16-3-1），骨折移位程度（Garden分型）（表16-3-2）。

表16-3-1　Pauwels分型

Pauwels分型（基于骨折线的垂直成角）	
Ⅰ型	与水平线成角 <30°
Ⅱ型	与水平线成角 30°~50°
Ⅲ型	与水平线成角 >50°

表16-3-2　Garden分型

Garden分型（基于前后位X线检查）	
Ⅰ型	不完全骨折（外展嵌插）
Ⅱ型	完全骨折，无移位
Ⅲ型	完全骨折，部分移位，股骨头与髋臼的骨小梁走向方向不一致
Ⅳ型	完全骨折，完全移位，股骨头与髋臼的骨小梁走向方向平行

（六）急诊处置

针对高能量致伤患者需检查头、颈、胸、腹盆及肢体等合并损伤，若存在按多发伤治疗原则处理。检查患肢有无重要血管、神经等损伤以及开放性损伤，若存在需行急诊处理（包含手术）。对于老年股骨颈骨折患者应在进入急诊室1小时内对患者进行评估，并尽可能在2小时内将其收入院。评估内容包括压疮风险、营养状况、水和电解质平衡、疼痛、体温、内科并发症、精神状态、伤前活动度和功能等。老年髋部骨折患者在伤后 24~48 小时内接受手术，可明显降低其并发症和死亡率。解决手术时机延迟的最有效办法就是建立相关的绿色通道，临床上应将老年股骨颈骨折手术视为准急诊手术，多学科协作治疗。

（七）治疗方式

1. 手术治疗

（1）空心拉力螺钉固定适应证：无移位的股骨颈骨折；Garden Ⅰ型或Ⅱ型老年股骨颈骨折；Garden Ⅰ型、Ⅱ型或Ⅲ型青年股骨颈骨折。

（2）动力髋螺钉治疗适应证：Garden Ⅲ、Ⅳ型青年股骨颈骨折；股骨颈基底部骨折。

（3）空心拉力螺钉固定加内支撑钢板适应证：Pauwels Ⅲ型青年股骨颈骨折。

（4）股骨颈动力交叉钉系统（femoral neck system，FNS）内固定适应证：Pauwels Ⅱ型或Ⅲ型股骨颈骨折，无严重骨质疏松者。

（5）半髋置换：高龄（年龄大于 80 岁）、活动要求低、身体情况欠佳的老年患者（年龄大于 75 岁）。

（6）全髋置换：对预期寿命长、伤前活动量较大或术后功能要求高，同时合并髋臼骨关节炎、发育不良或其他本来就需要关节置换手术的髋臼病损的老年。

2. 非手术治疗

无移位或外展嵌插的头下型骨折，稳定性可能足够，可采用保守治疗，但需不断随访检测；身体状况差或合并严重内科疾病无法耐受手术或拒绝手术治疗的患者也可采用保守治疗。

（八）并发症

（1）股骨头坏死。股骨颈骨折内固定术后发生坏死是多因素综合影响的结果，受伤原因、骨折 Garden 分型、内固定方式、复位质量与股骨头坏死发生风险显著相关。60 岁以下的患者中股骨颈骨折内固定术后因并发症导致的再次手术概率接近 20%，因创伤后股骨头坏死而再次手术的发生率为 14.3%。

股骨头坏死的治疗方式包括：髓芯减压（core decompression，CD）、多钻孔减压、股骨旋转截骨术、非血管化骨移植、血管化骨移植、钽棒置入、关节置换术。

（2）骨不连。超过 30% 的股骨颈骨折不能愈合，特别是严重移位的股骨颈骨折，其原因有血供不足、复位不全、固定不充分、关节内骨折愈合缓慢等。

骨不连治疗方式包括：①如果骨折几乎垂直，但头部无坏死，转子下截骨加内固定可使骨折线变为更水平的角度。②如果复位或固定有问题，且没有坏死迹象，则应取下螺钉，复位在骨折处，应正确插入新鲜螺钉，并在骨折处应用植骨片（腓骨段或肌蒂植骨片）。③如果头部无血管，但关节未受影响，则可进行人工置换；如果关节老化或关节炎，则应进行全部置换。

三、股骨转子间骨折

（一）概述

股骨转子间骨折是股骨近端大转子和小转子水平的关节囊外骨折，最常见于老年人跌倒损伤，患者平均年龄 70 岁。由于粗隆部血运丰富，骨折后极少不愈合，但容易发生髋内翻，高龄患者长期卧床引起较多并发症，病死率为 15%~20%。一般主张在患者能够耐受手术的条件下，早期手术以获得良好的骨折复位及稳定固定，并进行早期功能锻炼。青中年患者股骨转子间骨折通常由高能量创伤所致，常伴随躯干及肢体合并损伤等。髋关节正侧位 X 线片通常可明确诊断，但通常需要 CT 扫描确定并排除有无合并损伤（高能量致伤患者）。

（二）临床表现

（1）症状和体征。患者外伤后髋部疼痛，不能站立或行走，活动受限；大多数患者下肢缩短和外旋畸形明显，少数无移位的嵌插骨折或移位较少的稳定骨折，则畸形不明显；患侧大转子升高，局部肿胀和皮下瘀斑，患部有压痛，轴向叩击痛明显。

（2）影像学检查。首选 X 线片，推荐投照位包括骨盆正位、髋关节正侧位、股骨全长位。X 线检查阴性，但查体可疑骨折时行 CT/MRI 检查，进一步明确骨折情况，排除有无合并损伤（高能量致伤患者）。此外，MRI 有助于评估孤立性大转子骨折是否向转子间延伸。

（三）骨折分型

股骨转子间骨折分型包括 AO 分型、Evans 分型、Jensen 分型、六部分分型等，其中 AO 分型是比较经典的分型方法。各种分型的核心理念在于区分骨折是否稳定。不同的分型涉及稳定的问题，因此又细分为外侧壁问题（大转子）、内侧壁问题（小转子）以及后侧壁等相关问题。目前，骨折分型的方式逐渐从 X 线转向 CT、三维重建等新一代检查手段，但无论选择何种分型，判断骨折的稳定性十分重要，骨折的稳定性是最可靠的分型方法。稳定型的特点是后内侧皮质完整，复位后能对抗内侧压应力；不稳定型表现为后内侧皮质粉碎、较薄的外侧壁（小转子骨折移位、转子下骨折、反斜行骨折等），受力时骨折塌陷成内翻及后倾。

（四）急诊处置

参照股骨颈骨折的急诊处置。

（五）治疗方式

1. 非手术治疗

非手术治疗主要适用于部分高龄患者，合并有严重的基础疾病，全身情况极差或其他一些原因不能耐受手术者。非手术治疗常采用的方法有皮牵引、胫骨结节牵引、穿"丁字鞋"等。

2. 手术治疗

（1）髓外固定系统。包括动力髋螺钉（DHS）、动力髁螺钉（DCS）、股骨近端锁定钢板（LCP）。

（2）髓内固定系统。包括股骨近端髓内钉（PFN 及 PFNA）、联合加压交锁髓内钉（InterTAN）。

稳定型转子间骨折髓外固定、髓内固定均可，对于不稳定型转子间骨折，由于髓内固定为中心性固定，缩短了力臂，同时能更好地分散应力，更具有生物力学优势，加之对骨折端干扰减少，可提高骨折愈合率。髓内固定已成为首选的固定方法。

（3）外固定支架。外固定支架是介于非手术治疗与切开内固定之间的治疗方法，仅适用于全身情况差、无法耐受手术的股骨转子间骨折，可在局麻下手术，手术时间短、组织创伤小。

（4）髋关节置换术。严重粉碎性骨折、既往存在有症状的退行性骨关节炎、不宜行内固定的骨质疏松性骨折、内固定失败的翻修的患者宜行髋关节置换术。

（六）并发症

股骨转子间骨折的并发症包括内植物失效和切割、股骨远端前皮质穿出、骨不连、畸形愈合等。

四、股骨转子下骨折

（一）概述

股骨转子下骨折是指骨折发生在股骨小转子到峡部之间的股骨近端区域，其主要骨折区域是从股骨小转子下界至股骨近端与股骨干近端 1/3 交界处（约 5 cm 的区域）。股骨转子下骨折的骨折线可向近端延伸至股骨转子间或股骨颈处，还可向远端延长至股骨干。股骨转子下骨折占所有髋部骨折的 10%~30%，常见于老年患者，多为低能量损伤。肿瘤、感染、骨质疏松是造成病理性骨折的原因，长期应用双磷酸盐等抗骨质疏松药物与股骨不典型骨折相关；而青中年高能量损伤常伴随躯干及肢体合并损伤等。研究发现股骨转子下区域所需要承受的负荷是人体最高的，转子下区域所承受的负荷较大及其解剖结构特点决定了转子下骨折复位较困难。股骨转子下区域含有皮质骨，而转子间骨折干骺端的血供丰富，导致转子下骨折愈合时间要长于转子间骨折。

（二）应用解剖

导致股骨转子下骨折移位的解剖学因素包括：

（1）导致骨折近端外展、屈曲、外旋移位的致畸力量（图 16-3-5 A）：①外展：臀中肌、臀小肌。②屈曲：髂腰肌。③外旋：短外旋肌。

（2）导致骨折远端内收、短缩的致畸力量（图 16-3-5 B）：股四头肌、腘绳肌、内收肌。

（3）转子下骨折的移位特点增加了闭合复位的难度，术中往往需要借助辅助复位工具甚至切开方能实现满意复位。

（4）转子下骨折区域的生物力学特点：①解剖上处于皮质骨与松质骨交界区域，周围肌肉力量强

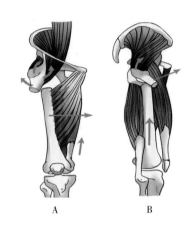

A   B

图 16-3-5   股骨转子下骨折移位方向

大导致该区域在负重时承担数倍于体重的应力。②髋部的解剖特点使得负重下内侧皮质承受压应力、外侧皮质承受张应力。③骨折后内侧皮质破裂失去对压应力的支撑，使得维持应力的平衡变得困难。④骨折后肌肉牵拉造成骨折远近端移位，导致骨折断端不稳定，产生剪切、旋转应力。⑤转子下骨折独特的生物力学特点对骨折的复位质量和内固定物的旋转提出更高的要求，处理不善将导致内固定失效，骨折畸形愈合及不愈合。

（三）临床表现

（1）病史。外伤病史，长期使用双磷酸盐或地舒单抗，创伤前发生的大腿疼痛史，应注意病理性骨折的发生。

（2）症状。臀部和大腿疼痛，无法负重。

（3）体征。局部压痛、活动受限，患肢缩短内翻畸形。

（4）影像学检查。X 线片推荐髋关节正侧位、股骨全长片投照位。影像学表现为骨折近端屈曲、外展、外旋；远端短缩、内收。

结合上述病史、症状、体征及影像学检查诊断股骨转子下骨折并不困难，但应注

意除外邻近部位的伴随损伤。

（四）骨折分型

Russell-Taylor 分型是股骨转子下骨折最常用的分型方法（图 16-3-6），可以指导临床医生正确处理骨折和选择合适的内固定物。Russell-Taylor Ⅰ型骨折未累及梨状窝，可选择经标准进针点打入髓内钉固定，Ⅱ型骨折累及梨状窝，需要髓外固定或者经转子处打入髓内钉固定。此外，每型骨折还分为 A、B 两种亚型，A 亚型骨折不累及股骨小转子，可选择标准小转子锁定，B 亚型骨折累及股骨小转子，需要重建小转子或使用头颈型髓内钉经股骨头和股骨颈固定。

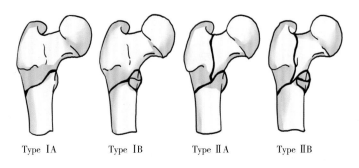

| Type ⅠA | Type ⅠB | Type ⅡA | Type ⅡB |

图 16-3-6　Russell-Taylor 分型

高位股骨转子下骨折是指骨折累及股骨小转子下两皮质直径范围内，其骨折畸形是典型的股骨转子下骨折畸形。低位股骨转子下骨折是指骨折线靠近股骨远端，其临床表现与股骨干骨折类似，不表现为典型的股骨转子下骨折畸形。

（五）急诊处置

针对高能量致伤患者需检查有无头、颈、胸、腹盆及肢体等合并损伤存在，若存在按多发伤治疗原则处理。检查患肢有无重要血管、神经等损伤以及开放性损伤，若存在需急诊处理（包含手术）。

（六）治疗

1. 非手术治疗

（1）非手术治疗适应证：卧床患者；合并严重内科疾患，无法耐受麻醉、手术；患者拒绝手术治疗。

（2）非手术治疗方法：下肢皮肤牵引或骨牵引；止痛、预防血栓；预防处理卧床并发症。

2. 手术治疗

（1）手术治疗适应证：股骨转子下骨折大多采取手术治疗。

（2）手术禁忌证：合并严重内科疾患，无法耐受麻醉、手术。

（3）外固定：髋螺钉（DCS/DHS）曾广泛应用，但因其偏心固定的生物力学缺陷，并发症较多，现临床应用逐渐减少。当骨折线延伸到近端累及入针点的完整性的转子下时，最好选用股骨近端锁定钢板，也可用于股骨近端髓腔狭窄、发育畸形的转子下骨折。对固定失败的翻修病例可使用角形钢板。

（4）髓内固定：髓内钉经髓腔插入，固定力臂更短，能够较好地平衡骨折断端应力，且能够微创置入，更好地保护断端血运，目前已成为转子下骨折的首选内固定方式。通常选择头髓钉加长钉以增加工作力臂，更好地控制骨折近远端。

（七）并发症

（1）复位不良。

（2）转子下骨折顺行髓内钉固定术中最常见的并发症是内翻和屈曲复位，可导致骨折畸形愈合、不愈合、内固定失效、外展肌无力等并发症。

（3）骨折不愈合。股骨转子下区域具有独特的解剖及生物力学特点，一旦治疗不当，骨折不愈合发生率较高。

（4）感染。感染是最难处理的术后并发症之一，对早期感染可采用全身抗生素治疗，而深部感染应彻底清创、去除内固定物、充分引流、局部＋全身抗生素，待感染控制后应用自体骨移植、膜诱导、骨搬运等技术修复骨折。

五、股骨干骨折

（一）概述

股骨干骨折是临床最常见的骨折之一，往往由高能量损伤所致，常合并躯干及肢体等危及生命的损伤。通过X线片检查股骨和髋部可确诊并排除同侧股骨颈骨折，但通常需要CT扫描明确有无邻近关节等骨折，并排除有无合并损伤。治疗通常采用髓内钉，愈合率可高达95%以上。

（二）应用解剖学

股骨干是人体最粗最长，承受应力最大的管状骨。股骨的抗弯强度与铸铁相近，弹性比铸铁更好，由于股骨的解剖及生理学特点，需强大暴力才能发生股骨干骨折，同时也使骨折后的愈合时间延长。

股骨干有轻度向前外的弧度，股骨干后面有股骨嵴，为骨后部肌附着处，切开复位时常以股骨肌作为复位的标志，股骨干血运丰富，一旦骨折不仅营养血管破裂出血，周围肌肉、基质也常撕裂出血，常因失血大而出现休克前期甚至休克期的临床表现。

股部肌肉是膝关节屈伸活动的重要结构，导致股骨干骨折的暴力同时，也使周围肌筋膜损伤，加上出血后血肿机化、粘连、骨折的固定等，使肌功能发生障碍，从而导致膝关节活动受限。

（三）临床表现

（1）症状。大腿部疼痛、活动受限。

（2）体征。①大腿部肿胀。闭合性股骨干骨折失血量为 1 000~1 500 mL（闭合性胫骨干骨折失血量为 500~1 000mL），开放性骨折的失血量可能是闭合性骨折的两倍。②短缩。③大腿压痛，必须记录远端神经血管状态。

（3）影像学检查。①X 线片检查。推荐投照位：股骨全长正侧位片；同侧髋关节正侧位片；同侧膝关节正侧位片。② CT。股骨干骨折需考虑 CT 排除有无躯干部等合并损伤以及同侧股骨近远端骨折。排除同侧股骨颈骨折的方法：髋关节内旋 10° 拍髋关节正位片（将股骨颈置于片子中心）；髋部高精度 CT 扫描；术中、术后髋关节透视检查。

（四）骨折分型

AO/OTA 分型如表 16-3-3 所示。股骨干粉碎性骨折的 Winquist-Hansen 分级如表 16-3-4 所示。

表 16-3-3　AO/OTA 分型

AO/OTA 分型	
32A- 简单	螺旋型
	斜型，成角大于 30°
	横型，成角小于 30°
32- 楔形	螺旋性楔形骨块
	屈曲性楔形骨块
	节段性楔形骨块
32- 复杂	旋转
	多节段
	不规则

表 16-3-4　股骨干骨折 Winquist-Hansen 分级

股骨干骨折 Winquist-Hansen 分级	
0 级	非粉碎
I 级	轻微粉碎

股骨干骨折 Winquist-Hansen 分级	
Ⅱ级	超过 50% 的皮质接触
Ⅲ级	少于 50% 的皮质接触
Ⅳ级	节段性骨折远近端骨折断端无皮质接触

（五）急诊处置

针对高能量致伤患者需检查有无头、颈、胸、腹盆及肢体等合并损伤存在，若存在按多发伤治疗原则处理；股骨干骨折常伴随大量失血，依据损害控制原则，需尽可能急诊初期恢复骨折长度并稳定断端（外固定架、骨牵引、石膏托等）；检查患肢有无重要血管、神经等损伤、开放性损伤、大面积皮肤肌骨瓣缺损以及骨筋膜室综合征等，若存在需急诊处理；需警惕严重肌肉软组织损伤、横纹肌溶解综合征（挤压伤）和脂肪栓塞综合征。

（六）治疗

1. 非手术治疗

长腿石膏或髋人字石膏用于固定，牵引治疗是非手术治疗的主要方式，适应证包括：儿童患者；合并多种内科疾病无移位股骨干骨折患者。

2. 手术治疗

股骨干骨折常需手术治疗，顺行髓内钉治疗是股骨干骨折手术治疗的金标准。

（1）逆行髓内钉治疗。适应证包括：伴同侧股骨颈骨折；浮膝损伤（同侧胫骨干骨折，使用同一切口髓内钉治疗）；同侧髋臼骨折（不影响髋臼手术入路）；病态肥胖（顺行进钉困难）。禁忌证包括：骨骼未发育成熟；膝关节感染病史；膝关节周围软组织损伤。

（2）外固定支架。适应证包括：不稳定的多发伤患者；血管损伤患者；严重的开放性骨折；脂肪栓塞综合征的患者；ARDS 的患者。

（3）钢板内固定治疗。适应证包括：同侧股骨颈骨折需要螺钉固定；股骨远端干骺端骨折；髓内钉无法通过股骨髓腔。

（七）并发症

（1）异位骨化，发病率高达 25%。

（2）阴部神经损伤，使用牵引床发病率约 10%。

（3）股动脉或神经损伤，较罕见，逆行髓内钉在置入近端锁定钉时可能发生血管损伤。

（4）畸形愈合和旋转移位。

（5）骨不连。伤后 9 个月不完全愈合，继续观察 3 个月，X 线片显示无愈合迹象视为骨不连，其发病率 <10%。危险因素为术后使用非甾体抗炎药物、吸烟。

（6）感染，发病率 <1%。

（7）无力，股四头肌和髋外展肌肌力弱于对侧。

（8）医源性骨折。

六、股骨远端骨折

（一）概述

股骨远端骨折是指累及股骨下端干 - 骺连接处至远端关节面的骨折，所指范围尚无明确规定，一般认为膝关节面上 7~9 cm 内，包括髁上骨折及髁间骨折。据统计，股骨远端骨折占全身骨折比例低于 1%，占所有股骨骨折的 3%~6%，但随着老年人口的增加，股骨远端骨折发生率逐步上升，并在老年女性和年轻男性人群中呈现两个流行病学峰值。严重的股骨远端骨折通常由高能量暴力所致，常伴随躯干及肢体合并损伤等，且多为不稳定骨折难以牢固固定，骨折接近膝关节，波及关节面，易影响膝关节活动，畸形愈合、不愈合及感染的发生率相对较高，是最难治的骨折之一。

（二）应用解剖

1. 下肢机械轴、股骨解剖轴及相关角度

（1）下肢机械轴（mechanical axis of the lower limb）/ 下肢机构轴 / 下肢力线为通过髋关节中心、膝关节中心和踝关节中心的轴线（图 16-3-7）。由于双髋比双踝的距离宽，下肢机械轴斜向下内，它与垂直轴形成约 3° 的夹角，髋臼间宽越大，此角越大，女性此角比男性大。因此，女性膝的生理性外翻比男性明显。下肢机械轴与小腿长轴基本一致。

膝关节机械轴向内侧倾斜的原因是，在冠状面上，正常人体下肢力线在远端向内侧倾斜，并在膝关节处呈轻度外翻成角，其生理和生物力学作用主要为使膝关节更加靠近人体重心的垂线，同时保证膝关节线更接近于水平方向且膝关节面处单位面积承担的压力负荷更小。

（2）股骨解剖轴（anatomical axis of the femur）即股骨干长轴。

（3）垂直轴垂直于地平面。

（4）下肢机械轴与股骨解剖轴的夹角为 5°~10°，平均为 6°（图 16-3-8）。

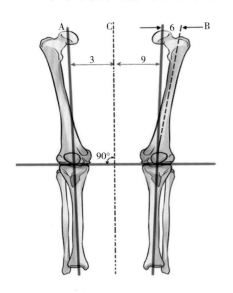

图 16-3-7 下肢机械轴、股骨解剖轴及
相关角度

注：A.下肢机械轴；B.股骨解剖轴；C.垂直轴

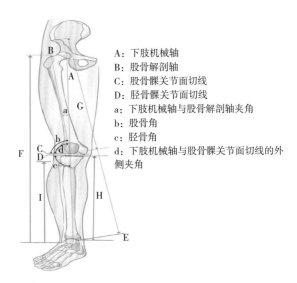

A：下肢机械轴
B：股骨解剖轴
C：股骨髁关节面切线
D：胫骨髁关节面切线
a：下肢机械轴与股骨解剖轴夹角
b：股骨角
c：胫骨角
d：下肢机械轴与股骨髁关节面切线的外侧夹角

图 16-3-8 下肢机械轴、股骨解剖轴及相关角度

（5）股骨髁关节面切线/膝关节屈伸轴是水平的，与地平面平行，垂直于垂直轴。

（6）胫骨髁关节面切线与股骨髁关节面切线平行，是水平的。

（7）股骨角为股骨解剖轴与股骨髁关节面切线（或膝关节屈伸轴，此轴是水平的）的外侧夹角，正常为 75°~85°，平均为 81°（注：90°−3°−6°=81°）。

（8）胫骨角是胫骨干轴线与胫骨髁关节面切线（或膝关节屈伸轴）的外侧夹角，正常为 85°~100°，平均为 93°（注：90°+3°=93°）。

（9）下肢机械轴与股骨髁关节面切线（膝关节屈伸轴）的外侧夹角，正常为 80°~90°，平均 87°（注 90−3°=87°）。

（10）下肢机械轴、股骨解剖轴及相关角度如图 16-3-9 所示。其中关键点包括：①下肢机械轴斜向下内，与垂直轴形成约 3° 的夹角。②下肢机械轴与股骨解剖轴夹角为 6°。③股骨髁关节面切线与胫骨髁关节面切线是水平的，与地平面平行，垂直于垂直轴。④股骨角和胫骨角均为外侧夹角。

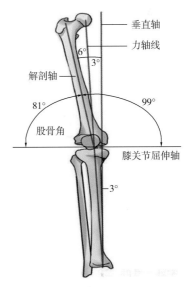

垂直轴
力轴线
解剖轴
股骨角
膝关节屈伸轴

图 16-3-9 下肢机械轴、股骨解剖轴及相关角度

2. 肌肉

影响骨折畸形的主要肌肉：股四头肌、腘绳肌（导致股骨短缩畸形）；大收肌（骨折远端内翻或外翻畸形）；腓肠肌（骨折远端向后成角、髁间骨折导致髁旋转畸形）。

（三）临床表现

（1）病史。通常有交通事故、高处坠落等高能量损伤或老人跌倒的低能量损伤的受伤史。

（2）症状。膝关节疼痛，活动时加重，无法负重活动。

（3）体征。大腿远端和膝部肿胀、压痛、瘀斑，内翻或外翻畸形，常伴有膝关节积液。严重骨折移位可伴有腘动脉损伤，考虑血管损伤时，应行踝肱指数（ankle brachial index，ABI）检查，ABI<0.9 时需作血管造影（提示主要动脉损伤的特异性和敏感性分别为 97% 和 95%）。

（4）影像学检查。① X 线片，推荐投照位包括正位、侧位、其他（牵引位、邻近关节、对侧股骨全长位等）。② CT，其目的是手术前计划，评估关节内损伤情况，外固定术后评估骨折类型、粉碎程度和关节内情况，排除合并损伤（高能量致伤患者）；通过 CT 可以发现股骨髁间的游离骨软骨片，冠状面骨折（Hoffa 骨折），股骨外侧髁骨折。③对于移位的股骨远端骨折可能导致腘动脉损伤，需作血管超声、增强 CT 判断有无血管损伤，而血管造影是诊断血管损伤的金标准，并可指导临床治疗方式的选择。

（四）分型

股骨远端骨折最常使用的分型系统是 AO/OTA 组织的骨折分型（图 16-3-10）。根据关节外、部分关节内、关节内将骨折分为 A 型、B 型、C 型。再根据骨折形态和粉碎程度再进一步细分为 1—3 亚型。A1 型简单骨折包括骨凸部骨折、干骺端斜形或螺旋形骨折、干骺端横断骨折；A2 型干骺端楔形骨折包括完整楔形骨折、外侧粉碎形、内侧粉碎形；A3 型干骺端复杂骨折包括伴有内侧劈裂骨块的骨折、无规律且限于干骺端复杂骨折、无规律延伸至骨干的骨折。B1 型的骨折是股骨外髁矢状劈裂的骨折，B2 型骨折是股骨内髁矢状劈裂的骨折，B3 型骨折是股骨髁冠状面的劈裂骨折，俗称 Hoffa 骨折。C 型骨折可以分为 C1（简单关节内、简单干骺端骨折）、C2（简单关节内、干骺端多个骨折块）、C3（关节内多骨折块）。对影像学的仔细观察和进行其他的检查有助于准确了解骨折的形态。

（五）急诊处置

针对高能量致伤患者需检查有无头、颈、胸、腹盆及肢体等合并损伤，若存在按多发伤治疗原则处理。股骨远端骨折患者应仔细进行血管、神经评估，特别是骨折向后移位的患者出现腘窝部位肿胀、肢体苍白、皮温下降、足背脉搏消失提示血管可能损伤，须行血管超声或增强 CT 检查。肢体麻木、感觉异常、双下肢感觉不对称等均提示神经损伤。骨筋膜室综合征在股骨远端骨折患者中不常见。严重股骨远端骨折（尤以开放性骨折、合并胫骨近端骨折的漂浮膝），常伴随大量失血、血管神经损伤等，需急诊彻底清创、探查、关闭创面、恢复骨折长度、稳定断端（骨牵引、石膏托、外固定架等）。

（六）治疗

1. 非手术治疗

非手术治疗的方法有很多，包括长腿夹板、石膏、皮肤/骨骼牵引、铰链式膝关节支具等，其适应证包括：稳定和无移位的骨折；丧失活动能力的患者；合并其他严重合并症，无法耐受手术或麻醉患者；脊髓损伤的患者。

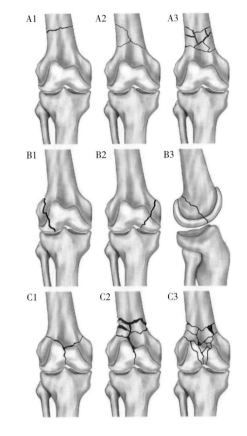

图 16-3-10　AO/OTA 股骨远端骨折分型

2. 手术治疗

（1）微创接骨板（MIPO）。在远端外侧做小切口，将内固定物从股外侧肌下逆向插向股骨近端，经皮将内固定物固定在骨折近端。MIPO 技术能够更好地保护骨膜周围的血管。其中切开复位锁定钢板内固定术适用于关节内骨折、假体周围骨折伴骨质疏松、骨折不愈合。

（2）螺钉固定。螺钉固定一般应用于 AO/OT A3 和 B 型骨折。其中逆行髓内钉适应证为：关节外骨折；简单的关节内骨折；"开放性盒子（open-box）"假体周围骨折（股骨远端置换术后不适宜逆行髓内钉）。一般来讲，骨折线距离股骨远端关节面至少 4 cm 才适合逆行髓内钉，但随着新型植入物出现，部分骨折线距离股骨远端关节面 4 cm 以内患者也可考虑逆行髓内钉（关节内骨折可单独使用螺钉固定）。

（3）外固定支架。其适应证为：伤情不稳定、多发伤患者；软组织或患者全身病情暂时不适合手术切开和内固定；污染伤口需多次清创的患者。

（七）并发症

（1）膝关节疼痛和僵硬。

（2）畸形愈合。

（3）不愈合，发病率高达19%，常见于干骺端粉碎性骨折、骨质丢失和开放性骨折。

（4）感染。

（5）植入物失败，其发病率高达9%，主要原因是不恰当的桥接钢板技术、钢板有效长度不足、广泛的软组织剥离。

七、髌骨骨折

（一）概述

髌骨骨折是由直接、间接暴力或联合作用所致，常导致伸膝功能障碍。常由跌倒、运动伤等导致，也多见于撞击、车内人员及高处坠落等高能量损伤。髌骨骨折占所有骨折的1%，其中6%~9%为开放性骨折，男女性患者比例约2∶1，年龄区间20~50岁。临床表现为髌前疼痛、肿胀及伸膝功能障碍，可通过X线片明确诊断，治疗上根据骨折移位程度和伸膝装置的完整性选择保守或手术治疗。

（二）应用解剖

1. 骨骼

髌骨是人体最大的籽骨。关节软骨覆盖后表面的上3/4，而下1/4没有软骨，人体最厚的关节软骨可达1 cm。后关节面由内侧和外侧两个大关节面组成（图16-3-11）。

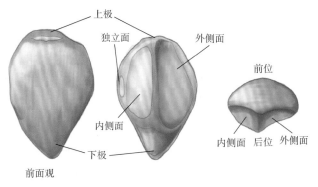

图 16-3-11　髌骨示意图

2. 韧带

髌股内侧副韧带（MPFL）起源于股骨内上髁与内收肌结节间，大约附着在髌骨内侧的上2/3处；作为髌骨外移的主要约束韧带，在膝关节屈曲0°~30°时，在髌骨与股骨髁间窝接合前起主要作用。

3. 肌腱

（1）股四头肌腱：①四头肌腱和阔筋膜附着于髌骨前上缘；②股四头肌腱由 3 层组成，股直肌肌腱形成浅层，股内侧肌腱和股外侧肌腱组成中间层，股中间肌腱形成深层。

（2）髌腱：附着在髌骨下极。

（3）支持带：①由阔筋膜、股内侧肌和股外侧肌组成；②有助于增强伸膝装置力量；③应在髌骨固定时予以修复。

4. 血液供应

髌骨的血供起源于膝关节动脉网，位于股四头肌腱前及髌腱后，髌骨最重要的血供位于下极（图 16-3-12）。

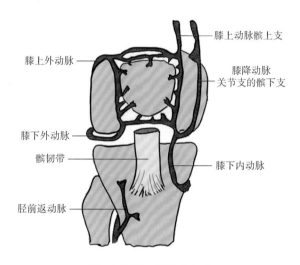

图 16-3-12　髌骨的血供

5. 生物力学

髌骨向前移位，使其远离旋转中心，从而使伸膝力量和机械势能增加 30%~50%。在膝关节屈曲过程中，髌骨承受来自股四头肌和髌腱的张力以及髌骨后部的压缩应力。

（三）骨折分型

基于骨折形态的分类，髌骨骨折有无移位、移位（关节面台阶大于 2~3 mm 或骨折间隙大于 1~4 mm）、横行、上下极或袖状、垂直性、边缘撕脱、骨软骨损伤和粉碎性之分（图 16-3-13）。

基于 AO/OTA 分类，髌骨骨折分为 34A 型（关节外）、34B 型（部分关节内）和 34C 型（完全关节内）（图 16-3-14）。

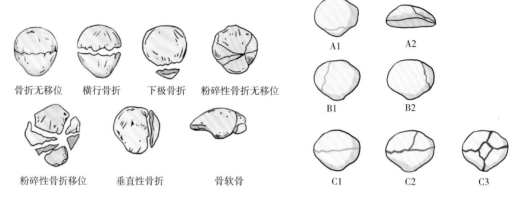

骨折无移位　　横行骨折　　下极骨折　　粉碎性骨折无移位

粉碎性骨折移位　　垂直性骨折　　骨软骨

图 16-3-13　髌骨骨折形态分型

图 16-3-14　髌骨骨折 AO 分型

（四）临床表现

（1）病史。直接或间接暴力导致的膝关节疼痛、肿胀、伸膝障碍。

（2）特征。可触及的髌骨前方缺损，严重关节肿胀，开放性骨折可伴随皮肤撕裂、擦伤，无法完成直腿抬高（图 16-3-15）。

（3）影像学检查。①X 线片。投照体位有正位片、侧位片（查看横行骨折最佳视角；尽可能使膝盖屈曲 30°；有助于进一步评估骨折移位）、轴位片（查看垂直骨折的最佳视角）。其临床意义是确定髌骨高度（Insall-Salvati 指数），Insall-Salvati 指数 >1.2，考虑高位髌骨，提示髌腱断裂；Insall-Salvati 指数 <0.8，考虑低位髌骨，提示股四头肌腱断裂（图 16-3-16）。②CT。CT 检查有助于骨折类型的识别，尤其是未被 X 线片发现的下极骨折，此外，也可通过 CT 检查调整手术方案。

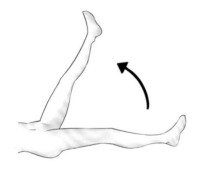

图 16-3-15　直腿抬高示意图

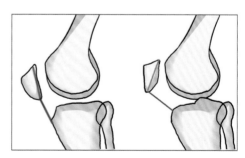

图 16-3-16　Insall-Salvati 指数

注：红线示髌骨最长对角线，蓝线示髌骨下极至胫骨结节顶点上缘

（五）急诊处置

针对高能量致伤患者需检查有无头、颈、胸、腹盆及肢体等合并损伤，若存在按多发伤治疗原则处理。检查患肢有无重要血管、神经损伤、开放性损伤等，若存在需急诊处理（包含手术）。

（六）治疗

1. 非手术治疗

非手术治疗主要包括膝关节伸直位固定（支具、石膏）、带铰链膝关节支具等。其适应证为：伸膝装置完好（患者能进行直腿抬高）；无移位或轻微移位的骨折；垂直形骨折；合并严重内科疾患者。

2. 手术治疗

手术治疗主要包括 AO 钢丝张力带、空心钉穿钢丝张力带、Cable-pin 系统固定、镍钛聚髌器内固定和髌骨全切除术及部分切除术。髌骨全切除术仅适用于严重的髌骨粉碎性骨折、软骨广泛破坏且难以将其保留的患者。

（七）并发症

（1）内固定激惹是最常见的并发症，发生率高达 50%，常见于体格瘦弱者、开放性骨折（软组织包膜损伤）及使用克氏针张力带固定者。处理方式为骨折愈合后拆除内固定。

（2）伸膝力量差。

（3）复位丢失的发生率为 0~22%，严重的内固定失效罕见，常见于高龄及骨质疏松患者，治疗上可能需翻修手术，但如果复位丢失较小，可能不影响最终预后。

（4）骨不连、骨坏死的发生率为 1%~5%，常见于开放性骨折、近极骨折及严重粉碎性骨折，治疗上通常采取植骨翻修术及部分髌骨切除术。

（5）感染的发生率为 0~5%，常见于开放性骨折，开放性骨折的感染率达到 10%~11%，治疗上多采用清创术，可能需要拆除内固定物。

（6）关节僵硬常见于固定时间长、开放性骨折软组织损伤及伴随下肢其他部位骨折患者，治疗上需待骨折愈合或初步愈合后行积极康复训练，必要时行关节松解术。

（7）创伤性髌股骨关节炎常见于严重粉碎性骨折、骨软骨损伤、关节面复位不良。严重者需行膝关节置换。

八、胫骨平台骨折

（一）概述

胫骨平台骨折是胫骨近端的关节周围损伤，常伴有软组织损伤。严重的胫骨近端骨折通常是高能量暴力所致，常伴随躯干及肢体合并损伤等。成人发病率约 1.6%，占老年骨折的 8%。外侧平台骨折占 55%~70%，内侧平台骨折占 10%~23%，内、外侧平台同时骨折占 10%~30%。胫骨平台骨折多发于青壮年，以 40~50 岁患者居多，男女性患者比例 3：1。致伤原因中，交通伤最多，其次是压砸伤和高处坠落伤。膝关节 X 线片可作出诊断，但手术计划通常需要 CT 扫描，并排除有无合并损伤（高能量致伤患者）。治疗方法通常是在急诊情况下手术复位和固定，或在软组织肿胀消退后延迟固定。

（二）应用解剖

1. 骨形态学

内侧平台比外侧平台宽大且呈四形、凹面状，承受 60%~75% 的负荷，其软骨下骨更密、更强。外侧平台呈凸面状，外侧关节面比内侧关节面稍高。

2. 软组织结构

前交叉韧带附着于胫骨髁间棘及其内侧，其作用是防止胫骨相对于股骨的前移。后交叉韧带起自股骨髁的前内侧，止于胫骨沟的后部，在关节软骨远侧，后交叉韧带的作用是防止胫骨相对于股骨的后移，维持膝关节处于中轴位。内侧副韧带起自股骨内上髁，止于胫骨内髁。内侧副韧带对抗外翻力量。外侧副韧带起自股骨外上髁，止于腓骨小头，对抗内翻力量和股骨外旋。内侧和外侧半月板是呈新月形的纤维软骨结构，其作用是吸收施加于胫骨平台上的负荷，增加关节间润滑和提供膝关节营养。

（三）骨折分型

Schatzker 分型是临床最常用的胫骨平台骨折分型方法，按照胫骨平台骨折所累及的区域和损伤类型进行分类。Schatzker 分型将胫骨平台骨折分为六型（图 16-3-17），①Ⅰ型：外侧平台单纯楔形或纵向劈裂骨折，无关节面塌陷，多发生于年轻人，骨折移位时常有外侧半月板撕裂。②Ⅱ型：外侧平台劈裂合并压缩骨折。③Ⅲ型：外侧平台单纯压缩骨折，压缩部位常位于关节中心部分，由于压缩部位大小和压缩程度不同及外侧半月板损伤情况不同，可以为稳定或不稳定型骨折。④Ⅳ型：内侧平台骨折，常合并膝关节脱位、血管损伤。⑤Ⅴ型：涉及内、外侧平台劈裂的双髁骨折，常合并血管神经损伤。⑥Ⅵ型：双侧平台骨折伴胫骨干骺端与胫骨干分离，常合并软组织严重损伤、骨筋膜室综合征和严重的神经血管损伤。

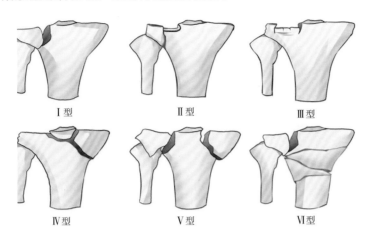

Ⅰ型　　　　　Ⅱ型　　　　　Ⅲ型

Ⅳ型　　　　　Ⅴ型　　　　　Ⅵ型

图 16-3-17　Schatzker 分型

另一种分型方法根据轴位 CT 图像上描绘的特定解剖标志将胫骨平台分为内侧柱、外侧柱和后侧柱（图 16-3-18）。用于划分柱子的标志物包括髁间隆起中心、胫骨前结节、胫骨近端后内侧嵴、腓骨头最前点和胫骨平台后沟。胫骨近端的后内侧嵴基本上反映了腓骨头部最前点在后外侧的位置。内侧柱和外侧柱还分别细分为前内侧和后内侧部分以及前外侧和后外侧部分。前内侧部分是指内侧柱的一部分，其边界为胫骨前部粗隆、髁间隆起和胫骨近端的后内侧嵴。前外侧部分是指外侧柱被胫骨前结节、髁间隆起和腓骨头前点包围的部分。后内侧和后外侧分别指的是后侧柱的内侧半部分和外侧半

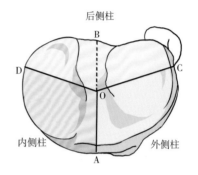

图 16-3-18　三柱分型

注：O 点代表膝关节的中心，A 点代表前方的胫骨结节，D 点代表胫骨近端的后内侧脊，C 点代表腓骨头最前缘，B 点代表胫骨平台后方的骨沟，将后侧柱分成内侧和外侧部分

部分。将这些结构细分有助于描述有分离的后内侧或后外侧骨折的双柱和三柱骨折的骨折碎片。根据骨折所涉及的柱数和粉碎程度，胫骨平台骨折可分为零柱损伤、单柱骨折、双柱骨折或三柱骨折。临床上用三柱分型的方法来理解和指导胫骨平台骨折的治疗。

（四）临床表现

（1）病史。年轻患者多为高能量损伤，老年人多有低能量损伤的受伤史。

（2）体征。肿胀、张力性水疱、瘀斑等，需全面检查排除开放性损伤；局部压痛、骨擦感等，筋膜室坚硬按压不变形时需考虑骨筋膜室综合征。受累骨筋膜室肿胀，皮肤可发红、发热、发亮，远端肢体苍白、紫绀，皮肤感觉麻木、障碍，肌肉主动活动

无力；动脉搏动减弱或消失。被动牵拉试验阳性（早期诊断很有帮助）。

（3）影像学检查。①X线片。正位识别关节面凹陷、骨硬化带提示压缩性骨折、异常关节力线；侧位识别后内侧骨折线；斜位有助于识别确定凹陷的程度。②CT。CT对于识别关节凹陷和粉碎程度非常重要，可以准确定位骨折碎片，用于精准手术前计划。③磁共振成像。可用于识别半月板和韧带的损伤情况。

（五）急诊处置

接诊后应仔细询问病史，判断受伤机制和损伤能量，针对高能量致伤患者需检查有无头、颈、胸、腹盆及肢体等合并损伤，若存在按多发伤治疗原则处理。检查患肢有无重要血管、神经损伤、开放性损伤、骨筋膜室综合征等，若存在需急诊处理。胫骨近端骨折合并股骨远端骨折（漂浮膝），若伴随大量失血、血管神经损伤等，依据损害控制原则，需急诊探查、恢复骨折长度、稳定断端（骨牵引、石膏托、外固定架等）。

（六）治疗方法

1. 非手术治疗

非手术治疗方法有铰链式膝关节支具、石膏、牵引等，其适应证为：不完全或无移位骨折；轻度移位稳定的外侧平台骨折；高龄有明显骨质疏松的不稳定的外侧平台骨折；全身状况差的患者；伴脊髓损伤的患者。

2. 手术治疗

（1）外固定架 + 有限开放（或经皮）固定，其适应证为：伴明显污染的严重开放性骨折；无法内固定的严重粉碎性骨折。

（2）切开复位内固定术，其适应证为：关节面台阶 >3 mm；髁增宽 >5 mm；内/外翻不稳定；所有内侧平台骨折；所有双髁骨折严重软组织损伤、张力性水疱、开放性骨折、严重多发伤的患者应延期行内固定手术，临时予以桥接外固定支架恢复骨折长度、稳定断端。

（七）并发症

胫骨平台骨折的并发症包括骨筋膜室综合征、创伤后骨关节炎、感染、关节不稳定、内固定失效等。

九、胫骨干骨折

（一）概述

胫骨干骨折是长骨干最常见的骨折。因胫骨全长的 1/3 表面位于皮下，故胫骨开放性骨折比其他的主要长骨更常见。胫骨干骨折占全部下肢骨折的 17%，常见于直接撞击、车内人员、高处坠落等高能量损伤并常伴随躯干及肢体合并损伤，也多见于老年人跌倒、运动扭转等低能量损伤。此外，胫骨的血供较其他有肌肉包绕的骨骼差得多，因此常伴有不同程度软组织损伤。骨折延迟愈合、不愈合和感染是胫骨干骨折相对常见的并发症。通过胫骨和邻近关节的普通平片可以确诊。一般使用髓内钉手术治疗。在少数情况下，由于骨折位置和方向可能需要外固定架或切开复位内固定治疗。

（二）应用解剖学

1. 骨形态学

胫骨干横截面呈三角形。胫骨干近端的骨髓腔是偏心的（对髓内钉入钉点比较重要）。胫骨前内侧面是致密的皮质骨，并且处于皮下。胫骨结节位于前外侧，大概在关节线以远 3 cm（髌腱附着点）。Gerdy's 结节位于胫骨近端外侧（髂胫束附着点）。鹅足位于胫骨近端内侧（股薄肌、半腱肌、缝匠肌附着）。

2. 肌肉

解剖部位分为前间室（胫骨前肌、蹈长伸肌、趾长伸肌），外侧间室（腓骨长肌、腓骨短肌），后侧浅间室（腓肠肌、比目鱼肌、腘肌、跖肌），后侧深间室（胫骨后肌、趾长屈肌、蹈长屈肌）。

3. 韧带

内侧副韧带（MCL）在关节线远端 5~7 cm 处深至鹅足，外侧副韧带复合体和股二头肌肌腱附着在相邻的腓骨上。

4. 血液供应

血液供应包括胫前动脉、胫后动脉、腓动脉、腓肠内侧动脉、腓肠外侧动脉。

5. 神经系统

神经系统包括腓深神经、腓浅神经、胫神经、腓肠神经。

6. 生物力学

（1）近端胫腓关节：滑动的滑膜关节；胫骨负担 80%~85% 的重量。

（2）骨间膜：连接在胫骨和腓骨之间的维持纵向稳定的结构。

（3）胫腓韧带联合：①腓骨位于胫骨远端切迹，靠下胫腓联合韧带稳定：下胫腓前韧带；腓后韧带；下胫腓骨间韧带；下胫腓横韧带。②胫骨远端螺旋形骨折会影响下胫腓联合韧带稳定性。

（三）临床表现

（1）症状。剧烈疼痛、无法站立、畸形。

（2）体征。畸形或成角或旋转、挫伤、水疱、开放伤口。局部压痛、骨擦感等，筋膜室坚硬按压不变形时需考虑骨筋膜室综合征。受累骨筋膜室肿胀，皮肤可发红、发热、发亮，远端肢体苍白、紫绀，皮肤感觉麻木、障碍，肌肉主动活动无力；动脉搏动减弱或消失。"被动牵拉试验"阳性（早期诊断很有帮助）。检查每个筋膜室的硬度以评估有无筋膜室综合征。

（3）影像学检查。①X线片。推荐投照位：胫骨全长前后位和侧位片；同侧膝关节、踝关节的前后位、侧位及斜位片；复位或术后需复查X线片。②CT。CT检查适应证包括：关节内骨折或怀疑胫骨平台或胫骨穹隆有骨折；胫骨远端1/3骨折或螺旋形骨折；排除后踝骨折；也用于不愈合的诊断。

（四）骨折分型

最全面的胫骨骨折分型是创伤骨科协会（Orthopaedic Trauma Association，OTA）的分类。

A型是胫骨干简单骨折。A1亚型为螺旋形骨折：A1.1型腓骨完整；A1.2型腓骨骨折与胫骨骨折不在同一平面；A1.3型腓骨骨折与胫骨骨折在同一平面内。A2亚型的骨折为斜形骨折，骨折线与水平夹角>30°：A2.1型腓骨完整；A2.2型腓骨骨折与胫骨骨折不在同一平面；A2.3型腓骨骨折与胫骨骨折在同一平面内。A3亚型的骨折为横行骨折，骨折线与水平夹角>30°：A3.1型腓骨完整；A3.2型腓骨骨折与胫骨骨折不在同一平面；A3.3型腓骨同一水平内。

B型是楔形骨折。B1亚型为螺旋形楔形骨折：B1.1型腓骨完整；B1.2型腓骨骨折与胫骨骨折不在同一平面；B1.3型腓骨骨折与胫骨骨折在同一平面内。B2亚型为斜形楔形骨折：B2.1型腓骨完整；B2.2型腓骨骨折与胫骨骨折不在同一平面；B2.3型腓骨骨折与胫骨骨折在同一平面内。B3亚型为碎片形楔形骨折：B3.1型腓骨完整；B3.2型腓骨骨折与胫骨骨折不在同一平面内。

C型是复杂骨折。C1亚型为螺旋形复杂骨折：C1.1型有两个中间骨块；C1.2型有三个中间骨块；C1.3型有三个以上的中间骨块。C2型为节段性复杂骨折：C2.1型有一个中间节段；C2.2型有一个中间节段和一个蝶形骨片；C2.3型有两个中间节段。C3型为不规则的复杂骨折：C3.1型有2个或3个中间骨块；C3.2型为有限的粉碎骨折，骨折区域<4 cm；C3.3型为广泛的粉碎骨折，骨折区域>4 cm。

（五）急诊处置

针对高能量致伤患者需检查有无头、颈、胸、腹盆及肢体等合并损伤存在，若存在按多发伤治疗原则处理。接诊患者后，应除去所有现场的临时固定物，进行皮肤和软组织损伤状况的评估。当胫骨近端骨折移位明显，要警惕胫神经及动脉分支血管的损伤。腓骨小头骨折时，应该除外腓总神经损伤。应注意比较患肢和健侧肢体远端动脉搏动和毛细血管充盈时间，及时行血管超声、CTA、血管造影检查。前 24 小时均需动态评估排除患肢有无重要血管损伤、神经损伤、筋膜室综合征等。胫骨干骨折开放性骨折，常伴随大量失血，依据损害控制原则，需急诊彻底清创、关闭创面、稳定断端。严重肌肉软组织损伤需警惕横纹肌溶解综合征（挤压伤），此外还需警惕脂肪栓塞综合征。

（六）治疗

1. 非手术治疗

应用管型石膏或功能支具闭合治疗是一种非手术治疗的有效方法，可避免手术切开所导致的并发症，需石膏或支具能够维持可以接受的骨折对线。其适应证包括：闭合的低能量损伤、对线可（满足以下条件：小于 5° 内翻或外翻，小于 10° 的前后成角，短缩 <1 cm）；不适合手术者；脊髓损伤患者。

2. 手术治疗

对所有开放性胫骨骨折都需要急诊冲洗和清创，外科清创要在创伤后 12~24 小时内，所有开放性胫骨骨折都需在创伤后 3 小时内使用抗生素。然后关闭创面、稳定断端。

（1）外固定治疗。其适应证包括：多发伤患者的损害控制；软组织污染的开放性骨折；干骺端骨折。单边、环形或混合的外固定架都可，若为临时外固定架需更换髓内钉，去除外固定架与置入髓内钉的间隔时间要少于 14 天。

（2）髓内钉治疗。其适应证包括：手法复位石膏固定不可接受的对线不良；软组织情况不允许接受石膏治疗；多段骨折固定；粉碎性骨折固定；同侧肢体损伤（漂浮膝）；多发伤；双侧胫骨骨折固定；过度肥胖。使用髓内钉治疗闭合骨折愈合率 >80%，不愈合风险主要是断端分离、开放性骨折、横行骨折。与石膏相比，髓内钉治疗有短时间制动、早期负重及愈合时间缩短等优势；与外固定相比，其对线不良发生率明显减少；髌上置钉比髌下置钉对骨折对线更具优势。闭合性骨折中扩髓髓内钉有更高的愈合率，并且愈合时间更短。

（3）切开复位钢板内固定。其适应证包括：胫骨近端骨折，髓内钉近端固定不足；胫骨远端骨折，髓内钉远端固定不足；邻近植入物的胫骨骨折（如既往全膝关节）。相比于髓内钉治疗，切开复位钢板内固定需较大切口，切口并发症及内植物刺激风险较高，闭合骨折愈合率相同，不容易纠正成角畸形，但常需拆除内固定装置。

（七）并发症

（1）膝前痛是髓内钉治疗常见的并发症，发病率为 30%~50%，主要由髌下置钉时劈开髌腱周围组织或髓内钉近端外存留过多时引起，去除髓内钉可消除疼痛。

（2）畸形愈合发生率为 8%~10%，近端 1/3 骨折发生畸形愈合的概率接近 50%。此外，与钢板相比，髓内钉治疗胫骨远端 1/3 骨折外翻畸形愈合发生率更高。

（3）延迟愈合、不愈合。由于胫骨血供的特殊性，胫骨干骨折延迟愈合、不愈合发生率较高，不愈合发生率为 2%~10%，主要风险因素是开放性骨折、皮质接触 <50% 和横断型骨折。

（4）筋膜室综合征。胫骨干骨折比胫骨近远端骨折更为常见，相比于胫骨近端骨折（1.6%）及远端骨折（1.4%），胫骨干骨折筋膜室综合征发生率高达 8.1%。

（5）感染。

十、踝关节骨折

（一）概述

踝关节是人体主要的承重关节，踝关节骨折是一种临床常见的骨折类型，常伴有不同程度软组织损伤。踝关节骨折的临床发病率逐年增加，张英泽等 2003—2007 年进行的骨折流行病学调查显示成人踝关节损伤占胫腓骨骨折的 36.69%，占全身骨折的 6.78%。踝关节骨折大多都是踝部骨折，60%~70% 为单踝骨折，15%~20% 为双踝骨折，7%~12% 是三踝骨折。男性与女性的总体骨折率相近，但男性中青年的骨折率更高，而女性中 50~70 岁人群的骨折率更高。在治疗上以恢复踝关节正常解剖关系为目的，为此可采取手法复位或切开复位内固定（open reduction and internal fixation，ORIF），对于大多数骨折，ORIF 最有可能恢复踝关节的正常解剖。

（二）应用解剖

1. 骨骼结构

踝关节是一种高度适配的鞍状负重关节，是由胫骨远端和腓骨远端与距骨形成的关节。

2. 韧带结构

踝关节韧带将这些骨骼结合在一起形成踝穴。踝穴的承重部分包括踝穴顶和距骨穹窿。踝穴的稳定性来源于踝关节骨骼间的关系及周围组织。外侧韧带复合体由距腓前韧带、跟腓韧带和距腓后韧带组成。内侧韧带复合体由三角韧带深部及浅部纤维组成。下胫腓联合是指胫骨远端和腓骨远端的关节。胫腓前韧带、胫腓后韧带、胫腓横韧带（后方）及从踝关节近侧延伸出来的骨间膜提供了支撑作用。这些结构能够防止胫骨远端与腓骨远端分离，距骨在踝穴内旋转的异常力量迫使胫骨与腓骨分离，并可能引起下胫腓联合韧带损伤或骨折（图 16-3-19）。

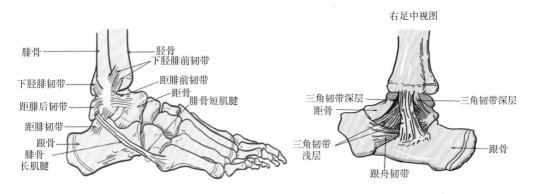

右足中视图

图 16-3-19　踝关节韧带结构

3. 踝关节稳定性判定

踝关节的稳定依赖于以下四项结构：外踝 / 外侧副韧带、内踝 / 内侧副韧带、下胫腓联合前韧带 / 韧带止点、下胫腓联合后韧带 / 后踝。损伤一项结构时踝关节的稳定性可以维持，损伤两项时平衡被打破，即为不稳定性踝关节。

（三）临床表现

（1）病史。明确踝关节外伤史，低能量损伤常见于扭伤，高能量损伤常见于坠落伤与交通事故伤。

（2）症状。外伤后踝关节出现疼痛、活动障碍及不能站立。

（3）体征。踝关节肿胀、瘀斑、畸形、压痛。内踝瘀斑常提示内踝骨折或三角韧带损伤；外踝瘀斑常提示外踝骨折或外侧韧带复合体；如出现畸形、皮肤激惹，常提示需急诊复位。

（4）影像学检查。①X 线片。推荐投照位：踝关节正位、踝关节侧位、踝穴位片、外旋应力位片（最适合评估三角韧带功能，相对于踝内侧压痛、瘀斑、肿胀等体征，外旋应力位片敏感性更好），此外胫骨全长或胫骨近端 X 片以排除 Maisonneuve 骨折。通过 X 线片判断下胫腓联合损伤方法：腓骨重叠减少，在最大重叠点测量，在踝关节正位片上，正常腓骨重叠 >6 mm，在踝穴位上，正常腓骨重叠 >1 mm；踝关节内侧关节间隙增宽，在踝穴位或踝关节应力位片上，正常间隙 ≤ 4 mm，踝关节外旋背伸时内侧关节间隙 >5 mm，可预测三角韧带深层损伤；下胫腓间隙增宽，在胫骨远端关节面上 1 cm 水平测量，若踝关节正位和踝穴位下胫腓间隙 >6 mm，提示下胫腓间隙增宽。②CT。CT 检查用于识别隐匿骨折、关节凹陷和粉碎程度，可以准确定位骨折碎片，并用于精准手术前计划。③ MRI。当临床上通过 X 线片及 CT 无法判断踝关节稳定性时需行 MRI 检查，它可以准确客观显示踝关节相关骨性和韧带损伤及程度。MRI 可以从横轴面、矢状面及冠状面三个解剖平面显示踝关节韧带的解剖及其损伤程度。

（四）临床分型

1. 踝关节骨折的 Lauge-Hansen 分型

踝关节骨折可单纯按解剖部位分类，如单踝骨折、双踝骨折或三踝骨折。而应用较为广泛的是 Lauge-Hansen 分型，它是根据踝关节损伤时足部的位置以及受伤时引起损伤的暴力方向提出的。当踝关节跖屈时，距下关节内翻、前足内旋，足内侧缘抬高外侧缘降低，足尖朝内称为旋后；发生部位主要在跗跖关节。当踝关节背伸时，距下关节外翻、前足外旋，足外侧缘抬高内侧缘降低，足尖朝外称为旋前；发生部位主要在跗跖关节。在旋后位外侧副韧带紧张，内侧副韧带松弛，外力作用时首先损伤外侧副韧带或者外踝，最后损伤内侧副韧带或者内踝，而旋前位则相反。旋后位分为内收型和外旋型，旋前位分为外展型和外旋型

（1）旋后 - 内收型骨折（16-3-20）。Ⅰ度：首先发生的是外侧副韧带撕裂或者腓骨远端的撕脱骨折，由于损伤发生于下胫腓联合远端，该韧带多保持完整；Ⅱ度：内收的外力继续作用，距骨向内侧撞击，可造成内踝的垂直骨折，以及胫骨远端关节面的内侧部分压缩骨折，如果合并其他方向的外力，有可能造成内踝的斜形骨折。旋后 - 内收型骨折的特点是内踝骨折线基本垂直于踝关节，腓骨骨折位于下胫腓联合水平以下。

（2）旋后 - 外旋型骨折（16-3-21）。Ⅰ度：首先在外旋力作用下发生下胫腓前韧带断裂，该韧带断裂可以发生在腓骨附着点撕脱骨折（Wagstaffe 骨折）、韧带本身或者胫骨附着点撕脱骨折（Tillaux 骨折）；Ⅱ度：此后由于距骨给腓骨施加了旋转力，导致腓骨在胫骨关节面顶部发生斜行或螺旋形骨折；Ⅲ度：若外旋的力量进一步作用，可导致下胫腓后韧带断裂，或其胫骨附着点撕脱骨折（Volkmann 骨折）；Ⅳ度：最后发生的是三角韧带的断裂或者内踝的撕裂骨折。旋后 - 外旋型骨折的特点是腓骨骨折位于下胫腓联合水平，侧位片多表现为由前下至后上的短斜形骨折线。

（3）旋前 - 外旋型骨折（图 16-3-22）。Ⅰ度：首先发生的是三角韧带的断裂或者内踝的撕脱骨折；Ⅱ度：外旋力量继续作用于下胫腓关节，导致下胫腓前韧带断裂；Ⅲ度：腓骨骨折发生于胫骨远端关节面以上水平，甚至可以位于腓骨近端骨折；Ⅳ度：最后发生下胫腓后韧带断裂，或其胫骨附着点的撕脱骨折（Volkmann 骨折块）。旋前 - 外旋型骨折的特点是内踝骨折位于踝关节水平，腓骨骨折较高、位于下胫腓联合水平

以上，侧位片多表现为由后下至前上的短斜形骨折。

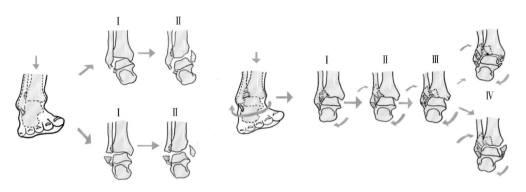

图 16-3-20　踝关节旋后 - 内收型骨折　　　　图 16-3-21　踝关节旋后 - 外旋型骨折

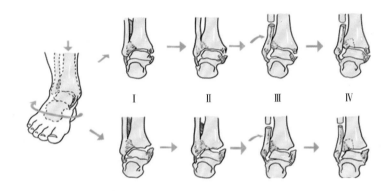

图 16-3-22　踝关节旋前 - 外旋型骨折

（4）旋前 - 外展型骨折（图 16-3-23）。Ⅰ度：首先发生的是内侧三角韧带断裂或者内踝的撕脱骨折；Ⅱ度：外展的力量继续作用于下胫腓关节，导致下胫腓前、后韧带的断裂或者撕脱骨折；Ⅲ度：外展的力量作用于腓骨，使其外侧受到压力，内侧受到张力，导致腓骨在胫骨关节面附近发生横行骨折，或者外部粉碎型的骨折，甚至可以

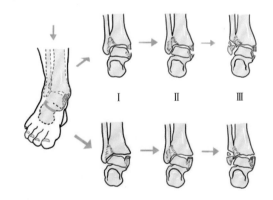

图 16-3-23　踝关节旋前 - 外展型骨折

伴有胫骨远端关节面外侧部分的压缩骨折。旋前 - 外展型骨折的特点是腓骨骨折多存在蝶形骨块。

2. 特殊类型的踝关节骨折

（1）Bosworth 骨折（图 16-3-24）。Bosworth 骨折是指踝关节骨折脱位，腓骨近端骨折段向胫骨后面移位并交锁于胫骨后面，此类骨折是踝关节遭受外旋暴力时，

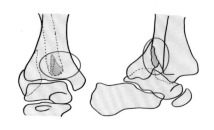

图 16-3-24　Bosworth 骨折

腓骨脱位至胫骨后面，然后再骨折，近端骨折段受阻于胫骨后嵴处。由于骨间膜和韧带紧张，腓骨肌腱被拉紧，腓骨近侧骨折段绞锁于胫骨后面。此类骨折通常闭合复位失败，需要切开复位内固定。

（2）Dupuytren 骨折。Dupuytren 骨折分为高位型（图 16-3-25）和低位型（图 16-3-26）两个类型：①高位 Dupuytren 骨折（腓骨骨折位于下胫腓联合上方 6.5~7.5 cm）是踝部遭受外展暴力的结果，腓骨在下胫腓联合近侧骨折，伴有下胫腓联合的撕裂、骨间膜撕裂、内踝骨折或三角韧带损伤，同时距骨在踝穴内向外脱位。②低位 Dupuytren 骨折（腓骨骨折位于下胫腓联合处骨折）是踝部遭受外旋暴力的结果，腓骨在下胫腓联合处骨折，伴下胫腓联合前韧带撕裂、内踝骨折或三角韧带断裂。

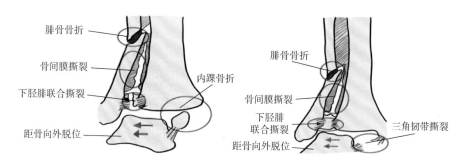

图 16-3-25　高位 Dupuytren 骨折

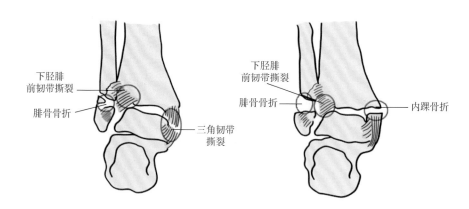

图 16-3-26　低位 Dupuytren 骨折

（3）Pott 骨折（图 16-3-27）。Pott 骨折是腓骨远端（5~7.5 cm）的骨折，远端腓骨骨折端向内侧移位且紧贴胫骨，外踝向外上移位，同时伴有内踝骨折或三角韧带断裂，踝关节发生半脱位（距骨向外脱位）。

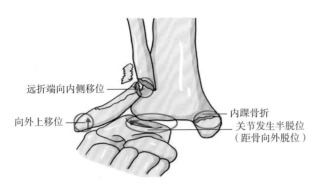

远折端向内侧移位

向外上移位

内踝骨折

关节发生半脱位（距骨向外脱位）

图 16-3-27 Pott 骨折

（4）Wagstaffe（Lefort）骨折。Wagstaffe（Lefort）骨折是指外踝前缘的垂直（纵行）骨折，是下胫腓前韧带在腓骨的附着点处发生的撕脱骨折，骨折块称为 Wagstaffe 骨块，该骨折一般见于旋后外旋型、旋前外展型。Wagstaffe 骨折分为 3 个亚型：①Ⅰ型（原发性 Wagstaffe 骨折）是下胫腓前韧带在腓骨附着点的骨片撕脱骨折（图 16-3-28）。②Ⅱ型（继发性 Wagstaffe 骨折）是腓骨于下胫腓前韧带附着点以下斜形骨折，伴有下胫腓前韧带在腓骨附着点骨折，通常认为由距骨撞击导致，最常见于旋后-外旋型（图 16-3-29）。③Ⅲ型（Chaput 骨折）是腓骨骨折时伴有下胫腓前韧带胫骨的止点处发生的撕脱骨折（图 16-3-30）。

（5）Tillaux 骨折（图 16-3-31）。又称为 Chaput 骨折、Tillaux-Chaput 骨折，是指下胫腓联合前韧带在胫骨的附着点处发生的撕脱骨折，骨折块称为 Chaput 骨块。

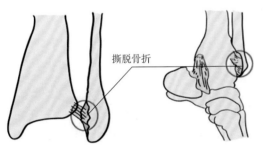

图 16-3-28 原发性 Wagstaffe 骨折

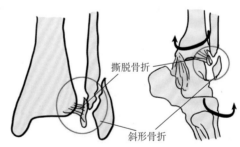

图 16-3-29 继发性 Wagstaffe 骨折

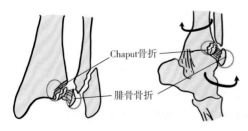

图 16-3-30 Chaput 骨折

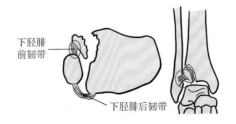

图 16-3-31 Tillaux 骨折

（6）Volkmann 骨折。Volkmann 骨折是下胫腓后韧带在胫骨的止点处发生的撕脱骨折，该骨折块称为 Volkmann 骨块。骨折块有两种表现形式：骨折为外侧撕脱不带关节面（图 16-3-32 A）、骨折为带部分后踝关节面（图 16-3-32 B）。

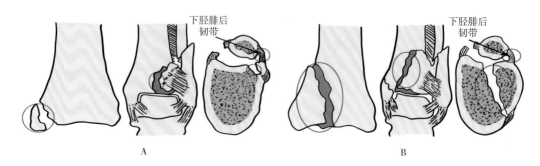

下胫腓后韧带

A

下胫腓后韧带

B

图 16-3-32　Volkmann 骨折

（7）Maisonneuve 骨折（图 16-3-33）。Maisonneuve 骨折占踝部损伤的 1%~11%，其特点是腓骨近端 1/3 螺旋形骨折伴下胫腓联合损伤、骨间膜撕裂、内踝骨折或三角韧带撕裂，常合并距腓前韧带断裂以及后踝骨折等。属于极不稳定的骨折，需要用下胫腓位置螺钉固定下胫腓关节，临床上易漏诊。

（8）Logsplitter 骨折（图 16-3-34）。Logsplitter 骨折又称为劈木机损伤、经下胫腓联合踝关节骨折脱位，主要是指以高能量垂直暴力为主、多种暴力复合所致的踝关节骨折，合并距骨向上楔入下胫腓联合而导致下胫腓联合分离，可合并腓骨骨折、内踝骨折或三角韧带断裂，踝关节完全脱位，可伴有胫骨穹窿骨折或距骨骨折。

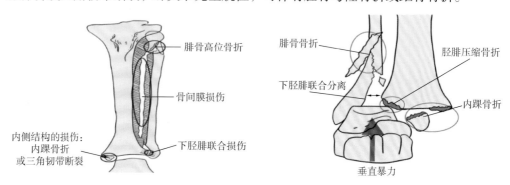

腓骨高位骨折

骨间膜损伤

内侧结构的损伤：
内踝骨折
或三角韧带断裂

下胫腓联合损伤

图 16-3-33　Maisonneuve 骨折

腓骨骨折

胫腓压缩骨折

下胫腓联合分离

内踝骨折

垂直暴力

图 16-3-34　Logsplitter 骨折

（五）急诊处置

针对高能量致伤患者踝关节骨折，可能会掩盖其他损伤，需检查有无头、颈、胸、腹盆及肢体等合并损伤，若存在需按多发伤治疗原则处理。还需检查患肢有无重要血管、神经等损伤、开放性损伤、大面积皮肤肌骨瓣缺损以及骨筋膜室综合征等，若存在需急诊处理。排除以上紧急情况后，手法或牵引复位，石膏、夹板、牵引或外固定支具制动稳定骨折端；冰敷以收缩血管、减少出血、减轻肿胀；用弹力绷带压迫，但需松紧适度，以减少出血，减少张力性水泡发生；抬高患肢高于心脏平面以消肿。

（六）治疗

1. 非手术治疗

用短腿石膏、支具等固定踝关节于中立位 6~8 周，早期每隔 1~2 周复查 X 线片，如发现骨折移位需及时处理。其适应证包括：无明显移位的单纯内踝骨折或内踝尖撕脱性骨折；单纯外踝骨折移位 <3 mm，同时距骨无移位；高龄患者手术风险较高的双踝骨折；关节受累 <25% 或关节面塌陷 <2 mm 的后踝骨折。

2. 手术治疗

手术方法主要是采用切开复位内固定术，其复位的标准是恢复踝穴正常解剖关系，踝关节负重面须与小腿纵轴线垂直，踝关节面的轮廓复位满意。手术治疗的适应证包括：距骨移位；内踝骨折有移位；外踝骨折有移位；双踝骨折或外踝骨折合并内侧副韧带损伤；后踝骨折关节受累 >25% 或关节面塌陷 >2 mm；Bosworth 踝关节骨折脱位；Maisonneuve 骨折；Logsplitter 骨折；开放性骨折；踝关节骨不连。

（七）并发症

踝关节骨折的并发症有畸形愈合、骨折不愈合、创伤性骨关节炎、感染等。

十一、跟骨骨折

（一）概述

跟骨骨折是最常见的跗骨骨折，占跗骨骨折的 60%，占全身骨折的 2%，约 75% 为关节内骨折。跟骨骨折常伴有不同程度的软组织损伤。因跟骨及周围解剖结构复杂，局部软组织覆盖质量差，常累及距下关节且常伴有关节面的压缩、塌陷，手术技术要求高，加之术后常伴有切口感染、皮肤坏死及功能恢复欠佳等并发症，具有较高的致残率。严重跟骨骨折关节内骨折，通常由高能量暴力所致（如高处坠落），常伴随躯干及肢体合并损伤等，临床上需按严重多发伤的救治规范处理。诊断主要依靠影像学检查，制订手术计划需要 CT 扫描。治疗包括非手术及手术治疗，非手术治疗主要适用于部分关节外骨折、无移位的关节内骨折。对于移位的关节内骨折及跟骨生物力学发生改变的骨折多主张手术治疗，尽量恢复跟骨距下关节的匹配及跟骨高度、宽度及后足力线。

（二）应用解剖

1. 骨形态学

跟骨近似于一个不规则的长方体（图 16-3-35），它由 6 个面，4 个关节面组成。

（1）关节面。跟骨共有 4 个关节面，分别是跟距后关节面，跟距中关节面，跟距前关节面和跟骰关节面。跟距后关节面最大，是主要的承重关节面，蹞长屈肌腱走行于后关节面内侧、内关节面下方，螺钉过长可能损伤该肌腱。跟距中关节面在载距突的前内侧。跟距前关节面常与中关节面连续。跟骰关节面位于距骨的前方，是跗横关节的重要组成部分。

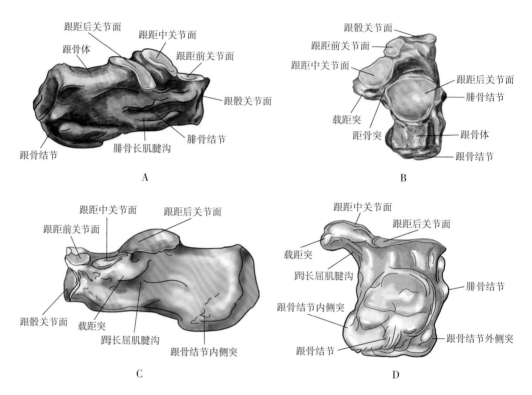

图 16-3-35　跟骨

注：A. 跟骨外侧面观；B. 跟骨上面观；C. 跟骨内侧面观；D. 跟骨后面观

（2）跗骨窦。骨间沟（跟骨沟）位于中后关节面之间，与距骨沟组成跗骨窦。

（3）载距突。载距突突出于内侧，承载距骨颈，蹞长屈肌腱走行于其下方，构成恒定骨折块，通过三角韧带及距跟韧带连接于距骨，包含前内骨折块，因距跟韧带及骨间韧带而"恒定"。

2. 跟骨重要的角度测量

（1）Bohler 角（图 16-3-36）。Bohler 角是由跟骨前突的最高点至后关节面最高点连线与后关节面切点至跟骨结节上缘连线相交构成的夹角。正常范围 20°~40°，角度减小表明跟骨承重的后关节面塌陷，造成身体的重心相对前移。

（2）Gissane角（十字角）（图16-3-37）。Gissane角位于距骨外侧突的下方，代表跟骨前后关节面之间的夹角，由跟骨外缘两条坚硬皮质柱的延长线构成，一条在后关节面的外缘，另一条位于前关节面的外侧，并向前延伸至跟骨前关节突的前部。正常范围是95°~105°的钝角，角度增加表明跟骨后关节面塌陷。

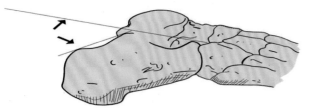
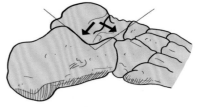

图 16-3-36　跟骨 Bohler 角　　　　　　图 16-3-37　跟骨 Gissane 角

（三）临床表现

（1）病史。明确的外伤史、高能量损伤多见，常见于坠落伤。

（2）症状。足跟疼痛、肿胀、无法站立负重。

（3）体征。瘀斑与肿胀；足跟缩短与增宽，可合并内翻畸形；开放伤或骨折；足跟部皮肤损伤，后结节骨折造成的皮肤受压张力升高，瘀斑或皮肤不能变白的红斑，需急诊手术切开复位，避免后跟皮肤坏死；水疱，需要在手术前干预。

触诊示弥漫性压痛，后结节撕脱骨折可及跟腱连续性中断；因骨折造成的皮肤张力升高，出现不能变白的红斑；评估肿胀继发引起的骨筋膜室综合征（罕见）；兰格氏线及皮纹存在，提示皮肤条件适合手术。在肌力方面，撕脱骨折中可有踝跖屈肌肌力降低。

（4）影像学检查。①X线片。推荐投照位：正位、侧位、斜位；可选投照位：Broden位（可观察后关节面；评估术中后关节面的复位；踝关节中立位，小腿内旋45°，球管向头侧分别倾斜40°、30°、20°、10°拍摄）、跟骨轴位（可观察后结节的增宽、短缩及内翻；踝背伸到最大，球管倾斜45°拍摄）、踝关节正位（可观察外侧壁骨折压缩突出）。②CT。通过CT检查，冠状面能很好地显示跟距关节面、跟骨高度、跗窦底及载距突的改变；30°半冠状位可观察后关节面与中关节面移位；轴向位可观察跟骰关节受累；矢状位可观察后结节移位。③MRI。MRI可以评估韧带肌腱和软骨损伤情况。

（四）骨折分型

跟骨骨折常用的分型方式主要有Essex-Lopresti分型、Sanders分型等。

1.Essex-Lopresti 分型

Essex-Lopresti 分型基于侧位 X 线片，根据骨折是否累及距下关节面分为：Ⅰ型未累及距下关节；Ⅱ类累及距下关节。根据Ⅱ型骨折继发骨折线的走行，又将其分为舌型骨折和关节面塌陷型骨折。

（1）Ⅰ型骨折未累及距下关节：①A 业型跟骨结节骨折：A1 鸟嘴样骨折（图16-3-38）、A2 内缘撕脱骨折（图 16-3-39）、A3 垂直骨折（图 16-3-40）、A4 水平骨折（图 16-3-41）。②B 亚型累及跟骰关节：B1 鹦鹉鼻型骨折（图 16-3-42）、B2其他类型（图 16-3-43）。

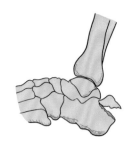
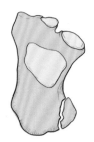
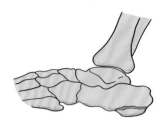

图 16-3-38　A1 鸟嘴样骨折　　　图 16-3-39　A2 内缘撕脱骨折　　　图 16-3-40　A3 垂直骨折

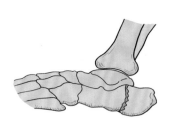
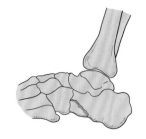
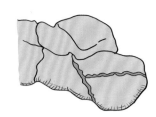

图 16-3-41　A4 水平骨折　　　图 16-3-42　B1 鹦鹉鼻型骨折　　　图 16-3-43　B2 其他类型

（2）Ⅱ型骨折累及距下关节：①A 亚型：A2 继发性骨折线水平向后行至跟腱止点的远侧，舌型骨片包括跟骨体上面和后关节面的外侧部。舌型骨折，继发性骨折线走向跟骨结节后缘，移位不明显（图 16-3-44）；A3 继发性骨折线水平向后行至跟腱止点的远侧，舌型骨片包括跟骨体上面和后关节面的外侧部。舌型骨折，骨片前端陷入跟骨体松质骨内，后端上翘，骨折块分离移位（图 16-3-45）。②B 亚型关节面塌陷骨折：B1 继发性骨折线经跟骨体部行至后关节面与跟腱的附着点之间。塌陷型骨折，继发性骨折线经过体部走向关节后面，无明显移位（图 16-3-46）；B2 继发性骨折线经跟骨体部行至后关节面与跟腱的附着点之间。塌陷型骨折，关节面骨片移位，陷入跟骨体松质骨内（图 16-3-47）；B3 继发性骨折线经跟骨体部行至后关节面与跟腱的附着点之间。塌陷型骨折，原始骨折线处分离（图 16-3-48）。

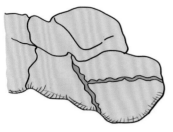

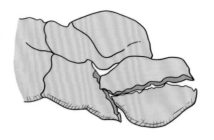

图 16-3-44　A2 继发性舌型骨折　　　　图 16-3-45　A3 继发性舌型骨折

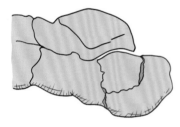

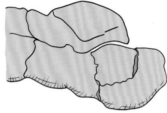

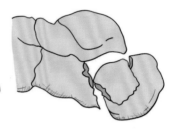

图 16-3-46　B1 继发性塌陷型
骨折

图 16-3-47　B2 继发性塌陷型
骨折

图 16-3-48　B3 继发性塌陷型
骨折

2.Sanders 分型

Sanders 分型方法基于冠状位和轴位 CT 表现，根据后关节面骨折的情况，在冠状面上选择跟骨后距下关节面最宽处从外向内有两条线将其三等分，分别由 A、B 代表等分点，距下后关节面和载距突之间为 C 点，跟骨后距下关节面上的骨折线以其相对应的 A、B、C 点代表骨折线的位置，将跟骨关节内骨折分为四大类型。Ⅰ型：无移位的关节内骨折，不考虑后关节面骨折线的数量；Ⅱ型：跟骨后关节面为两部分骨折，移位 ≥ 2 mm，根据原发骨折线的位置又可分为Ⅱ A、Ⅱ B 和Ⅱ C 型；Ⅲ型：跟骨后关节面有两条骨折线，为三部分移位骨折，又分Ⅲ AB、Ⅲ BC 及Ⅲ AC 三个亚型，各亚型均有一中央塌陷骨折块；Ⅳ型：跟骨后关节面为四部分及以上的移位骨折，包括严重的粉碎性骨折（图 16-3-49）。

（五）急诊处置

跟骨骨折常是高能量损伤，多发伤发生率高，应按多发伤治疗原则处理。在急诊通常不需要手法复位，但是需要采取必要的制动和消肿治疗，如棉垫包扎或短腿石膏后托制动，以及冰敷、口服消肿药物等，以减轻跟骨周围肿胀，减轻患者疼痛，为下一步手术奠定基础。对于开放性跟骨骨折需评估伤口的大小、部位及污染程度，早期处理包括静脉使用抗生素、彻底清创、伤口负压吸引、骨折的复位和临时固定以及肢体制动。一期清创时，建议对骨折进行复位并予以临时固定。临时的复位固定方法包

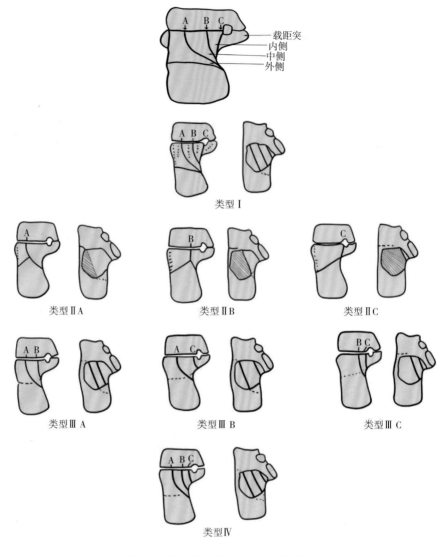

载距突
内侧
中侧
外侧

类型 Ⅰ

类型 ⅡA   类型 ⅡB   类型 ⅡC

类型 Ⅲ A   类型 Ⅲ B   类型 Ⅲ C

类型 Ⅳ

图 16-3-49　跟骨骨折 Sanders 分型

括闭合复位结合克氏针固定或者外固定架经皮临时固定。

（六）治疗

1. 非手术治疗

石膏制动 10~12 周不负重，主要适应证为：关节外小骨折移位 <1 cm，跟腱完好且移位小于 1 mm；Sanders Ⅰ型（无移位）；无移位或移位不严重的关节外骨折（≤ 5 mm）；患有严重的周围血管、神经或全身性疾病不适宜手术的患者。

2. 手术治疗

（1）切开复位内固定。切开复位内固定是目前最常用、有效的手术方法，可恢复正常形态和生物力学特性，有良好的复位和固定，有利于早期锻炼。其适应证为：

移位的舌型骨折；关节外骨折移位大于 2 mm；Sanders Ⅱ、Ⅲ 型骨折；前关节突骨折累及跟骰关节 >25%；移位的载距突骨折。

（2）微创手术。主要手术方式是经皮螺钉、微创钢板、跟骨髓内钉、外固定架、克氏针及关节镜等，适应证为 Sanders Ⅱ 型和部分 Ⅲ 型骨折。

（3）Ⅰ期距下关节融合。其主要适应证是 Sanders Ⅳ 型骨折，方法是通过跟骨外侧 "L" 形手术入路延长切口，使大骨折块尽可能获得复位；去除跟骨残余软骨和距骨后关节面软骨；利用自体髂骨植骨充填融合空隙部位；选择用或不用跟骨侧方钢板，1 根或 2 根较大的螺钉穿越固定融合部位以重建跟骨高度。

（4）手术时机。传统的外侧 "L" 形手术入路一般不建议急诊手术，在伤后 5~10 天跟骨外侧充分消肿、皱褶试验阳性时，方可进行手术。而撬拨复位随时可以进行手术治疗。患者一般在伤后 1 周内就可以进行小切口手术。

（七）并发症

跟骨骨折手术后，伤口相关并发症发生率高达 10%~25%，主要有切口周围血肿、切口边缘坏死、切口皮瓣坏死和切口感染，进一步造成深部感染时，若未及时处理有可能发展成跟骨骨髓炎。此外，其他常见并发症有跟骨骨折复位不良而致跟骨畸形愈合，跟骨骨折骨不连等。

十二、锁骨骨折

（一）概述

锁骨骨折是常见的骨折类型之一，中段骨折占所有骨折的 80%，锁骨内侧 1/3 对深层的臂丛神经、锁骨下静脉、腋静脉、肺尖等重要器官起到保护作用，该部位骨折可合并锁骨下动静脉血管损伤和臂丛神经损伤等严重并发症。

（二）解剖特点

锁骨呈 "S" 形，近端向前、远端向后。具有胸锁关节和肩锁关节两个关节，还有一条喙锁韧带，其功能是支持肩关节，保持肩关节的正常位置，保护臂丛神经和锁骨下血管。

（三）损伤特点

肩关节受到撞击，锁骨直接受到暴力，好发于青少年及儿童，受伤机制常见于侧方摔倒，肩肘手部着地，暴力传导至锁骨，发生斜形骨折；或者锁骨直接遭受暴力。

锁骨骨折好发于中 1/3 段，骨折断端有刺伤锁骨下神经和血管的可能，锁骨表面皮肤比较容易被骨折断端刺穿。骨折段的移位特点是受到相应附着肌肉的牵拉，中段锁骨骨折的特点是骨折远端向前下，近端向后上移位。

（四）临床表现

（1）症状和体征。锁骨骨折可表现出特殊的偏头、扶肘体位，检查时应查看患者的肢体血运、运动和感觉有无异常；还需要检查患者有无呼吸及听诊呼吸音有无异常，呼吸音减弱通常提示胸部损伤，若同时合并有血气胸，需急诊处理。

（2）影像学检查。常可通过 X 线片了解骨折的类型；锁骨中段骨折需判断有无锁骨下血管损伤，可在患者稳定后行锁骨下血管 CTA 或者血管超声检查明确，避免漏诊。

（五）骨折分型

Neer 认为，在锁骨远端骨折中，喙锁韧带对肩关节的稳定性有重要的作用，因此他将锁骨远端骨折（外 1/3 骨折）分为：Ⅰ型骨折为骨折线位于喙锁韧带近端或远端，骨折无移位，喙锁韧带完整；Ⅱ型骨折为近端的锥状韧带断裂而远端完整；Ⅲ型骨折为经肩锁关节的骨折。

Rockwood 将 Neer Ⅱ型骨折进一步划分为两个亚型：Ⅱ A 型为骨折线位于喙锁韧带内侧，锥状韧带与斜方韧带均完整；Ⅱ B 型为骨折线位于锥状韧带与斜方韧带之间，锥状韧带断裂而斜方韧带完整。

（六）治疗

1. 急诊处理

针对高能量致伤患者需检查有无头、颈、胸、腹盆及肢体等合并损伤，若存在按多发伤治疗原则处理。开放性损伤或伴有血管神经损伤者，应尽早手术。

2. 非手术治疗

无移位或移位不重的锁骨骨折多以非手术治疗为主，儿童的青枝骨折通过三角巾悬吊 2~3 周。

3. 手术治疗

锁骨骨折手术治疗的目的是恢复胸锁关节、肩锁关节、喙锁韧带等结构的稳定性，尽早恢复肩关节的活动功能。其适应证包括：对于骨折块明显后移，特别是骨折块突入颈根部和纵隔内，骨折块对颈根部血管神经有压迫风险，可行内固定手术治疗；开放性骨折；伴有锁骨下血管或神经损伤的骨折；移位明显，皮肤被顶起、有可能发展成为开放性的骨折。

（七）并发症

锁骨骨折并发症包括延迟愈合或不愈合；骨不连；钢板螺钉突出、锁骨上方皮肤薄且敏感，皮肤经久不愈合，患者感觉异常；内固定去除后再骨折（如果内固定取出过早，可能造成再次骨折）。

十三、肩胛骨骨折

（一）概述

肩胛骨骨折的发生率较低，占肩带损伤的 3%~5%，占全身所有骨折的 0.4%~1%，按骨折发生部位，其发生率从高到低依次为肩胛骨体部、肩胛颈、肩胛盂缘、肩胛盂、肩峰、肩胛冈和喙突。约 65% 的肩胛骨骨折为混合型骨折，即涉及多个解剖部位的骨折。肩胛骨经常伴随同侧肢体上肢和躯干的损伤，如肋骨骨折、锁骨骨折、胸骨骨折、肩关节周围骨折和脱位等，应当注意合并伤等诊断和处理，严防漏诊。肩胛骨与胸廓毗邻，11%~54% 的患者会发生肺挫伤，病情危重。严重肺挫伤的患者应当尽早气管插管、维持正压通气。11%~55% 的肩胛骨骨折合并气胸，可能延迟性发生，特别是张力性气胸，处理不及时会出现严重后果。

（二）解剖特点

将上肢同中轴骨相连，保证肩关节的稳定性，是实现人类上肢复杂功能的生理学基础，这一功能主要是通过肩胛带（shoulder gridle）这一结构实现的，肩胛带主要由肩胛骨、锁骨、盂肱关节、肩锁关节、胸锁关节以及周围的肌肉、韧带结构共同构成，其中肩胛骨与胸壁、锁骨与胸骨的连接是基础，然后通过肩部悬吊韧带复合体来完成整个功能。

盂肱关节是肩胛带复合体的主要关节，由较大的肱骨头和较浅的关节盂组成。关节盂对肱骨头的有限覆盖导致了盂肱关节的内在不稳定性。从进化的角度看，这种特殊的关节结构虽然减少了关节的稳定性，但是却大大提高了盂肱关节的活动度。

胛胸壁分离是指创伤导致的肩胛骨同后壁分离的损伤，该损伤多由高能量引起的牵拉造成，合并血管、神经损伤的概率非常高，常为致死性的损伤。

肩胛骨骨折手术需要固定的区域包括喙突、关节盂颈、肩胛冈基部、外侧缘。

（三）损伤特点

直接暴力导致的肩胛骨骨折为高能量损伤，通常是直接打击或摔倒直接撞击肩部，导致肩胛体、肩峰、喙突骨折。间接暴力导致的肩胛骨骨折，常由作用于外展上肢的轴向负荷沿上肢传导至肩部损伤，造成肩胛颈、关节盂、关节内骨折和撕脱骨折。

（四）急诊评估

关节盂骨折通常由高能量造成，多数合并有多发伤，80% 患者合并有胸伤，48% 合并颅脑损伤，26% 合并脊柱骨折。多发伤患者合并有关节盂骨折的死亡率高达 10%。需要注意血气胸和多发肋骨骨折的治疗，检查颈椎和支气管损伤，并评估患侧神经功能。

（五）骨折分型

1.Zdravkovic-Damholt 分型

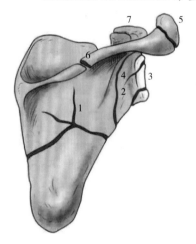

图 16-3-50　肩胛骨骨折 Zdravkovic-Damholt 分型

注：1. 肩胛体；2，3. 关节盂；4. 肩胛颈；5. 肩峰；6. 肩胛冈；7. 喙突

肩胛骨形态不规则，各部分骨折的意义和治疗指征不同，Zdravkovic-Damholt 分型按照解剖部位分为 I 型肩胛体骨折；II 型肩峰和喙突骨折；III 型肩胛骨上外侧区骨折，包括肩胛颈和关节盂骨折（图 16-3-50）。

2. 关节盂内骨折分型（Ideberg 分型）

I 型骨折为关节盂边缘撕脱骨折；II 型骨折为通过关节盂下部的横行或斜形骨折；III 型骨折为关节盂上半部的斜形骨折；IV 型骨折为通过肩胛骨内侧边缘的横行骨折；V 型为 IV 型骨折合并关节盂下部骨折，VI 型为关节盂的粉碎性骨折（图 16-3-51）。

3. 肩峰骨折分型（Kuhn 分型）

该分型通过肩峰下间隙的改变，间接判断肩峰骨折移位的程度。肩峰骨折后，在三角肌等的牵拉下向下移位，影像学表现为肩峰间隙变小。I 型无移位；II 型骨折移位，肩峰下间隙无缩小；III 型骨折移位伴肩峰下间隙减小（图 16-3-52）。

4. 喙突骨折（Ogawa 分型）

该分型的依据是发生在喙锁韧带近端的骨折，通常伴有肩锁关节脱位、锁骨骨折等肩关节上方悬吊复合体组成部分的损伤。I 型骨折为喙锁韧带附着点以近骨折；II 型为喙锁韧带附着点以远骨折（图 16-3-53）。

（六）治疗

1.急诊处理

针对高能量致伤患者需检查有无头、颈、胸、腹盆及肢体等合并损伤，若存在按

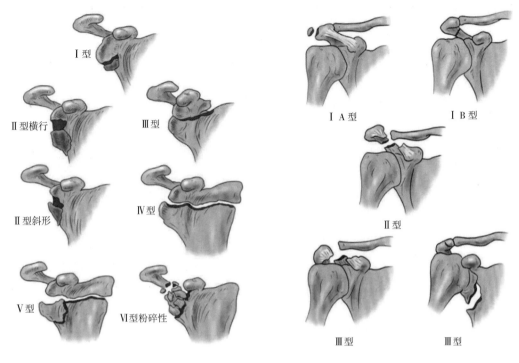

图 16-3-51 肩胛骨骨折 Ideberg 分型

图 16-3-52 肩峰骨折 Kuhn 分型

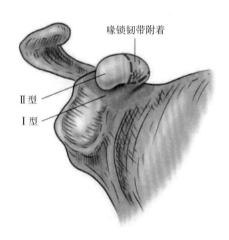

图 16-3-53 喙突骨折 Ogawa 分型

多发伤治疗原则处理。检查患肢有无重要血管、神经等损伤、开放性损伤、大面积皮肤肌骨瓣缺损以及骨筋膜室综合征等，若存在需急诊处理（包含手术）。

2. 非手术治疗

关节盂外的骨折大多可以通过非手术治疗获得较好的临床效果。非手术治疗包括患侧上肢三角巾悬吊固定、早期冷敷或冰敷、后期热敷、理疗等。①肩胛骨体部骨折三角巾悬吊患肢，伤后 3 周可行肩关节功能锻炼。②肩胛颈及肩胛盂骨折无明显移位或移位不大者，三角巾悬吊患肢 2~3 周，尽早进行功能锻炼。严重移位者，牵引手法整复后外展架固定 4 周。③肩峰骨折无移位或移位不明显者，三角巾悬吊；远侧骨折端向下移位者，胶布条或石膏条经患侧肘肩及健侧胸壁行交叉固定。④肩胛喙突骨折患者，肘关节屈曲 90°以上三角巾悬吊。

3. 手术治疗

肩胛骨骨折手术治疗的目的是：①关节内骨折：恢复关节盂面的平整、恢复肩关节的生物力学稳定性、恢复肩上部悬吊韧带的稳定性。②关节外骨折：恢复肩胛颈及肩胛冈外侧缘的外形以维持肩胛体的稳定。最大限度地恢复肩胛体的自然形态。

手术时机：如果肩胛骨体部骨折多合并多发伤，并且病情较重，待生命体征稳定患者能耐受手术时方可进行，宜在伤后 1~2 周内手术，超过 3 周的肩胛骨骨折一般不主张手术。手术适应证包括：肩胛盂骨折累及盂肱关节，为关节内骨折；关节面台阶 >4 mm；关节面分离 >10 mm；前方骨折块大于肩胛盂的 1/4，或后方骨块大于肩胛盂的 1/3；伴随肱骨头的移位或者半脱位；肩胛颈骨折移位 >10 mm 和成角 >45°时。

十四、肱骨近端骨折

（一）概述

肱骨外科颈及以上部位的肱骨骨折被称为肱骨近端骨折。肱骨近端骨折比较常见，占全身骨折的 5%，占肱骨骨折的 45%，女性发病率高于男性，常见于老年骨质疏松患者，60 岁以上的患者占 70%，且发病率逐年增长，其次是高能量损伤的年轻人，往往合并头、颈、胸、脊柱等部位的损伤。

（二）解剖特点

Codman 把肱骨近端分为肱骨头、大结节、小结节、肱骨干四个解剖部位，其他的重要解剖结构还有解剖颈、结节间沟和肱骨外科颈。肱骨头与肱骨解剖颈相连，约为 1/3 个球体表面，表面覆盖软骨，从上面看肱骨头相对于肱骨髁横轴向后倾斜 30°。肱骨解剖颈与肱骨头边缘紧密连接，是肩关节囊附着的部位。解剖颈骨折、移位时，肱骨头的血供受到严重破坏、预后不良。肱骨颈轴线与肱骨干轴线呈 135°，被称为肱骨的颈干角。

（三）损伤机制

肱骨近端骨折中大部分是由于跌倒时上肢伸直着地，暴力沿上肢传导导致骨折，这种损伤大多见于老年骨质疏松患者。肱骨近端骨折中少数是车祸等高能量暴力所致，多见于年轻人，或者摔倒时肩部着地，多见于老年骨质疏松患者。也有少数情况如电休克或者癫痫发作导致的病理性骨折。

（四）急诊损伤评估

针对高能量致伤患者需检查有无头、颈、胸、腹盆及肢体等合并损伤，若存在按多发伤治疗原则处理。在开放性损伤中，容易造成腋动脉、腋神经及臂丛神经损伤，一旦发现损伤可行动脉造影或血管超声检查，可通过肌电图了解神经损伤范围。检查患肢有无重要血管、神经等损伤以及开放性损伤，若存在需行急诊处理（包含手术）。

（五）骨折分型

目前广泛应用的分型是 Neer 分型，沿用 Codman 的肱骨近端骨折四部分理论，并根据骨折互相间的移位分为六型。Ⅰ型未移位骨折；Ⅱ型解剖颈骨折；Ⅲ型外科颈骨折；Ⅳ型大结节骨折；Ⅴ型小结节移位骨折；Ⅵ型：肱骨上端骨折合并肱盂关节脱位（图 16-3-54）。

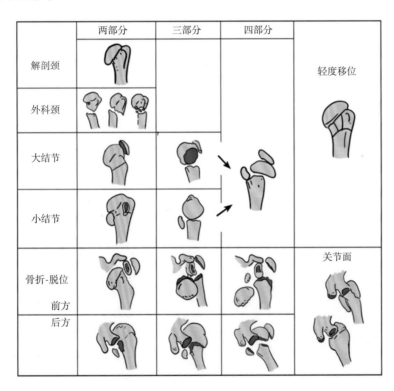

图 16-3-54　肱骨近端骨折 Neer 分型

（六）治疗

1. 急诊处置

骨折制动，动态评估受伤部位远端的血管神经功能。检查患肢有无重要血管、神经等损伤以及开放性损伤，若存在需行急诊处理（包含手术）。

2. 非手术治疗

80%~85% 的肱骨近端骨折为无移位或者轻度移位的骨折，可以通过非手术治疗获得良好的治疗效果。非手术治疗通常包括止痛、手法复位、一定时间的悬吊固定及物理疗法等，具有骨折愈合率高、并发症发生率低及肱骨头缺血性坏死率低等特点，非手术治疗还适用于患有多种疾病，不能耐受麻醉或手术的患者。

3. 手术治疗

手术常经三角肌、胸大肌间沟入路进行巩固近端切开复位内固定或肱骨头置换术。三角肌劈开入路仅用于固定单纯大结节骨折。对于大结节向后移位的骨折，有时单纯三角肌胸大肌间入路固定困难，可联合应用常规入路和劈开入路。

（1）闭合复位经皮克氏针内固定：适用于骨质良好的外科颈骨折，一些三部分骨折和外翻压缩型四部分骨折。禁忌证是干骺端粉碎性骨折。

（2）切开复位内固定：患肢是否能够满足内固定，是术前重要的评估内容。可用于移位的两部分、三部分和年轻人的四部分骨折。有限内固定可用于单纯的大结节、小结节骨折，或者非粉碎性肱骨外科颈骨折，某些三部分骨折以及外翻压缩型四部分骨折。

（3）髓内钉内固定：可以用于移位的外科颈骨折，累及大结节的三部分骨折。

（4）肱骨头置换术：绝对适应证包括肱骨头粉碎性骨折，肱骨头关节面压缩超过 40% 的压缩性、陈旧性肱骨头吸收并影响肩关节功能的陈旧性骨折。相对适应证包括骨折合并肱骨头脱位，肱骨头劈裂性骨折，严重骨质疏松性骨折。

十五、肱骨干骨折

（一）概述

肱骨干骨折属于常见骨折，占全身骨折的 3%~5%。肱骨是身体活动范围最大的长骨，正常的肩关节、肘关节活动可以代偿一部分肱骨骨折畸形愈合对上肢功能的影响，因此可接受短缩小于 3 cm，成角小于 20°，旋转小于 30° 的畸形愈合。

（二）应用解剖

肱骨干是指近端自胸大肌止点至肱骨髁上的部位。肱骨干血供主要来自旋肱后动脉和肱深动脉的分支，主要营养动脉从肱骨干中远端进入骨干。桡神经沟位于肱骨中部后面、自内上斜向外下走行，内有桡神经和肱深血管走行。桡神经沟位于肱三头肌内外侧头之间，桡神经于肱骨中下 1/3 交界处穿出外侧肌间隔，此处位置较为固定，因此肱骨中下 1/3 部分的骨折移位容易损伤桡神经。

肱骨干在剖面上呈现自上而下的过渡形态，上端横断面呈不规则圆形，中段呈一定角向前的三角形，分为前内侧面，前外侧面和后侧面，远端逐渐呈扁平状。因此，近端及中段骨折时钢板放置于前内侧面；远端骨折时钢板放置在后侧面，或者安放在两侧。肱骨的张力侧根据肘关节正常与否有所不同，肘关节正常，张力侧位于后方，肘关节僵硬，张力侧位于前方；肱骨后方有桡神经通过，难以作为放置钢板的区域。肱骨与股骨不同，将钢板放置在前外侧虽然违反生物力学原理，但仍可获得愈合。

（三）损伤机制

直接暴力如高能量损伤，骨折粉碎，骨折块之间软组织卡压，影响复位与愈合。间接暴力如扭曲机制的摔跤运动，投掷导致的肌肉过度牵拉等损伤，多导致螺旋形或斜形骨折。

（四）急诊损伤评估

针对高能量致伤患者需检查有无头、颈、胸、腹盆及肢体等合并损伤，若存在按多发伤治疗原则处理。检查尺桡动脉是否损伤。在开放性损伤中评估桡神经是否损伤，检查手部虎口区感觉和腕背伸和拇背伸功能。

（五）骨折分型

根据骨折的形态将骨折分为 A、B、C 三个基本类型。A 型为简单骨折，只有一条骨折线，其下再分为三组，其中 A1 型为螺旋形骨折，A2 型为斜形骨折；A3 型为横行骨折。B 型为楔形骨折，有 3 个以上的骨折块，复位后主要骨折块之间有接触，其中 B1 型存在螺旋楔形骨片，B2 型存在折弯楔形骨片，B3 型存在碎裂楔形骨片。C 型为复杂骨折，有 2 个以上的骨折块，复位后主要骨折块之间没有接触，其中 C1 型两端的主骨块为螺旋形骨折，C2 型为多节段骨折，C3 型为不规则形粉碎性骨折。

（六）治疗

1. 急诊处理

肱骨干骨折患者通常主诉上臂疼痛，肿胀畸形，有异常的活动和骨擦感，患肢不能负重。肱骨干骨折通常由高能量骨折导致，应首先处理危及生命的损伤，注意有无合并胸部损伤，检查患肢有无重要血管、神经等损伤以及开放性损伤，若存在需行急诊处理（包含手术）。注意骨折制动，动态评估受伤部位远端的血管及周围神经功能（臂丛神经、尺神经、桡神经、正中神经、肌皮神经）。

2. 非手术治疗

大部分肱骨干骨折可以通过非手术治疗获得良好的疗效。肱骨周围软组织丰富，对于短缩小于 3 cm，成角小于 20°，旋转小于 30° 的畸形愈合是可以接受的。肱骨干骨折的非手术治疗方法包括石膏夹板固定、悬挂石膏固定及功能性支具固定等。但石膏和夹板固定的范围通常包括患肢的肘部和肩部，长期制动会导致关节僵硬。功能性支具是预制的聚丙烯套管，安装在患者身上以包围上臂，并使用可调节粘带压紧软组织，不限制肩部或肘部运动，可避免并发关节僵硬。

3. 手术治疗

肱骨干骨折的手术治疗适应证包括：闭合复位未达到满意效果（短缩大于 3 cm，成角大于 20°，旋转大于 30°）；节段性骨折；病理性骨折；关节内移位；合并伤（开放外伤、血管损伤、神经损伤、同侧前臂骨折、同侧肩关节或肘关节骨折、双侧肱骨骨折、烧伤、高速弹药伤）；合并慢性肘关节或肩关节僵硬。

（1）外固定架治疗：外固定架治疗适用于存在广泛软组织损伤的开放性骨折，以及烧伤、感染性不愈合的患者。外固定架通常应用于内固定治疗之前，需充分考虑内固定手术入路及钉道感染、肘关节化脓性关节炎、干扰血管神经和肌肉肌腱、骨折不愈合或延迟愈合等并发症情况。

（2）加压钢板技术：加压钢板技术适用于简单骨折，如短斜形和横行骨折。预弯钢板，使其放在骨折部位后，钢板与骨干之间保持 1 mm 间隙。复位骨折，将钢板用持骨器临时固定在骨干上，通过滑动孔打入第 1 枚螺钉，再在骨折端对侧加压孔打入第 2 枚螺钉，实现骨折断端加压。在骨折端垂直骨折平面拧入拉力螺钉，实现二次加压。最后在钢板上拧入剩余的螺钉。

（3）拉力螺钉、保护钢板技术：拉力螺钉、保护钢板技术适用于长斜形、螺旋形、蝶形骨折。蝶形骨块固定时，先完成蝶形骨块与主骨块之间的加压固定，将 B 型骨折转化为 A 型骨折。然后用加压钢板固定 A 型骨折，并在骨折端垂直骨折平面拧入拉力螺钉，实现蝶形骨块断端与主骨块之间二次加压。最后在钢板上拧入剩余的螺钉。

（4）桥接钢板技术：桥接钢板技术适用于粉碎性骨折。不暴露骨折断端，在骨折部位的远近端暴露骨干，经皮插入固定钢板，透视下完成骨折的固定。然后在骨折近端固定两枚螺钉，保证钢板与骨对位、对线。在骨折远端持骨器临时固定，透视下确定骨折断端对位及对线，并在骨折远端固定两枚螺钉。最后在透视下确定骨折端对线与对位，如果骨折复位满意，拧入剩余螺钉。

（5）髓内钉技术：髓内钉是一种应力分散型固定，它的优点是对骨折周围生物学环境破坏较小，且保护了骨膜的血液供应。肱骨干骨折采用髓内钉治疗，愈合率达 87.5%~97.0%。

十六、肱骨远端骨折

（一）概述

肱骨远端骨折发生率相对较低，占全身骨折的 2%，占肱骨骨折的 33%。肘关节是上肢最重要的关节之一，肘关节的活动度减少 50%，整个上肢的功能将减少 80%，因此肱骨远端骨折的治疗目标是给患者一个稳定、有力、无痛且活动范围良好的肘关节。肘关节也是一个复杂的关节，由肱尺关节、肱桡关节、上尺桡关节组成。因此肱骨远端关节内的骨折要求解剖复位、坚强固定、早期功能锻炼，才能尽量减少肘关节僵硬等并发症，保证肘关节功能得以恢复。

（二）应用解剖

肱骨远端的两柱及中央滑车组成了一个稳固的骨性三角区，鹰嘴窝和冠突窝位于该三角区域的中心。外侧柱的前表面是肱骨头，后面没有关节面，常在此放置钢板。手术复位的时候一定要完成稳定三角结构的恢复。轴线形的滑车位于中央而非内侧，滑车的旋转轴位于肱骨干的前侧，且朝向前方。外侧柱的弧度向前倾，至旋转轴中心水平，内侧柱则与肱骨干保持同一直线，因此将直钢板放置在肱骨后外侧面会造成肱骨远端前倾丢失。

（三）损伤机制

直接暴力：年轻人高能量损伤；中老年人肘关节的直接撞击。

间接暴力：年轻人的运动损伤；中老年人上肢伸直着地。

骨折方向和受力因素：屈曲小于 90° 时前臂接受负荷，单柱或单髁骨折；屈曲大于 90° 时鹰嘴接受负荷，髁上或双柱粉碎性骨折。

（四）急诊损伤评估

伤后迅速转运至医院，并判断患肢肘关节肿胀程度，肿胀较轻者可扪及骨性标志，多数病例肿胀较重，骨性标志不能扪及。判断肘后三角关系是否存在，是否合并有肘关节脱位。检查过程中以轻柔触诊为主，不要反复尝试引出骨擦感及骨擦音，避免损伤血管神经。当患肢肿胀明显，大部分骨折不稳定，若存在持续性疼痛需考虑患肢远端血管神经功能，检测骨筋膜室压力，警惕出现 4P 征（疼痛、桡动脉搏动消失、苍白、麻痹）。主要的三条神经（正中神经、尺神经、桡神经）均可能累及，但以正中神经、桡神经损伤多见。

（五）骨折分型

肱骨远端骨折根据 AO 分型，按照关节外、部分关节内、完全关节内分为 A、B、C 三大类型（图 16-3-55）。A 型为关节外骨折（A1 髁部骨折，A2 干骺端简单骨折，A3 干骺端复杂骨折）；B 型为部分关节内骨折（B1 肱骨小头矢状位骨折，B2 肱骨滑车矢状位骨折，B3 肱骨远端冠状面骨折）；C 型为完全关节内骨折（C1 干骺端简单、关节简单的骨折，C2 干骺端复杂、关节简单的骨折，C3 干骺端复杂、关节复杂的骨折）。

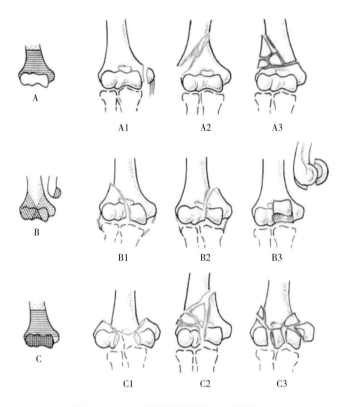

图 16-3-55　肱骨远端骨折 AO 分型

（六）治疗

1. 急诊处理

闭合开放性损伤，止血、稳定骨折断端。

2. 非手术治疗

对于无明显移位、仅累及干骺端、未累及关节面的肱骨远端骨折，可以通过石膏外固定等非手术治疗方法获得良好疗效；对于累及关节面的骨折，在移位不明显、患者功能要求较低或有手术禁忌证时，也可以采用外固定等保守治疗方法。

3. 手术治疗

除无移位的 A1 型髁上骨折可行保守治疗外，其他干骺端和关节内骨折多数需手术治疗。手术的目的是恢复稳定的、有力的、无痛的活动范围良好的肘关节；关节面解剖复位、重建肱骨远端解剖形态、坚强固定、早期全程的功能锻炼。所有同时累及内外侧柱的肱骨远端骨折均需使用双钢板固定（垂直、平行）。手术治疗的目标在于稳定固定，争取术后尽早活动，避免僵直。

十七、尺骨近端骨折

（一）概述

尺骨近端骨折包括鹰嘴骨折和冠状突骨折。尺骨近端骨折占全身骨折的 1.17%。年轻患者高能量损伤，老年患者低能量损伤。成年人中，尺骨鹰嘴骨折占上肢骨折的 10%，占前臂近端骨折的 20%，简单横行移位骨折最为常见，发生率无明显性别差异。尺骨近端的半月形切迹是肘关节最重要的骨性稳定结构，因此尺骨近端骨折的治疗目标是解剖复位尺骨近端半圆形切迹的关节面，恢复半月形切迹的长度，坚强内固定，允许术后早期功能锻炼。

（二）应用解剖

冠状突构成尺骨近端和肱骨滑车形成关节的半月形关节窝；这种关节结构只允许肘关节的屈伸活动，从而维持了肘关节的固有稳定性；关节软骨面在被称作"空白区"的横行脊中断；肱三头肌肌腱在止于尺骨鹰嘴之前，从后方包绕肘关节关节囊，有移位尺骨鹰嘴骨折表示肱三头肌的伸肌功能丧失，导致肘关节不能伸直。

（三）损伤机制

直接暴力：摔倒时肘关节着地或直接暴力损伤导致尺骨鹰嘴粉碎性骨折。

间接暴力：摔倒时上肢呈外展位，手掌着地，肱三头肌突然产生剧烈收缩，导致尺骨鹰嘴横行或斜行骨折。

上述两种受伤机制可并发，产生骨折移位，粉碎性骨折，当暴力剧烈时，可合并尺桡骨远端骨折。

（四）急诊损伤评估

判断肘关节是否存在脱位及不稳，鹰嘴骨折属于关节内骨折，常发生关节内出血，导致疼痛和肿胀。不能抗重力伸肘是可以引出的重要体征，表明肱三头肌伸肘功能丧失。伸肌装置连续性中断。骨折脱位可能造成尺神经损伤，需要检查尺神经支配区域是否存在感觉运动异常。伴随前臂疼痛时需要检查下尺桡关节之间是否存在不稳，伴随前臂的持续性疼痛感要检测是否发生前臂骨筋膜室综合征。

（五）骨折分型

1.Mayo 分型

Mayo 分型涵盖了骨折移位情况、骨折粉碎性、肱尺关节的稳定性三个重要方面（图 16-3-56）。Ⅰ型为无移位或轻度移位骨折，可行非手术治疗（ⅠA 非粉碎骨折，ⅠB 粉碎骨折）；Ⅱ型骨折向近端移位，无肘关节失稳，需手术治疗（ⅡA 非粉碎骨折，可行张力带固定手术，ⅡB 粉碎骨折，行钉板固定）；Ⅲ型骨折合并肱尺关节失稳，需手术治疗（ⅢA 非粉碎骨折，ⅢB 粉碎骨折）。

2.Schatzker 分型

尺骨鹰嘴骨折 Schatzker 分型（图 16-3-57）包括：①横行骨折：在尺骨鹰嘴尖部发生骨折，提示突然暴力时肱三头肌及肱肌牵拉导致的撕脱性骨折。直接暴力少见。②横行 - 压缩骨折：直接暴力导致累积关节面的粉碎性压缩骨折。③斜形骨折：发生于肘关节过度伸直性外伤，骨折线可从鹰嘴窝的中点向远端延伸。④合并其他损伤粉碎性骨折：高能量直接暴力损伤，如合并冠状突骨折可导致肘关节不稳。⑤斜形 - 远端骨折：骨折线向冠状突的远端延伸，导致肘关节不稳。⑥骨折 - 脱位：常由高能量外伤导致。

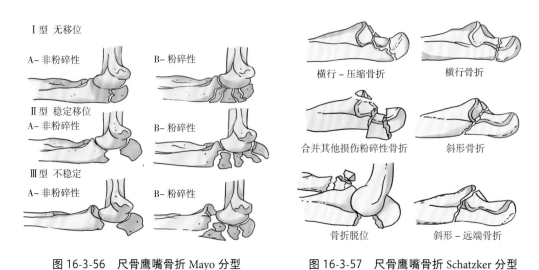

图 16-3-56　尺骨鹰嘴骨折 Mayo 分型　　图 16-3-57　尺骨鹰嘴骨折 Schatzker 分型

（六）治疗方式

1. 急诊处理

闭合开放性损伤，止血、稳定骨折断端。

2. 非手术治疗

对于无明显移位、关节面台阶或分离 <2 mm 的鹰嘴骨折，可以通过石膏外固定

等非手术治疗方法获得良好疗效。

3. 手术治疗

对于累及关节面及近端骨折块明显移位，关节面台阶和骨折分离 >2 mm 的患者，通常需要切开复位内固定。手术治疗的目的是恢复尺骨鹰嘴和解剖形态，通过坚强内固定，实现关节早期功能锻炼。

（1）髓内固定：6.5 mm 松质骨拉力螺钉固定，螺钉必须足够长，以充分吃住远端髓腔。可和张力带技术合并使用。

（2）张力带技术：张力带合并使用两枚平行的克氏针以克服骨折处的张应力并转换为压应力，适用于撕脱性骨折。

（3）钉板系统：用于粉碎性骨折、Monteggia 骨折、经鹰嘴的肘关节骨折 - 脱位，也可用于斜形骨折或合并冠状突的骨折。前方固定和侧方固定无生物力学差异；侧方固定时偶有钢板压迫表皮的症状。

十八、桡骨头骨折

（一）概述

桡骨头骨折是常见的骨折，约占所有骨折的 4%，约占肘关节骨折的 1/3。桡骨头骨折是成年人容易发生的肘部损伤，通常疼痛症状较轻，临床上容易误诊。桡骨头骨折多发生在平地跌倒或体育运动时致伤。跌倒时，肘关节伸直并在肩关节外展位手掌着地，使肘关节置于强度的外翻位，导致桡骨头猛烈地撞击肱骨小头，引起桡骨头骨折。

（二）应用解剖

桡骨头并非位于颈部的中央，而是存在一定的偏心距，平均为 21°，其解剖形状大多为椭圆形，有些形状更圆，这种形态的不一致性可能会对其生物力学产生影响。桡骨头表面略微凹陷，覆盖有软骨，其外周也被软骨覆盖，与尺骨近端桡切迹形成上尺桡关节，未形成上尺桡关节的部分桡骨头软骨相对较薄，约占 1/3 周长，即所谓的"安全区"，对应腕部的区域在桡骨茎突和 Lister 结节之间，约有 90° 的范围。由于此区域不会随桡骨头的旋转而进入上尺桡关节，因此在临床上常被用来放置内固定。

桡骨头对轴向负荷和纵向稳定性至关重要，可以传递约 60% 的肘关节负荷。Morrey 等通过生物力学研究证明，肘关节在屈曲 0°~30° 时负荷传递最大，旋前大于旋后，尤其是当肘部伸直、前臂充分旋前时负荷传递可高达 90% 的体重。

桡骨头是肘关节抗外翻和后外侧旋转稳定性的重要结构。这种稳定作用在韧带功能不全的情况下最为明显。Morrey 等指出，桡骨头在内侧副韧带损伤时可作为抗外翻应力的二级稳定结构，即使在肘关节内侧副韧带完好的情况下，切除桡骨头也会改变肘关节的运动学和外翻稳定性。另外，切除桡骨头会显著影响后外侧旋转稳定性，如同时存在外侧副韧带损伤，则肱骨小头就会因失去桡骨头前外侧面的力学支撑而导致后脱位。

（三）损伤机制

桡骨头骨折多为间接暴力，上肢伸直位前臂旋前手掌着地，暴力传导引起肘部外翻桡骨头同肱骨小头撞击导致。

（四）急诊损伤评估

单纯桡骨头骨折不易合并神经血管损伤。

（五）骨折分型

桡骨头骨折比较常用的分型包括 Schatzker & Tile 分型和 Mason 分型。Schatzker & Tile 分型中，Ⅰ型为移位或不移位骨折；Ⅱ型为撞击骨折，部分桡骨头颈未受损，骨块旋转粉碎程度不一定；Ⅲ型为严重粉碎性骨折，桡骨头颈与骨干无关联，粉碎严重。Mason 分型中，Ⅰ型为骨块无移位的（边缘）骨折；Ⅱ型为骨块有移位的骨折；Ⅲ型为粉碎性骨折；Ⅳ型为骨折（粉碎性）伴有肘关节脱位，韧带损伤，冠突骨折或孟氏骨折（图 16-3-58）。

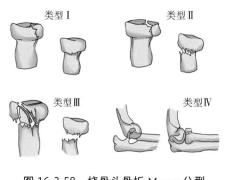

图 16-3-58 桡骨头骨折 Mason 分型

（六）治疗

1. 急诊处置

当肘关节主动活动受限时需按压桡骨头位置，如果同时存在疼痛及旋前受限，需考虑桡骨头骨折可能。

2. 非手术治疗

Mason Ⅰ型骨折通常可以制动 1 周后开始功能锻炼，定期随访骨折愈合情况。

3. 手术治疗

桡骨头骨折手术治疗多采用 Kocher 入路，自肘肌和尺侧腕伸肌之间进入。注意保护外侧尺骨副韧带。缝合时，注意修复切开的肘肌和尺侧腕伸肌筋膜间隙。目前对于桡骨头骨折手术治疗的原则如下：

（1）对移位大的桡骨头（颈）骨折行内固定时，应尽量选择体积小的固定物，能用螺钉固定者尽量不用接骨板固定。

（2）需要应用接骨板固定桡骨头（颈）骨折时，应放置在"安全区"，避免影响前臂旋转。

（3）单纯桡骨头粉碎性骨折且移位大者，如果患者年龄较大，可以单纯行桡骨头切除而不强行固定，或选择桡骨头置换。对于年轻患者，选择桡骨头置换，尽量不单纯切除桡骨头，以免晚期出现各种并发症。

（4）在复杂骨折脱位中合并的桡骨头骨折，不能行一期切除，否则容易发生不稳定。对复杂骨折脱位合并的桡骨头粉碎性骨折，相较于单纯桡骨头粉碎性骨折，更倾向于行桡骨头金属假体置换。在复杂骨折脱位损伤中行桡骨头置换比不稳定的内固定能更好地维持整个肘关节或桡骨纵向的稳定性，可以尽早活动，利于功能恢复。

十九、尺桡骨骨干骨折

（一）概述

前臂骨干骨折包括桡骨干骨折、尺骨干骨折及尺桡骨干双骨折，它们由高能量创伤所致，更好发于男性。前臂骨折占所有骨折的 10%~14%。这种损伤可能合并前臂近端或远端的关节脱位。桡尺远侧关节脱位合并桡骨干骨折称为盖氏（Galeazi）骨折；桡骨头脱位合并尺骨近端骨折称为孟氏（Monteggia）骨折。

（二）应用解剖

桡骨和尺骨构成了前臂的骨性结构。尺骨是直的，位于后内侧，近端与肱骨滑车相关节，远侧与桡骨构成桡尺远侧关节。桡骨是一个侧向弯曲的骨，在近端与肱骨小头和尺骨相关节，在远端与尺骨及桡腕关节相关节。桡骨的作用主要通过参与肘关节活动、腕关节活动、参与前臂旋转运动等扩大手部的活动范围。尺桡骨之间由骨间膜相连，包括近端斜索、背侧附属斜索、中央带、副带和远端斜束。三角纤维软骨连接尺桡骨远端，而环状韧带和外侧副韧带则连接尺桡骨近端，这些结构在复杂的前臂骨折中可能会发生破坏，并导致不稳定。尺骨相对固定，桡骨围绕尺骨旋转，旋转轴自桡骨头至尺骨茎突基底。前臂旋转时，尺骨也向背侧、桡侧作弧线摆动。尺骨的弧线摆动以尺骨近端为轴心，当桡骨旋转时，尺骨的旋转、运动轴有移动。通常前臂旋转范围为旋前 85°及旋后 90°。

（三）损伤机制

尺桡骨骨干骨折常见的损伤机制包括高处坠落伤、机动车撞击伤、运动损伤和前臂遭受直接打击。

（四）骨折分型

根据 AO 分型，尺桡骨骨干骨折可分为 A、B、C 三型（图 16-3-59）。A 型骨折为简单骨折，其中 A1 型仅累及尺骨（A1.1 型为尺骨的斜形骨折；A1.2 型为尺骨的横行骨折；A1.3 型为尺骨简单骨折伴桡骨头脱位，即 Monteggia 骨折）；A2 型仅累及桡骨（A2.1 型为桡骨的斜形骨折；A2.2 型为桡骨的横行骨折；A2.3 型为桡骨骨折伴下尺桡关节脱位，即 Galeazzi 骨折）；A3 型尺桡骨简单双骨骨折（可能合并上、下尺桡关节脱位，根据桡骨骨折累及的平面，即上、中、下 1/3 部分，分为 A3.1—A3.3 型）。B 型骨折为合并一附加的骨折块，呈楔形或蝶形，其中 B1 型仅累及尺骨（B1.1 型为尺骨骨折伴随蝶形骨块，骨块完整；B1.2 型为尺骨的蝶形骨块粉碎；B1.3 型为尺骨的楔形骨折伴桡骨头脱位）；B2 型仅累及桡骨（B2.1 型为桡骨骨折，伴随蝶形骨块，骨块完整；B2.2 型为桡骨的蝶形骨块粉碎；B2.3 型为桡骨的楔形骨折伴下尺桡关节脱位）；B3 型为双骨折（B3.1 型为尺骨楔形骨折，桡骨简单骨折；B3.2 型为尺骨简单骨折，桡骨楔形骨折；B3.3 型为尺桡骨的楔形骨折）。C 型骨折为复杂骨折，其中 C1 型尺骨复杂骨折（C1.1 型为尺骨两处骨折，桡骨完整，可以合并桡骨头脱位；C1.2 型为尺骨两处骨折，桡骨为简单骨折或楔形骨折；C1.3 型为尺骨不规则骨折，桡骨为简单或楔形骨折）；C2 型桡骨复杂骨折（C2.1 型为桡骨两处骨折，尺骨完整，可以合并下尺桡关节脱位；C2.2 型为桡骨两处骨折，尺骨为简单骨折或楔形骨折；C2.3 型为桡骨不规则骨折，尺骨为简单或楔形骨折）；C3 型尺桡骨均为复杂骨折（C3.1 型为尺、桡骨均有两处骨折；C3.2 型为尺、桡骨一根为两处骨折，另一根为不规则骨折；C3.3 型为尺、桡骨均有不规则骨折）。

（五）急诊损伤评估

需要评估前臂有无畸形，肿胀，前臂功能障碍，检查桡动脉及尺动脉血供，有无神经功能损害，当前臂出现难以忍受，持续性的疼痛，牵拉痛时，需要考虑骨筋膜室综合征发生的可能性，一旦确诊，及时行切开减压术。

（六）治疗

1. 非手术治疗

除无移位和成角 <10°，对位 <1/2 的闭合型单纯远端尺骨骨折外，其余尺桡骨

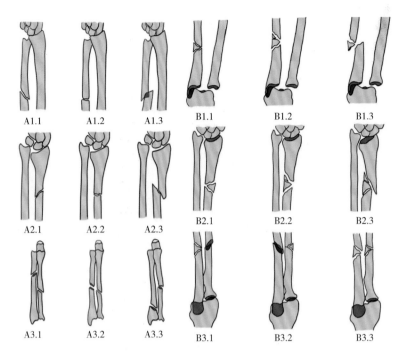

图 16-3-59　尺桡骨骨干双骨折 AO 分型

骨折均应该考虑手术治疗。

2. 手术治疗

尺桡骨骨干骨折的手术目的是恢复尺桡骨的解剖关系，通过坚强的内固定，早期功能锻炼。骨折后数小时内进行手术可减小尺桡骨交叉愈合的风险。

（1）闭合复位外固定架固定：其适应证包括开放性骨折，皮肤软组织条件差或因高龄等原因无法耐受切开复位内固定术的患者。

（2）切开复位钢板内固定：其适应证包括移位型骨折、多段骨折、粉碎性骨折、合并肘关节脱位或尺桡关节分离的骨折。

（3）髓内固定：其适应证包括移位型骨折、多段骨折、粉碎性骨折、软组织覆盖不良的骨折、ORIF 治疗失败的病例、运动员。

二十、桡骨远端骨折

（一）概述

桡骨远端骨折是指距离桡腕关节面 2.5 cm 以内的骨折。桡骨远端骨折占全身骨折的 20%，占急诊骨折的 17%，常见于跌倒后的老年骨质疏松患者及高能量创伤后的年轻患者。

（二）应用解剖

桡骨远端关节面呈由背侧向掌侧、由桡侧向尺侧的凹面，分别形成掌倾角（10°~15°）和尺倾角（20°~25°）（图 16-3-60）。桡骨茎突尺侧与尺骨小头桡侧构成尺桡下关节，与尺桡上关节一起，构成前臂旋转活动的解剖学基础。

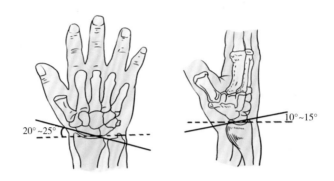

图 16-3-60　桡腕关节的正常掌倾角及尺倾角

（三）骨折分型

1. 伸直型骨折（Colles 骨折）

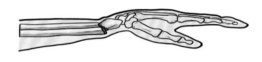

图 16-3-61　Colles 骨折

Colles骨折多为腕关节处于背伸位、手掌着地、前臂旋前时受伤。典型畸形姿态即侧面看呈"银叉"畸形，正面看呈"枪刺样"畸形（图 16-3-61）。X 线可见骨折远端向桡、背侧移位，近端向掌侧移位。

2. 屈曲型骨折（Smith 骨折）

Smith 骨折多由受伤时腕关节屈曲、手背着地引起，也可由于腕背部受到直接暴力打击发生。受伤后腕部下垂，局部肿胀，腕背侧皮下瘀斑。X 线可见典型移位，近折端向背侧移位，远折端向掌侧、桡侧移位。可合并下尺桡关节损伤、尺骨茎突骨折和三角纤维软骨损伤。

3. 桡骨远端关节面骨折伴腕关节脱位（Barton 骨折）

Barton 骨折是桡骨远端骨折的一种特殊类型，在腕背伸、前臂旋前位跌倒，手掌着地，暴力通过腕骨传导，撞击桡骨关节背侧发生骨折，腕关节也随之而向背侧移位（图 16-3-62）。其发生率占全身骨折的 0.1%。临床上表现为与 Colles 骨折相似的"银叉"畸形及相应的体征。X 线片可发现典型移位。

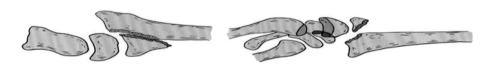

图 16-3-62　Barton 骨折的典型移位

（四）急诊处理

老年人较小的暴力就会导致桡骨远端粉碎性骨折，年轻人通常损伤暴力较大，多见关节内骨折，往往伴有关节面移位。绝大多数患者可以通过急诊闭合整复石膏固定保守治疗，其余患者虽然接受手术治疗，但仍需接受急诊复位及制动。

（五）治疗

1. 非手术治疗

桡骨远端骨折是否可以非手术治疗取决于骨折能否闭合复位，并通过石膏和支具等固定方法维持复位。复位标准为正位片上尺偏角 ≥ 15°；正位片上桡骨茎突长度超过尺骨茎突 7 mm；侧位片上背侧成角 ≤ 15° 或掌侧成角 <20°，关节面台阶小于 2 mm。

2. 手术治疗

具备以下指征时难以通过石膏、支架等固定方式维持复位直至愈合：背侧骨皮质粉碎超过桡骨宽度的 50%；掌侧干骺端粉碎；复位前骨折块背侧成角超过 20°；骨折块移位超过 1 cm；桡骨短缩超过 5 mm；骨折累及关节面；合并尺骨骨折；存在严重的骨质疏松。约 50% 以上的桡骨远端骨折为粉碎性骨折并涉及关节面，会影响腕关节活动，如果治疗不及时及治疗方式不当，不仅短期会导致腕关节疼痛，长期更会导致腕关节僵硬、创伤性骨关节炎等并发症。因此把握桡骨远端骨折的治疗原则尤为重要，其治疗原则主要是恢复关节面的平整性，维持和稳定其解剖复位，同时最大可能地保护腕关节功能。

（1）经皮穿针内固定术：其优点是创伤小、费用低、相对容易操作、易于取出、对骨折断端血运破坏影响较少，有良好的临床应用价值。缺点包括针道感染、骨折再移位、肌腱损伤、桡神经浅支损伤等并发症。对于不能耐受切开复位内固定手术的患者及儿童患者可使用此术式。

（2）外固定架固定术：外固定架是通过力学原理，由钢针发生变形而产生作用力，作用于骨折断端形成轴向挤压力，使骨折稳定。其主要用于不稳定性关节外骨折、背侧移位明显的骨折、开放性关节内骨折等骨折类型。外固定架的主要优点是具有可调性，在支架的部分结构出现问题时，可及时更换与调整；具有一定的柔韧性，同时外固定架可在一定程度上撑开腕关节间隙，有利于暴露桡骨远端关节面，并可对塌陷、旋转骨块实施可视下撬拨复位，亦可纠正并维持掌倾角及尺倾角，恢复桡骨远端高度，因而外固定支架可作为存在明显短缩的粉碎性桡骨远端骨折的首选治疗。

（3）切开复位内固定术：切开复位内固定术多用于不稳定型桡骨远端骨折的治疗，如复杂的关节内骨折，采用非手术方法治疗后再次发生移位时也应行切开复位内固定术。

桡骨远端骨折传统的手术入路有掌侧入路、背侧入路和 Henry 桡骨远端入路等，由于桡骨远端掌侧缘平坦有利于钢板放置，且钛板表面有旋前方肌覆盖，减少了神经损伤及肌腱磨损的发生率，临床大多数类型的骨折患者选择掌侧入路。随着掌侧入路的广泛运用及生物力学的发展，掌侧锁定钢板的优势不断体现，另外掌侧锁定钢板允许术后腕关节早期活动，有助于避免关节粘连、创伤性关节炎等不良反应的发生。桡骨远端骨折手术治疗的常见并发症包括切口感染，肌腱、神经损伤，关节的慢性疼痛，腕管综合征，骨折畸形愈合或不愈合等。

二十一、骨盆骨折

（一）概述

骨盆骨折发生率占全身骨折损伤的 7%~8%，致伤原因通常与高能量损伤如交通伤、高处坠落伤等密切相关。随着社会经济的迅速发展，骨盆骨折的发病率也在逐年上升，占所有钝性碰撞伤比例的 20%。Tile 将骨盆骨折分为三种基本类型，按损伤程度由轻到重依次为 A 型（稳定型）、B 型（旋转不稳定但垂直稳定型）、C 型（旋转和垂直都不稳定型）。临床上 Tile B 型和 C 型为不稳定型骨盆骨折，不稳定型骨盆骨折常伴有大出血、毗邻脏器和远隔脏器损伤，易出现休克，从而导致致死"三联征"（代谢性酸中毒、低体温和凝血功能障碍）的发生，病死率高达 37%，临床救治难度大，快速评估、复苏、止血、稳定骨盆环是提高骨盆骨折抢救成功率的关键。

（二）应用解剖

1. 骨性与韧带结构

骨盆呈一环形。骨盆环前部是由耻骨支和坐骨支构成，纤维软骨盘位于两耻骨体之间。后部由骶骨及 2 块无名骨组成并由骶髂关节相连接，连接结构为骨间骶髂韧带、前后骶髂韧带、骶结节韧带、骶棘韧带和相关的髂腰韧带（图 16-3-63）。这些韧带复合体为后方的骶髂复合体提供了稳定性，而骶髂关节本身无内在的骨性稳定，Tile 将后侧骨盆韧带与骨结构的关系比作一座吊桥，骶骨悬吊在两个髂后上棘之间（图

16-3-64）。骨盆的稳定性依赖于不同平面的韧带。限制半骨盆外旋的主要有耻骨联合韧带、骶棘韧带和骶髂韧带。骶结节韧带可阻止矢状面的旋转；半骨盆垂直移位受上述所有韧带结构控制，但当其他韧带缺乏时，可由完整的骨间骶髂韧带、后骶髂韧带以及髂腰韧带控制。通常，旋转不稳定的半骨盆可因这些完整的韧带结构而保持垂直向稳定。

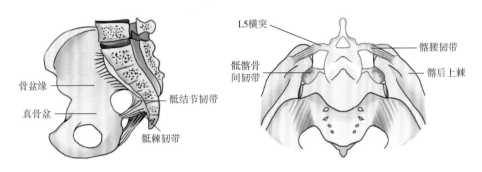

图 16-3-63　骨盆后环结构

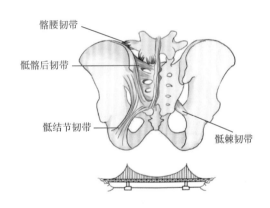

图 16-3-64　骶骨悬吊复合体结构

2.骨盆血流供应

髂内动脉是盆腔脏器、会阴血液供应的主要来源，分为前躯干分支（主要供应盆腔脏器和会阴）和后躯干分支。最常见的分支模式见于 60%~80% 的患者，包括两个主要分支。臀下动脉和阴部内动脉起源于髂内动脉的共同前干。一条臀上大动脉和两条小动脉（即髂腰动脉和骶外侧动脉）起源于髂内动脉的后支。第二种最常见的分支模式见于 15%~30% 的患者。在这种分支模式中，前支继续作为阴部内动脉，而髂内动脉的后支进一步分为臀上动脉和臀下动脉（图 16-3-65）。

髂内动脉侧支循环丰富，主要有三组侧支循环，第 1 组腰动脉与髂腰动脉，第 2 组骶正中动脉与骶外侧动脉，第 3 组直肠上动脉与直肠中动脉（图 16-3-66）。

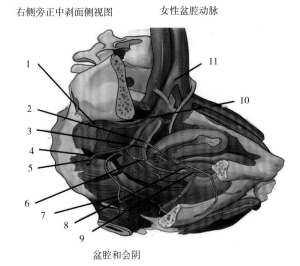

图 16-3-65　盆腔脏器、会阴的主要血液供应

注：1.臀上动脉；2.闭孔动脉；3.脐动脉（开放部）；4.阴部内动脉；5.臀下动脉；6.子宫动脉；7.直肠下动脉；8.膀胱上动脉；9.脐动脉（闭塞部位）；10.髂内动脉；11.右髂总动脉

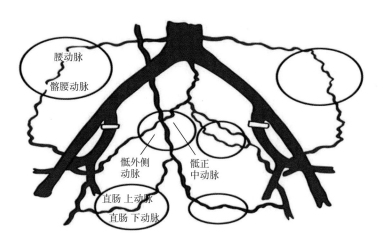

图 16-3-66　髂内动脉侧支循环

（三）骨盆骨折分型

1988 年，Tile 在 Pennal 分类基础上，按照骨折稳定性、暴力方向和性质重新定义骨盆骨折的 Tile 分型，将骨盆环骨折分为 A、B、C 型，每型又分为若干亚型。A 型为稳定的骨盆环损伤，骨折轻度移位，其中 A1 亚型为骨盆边缘骨折，不累及骨盆环，撕脱伤（A1.1 为髂骨棘的撕脱骨折；A1.2 为髂嵴骨折；A1.3 为坐骨结节撕脱骨折）；A2 亚型为骨盆环有骨折或有轻度移位（A2.1 为髂骨翼骨折；A2.2 为前弓的单侧骨折；A2.3 为前弓的双侧骨折）；A3 亚型为骶骨或尾骨骨折，不累及骨盆环（A3.1 为骶尾部的脱位；A3.2 为骶骨骨折未脱位；A3.3 为骶骨骨折脱位）。B 型为旋转不稳、垂

直稳定的骨盆环损伤，损伤的骨盆后侧张力带和骨盆底仍保持完整无损伤，髋骨可发生旋转不稳定，其中 B1 亚型为外旋损伤，呈"翻书样"损伤（B1.1 为骶髂关节损伤前方损伤；B1.2 为骶骨骨折）；B2 亚型为内旋损伤，呈"关书样"损伤（B2.1 为前方压力骨折，后方骶骨骨折；B2.2 为部分骶髂关节骨折，半脱位；B2.3 为髂骨不完全骨折）；B3 亚型为双侧 B 型损伤（B3.1 为双侧"翻书样"损伤；B3.2 为一侧侧方挤压，一侧"翻书样"损伤；B3.3 为双侧侧方挤压）。C 型为旋转和垂直不稳定的骨盆环损伤。后侧骶髂部稳定结构完全损伤，骶棘和骶结节韧带完全撕裂，前侧产生耻骨联合分离，或一侧耻骨上下支骨折或双侧耻骨上下支骨折，骨盆产生旋转和垂直方向不稳定，一侧骨盆可向上移位，其中 C1 亚型为单侧伤（C1.1 为髂骨骨折；C1.2 为骶髂关节骨折 - 脱位；C1.3 为骶骨骨折）；C2 亚型为骨盆双侧不稳定，多为侧方挤压性损伤，受力侧髂骨后部骨折及耻骨支骨折，骶髂关节脱位，一侧旋转不稳，一侧旋转和垂直不稳；C3 亚型为双侧伤，临床上骨盆环破裂合并髋臼骨折也称为 C3 型骨折。

（四）髋臼骨折分型

Judet-Letournel 分型是 Judet 和 Letournel 基于解剖学基础提出的髋臼骨折分型系统，应用范围广，临床指导价值高。髋臼是由耻骨、坐骨和髂骨部"Y"形软骨发育而形成的骨性凹陷（图 16-3-67），直径约 3.5 cm，与股骨头组成髋关节。髋臼后、外、上侧区是髋臼的顶盖部，骨质粗厚，与股骨头顶区相对应，是主要的负重部位；髋臼的内侧壁是臼的底部，骨质薄弱。有两个骨性支柱，即前柱和后柱。

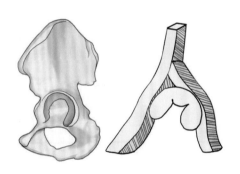

图 16-3-67　髋臼解剖结构

Judet-Letourmel 分型将髋臼骨折分为简单骨折和复杂骨折两大类。简单骨折指横行或累及一个柱、一个壁的孤立性骨折，包括后壁骨折、后柱骨折、前壁骨折、前柱骨折、横行骨折五种类型。复杂骨折指含有两种以上单一骨折的髋臼骨折，包括 T 形骨折、横行伴后壁骨折、后柱伴后壁骨折、前柱伴后方横行骨折、双柱骨折五种类型（图 16-3-68）。

（五）骨盆骨折的急诊评估和处理

（1）交通事故、高处坠落伤等高能量损伤时首先应考虑骨盆骨折的可能。因此在体格检查时应注意提示骨盆骨折可能性的以下表现：①盆腔区域和臀部瘀斑、瘀血，会阴或阴囊血肿，尿道口血迹；②双下肢不等长或旋转臀部不对称；③直肠指诊前列

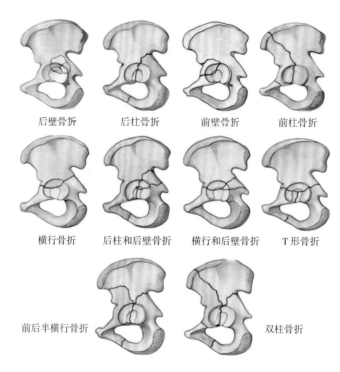

后壁骨折　　　　后柱骨折　　　　前壁骨折　　　　前柱骨折

横行骨折　　　后柱和后壁骨折　　横行和后壁骨折　　　T形骨折

前后半横行骨折　　　　　　　　　　　　　　　双柱骨折

图 16-3-68　Judet-Letournel 分型

腺漂移，扪及骨折，指套带血；④阴道检查扪及骨折，宫颈上移，有出血。 如果致伤机制或查体提示骨盆骨折可能，则应行床旁骨盆前后位平片明确，并立即予以骨盆束缚带（PCCD）或床单包裹外固定，而不是进行骨盆挤压分离试验。

（2）由专业创伤外科医生按高级创伤生命支持快速准确伤情评估。对存在气道梗阻患者进行气管插管通气和给氧；导尿既是休克监测手段，又是可发现膀胱尿道损伤的简便易行的诊断方法；建立两条外周静脉通道或留置中心静脉导管，用乳酸钠林格氏液进行限制性液体复苏（低压复苏），将收缩压（SBP）控制在 80 mmHg 左右，快速用创伤超声重点评估法（FAST）排查胸腹部损伤情况。

（3）FAST 无阳性发现且血流动力学稳定的患者行全身多层螺旋 CT 检查，准确判断损伤情况。

（4）FAST 无阳性发现且血流动力学不稳定的患者（收缩压 ≤ 90 mmHg、碱剩余 <-6 mmol/L 及伤后 0.5 小时内血红蛋白 ≤ 100 g/L，提示血流动力学不稳定），送介入手术室行紧急血管造影、双侧髂内动脉栓塞术和骨盆支架外固定术。同时行止血性复苏，即液体复苏开始输入红细胞时，全面补充凝血因子，包括新鲜冰冻血浆、冷沉淀和血小板。并转入 ICU 继续止血性复苏，生命器官支持，纠正致死"三联征"病理生理状态。

（5）对 FAST 阳性，存在腹内脏器损伤的患者，快送手术室进行损伤控制性剖腹术，控制致命性大出血，阻断污染，同时结扎双侧髂内动脉，对不稳定性骨折行早期临时外固定及骨盆支架固定，同时行止血性复苏。

（6）对于血流动力学稳定状态进行性不稳定的骨盆骨折患者行腹主动脉球囊阻断术，如 FAST 无阳性发现患者送入手术室行紧急血管造影和双侧髂内动脉栓塞术和骨盆外固定支架术；如 FAST 阳性发现存在腹内脏器损伤的患者快送手术室进行损伤控制性剖腹术。

（六）骨盆骨折急诊评估和处理的核心要点

（1）对血流动力学不稳定骨盆骨折应用损伤控制性复苏（damage control resuscitation，DCR）理念治疗。DCR 的核心内容是限制性液体复苏、止血性复苏和损伤控制性手术，其实质是尽力缩短损伤至手术时间，把复苏移至手术室并到达 ICU，尽量争取在低体温、酸中毒、凝血障碍发生发展前完成复苏并简化手术。

（2）严重骨盆骨折患者早期死亡原因主要是难以控制的大出血，因此控制出血是关键。控制出血的关键措施包括：①通过骨盆带或前环外固定支架，后环 C 型钳等恢复骨盆的容积和稳定骨折。②髂内动脉断血术，指双侧髂内动脉通过介入栓塞或结扎使由髂总动脉流入髂内动脉的血液中断的方法。其不仅对于因动脉损伤出血有效，对于在骨盆骨折中更为常见的静脉性出血同样有效。通过阻断动脉血流，减小静脉回流量，降低管腔内压力，从而减少出血。同时因为盆腔内广泛的侧支循环，不至引起器官缺血坏死。髂内动脉介入栓塞常采用微型钢圈主干栓塞，避免因盆腔脏器缺血引起的严重并发症。因盆腔内广泛的侧支循环，2 周左右再血管化建立侧支循环（图 16-3-69）。髂内动脉结扎术的适应证包括：腹盆腔脏器损伤、腹部血管损伤、盆底结构损伤、开放性骨盆骨折、濒死状态的骨盆骨折等需要剖腹手术的患者。

（3）腹膜外填塞。应注意在填塞前行骨盆外固定，稳定骨盆，减少了盆腔的容量才能有效止血。其方法是沿骨盆边缘尽可能深地向后方探查，依次填塞 3 块大纱布。第 1 块纱布置于最深处，骶髂关节的下方；第 2 块置于骨盆窝的中部，第 1 块纱布的前方；第 3 块纱布置于膀胱后外侧的耻骨后窝。在完成一边的填塞后，将膀胱拉向对侧，再填塞另外一侧。24~48 小时去除或更换（纱布移除时持续出血）纱布。腹膜外填塞的适应证包括：无条件行髂内动脉造影栓塞术、开放性骨盆骨折、行髂内动脉结扎术后骨盆区仍有广泛渗血。

（七）二期骨盆骨折确定性手术

1. 骨盆骨折微创手术

骨盆骨折内固定手术因其位置深，周围解剖复杂，手术治疗难度大、风险高，始

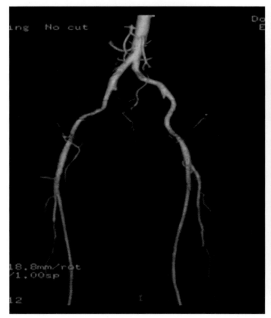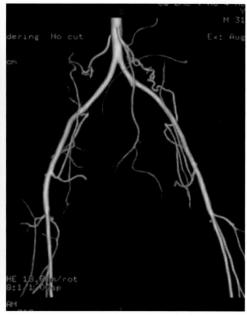

图 16-3-69　髂内动脉介入栓塞术后 1 个月建立侧支循环

终是创伤骨科领域的难点。骨盆骨折微创手术以其创伤小、出血少、皮肤条件要求低、缩短骨盆骨折确定性手术的手术时间窗等优点而逐渐受到推崇，其成功实施取决于能否实现术中闭合复位和良好的术中影像监测，这需要制订详细的术前计划。

（1）骨盆前环损伤经皮内固定手术适应证包括：前环移位不明显的 Tile B、C 型骨折；髋臼骨折无需复位者；移位明显，但可以实现良好的闭合复位的上述各类骨折及耻骨联合分离。

骨盆前环损伤微创术式包括：外固定支架固定术；经皮钉棒系统内固定（INFIX）；闭合复位经皮前柱螺钉 / 耻骨支螺钉 / 耻骨联合螺钉内固定术；前环有限切开钢板 / 耻骨联合钢板内固定术。

（2）骨盆后环损伤经皮内固定手术适应证包括：Tile B、C 型骨折；骶髂韧带损伤、骶髂关节脱位、骶骨纵行骨折；"新月形"髂骨骨折。

骨盆后环损伤微创术式包括：骶髂关节脱位 / 骶骨纵行骨折闭合复位，经皮骶髂关节螺钉 / 骶骨棒内固定术；髂骨骨折闭合复位，经皮通道螺钉（LC-2 螺钉）内固定术；经皮椎弓根钉棒系统后环内固定术；经皮后方髂骨间钢板 / 微创可调式接骨板（minimally invasive adjustable plate，MIAP）内固定术。

（3）骨盆骨折微创手术的禁忌证包括：稳定型骨折；骨盆前、后环未达到复位标准；螺钉进钉点粉碎；S1 椎体粉碎性骨折及部分骶骨 Dennis Ⅲ 区骨折；髂骨翼粉碎性骨折无法闭合复位；穿针处皮肤病变或皮肤感染；重度骨质疏松症患者；严重发育畸形。

（4）术中复位标准：Matta 影像评分是根据骨盆正位、入口位、出口位影像评价中移位最大的测量结果评估骨折复位情况，其标准为 4 mm 以内为优，5~10 mm 为良，10~20 mm 为可，大于 20 mm 为差。

（5）治疗原则：在血流动力学基本稳定的前提下尽早手术；力争借助各种复位工具实现闭合复位；在良好的技术支持及设备辅助下尽可能经皮内固定，或有限切开内固定。

（6）临床示例如图 16-3-70—图 16-3-75 所示。

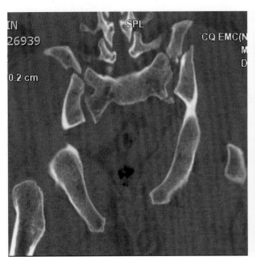
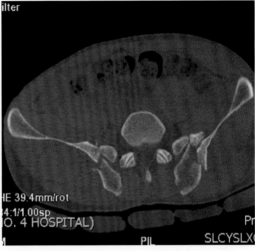

图 16-3-70　术前影像提示严重骨盆骨折（Tile C2.3，Young-Burgess LC3）

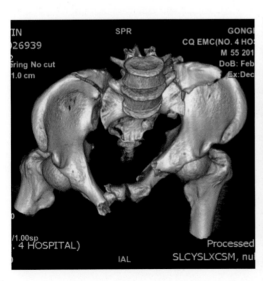
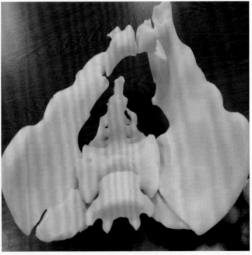

图 16-3-71　骨盆骨折 3D 打印模型

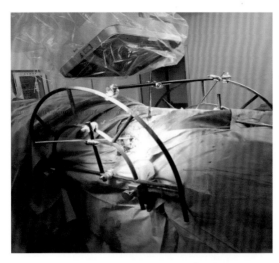

图 16-3-72　骨盆解锁复位系统辅助下闭合解锁复位

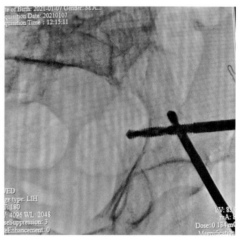

图 16-3-73　右侧复位后透视图

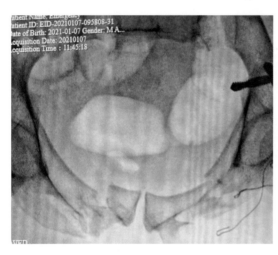

图 16-3-74　左侧复位前、复位后透视

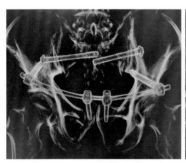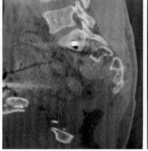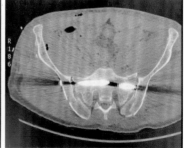

图 16-3-75　术后 CT 影像

2. 髋臼骨折的手术治疗

髋臼骨折手术的目的是恢复解剖结构，维持头臼对应关系，使关节能早期活动，减少并发症的发生。手术适应证包括：骨折移位 >3 mm；合并股骨头脱位或半脱位；合并关节内游离骨块；CT 显示后壁骨折缺损 >50%；虽后壁骨折块小，但在镇痛或麻醉条件下屈髋 90° 应力实验阳性；移位骨折累及臼顶，臼顶移位 >2 mm；无骨质疏松症；合并血管神经损伤需手术探查。

髋臼骨折常用的手术入路包括：Kocher-Langenbeck 入路（髋关节后入路，K-L 入路）；髂腹股沟入路；Stoppa 入路；腹直肌外侧入路；联合应用 Kocher-Langenbeck 入路和髂腹股沟入路。后壁骨折、后柱骨折、后柱合并后壁骨折应用 K-L 入路；前壁骨折、前柱骨折、前柱合并后半横行骨折应用 Stoppa 入路或腹直肌外侧入路或髂腹股沟入路均可复位固定；横行骨折通常应用 K-L 入路，当骨折线由前上延伸到后下，且向前移位为主时，选用 Stoppa 入路或腹直肌外侧入路或髂腹股沟入路；横行合并后壁骨折通常应用 K-L 入路，当合并其他部位骨折较难复位时，应选用 Stoppa 入路或腹直肌外侧入路或髂腹股沟入路；T 形骨折通常应用 K-L 入路，如果较大移位或旋转是在前方，则应选用 Stoppa 入路或腹直肌外侧入路或髂腹股沟入路；双柱骨折通常应用 Stoppa 入路加髂窝入路或腹直肌外侧入路或髂腹股沟入路，当后柱骨折伴后壁粉碎性骨折时，应用前后联合入路。

术中并发症包括神经血管损伤、复位不够充分、关节面被内固定物穿透等。医源性坐骨神经损伤或原有损伤症状加重可能会导致严重后果。术后早期并发症有下肢深静脉血栓形成及肺栓塞、皮肤坏死、感染、死亡等。术后晚期并发症有异位骨化、股骨头缺血性坏死、创伤性关节炎和软骨溶解等。对晚期严重的股骨头缺血性坏死或创伤性关节炎，较理想的治疗方法为人工全髋关节置换术。

二十二、脊柱损伤

（一）概述

脊柱损伤是一种常见的、有潜在灾难性后果的损伤，是患者瘫痪和死亡的重要原因。多发伤令脊柱损伤问题复杂化，正确及时的评估与治疗能将并发症降至最低限度并最大限度地促进恢复。一项大型创伤登记系统研究显示，脊柱损伤发生率为 3%，脊髓损伤发生率为 1%。全球每年有 25 万 ~50 万人遭受脊髓损伤。合并头部创伤或意识丧失者中，10%~15% 存在颈椎损伤。重度胸腰椎骨折提示内脏损伤。高能量钝性伤所致脊柱骨折者应警惕跳跃性骨折，其发生率约 20%。脊柱损伤年龄分布呈现双峰模式，第一个峰值出现在 15~29 岁的年轻人中，第二个峰值出现在 65 岁以上的老年人中。由于人口的老龄化，跌倒致骨质疏松患者胸腰椎骨折的发生率明显升高。尽管女性患者有所增加，男性仍占所有脊柱损伤的 70%~80%。脊柱损伤好发于活动范围较大的颈段及胸腰段。脊髓损伤中 30%~35% 为完全性损伤。脊髓损伤使患者死亡率升高 2~5 倍，并发症相关死亡率增至 16 倍，漏诊或延迟诊断使神经系统损伤的发生率增至 7.5 倍。脊柱损伤的主要原因是车祸，超速、酒驾及未使用安全带是主要的危险因素，其他常见的原因为坠落或跌倒。

（二）应用解剖

脊柱从颅底延伸到骶尾构成中轴骨架。骶尾椎发育融合，33 节椎体构成 26 个独立的椎骨（图 16-3-76）。根据解剖学特点，临床常分为上颈段（C1—C2 构成寰枢椎复合体）、下颈段（C3—C7）及胸腰段，骶椎被认为骨盆后环结构参与讨论，尾椎没有重要临床意义。一般来说，相邻椎体之间通过椎间盘、关节突及韧带构成脊柱运动单元，运动形式由解剖特点决定。

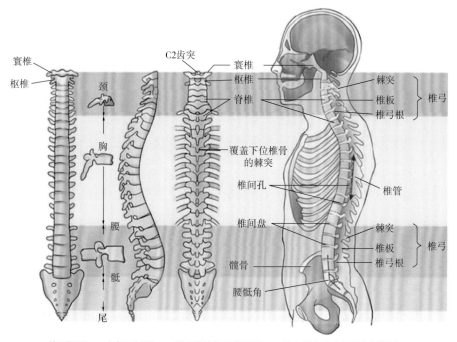

A: 前面视图 B: 右侧面视图 C: 后面带肋椎连接视图 D: 带左侧肋骨盆骨的中间视图

图 16-3-76 脊柱解剖

寰椎由前后弓和侧块构成环形结构，内附横韧带，上与枕骨髁相关节。枢椎椎体上方形成特征结构齿状突，与寰椎前弓及横韧带相关节；与寰椎侧块及 C3 上关节突相关节的上下关节突因冠状位不共面，成为 Hangman 骨折发生的解剖学基础。C3—C7 解剖形态相似。椎体间通过椎间盘及后外侧 Luschka 关节连接，关节突在冠状面呈 45° 排列。椎动脉走行于 C6 以上的横突孔，在寰椎侧块后内方经枕骨大孔入颅底，常有变异。

颈椎灵活且相对暴露故而最易损伤，适用双柱模型评估损伤机制及稳定性。前纵韧带、椎体、椎间盘、Luschka 关节及后纵韧带构成前柱；椎弓根、横突、关节突关节、黄韧带、椎板、棘突、棘间及棘上韧带构成后柱。双柱不稳将大大增加脊髓损伤的风险。

胸椎关节突呈叠瓦状排列，与胸廓通过胸肋关节相连。一方面，胸廓的保护使得胸椎不易受伤；另一方面，严重胸椎损伤高度提示合并胸部其他结构损伤。关节突方向在胸腰结合段由冠状面过渡到矢状面，力量汇集使其成为第二常见的损伤段。腰骶连接常有变异。

三柱模型用于评估胸腰椎损伤机制及稳定性（图 16-3-77）。前柱包括前纵韧带、椎体的前半部及椎间盘的前半部，中柱包括椎体的后半部、椎间盘的后半部及后纵韧带，后柱包括后方的骨性结构及韧带复合体。至少相邻两柱破坏引起不稳。

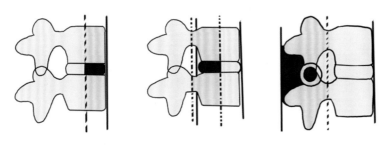

图 16-3-77　胸腰椎三柱模型示意图

脊髓上端于枕骨大孔与延髓连续，经椎管以脊髓圆锥止于 L1 水平，远端神经根汇集为马尾。脊柱与脊髓节段水平未必相同。脊髓约占椎管体积的 50%，余被脑脊液、硬膜和脂肪填充。31 对神经根经椎间孔穿出椎管（图 16-3-78）。马尾由下运动神经元发出，对外伤更有顺应性，可被疝出卡压。

脊髓横截面由中央的灰质和周围的白质组成（图 16-3-79）。灰质前角为下运动神经元，后角与传入纤维形成突触；白质主要包括传递上运动神经元信号的皮质脊髓束、痛温触觉的脊髓丘脑束和本体震动觉的后索，前二者为先交叉后传导，后者为先传导后交叉。

脊髓损伤广义地分为完全性和不完全性损伤，球海绵体反射恢复是脊髓震荡结束的标志。上运动神经元和下运动神经元损伤有硬瘫和软瘫的区别。脊髓不同部位的损伤形成特征性的表现。

来自椎动脉的 1 条脊髓前动脉和 1 对脊髓后动脉自颅底下行至脊髓圆锥吻合，直径变化大，甚至不连续。前者供应皮质脊髓束、脊髓丘脑束和灰质前角，后者

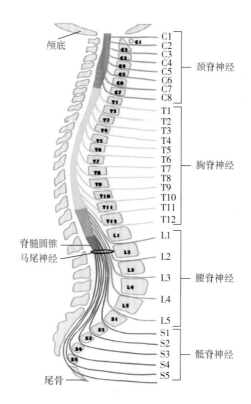

图 16-3-78　脊柱与脊髓节段示意图

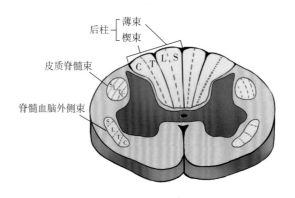

图 16-3-79　脊髓横截面示意图

供应后索和灰质后角。主动脉发出的根动脉经椎间孔汇入提供额外血供，最重要的 Adamkiewicz 动脉多在 T9—T12 水平（图 16-3-80）。

（三）创伤急救

院前现场救援遵循院前创伤生命支持指南，原则上所有伤员都应被视为不稳定脊柱损伤待排。

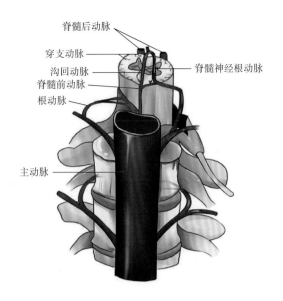

脊髓后动脉

穿支动脉

沟回动脉

脊髓前动脉

根动脉

脊髓神经根动脉

主动脉

图 16-3-80　脊髓血供示意图

高风险因素分为伤员本身、受伤机制及临床表现三大类：①老年骨质疏松、癌症、类风湿性关节炎、融合性脊柱炎；②交通事故、高处坠落、运动损伤、遇袭、不明；③精神状态改变、神经症状、头胸腹严重创伤表现、颈背部中线疼痛。符合上述因素者应高度警惕脊柱损伤，在解救脱困、开放气道、控制出血等过程中始终维持脊柱固定状态。

通常使用脊柱板、硬质颈托和头部侧方支撑进行固定。两人交替手法稳定颈椎，三人滚木式移动伤员至脊柱板，佩戴硬质颈托，头部侧方支撑，妥善牢靠固定。解救车内伤员可能需要使用短脊板。摘取运动伤员的头盔和护肩严格慎重。

若无上述因素，基本可以排除有临床意义的脊柱损伤，通常无须固定。穿透伤且没有神经系统损伤证据的伤员不推荐常规固定脊柱。自缢者中颈椎损伤并不常见。

（四）院内评估与处理

院内创伤评估遵循高级创伤生命支持指南，先行初步重点评估，后行二次详细评估。

ABCDE 方案将初步评估及稳定病情的措施进行了先后次序区分，危及生命的情况应优先于脊柱损伤进行处理。颈椎损伤使气道管理的需求和难度增加。快速诱导、经口气管插管是推荐的气道管理方法。操作时取下颈托前部，手法维持颈椎稳定，安全可靠。谨记通气是首要目标，为此可损失部分稳定性。可视喉镜可减少颈椎活动改善视野，推荐使用。脊髓高位损伤或一过性功能丧失可导致低血压和慢心率。但是，出血仍是创伤休克的主要原因。错误解读心率可低估休克程度。应通过输血、血管活性药物和体位调整等手段维持灌注，通常推荐将平均动脉压维持在 90 mmHg。过量的液体输入会造成脊髓肿胀加重损害，应严密监测入出量和电解质水平。神经系统检查重点留意感觉平面和偏侧性体征。部位严重损伤或特殊征象提示脊柱损伤。

血流动力学不稳定的伤员应直接送入手术室或介入室接受确定性治疗。脊柱长期固定会增加发生误吸和压疮的风险，推荐院内 48 小时完成二次评估以确认或排除不稳定脊柱损伤。

对初步评估处理后稳定的伤员完成二次评估，包括详细的病史采集和全面的体格检查。骨质疏松、癌症、类风湿性关节炎和融合性脊柱炎病史显著增加脊柱损伤风险。滚木式翻动伤员至侧卧位完成脊柱的视触诊。神经系统检查包括感觉、运动和反射三大方面，完善脊髓损伤分级 ASIA 量表便于后续比较（图 16-3-81）。大小便失禁或潴留为重要信息。直肠指检缺乏明确的证据支持。值得注意的是，体格检查诊断脊柱损伤的敏感性和特异性都不足。

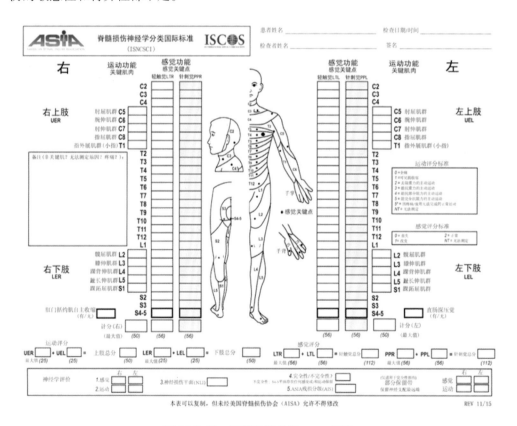

图 16-3-81　脊髓损伤分级 ASIA 量表

注：引自 Physiopedia：American Spinal Cord Injury Association（ASIA）Impairment Scale

CT 是目前评估脊柱损伤首选的影像学方法。仰卧位薄层平扫能迅速获得高精度轴位图像，数字重建矢状位、冠状位及三维图像。CT 检查评估脊柱损伤的敏感性和特异性显著优于 X 线片。评估严重创伤的初次 CT 扫描从头至盆，足以筛查脊柱损伤且无须增加额外的时间、费用及辐射暴露。脊柱非邻近损伤发生率高达 20%，故而推荐颈胸腰全脊柱 CT 扫描。

MRI 在评估椎间盘、韧带、脊髓及神经根等软组织方面具有优势，可以额外提供关于损伤程度和机制等方面有价值的信息，但其并非总能及时或有条件完成。更重要的是，MRI 检出有临床意义椎间盘韧带损伤的特异性不高，假阳性率估计为 20%~40%。

无放射影像学异常的脊髓损伤（spinal cord injury without radiographic abnormalities，SCIWORA）是在 MRI 应用之前命名的，指存在神经功能障碍但完整 X 线片或 CT 没有发现脊柱骨性损伤的证据。研究表明成人 SCIWORA 的发生率高于预期值的 3%~4%，但极少造成永久性神经功能障碍，需要手术者不足 1%。若意识清醒的伤员 CT 结果正常但存在神经持续性或定位性症状体征，应当完善 MRI 检查。对于意识障碍的伤员，目前缺乏统一的解决方案。美国东部创伤外科学会认为多排螺旋 CT 结果阴性基本可以排除有临床意义的脊柱损伤。疑似脊柱损伤者无须常规血管成像。颈椎损伤需手术治疗但无法完善 MRI 者应行 CT 血管造影评估椎动脉。意识清醒、无局部或神经系统症状体征且无分散注意力的其他严重外伤者可临床排除脊柱损伤而无须影像学检查。

脊柱损伤的治疗旨在恢复正常序列、解除神经压迫和提供足够稳定。正确判断脊柱损伤的稳定性是诊疗的关键。柱型模型指导判断力学稳定性，存在神经症状提示脊柱不稳。

支具通过软组织限制脊柱运动，可以处理稳定型损伤，也是术后常用的辅助固定手段。Halo-vest 架能够有效提供多平面固定，是治疗颈椎和上胸椎损伤的常用方案。放射监视下试行牵引闭合复位是处理存在神经症状颈椎损伤的初始治疗策略。临床资料表明绝大多数椎间盘破裂突出者可安全闭合复位。

下颈椎损伤分类评分系统（sub-axial injury classification，SLIC）和胸腰椎损伤分类及损伤程度评分系统（thoracolumbar injury classification and severity score，TLICS）通过对椎体骨折形态、神经损伤状况和间盘/后方韧带复合体三个方面评分量化手术指征。

分型有助于指导诊疗评估预后。AO 根据损伤机制分为压缩、牵张和旋转平移三大类型。识别损伤形态特征、正确分析损伤机制和理解神经损伤原因是正确制订手术方案的前提。

神经功能进行性恶化为绝对急诊手术指征，资料表明伤后 8 小时内缓解脊髓压迫可明显改善神经系统结局。不完全性脊髓损伤为相对急诊手术指征，推荐伤后 24 小时内实施手术。完全性脊髓损伤考虑离断不可逆，早期手术的作用存在很大的争议。无神经损伤者应行择期手术，过度推迟会影响术中复位及椎管减压效果。

脊髓损伤药物治疗手段缺乏。传统认为糖皮质激素可减轻伤后诱发的炎症性分子和细胞事件进而减轻继发性脊髓损伤的程度，甲泼尼龙曾被认为是急性脊髓损伤的标准治疗而广泛应用于临床。但目前缺乏临床资料支持糖皮质激素治疗可改善神经系统结局的观点，因此，推荐仅当明确无糖皮质激素治疗的相关风险时，考虑甲泼尼龙 30 mg/kg 静脉冲击治疗急性脊髓损伤。

脊髓损伤后常见多种并发症，给预后带来不良影响。早期积极干预和长期细致护理可能避免或改善卧床相关并发症。康复是后期神经恢复的重要手段，应尽快开始物理疗法和作业疗法，也最好尽早给患者及亲属提供心理咨询。

（重庆大学附属中心医院 / 重庆市急救医疗中心　杨俊，北京大学人民医院 / 国家创伤医学中心　王天兵）

参考文献

［1］　Chen W，Lv H，Liu S，et al. National incidence of traumatic fractures in China：a retrospective survey of 512 187 individuals［J］. Lancet Glob Health，2017，5（8）：e807-e817.

［2］　Howes D S，Kaufman J J. Plaster splints：techniques and indications［J］. Am Fam Physician，1984，30（3）：215-221.

［3］　Ahn J M，El-Khoury G Y. Occult fractures of extremities［J］. Radiol Clin North Am，2007，45（3）：561-579.

［4］　Joshi N，Lira A，Mehta N，et al. Diagnostic accuracy of history，physical examination，and bedside ultrasound for diagnosis of extremity fractures in the emergency department：a systematic review［J］. Acad Emerg Med，2013，20（1）：1-15.

［5］　Hartling L，Ali S，Dryden D M，et al. How safe are common analgesics for the treatment of acute pain for children? A systematic review［J］. Pain Res Manag，2016，2016：5346819.

［6］ Okike K，Bhattacharyya T. Trends in the management of open fractures. A critical analysis ［J］. J Bone Joint Surg Am，2006，88（12）：2739-2748.

［7］ Colton C，Trentz O. Severe limb injuries ［J］. Acta Orthop Scand Suppl，1998，281：47-53.

［8］ Schlickewei W，Kuner E H，Mullaji A B，et al. Upper and lower limb fractures with concomitant arterial injury ［J］. J Bone Joint Surg Br，1992，74（2）：181-188.

［9］ McKay S D，MacDermid J C，Roth J H，et al. Assessment of complications of distal radius fractures and development of a complication checklist ［J］. J Hand Surg Am，2001，26（5）：916-922.

［10］ Kainoh T，Iriyama H，Komori A，et al. Risk factors of fat embolism syndrome after trauma：a nested case-control study with the use of a nationwide trauma registry in Japan ［J］. Chest，2021，159（3）：1064-1071.

［11］ Blick S S，Brumback R J，Poka A，et al. Compartment syndrome in open tibial fractures ［J］. J Bone Joint Surg Am，1986，68（9）：1348-1353.

［12］ Rodrigo C，Fernando D，Rajapakse S. Pharmacological management of tetanus：an evidence-based review ［J］. Crit Care，2014，18（2）：217.

［13］ Awad M M，Bryant A E，Stevens D L，et al. Virulence studies on chromosomal alpha-toxin and theta-toxin mutants constructed by allelic exchange provide genetic evidence for the essential role of alpha-toxin in Clostridium perfringens-mediated gas gangrene ［J］. Mol Microbiol，1995，15（2）：191-202.

［14］ Weinstein L，Barza M A. Gas gangrene ［J］. N Engl J Med，1973，289（21）：1129-1131.

［15］ Gross T，Kaim A H，Regazzoni P，et al. Current concepts in posttraumatic osteomyelitis：a diagnostic challenge with new imaging options ［J］. J Trauma，2002，52（6）：1210-1219.

［16］ 余斌，吴新宝，唐佩福，等. 中国开放性骨折诊断与治疗指南 2019 版 ［J］. 中华创伤骨科杂志，2019，21（6）：921-926.

［17］ Charles M.Court-Brown，James D.Heckman. 洛克伍德 - 格林：成人骨折 ［M］. 8 版. 唐佩福，裴国献，主译. 北京：北京大学医学出版社，2016.

［18］ 巴克利，莫兰. 骨折的 AO 治疗原则 ［M］.3 版. 王满宜，曾炳芳，主译. 上海：上海科学技术出版社，2019.

［19］ Paul T. Wiesel 骨科手术学：创伤外科 ［M］. 2 版. 李晓林，孙玉强，罗从风，主译. 上海：上海科学技术出版社，2022.

［20］ Henle P，Kloen P，Siebenrock K A. Femoral head injuries：which treatment strategy can be recommended? ［J］. Injury，2007，38（4）：478-488.

[21] Asghar F A, Karunakar M A. Femoral head fractures: diagnosis, management, and complications [J]. Orthop Clin North Am, 2004, 35 (4): 463-472.

[22] Florschutz A V, Langford J R, Haidukewych G J, et al. Femoral neck fractures: current management [J]. J Orthop Trauma, 2015, 29 (3): 121-129.

[23] Sheehan S, Shyu F, Weaver M, et al. Proximal femoral fractures: what the orthopedic surgeon wants to know [J]. Radio Graphics, 2015, 35 (5): 1563-1584.

[24] Kanlic E, Cruz M. Current concepts in pediatric femur fracture treatment [J]. Orthopedics, 2007, 30 (12): 1015-1019.

[25] Gangavalli A K, Nwachuku C O. Management of distal femur fractures in adults: an overview of options [J]. Orthop Clin North Am, 2016, 47 (1): 85-96.

[26] Melvin J S, Mehta S. Patellar fractures in adults [J]. J Am Acad Orthop Surg, 2011, 19 (2): 198-207.

[27] McNamara I R, Smith T O, Shepherd K L, et al. Surgical fixation methods for tibial plateau fractures [J]. Cochrane Database Syst Rev, 2015, 15 (9): CD009679.

[28] Kim J W, Oh C W, Oh J K, et al. Staged minimally invasive plate osteosynthesis of proximal tibial fractures with acute compartment syndrome [J]. Injury, 2017, 48 (6): 1190-1193.

[29] Lampridis V, Gougoulias N, Sakellariou A. Stability in ankle fractures: diagnosis and treatment [J].EFORT Open Rev, 2018, 3 (5): 294-303.

[30] Kiewiet N J, Sangeorzan B J. Calcaneal fracture management: extensile lateral approach versus small incision technique [J]. Foot Ankle Clin, 2017, 22 (1): 77-91.

[31] Slobogean G P, Sprague S A, Scott T, et al. Complications following young femoral neck fractures [J]. Injury, 2015, 46 (3): 484-491.

[32] Daly P J, Fitzgerald R H Jr, Melton L J, et al. Epidemiology of ankle fractures in Rochester, Minnesota [J]. Acta Orthop Scand, 1987, 58: 539.

[33] Court-Brown C M, McBirnie J, Wilson G. Adult ankle fractures--an increasing problem? [J]. Acta Orthop Scand, 1998, 69: 43.

[34] 刘磊, 杨宗西, 孙家元, 等. 2010年至2011年我国平原与高原地区成人踝关节损伤的流行病学对比研究 [J]. 中华创伤骨科杂志, 2015, 17 (12): 1064-1068.

[35] Elsoe R, Ostgaard S E, Larsen P. Population-based epidemiology of 9767 ankle

fractures［J］. Foot Ankle Surg，2018，24（1）：34-39.

［36］ Grotz M R，Allami M K，Harwood P，et al. Open pelvic fractures：epidemiology，current concepts of management and outcome［J］. Injury，2005，36（1）：1-13.

［37］ Demetriades D，Karaiskakis M，Toutouzas K，et al. Pelvic fractures：epidemiology and predictors of associated abdominal injuries and outcomes［J］. J Am Coil Surg，2002，195（1）：1-10.

［38］ Wong J M，Bucknill A. Fractures of the pelvic ring［J］. Injury，2017，48（4）：795-802.

［39］ Stone H H，Strom P R，Mullins R J. Management of the major coagulopathy with onset during laparotomy［J］. Ann Surg，1983，197（5）：532-535.

［40］ Rotondo M F，Schwab C W，McGonigal M D，et al. "Damage control"：an approach for improved survival in exsanguinating penetrating abdominal injury［J］. J Trauma，1993，35（3）：375-382.

［41］ Hess J R，Holcomb J B，Hoyt D B. Damage control resuscitation：the need for specific blood products to treat the coagulopathy of trauma［J］. Transfusion，2006，46（5）：685-686.

［42］ 陈华，白雪东，易成腊，等. 中国骨盆骨折微创手术治疗指南［J］. 中华创伤骨科杂志，2021，23（1）：4-14.

［43］ 杨俊，高劲谋，胡平，等. 损伤控制外科在严重骨盆骨折伴腹部脏器损伤治疗的应用［J］. 中华创伤杂志，2012，28（7）：661-663.

［44］ 杨俊，马渝，高劲谋，等. 骨盆型严重多发伤伴失血性休克的损伤控制复苏策略［J］. 实用休克杂志，2018，2（1）：24-27.

［45］ Ramponi D R，Jo Cerepani M. Clavicle Fractures. Adv Emerg Nurs J. 2021，43（2）：123-127.

［46］ van der Meijden O A，Gaskill T R，Millett P J. Treatment of clavicle fractures：current concepts review［J］. J Shoulder Elbow Surg，2012，21（3）：423-429.

［47］ Serpico M，Tomberg S. The emergency medicine management of clavicle fractures［J］. Am J Emerg Med，2021，49：315-325.

［48］ Meyer M A，Zhang D，Price M D，et al. Clavicle fractures with associated acute neurovascular injury［J］. Orthopedics，2021，44（3）：e390-e394.

［49］ Limb D. Scapula fractures：a review［J］. EFORT Open Rev，2021，6（6）：518-525.

［50］ Hess F，Zettl R，Smolen D，et al. Decision-making for complex scapula and ipsilateral clavicle fractures：a review［J］. Eur J Trauma Emerg Surg，2019，

45（2）：221-230.

［51］ Seidl A J，Joyce C D. Acute fractures of the glenoid［J］. J Am Acad Orthop Surg，2020，28（22）：e978-e987.

［52］ Vander Voort W，Wilkinson B，Bedard N，et al. The operative treatment of scapula fractures：an analysis of 10，097 patients［J］. Iowa Orthop J，2022，42（1）：213-216.

［53］ Howard L，Berdusco R，Momoli F，et al. Open reduction internal fixation vs non-operative management in proximal humerus fractures：a prospective，randomized controlled trial protocol［J］. BMC Musculoskelet Disord，2018，19（1）：299.

［54］ Updegrove G F，Mourad W，Abboud J A. Humeral shaft fractures［J］. J Shoulder Elbow Surg，2018，27（4）：e87-e97.

［55］ Ritter V，Lin F C，Miller A，et al. Fixation of humerus shaft fractures in polytrauma patients does not improve short-term outcomes［J］. Injury，2023，54（2）：573-577.

［56］ Stevens N M. Distal humerus fractures evolution of management［J］. Bull Hosp Jt Dis（2013），2021，79（1）：43-50.

［57］ Wang C，Zhu Y，Long H，et al. Three-dimensional mapping of distal humerus fracture［J］. J Orthop Surg Res，2021，16（1）：545.

［58］ Nowak L L，Dehghan N，McKee M D，et al. Plate fixation for management of humerus fractures［J］. Injury，2018，49（Suppl 1）：S33-S38.

［59］ Mayer R，Choo A，Zuelzer D. Distal humerus fractures in the elderly：when to fix and when to replace?［J］. J Orthop Trauma，2021，35（Suppl 5）：S11-S15.

［60］ Masood Q M，Qulaghassi M，Grewal U，et al. Proximal ulna fractures in adults：a review of diagnosis and management［J］. J Clin Orthop Trauma，2021，20：101481.

［61］ Midtgaard K S，Ruzbarsky J J，Hackett T R，et al. Elbow fractures［J］. Clin Sports Med，2020，39（3）：623-636.

［62］ Lauder A，Richard M J. Management of distal humerus fractures［J］. Eur J Orthop Surg Traumatol，2020，30（5）：745-762.

［63］ Siebenlist S，Buchholz A，Braun K F. Fractures of the proximal ulna：current concepts in surgical management［J］. EFORT Open Rev，2019，4（1）：1-9.

［64］ van Riet R P，van den Bekerom M，Van Tongel A，et al. Radial head fractures［J］. Shoulder Elbow，2020，12（3）：212-223.

［65］ Khawar H，Craxford S，Ollivere B. Radial head fractures［J］. Br J Hosp Med

（Lond），2020，81（4）：1-6.

[66] Swensen S J，Tyagi V，Uquillas C，et al. Maximizing outcomes in the treatment of radial head fractures［J］. J Orthop Traumatol，2019，20（1）：15.

[67] Al-Tawil K，Arya A. Radial head fractures［J］. J Clin Orthop Trauma，2021，20：101497.

[68] Patel D S，Statuta S M，Ahmed N. Common fractures of the radius and ulna［J］. Am Fam Physician，2021，103（6）：345-354.

[69] Ramponi D R. Galeazzi fracture-dislocation［J］. Adv Emerg Nurs J，2022，44（2）：116-120.

[70] Campbell H T，Lowe D T，Egol K A. Repair of the galeazzi fracture［J］. J Orthop Trauma，2022，36（Suppl 3）：S15-S16.

[71] Delpont M，Louahem D，Cottalorda J. Monteggia injuries［J］. Orthop Traumatol Surg Res，2018，104（1S）：S113-S120.

[72] Zhang R，Wang X，Xu J，et al. Neglected monteggia fracture：a review［J］. EFORT Open Rev，2022，7（4）：287-294.

[73] Mauck B M，Swigler C W. Evidence-based review of distal radius fractures［J］. Orthop Clin North Am，2018，49（2）：211-222.

[74] Nypaver C，Bozentka D J. Distal radius fracture and the distal radioulnar joint［J］. Hand Clin，2021，37（2）：293-307.

[75] Shapiro L M，Kamal R N，Management of Distal Radius Fractures Work Group，et al. Distal radius fracture clinical practice guidelines-updates and clinical implications［J］. J Hand Surg Am，2021，46（9）：807-811.

[76] Rabinovici R，Ovadia P，Mathiak G，et al. Abdominal injuries associated with lumbar spine fractures in blunt trauma［J］. Injury，1999，30（7）：471.

[77] Nelson D W，Martin M J，Martin N D，et al. Evaluation of the risk of noncontiguous fractures of the spine in blunt trauma［J］. J Trauma Acute Care Surg，2013，75（1）：135-139.

[78] Mills B M，Conrick K M，Anderson S，et al. Consensus recommendations on the prehospital care of the injured athlete with a suspected catastrophic cervical spine injury［J］. J Athl Train，2020，55（6）：563.

[79] Murray J，Rust D A. Cervical spine alignment in helmeted skiers and snowboarders with suspected head and neck injuries：comparison of lateral C-spine radiographs before and after helmet removal and implications for ski patrol transport［J］. Wilderness Environ Med，2017，28（3）：168-175.

[80] Treme G，Diduch D R，Hart J，et al. Cervical spine alignment in the youth football athlete：recommendations for emergency transportation［J］. Am J

Sports Med，2008，36（8）：1582-1586.

［81］ Walls R M，Murphy M M. Manual of emergency airway management［J］. 3rd. Philadelphia：Lippincott Williams & Wilkins，2008.

［82］ Rhee P，Kuncir E J，Johnson L，et al. Cervical spine injury is highly dependent on the mechanism of injury following blunt and penetrating assault［J］. J Trauma，2006，61（5）：1166-1170.

［83］ Velopulos C G，Shihab H M，Lottenberg L，et al. Prehospital spine immobilization/ spinal motion restriction in penetrating trauma：a practice management guideline from the Eastern Association for the Surgery of Trauma（EAST）［J］. J Trauma Acute Care Surg，2018，84（5）：736-744.

［84］ Vanderlan W B，Tew B E，McSwain N E Jr. Increased risk of death with cervical spine immobilisation in penetrating cervical trauma［J］. Injury，2009，40（8）：880-883.

［85］ Haut E R，Kalish B T，Efron D T，et al. Spine immobilization in penetrating trauma：more harm than good?［J］. J Trauma，2010，68（1）：115-120.

［86］ Salim A，Martin M，Sangthong B，et al. Near-hanging injuries：a 10-year experience. Injury［J］. 2006，37（5）：435-439.

［87］ Hanna S J. A study of 13 cases of near-hanging presenting to an Accident and Emergency Department［J］. Injury，2004，35（3）：253-256.

［88］ Crosby E T. Airway management in adults after cervical spine trauma［J］. Anesthesiology，2006，104（6）：1293-1318.

［89］ Gardner B P，Watt J W，Krishnan K R. The artificial ventilation of acute spinal cord damaged patients：a retrospective study of forty-four patients［J］. Paraplegia，1986，24（4）：208-220.

［90］ Ollerton J E，Parr M J，Harrison K，et al. Potential cervical spine injury and difficult airway management for emergency intubation of trauma adults in the emergency department--a systematic review［J］. Emerg Med J，2006，23（1）：3-11.

［91］ Manoach S，Paladino L. Manual in-line stabilization for acute airway management of suspected cervical spine injury：historical review and current questions［J］. Ann Emerg Med，2007，50（3）：236-245.

［92］ Gerling M C，Davis D P，Hamilton R S，et al. Effects of cervical spine immobilization technique and laryngoscope blade selection on an unstable cervical spine in a cadaver model of intubation［J］. Ann Emerg Med，2000，36（4）：293-300.

［93］ Brown C A 3rd，Kaji A H，Fantegrossi A，et al. Video laryngoscopy compared to augmented direct laryngoscopy in adult emergency department tracheal intubations: a national emergency airway registry (NEAR) study [J]. Acad Emerg Med, 2020, 27 (2): 100-108.

[94] Su Y C, Chen C C, Lee Y K, et al. Comparison of video laryngoscopes with direct laryngoscopy for tracheal intubation: a meta-analysis of randomised trials [J]. Eur J Anaesthesiol, 2011, 28 (11): 788-795.

[95] De Jong A, Molinari N, Conseil M, et al. Video laryngoscopy versus direct laryngoscopy for orotracheal intubation in the intensive care unit: a systematic review and meta-analysis [J]. Intensive Care Med, 2014, 40 (5): 629-639.

[96] April M D, Long B. Does the use of video laryngoscopy improve intubation outcomes? [J]. Ann Emerg Med, 2018, 71 (3): e9-e11.

[97] Robitaille A, Williams S R, Tremblay M H, et al. Cervical spine motion during tracheal intubation with manual in-line stabilization: direct laryngoscopy versus GlideScope videolaryngoscopy [J]. Anesth Analg, 2008, 106 (3): 935-941.

[98] Kill C, Risse J, Wallot P, et al. Videolaryngoscopy with glidescope reduces cervical spine movement in patients with unsecured cervical spine [J]. J Emerg Med, 2013, 44 (4): 750-756.

[99] Bilello J F, Davis J W, Cunningham M A, et al. Cervical spinal cord injury and the need for cardiovascular intervention [J]. Arch Surg, 2003, 138 (10): 1127-1129.

[100] Lehmann K G, Lane J G, Piepmeier J M, et al. Cardiovascular abnormalities accompanying acute spinal cord injury in humans: incidence, time course and severity [J]. J Am Coll Cardiol, 1987, 10 (1): 46-52.

[101] Vale F L, Burns J, Jackson A B, et al. Combined medical and surgical treatment after acute spinal cord injury: results of a prospective pilot study to assess the merits of aggressive medical resuscitation and blood pressure management [J]. J Neurosurg, 1997, 87 (2): 239-246.

[102] Gordon Z L, Gillespie R J, Ponsky T A, et al. Three siblings with Chance fractures: the importance of 3-point restraints [J]. J Pediatr Orthop, 2009, 29 (8): 856-859.

[103] Vickery D. The use of the spinal board after the pre-hospital phase of trauma management [J]. Emerg Med J, 2001, 18 (1): 51-54.

[104] Kwan I, Bunn F, Roberts I. Spinal immobilisation for trauma patients [J]. Cochrane Database Syst Rev, 2001, 2001 (2): CD002803.

[105] Xue A L, Wu S Y, Jiang L, et al. Bone fracture risk in patients with

rheumatoid arthritis：a meta-analysis［J］. Medicine（Baltimore），2017，96（36）：e6983.

［106］ Teunissen F R，Verbeek B M，Cha T D，et al. Spinal cord injury after traumatic spine fracture in patients with ankylosing spinal disorders［J］. J Neurosurg Spine，2017，27（6）：709-716.

［107］ Kim J W，Park S，Jung J Y，et al. Prevalence and factors of osteoporosis and high risk of osteoporotic fracture in patients with ankylosing spondylitis：a multicenter comparative study of bone mineral density and the fracture risk assessment tool［J］. J Clin Med，2022，11（10）：2830.

［108］ Westerveld L A，Verlaan J J，Oner F C. Spinal fractures in patients with ankylosing spinal disorders：a systematic review of the literature on treatment，neurological status and complications［J］. Eur Spine J，2009，18（2）：145-156.

［109］ Rustagi T，Drazin D，Oner C，et al. Fractures in spinal ankylosing disorders：a narrative review of disease and injury types，treatment techniques，and outcomes［J］. J Orthop Trauma，2017，31（Suppl 4）：S57-S74.

［110］ Ikuma H，Hirose T，Nakamura D，et al. The prevalence and characteristics of diffuse idiopathic skeletal hyperostosis（DISH）：a cross-sectional study of 1519 Japanese individuals［J］. Diagnostics，2022，12（5）：1088.

［111］ Esposito T J，Ingraham A，Luchette F A，et al. Reasons to omit digital rectal exam in trauma patients：no fingers，no rectum，no useful additional information［J］. J Trauma，2005，59（6）：1314-1319.

［112］ Porter J M，Ursic C M. Digital rectal examination for trauma：does every patient need one？［J］. Am Surg，2001，67（5）：438-441.

［113］ Shlamovitz G Z，Mower W R，Bergman J，et al. Poor test characteristics for the digital rectal examination in trauma patients［J］. Ann Emerg Med，2007，50（1）：25-33.

［114］ Inaba K，DuBose J J，Barmparas G，et al. Clinical examination is insufficient to rule out thoracolumbar spine injuries［J］. J Trauma，2011，70（1）：174-179.

［115］ Sava J，Williams M D，Kennedy S，et al. Thoracolumbar fracture in blunt trauma：is clinical exam enough for awake patients？［J］. J Trauma，2006，61（1）：168-171.

［116］ Gill D S，Mitra B，Reeves F，et al. Can initial clinical assessment exclude thoracolumbar vertebral injury？［J］. Emerg Med J，2013，30（8）：679-682.

[117] Como J J, Diaz J J, Dunham C M, et al. Practice management guidelines foridentification of cervical spine injuries following trauma: update from the eastern association for the surgery of trauma practice management guidelines committee [J]. J Trauma, 2009, 67（3）: 651-659.

[118] Holmes J F, Akkinepalli R. Computed tomography versus plain radiography to screen for cervical spine injury: a meta-analysis [J]. J Trauma, 2005, 58（5）: 902-905.

[119] Karul M, Bannas P, Schoennagel B P, et al. Fractures of the thoracic spine in patients with minor trauma: comparison of diagnostic accuracy and dose of biplane radiography and MDCT [J]. Eur J Radiol, 2013, 82（8）: 1273-1277.

[120] Kim S, Yoon C S, Ryu J A, et al. A comparison of the diagnostic performances of visceral organ-targeted versus spine-targeted protocols for the evaluation of spinal fractures using sixteen-channel multidetector row computed tomography: is additional spine-targeted computed tomography necessary to evaluate thoracolumbar spinal fractures in blunt trauma victims? [J]. J Trauma, 2010, 69（2）: 437-446.

[121] Miller C P, Brubacher J W, Biswas D, et al. The incidence of noncontiguous spinal fractures and other traumatic injuries associated with cervical spine fractures: a 10-year experience at an academic medical center [J]. Spine（Phila Pa 1976）, 2011, 36（19）: 1532-1540.

[122] Demaerel P. Magnetic resonance imaging of spinal cord trauma: a pictorial essay [J]. Neuroradiology, 2006, 48（4）: 223-232.

[123] White P, Seymour R, Powell N. MRI assessment of the pre-vertebral soft tissues in acute cervical spine trauma [J]. Br J Radiol, 1999, 72（860）: 818-823.

[124] Katzberg R W, Benedetti P F, Drake C M, et al. Acute cervical spine injuries: prospective MR imaging assessment at a level 1 trauma center [J]. Radiology, 1999, 213（1）: 203-212.

[125] Miyanji F, Furlan J C, Aarabi B, et al. Acute cervical traumatic spinal cord injury: MR imaging findings correlated with neurologic outcome—prospective study with 100 consecutive patients [J]. Radiology, 2007, 243（3）: 820-827.

[126] Gargas J, Yaszay B, Kruk P, et al. An analysis of cervical spine magnetic resonance imaging findings after normal computed tomographic imaging findings in pediatric trauma patients: ten-year experience of a level I pediatric trauma

center［J］. J Trauma Acute Care Surg, 2013, 74（4）: 1102-1107.

［127］ Plumb J O, Morris C G. Clinical review: spinal imaging for the adult obtunded blunt trauma patient: update from 2004［J］. Intensive Care Med, 2012, 38(5): 752-771.

［128］ Zhuge W, Ben-Galim P, Hipp J A, et al. Efficacy of MRI for assessment of spinal trauma: correlation with intraoperative findings［J］. J Spinal Disord Tech, 2015, 28（4）: 147-151.

［129］ Malhotra A, Wu X, Kalra V B, et al. Utility of MRI for cervical spine clearance after blunt traumatic injury: a meta-analysis［J］. Eur Radiol, 2017, 27（3）: 1148-1160.

［130］ Kothari P, Freeman B, Grevitt M, et al. Injury to the spinal cord without radiological abnormality（SCIWORA）in adults［J］. J Bone Joint Surg Br, 2000, 82（7）: 1034-1037.

［131］ Boese C K, Nerlich M, Klein S M, et al. Early magnetic resonance imaging in spinal cord injury without radiological abnormality in adults: a retrospective study［J］. J Trauma Acute Care Surg, 2013, 74（3）: 845-848.

［132］ Machino M, Yukawa Y, Ito K, et al. Can magnetic resonance imaging reflect the prognosis in patients of cervical spinal cord injury without radiographic abnormality?［J］. Spine, 2011, 36（24）: e1568-e1572.

［133］ Schoenfeld A J, Bono C M, McGuire K J, et al. Computed tomography alone versus computed tomography and magnetic resonance imaging in the identification of occult injuries to the cervical spine: a meta-analysis［J］. J Trauma, 2010, 68（1）: 109-113.

［134］ Maung A A, Johnson D C, Barre K, et al. Cervical spine MRI in patients with negative CT: A prospective, multicenter study of the Research Consortium of New England Centers for Trauma（ReCONECT）［J］. J Trauma Acute Care Surg, 2017, 82（2）: 263-269.

［135］ Badhiwala J H, Lai C K, Alhazzani W, et al. Cervical spine clearance in obtunded patients after blunt traumatic injury: a systematic review［J］. Ann Intern Med, 2015, 162（6）: 429-437.

［136］ Como J J, Leukhardt W H, Anderson J S, et al. Computed tomography alone may clear the cervical spine in obtunded blunt trauma patients: a prospective evaluation of a revised protocol［J］. J Trauma, 2011, 70（2）: 345-351.

［137］ Patel M B, Humble S S, Cullinane D C, et al. Cervical spine collar clearance in the obtunded adult blunt trauma patient: a systematic review and practice management guideline from the Eastern Association for the Surgery of Trauma

［J］. J Trauma Acute Care Surg, 2015, 78（2）: 430-441.

［138］ Hoffman J R, Mower W R, Wolfson A B, et al. Validity of a set of clinical criteria to rule out injury to the cervical spine in patients with blunt trauma. National Emergency X-Radiography Utilization Study Group［J］. N Engl J Med, 2000, 343（2）: 94-99.

［139］ Stiell I G, Wells G A, Vandemheen K L, et al. The Canadian C-spine rule for radiography in alert and stable trauma patients［J］. JAMA, 2001, 286（15）: 1841-1848.

［140］ Stiell I G, Clement C M, McKnight R D, et al. The Canadian C-spine rule versus the NEXUS low-risk criteria in patients with trauma［J］. N Engl J Med, 2003, 349（26）: 2510-2518.

［141］ Maroon J C, Abla A A. Classification of acute spinal cord injury, neurological evaluation, and neurosurgical considerations［J］. Crit Care Clin, 1987, 3（3）: 655-677.

［142］ Bucholz R W, Heckman J D. Rockwood and Green's Fractures in Adults［M］. Philadelphia: Lippincott Williams & Wilkins, 2001.

［143］ Botte M J, Byrne T P, Abrams R A, et al. Halo skeletal fixation: techniques of application and prevention of complications［J］. J Am Acad Orthop Surg, 1996, 4（1）: 44-53.

［144］ Grant G A, Mirza S K, Chapman J R, et al. Risk of early closed reduction in cervical spine subluxation injuries［J］. J Neurosurg, 1999, 90（1 Suppl）: 13-18.

［145］ Lu K, Lee T C, Chen H J. Closed reduction of bilateral locked facets of the cervical spine under general anaesthesia［J］. Acta Neurochir, 1998, 140（10）: 1055-1061.

［146］ Vaccaro A R, Hulbert R J, Patel A A, et al. The subaxial cervical spine injury classification system: a novel approach to recognize the importance of morphology, neurology, and integrity of the disco-ligamentous complex［J］. Spine, 2007, 32（21）: 2365-2374.

［147］ Vaccaro A R, Lehman R A Jr, Hurlbert R J, et al. A new classification of thoracolumbar injuries: the importance of injury morphology, the integrity of the posterior ligamentous complex, and neurologic status［J］. Spine, 2005, 30（20）: 2325-2333.

［148］ Canseco J A, Schroeder G D, Paziuk T M, et al. The subaxial cervical AO spine injury score［J］. Global Spine J, 2022, 12（6）: 1066-1073.

［149］ Kepler C K, Vaccaro A R, Schroeder G D, et al. The thoracolumbar AO spine injury score ［J］. Global Spine J, 2016, 6（4）: 329.

［150］ Fehlings M G, Perrin R G. The role and timing of early decompression for cervical spinal cord injury: update with a review of recent clinical evidence［J］. Injury, 2005, 36（Suppl 2）: B13-B26.

［151］ Fehlings M G, Perrin R G. The timing of surgical intervention in the treatment of spinal cord injury: a systematic review of recent clinical evidence［J］. Spine, 2006, 31（11 Suppl）: S28-S35.

［152］ Furlan J C, Noonan V, Cadotte D W, et al. Timing of decompressive surgery of spinal cord after traumatic spinal cord injury: an evidence-based examination of pre-clinical and clinical studies［J］. J Neurotrauma, 2011, 28（8）: 1371-1399.

［153］ Fehlings M G, Rabin D, Sears W, et al. Current practice in the timing of surgical intervention in spinal cord injury［J］. Spine（Phila Pa 1976）, 2010, 35（21 Suppl）: S166-S173.

［154］ La Rosa G, Conti A, Cardali S, et al. Does early decompression improve neurological outcome of spinal cord injured patients? Appraisal of the literature using a meta-analytical approach. Spinal Cord. 2004; 42（9）: 503.

［155］ Fehlings M G, Vaccaro A, Wilson J R, et al. Early versus delayed decompression for traumatic cervical spinal cord injury: results of the Surgical Timing in Acute Spinal Cord Injury Study（STASCIS）［J］. PLoS One, 2012, 7（2）: e32037.

［156］ Jia X, Kowalski R G, Sciubba D M, et al. Critical care of traumatic spinal cord injury［J］. J Intensive Care Med, 2013, 28（1）: 12-23.

［157］ Lewin M G, Hansebout R R, Pappius H M. Chemical characteristics of traumatic spinal cord edema in cats. Effects of steroids on potassium depletion［J］. J Neurosurg, 1974, 40（1）: 65-75.

［158］ Illis L S. Spinal cord dysfunction: intervention and treatment［M］. New York: Oxford University Press, 1992.

［159］ Hurlbert R J. Methylprednisolone for acute spinal cord injury: an inappropriate standard of care［J］. J Neurosurg, 2000, 93（1 Suppl）: 1-7.

［160］ Sayer F T, Kronvall E, Nilsson O G. Methylprednisolone treatment in acute spinal cord injury: the myth challenged through a structured analysis of published literature［J］. Spine J, 2006, 6（3）: 335-343.

［161］ Hugenholtz H, Cass D E, Dvorak M F, et al. High-dose methylprednisolone for acute closed spinal cord injury—only a treatment option［J］. Can J Neurol Sci, 2002, 29（3）: 227-235.

［162］ Hurlbert R J, Hadley M N, Walters B C, et al. Pharmacological therapy for acute spinal cord injury［J］. Neurosurgery, 2013, 72（Suppl 2）: 93-105.

［163］ Kirshblum S. New rehabilitation interventions in spinal cord injury［J］. J Spinal Cord Med, 2004, 27（4）: 342-350.

［164］ Mehrholz J, Kugler J, Pohl M. Locomotor training for walking after spinal cord injury［J］. Cochrane Database Syst Rev, 2008, （2）: CD006676.

［165］ Hershkovitz Y, Sheffer D, Peleg K, et al. Thoracic vertebrae fracture: Is it an indicator of abdominal injury?［J］. Am J Emerg Med, 2021, 43: 235-237.

第十七章 软组织、神经及血管创伤

软组织、神经及血管损伤无论是在战争时期，还是在和平时期都经常发生，是致残甚至致死的重要原因。随着工农业和交通运输事业发展，其发生有不断增高的趋势。

引起软组织、神经及血管损伤的原因归纳起来有以下几类：直接损伤，包括锐性损伤（刺伤、子弹伤、切割伤），钝性损伤（挫伤、挤压伤）；间接损伤，包括减速伤、过度牵拉损伤。同时，介入放射学、血管腔内手术技术的广泛应用，医源性血管创伤也越来越不容忽视。血管创伤的 80% 发生在肢体，最常见的部位在下肢，其中高速火器伤为 70%~80%，刀刺伤为 10%~15%，钝性伤为 5%~10%。在血管损伤中，动脉损伤较为多见，占血管损伤的 73%~85%，后果严重，多数需急诊手术处理。

软组织、神经及血管损伤除以上常见原因，还包括缺血、电击伤、放射及化学药物导致的损伤，以周围神经损伤多见，如臂丛、尺桡神经，周围神经损伤虽不危及生命，但可引起肢体严重功能丧失。锐性神经损伤需要早期修复，钝性损伤或间接暴力导致损伤往往采用非手术治疗。随着对周围神经解剖、生理及代谢的认识不断提高，神经修复方法日益改进，神经的修复效果也更为理想。

在血管神经损伤时，软组织损伤不可避免，同时，冷冻、热力损伤也是其常见致伤原因。软组织损伤后往往血管、神经、骨骼等深部重要结构暴露，极易并发感染，需要反复清创，后期可能需要借助生物材料覆盖创面或通过植皮、皮瓣转移等技术修复。

第二节 软组织、神经及血管创伤急救

软组织、神经及血管创伤往往同时存在或存在两种，急救原则是止血、抗休克，首先挽救伤员的生命，其次是重建肢体的血液循环，尽可能保存肢体同时恢复肢体功能。

1. 止血

制止出血是周围大血管创伤现场急救中最重要的措施。止血要求是便捷、有效、安全，常用的方法有以下几种。

（1）手压法。手压法是现场急救时最简单、快捷、安全的临时止血方法，在出血部位近侧以手指、手掌或拳头将主干动脉紧压于附近骨骼上，暂时控制动脉出血。

（2）过屈关节法。此法适用于前臂及小腿动脉出血，但只能用于不伴骨折和关节脱位者。将肘或膝关节置于最大限度屈曲位加以固定，可以暂时阻断血流。

（3）加压包扎法。用急救包或厚敷料覆盖出血的伤口，绷带加压包扎。

（4）填塞法。腋窝和腹股沟部主干血管出血，加压包扎及止血带难以实施，可用无菌纱布填入伤口，再作包扎固定。

（5）止血带法。使用止血带能快速阻断肢体远端血流，但长时间阻断会导致远端肢体缺血，一定要注意记录阻断时间。止血带使用时间不宜超过 2 小时，止血带超过 2 小时的，每小时应松解一次，每次松开 2~3 分钟。

（6）钳夹法。除非断裂的血管在开放的大伤口中清晰可见，不应试图用血管钳止血，尤其在出血明显或暴露不充分伤口中极易误夹神经，也能引起血管壁新的损伤，给下一步修复带来困难，如有条件尽量采用无损伤血管钳操作。

软组织及神经损伤急救无特殊，进行包扎止血即可。

2. 抗休克

出血被控制后，立即开始抗休克治疗，补充液量或输血。同时注意保暖，一般不使用升压药物，以免末梢血管收缩加重缺血。

3. 止痛

疼痛可加重休克。减少伤员的疼痛措施包括：及时妥善地局部制动，适当选择转运工具，尽量避免途中颠簸；给予适当的镇静止痛剂，但伤者神志不清，或怀疑有颅脑损伤时，应慎重使用这类药物以避免呼吸抑制。

4. 骨折固定

对于合并骨折者，可用夹板超过上下两个关节进行固定，以缓解疼痛、避免搬运中再出血及对血管、神经的二次损伤。

第三节　软组织、神经及血管创伤院内评估与处理

一、临床表现

（一）血管损伤的临床表现

（1）出血和远端急性循环障碍是周围血管损伤的主要临床表现，后者在动脉表现为远端急性供血不足，在静脉则表现为回流障碍。血管破裂或断裂后，一部分血液自伤口流出，一部分则流入组织间隙，表现为外出血和局部肿胀。动脉出血呈喷射状，颜色鲜红；静脉出血如泉涌，颜色暗红。

（2）休克。急性出血造成的循环血量急骤减少常引起低血容量休克，但疼痛、惊恐、焦虑也是促发因素。在特殊条件下，寒冷、干渴和饥饿也对休克的发生产生影响。

（3）远端脉搏消失或明显减弱是最常见且最能提示血管损伤的体征之一。脉搏减弱甚至消失并不一定意味着血管损伤，它可能由低血压、休克或肢体肿胀引起，应与对侧比较；由于侧支循环的存在，脉搏能扪及也不能排除血管损伤。

（4）远端缺血。四肢动脉损伤可有远端缺血的典型表现：①类似肌肉痉挛的疼痛；②皮色苍白或青紫，皮温下降；③肢端感觉迟钝，数小时后可完全麻木，向近端发展；④肢体自主运动障碍以至消失，严重肌肉缺血可出现手或足挛缩。

（5）扩张性或搏动性血肿。出血流入组织血肿，且血肿逐渐增大。血肿内含凝血块与血液，当与血管相通时，可出现膨胀性搏动，压迫近段动脉后搏动消失。

（6）血管杂音。动脉损伤后由于血凝块形成，血流部分受阻，或存在外伤性假性动脉瘤，在受伤部位或其远侧可能听到收缩期血管杂音。杂音的大小和性质能随着时间推移而变化。急性动静脉瘘则有收缩期增强的连续杂音。

（二）神经损伤的临床表现

（1）运动功能障碍。神经支配的肌肉麻痹，数周后逐渐肌肉萎缩。可见到各种体位畸形，如桡神经损伤后的垂腕、垂指畸形，尺神经损伤后爪形手畸形，正中神经损伤后的"猿手"畸形，腓总神经损伤后的垂足畸形等。

（2）感觉功能障碍。每个感觉神经在皮肤上的分布区域都有一定的范围，且互相重叠，没有重叠的部位称单一神经分布区或"绝对"支配区。如正中神经单一神经分布区只有食指、中指远端一节半手指，尺神经只有小指远端一节多，桡神经损伤时，只有拇指虎口背侧区一小块皮肤感觉完全丧失。

（3）自主神经功能障碍。自主神经到皮肤上的纤维与感觉纤维分布相同，主要支配汗腺的分泌和血管的舒缩，感觉消失区与无汗区相符合。神经中断后，其所支配的区域出汗停止、皮肤干燥、脱屑、皮肤纹渐变平、光滑发亮，指甲发弯出现横嵴。检查出汗情况，可帮助判断神经损伤及再生情况，尤其在儿童神经损伤检查中可能比感觉检查更客观。

（三）软组织损伤的临床表现

软组织损伤包括刀、枪弹等导致的穿透性损伤及钝性暴力导致的撕脱、碾压损伤。穿透性损伤范围较局限，但可能伤道较深，根据损伤的部位对可能存在的血管、神经、重要脏器损伤要高度警惕。枪弹伤软组织损伤范围往往超出肉眼所见。钝性暴力导致的软组织损伤范围较广，不仅伤及表皮、皮下组织、肌肉、神经血管、骨骼，往往导致深部组织暴露、感染风险大大增加。某些特殊部位软组织损伤（如剪切力导致的闭合撕脱）比较隐匿，早期可能遗漏。

二、诊断

（一）血管损伤的诊断

（1）在开放性创伤中，血管损伤容易判断；在闭合性创伤中，判断有无血管损伤较困难。应详细询问分析受伤机制，结合受伤部位、主要症状，判断血管有无损伤及损伤程度。

（2）X线检查对诊断血管损伤具有参考价值。根据骨折、关节脱位的情况及异物存留的位置等结合临床表现以明确诊断。

（3）超声多普勒检查记录血流流速波形。动脉如出现单相低抛物线波形，表明近端有阻塞；舒张期末出现增大的逆向血流波形，可疑有血管痉挛或筋膜室综合征。

（4）血管造影是诊断血管损伤的金标准。当高度怀疑有血管损伤，而诊断又不能明确时，可通过血管造影以明确损伤的具体部位及范围。

（5）CT造影血管成像（CTA）已经是非常成熟的血管疾病诊断技术，快捷方便，可以多维度观察病变血管。但注意CTA是数字化间接成像手段，可能受伪影干扰。

（二）神经损伤诊断

（1）体格检查是神经损伤的主要检查判断方式，有经验的医生根据详细的查体可以作出比较准确的神经损伤定位判断。

①运动功能检查。首先检查与肌肉有关的关节运动功能，其次通过观察和扪触的方法，仔细检查重要肌肉的收缩情况。在此过程中，应注意区别一些代偿动作或假象以免影响诊断。

②感觉功能检查。包括痛觉、温度觉、触觉及实体感觉等。检查痛觉，应从感觉消失区向四周检查，所得感觉障碍的范围较确切。检查皮肤触觉，用柔软而不用较粗重的工具检查，以免所得结果与深部感觉相混。两点区别试验能代表触觉、痛觉功能和感觉功能恢复的程度，尤其适于手部支配神经损伤的判断，手部正常的两点区别能力在儿童约为2 mm，在成年人为4~6 mm。指端两点区别能力较强，越靠近端越差。检查出汗情况的最简单方法是手触摸或肉眼观察。用淀粉和碘检查可清楚观察到有汗区和无汗区。

（2）神经肌电检查。在周围神经损伤中，可用肌电检查协助临床进一步诊断及判断预后。

（3）超声、MRI 及 CT 检查。其对神经损伤可在形态学上有所发现，结合临床查体作出判断。

（三）软组织损伤

皮肤软组织损伤多依据临床查体如皮肤破损、肿胀、青紫、花斑、擦挫痕等作出诊断。如果皮肤表面完好，或部位较隐匿，仔细查体发现深部压痛、波动感而高度怀疑时，B 超及 MRI 有助于发现深部积血、积液、软组织肿胀影而明确诊断。

三、治疗

（一）血管损伤的治疗

1. 动脉损伤的手术治疗

（1）手术时机。血管损伤后越早修复效果越好，研究表明肢体缺血小于 6 小时，90% 的肢体可存活；6~12 小时，存活率为 50%；12~24 小时，仅 20% 的肢体可以存活。由于血管伤后 6~8 小时内修复，肌肉可以恢复活力，因此是修复动脉损伤的最佳时期。

（2）手术方法。原则上先抢救危及生命的大血管损伤，后行肢体血管手术；先清创后修补血管损伤。血管修补的方法主要有以下四种：①侧面修补术：适用于血管尖锐性损伤，伤口 < 周径的 1/3 者，裂口较大时可用静脉片修补移植。②端端吻合术：适用于动脉横断且断端缺损 <2 cm 的血管。血管管径 >0.4 cm 者可连续缝合，<0.4 cm 应间断缝合，儿童要求间断缝合。③动脉移植术：适用于动脉横断且缺损 >2 cm。胸、腹部大血管多用人造血管代替，四肢血管以对侧大隐静脉倒置移植为最佳。④动脉结扎术：适用于非主干动脉（桡、尺动脉，胫、腓动脉，颈外动脉，髂内动脉等结扎后无明显影响者）；肢体严重损伤而无法保留者；出现严重休克及重要脏器功能衰竭以挽救生命为目的者。各动脉结扎后肢体坏死率不同，锁骨下动脉为 25%~30%，腋动脉为 40%~60%，肱动脉（肱深动脉以上）为 56%，肱动脉（肱深动脉以下）为 20%，髂外动脉为 48%，股总动脉为 80%，股浅动脉为 50%，腘动脉为 70%。

（3）术后处理。①常规护理：常规观察包括生命体征、肢体血液循环、神经功能、出血情况，戒烟、保温、平卧等。②抗凝及解痉治疗：为防止血栓形成，需采用抗凝措施。可用低分子肝素及低分子右旋糖酐 500~1 000 mL，连续数天。对于小动脉重建后还需给予解痉药物，如罂粟碱和妥拉苏林、前列腺素 E1 等。③防治感染：如有术后伤口感染，要及时正确处理，如充分引流、使用抗感染药物等。

2. 腔内介入治疗

血管腔内介入技术是处理创伤性血管病变的重要方法。在行血管造影的同时，即可行血管损伤治疗，此法创伤小，特别适合血流动力学不稳定的危重患者。对于部分病例，还作为开放手术前其他创伤恢复期间的过渡治疗手段，目前主要有两种技术。

（1）经导管栓塞术。通过导管注入栓塞剂（明胶、硅橡胶等）或弹簧圈栓塞技术能选择性地治疗部分血管损伤，如非重要器官供血动脉的活动性出血、假性动脉瘤等。

（2）腔内支架置入术。应用导管技术置入覆膜支架封闭或隔绝血管损伤处，甚至可以利用抓捕器械实现断裂动脉的桥接修复。在开展腔内治疗技术经验丰富的医疗中心，对伴有多发损伤的高危患者，可优先考虑用血管腔内技术来处理大中动脉损伤。

3. 静脉损伤的早期处理原则

静脉与动脉伴行，二者同时损伤发生率为 22%~63%；单独静脉损伤约为 14%。大中静脉损伤后也应尽可能修复，手术时机及方法类同动脉损伤，注意以下几点：①静脉压力小，轻压迫即可止血，或采用静脉夹控制后修补。②静脉有静脉瓣，静脉内取血栓易损伤静脉瓣；可采用按摩、挤压肢体排除血栓。③静脉血流慢易形成血栓，吻合要求更高，应使内膜更光滑，尽量避免连续缝合导致吻合口狭窄。④抗凝时间较长，抗凝 1 周后应口服抗凝剂 3~6 个月。⑤静脉移植的材料不同于动脉，仍以自体静脉最佳，可将 2~3 根静脉拼缝成一根较大的静脉。

（二）神经损伤的治疗

周围神经损伤的修复治疗方法仍以显微外科技术为主，包括神经松解、神经吻合、神经移植等手术。

1. 神经松解术

神经松解术主要适用于神经粘连、受压和烧灼性神经疼痛。方法是纵向切开神经外膜，彻底切除神经周围引起压迫的纤维束带和瘢痕组织，将神经放置在健康血供良好的软组织基底上（如肌肉）。如果术中发现神经损伤部位较粗大，触之较硬或呈结节瘤样外观，说明神经有瘢痕形成，需切开外膜进一步行神经束膜松解术。

2. 神经吻合术

神经吻合术包括神经外膜缝合术、神经束膜缝合术。

（1）神经外膜缝合术。此法操作简单且效果可靠，是缝合神经的重要方法之一。缝合时要用刀片整齐切割神经断端或切除神经瘤，至断面出现正常神经束并准确对合，外膜表面的血管是准确对合的标志。神经外膜采用间断缝合，使神经束不外露，外膜不内翻嵌入断端。

（2）神经束膜缝合术。神经束膜缝合能准确地缝合相应的神经束，断端对合好，有利于再生的神经纤维生长。但操作技术难度较大，手术耗时长。在显微镜下，自正常部分的神经束或束组间隙开始向断端游离粗大的神经束或束组，用9-0或11-0无损伤线分别缝接各神经束或束组，先缝位于中心的神经束，继之向周边缝接。

3. 神经移植术

神经缺损过大或邻近关节强直通过游离神经、屈曲关节等处理后仍不能达到无张力对端吻合，则可行神经移植术，以次要的正常神经进行游离移植，最常选用皮神经修复运动神经。

（1）神经干游离移植术。用于移植的神经直径与被修复神经一致，将移植神经与修复神经外膜缝合，移植神经长度稍大于缺损长度保持无张力状态。

（2）电缆式神经游离移植术。用于移植的神经较细，将移植神经截成数段并成排组成一较粗神经，将其外膜缝合在一起，再与待修复的神经行外膜缝合。

（3）神经束间移植术。手术显微镜下将神经两断端外膜环形切除1~2 cm，分离出相应神经束，将被移植的神经束置于相对应的神经束间行束膜缝合。

（4）带血管蒂神经游离移植术。此方法除神经移植外，同时移植一段伴行血管，使移植神经带有血供促进其再生。多用带小隐静脉的腓肠神经移植，小隐静脉与受区邻近动脉吻合。

4. 术后处理

术后适当固定肢体，并使用促神经生长和功能恢复的药物，同时进行理疗。

（三）软组织损伤治疗

1. 预防感染

软组织损伤容易在破损、坏死的基础上继发细菌感染，往往需要预防性抗感染治疗。对于骨外露、伴有骨折、关节腔开放，伤口局部污染严重、需要清创处理，患者存在基础疾病（如糖尿病、低蛋白、使用免疫抑制剂），需要早期预防性、经验性使用广谱抗生素预防感染，但注意使用疗程一般不超过24~48小时。如果组织缺损面积大，早期使用异体或异种皮肤暂时关闭创面可降低感染发生率。

2. 组织清创

清创是严重软组织损伤的重要处理手段，大量液体冲洗创面，清除异物存留，减少污染，脉冲冲洗能有效清除创面污染物残留。彻底清除坏死的皮肤、脂肪、肌肉是防止感染坏死的重要步骤，尽量采用锐性的方法，一些新的手段如超声水刀清除坏死组织更加高效、精准，尤其适于撕脱回植皮瓣皮下脂肪组织清除。

3. 关闭创面

对于有条件的清洁创面，或清创后达到清洁标准的创面尽可能一期缝合，尤其对于骨外露或关节腔开放的损伤，一定争取尽早关闭创面降低感染机会。对于污染重、坏死组织范围广，需要反复清创的创面可以考虑延期关闭，选用负压封闭引流装置暂时覆盖创面。如果创面皮肤肌肉缺损，也可以采用同种异体或异种皮肤暂时覆盖，后期采用皮肤牵张、转移或游离皮瓣等方法修复覆盖创面。有报道联合采用术中反复皮肤牵张＋负压封闭技术可以使部分肢体及躯干创面实现最终覆盖，避免传统皮瓣转移。

（重庆大学附属中心医院 / 重庆市急救医疗中心　黄光斌）

参考文献

［1］　顾玉东 . 四肢的显微外科修复［M］. 上海：上海医科大学出版社，1998.

［2］　侯春林，顾玉东 . 皮瓣外科学［M］. 上海：上海科学技术出版社，2006.

［3］　梁发启 . 血管外科手术学［M］. 北京：人民卫生出版社，2002.

［4］　James S T Y，William H P. Practical vascular surgery［M］. New York：McGraw-Hill，2002.

［5］　Yuan K，Zhao B，Cooper T，et al. The management of degloving injuries of the limb with full thickness skin grafting using vacuum sealing drainage or traditional compression dressing：a comparative cohort study［J］. J Orthop Sci，2019，24（5）：881-887.

［6］　Suissa D，Danino A，Nikolis A. Negative-pressure therapy versus standard wound care：a meta-analysis of randomized trials［J］. Plast Reconstr Surg，2011，128（5）：498-503.

第十八章　挤压伤和挤压综合征

挤压伤在战争、自然灾害事故中常见，挤压伤后容易发生肌肉组织溶解坏死、肾功能损害，甚至多器官功能障碍综合征（multiple organ dysfunction syndrome，MODS），其中急性肾功能损害最为常见且早发。

一、挤压综合征的定义

第二次世界大战时期，Bywater 等发现伦敦空袭中被建筑物压砸肢体后救出的伤员肢体肿胀、酱油色尿和急性肾功能衰竭，并进一步证明尿色为肌红蛋白（myoglobin，Mb）引起，于 1941 年首次提出"挤压综合征"并逐渐得到急诊创伤工作者重视。1976 年我国唐山大地震挤压综合征死亡率报道仍高达 20%~40%。2008 年汶川大地震后大量伤员从废墟中被救出及后送过程中发生病情急剧变化，挤压综合征再次引起重视。现代医学将挤压综合征定义为：如身体肌肉丰富的部位遭受挤压伤后出现以肌红蛋白尿、高血钾、高血磷、酸中毒和氮质血症等为特点的急性肾脏衰竭综合征，也有学者认为"挤压性急性肾功能衰竭综合征（acute renal failure syndrome in crush injury）"比"挤压综合征"能更准确地反映其病理生理变化过程和结局。

二、病因和致伤机制

（一）病因

挤压伤是导致挤压综合征的主要原因，二者其实是同一疾病的两个阶段。灾害事故中，人体肌肉丰富的部位受到挤压，发生缺血、缺氧、变性、坏死等一系列改变，称为挤压伤。此外，其他常见原因包括肢体血管损伤导致肌肉缺血；烧伤后组织水肿，无弹性的焦痂限制组织扩张，导致局部组织压升高；昏迷、醉酒、中毒等意识丧失的情况下体位长时间固定，肢体压迫。某些处置治疗措施不当容易导致医源性的损伤，如止血带绑扎时间过长，骨折脱位后石膏、小夹板长时间过紧固定，抗休克裤使用等。上述病理生理改变最容易出现在肌肉丰富的四肢，四肢肌肉处于致密的筋膜、肌间隔和骨骼组成的骨筋膜室中，发生挤压伤后容易形成"缺血—渗出水肿—血流阻断—缺血"的恶性循环，最终出现挤压综合征。除挤压伤外，还有多种非创伤性原因，如中毒、感染性疾病、遗传代谢性疾病等也可导致横纹肌溶解或溶血、急性肾功能损害发生，其病理改变和救治原则与挤压综合征相同。

（二）致伤机制

Mb 分子量只有血红蛋白的 1/4，容易从肾小球滤过进入肾小管。当肌肉组织大量破坏时酸性物质释放使肾小管中尿液呈酸性，Mb 在酸性尿液中生成不溶性高铁血红蛋白，形成管型阻塞肾小管。Mb 进入肾小管后可与上皮细胞刷状缘特异性位点结合，进入细胞产生毒性作用。此外，Mb 能诱导低密度脂蛋白氧化，引起肾血管收缩及肾小管损伤，激活肾素 - 血管紧张素系统、儿茶酚胺，以及使一氧化氮合成减弱、清除增加（一氧化氮在维持肾脏髓质氧供方面发挥了很大作用），这些因素最终导致肾脏发生缺血。

挤压伤肌肉组织的大量破坏使有害因子在压迫解除后在体内浓度短时间内骤然升高，因此挤压综合征发展较一般急性肾功能损害更快更凶险。伤后 1~5 天，血浆纤维蛋白原及血小板升高，坏死组织也释放大量凝血活酶进入血液，使血液处于显著高凝状态容易发展为弥散性血管内凝血（disseminated intravascular coagulation，DIC）；挤压局部大量血管内成分渗出，加重机体低血容量状态和重要组织脏器缺血；创伤本身或合并感染后可激活多种免疫细胞，释放补体、蛋白溶解酶、氧自由基、组胺、凝血因子、细胞因子，诱发全身性炎症反应，容易导致全身炎症反应综合征（systemic inflammatory response syndrome，SIRS）和 MODS。

（三）病理生理变化

挤压综合征机体病理生理变化与肌肉组织的破坏紧密相关。①肌肉组织的广泛破坏，可释放大量乳酸、磷酸等酸性物质。②钾是体内含量最丰富的一种阳离子，大部分存在于细胞内，细胞外液钾仅占 2%。机体最大的细胞内钾池存在于肌肉，肌肉组织破坏释放大量钾入血。钙在损伤的骨骼肌的沉积速度远快于正常肌肉。肌肉损伤时还可释放 $1,25\text{-}(OH)_2D_3$，促进磷的释放。此外，骨骼肌细胞受损后，肌膜通透性增加，细胞内钾外排增多，大量钠内流，进而通过钠—钙交换，使胞内钙离子浓度上升，而血清钙浓度则下降。③严重创伤后组织分解代谢旺盛，机体多处于高分解状态，体内蛋白质分解增加，产生大量酸性代谢产物，非蛋白氮、尿素氮（BUN）迅速增高。④新近研究还发现，代谢性酸中毒可引起 Mb 降解，产物通过糖皮质激素相关机制促使蛋白质分解。以上因素使挤压综合征较其他原因的急性肾功能损害更容易出现水、电解质和酸碱平衡紊乱及氮质血症。

第二节 挤压伤和挤压综合征急救

挤压伤现场急救及早期处理，主要目的是处理原发伤，预防挤压综合征的发生。包括解除压迫外力、固定伤肢、早期减压、早期截肢、抗休克、抗感染、碱化尿液等处置。需要指出的是，挤压伤及挤压综合征的发生与肌肉缺血及骨筋膜室内压力升高有关，肢体远端有感觉及活动者可先制动肢体，密切观察，如肢体迅速肿胀，远端血液循环障碍，应尽早切开筋膜室充分减压，改善循环及减少有害物质吸收。对于受压范围较广、时间长（如地震中被解救的伤员），在解除压迫后可能迅速发生休克、死亡。一定要高度警惕，充分评估肢体活力，一旦存疑，则需要结扎受压肢体近端减少坏死物质吸收，尽早截肢挽救生命。

第三节 挤压伤和挤压综合征院内评估与处理

一、院内评估

挤压综合征病情变化快，对机体损伤重，治疗复杂，死亡率高。询问病史中应注意一切有可能导致肌肉损伤或导致肢体缺血的因素，注意受挤压的范围和持续时间、解除压迫后肿胀时间和程度、伤后患者精神状态、意识情况、有无恶心、呕吐等。注意观察尿量与尿色，红棕色、深褐色尿应高度怀疑肌红蛋白尿。医务人员对致伤因素的判断还包括医源性因素，如石膏、夹板、止血带、充气性抗休克裤等也可能发生挤压伤。

（一）临床表现

（1）全身表现。挤压伤伤员解除挤压后由于代谢及内环境紊乱，出现中毒症状、全身无力、紧张、食欲下降、恶心、呕吐、腹胀、腹痛。由于血容量突然减少，可发生血压下降，心率快，脉细弱，皮温低。随着病情的发展，出现意识障碍，躁动不安，可表现为意识恍惚或呈兴奋状态；表情淡漠少语、呈嗜睡状态甚至昏迷。皮肤湿冷、苍白，末梢循环差，唇指（趾）发绀，甲床充盈缓慢。可突发心脏停搏。

（2）肌红蛋白尿。肌红蛋白尿在挤压伤后早期出现，是挤压综合征发病机制中的关键环节。肌红蛋白尿呈深褐色或者红棕色，尿中 Mb 浓度在解除挤压 12 小时达到高峰，一般持续 12~24 小时。患者可伴肾区胀痛。临床肌红蛋白尿患者不一定都发生急性肾功能损害，但也有短暂肌红蛋白尿后发生急性肾功能损害者。对严重挤压伤患者应密切观察小便情况，注意每小时尿量、尿色、渗透压、pH 等。如果发现有深色或红棕色尿时，首先要与血尿和药物所致的色素鉴别。药物性色素尿隐血试验阴性，镜下无红细胞，而血尿镜下可见大量红细胞。肌红蛋白尿和血红蛋白尿都显示尿联苯胺试验阳性，放射免疫测定、血细胞凝集反应免疫扩散法和免疫电泳法等都可测出尿中的 Mb。血 Mb 半衰期短，仅 1~3 小时，6 小时后可完全消失，肾脏功能正常时对 Mb 排泄快且尿中浓度高，故尿 Mb 测定较血 Mb 特异性强。

（二）诊断步骤

（1）病史和临床表现。伤后初期可无明显症状，随后肢体呈进行性肿胀，皮肤张力增高，出现红斑、水疱、瘀斑，压痛明显；远端皮肤发白，皮温降低，血管搏动早期可触及。受累肌肉被动牵拉剧痛。关节活动受限，神经分布区域感觉减退。

（2）排除肾前性因素。持续少尿（24 小时尿液量 <400 mL）或无尿（24 小时尿液量 <100 mL）48 小时以上，出现严重肌红蛋白尿，尿中出现蛋白、红细胞、白细胞及管型。

（3）血肌酐（Cr）和 BUN 每日递增 44.2 pmol/L 和 3.57 mmol/L；血钾每日以 1 mmol/L 上升，出现高血钾。

（4）其他辅助检查如肾穿刺活检以及肾小管 Mb 免疫组化法检测能帮助确诊；肾脏同位素和 B 超检查协助了解肾脏情况。

二、院内处理

挤压伤患者可能发生挤压综合征，一旦发生死亡率高达 40%~50%。因此，挤压综合征的处理除遵循急性肾功能损害的常规处置原则外，应强调对患者的早期诊断，并立即采取措施，及时、妥善处理局部挤压伤；对严重挤压伤首先应抗休克、抗感染、纠正酸中毒及高血钾症；休克平稳后，尽早行筋膜间室切开减压术，消除坏死组织，必要时行截肢术；保护肾脏功能，防止急性肾功能损害及其并发症的发生、发展。

1. 纠正休克

受伤肢体解除压迫后迅速肿胀，组织大量破坏，代谢物聚集，毒素吸收，血管扩张，通透性增加，有效循环血量减少，血压下降。应及时扩容纠正低血容量休克和脓毒症休克。补液量根据休克程度和尿量来决定。一般先平衡盐或生理盐水，后给低分子右旋糖酐等胶体液。右旋糖酐每日用量不超过 1 000 mL，必要时输入血浆和新鲜血液（不宜输入大量库存血，避免增加肾脏负担）。晶胶比例为 1：1 或者 1：1.5。输液速度应根据临床症状、血压、中心静脉压和肺动脉楔压调整。同时注意尿量，防止过负荷导致水中毒和急性心功能损害。伤后微循环处于低灌注状态应予血管活性药物，如山莨菪碱，以解除平滑肌痉挛，舒张血管，改善微循环增加组织灌流。如果氧分压降低，出现缺氧症状，可连续或间断给氧，并发急性肺损伤或 ARDS 时要及时采用机械通气支持。

2. 防治感染

挤压伤由于伤口污染、肌肉缺血坏死，极易发生感染。局部感染后组织细胞破坏加速，细菌毒素及坏死物质吸收加重氮质血症和高血钾等急性肾功能损害的临床表现，继发感染是仅次于急性肾功能损害的致死原因。

除现场抢救中注意保护伤口，减轻污染，保持伤口引流通畅，必要时再次扩创清除坏死组织。及早应用足量有效的抗生素。先经验性选用广谱抗生素。创面、血液的细菌学检查和药敏试验结果回报后再行调整。避免使用对肾脏功能有较大影响的药物。高度警惕预防破伤风和气性坏疽等特殊感染。

3. 碱化尿液

补碱可纠正代谢性酸中毒，纠正高血钾，并碱化尿液，减少 Mb 在肾小管内的堆积。轻症患者输入平衡盐溶液，可使尿液呈碱性或中性。须输入高渗碱性溶液时，成人用碳酸氢钠 200~800 mL，或根据尿 pH 值、血 BUN 水平及血气监测结果使用，同时注意避免导致代谢性碱中毒。

4. 促进排泄

挤压伤后肌肉组织破坏，释放大量有害物质，因此应注意在补足容量后及时利尿以促进毒素的排出。甘露醇除具有利尿作用外，还具有减少横纹肌溶解后肌球蛋白、尿酸盐、磷酸盐等肾毒性物质的释放作用，促进组织液向血管内转移，降低组织压，减轻挤压局部肿胀，起到扩充血容量和保护肾脏功能的作用。也有报道采用快速补液，同时预防性使用碳酸氢钠 + 甘露醇能有效预防肾功能衰竭的发生。

5. 人工肾脏替代治疗

挤压综合征急性肾功能损害时，血中 BUN、K^+ 的上升速度比一般急性肾功能损害快，多种免疫细胞激活，产生大量炎症因子。因此，提倡及早清除体内过多的代谢产物及炎性因子，避免肾功能发生不可逆改变，并减少心血管等其他脏器损伤发生。血液净化措施中连续肾脏替代疗法（continuous renal replacement therapy，CRRT）克服了传统肾脏替代疗法的缺陷，在抢救严重创伤包括挤压综合征中具有独特的优势。

6. 高压氧治疗

高压氧治疗挤压伤和挤压综合征具有增强红细胞的可变性、抑制凝血系统、降低血液黏稠度、改善微循环的调节功能，并增加溶解于血浆中的氧量，使组织供氧充分，有利于细胞氧代谢和血管再生。挤压伤后，在外科治疗的前提下，合理应用高压氧可使组织血供得到明显的改善，渗出减少，组织压下降，从而加大了动静脉压差，同时可使小动脉重新开放，解除缺氧—组织水肿的恶性循环。

（重庆大学附属中心医院 / 重庆市急救医疗中心　黄光斌）

参考文献

［1］　Gonzalez D. Crush syndrome［J］. Crit Care Med，2005，33（1 Suppl）：34-41.

［2］　Sagheb M M，Sharifian M，Roozbeh J. Effect of fluid therapy on prevention of acute renal failure in Bam earthquake crush victims［J］. Ren Fail，2008，30（9）：831-835.

［3］　王一镗. 王一镗急诊医学［M］. 2 版，北京：清华大学出版社，2015.

［4］　Altintepe L，Guney I，Tonbul Z. Early and intensive fluid replacement prevents acute renal failure in the crush cases associated with spontaneous collapse of an apartment in Konya［J］. Ren Fail，2007，29（6）：734-741.

［5］　马克思·霍克伯克. 罗森急诊医学［M］. 7 版. 李春盛，等译. 北京：北京大学医学出版社，2012.

［6］　靳风烁. 大鼠急性肾功能衰竭时肾小管上皮细胞凋亡及其意义［J］. 中华创伤杂志，2000，16（9）：529-532.

［7］　王正国. 灾难和事故的创伤救治［M］. 北京：人民卫生出版社，2000.

第十九章　烧伤

一、烧伤的概念

烧伤（burn injury 或 burn）是临床上较常见的一种特殊类型创伤。狭义的烧伤是指由火焰、热液、蒸汽、热固体、阳光、激光等通过热力传导引起的机体组织损伤，又称为热力烧伤（thermal injury）。除此之外，电能、化学物质、放射性物质也可引起与热力烧伤相似的病理改变和临床过程，分别称为电烧伤（electrical burns）、化学烧伤（chemical burns）、放射性烧伤（radiation burns）。烧伤主要引起皮肤、黏膜等表层组织损伤，造成机体组织结构破坏与完整性受损为始发因素，进而在局部甚至全身引起一系列生理性及病理性改变的特殊类型创伤。严重烧伤可引发机体一系列生理性及病理性变化，并通过直接或间接作用造成皮下组织、肌肉、血管、神经、骨骼甚至内脏等细胞、组织、脏器损害。因此严重烧伤可被认为是一种综合征。另外，近年来有越来越多的证据表明，烧伤更像是一种慢性病，一旦受伤将伴随伤者一生，并一直影响伤者的健康，甚至加速伤者死亡。

热力烧伤是最常见的一种烧伤类型，约占 90%，是指热的物体通过热量传递、热量在皮肤等局部积蓄而导致皮肤等组织损伤，热力烧伤的深度、严重程度与致伤物体温度、接触时间及局部耐热情况有关。轻者仅皮肤、黏膜浅层受损，重者伤及皮下组织甚至肌肉、骨骼、内脏，还会导致严重的全身反应和内脏损害，是一种伤在体表、损在全身的伤病。火焰、热液、蒸汽、热金属等是最常见的致伤因素，而热液、蒸汽则是家庭，尤其是儿童和老年人的常见致伤原因，商住楼失火、爆炸、车祸等常造成严重的合并伤。烧伤是常见损伤类型之一，也是可控性社会公害，应当引起重视，积极预防。热力烧伤简单分为烧伤与烫伤，因烧伤与烫伤除致病因素不一致外，其病理过程、诊断与治疗几乎完全相同，因而统称为烧伤，也有学者称之为灼伤。热力损伤还有一种特殊的类型，即热压伤，指热力与压力同时作用于机体组织，使机体组织同时发生热力损伤与压力损伤，从而对组织造成更为严重的损伤。

二、烧伤的流行病学

世界各地区烧伤的发生率与治疗水平参差不齐，发达国家与地区的烧伤发生率相对较低，救治水平较高。相反，不发达或贫穷落后国家与地区烧伤发生率较高，救治水平较低。据不完全统计，我国的烧伤发生率约为 1%，而美国等发达国家的烧伤发病率约为 0.5%~1%。在战争、暴力恐怖等事件中，烧伤的发生率较高。烧伤多发生于身体暴露部位；男性多于女性，二者之比约为 2：1 至 3：1；儿童患者约占所有烧伤患者的 1/3 左右；夏季是烧伤的高发时段。在烧伤的原因中，热力烧伤约占 90%，其次是电烧伤和化学烧伤，均为 5% 左右。我国现代烧伤医学起步较晚，国内主要的烧伤中心大多创建于 20 世纪 50 年代末，经过 60 余年的发展，我国在严重烧伤临床救治及基础研究等方面均处于世界领先水平。

三、烧伤的临床过程

一般将烧伤的临床发展过程分为体液渗出期、急性感染期、创面修复期与康复期。体液渗出期是指烧伤后由于热力因素本身，尤其是烧伤后的应激反应，使烧伤局部甚至全身细小血管扩张，而使大量体液转移、渗出到血管外。本期持续时间不等，一般为伤后 24~48 小时，严重烧伤时可能会有所延长。本期治疗的关键是维持有效血容量，进行液体复苏治疗。感染期是指烧伤后由于皮肤屏障功能破坏、应激等致机体免疫功能下降而发生的各种类型的感染，其持续时间长短不一，也可能贯穿病程的全程。创面问题是烧伤的根本问题，创面修复是烧伤治疗的主要任务。现在人们越来越重视烧伤康复的重要性，要求从烧伤后即刻就应开始进行完整功能康复的考虑及措施的实施，并应持续到烧伤愈合后很长一段时期，也可能是要求终身进行康复训（锻）练。需要指出的是，烧伤临床过程虽分了几期，但实际病程中并不能截然分开，很可能各期之间会相互交错、相互重叠。

四、烧伤的转归

严重烧伤救治难度大，治疗效果差，病死率高。严重烧伤、烧伤后伴感染或者晚期肉芽组织愈合的患者，往往会残留不同程度的瘢痕或者导致坏死肢体的截肢。瘢痕的产生以及残缺的肢体轻则造成容颜受毁影响外观，重则引起功能障碍，严重影响正常生活，给患者造成了生理和心理上的极大痛苦。多年的研究表明，烧伤早期即进行物理与康复治疗，不仅可以促进创面的早期愈合，预防增生性瘢痕的产生及继发的关节挛缩，同时还可以对患者进行心理疏导，有助于其早日重返社会。

第二节　烧伤急救

烧伤是一种突发性损伤，烧伤的严重程度与热力等作用时间密切相关，从而使烧伤现场急救尤为重要，并决定着烧伤的病情、预后与转归。现场急救主要包括迅速终止损伤、生命支持、减轻创面加深、及时送医等。

一、烧伤的现场急救

烧伤的严重程度与致伤因素（火焰、电流、化学药剂等）作用于机体的时间和面积密切相关，时间越长损伤越深，累积范围也越广。因此，在事故现场应争取时间，迅速脱离致伤源，立即进行自救与互救，可有效地减轻伤情，故平时必须普及自救互救知识。

热液烫伤时尽快脱除浸渍的衣裤，火焰烧身时应就地翻滚或用水熄火，勿用双手扑打火焰。就医前对创面的处理主要是中断损害、防止创面加深、保护好创面等。烧伤后即刻最为有效的急救措施是尽早对创面进行冷疗，即用洁净的冷水、自来水等冲洗或浸泡创面 30~60 分钟。冷疗可减轻疼痛和损伤，不要在创面涂抹红汞、紫药水等有色药液以免影响创面判断。火灾发生时切忌慌乱奔跑和呼喊，以防吸入性损伤。

二、烧伤创面冷疗

冷疗（cooling therapy）是最常见、最有效的烧伤早期急救手段之一，指用冷水浸泡、淋浴或冷敷创面。最早古希腊医生克劳狄乌斯·盖伦（Claudius Galenus）就已推荐用冷水冲洗烧伤创面。充分冷疗可以带走大量余热从而快速将温度降至损伤温度以下，降低瘀滞区细胞代谢水平而利于细胞存活，减轻水肿和炎症反应，避免瘀滞区血管闭塞而改善微循环，进而减少烧伤面积和深度。此外，冷疗还可以抑制组胺和缓激肽的释放，缓解疼痛，降低死亡率，促进创面愈合，减少瘢痕形成。冷疗开始越早使用效果越好。一般来说，伤后 6 小时之内均有一定作用。冷疗一般适用于中小面积烧伤特别是四肢烧伤。方法是将创面应用洁净的冷水（水温一般为 15~20℃ ）、自来水等冲洗或浸泡，或用冷水浸湿的毛巾、纱垫等敷于创面。冷疗一般需持续至伤处不再剧痛为止，多需 0.5~1 小时，甚至数小时。对化学物质烧伤更应立即使用大量自来水或清水进行长时间的冲洗。头面、躯干部不适合冷水长时间冲洗，可采用冷敷、湿敷等方法。研究表明，冰敷不会显著改善创面愈合速度、瘢痕形成等临床结局，但可能引起血管持续收缩，导致瘀滞区继续缺血坏死，且冰敷更易引发低体温休克，增加死亡率，故一般不推荐冰敷。此外，冷疗过程中需监测中心体温，防止低体温发生。

三、基础生命支持

对存在呼吸道梗阻、昏迷、气道损伤严重的伤员，应尽早行气管（切开）插管，保持呼吸道通畅。存在呼吸、心脏骤停的伤员，立即开始心肺复苏。对大面积烧伤伤员，必须在最短时间内建立静脉通道，同时开始液体复苏。对危及生命的严重合并伤如吸入性损伤、中毒、骨折、大出血、内脏破裂等进行止血、保护等现场施救。

四、及时送医

火灾发生并危及人员伤亡时，医疗机构应立即组织专业医护人员和救治设备赶赴现场，主要职责是对成批伤员进行伤情分类，以利合理救治和后送。现场急救后，应及时送医。送医前应用敷料或清洁衣服、被单等包扎创面，防止污染及搬运过程中造成组织再损伤。严重烧伤送医时应保证呼吸道通畅，监测生命体征。烧伤面积较大、病情危重的伤员，应尽早送到有烧伤专科的医院救治，途中应积极行抗休克治疗。

第三节　烧伤的评估与治疗

一、烧伤的评估与诊断

一般认为，烧伤病情严重程度由烧伤面积、烧伤深度、合并伤和患者基础情况四个方面确定，所以烧伤的评估与诊断应包括烧伤面积、深度以及严重程度的判断。

（一）烧伤面积的判断

烧伤面积的判断以烧伤区域占全身体表面积（total body surface area，TBSA）的百分数表示。20 世纪 60 年代以前，我国一直使用 Wallace 九分法，目前应用较为普遍的是"中国九分法"，由第三军医大学（现陆军军医大学）组织胚胎学教研室通过纸铸法实测了 450 名男女青壮年的体表面积创立。此方法是将体表面积分为 11 个 9% 的等份，另加 1%，构成 100% 的体表面积。其中头面颈部占一个 9%，双上肢占两个 9%，躯干占三个 9%，双下肢占五个 9%，以及再加一个 1%。儿童的躯干与双上肢所占体表面积百分比与成人相同，而头面颈部面积相对较大，双下肢相对较小，12 岁后大致与成人相同，故 12 岁以下儿童的头与下肢所占体表百分比应随年龄作相应加减，计算方法为：头面颈部体表面积（%）= 9%+（12– 年龄）%；双下肢体表面积（%）= 46%–（12– 年龄）%，如表 19-3-1 所示。

对于面积较小的创面，可应用手掌法进行评估，即无论成人或儿童，患者手掌五指并拢，其掌面积约为全身体表面积的 1%，以此估算烧伤创面面积。烧伤面积均用整数表示，小数点后数字四舍五入，不足 1% 的烧伤记为 1%。但对于更小的烧伤创面，还可直接应用绝对面积表示。

表 19-3-1　人体体表面积中国九分法

部位		占成人体表面积 /%		占儿童体表面积 /%
头颈	发部	3		
	面部	3	9×1	9+（12- 年龄）
	颈部	3		
双上肢	双上臂	7		
	双前臂	6	9×2	9×2
	双手	5		
躯干	躯干前	13		
	躯干后	13	9×3	9×3
	会阴	1		
双下肢	双臀	5		
	双大腿	21		
	双小腿	13	9×5+1	9×5+1-（12- 年龄）
	双足	7		

（二）烧伤深度的判断

烧伤深度的判断目前多采用三度四分法，即 I°、浅 II°、深 II°、III°。

I° 烧伤：组织学上仅伤及表皮浅层，生发层健在，具有很强的再生能力。临床表现为表面呈红斑状、干燥烧灼感，多在 3~7 天内脱屑痊愈，不会残留瘢痕。

浅 II° 烧伤：组织学上伤及表皮的生发层、部分真皮乳头层。临床表现为形成大小不一的水疱，含有淡黄色清亮的疱液。若不慎将水疱皮剥脱，则可见创面红润、潮湿并伴有剧痛。若无感染，浅 II° 烧伤在 1~2 周内可自行愈合，一般无瘢痕产生，但可能会有色素沉着。

深 II° 烧伤：组织学上伤及皮肤真皮乳头层以下，但仍残留部分网状层。由于真皮的厚度不一，其烧伤深度也不一致。临床表现为可有水疱，但水疱皮剥脱后创面稍微湿润，红白相间，疼痛不敏感。由于有部分的皮肤附件残存，可增殖形成上皮小岛，如果不感染则在 2~4 周内自行愈合。若不能自行愈合则需要手术封闭创面。深 II° 烧伤往往遗留明显的瘢痕。

III° 烧伤：一般指全层皮肤的烧伤，其表皮、真皮及皮肤附件全部破坏，同时可深及脂肪、肌肉和骨骼。临床上表现为创面无水疱、干燥无渗液、蜡白、焦黄色甚至发黑炭化。痛觉消失，局部温度低。皮肤组织的凝固性坏死形成如皮革状的焦痂，可见粗大的树枝状栓塞血管。III° 烧伤由于皮肤及附件已全部毁损，只能依靠手术封闭创面或上皮自周围健康皮肤长入。

（三）合并伤与复合伤

烧伤往往伴有较多的合并伤或复合伤。最多见的合并伤为吸入性损伤，其致伤因素包括热力、碳粒及烟雾中所含化学物质（如 CO 和氰化物）等。在相对封闭的火灾现场，死于吸入性损伤的患者甚至多于烧伤患者。

（四）患者一般情况

患者年龄、性别、体质、既往史等一般情况也是影响烧伤伤情轻重的重要因素。如在同一烧伤面积及烧伤深度，小儿、老人、体质差者、有既往慢性病者等其伤情明显较青壮年、体格健壮者重，治疗难度更大。

二、烧伤的院内治疗

烧伤，尤其是严重烧伤的治疗除了现场急救、病情评估，还包括烧伤抗休克、抗感染、创面处理、脏器功能维护、水电解质平衡维护、营养支持、对症治疗及康复治疗等方面。

（一）烧伤休克的防治

严重烧伤后由于神经 - 内分泌 - 炎症反应，致血管通透性增加，血管内小分子物质漏出到血管外，致机体有效循环量减少，机体组织器官灌注不足，类似于失液性休克的发生发展，被称为烧伤休克。烧伤休克的发生与否及严重程度与烧伤严重程度密切相关，烧伤面积越大、深度越深者，越易发生休克，且休克越重。休克期表现不平稳者常与延迟补液、补液不足或不规范、长途转运等有关。防治烧伤休克是严重烧伤早期最重要的治疗措施之一，如果血容量得不到及时有效恢复，将造成组织缺血缺氧性损害加重、创面加深、器官功能受损、免疫功能下降等，从而影响伤员病程发展与预后。

液体复苏是防治烧伤休克的主要措施。由于浅静脉受损或回流不畅，多采用颈内静脉、锁骨下静脉或股静脉等深静脉置管输液，以保证快速、有效的液体复苏。其他治疗措施包括镇痛、镇静、保暖等。

目前国内最常用的是第三军医大学补液公式（Third Military Medical University formula）。①成人烧伤抗休克补液：成人烧伤后第一个 24 小时，失液量按每 1% Ⅱ°、Ⅲ° 烧伤面积，每公斤体重补充胶体和电解质 1.5 mL（其中胶体 0.5 mL，电解质 1 mL）计算，基础水分量按 2 000 mL（5% 葡萄糖液）计算；伤后 8 小时内补入估计量的一半，后 16 小时补入另一半。伤后第二个 24 小时胶体和电解质均补充第一个 24 小时实际输液量的一半，基础水分不变。②小儿烧伤抗休克补液：由于不同年龄阶段小儿个体发育的特殊性，在小儿烧伤抗休克期补液时通常将小儿以是否满 2 岁分为两段，各年龄段烧伤后第一个 24 小时内与第二个 24 小时内的具体抗休克补液公式如表 19-3-2 所示。伤后第一个 24 小时内的前 8 小时内补入计算失液量的一半，后 16 小时补入计算失液量的另一半。基础量应在所补液时间段内均匀输入。

表 19-3-2　小儿烧伤抗休克补液方案

补液种类	第一个 24 小时补液总量		第二个 24 小时补液总量	
	2 岁以下	2 岁以上	2 岁以下	2 岁以上
失液量（胶体与电解质溶液量，1 : 1）	Ⅱ°、Ⅲ° 烧伤面积 % × 体重 kg × 2 mL	Ⅱ°、Ⅲ° 烧伤面积 % × 体重 kg × 1.75 mL	第一个 24 小时补入量的一半	
基础量	5% 葡萄糖液：体重的第一个 10 公斤，100 mL/kg；第二个 10 公斤，50 mL/kg；20 公斤以后，20 mL/kg〔其中包含 0.1 g/（kg·d）的氯化钠〕		同左	

需要强调的是，防治烧伤休克的液体复苏中，所有公式得到的都仅仅是估算量，是抗休克补液速度与总量的基础。实际补液过程中，应根据患者临床表现与补液后变化，而及时将电解质与胶体按比例进行调整。抗休克补液种类中的电解质液，一般选用乳酸林格液、醋酸盐平衡液等平衡盐溶液；也可用将等渗生理盐水（0.9% 氯化钠溶液）和 1.25% 的等渗碳酸氢钠溶液按 2 : 1 体积比配制而成的碳酸氢盐平衡液。胶体一般选用新鲜冰冻血浆。抗休克观察指标中应特别关注尿量情况，一般要求成人尿量维持在 0.5~1.0 mL/（kg·h），小儿尿量维持在 1.0~1.5 mL/（kg·h）。每 1~2 小时应综合判断抗休克效果，根据判定结果，一般可在原输液速度基础上按 10%~20% 的幅度进行调整。补液速度过慢或过快都会加重休克与组织损害程度。

（二）烧伤的创面治疗

创面问题是烧伤的根本问题，如何尽早有效封闭不同深度创面是烧伤治疗的最主要任务。由于烧伤原因、烧伤部位、烧伤面积、烧伤深度以及患者一般情况等不同，烧伤创面处理不可一概而论。

烧伤创面早期处理主要包括防止创面再损伤、防止创面加深、清创、创面切开减张等。方法包括剃净创面及其附近毛发，擦净周围健康皮肤，用灭菌水或消毒液（如 0.5%~1% 聚维酮碘、1 : 1 000 溴苄烷铵、1 : 5 000 双氯苯双胍乙烷等）清洁、消毒创面，用纱布或镊子轻轻去除污垢或异物。创面完整水疱抽液后予以保留水疱皮，已污秽、沾染水疱皮应移除。创面清洁消毒后，除明确的Ⅲ° 或不易包扎的烧伤创面外，在烧伤早期均宜行包扎治疗，以防止创面进一步加深。会阴部等不易包扎部位创面宜用半暴露或暴露治疗，Ⅲ° 创面涂搽碘酊后行暴露治疗。

烧伤创面深度被认为是决定烧伤创面局部功能结局的最主要因素，所以一旦接诊烧伤患者，在完成生命体征评估、可能的紧急救治的同时，应有效防止烧伤创面的再损伤以及创面进一步加深的发生。防止烧伤创面再损伤与创面加深的首要措施是去除或阻断损伤因素，包括灭火、隔离热源、去除燃烧的衣物、冷疗等。在烧伤创面凝固性坏死区之外，存在大量间生态组织，如果早期处理得当，间生态组织会向正常活组织转变。但如果处理不佳，间生态组织就会转变为完全坏死组织。所以早期恰当创面及全身的治疗，对防止创面加深尤为关键。早期防止这类创面加深的医疗专业措施包括多个方面。一是防止创面过于干燥，保持间生态组织在一个湿润的环境中。所以对一些未发生完全凝固性坏死、存在间生态组织的烧伤创面，包括浅Ⅱ°烧伤创面、深Ⅱ°烧伤创面、混合度烧伤创面、较浅的Ⅲ°创面等在烧伤早期，至少在伤后72小时内应采用适当的包扎治疗，保持创面一定的湿度环境，有利于间生态组织向正常活组织转化，从而达到防止烧伤创面加深、有效改善创面愈合功能结局的目的。二是有效改善创面微循环也可明显防止创面加深。此方面的措施包括进行积极的液体复苏抗休克治疗、早期抗全身性炎症反应治疗、改善创面局部微循环治疗等，从而通过改善创面局部微循环使创面间生态组织向正常活组织转化，以达到有效防止创面加深的目的。三是抗炎及抗氧化治疗，现已证明炎症反应及氧自由基等均参与了烧伤创面加深过程，所以及时准确的抗炎及抗氧化治疗有利于防止烧伤创面加深。

待患者病情稳定或许可后，根据烧伤创面以及患者的具体情况进行后续治疗。烧伤创面治疗可分为非手术保守治疗与手术治疗两种方式。烧伤创面非手术保守治疗包括包扎疗法、半暴露疗法、暴露疗法、湿敷、浸浴及创面负压吸引治疗等。烧伤创面手术治疗包括两个方面，一是通过削痂、切痂、磨痂、剥痂、肉芽清创等去除创面坏死、失活组织，二是通过各种不同形式不同厚度的皮肤、皮瓣移植覆盖封闭创面。当然，随着科学技术的发展，现代创面敷料、干细胞移植、组织工程皮肤等先进技术与产品越来越多地应用于烧伤创面治疗，并取得了显著的临床疗效。此外，我国在中医中药治疗烧伤创面方面积累了丰富的经验，并创制了许多处理烧伤创面的中成药物。

（三）内脏器官防护

严重烧伤后由于应激反应、缺血缺氧性损害、感染、药物等因素容易造成内脏功能甚至器质性损害。维护内脏功能是严重烧伤后治疗必不少的重要环节，主要包括全身应激反应的防治、尽快恢复有效血容量、有效预防与治疗感染、药物的合理应用、脏器功能的监测等。对一些特殊内脏器官，还应采取相应的治疗措施，如抑制胃酸分泌以防治严重烧伤早期胃黏膜的损害，碱化尿液以防止裂解出的血红蛋白、肌红蛋白等损伤肾小管，应用β1受体阻断剂以减轻心动过速等。

（四）维持内环境稳定

内环境是机体细胞赖以生活的环境，直接影响着细胞、组织、器官的功能，维持内环境的稳定与平衡是生物体生命存在的基本条件。机体内环境包括水、电解质、酸碱、血糖等多个方面，如何维系它们在正常水平，使机体细胞、器官维持在最佳的功能状态，是延续严重烧伤患者生命、烧伤创面得以修复等的必要条件。这要求医务人员在严重烧伤患者治疗过程中加强监测、分析发生异常变化的可能原因，在对症治疗的同时注重病因治疗，从而达到维持内环境稳定与平衡、维持细胞与器官功能在最佳状态，最终促进严重烧伤患者的早日康复。

（五）营养治疗

严重烧伤后创面及受损组织器官的修复需要大量的营养支持，同时严重烧伤后机体代谢紊乱，也需要必要的营养治疗以纠正高代谢、补充足够的能量及其他营养要素。严重烧伤治疗中，除常规蛋白质、葡萄糖、脂肪三大营养素的补充外，还应补充其他的一些营养要素，如在内环境稳定维护中起重要作用的钾、钠、氯、钙、镁、磷等电解质，铁、碘、锌、铜、硒、铬、锰等微量元素以及各种维生素。在严重烧伤治疗中，临床医生应特别关注红细胞、血红蛋白浓度、白蛋白浓度等，尽量维持在相对正常的水平，如果其浓度水平过低，需进行适当的补充，以利于患者的救治与康复。

（六）康复训练与治疗

严重烧伤后皮肤等组织损伤严重，创面修复后往往会留下瘢痕，烧伤瘢痕一方面可影响患者外观，还会影响受伤部位功能。另一方面，由于烧伤场景、救治过程、美观与功能等方面的影响，必然带来一定程度上的心理障碍，所有这些都需要康复治疗。康复锻炼与治疗在严重烧伤救治中占据极其重要的地位，提倡对严重烧伤患者的康复锻炼与治疗应坚持"全员、全程"的原则，即坚持对每一位严重烧伤伤员，从入院到出院，甚至在出院后，都应该一直持续坚持进行康复锻炼与治疗。康复锻炼强调以患者为主体，但由于烧伤康复的特殊性，烧伤中心有必要建成自己专业的烧伤康复治疗团队，通过定期的康复评定，对不同烧伤患者进行有针对性从早期的体位、疼痛、心理治疗，到烧伤治疗过程中的作业治疗、物理治疗、心理及其他治疗，使严重烧伤患者能最大限度恢复功能与外观，尽快并最大限度回归家庭、回归社会。

（七）其他治疗

严重烧伤的治疗往往耗时较长，在治疗过程中各种病情变化、并发症发展，有可能出现相关症状、体征、检查检验异常等，在治本的同时，必须就发现的症状、体征、检查检验异常进行对症治疗。严重烧伤的对症治疗包括心动过速、心律失常、高血压等心血管系统症状，食欲不振、腹胀、腹泻、便秘、上消化道出血等消化道症状等。

第四节 烧伤感染的防治

烧伤直接破坏了机体体表屏障功能，创面大量坏死组织成为微生物良好的培养基，同时由于应激、炎症反应、代谢紊乱等导致机体免疫力下降，使烧伤患者极易并发感染。感染是烧伤患者最常见的并发症，是引起烧伤患者死亡的最主要原因，防治感染是烧伤救治过程中最重要的任务之一。烧伤感染可分为局部感染、全身性感染、严重全身性感染与脓毒症、感染性休克等。有效预防、早期诊断、合理治疗是防治感染的关键。

一、烧伤感染的有效预防

（1）及时消除和杜绝感染源。创面是最重要的感染源，应尽早切除焦痂并将其封闭、覆盖；积极防治休克、减轻肠道缺血缺氧损害，早期行肠内喂养，防治肠源性感染的发生；防治呼吸道、动静脉导管、泌尿道等感染。

（2）预防性使用抗生素。小面积浅度烧伤一般不需要使用全身性抗生素。大面积深度烧伤应早期预防性静脉应用针对革兰氏阳性菌与阴性菌的高效广谱抗生素，但应避免长时间连续使用，一般早期预防性使用时间为5天左右。其他如在大面积溶痂、围手术期等时段应考虑预防性全身使用抗生素。

（3）创面无菌管理。确保接触创面的敷料、被单、物品等均需予以灭菌，工作人员接触创面前后应洗手或戴无菌手套，注意无菌操作和污物处理等。

（4）精心护理。勤翻身，使创面充分暴露、勿长期受压，以保持焦痂和痂皮的干燥与完整；严格各种管道（气管套管、有创监测管道、尿管等）的管理；详细记录出入量和热卡，密切观察病情变化；注意心理护理，及时了解患者心理状态。

（5）其他。营养治疗，维持合适的营养水平，必要时应用高效价免疫球蛋白等免疫制剂。重视内环境稳定的维护、内脏并发症的防治和对症治疗等。感染严重者，还可酌情采用连续性血液透析、血浆置换等，以清除毒素和炎症介质等有害物质。

二、烧伤感染的早期诊断

密切观测生命体征、检视创面及创周情况，必要时行血常规、降钙素原（procalcitonin，PCT）、胸部X线、内毒素、细胞因子、G试验、GM试验等检查，以及细菌与真菌等微生物培养、宏基因组检测及药敏试验，及时发现、确诊烧伤全身性感染。

三、合理使用抗生素

在致病菌不明确的情况下，根据菌群分布与病房流行病学特点、临床表现等经验性选用广谱高效抗生素双联或三联应用。明确微生物种属后选择敏感抗生素治疗。

四、及时清除感染病灶

一旦明确感染来源于具体创面或病灶，在全身情况许可条件下，抓住时机及时清除感染病灶，局部应用外用抗感染药物，尽快更换动静脉导管等。

五、其他

在去除感染病灶、合理使用有针对性抗生素基础上，还应维持水电解质酸碱平衡稳定、对症与支持治疗、纠正代谢紊乱及营养治疗、免疫治疗等。必要时，可行连续性肾脏替代疗法，以清除体内的细菌毒素和炎症介质。

（中国人民解放军陆军军医大学第一附属医院　李海胜　罗高兴）

参考文献

[1] 杨宗城.烧伤治疗学［M］.3版.北京：人民卫生出版社，2006.

[2] ISBI Practice Guidelines Committee，Steering Subcommittee，Advisory Subcommittee. ISBI Practice Guidelines for Burn Care［J］. Burns, 2016, 42（5）: 953-1021.

[3] 夏照帆.烧伤外科学高级教程［M］.北京：中华医学电子音像出版社，2016.

[4] 杨宗城，汪仕良.实用烧伤外科手册［M］.2版.北京：人民军医出版社，2008.

[5] David H. Total burn care［M］. 5th edition. Amsterdam：Elsevier，2018.

[6] 汪仕良，邓诗琳.烧创伤代谢营养的理论与实践［M］.石家庄：河北科学技术出版社，2014.

[7] 杨宗城.中华烧伤医学［M］.北京：人民卫生出版社，2008.

[8] David H. 烧伤治疗学［M］.陈旭林，肖仕初，罗高兴，译.北京：中国科学技术出版社，2021.

第二十章　爆炸伤

第一节　概述

爆炸伤常由军事行动与民间暴力相关的事故中使用爆炸性武器引发。与其他创伤的损伤机制不同，爆炸伤通常会造成钝器伤和穿透伤，还伴随着爆炸冲击波，呈现出不同于平时临床实践中常见的远达效应，具有其特殊的创伤救治模式。

一、背景和流行病学

战争爆炸伤是主要致伤致死原因，其次是恐怖袭击和工业爆炸。爆炸物分为低爆速炸药和高爆速炸药，可造成不同的损伤类型，低爆速炸药很少造成冲击伤。了解爆炸伤的背景和流行病学，有助于理解爆炸伤的伤类、伤部、伤型、伤势，以及可能出现的并发症。

现代战争中爆炸伤发生率高，在海湾战争、波黑战争和科索沃战争期间，爆炸伤发生率超过80%。简易爆炸装置（improvised explosive device，IED）制作简单，成本低廉，威力巨大，其是美军减员的主要原因；在伊拉克战争时期，爆炸伤约占美军伤亡总数的40%~60%。美国战区创伤登记系统显示，在阿富汗和伊拉克战争中，6 687名幸存伤员中，爆炸伤4 765人，占71%。

恐怖袭击中也以爆炸伤为主。2014年全球共发生13 463次恐怖袭击，有32 700人死亡和34 700人受伤，炸弹袭击占42%。2014年5月22日的乌鲁木齐市沙依巴克区公园北街早市爆炸案，造成31人死亡，90余人受伤。

和平时期常见爆炸事故，如乌克兰的弹药库爆炸，土耳其的弹药库爆炸，韩国的弹药库爆炸。1987—1997年，美国18 283起爆炸事故中448人死亡，4 170人受伤。2000—2015年，我国发生174起爆炸事故，2 749人死亡，4 313人受伤。2019年我国重大以上爆炸事故27起，共造成153人死亡，984人受伤。

二、致伤机制

爆炸伤的伤情特点是致伤因素与机制复杂多样，多部位伤多发伤和复合伤常见，伤情重，发展迅速且病死率高。爆炸伤的影响因素为炸弹爆炸当量、距爆炸中心的距离、爆炸发生的环境、造成额外伤害的其他结构或物体。通过增加爆炸物体积和装药量，增加碎片或投射物数量和类型，以及添加有害物质、添加燃烧物质可以增加杀伤力。此外，温压爆炸的机制也可以增加杀伤力，以温压火箭为例，从多火箭发射系统向目标发射，第一次爆炸释放出可穿透防护的燃料云结构，第二次爆炸点燃燃料云，产生高压波。

（一）爆炸伤分型及损伤特点

传统上将爆炸伤分为四型，近年来的观点是更多地采用五型分类法。两者的区别是将原来第Ⅳ型爆炸伤中的核生化因素所致损伤单列出来，成为第Ⅴ型。除了五型分类法更细，更有助于评估伤情、预测预后、评价治疗水平和进行学术交流，更关键的是核生化是更特殊的致伤因素，叠加了额外的问题，对应急救援和伤员救治带来了特殊挑战，需要判断现场是否存在污染和（或）照射，需要评估其对伤员和救援人员安全的影响等。

（1）Ⅰ型爆炸伤也称为原发冲击伤、爆震伤等，是爆炸瞬间产生的高压气体或冲击波的直接伤害作用（图 20-1-1）。听器、肺脏、胃肠等充气空腔脏器易受伤，严重者还可发生脑冲击伤、眼冲击伤，甚至创伤性截肢等。其中，肺冲击伤是现场死亡主要原因，胃肠道冲击伤可导致延迟性胃肠道坏死穿孔，而鼓膜破裂则是爆炸所致冲击伤的特征之一。

（2）Ⅱ型爆炸伤也称投射物伤，是抛射的物体击穿人体所致的穿透伤，包括枪弹伤、弹片伤等原发投射物伤，以及冲击波震碎的玻璃、受打击舱室破裂形成的碎片、爆炸掀起的物体等所致的继发投射物伤（图 20-1-2）。爆炸推动的原发或继发碎片，其杀伤半径远大于冲击波超压致伤半径。如榴弹爆炸时，冲击波超压的致伤半径仅在距爆心 15 m 范围内，但爆炸弹片致伤半径可达 549 m。因此，在一个开放环境中，Ⅱ型爆炸伤的致伤率和致死率远远超过Ⅰ型爆炸伤。Ⅱ型爆炸伤特点是飞屑、穿透、钝伤，影响任何或所有身体部位，造成弹道外伤、眼睛穿透。典型损伤为穿透伤、创伤性截肢、撕裂伤、脑震荡。

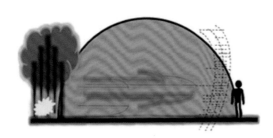

图 20-1-1　Ⅰ型爆炸伤

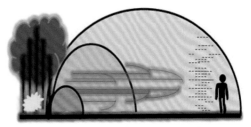

图 20-1-2　Ⅱ型爆炸伤

（3）Ⅲ型爆炸伤是冲击波将人抛起后撞到硬物或地面，或建筑物倒塌压迫等，导致的撞击伤、钝性伤和挤压伤等（图 20-1-3）。损伤部位及其严重程度取决于抛掷轨迹、跌落撞击速度、撞击部位、角度和相撞表面特性，常见有骨折、内脏器官损伤和颅脑损伤等。典型损伤为钝伤、粉碎综合征、间隔室综合征、脑震荡。

（4）Ⅳ型爆炸伤包括但不限于爆炸所致的烧伤、感染、原有疾病加重及心理创伤等，如烧伤、引入燃烧产生的有毒气体而导致的哮喘加重，以及创伤后应激障碍等（图20-1-4）。爆炸火焰常引起大面积的浅层烧伤，爆炸引发的火灾可导致深度烧伤，爆炸后的急性应激反应可表现为颤抖、过度换气、出汗和听力下降，严重可造成抑郁、焦虑、愤怒和持续情绪障碍等。典型损伤为烧伤、有毒气体及其他吸入性损伤、环境伤害、污染。

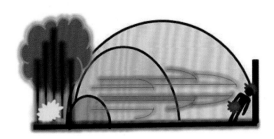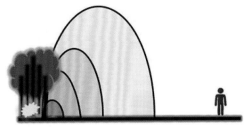

图 20-1-3　Ⅲ型爆炸伤　　　　　　　　图 20-1-4　Ⅳ型爆炸伤

（5）Ⅴ型爆炸伤特指由细菌、病毒、化学制剂或辐射等特定添加物对机体造成的损伤，如放射性元素、化学或生物制剂所致的特殊损伤。Ⅴ型爆炸伤给现场救援提出了特殊的挑战，在救援的同时要注重救援人员安全。

（二）温压炸药的作用机制

温压炸药的作用机制涉及爆炸产生的热量和压力两者之间的相互作用。温压武器被称为真空炸弹，因为引爆的炸药形成燃料云或二次装药，它消耗周围的空气，很容易穿透保护结构并招致毁灭性的身体伤害。爆炸引起的氧含量增加会导致延迟火球，向各个方向径向发送拉长的压力冲击波。爆炸和随后的冲击波已通过额外的加强化学、机械和设计改进，进一步增强了其破坏能力。

（三）爆炸伤的远达效应

机体被投射物击中后，在远离伤道部位的组织或器官中产生的各种损伤和反应，是强压力波直接或间接作用的结果。例如冲击波可能会引起"血管涌动"，胸腔内压力的突然变化导致颅内空间血容量和压力增加，导致弥漫性毛细血管出血水肿，引发颅内高压。

（四）重症监护后综合征

由于复杂的损伤护理、无法解决的器官功能障碍、并发症管理或慢性危重疾病，爆炸致多发伤患者通常需要长时间 ICU 护理，长期 ICU 护理的幸存者患重症监护后综合征（post-intensive care syndrome，PICS）的风险增高，并与创伤后应激障碍的特征有很大重叠。应就 PICS 对幸存者、家庭成员和提供后期护理的初级保健临床医生进行专门咨询，以促进早期识别和补救。

第二节　爆炸伤急救

爆炸伤受伤机制复杂，伤情重，病情变化快，伤残率高，给救治带来极大困难。因此，现场救治时一定要分清主次。

（1）伤情评估。简单分类和快速救治是国际通用的一种快速、简单的拣伤分类方法。要求快速评估伤员的严重程度，并将他们划分为 4 个等级，分别用红色（第一优先，立即处理）、黄色（第二优先，延迟处理）、绿色（第三优先，轻伤）、黑色（最不优先，死亡）标记。

（2）气道管理。爆炸伤导致气道阻塞时，现场最重要的急救措施是开放气道和通气。开放气道的方法包括清除呼吸道异物和解除舌后坠等，而通气主要采用鼻咽通气，必要时使用环甲膜穿刺术或气管切开术。

（3）大出血控制技术。爆炸伤导致出血是十分常见的，常由肢体严重毁损、大动脉损伤、胸腹腔实质脏器损伤（如肝脏破裂等）引起。止血方法较多，包括直接压迫止血、药物止血、填塞止血、手术止血、止血带止血等，各有其优缺点，需根据条件合理选用不同的止血措施。

（4）休克现场急救。现场判断伤员有休克时，需要将伤员转移到安全区域，并在控制致命性的大出血后，尽快启动液体复苏或口服补液进行抗休克治疗。

（5）气胸和血胸的处理。张力性气胸是威胁生命的急症，需要进行穿刺减压，特别是出现呼吸困难、单侧呼吸音降低或消失、休克等情况时，更需紧急行穿刺减压术。对于有胸部创伤并伴有呼吸急促等症状的患者，若行紧急穿刺减压后症状没有缓解，应怀疑有大量血胸的可能。此时应充分供氧，在气道阻塞的情况下可使用面罩供氧，或者在条件允许且体征显示有必要的情况下进行气管插管，合并休克者开始积极的液体复苏。对于大量血胸的患者需要行胸腔穿刺置管术。

（6）包扎和固定。包扎和固定使用的器材、方法众多，应结合实际情况选择。在没有包扎用品的情况下，可就地取材对骨折部位进行固定，以减轻伤者痛苦，便于搬送。和平时期爆炸伤多发生于意外事故，常导致大量伤亡，属于公共卫生事件。爆炸现场可能存在安全隐患，有二次甚至三次爆炸的危险，公众应尽快从现场撤离到安全区域。

第三节　爆炸伤院内评估与处理

院内应动态评估爆炸伤患者的伤情，考虑行血气、超声、X 线片和 CT 扫描等检查。对于生命体征稳定的患者，在超声、X 线片检查后，仍然应行 CT 扫描精确评估。黄金时间内实施损害控制性复苏和手术是提高患者生存率、减少早期和晚期并发症发生率的关键。院内救治包括由密切协作的高效团队同时提供气道管理、容量复苏、控制出血及预防感染，避免酸中毒、低体温和凝血障碍等。高压氧治疗是急性气体栓塞的常用治疗手段。

1. 创伤性休克

创伤性休克的最常见原因是失血引起的循环血量减少，其他诱因包括：氧合不足；机械性阻塞（如心包填塞、张力性气胸）；神经系统功能障碍（如脊髓高位损伤）；心脏功能障碍。创伤性休克的本质是组织灌注不足；临床表现为血流动力学紊乱和器官功能障碍；氧的供需失衡是主要病理生理学机制。可通过心动过速、低血压、四肢冰冷、外周脉搏细弱、毛细血管再充盈时间延长（>2 秒），脉压缩小（<25 mmHg）和精神状态改变快速识别休克表现。失血性休克程度评估如表 20-3-1 所示。

表 20-3-1　失血性休克程度评估

项目	Ⅰ级	Ⅱ级	Ⅲ级	Ⅳ级
失血量（mL）	750	750~1 500	1 500~2 000	>2 000
失血量（% 血量）	15	15~30	30~40	>40
脉率（次 / 分）	<100	100~120	120~140	>140
收缩压	正常	正常	降低	降低
脉压（mmHg）	正常或增加	降低	降低	降低
呼吸频率(次 / 分)	14~20	20~30	30~40	>35
尿量（mL/h）	>30	20~30	5~15	无尿
意识状态	轻度焦虑	中度焦虑	萎靡，意识模糊	意识模糊，昏睡
早期液体选择	晶体液	晶体液	血液、晶体液	血液、晶体液

2. 大出血

大出血常见部位包括胸腔、腹腔、腹膜后间隙（通常源于骨盆骨折）、肌肉或皮下组织（通常源于长骨骨折）。出血控制要点：①建立输液通道，建立 2 根大口径（≥ 16G）静脉导管，外周静脉穿刺 2 次不成功时应启动骨髓腔输液（intraosseous infusion，IO）；②输血输液，输新鲜全血或按 1：1：1 的比例输注红细胞、新鲜血浆和血小板，尚无最佳液体复苏策略；③允许性低血压，无颅脑损伤者收缩压 80~90 mmHg，平均动脉压 50~60 mmHg，有颅脑损伤者平均动脉压 ≥ 70 mmHg。

3. 肺损伤

原发性爆炸性肺损伤（primary blast lung injury，PBLI）严重程度分类如表 20-3-2 所示，肺冲击伤 12 小时内的急性肺损伤（acute lung injury/acute respiratory distress syndrome，ALI/ARDS）表现为呼吸困难、发绀、咳嗽、咯血、胸痛等，三联征是呼吸困难、缺氧表现和"蝙蝠征"（图 20-3-1）。疑肺冲击伤者应监测 SaO_2、血气、X 线片或 CT。X 线片最早 2 小时可出现双肺中央区蝶形浸润。6 小时内无须辅助机械通气者存在肺冲击伤可能不大。48 小时后 ALI 与全身炎症反应综合征（systemic inflammatory response syndrome，SIRS）或脓毒症有关，肺冲击伤患者临床表现为弥漫性肺挫伤、肺组织脆性增加和出血倾向。肺组织脆性增加时应遵循肺保护通气策略，不推荐早期经验性放置双侧胸腔闭式引流，除非空运容量复苏时，但应高度警惕过量晶体输入可能导致的肺水肿。70% 肺冲击伤能最终治愈出院，多数不遗留肺功能损害。

表 20-3-2　原发性爆炸性肺损伤严重程度分类

分类	轻度	中度	重度
影像学外观	单边或有限的不透明度	双侧不对称浑浊	弥漫性双侧浸润，"蝙蝠征"
PaO_2/FiO_2 比	>200	60~200	<60
支气管胸膜瘘（BPF）	不存在	中等 BPF，不存在主要 BPF	主要 BPF
机械通气	无	是，常规设置	是，PEEP>10 cmH_2O 的高级设置，考虑 ECMO

注：PaO_2，动脉血氧分压；FiO_2，吸入氧气浓度；PEEP，呼气末正压；ECMO，体外膜肺氧合。

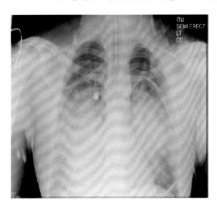

图 20-3-1　PBLI 特征性"蝙蝠征"

PBLI 患者可能表现出急性呼吸窘迫或急性呼吸衰竭，但随着损伤的发展，也可能从前者进展到后者。近 1/4 的此类患者使用补充氧气成功治疗，包括高流量鼻导管吸氧或其他形式的无创通气（noninvasive ventilation，NIV）。另有研究显示，高达 76% 的 PBLI 患者需要有创机械通气（invasive mechanical ventilation，IMV）以解决急性呼吸衰竭问题，这些患者应接受肺保护性通气，并监测并发症以及氧合和二氧化碳清除的充分性。当常规通气不能满足患者改善氧合需求时，需要实施抢救。极端情况下可能会出现呼吸机打不进气，此时救援方法包括改变通气模式以及体外膜肺氧合。

4. 心脏损伤

心脏损伤可于数秒内或爆炸伤后数小时后发生，常见钝性心脏损伤，如心脏填塞、主动脉或二尖瓣反流和心律失常等，出现心源性休克。无症状的心包积血可在数月后发展为缩窄性心包炎，疑心脏钝性伤者都应做 12 导联心电图、床边心脏超声和测定肌钙蛋白。因冲击波剥落机制或肺破裂等致空气进入循环系统，24 小时内发生急性气栓的风险最大，正压通气可增加此风险。固体、液体或气体等各种栓子物质可到达眼、脑、脊髓和冠状动脉，眼底镜、查体和心电图等有助于诊断治疗，高流量吸氧和高压氧、左侧卧位或头低脚高位可减少气泡进入体循环。

5. 胃肠道损伤

0.3%~0.6% 爆炸伤幸存者可发生胃肠道黏膜下或浆膜下出血、穿孔，或延迟性坏死。压痛、肌卫和 / 或反跳痛常被脑、胸部和四肢等严重损伤所掩盖，造成诊断延误。针对爆炸伤患者应行 FAST 筛查，血流动力学稳定者应行增强 CT 检查，在 35 天内密切动态评估，胃肠道穿孔偶尔可发生在伤后 14 天，必要时应行腹腔镜或剖腹探查术。

6. 四肢损伤

80% 以上爆炸伤是骨骼肌肉损伤，伤口 72 小时内需反复清创，遵循损害控制原则每 24 小时 1 次。下肢皮肤撕脱伤需要清创植皮术（图 20-3-2）。横纹肌溶解可见于无挤压伤时，所有伤员应监测血清肌酸激酶、尿肌红蛋白并观察肢体情况，血流动力学稳定后，再评估确定碎片残留的处置策略。创伤性截肢发生率约 13%，死亡率约 30.5%，近端截肢、骨盆骨折和腹部创伤可增加死亡率。肢体毁损指肢体的 4 个功能要素骨骼、血管、神经和软组织中，至少有 3 个受损，需创伤性截肢（图 20-3-3）。肢体毁损严重程度评分（MESS）如表 20-3-3 所示，评分 ≥ 8 分采取截肢手术，5~7 分根据情况评估保肢或截肢，<5 分保肢治疗。

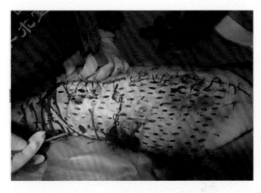

图 20-3-2　撕脱伤后拉网式植皮

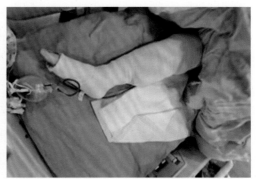

图 20-3-3　创伤性截肢

表 20-3-3　肢体毁损严重程度评分

骨骼软组织损伤程度	低能量	中能量	高能量	广泛挤压伤
	1 分	2 分	3 分	4 分
休克程度	血压正常	暂时性低血压	长时间低血压	
	0 分	1 分	2 分	
局部缺血程度	无	轻	中	重
	0 分	1 分	2 分	3 分
	缺血超过 6 小时分值加倍			
年龄	<30 岁	30~50 岁	>50 岁	
	0 分	1 分	2 分	

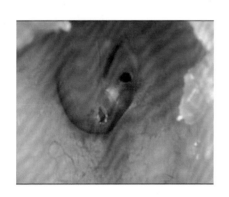

图 20-3-4　右鼓膜穿孔

7. 耳部损伤

鼓膜对压差最敏感，暴露在 35 kPa 压差下就有鼓膜穿孔破裂风险（图 20-3-4）。穿孔风险与爆炸强度、距离、头部位置与冲击波传播的方向等有关。爆炸幸存者常伴随听觉过敏、耳痛或眩晕，所有爆炸幸存者都应行耳镜检查，避免额外损害，清创开放性损伤。

8. 脑损伤

爆炸相关的创伤性脑损伤（blast-related traumatic brain injuries，bTBI）的典型特点是广泛的脑水肿和充血，并且发展迅速，往往在伤后一小时内发生。当温压武器引爆时，产生的爆炸压力波会在颅骨内产生平移和旋转力，造成挫伤。此外，冲击波可能会引起"血管涌动"，胸腔内压力的突然变化导致颅内空间血容量和压力增加，导致弥漫性毛细血管出血和重度颅内高压。回顾性研究发现，脑损伤是早期和延迟死亡的主要原因。爆炸幸存者常出现头痛、耳鸣、对噪声过敏、逆行性和顺行性失忆等，及时的神经功能评估和头部 CT 扫描是确诊的关键。应据临床表现诊断脑冲击伤而不是等待 CT 结果，以免延误治疗。早期救治的主要手段是防治继发性脑损伤和损害控制性开颅手术。

9. 眼部损伤

8%~21% 爆炸幸存者有眼部损伤，表现为视力下降或改变、眼球破裂、出血等。常规检查眼球，任何视力下降都应行专科筛查，CT 扫描是评估眼球爆炸伤（尤其是穿透伤）的金标准。眼球超声时应控制对眼球的压力，避免造成损害，眼底检查发现视网膜动脉气泡应行高压氧治疗，爆炸伤所致眼球损伤一般不建议紧急摘除。

10. 烧伤

详见第十九章。

（陆军特色医学中心　伍正彬　王耀丽）

参考文献

［1］ Zhang J K，Botterbush K S，Bagdady K，et al. Blast-related traumatic brain injuries secondary to thermobaric explosives：implications for the war in Ukraine ［J］. World Neurosurg，2022，167：176-183.e4.

［2］ Harulow S. Burn wounds：assessment and first aid treatment ［J］. Aust Nurs J，2000，7（8）：suppl 1-4.

［3］ Mullhi R，Ewington I，Torlinski T. Herbal products for treatment of burn wounds ［J］. J Burn Care Res，2020，41（6）：1310.

第二十一章　复合伤

复合伤（combined injury）是机体同时或先后受到两种（含两种）以上不同性质致伤因素作用而发生的复合性损伤。复合伤发病率较高，伤类复杂，伤情严重，救治困难。复合伤救治涉及创伤医学、防原医学、放射医学和烧伤医学等多个学科。

第一节　概述

复合伤多见于炸药、瓦斯、锅炉、化工等爆炸事故和火灾，也见于地震、洪涝、塌方、核战争或核事故等大型灾难。

一、复合伤的概念与分类分级

（一）复合伤的概念

复合伤是两种或两种以上不同性质致伤因素同时或相继作用于机体导致的损伤。所谓不同性质致伤因素，是指本身就能够独立引起特定一类损伤的因素，如引致放射损伤的 α 射线、β 射线、γ 射线、X 射线、中子等射线；引致烧伤的火焰、沸水、蒸汽、光辐射等热能；引致创伤的冲击波、撞击力、穿透力、挤压力等机械能；引致特殊损伤的激光、微波、次声、粒子束等。上述致伤因素可能同时或先后作用于机体。很多情况下是不同因素同时作用，如核爆炸时基本同时产生 4 种杀伤因素；也常是先后作用，其间相隔时间不等，有的"相继"，有的间隔时间较久，如一种伤害尚未痊愈、愈合而又复合另一种伤害者，也应视为复合伤。

应注意有不少损伤情况容易与复合伤混淆，常见有以下几种损伤：①多发伤指由单一致伤因素导致的身体遭受以 AIS 九个解剖部位为基础的两个或两个以上解剖部位的损伤，多发伤严重程度视 ISS 分值而定，ISS ≥ 16 者定为严重多发伤；②多处伤指由单一致伤因素所致同一部位或同一脏器的多处损伤，如小肠多处穿孔、下肢多处弹片伤、体表多处撕裂伤等；③合并伤指两处以上损伤时，较重的主要损伤以外合并其他部位较轻的损伤，如严重颅脑伤合并肋骨骨折，肋骨骨折即为合并伤；④联合伤指同一致伤因素所致的两个相邻部位的连续性损伤，如胸腹联合伤等。

（二）复合伤分类原则

因各种单一伤在不同条件下的不同复合，复合伤分类十分复杂，其分类和命名的原则如下：

（1）按致伤因素分类，如由核武器爆炸所引起的各种复合伤统称为"核爆炸复合伤"，非武器的核爆炸引起的复合伤也归属此类；由多种化学毒剂所引起的复合伤统称为"毒剂复合伤"。

（2）按是否包括某特殊损伤分类，这种特殊损伤对整体伤情具有重要的甚至决定性的影响。如战时核爆炸与平时核事故所发生的复合伤，根据是否包括放射损伤，区分和命名为"放射复合伤"和"非放射复合伤"。

（3）按所复合主要损伤和次要损伤分类：如主要损伤为烧伤（简略为"烧"），次要损伤为冲击伤（简略为"冲"），则称为"烧冲复合伤"；如"冲"为主，"烧"为次，则称"冲烧复合伤"。如有三种损伤复合，也可按此命名，如"放烧冲复合伤""烧放冲复合伤"等。

临床上，有时为突出复合伤中的主要损伤，在诊治中将这类复合伤归于该主要损伤的医疗范围，如"烧伤复合伤""创伤复合伤"等。

（三）复合伤分级

复合伤分级以各单一伤的伤情为基础，以中等以上损伤复合后常出现复合效应（combined effects）为依据而加以划分（表21-1-1）。

表 21-1-1　复合伤伤情分度

复合伤	分度标准
极重度	1 种损伤达极重度；2 种重度损伤；重度放射损伤加中度烧伤；1 种重度损伤加 2 种中度损伤
重度	1 种损伤达重度；3 种中度损伤；中度放射损伤加中度烧伤
中度	1 种损伤达中度
轻度	2 种或 3 种损伤均为轻度

二、复合伤的流行病学

由于复合伤的致伤因素复杂，其在临床上多由创伤、烧伤、骨科、急诊等专科收治，一般未单列复合伤诊断从而导致在医院信息系统中难以直接获得资料。另外，由于认识上的偏差，复合伤容易与多发伤、多处伤、合并伤、联合伤等单一性质致伤因素引致的复杂伤情相混淆，常有诊断错误，也导致数据不准确。所以，至今尚无大样本的复合伤流行病学调查资料。但随着对复合伤的重视，针对各种灾难救援和患者救治的复合伤调查研究越来越多。

复合伤流行病学是从人群的角度研究复合伤的基本情况，从复合伤的分布出发，揭示影响和决定复合伤发生的频率、分布的因素以及流行的特征，结合实际情况，研究如何预防和控制复合伤，增进人群健康的方法、措施。

复合伤流行病学的主要特征包括：①复合伤流行病学的着眼点是一个国家或地区的人群中复合伤的状况，它所关注的是人群中的大多数，而不仅仅注意个体；②复合伤流行病学是通过收集、整理并考察复合伤在时间、空间和人群中的分布特征，去揭示复合伤发生和发展的规律，为进一步研究提供线索；③自始至终应贯穿对比的思想，对比是流行病学研究的核心，只有通过对比调查、对比分析，才能从中发现复合伤的发生、发展与转归特征；④在描述某个地区或某个特定人群复合伤发生的情况时，采用相对数，如使用"率"来反映，而不是绝对数；⑤复合伤的发生受到自然环境和社会环境的影响和制约，应全面考察研究对象的生物、心理和社会生活状况；⑥应始终坚持预防为主的方针，制订各种干预策略，并对其作用进行客观评价，保护人群健康。

（一）复合伤流行病学因素

复合伤的发生涉及两种或两种以上不同致伤因素的作用，复合伤流行病学关注的群体是各种类型的损伤群体，其流行病学因素研究应当重点关注致伤原因与群体性的预防措施。

（1）职业因素。复合伤主要发生于战时和平时的多种情况，因此军人、煤矿工人、爆竹生产者、消防救援人员等属于复合伤的高危职业人群。尤其是煤矿的瓦斯爆炸发生率很高，另外，烟花爆竹的生产、运输过程中发生爆炸等情况也有很高概率会出现复合伤。

（2）性别因素。因为煤矿工人、军人等高危职业以男性为主，故男性发生复合伤的危险性比女性高。如平顶山煤业（集团）公司总医院统计的 52 批共 346 例瓦斯爆炸伤中男性 341 人，女性仅 5 人，男女比例为 68.2 ∶ 1；另一组贵阳医学院的资料显示其收治的 317 名煤矿爆炸患者全部为男性。

（3）年龄因素。矿工等从业者多为青壮年男性，故复合伤多发于青壮年。如贵阳医学院收治的 317 名煤矿爆炸患者，年龄范围为 15~64 岁，平均年龄为 29.4 岁。

（4）致伤原因。复合伤在战时发生率和绝对发生数量都很高。如伊拉克战争和阿富汗战争中爆炸造成了约 35 000 名患者中烧冲复合伤患者占 35% 以上。虽然平时复合伤在烧伤、创伤患者中发生的总体比例不高，但在严重事故，尤其是爆炸性事故中复合伤发生率很高，以煤矿瓦斯爆炸事故、恐怖爆炸袭击事件、火药爆炸事故等最为突出。

（二）复合伤致伤机制及其发生率

复合伤可发生于战时和平时的多种情况，并有多种因素影响复合伤发生的类型、数量和严重程度。平时复合伤主要发生于地震、海啸、泥石流等自然灾难；也常见于工矿事故、交通事故、火药爆炸事故、恐怖袭击和严重核事故等。

（1）自然灾难中的复合伤。地震造成房屋等建筑倒塌的同时，还可引发火灾、水灾、毒气泄漏、放射性污染等次生灾难。其中因燃具、燃料等毁散导致的火灾较常见，从而造成创伤复合烧伤等复合性伤害。2010年"4.14"青海玉树地震中2 265例转运患者中复合伤达到271例（12%），如果考虑到高原病的发生情况，复合伤发生率可能会更高。如果地震发生于严寒地区或时节，致伤后常因饥饿和缺乏御寒物资而并发冻伤，形成创伤冻伤复合伤。

（2）严重事故中的复合伤。较为常见的是工矿事故所致，主要致伤因素包括危岩坍塌、矿车撞轧、工具或支架砸碰、机械设备冲撞或绞轧、坠落、爆炸、烧伤、电击等。如煤矿的瓦斯爆炸，矿井下空气中瓦斯（以甲烷为主）浓度至5%时，遇有火星、火花或明火就易引发爆炸，形成高温（1 850~2 650 ℃）和高压（大于9个大气压）的冲击波，伴有有害气体和缺氧，极易发生复合伤。我国鹤岗矿务局4次瓦斯爆炸资料显示，除现场死亡者外，伤情较重的87人，其中86.2%有体表烧伤，32%有呼吸道烧伤，39%有冲击伤，89.6%有不同程度的瓦斯中毒。此87名患者中，并发2种伤害者占67.8%，3种伤害者占21.8%，4种伤害者占10.4%。另有7个矿务局的27次瓦斯爆炸抢救的401名患者中，烧伤发生率为50%~100%，瓦斯中毒者占22.4%~89.6%，冲击伤者占27.5%~39%，死亡率为4%~43.7%。

（3）战争中的复合伤。现代战争是在核武器威胁下的以高技术兵器为主的常规战争，其一个重要特点是现代武器破坏、杀伤作用增大，极易发生复合伤。如核武器爆炸产生4种杀伤因素（早期核辐射、光辐射、冲击波和放射性沾染），复合伤是核爆炸损伤中的主要伤类，也是主要救治对象。日本广岛、长崎原子弹爆炸后20天生存的患者中，复合伤占40%；如将早期死亡者包括在内，推测全部患者中可能有60%~85%为复合伤。和平时期以核事故导致的放射复合伤常见，如1986年4月前苏联切尔诺贝利核电站发生的核子反应堆事故，当场死亡2人，至1992年，已有7 000多人死于这次事故的核污染。时至今日，参加救援工作的83.4万人中，已有5.5万人丧生，30多万人受放射伤害死去。又如油气弹所致复合伤，油气弹又称燃料空气炸弹（fuel air explosive，FAE）、云爆弹、窒息弹。其内装有炸药和环氧乙烷或环氧丙烷、甲烷，爆炸时形成细小悬浮微粒，与空气中的氧混合到一定程度，形成爆炸云雾，产生强烈的冲击波，从而导致冲击伤；产生几千度高温，使暴露部位发生烧伤；弹壳破片致弹片伤；同时由于爆炸消耗环境中的氧，并产生 CO、CO_2 等有害气体，严重时可致窒息。因此遭受油气弹袭击后多发复合伤，特别是冲烧复合伤。更常见的是各种爆炸伤，常存在冲击伤、投射物伤、烧伤，是战场上最常见的复合伤。

（三）复合伤的死亡率

复合伤的伤情，因原来单一伤的轻重、致伤的次序与间隔时间、作用的主要组织脏器不同，表现也不尽相同。因此，不同形式的复合伤其治愈率和死亡率不能一概而论，但总体而言，复合伤的死亡率较高。如有统计 48 798 例烧伤患者，总死亡率为 4.97%，而其中 866 例烧伤复合伤的死亡率则达 18.01%，合并重型脑损伤者死亡率高达 72.22%。其原因可能与严重烧伤掩盖或混淆了其他创伤的临床征象、救治中矛盾多困难大等有关。放射复合伤死亡率更高，但尚无大样本的死亡率数据，从动物实验的结果来看，放射复合伤的死亡率一般比相应的单纯放射损伤、单纯创伤或单纯烧伤的死亡率高。实验表明，受 20% 全身面积的深度烧伤后狗的死亡率为 12%，单受 100 伦 X 射线损伤不引起死亡，两种损伤复合后，实验狗的死亡率上升为 72%，增加了 5 倍之多。

第二节　复合伤急救

复合伤救治强调时效性，患者的预后与伤后得到确切治疗的时间间隔直接相关。复合伤患者的早期评估遵循严重创伤的评估策略，包括初次评估与二次评估。初次评估主要依照 ABCDE 的顺序，分别对气道、呼吸、循环、神经功能与残疾、暴露与环境控制进行快速评估，在评估中如发现存在危及生命的情况，应立即进行相应处理。二次评估是指在完成初次评估基础上，继续对患者进行从头到脚的全面评估，主要是对患者既往病史进行回顾，以及通过体格检查、辅助检查发现全身各个主要系统尚未被发现的损伤，根据评估结果进行进一步的检查确诊和处理。

在现场医疗急救中，由具有丰富创伤急救经验的主治医师以上人员负责拣伤分类，依据受伤者的伤情，按轻、中、重、死亡分类，分别以绿、黄、红和黑的伤病卡做出标志，置于患者的左胸部等部位。在现场对抢救出来的重症患者，必须立即施以急救，并为危重患者的转送进行必要的医疗准备。现场条件差，困难多，应针对实际情况，灵活机动地给予相应处置。

一、自救互救

应通过多种途径宣传自救互救的极端重要性和自救互救的基本方法，如能在受伤后立即进行自救互救，可以通过简单的急救措施暂时止血，从而明显降低伤死率。

根据现场具体情况主要进行以下自救互救工作：①挖掘被掩埋患者；②灭火和使患者脱离火灾区；③简易止血；④简易包扎和遮盖创面、伤口；⑤简易固定骨折；⑥清除口鼻内泥沙，对昏迷患者将舌拉出以防窒息；⑦在有害气体环境中，尽快用湿毛巾遮口鼻防止吸入性损伤，并撤离现场；⑧在有毒剂染毒情况下，尽快脱去外衣，擦去皮肤上的液滴，遮掩口鼻；⑨在有放射性沾染的情况下，做简易除沾染。

二、致命性损伤现场急救

（一）致命性大出血现场急救

（1）致命性大出血评定。符合下列情况之一时，可判定为致命性大出血：①伤口搏动性出血或持续出血；②地面形成血泊；③血液不断浸透衣物、敷料或绷带；④上肢或下肢离断伤；⑤出现无意识、意识模糊、面色苍白等失血性休克症状。

（2）致命性大出血控制。致命性大出血控制原则包括：①尽快处置威胁生命的动脉或大静脉损伤导致的大出血；②对于各种威胁生命的四肢出血，应立即使用止血带。

（3）止血带使用方法。应快速探查患者出血部位，尽快使用止血带，加压直至出血停止和远端动脉搏动消失；首根止血带不能控制出血，则在其上方平行应用第二根止血带，放置在其上一横指宽处；记录所有止血带使用时间，精确到分钟；止血带使用时间不宜超过2小时，止血超过2小时的，每小时应松解一次，每次松开2~3分钟。

（二）窒息和呼吸道梗阻现场急救

被埋压于瓦砾之中，可造成砂土等异物直接堵塞呼吸道进而致窒息；或埋困时间长而发生缺氧性窒息；颌面部创伤引起呼吸梗阻；肋骨骨折、气胸、血胸、纵隔气肿等可严重影响肺呼吸功能而发生窒息；颅脑严重损伤昏迷，舌根后坠而致呼吸道梗阻；高位脊柱截瘫呼吸肌麻痹而发生窒息；不同毒物或毒气中毒引起不同性质的窒息。

（1）窒息和呼吸道梗阻判定。如患者出现下列情况之一，应判断存在气道梗阻：①气道部分阻塞的患者常表现为剧烈咳嗽，可听到喘鸣声；②通气不良的患者，表现为咳嗽无力、吸气末带有高调喘鸣、呼吸困难、面色发绀或苍白等；③气道完全阻塞的患者，表现为不能说话、咳嗽或呼吸困难。

（2）呼吸道现场开放。对于不同程度的气道梗阻，开放气道的方法包括：①意识障碍但无气道梗阻患者，可通过双手托颌法和仰头抬颏法，或者插入鼻（口）咽通气管以保证其气道开放，应采取最佳的气道保护体位，如在他人辅助下前倾坐位；②意识障碍伴有气道梗阻患者，应予以鼻（口）咽通气管及声门上气道装置，如喉罩或喉通气管等；③对于头颈部损伤气道梗阻无法解除患者，首选气管插管或环甲膜穿刺/切开处置；④完成气道管理后应将患者摆放至复苏体位，开放气道，防止血液、分泌物以及呕吐物的误吸。

注意判断是否有呼吸存在，同时观察胸廓是否有起伏，并计数呼吸频率。有条件时可用脉搏氧饱和度仪测定脉率和氧饱和度。必要时予以气管插管或气管切开等。

抢救前应迅速了解伤情，系统查体时对头面部、颈部、胸部、脊柱作重点检查；同时了解脉搏、心率、呼吸等生命体征。当患者合并创伤、中毒及其他损伤时，在抢救复苏的同时或稍后，应采取适当的急救措施。经初步急救后，转移到安全、通风、保暖、防雨的地方继续进行急救。对病情有好转的，尽快由医护人员护送至有条件的医院医治。

（三）严重气胸处理

爆炸等复合致伤因素常导致开放性气胸或张力性气胸，现场应积极施救。所有的开放性胸壁损伤，应立即在患者呼气末使用胸部密封贴封闭伤口；密切观察开放性气胸患者的伤情，特别注意有无血凝块阻塞胸部密封贴的单向通气阀门；如果患者出现缺氧、呼吸窘迫、低血压或疑似张力性气胸，则移除密封贴或施行穿刺减压治疗。

（1）张力性气胸判定。躯干严重创伤或爆炸伤的患者，出现下列情况之一的，应怀疑张力性气胸：①严重或进行性加重的呼吸窘迫或急促；②一侧胸腔呼吸音消失或显著减弱；③血氧饱和度小于90%；④休克；⑤无明显创伤情况下出现的心脏骤停。

（2）张力性气胸减压。怀疑或初步判定存在张力性气胸时，应在伤侧胸壁的锁骨中线第2肋间隙使用长度至少8 cm、型号为14G的胸腔穿刺针或直型留置针进行穿刺减压，腋前线第4或5肋间隙也是可选位置；确保穿刺针进入胸膜腔，有落空感和气体从穿刺针排出；有条件时持续监测血氧饱和度。

（四）休克现场救治

建筑物坍塌导致的严重创伤造成组织广泛破坏、大血管损伤、断肢、骨折、胸腹部内脏损伤引起大出血或烧伤均可导致休克。部分患者耐受能力差，或饥饿、脱水、疲劳和精神创伤等也可造成或加重休克。

（1）休克现场处置原则。大量出血、血容量不足、心输出量下降均可造成休克。对于复合伤患者，早期出现休克的首要原因是失血性休克，所以一旦排除张力性气胸或心脏压塞，休克原因必须首先考虑为出血引起的低血容量，尽快发现出血部位并控制外出血是评估与处理的关键。此时，有必要对患者的血流动力学状态进行快速而准确的评估。

临床上，应在数秒内通过意识水平、皮肤色泽、脉搏、血压等指标判断休克状态。如大量失血，循环血量减少，大脑灌注严重受损导致意识水平的改变。皮肤颜色的改变，如面色灰暗、皮肤苍白也可作为低血容量的信号。股动脉或颈动脉脉搏出现细脉且脉速也是低血容量的典型表现，但脉率正常不代表血容量正常，而脉搏不规则提示可能存在心功能不全，非局部因素引起脉搏消失时则需要立即启动复苏以恢复有效血容量和心输出量。血压正常不代表没有休克，脉搏一般先于血压出现变化。

在急救过程中应避免或纠正低体温；患者取平卧位，松解患者衣领、腰带，清除呼吸道异物，改善呼吸、循环；及时予以包扎止血和固定伤部，在四肢出血部位近心端直接压迫止血或使用止血带，用止血敷料包扎躯体交界部位伤口；对于躯干穿透伤、贯通伤、转运时间短的特殊患者，延迟液体复苏直至确定性止血后，应迅速建立静脉通道，有条件者可深静脉置管，在外周静脉或中心静脉通道建立困难时采用静脉切开或骨髓输注，注意最大限度地减少晶体液输注，受伤后的前 6 小时应小于 3 L；有条件时输注血液制品；防治创伤性凝血功能障碍。

（2）休克损害控制性复苏。当体腔内出血等出血尚未控制时，现场应实施损害控制性复苏，主要措施包括：针对低血压进行限制性复苏，避免再出血（成人的目标收缩压为 80~90 mmHg，如怀疑创伤性颅脑损伤，收缩压应大于 90 mmHg）；进行加压包扎或继续应用止血器材；应用氨甲环酸；预防酸中毒和低体温；快速后送，进行确定性手术治疗。

对于休克风险较低的患者一般不应进行静脉输液或辅助药物治疗。对发生失血性休克患者应力争输注血液制品，进行静脉输液时应遵循以下优先级顺序：全血，红细胞、血浆、血小板按 1∶1∶1 比例的成分血，红细胞与血浆按 1∶1 比例输注，血浆或红细胞，晶体液或胶体液。血液制品缺乏时，也可适当使用血液或晶体液之外的其他胶体液，但可能会加重凝血障碍导致失血增多，故仅在不得已时选择晶体液作为大出血患者的紧急救治，建议 6 小时内不超过 3 L。创伤性颅脑损伤（TBI）患者降低颅内压时可使用高渗盐水。

对于失血性休克高风险患者，应及时注射氨甲环酸。具体方法是在伤后 1 小时内，将 1 g 氨甲环酸溶于 100 mL 生理盐水静脉滴注，再次给药将 1 g 氨甲环酸溶于 100 mL 生理盐水静脉滴注，10 分钟以上。首次给药应尽早，受伤超过 3 小时则不宜给药。

三、常用现场急救技术

（一）止血

伤口出血包括动脉出血、静脉出血和毛细血管出血。指压止血法适用于肢体及头面部的外出血，简单有效。加压伤口包扎止血法适用于大多数有活动性出血的伤口，注意定时放松屈曲肢体，防止肢体坏死。

损伤大血管的四肢严重创伤如压迫、加压包扎等其他止血方法无效时，应果断使用止血带，具体方法：①止血带应放在出血创口上方 5 cm，前臂宜在上 1/2 处，大腿宜在上 2/3 处，尽量近创口处；②绑扎止血带松紧度要适宜，以出血停止、远端摸不到动脉搏动为准；③使用止血带应注意时间不要过长，定时缓慢放松，注意放松前包扎伤口；④使用止血带应有明显的时间标记；⑤严禁用电线、铁丝、绳索代替止血带。

（二）包扎

现场包扎可保护受伤的肢体，避免伤口污染，减少痛苦，控制出血，并固定伤口的敷料和夹板。包扎动作要轻、快、准、牢；要尽可能地先用无菌敷料覆盖伤口，再进行包扎；不可过紧或过松，在四肢要露出指（趾）末端，以便随时观察肢端血液循环情况。通常采用绷带包扎或三角巾包扎，无条件时亦可用干净的毛巾、衣服、被单等包扎。

（三）固定

固定有助于防止骨折端移动，减轻痛苦，避免骨折端损伤血管、神经等。固定骨折前，应首先完成基本生命支持等救命措施；对外露的骨折端不应送回伤口，对畸形的伤肢也不必复位；固定范围应超过骨折上下相邻的两个关节；应将指（趾）端外露，以便观察血液循环；凡疑有脊柱、脊髓伤者，必须固定后才能搬运，以免加重脊柱伤的移位和脊柱伤的程度。采用木制、金属、可塑性或充气性塑料夹板。紧急时可就地取材，如木棍、树枝、布伞、木板、步枪、自身的肢体等作为固定材料。

（四）搬运

尽快撤离危险现场，并转送到有条件的医院救治。首先应完成基本生命支持和初期伤情评估；在整个搬运过程中，应继续观察伤情变化并及时处理；怀疑头部、四肢、骨盆或脊柱骨折的患者，应平卧运送。搬运方法通常采用担架搬运患者，也可就地取材用座椅、门板、毛毯、衬衣、竹竿等制作临时担架。脊柱骨折搬运时应防止脊椎弯曲或扭转，要求使用木板担架，严禁用一人抬胸、一人抬腿的拉车式搬运。搬运时必须托住患者的头、肩、臀和下肢，保持躯体成一直线。

（五）止痛

所有疼痛患者均应使用止痛药，止痛药物的类型和给药途径取决于患者意识状态。

（1）轻-中度疼痛患者，仍能行走的患者，可立即给予对乙酰氨基酚片 1 000 mg口服和美洛昔康片 15 mg 口服。

（2）中-重度疼痛不伴休克或呼吸困难患者可口服阿片类药物。使用阿片类药物出现不良反应，如呼吸次数小于 8 次／分、针尖样瞳孔、嗜睡、昏迷、心动过缓等，应给予纳洛酮 0.4 mg 静滴或肌注，2~3 分钟后可重复给药一次。

（3）中 - 重度疼痛伴休克或呼吸困难患者，氯胺酮 50 mg 肌注或 20 mg 缓慢静注或骨髓腔内给药；每 30 分钟可重复肌注氯胺酮，或者每 20 分钟重复静注或骨髓腔内给药；使用阿片类药物或氯胺酮前，用意识清醒（alert）、对声音刺激有反应（verbal）、对疼痛刺激有反应（pain）、无意识（unconscious）（即 AVPU 方法）评估患者意识状态；使用阿片类药物或氯胺酮后，应解除患者武装；氯胺酮能有效减少达到缓解疼痛所需的阿片类药物用量；使用过吗啡的患者可使用氯胺酮；加强监测并反复评估意识状态。

（六）防治感染

灾难现场环境恶劣，伤口暴露极易导致伤口细菌侵袭，在尽早处理伤口的同时，尽早使用抗生素及破伤风抗毒素。任何开放性伤口的创伤，均应口服莫西沙星 0.4 g 或左氧氟沙星注射液 0.5 g 静注；如果患者无法口服药物，可给予乳酸左氧氟沙星氯化钠注射液 0.5 g 静注。

四、批量复合伤患者救治

对大批复合伤患者的救治，必须建立在训练有素、流程熟悉、技术熟练的基础上，有针对性预案，充分发挥各级医疗网、医疗机构的作用，并得到全社会的支持。

（一）平时救治预案

在思想准备方面，各级领导，特别是卫生部门领导，必须根据本地区特点，充分考虑到可能发生大批患者的多种情况，思想上重视，才能使其他准备得到落实。组织准备方面，应在救治组织、人员、机构、床位、动员体制等方面予以落实。一旦发生大批量患者，能立即组织力量进行救治。技术准备主要是使医务人员掌握救治复合伤的技术，这不限于创伤外科的专业人员，对其他人员有计划地进行救治复合伤的基本技术训练是必要的。物资准备包括救治、运输、通讯指挥等有关设备和药材，平时有必要的储备，一旦发生大批患者，还需应急调拨。

（二）医疗抢救重点

重点是搜集、挖掘、捞救、搬运患者，使其尽快脱离险境，优先抢救危及生命的各种损伤患者。医疗抢救中应注意纠正自救中的明显错误，填写伤票（以及其他必要的文字记载，如抢救地点、时间，伤者特征等），为后续救治提供必要的依据。如疑有放射损伤，给予早期抗放药物，对可能有内照射损害者，尽速给予口服碘化钾，有放射性体表沾染者，做初期除沾染。医疗抢救后必须组织快速后送，对轻伤患者，组织他们自行撤出。现场抢救是整个救治工作的前提和基础，只有将患者从现场抢救运出，才有可能进行后续救治。

当地医疗机构如未遭破坏，即成为早期救治机构，但在发生大批复合伤患者的情况下多需外援医疗机构担任或加强早期救治工作。早期救治机构与现场抢救组织之间应紧密联系，协同救治，有时可由早期救治机构派出或加强现场抢救，前接患者。早期救治机构的工作展开主要包括：

（1）对患者拣伤分类。拣伤分类的主要任务是：分清是轻伤还是重伤，对一般轻伤患者，就地补充一些简单的医疗处理后即可归队或转有关部门照料，使主要救治力量用于救治重伤患者；确定优先急需救治的患者，如需手术或其他方法止血，解除呼吸、循环障碍和抗休克；确定留治、留待继续观察还是直接后送。

（2）对不同伤情早期救治。对有创伤的患者进行破伤风被动免疫；对休克患者进行输血等抗休克治疗；对开放性创伤进行清创；对骨折进行复位固定。对清洁的烧伤创面稍处理后做消毒敷料包扎；对冻伤进行解冻复温（一般需快速复温）；对张力性气胸做闭式引流。对疑有内脏损伤者做紧急手术探查并作相应处理，包括腹部伤剖腹探查止血控制污染，严重颅脑伤开颅清除血块、去骨瓣减压等。

（3）几种特殊情况的处理。①精神失常、精神病患者的处理：在突然而剧烈的战斗、灾难、事故等情况下，可发生精神失常或精神病，有的称为应激性精神损伤，可突发失明、失语、麻痹等症状。对这类患者，原则上应在早期救治机构就地迅速治疗，如有延误会使病情加重。可采取个别和集体的心理治疗，换下有血衣服，热食，使用镇静剂、安眠药，如用水合氯醛进行强迫睡眠等。②对合并有传染病患者的处理：在积极救治创伤的同时治疗传染病，并进行隔离，未控制前不宜后送，特别不能与其他患者混杂集体后送，以免造成传染病蔓延。③对放射性沾染患者处理：如无分设手术室的条件，可与无沾染患者同室分台进行。用于沾染患者的敷料等应废弃，手术金属器械经过多次冲洗后仍可用于无沾染患者。对处于休克等危重情况下的患者，不宜急于做全身清洗消除沾染，以免过于搬动患者而加重病情，对创面、伤口沾染者，应尽快将清创、切除坏死组织等与除沾染结合进行，清创和切除坏死组织本身即是有效的除沾染措施。

（4）患者后送。患者如经现场抢救后直接后送到医院（包括战时的后方医院）做最终治疗，特别是使用直升飞机等现代运输工具，极大地缩短受伤至获得确定性救治之间的时间，将显著提高治愈率，减少伤死率和伤残率。因此，不论在平时还是战时，患者后送仍是复合伤患者早期救治期间的一项重要任务。

第三节　复合伤院内评估与处理

特有的多维致伤机制导致复合伤伤情复杂、危重，常出现批量患者，救治难度大，医护人员常缺乏救治经验，从而导致救治不规范、效果不佳等。临床上，复合伤医院内评估与处理在遵循多发伤等严重创伤流程和策略的同时，应根据不同致伤机制，高度重视冲击伤、放射损伤等机械能和热能之外的、平时少见的损伤的紧急救治。

复合伤各类伤情可能在入院时就表现明显，也可能是数天后才出现典型表现，故应熟悉复合伤导致各脏器损伤的致伤机制和临床表现，并提高警惕和动态评估。对于头、颈部或躯干有穿透性伤口的患者，应考虑 X 线片和 CT 检查，并应用覆盖革兰氏阳性和阴性菌及厌氧菌的广谱抗生素预防感染。快速的损害控制性复苏和手术是提高患者存活率、减少早期和晚期并发症的关键。

成功救治的基础包括由密切协作的高效团队同时提供气道管理、容量复苏（最好是全血或等比例成分输血）、立即控制危及生命的出血和污染，避免酸中毒、低体温和凝血障碍构成的致命三联征。对于爆炸所致双侧高位截肢、骨盆损伤，救治时可能需要暂时夹闭主动脉或髂动脉控制出血，或者主动脉内球囊阻断，然后稳定骨盆后再清创、冲洗伤口并保持会阴部开放伤开放，最后再临时固定长骨骨折等。

对于需要紧急手术的患者，应切实缩短手术时间，当患者为多发伤时推荐由 1~3 组各专业外科医师同时手术，如 1 组医师剖腹、1 组截肢。术前，术者要列出最关键的手术步骤，并制订执行或终止手术的生理参数，其有助于避免过度的外科手术操作对患者带来的生理损害。

一、复合伤院内伤情评估

（一）CRASH PLAN 系统评估

及早准确地判断伤情是提高严重复合伤患者救治成功率的关键，此时的机械能致伤所引起的多发伤可能从头到脚，查体和辅助检查不可能面面俱到，应有的放矢、重点突出，首先是简明扼要地询问病史和重点查体，而系统的询问病史和体格检查应放缓。公认的系统检诊程序是"CRASH PLAN"。

（1）心脏及循环系统（cardiac）。了解血压、脉搏、心率，注意有无心脏压塞的 BECK 三联征，即颈静脉怒张、心音遥远、血压下降。注意有无休克及组织低灌注。

（2）胸部及呼吸系统（respiratory）。有无呼吸困难；气管有无偏移；胸部有无伤口、畸形、反常呼吸、皮下气肿及压痛；叩诊音是否异常；呼吸音是否减弱。常规的物理检查、胸腔穿刺、X 线片及心脏超声检查可确诊绝大部分胸部损伤，对部分患者可行 CT 检查确诊。

（3）腹部（abdomen）。实质性脏器损伤根据血流动力学变化、CT 和超声等动态检查，多数能确诊。而肠道损伤仍是全身脏器中最易漏诊、误诊的。应注意腹部创伤后约 40% 的患者缺乏腹膜炎体征，且如果患者不清醒、中毒和高位脊髓损伤等均可缺乏腹部感觉，对于主观性较强的腹膜刺激征而言，依"多次、多人检查"原则，提高其客观性。对腹部而言没有哪一项辅助检查是完美的，对于伤后或术后积极复苏仍无法稳定血流动力学，或持续发热的严重脓毒血症患者在用肺部等其他部位感染无法解释时，阴性的诊断性腹腔灌洗和腹部 CT 扫描不应成为阻止外科医师进行剖腹探查术的依据。

（4）脊柱（spine）。脊柱有无畸形、压痛及叩击痛；运动有无障碍；四肢感觉、运动有无异常。尤其注意锁骨以上损伤可能存在颈椎损伤的可能性，应及时颈托固定，一旦怀疑应行脊柱各部位 X 线片、CT、MRI 检查。

（5）头部（head）。注意意识状况，检查有无伤口、血肿及凹陷；检查 12 对脑神经有无异常及 GCS 评分；注意肢体肌力、肌张力是否正常，检查生理反射和病理反射的情况；GCS 评分；疑颅脑损伤者行头颅 CT 检查。

（6）骨盆（pelvis）。检查骨盆挤压、分离试验，可行 X 线和 CT 检查。

（7）肢体（limbs）。常规行视、触、动、量检查，必要时行 X 线等检查。

（8）动脉（arteries）。主要是外周动脉搏动和损伤情况，可行多普勒超声、CT 血管造影或 DSA 检查。

（9）神经（nerves）。检查感觉、运动神经，明确各重要部位神经有无损伤及定位体征。

应注意 CRASH PLAN 重在检查的系统性，实际应用时不必强求按 CRASH PLAN 顺序，如：头部伤常重于脊柱伤，可先于脊柱检查；存在大血管伤应优先检查，之后才是四肢伤评估。

（二）影像学检查精确评估

传统的术前影像学诊断方法包括 X 线片、超声及 CT 等，患者需转送到多个影像诊断室，变化多种体位，费时又不安全，有时因生命体征不稳定而不具操作性。现代影像学的发展为复合伤救治奠定了坚实的基础，恰当地运用影像学技术能从根本上降低延迟诊断和漏诊的风险，核磁共振、CT、同位素扫描能将其他检查漏掉的骨折发现率增加 25%。多层螺旋 CT（multislice computed tomography，MSCT）更是复合伤伤情评估的革命性进步，能在极短时间内（亚毫米全身扫描 15 秒）采用单一检查方法（不必再分别行超声检查、普通 X 线摄片）、单一检查体位完成多部位多系统检查，且其轴位、冠状、矢状或任意方位图像质量最为接近，影像直观准确，显著提高了肋骨、椎体、骨盆等骨折的诊断率，能显示 X 线平片或普通 CT 难以发现的肺冲击伤、肝破裂和膈肌损伤等，显著提高了骨折、腹腔和胸腔内脏器损伤的诊断水平，推荐在生命体征平稳的复合伤患者中普遍使用。

（三）复苏无效时重点评估

创伤复苏是一个包括有序、全面寻找血流动力学不稳定原因的过程。虽然休克存在几种类型，但多发伤患者的休克通常由出血导致血容量不足所造成。失血的根源可能非常明显，如股动脉撕裂；也可能很隐蔽，如骨盆骨折造成的腹膜后出血。

一定要全面暴露检查，避免漏诊后背、腰和臀等部位的损伤。对于没有明显外出血，复苏后失血体征或血流动力学无明显改善，应考虑有继续失血，注意检查胸部、腹膜后、腹腔、长骨骨折和骨盆骨折等。腹部仍然是复合伤中最容易发生误诊和漏诊的部位，腹膜炎的临床症状和体征缺乏并不可靠，约 40% 的患者缺乏腹膜炎体征，且如果患者意识障碍、中毒和高位脊髓损伤等均可缺乏腹部感觉，无腹部症状和体征，临床高度怀疑者，必须密切观察脉搏、血压、呼吸等生命体征，行动态 CT 和诊断性腹腔灌洗。罕见情况下，低血压和血流动力学不稳定不是由出血造成的，而是由高位脊髓损伤导致的神经源性休克引起，患者通常表现为低血压和心动过缓。

（四）多次动态检查全面评估

复合伤的救治是与时间赛跑的过程，每个环节都必须节省每一分每一秒，因此误诊漏诊就难以避免。为了最大可能地避免误诊漏诊，提倡在复合伤救治过程中三个不同的时间点对患者进行反复检查。

（1）初步评估。在事故现场、救护车上或急诊科医护人员首次接触患者时，紧急评估气道、呼吸和循环等威胁生命的损伤，重点对特殊致伤机制所致特殊损伤，以及颅脑、颈、胸及腹部进行检查，同时给予生命支持。

（2）二次评估。在急诊室，对患者进行系统全面的整体评估，有助于明确身体各部位明显的损伤，同时借助先进的仪器设备，对头颅、胸腹腔和骨盆腔内脏器组织进行更直观的观察和评估。

（3）三次评估。从头顶到脚趾（head to toe）的检查，可在急诊科、ICU 或外科病房患者生命体征比较稳定时进行，常能发现救治过程中遗漏的微小的损伤（有时是大的损伤），这些小的骨折和韧带损伤常是长期功能障碍的主要原因。

二、复合伤院内救治

怀疑有脏器损伤时要仔细检查，及早诊断，并及时采取相应的措施。对存在吸入性损伤的应及时控制气道，有呼吸功能障碍者应积极呼吸支持；对疑有腹腔脏器损伤的患者及时剖腹探查；如有严重的颅脑损伤、胸腹联合伤、开放性骨折或大血管伤，可按各专科要求施行紧急手术。应根据先轻后重的原则，对影响呼吸循环功能、出血不止或已上止血带的伤部，优先清创。如同时有休克，一般要在伤情稳定后再作清创；但有活动性内出血时，应在抗休克的同时手术止血。对于血胸，可在伤情稳定后作胸腔穿刺排血，如胸壁裂口较大，可直接行缝合术。

听器是冲击波损伤的主要靶器官之一。所有爆炸幸存者都应行耳镜检查，可发现外耳撕裂、烧伤、撕脱、鼓膜积血或破裂、外耳道内存在异物等。院内早期急救的基本策略是避免额外损害，不建议使用抗生素或其他药物。具体措施主要限于开放性损伤的清创，避免使用耳毒性滴耳剂。半年后视需要确定是否行鼓膜成形术。约 30% 患者最终会出现永久性听力丧失。

对于合并烧伤患者，应继续给予晶、胶溶液和吸氧等综合措施，积极复苏，给予广谱抗生素预防创面和全身感染。对于合并中毒者，应促进毒物排出，如利尿。通常用呋塞米 20 mg，1~2 次 / 天，连续 2~3 天；或用 20% 甘露醇液 250 mL 静脉滴注，30 分钟内滴完；或采用血液透析、血浆置换等进行血液净化，可有效地清除毒素及有害介质，改善组织氧合作用。有高铁血红蛋白血症时，可根据患者发绀情况，给予 1% 亚甲蓝 5 mL+ 维生素 C 2 g 加入 5% 葡萄糖液 20 mL 中静脉缓缓注入；早期也可用强的松、氢化可的松或地塞米松减轻溶血反应；口服大量（每天 10 g 以上）碳酸氢钠或 5% 碳酸氢钠静脉滴注碱化尿液，防止游离血红蛋白堵塞肾小管；严重溶血性贫血时，反复输少量新鲜血，最好是输红细胞悬液。

合并放射性损害者应早期清除放射性沾染，并服用抗放射药物，如胱胺、半胱胺、雌激素类药物，还可应用阻止吸收和促排泄的方法。卧床休息，保持呼吸道通畅，加强气道管理和护理，低流量吸氧，必要时机械辅助呼吸，速尿和甘露醇脱水治疗，监测尿量，予以神经活性药物、高压氧治疗等。

（一）创伤复合伤

1. 伤情特点

创伤复合伤是以机械性损伤为主的复合伤。爆炸事故中，既产生冲击波，又造成火灾，特别是在有限的空间或密闭的环境中（如煤矿矿井中）极易发生创伤复合伤，不仅包括体表烧伤、创伤，且内脏损害常十分广泛而严重，对病情发展转归起重要的作用。

（1）死亡率高。伤后数小时内常死于重要部位大出血，在特定环境中的有害气体急性中毒或窒息，急性肺水肿、肺出血，或急性心力衰竭；伤后数天主要死于休克，可以是失血性休克、创伤性休克、烧伤性休克、脓毒性休克，急性脏器功能衰竭（如肺、心、肾、肾上腺皮质等）也可成为主要死因；后期主要死于感染、脏器功能衰竭。

（2）并发症发生率高。并发症包括休克、感染和脏器损害等。休克可合并多种因素，程度重。感染常随休克接踵而来，或与休克重叠发生。发生感染的有关机制包括：体表创伤、烧伤时创面成为感染的来源；肠道和呼吸道感染所致内源性感染；严重创伤、失血后全身性免疫功能下降，骨髓抑制等。脏器损害可因直接损伤、休克及感染的继发损害等发生，包括急性心衰、呼吸窘迫综合征，或因休克、全身血液循环障碍、严重烧伤和烧伤复合伤时肾脏病变、挤压综合征等导致肾功能障碍等。

2. 伤情评估和诊断

（1）受伤史。应详细询问受伤史，了解致伤机制，包括事故性质、患者位置、有无屏蔽及受伤后反应，以及患者周围环境变化等。

（2）临床表现。包括体表损伤状况；特别注意有无听器症状（耳鸣、耳聋等）和循环呼吸症状（如呼吸困难、血性泡沫性痰、胸闷等）。

（3）实验室检查。特别注意检查血细胞和反映内脏功能的指标，包括 CT 扫描、X 线、超声等检查。

3. 救治

创伤复合伤常同时有大批患者，现场抢救以"救命"为主，要求及时识别重伤患者。一般创伤的救治原则和措施基本上适用于创伤复合伤。

软组织烧伤应及时进行早期清创，伤口用清洗液冲洗，清除异物，累及的筋膜应予切开，坏死的皮下组织肌肉组织应切除。烧伤复合骨折部位重叠，应争取尽早清创，应尽量清除坏死组织，消灭死腔，骨面应有软组织覆盖，保持引流通畅；对早期复位的耐受性差，易发生休克，可适当推迟进行，应暂时妥善包扎保护；需切开复位时，切口应尽量避开烧伤区，如不能避开，可先行创面植皮，控制创面炎症后再行手术复位，必要时可待烧伤创面愈合后再行复位手术。烧伤复合颅脑伤时，应加强抗休克治疗，有计划地补液，以限制在能平稳渡过休克为度，休克稳定后取头高位。对颅脑压增高的脑水肿，选用高渗葡萄糖液、甘露醇或尿素等利尿减压，需手术处理者按颅脑伤一般原则处理。烧伤复合肺损伤时，抗休克补液也需严格掌握量和速度，切实改善心肺和肾功能，避免呼吸道阻塞，必要时使用呼吸机，改善呼吸功能。对进行性血胸、血气胸，应开胸止血，取出血凝块等异物，严重损伤不能修补的肺叶可予切除。烧伤复合腹部伤时，如确诊有内出血或空腔脏器损伤并伴有腹膜炎者，应优先处理，在抗休克基础上进行手术，通过手术以纠正休克。切口应尽量避开烧伤处，如不能避开，将切口处的烧伤组织予以切除，并加强抗感染。

（二）放射复合伤

1. 伤情特点

（1）放射损伤常起主导作用。伤情轻重常取决于辐射剂量，受损伤伤情程度影响，随受照射剂量增大，伤情严重，死亡率升高，存活时间缩短；病程经过具有放射病特征，分初期（休克期）、假愈期（假缓期）、极期和恢复期；临床表现主要为造血功能障碍、感染、出血等。放射复合伤患者较单纯放射病和单纯烧伤或创伤死亡率高，假愈期比受同等剂量照射的单纯放射病缩短，极期提早出现，而恢复期并不提前。

（2）主要病理变化。休克、感染发生率增加，出血明显。严重的休克常是早期死亡的重要原因之一，休克机制包括致死剂量以上射线作用导致中枢神经系统功能失调、血管反应性的改变、毛细血管的渗透性增加；以及复合其他损伤后，由于二者的相互加重，使休克易于发生。

复合伤时感染发生更早、更多、更重，在伤后 2~3 天内死亡者，心脏和脾脏等组织内均能培养出细菌。放射复合伤 90% 主要死于感染，发生机制包括机体代谢紊乱，休克更为严重，全身抵抗力降低；单核吞噬系统吞噬功能抑制，白细胞减少和功能降低，血清杀菌力下降、特异性和非特异性免疫功能减弱，从而使机体局部的屏障作用降低，坏死组织也成为利于细菌滋生繁殖的场所。

放射复合伤时，血小板数下降比单纯放射病更快、更低；加之毛细血管脆性增加，凝血障碍逐渐明显，可发生胃肠道和伤口的严重出血。

2. 伤情评估

（1）患者在爆炸当时的情况。仔细了解患者在核爆炸当时的位置，有无屏蔽和防护，是否看到爆炸景象或听到爆炸声响，曾否被抛掷、撞击、挤压和掩埋，在杀伤区停留时间，特别是在重沾染区停留时间和活动情况，如何离开杀伤区的，这些情况将有助于间接推测可能发生的损伤。

（2）患者周围环境的情况。了解患者当时所处环境遭到破坏的情况，有助于判断患者可能发生的伤情。该处冲击波的大小，可从建筑物、工事和兵器等物体破坏程度和等级推测出来，并间接推断可能发生的冲击伤的程度。由于人员是否发生冲击伤及其伤情程度如何，受多种因素影响，绝不能只根据一点就做出肯定的结论。

（3）从烧伤情况推断。三种瞬时杀伤因素所造成的各种损伤的程度是互相联系的，找出其规律性，就可以从比较容易诊断的烧伤情况间接推断可能发生的放射损伤和内脏冲击伤。小当量核爆炸时，三种瞬时杀伤因素的杀伤范围差别不大，随着当量增大，发生烧伤的范围逐渐大于冲击伤和放射损伤。所以对暴露人员来说，小型核武器爆炸时，当发现有某种程度的烧伤时，就要考虑可能发生同等程度或更重一些的冲击伤和放射损伤，当量越小，复合的放射损伤就越重。中型核武器爆炸时，烧伤程度和冲击伤大致相近或烧伤要重一些。中度以上烧伤还可能复合放射损伤。大型核武器爆炸时烧伤程度将比冲击伤重1~2级。当然，从烧伤程度间接推断冲击伤和放射损伤，也只具有参考意义，必须结合其他方面综合判断。当患者在防护屏蔽条件下，因所发生的烧伤大多为火焰烧伤，情况比较复杂，不能用上述方法推断其他损伤。

（4）从早期症状判断。复合伤时，复合的体表烧伤和外伤是比较容易诊断的，因此诊断的重点仍是复合的放射损伤和内脏冲击伤。对于各种复合伤的早期诊断，主要应根据患者的早期症状和体征，并参考前述各特点进行综合判断。如果烧伤伴有耳鸣、耳痛、咳嗽和泡沫血性痰时可能是烧冲复合伤，如患者有大面积烧伤而无明显放射病的早期症状，可能是以烧伤为主的复合伤，如伤后有恶心、呕吐、腹泻，同时有烧伤和冲击伤的症状则可能是放烧冲复合伤，伤后病情严重与体表烧伤和外伤的伤情不相符合时，应考虑到复合放射损伤或内脏冲击伤，如外伤或烧伤局部出现放射性复合伤的特点时，则应考虑复合中度以上放射损伤。

（5）确定诊断。后方医疗机构应在杀伤区和早期救治机构分类诊断和积极救治的基础上，对患者进行全面检查和确定诊断。主要是从病史、症状、体征、血常规、放射剂量检查等进行必要的了解，有条件时辅以X线、心电图、超声波、放射性核素扫描和血液生化等方面的检查，将各种材料"去粗取精、去伪存真、由此及彼、由表及里"，进行综合分析，做出伤类伤情的确定诊断，据此进行及时有效的治疗。

1）血常规。烧伤、冲击伤和放射病时血液白细胞数和分类都有不同程度的变化和特点。复合伤时因伤类和伤情不同又有所加重和改变，且各具有一定特点。掌握这些特点，对鉴别不同类型复合伤和衡量伤情有一定价值。例如烧冲、烧放冲和放烧冲复合伤是三种常见的类型，从外伤检查都有烧伤和冲击伤，而血常规的变化趋势则各有不同。在危重的烧冲和烧放冲复合伤中，白细胞总数也有减少的趋势。一些研究表明，放烧冲复合伤早期白细胞数的变化与伤情轻重有较密切的关系，因此，白细胞总数和淋巴细胞数下降程度可作为区分不同伤情的参考。参考伤后第3天淋巴细胞数和第6天白细胞数的变化，可以估计放射复合伤的严重程度（表21-3-1）。

表21-3-1　不同程度放射复合伤外周血的白细胞和淋巴细胞数变化

伤情	伤后3天淋巴细胞（×10⁹/L）	伤后6天白细胞（×10⁹/L）
轻度	>1.0	无明显变化
中度	0.5~1.0	>3.5
重度	0.3~0.5	2.0~3.5
极重度	<0.3	<2.0

2）放射剂量检查。创伤患者是否复合放射损伤及其严重程度除根据前述各种方法了解和检查外，如果患者配有个人放射剂量仪，据此对该患者所受核辐射剂量可有较切实的了解。同时在一定程度上可代表该距离条件内核辐射的强度，对于在相似条件下患者的诊断也有参考价值。

对从放射性沾染区后送的患者，各级医疗救治机构应根据配备的放射检查手段进行放射性沾染的检查和分类。为了查明创伤是否被放射性核素沾染，则应进行伤口沾染检查，了解伤口沾染的范围和程度，结合病员和创伤情况确定诊断，以便及时救治。

用 β、γ 探测仪即可对伤口及烧伤区进行简便的放射性沾染检查。探测时先用吸有 2%~3% 枸橼酸或清水的棉花、纱布将伤口周围皮肤由中心向外擦洗，注意避免放射性核素落入伤口，将擦洗过的棉花、纱布作剂量检查以确定皮肤处理是否清洁。随后对伤区进行剂量检查，为了确定创伤和烧伤分泌物的放射性，可用消毒滤纸、棉花、纱布或用吸管从伤处采样测量，此项检查宜在伤后 8 小时内进行，因时间过久，由于放射性核素的吸收和蜕变，伤口内放射性相应降低，检查结果不足以说明创伤组织最初沾染时的实际水平。

检查伤口或烧伤区的放射性沾染时，应与体内的放射性进行鉴别诊断。确定创伤或烧伤区受放射性核素沾染后，还需较准确地确定放射性核素吸收的程度及处理的效果。为此，应对扩创时切除的组织，用过的纱布、棉花和器械，收集的冲洗液等测量放射性并与原结果比较分析，必要时可采集血、尿、粪便标本，或在甲状腺区进行放射性测定，了解吸收程度，以便及时处理。

3）其他检查。诊断冲击伤、烧伤和复合伤，常需应用 X 线、超声波、心电图等检查方法。X 线检查对诊断骨折、胸部冲击伤（气胸、肺出血和肺水肿等）、腹部冲击伤（气腹等）、呼吸道烧伤和异物的定位等有特殊价值。超声波检查和放射性核素扫描对诊断内脏损伤，如较严重的肺出血、肺水肿等有一定价值。心电图对检查冲击波超压引起的心脏冲击伤有一定参考意义。

3. 救治

放射复合伤的综合治疗原则包括：①对核爆炸复合伤伤员多需进行分级救治，一般分杀伤区抢救、早期救治和后续治疗三级；②应充分吸收平时和常规战争中救治创伤、战伤的原则和经验，充分利用各单一伤的治疗原则和经验，并根据复合伤的特点进行救治；③应根据不同的复合伤类型进行治疗，并重点治疗复合伤中的主要损伤，但对次要损伤也不能忽视；④既要注重全身治疗，又要妥善处理局部，使两方面起相辅相成作用；⑤应妥善处理在治疗同时存在的几种损伤（或几种征象）中出现的矛盾。注意病程发展的阶段性，不同时期的治疗各有侧重。

放射复合伤的急救与一般战伤基本相同，包括止血、止痛、包扎、骨折固定、防治窒息、治疗气胸和抗休克等。如在沾染区，对有放射性物质沾染的伤口，应先放纱布或棉花填塞后再予包扎，以阻止放射性物质的吸收，并迅速撤离沾染区。由于复合伤时休克发生率高，感染又常是复合伤的重要致死原因，故应尽早采取抗休克和抗感染措施。复合急性放射损伤有呕吐者，应进行止吐处置。烧伤或其他外伤较严重时，应给予抗菌药物以预防感染，并迅速后送。有放射性沾染者，在伤情允许条件下，应先洗消再作其他处置。

（1）急性放射病的治疗原则。初期尽早使用辐射损伤治疗药物；对症治疗，个体化联合用药；防止胃肠道反应；促进造血；注意调节植物神经系统功能。假愈期补充营养增强体力；及早清除感染病灶；进一步促进造血功能；预防感染和出血。极期抗感染治疗积极有力；积极抗出血；维持水电解质平衡；纠正代谢性酸中毒和水盐代谢紊乱；重症者积极抵抗循环衰竭与感染性休克。恢复期巩固成果，防止病情再度恶化与反复；防治贫血，密切监察造血功能；胃肠道功能调整；患者教育，营造良好生存环境，加强患者营养，康复训练加快机体康复。

1）骨髓型急性放射病的治疗。以造血损伤为中心，结合分度、分期进行综合治疗。轻度急性放射病在平时可短期住院观察，对症治疗；中度以上放射病都需住院治疗，但中度的早期治疗可简化；重度和极重度则要抓紧早期的预防性治疗措施，做到"狠抓早期、主攻造血、兼顾极期、积极对症治疗"，有利于提高治愈率。初期对症治疗为主，并根据病变特点采取减轻损伤的措施；假愈期重点是保护造血功能、预防感染和出血；极期关键是抗感染和抗出血，同时要采取有力的支持治疗，供应充分营养，保持水盐平衡，纠正酸中毒，促进造血功能恢复；恢复期主要防止反复，治疗遗留病变。

2）肠型急性放射病的治疗。早期使用减轻胃肠道损伤的药物，纠正水电解质紊乱、酸碱平衡失调，综合处理、个体、对症对因治疗。根据病情程度，采取积极综合对症的支持治疗，如镇静止吐、保护胃肠黏膜、肠外营养支持，注意抗感染、抗出血和抗休克，主要及时处理肠套叠、肠穿孔、腹膜炎等。同时需要尽早进行骨髓干细胞移植，重症患者注意防治并发间质性肺炎。对轻度肠型放射病患者尽早无菌隔离，纠正水、电解质、酸碱失衡，改善微循环障碍，调节植物神经系统功能，积极抗感染、抗出血，有条件时及时进行骨髓移植。对于重度肠型放射病患者应用对症治疗措施减轻患者痛苦，延长生命，但一般预后极差。

3）脑型急性放射病的治疗。现阶段医疗水平无法治疗，死亡率100%，只能尽可能减轻患者痛苦，延长存活时间。治疗包括早期止吐、镇静、抗抽搐、抗休克等。

（2）防治休克。原则和措施与一般战伤相同，但应更早更积极地进行。

（3）早期使用辐射防治药物。对急性放射病有效的抗放药对放射复合伤也基本有效，伤后应尽早给予。疑有放射性物质进入体内者，应尽早口服碘化钾100 mg，必要时可采用加速排出措施。

（4）防治感染。早期、适量和交替使用抗菌药物，积极防治感染。中度以上复合伤，初期可选用磺胺，发热或白细胞明显降低时，可换用青霉素或链霉素，极期改用广谱抗生素。除全身使用抗菌药物外，应加强对创面局部感染的控制，以防止和减少细菌入血。当存在严重感染时，可少量多次输注新鲜全血，以增强机体防御功能。应注意对厌氧菌感染的防治，如注射破伤风抗毒素，配合使用抗生素，早期扩创等。

（5）防治出血、促进造血和纠正水电解质紊乱。辐射剂量超过 6 Gy 的极重度放射复合伤，有条件时应尽早进行骨髓移植。输血输液时要注意总量和速度，防止加重肺水肿。

（6）手术处理。争取创伤在极期前愈合，尽量使沾染的创伤转为清洁的创伤，多处伤转为少处伤，开放伤转为闭合伤，重伤转为轻伤。

1）手术时机。一切必要的手术尽量在初期和假愈期进行；争取极期前创面、伤口愈合，可酌情做自体或异体植皮；极期时除危及生命情况外，原则上禁施手术；凡能延迟的手术，应推迟到恢复期进行。

2）麻醉选择。针麻、局麻和硬膜外麻醉在疾病各期都可应用。乙醚麻醉和硫喷妥钠麻醉在初期和假愈期可以使用。有严重肺冲击伤者，禁用乙醚麻醉，防止加重肺部损害。

3）手术原则。因手术可能加重病情，故术前要周密计划、充分准备。麻醉充分、严格无菌、手术操作细致、尽量缩短麻醉和手术时间。清创要彻底，但注意保护健康组织。严密止血，伤口一般延期缝合。骨折应及早复位，骨折固定时间应根据临床及 X 线检查结果适当延长。

本综合治疗方案适用于核爆炸复合伤的分级救治，也可供严重核事故伤害的医学应急处理参考。

（陆军特色医学中心　张连阳）

参考文献

［1］　李辉，都定元 . 多发伤定义的发展与争议［J］. 中华创伤杂志，2022，38（10）：865-870.

［2］ 张连阳. 多发伤定义的演进［J］. 中华创伤杂志，2015，31（9）：802-804.

［3］ 张连阳，李阳. 爆炸伤的院前急救与早期救治策略［J］. 第三军医大学学报，2020，42（18）：1771-1776.

［4］ 胡云轩，刘玉龙. 外照射急性放射病的特点与诊治研究现状［J］. 辐射防护通讯，2019，39（2）：34-42.

第二十二章　动物致伤

动物伤人在全球都很常见，是创伤发病和致残致死的一个主要原因，是社会严重的公共卫生问题。伤人的动物种类很多，其中最主要的是狗、猫和蛇。

一、犬咬伤

全球每年有数千万人被犬咬伤，我国是世界上犬只数量最多的国家，每年被犬咬伤人数超过 1 200 万。犬咬伤可以造成皮肤破损、深层组织如肌肉、肌腱、神经、血管、骨骼或器官的损伤，严重者致残致死。和成人相比，儿童头部和颈部被犬咬伤的风险更高，后果也更严重。除创口危害及一般化脓性感染风险外，犬咬伤还可引起狂犬病、破伤风、气性坏疽等特殊感染。

犬咬伤是狂犬病病毒最主要传播方式，狂犬病的病死率几乎是 100%。全球每年因狂犬病死亡人数约 5.9 万人，99% 的人狂犬病病例是由犬只传播。近几年狂犬病死亡人数一直高居我国传染病死亡数的前列，对人民群众的身心健康和社会安定造成了严重危害。

狂犬病病毒具有高度嗜神经性，病毒进入伤口后，在被咬伤的肌肉组织中复制，局部可停留 3 天或更久。其后病毒侵入周围神经系统，沿轴突向中枢神经系统移行至背根神经节并大量增殖，然后侵入脊髓和其他中枢神经系统。当迷走、舌咽及舌下神经核受损时，吞咽肌及呼吸肌痉挛，可出现恐水、吞咽及呼吸困难等症状。当迷走神经节、交感神经节和心脏神经节受损时，可引起心血管功能紊乱或者猝死。

破伤风梭状芽孢杆菌的芽孢侵入人体组织，在缺氧环境中发育为增殖体，并大量繁殖，释放痉挛毒素。痉挛毒素通过逆行轴突运输到达脊髓和脑干，并与这些部位的受体不可逆地结合，抑制突触释放抑制性传递介质，脊髓前角细胞和自主神经元的去抑制导致肌张力增高、痛性痉挛和广泛的自主神经不稳定。典型的表现有牙关紧闭、苦笑面容，疼痛性肌肉痉挛。

二、猫咬抓伤

猫咬抓伤发病率仅次于犬咬伤，在美国，每年大约有 40 万例猫咬抓伤，成年女性猫咬抓伤率最高。猫的牙齿及爪子长细锋利，咬抓伤后更容易发生感染，通常在伤后 24 小时内会引起皮肤红肿和剧烈疼痛。一项包括近 2 500 例犬咬伤和 1 000 例猫咬抓伤的回顾性研究显示，其感染率分别为 7% 和 49%。猫咬抓伤相关感染的病原体主要有多杀性巴氏杆菌、各种需氧菌和厌氧菌，以及引起猫抓病（cat scratch disease，CSD）的汉赛巴尔通体。猫咬抓伤可引起狂犬病、破伤风等特殊感染。此外，猫咬伤后增加感染风险的因素包括免疫力降低（包括糖尿病），手脚咬伤，静脉、淋巴受损的四肢咬伤及延迟就医等。

三、蛇咬伤

蛇咬伤主要发生在热带和亚热带地区，非洲、亚洲、拉丁美洲蛇咬伤最为严重。每年约有 540 多万人被蛇咬伤，约 10 万人致死，约 40 万人造成永久性残疾或承受其他健康后果，如感染、破伤风和心理后遗症。难以及时获得治疗以及抗蛇毒血清的缺乏加重了蛇咬伤及其后果的严重性。仅在印度，每年就有多达 280 万人被蛇咬伤，其中有超过 4.6 万人死亡。蛇咬伤对农民、野外人员、养殖者及捕杀者影响最大。

不同地区造成咬伤的毒蛇种类各不相同，增加了全球应对蛇咬伤工作的困难。在印度，造成咬伤的"四大蛇王"主要是印度眼镜蛇、拉塞尔蝰蛇、锯鳞蝰蛇及印度环蛇；在非洲，主要是非洲锯鳞蝰、鼓腹毒蛇、曼巴蛇、唑蝰蛇和各类眼镜蛇；在美洲中南部，矛头蝮蛇、响尾蛇和珊瑚蛇是造成咬伤的主要"凶手"；而在中国，主要是原矛头蝮蛇、竹叶青蛇、尖吻蝮蛇、眼镜蛇及银环蛇。

每种毒蛇含有多种不同的毒性成分，各种毒性组分在不同毒蛇中含量有较大差异，同种毒蛇的毒性组分可因地域分布、季节性、蛇龄等不同而异。蛇毒按生物效应分为神经毒素、血液毒素和细胞毒素三大类。

（1）神经毒素。神经毒素主要为 α - 神经毒素（α -neurotoxin，α -NT）和 β - 神经毒素（β -neurotoxin，β -NT），分别作用于运动终板（突触后）的乙酰胆碱受体和运动神经末梢（突触前），α -NT 竞争胆碱受体，β -NT 抑制乙酰胆碱释放，再抑制其合成，均可阻断神经 - 肌肉传导而引起神经肌肉弛缓性麻痹。可出现眼睑下垂、肢体软瘫、吞咽困难，继而呼吸肌麻痹，可导致呼吸衰竭甚至呼吸停止。

（2）血液毒素。蛇毒蛋白酶直接或间接作用破坏血管壁，诱导缓激肽、组胺、5-羟色胺的释放，损害毛细血管内皮细胞，抑制血小板聚集，导致出血。蛇毒溶血因子直接作用于血细胞膜，使其渗透性和脆性增加。磷脂酶 A 可使血液中的卵磷脂水解而成为溶血卵磷脂，产生溶血作用。蛇毒促凝因子可促使凝血和微循环血栓形成，继而引起弥散性血管内凝血（disseminated intravascular coagulation，DIC）；类凝血酶具有类似凝血酶的活性，既可促进纤维蛋白单体生成，又可激活纤溶系统，在蛇毒纤维蛋白溶解酶的共同作用下引起去纤维蛋白血症，亦称类 DIC 反应。这种出凝血功能障碍统称为蛇毒诱发消耗性凝血病（venom-induced consumption coagulopathy，VICC）。

（3）细胞毒素。蛇毒中的透明质酸酶可使伤口局部组织透明质酸解聚、细胞间质溶解和组织通透性增大，除产生局部肿胀、疼痛等症状外，还促使蛇毒毒素更易于经淋巴管和毛细血管吸收进入血液循环，进而出现全身中毒症状。蛋白水解酶可损害血管和组织，同时释放组胺、5- 羟色胺、肾上腺素等多种血管活性物质；心脏毒素（或称为膜毒素、肌肉毒素、眼镜蛇胺等）引起细胞破坏、组织坏死，轻者局部肿胀、皮肤软组织坏死，严重者出现大面积坏死，可深达肌肉筋膜和骨膜，导致患肢残废，还可直接引起心肌损害，甚至心肌细胞变性坏死。

第二节　动物致伤急救

动物致伤在急诊意外伤害中占有很大比例，严重危害人类健康和公共卫生安全。随着经济和社会的快速发展，人与动物的接触频繁而紧密，动物伤人在国内持续高发，动物致伤的救治被广泛关注并日益受到重视，院前急救处置非常关键。

一、犬咬伤及猫抓咬伤现场急救处置

（1）生命体征评估。伤情复杂不一，严重者可危及生命。对危及生命的患者，首先要稳定生命体征，维持气道通畅，给予呼吸支持，稳定血流动力学。

（2）创口评估及处理。创口的部位、程度及数量都是评估的重要指标。对于活动性出血，推荐首选直接压迫止血。如果压迫止血无效，对于四肢出血，建议使用止血带进行止血；对于体腔的出血，建议填塞止血。包扎伤口前，如果条件允许，用清水冲洗伤口。

（3）镇痛镇静。疼痛明显者给予适当镇痛镇静治疗，如伴有骨折，做适当外固定以减轻疼痛和避免进一步损伤。

（4）转运。迅速转运患者至具备狂犬病预防处置规范化门诊的医疗机构。

（5）人文关怀。有高度的同情心和责任心，做好伤者的思想工作。抢救工作以从容镇定的态度、熟练的技术、稳重的姿态，给患者及家属增加信任和安全感。

二、蛇咬伤现场急救处置

（1）脱离和识别。立即远离被蛇咬的地方。尽量记住蛇的特征，有条件最好给蛇拍照。不要捕捉追打以免二次受伤。

（2）解压。去除伤肢的各种受限物品，如戒指、手镯等，以免因后续肿胀导致无法取出，造成血运障碍。

（3）评估伤情。全程生命体征监测，必要时给予液体复苏，原则上应在健侧肢体建立静脉通道。对不除外神经毒类毒蛇咬伤患者，随时准备复苏及气道支持。

（4）镇静制动。安抚伤者，避免慌张、激动。全身制动，尤其受伤肢体制动，受伤部位相对低位（保持在心脏水平以下）。

（5）绷带加压。对于神经毒蛇咬伤患者，采用近心端绷带加压。

（6）排毒。冲洗伤口，有条件时可采取负压器吸引或适当切开伤口。

（7）转运。迅速转运患者至具备蛇伤处置能力的医疗机构。

注意事项：如果患者拒绝去医院进一步处置，依病情需要，说明必要性，以免延误治疗。

第三节　动物致伤院内评估与处理

一、犬咬伤、猫咬抓伤医院内评估与处理

（一）伤情评估

评估生命体征、创口损伤情况、狂犬病暴露风险等级。致死性创伤通常发生在头颈部或重要器官的直接贯穿，多见于幼儿。伤口程度不一，可以是划伤、穿刺伤、撕裂伤等，也可能并发神经、血管、肌腱、韧带甚至是骨骼脏器等损伤。所有创口均应仔细探查，延迟就诊的患者应注意伤口是否存在感染，可表现为发热、红肿、压痛、脓性分泌物和淋巴管炎，以及皮下脓肿、手部间隙感染、骨髓炎等。

（二）处理

（1）保持气道通畅，稳定生命体征。对危及生命的患者，首先要稳定生命体征，维持气道通畅，给予呼吸支持。

（2）控制出血，稳定血流动力学状况。对于活动性出血，首选压迫止血，如果压迫止血无效：对于四肢的出血，建议使用止血带进行止血；对于体腔的出血，建议填塞止血。

（3）镇痛镇静治疗。对于疼痛、躁动患者，给予适当镇痛镇静治疗。

（4）伤口处置及免疫预防处置。根据狂犬病暴露分级及免疫预防处置程序，进行伤口处置并予狂犬病免疫预防。根据患者破伤风免疫接种状态，合理使用破伤风类毒素、破伤风抗毒素，给予适宜的破伤风免疫预防。用肥皂水（或其他弱碱性清洗剂）

和流动清水交替冲洗单处伤口约 15 分钟，若疼痛剧烈，可以给予局部麻醉，如条件允许，可以使用专业冲洗设备，确保达到有效冲洗。用无菌纱布或脱脂棉将伤口冲洗液吸尽，再用生理盐水冲洗伤口，避免残留肥皂水或其他清洗剂。消毒清创或清扩创后，感染风险较高的伤口建议二期闭合，预防性应用抗生素。

二、蛇咬伤医院内评估与处理

（一）伤情评估

常采用临床严重程度简易评估法，此方法简便易记、实用性强。如果仅有牙痕（"干咬"），没有其他临床表现，则判断为没有中毒；如果仅有局部的表现，如疼痛、瘀血、非进行性肿胀，则判断为轻度中毒；如果肿胀进行性发展，有全身症状和体征，实验室检查结果异常，则判断为中度中毒；如果患者出现意识改变、呼吸窘迫、血流动力学不稳定 / 休克等，则判断为重度中毒。对不除外神经毒类毒蛇咬伤患者，一定要高度重视。

（二）处理

（1）处理原则。为蛇咬伤患者开通绿色通道，评估伤情后尽早合理使用抗蛇毒血清。

（2）清扩创伤口，减张排毒。注意患者凝血功能；如发生组织坏死，根据程度及进展情况适时选择手术治疗，可负压吸引促进创面修复；早期使用糖皮质激素可减轻蛇毒引起的炎症反应、溶血反应和过敏反应；根据患者破伤风免疫接种状态，合理使用破伤风类毒素、破伤风抗毒素，给予适宜的破伤风免疫预防；如发生急性肾损伤、心力衰竭、休克、弥散性血管内凝血、心肌损害、继发感染等并发症，应立即处理；如出现急性肾功能衰竭、多器官功能衰竭可尽早使用血液净化等治疗；对于神经毒类毒蛇咬伤，早期识别，及时予吸氧，必要时气管插管，机械通气，根据伤情肌力使用抗银环蛇毒血清及新斯的明等治疗；季德胜蛇药作为常用中成药，可改善毒蛇咬伤后症状；消肿止痛，早期进行个体化分级康复锻炼，多学科合作促进肢体功能康复和创面愈合，有效缩短患者治疗时间。

（重庆大学附属中心医院 / 重庆市急救医疗中心　杨树青）

参考文献

［1］ Garvey E M，Twitchell D K，Ragar R，et al. Morbidity of pediatric dog bites：a case series at a level one pediatric trauma center［J］. J Pediatr Surg, 2015, 50(2)：343-346.

［2］ Aziz H，Rhee P，Pandit V，et al. The current concepts in management of animal （dog，cat，snake，scorpion）and human bite wounds［J］. J Trauma Acute Care Surg，2015，78（3）：641-648.

［3］ Jaindl M，Oberleitner G，Endler G，et al. Management of bite wounds in children and adults—an analysis of over 5000 cases at a level I trauma centre［J］. Wien Klin Wochenschr，2016，128（9-10）：367-375.

［4］ Mohapatra B，Warrell D A，Suraweera W，et al. Snakebite mortality in India：a nationally representative mortality survey［J］. PLoS Negl Trop Dis，2011，5(4)：e1018.

［5］ Bhaumik S，Kirubakaran R，Chaudhuri S. Primary closure versus delayed or no closure for traumatic wounds due to mammalian bite［J］. Cochrane Database Syst Rev，2019，12（12）：CD011822.

［6］ Tabaka M E，Quinn J V，Kohn M A，et al. Predictors of infection from dog bite wounds：which patients may benefit from prophylactic antibiotics?［J］. Emerg Med J，2015，32（11）：860-863.

［7］ Johnston C I，Brown S G A，O'Leary M A，et al. Mulga snake（Pseudechis australis）envenoming：a spectrum of myotoxicity，anticoagulant coagulopathy，haemolysis and the role of early antivenom therapy - Australian Snakebite Project（ASP-19）［J］. Clin Toxicol（Phila），2013，51（5）：417-424.

［8］ Anil A，Singh S，Bhalla A，et al. Role of neostigmine and polyvalent antivenom in Indian common krait（Bungarus caeruleus）bite［J］. J Infect Public Health，2010，3（2）：83-87.

第二十三章　破伤风的预防与治疗

第一节　概述

破伤风是一种由破伤风梭菌经由皮肤或黏膜伤口侵入人体后，在伤口局部生长繁殖并产生外毒素，引起的以全身骨骼肌持续强直性收缩和阵发性痉挛为特征的急性、特异性、中毒性疾病。重症患者可发生喉痉挛、窒息、肺部感染和器官功能衰竭，在无医疗干预的情况下，病死率接近100%，即使经过积极的综合治疗，全球范围病死率仍为30%~50%。因此破伤风是一种极为严重的潜在致命性疾病。

一、发病机制

破伤风梭菌（Clostridium tetani）是革兰氏阳性严格厌氧的梭状芽孢杆菌，主要分布在土壤和粪便中，通过皮肤或者黏膜伤口侵入人体，在缺氧环境中发育并大量繁殖，释放痉挛毒素，引发破伤风。常见的病因包括：皮肤、黏膜有外伤史或破损史（如动物致伤、注射毒品等药物、分娩或流产等）；皮肤、黏膜、软组织有细菌感染史（如慢性中耳炎、慢性鼻窦炎、牙周感染、肛周感染等）；有消化道破损病史（如消化道手术史、消化道穿孔等）。破伤风痉挛毒素通过逆行轴突运输到达脊髓和脑干，并与这些部位的受体不可逆地结合，引起全身骨骼肌强直性收缩和阵发性痉挛，重症患者可发生喉痉挛、窒息、肺部感染和器官功能衰竭。重症患者在无医疗干预的情况下，病死率接近100%。

二、流行病学

破伤风在发达国家发病率较低，但在免疫规划项目执行不规范的国家和地区，特别是在低收入国家和不发达地区仍然是一个重要的公共卫生问题。

美国自20世纪40年代中期开始普遍接种含破伤风类毒素疫苗（tetanus toxoid-containing vaccine，TTCV）后，报告的破伤风发病率从1947年的0.39/10万下降到2016年的0.01/10万，下降了95%以上，并在2019年保持低位。多数欧盟成员国拥有运转良好的免疫和监测系统，自2006年以来每年确诊的破伤风病例数量呈下降趋势，2014年，欧盟报告的破伤风年发病率为0.01/10万，其中65%的病例年龄在65岁以上。澳大利亚在20世纪50年代初引入疫苗接种后，报告的破伤风病例数量有所减少，2017年仅有4起破伤风通报。2015年，世界卫生组织（World Health

Organization，WHO）报告大约 34 000 例新生儿死于破伤风，与 1988 年的数据相比下降了约 96%，绝大多数发生于发展中国家。

我国自 1978 年开始实行儿童计划免疫，百日咳、白喉、破伤风混合疫苗纳入儿童常规免疫程序。1996—2007 年我国共报告新生儿破伤风病例 37 792 例，其中死亡 5 252 例，年平均发病率 19/10 万，年平均死亡率 2.65/10 万，年平均病死率 13.66%。2010—2017 年共报告 3 992 例新生儿破伤风，死亡 272 人，病死率为 6.81%，年均发病率为 0.032‰，发病率从 2010 年的 0.058‰ 下降至 2017 年的 0.0059‰；2011—2017 年市级和 2017 年县级发病率均小于 1‰；男女发病率分别为 0.039‰、0.024‰。除部分省份的个别县外，中国新生儿破伤风的发病率已控制在 1‰ 以下。2012 年中国已证实消除了产妇与新生儿破伤风，但这个成功很大程度上归功于医疗环境的改善和住院分娩率的提高，而非规范的免疫接种方案。

我国尚缺乏非新生儿破伤风流行病学监测和报告体系，非新生儿破伤风多散发于乡镇和农村地区，且误诊率和漏诊率较高，因此报告发病率可能存在较严重低估。

第二节　破伤风的预防与治疗

一、临床表现

非新生儿破伤风的潜伏期最短可在 24 小时之内，大多数为 3~21 天，极少数病例潜伏期长达 6 个月以上。90% 的新生儿破伤风通常在婴儿出生后 3~14 天内发生，平均 7 天。感染部位越接近中枢神经系统（如头或颈部），潜伏期相对越短，而越远离中枢神经系统（如手或足），潜伏期相对越长。破伤风的临床表现分为全身型破伤风、局部型破伤风和头部型破伤风三种类型。

（1）全身型破伤风。全身型破伤风是最普遍和最严重的类型。此类患者发病初期会出现头晕、乏力、心悸、咬肌酸痛、张口不便等前驱症状。这些症状缺乏特异性，一般持续 1~2 天，随之出现破伤风病症的典型表现。患者开始自觉咀嚼不便，牙关紧闭，蹙眉与口角向外下方收缩，形成"苦笑"面容（sardonic feature）。病情进一步加重可表现为颈项强直，头部向后仰，躯干部肌肉收缩，形成"角弓反张"（opisthotonus）。轻微的刺激（如光、声、接触）均可诱发强烈的阵发性痉挛。发作时患者呼吸急促、面色发绀、手足抽搐、头频频后仰、全身大汗。发作持续数秒到数分钟不等，间歇期长短不一，期间患者神志仍保持清醒。发病期间患者一般无明显发热。此外，重症患者可出现持续但不稳定的高血压和心动过速，甚至严重高血压和心动过速与低血压和心动过缓交替出现、心律不齐等自律性不稳定症状。

（2）局部型破伤风。局部型破伤风较为少见。此类患者主要表现为伤口附近区域的单个肢体或身体某一部位发生强直性和痉挛性肌肉收缩。局部型破伤风可发展为全身型破伤风。

（3）头部型破伤风。头部型破伤风是一种特殊的局部型破伤风。头面部受伤或慢性中耳炎、慢性鼻窦炎的患者可能出现头部型破伤风。此类患者可能出现吞咽困难和脑神经麻痹表现，常伴有牙关紧闭。脑神经麻痹最常见为面神经麻痹，表现为面部表情肌的麻痹，也可因动眼神经、滑车神经、外展神经和舌下神经麻痹而出现相应的症状，如眼运动障碍和舌运动障碍。头部型破伤风可发展为全身型破伤风。

破伤风的病程通常持续 3~4 周左右，重症者可持续 6 周以上。自第 2 周起痉挛发作频率下降，症状逐渐减轻。但在痊愈后的一段时间内，某些肌群仍有肌紧张和反射亢进现象。

破伤风最常见的并发症是呼吸系统病变。喉头痉挛、持续性呼吸肌与膈肌痉挛可导致窒息，甚至猝死。

全身性破伤风严重程度高、病死率高。根据治疗、年龄和病例健康情况不同，病死率一般在 10%~70%。没有卫生保健的新生儿和高龄破伤风病例群体，病死率接近100%，加强卫生保健的破伤风患者病死率可下降到 10%~20%。

二、检查

1. 体格检查

压舌板试验：对外伤后可疑破伤风患者，将一块压舌板或筷子、汤勺等轻轻放在舌中部，用力下压。破伤风患者会立即出现咬肌反射性痉挛、牙关紧闭，咬住压舌板。这些患者在 4~30 小时内将出现典型破伤风症状。该试验的特异度 100%，敏感度94%。

2. 实验室检查

（1）涂片镜检。对伤口处的分泌物进行涂片镜检。阳性可见革兰氏染色阳性细菌，菌体细长，两端钝圆，无荚膜，鞭毛染色镜检可见周身鞭毛。

（2）PCR 检测。取伤口处分泌物行厌氧菌培养或破伤风梭状芽孢杆菌 PCR 检测。

（3）破伤风抗体检测。近期无破伤风人免疫球蛋白（human tetanus immunoglobulin，HTIG）、马破伤风免疫球蛋白［equine anti-tetanus F（ab'）2，F（ab'）2］或破伤风抗毒素（tetanus antitoxin，TAT）注射史的患者，如果破伤风抗体检测阳性，患者为破伤风的可能性小，有助于除外诊断。

3. 其他检查

重症患者约有半数以上会出现脑电活动异常，通过脑电图可以检测。

三、诊断与鉴别诊断

1. 诊断

WHO 新生儿破伤风确诊病例的定义是婴儿在出生第 2 天内有正常的吸食和哭闹能力，但在 3~28 天之间丧失了这种能力，并出现僵硬或痉挛现象。非新生儿破伤风的诊断主要依据典型的临床表现，需至少有以下两项表现之一：①牙关紧闭或苦笑面容；②疼痛性肌肉痉挛。外伤史不是诊断的必要条件。

2. 分级标准

根据 Ablett 分级，破伤风病情严重程度分成 4 级（表 23-2-1）。其中Ⅲ级和Ⅳ级为重症。

表 23-2-1　破伤风 Ablett 分级

分级	临床特征
Ⅰ级	轻度：轻 - 中度牙关紧闭；一般痉挛状态；无呼吸困难；无抽搐；无或轻微吞咽困难
Ⅱ级	中度：中度牙关紧闭；明显的痉挛状态；轻至中度的短暂抽搐；中度呼吸困难且呼吸频率 >30 次 / 分；轻度吞咽困难
Ⅲ级	严重：严重牙关紧闭；全身性痉挛状态；反射性持续抽搐；呼吸频率 >40 次 / 分；严重呼吸困难；严重吞咽困难；心动过速（心率 >120 次 / 分）
Ⅳ级	非常严重：Ⅲ级并有强烈自律性不稳定包括心血管系统；严重的高血压和心动过速与低血压和心动过缓交替；任何一种形式持续存在

3. 鉴别诊断

（1）狂犬病。狂犬病患者常有被猫、狗、蝙蝠等哺乳动物致伤史，主要以吞咽肌痉挛为主，很少出现牙关紧闭，还常有恐水、恐风、恐声、精神亢奋等症状。非新生儿破伤风患者虽有张口困难或吞咽困难，但无恐水等症状。

（2）脑膜炎。脑膜炎患者常表现为颈项强直，还常有头痛、呕吐、意识障碍等症状，查体可存在病理征，可与非新生儿破伤风相鉴别。脑脊液检查和颅脑磁共振检查可协助鉴别。

（3）士的宁中毒。士的宁中毒患者临床表现与破伤风类似，但抽搐间歇期肌肉松弛。进行血液、尿液和组织学的士的宁检测可以协助鉴别。

（4）癫痫。癫痫患者发病时可表现为全身抽搐，多伴有意识障碍，癫痫发作间歇期无肌肉强直表现。

（5）颞下颌关节紊乱。颞下颌关节紊乱患者常表现为关节局部酸胀、疼痛和张口受限，但无其他部位肌肉痉挛。

（6）口腔感染或咽部感染。口腔感染或咽部感染可能造成张口困难，但无其他部位肌肉痉挛。

（7）癔病。癔病患者会出现牙关紧闭和肌肉痉挛，当患者注意力被转移时，肌肉痉挛缓解。

（8）药物性肌张力障碍。药物性肌张力障碍患者发病时可引起眼球偏斜、头部和颈部的扭转动作，但在痉挛发作间歇期无强直性肌肉收缩。

（9）神经阻滞剂恶性综合征。神经阻滞剂恶性综合征患者可表现为自主神经不稳定和肌肉强直。但是，近期使用有此作用药物（如氟哌啶醇等）出现发热、神志改变等，可与非新生儿破伤风鉴别。

（10）僵人综合征。僵人综合征患者可表现为重度肌肉强直。自主运动、听觉、触觉或情感刺激可突然导致躯干与肢体痉挛，但无牙关紧闭或苦笑面容症状。

四、治疗

破伤风是一种极其严重的急性感染性疾病，一经确诊，应送入重症监护病房，并采取积极的综合措施。

1. 灭活循环毒素

破伤风毒素与神经系统的结合不可逆转。尚未与神经系统结合的毒素为循环毒素，可以使用破伤风被动免疫制剂中和循环毒素并消除其致病性。

首选 HTIG 制剂。患者确诊为破伤风后，应尽快一次性在臀部及其他大块肌肉处多点肌内注射 HTIG，推荐剂量为 3 000~6 000 IU。不能获得 HTIG 时，可使用 F（ab'）2 或 TAT，以 10 000~60 000 IU 一次性多点肌内注射或者以 100 mL 0.9% 氯化钠稀释缓慢输注，时间不低于 15 分钟。F（ab'）2 与 TAT 使用前均需要试敏试验，F（ab'）2 相比 TAT 发生过敏反应的概率低、安全性高。不推荐 HTIG、F（ab'）2 或 TAT 进行鞘内注射。

2. 消除伤口中破伤风梭菌

所有非新生儿破伤风患者完成灭活循环毒素后，在条件允许下，均应进行伤口清创以清除伤口内的破伤风梭菌和坏死组织。对于已结痂的伤口可清除结痂，必要时扩大创面和深度。使用 3% 过氧化氢溶液和生理盐水对伤口反复交替冲洗后，视情况予以旷置或充分引流。

抗感染药物首选甲硝唑 500 mg 每 6 小时或 8 小时一次，口服或静脉给药。青霉素是备选药物，皮试阴性后，200 万 ~400 万 IU，每 4 小时或 6 小时一次静脉给药，也可与甲硝唑联合使用，疗程建议为 7~10 天。如果怀疑存在混合感染，可采用第二、三代头孢菌素类抗生素或其他相应抗生素。

3. 控制肌肉痉挛

对于破伤风患者，控制痉挛发作可减少并发症的发生而获得治愈。目前，控制痉挛最好用地西泮 5~20 mg 肌内或静脉注射，每 1~4 小时 1 次；痉挛控制后可改为口服，剂量为 2.5~5 mg，每天 3 次。

重症患者可适当增加地西泮用量，或采用冬眠合剂 I 号（含氯丙嗪、异丙嗪各 50 mg 和哌替啶 100 mg 共 6 mL），每 6 小时肌内注射 1/3~1/2 量。如用小剂量分次静脉注射，在补足血容量后可先静脉注射 1 mL，观察血压 10 分钟，无重大变化后，再注射 1 mL，再观察。以后每隔 10 分钟注射 1 次，直到满意地控制痉挛为止。痉挛发作时也可以在气管插管或气管切开的条件下，使用 2.5% 硫喷妥钠缓慢静脉注射，每次 0.5~1.0 g。重症患者采用肌肉松弛剂缓解肌肉痉挛效果显著，但需先行气管插管或气管切开术机械通气，同时采用镇静并行人工鼻饲。

对于症状较轻的患者可交替使用一般的镇静剂，常用药物有苯巴比妥 60 mg，每天 3 次口服，或苯巴比妥钠 0.1~0.2 g 肌内注射。也可采用 10% 水合氯醛 10~15 mL 口服或 20~40 mL 保留灌肠，每天 3 次。两种药物可交替使用，以避免水合氯醛迅速失效（1.5~2.0 小时作用消失）和长效巴比妥类蓄积中毒，也可口服安定 2.5~5.0 mg，每天 3 次。硫酸镁治疗重症破伤风患者早在 100 多年前就已有报道，但在 20 世纪 80 年代后才广泛使用，Attygalle 和 Rodrigo 的研究发现静脉应用硫酸镁对缓解痉挛作用显著，并可以让患者减少对呼吸机的使用，在控制抽搐和自律性不稳定方面具有双重效应。目前硫酸镁治疗的起始剂量为 75~80 mg/kg，并在 30 分钟内静脉滴注，年龄小于 60 岁的患者维持剂量为 2 g/h，大于 60 岁的患者维持剂量为 1 g/h。在使用过程中应定时检查膝跳反射并监测血清镁的浓度，避免镁过量，同时也应充分补液并保持尿量大于 50 mL/（kg·h）以促进镁排泄。

此外，有报道认为鞘内注射巴氯芬 500~2 000 μg/d 可有效控制重症患者的痉挛发作，同时减少其他镇静剂的应用，但应在重症监护室内应用，不作为常规推荐。

4. 治疗自主神经功能障碍

纠正自律性不稳定的首要前提是充分镇静。首选阿片类药物（如吗啡）。吗啡可使用 0.5~1.0 mg/（kg·h）持续静脉泵点。硫酸镁也可作为纠正自律性不稳定的辅助用药，不推荐常规使用。α 和 β 受体阻滞剂可作为纠正自律性不稳定的辅助用药，不推荐常规使用。当存在低血压时应补充血容量，必要时静脉泵入多巴胺或去甲肾上腺素。

5. 气道管理

治疗破伤风的关键措施是气道管理。对严重程度为中度及以上的患者，尤其是用药后肌肉痉挛控制不理想的患者，应当考虑尽早进行气管切开或气管插管术。气管切开术可更好地进行气管吸引和预防肺部并发症。对早期表现为轻型的患者应密切观察，防止发生咽喉肌痉挛窒息。

6. 一般支持性措施和并发症的防治

非新生儿破伤风的基本治疗是支持治疗。优先考虑肠内的营养支持，必要时使用鼻饲营养，警惕呕吐、误吸，推荐抬高床头 30°~45°。定期监测水、电解质和酸碱平衡状态并及时纠正。对于频繁肌肉痉挛患者应定期监测肾功能，警惕横纹肌溶解和急性肾功能衰竭的发生，必要时充分补液并碱化尿液。推荐留置尿管缓解尿潴留并记录 24 小时液体出入量。使用机械通气患者应注意预防呼吸机相关肺炎。还应当注意预防应激性溃疡、下肢深静脉血栓、长期卧床造成的压力性损伤、坠床、舌咬伤等。

7. 加强护理

患者应置于单间病房，保持安静，避免声光等刺激。

8. 免疫预防

当天在使用 HTIG、F（ab'）2 或 TAT 治疗的同时，如果患者既往未完成含破伤风类毒素疫苗（tetanus toxoid-containing vaccine，TTCV）全程免疫（3 剂及以上）或免疫接种史不详，应完成 TTCV 全程免疫接种：6 岁及以上儿童和成人接种 3 剂次 TTCV，第 2 剂次与第 1 剂次间隔 4~8 周，第 3 剂次与第 2 剂次间隔 6~12 个月。如果患者既往完成了 TTCV 全程免疫，则此次加强 1 剂 TTCV。如在使用 HTIG、F（ab'）2 或 TAT 治疗的当日无法接种 TTCV，应 4 周以后开始接种。

五、预防

伤口管理和免疫预防是外伤后的破伤风预防的两个主要方面。

（一）伤口管理

良好的伤口处理和接种疫苗对预防破伤风感染至关重要。

1. 获取完整病史

包括受伤的环境状况和确切过程，根据伤口的暴露情况可分为以下三类：

（1）清洁伤口：受伤后立即得到处理的简单伤口（如刀片割伤）；位于身体细菌定植较少区域的伤口。

（2）不洁伤口：位于身体细菌定植较多的区域（如腋窝、腹股沟及会阴等）的伤口；超过 6 小时未处理的简单伤口。

（3）污染伤口：被污物、有机泥土（如沼泽或丛林的土壤）、粪便或唾液（如动物或人咬伤）污染的伤口；已经感染的伤口；含有坏死组织的伤口（如发生坏疽、火器伤、冻伤、烧伤等）。

2. 根据患者的基础疾病判断患者的免疫功能是否正常

免疫缺陷状态(如 HIV 感染)、血液疾病或肿瘤疾病患者、干细胞或器官移植患者、慢性肾功能不全患者等。

3. 伤口处理措施

（1）对于大量细菌污染和不洁伤口需要进行伤口清理，在野外条件下，饮用水是首选的伤口冲洗液。

（2）伤口冲洗具有明显的时效性，应尽早实施。建议使用高压冲洗（6~12 PSI，1 PSI = 6.895 kPa），可降低伤口感染的发生率，并保障不少于 1 000 mL 的伤口冲洗量。

（3）对伤口进行处理或缝合时需去除毛发，存在明显失活组织的创面应该开放。

（4）在患者未接受破伤风免疫、存在高危因素而延迟转运的情况下，应该考虑口服青霉素类抗生素，以延缓其发作。

（二）免疫预防

破伤风的预防主要依赖于抗体，并且只能通过一级预防或二级预防实现。

破伤风的一级预防即主动免疫，指将破伤风类毒素疫苗（TTCV）接种于机体，产生获得性免疫力的一种预防破伤风感染的措施。其特点是首次免疫起效慢，但全程免疫后的作用持续时间可达到 5~10 年，在全程免疫后进行加强免疫，其作用持续时间可达 10 年以上。

破伤风的二级预防即被动免疫，主要指将免疫效应物如破伤风抗毒素（TAT）或破伤风免疫球蛋白（TIG）注入体内，使机体立即获得免疫力，但免疫作用维持时间较短，一般只有 2~4 天（TAT）或 2~3 周（TIG，半衰期 25 天）。

目前用于破伤风免疫的制剂主要有破伤风类毒素（TT）、破伤风抗毒素（TAT）和破伤风免疫球蛋白（TIG），其中含有 TT 的制剂有单价抗原疫苗、吸附白喉破伤风联合疫苗（DT 和 Td，视白喉类毒素的含量而定）及百日咳 - 白喉类毒素 - 破伤风联合疫苗（简称"百白破疫苗"）（包括全细胞百白破疫苗 DTwP、吸附无细胞百白破疫苗 DTaP、百白破疫苗加强针 Tdap）。

1. 国内破伤风免疫预防存在的问题及误区

（1）目前我国破伤风主动免疫由基层预防门诊接种，而被动免疫由各医院急诊科室完成，在一定程度上两者之间存在脱节现象。

（2）TAT 或 TIG 的过度使用：一方面造成有限医疗资源的巨大浪费，另一方面不合理的 TAT 使用带来了比破伤风更大的医疗风险。综合分析，主要由以下几个原因导致：①我国部分医学教材将 TAT 或 TIG 作为预防破伤风的常规药物使用；②多数医师对破伤风的发病机制不了解，认为 TAT 或 TIG 是对抗破伤风感染的特效药；

③多数医师对破伤风的Ⅰ级和Ⅱ级预防的概念模糊；④鉴于我国当前医疗环境状况，因不注射 TAT 或 TIG 导致破伤风发病将被认为是医疗过失。据国内外资料统计，TAT 引起的过敏反应发生率为 5%~30%，约有 1/10 000 的致死率。TIG 过敏反应率为 0.2%。国内报道 TAT 皮试呈阳性者行脱敏注射过程中有 14.1% 发生过敏反应，1.2% 发生过敏性休克。受伤后不区分具体情况就行被动免疫是没有科学根据的。

（3）对外伤超过 24 小时的患者某些医疗单位拒绝给予免疫预防。根据其发病机制，破伤风免疫制剂在伤后 24 小时之内甚至稍晚时间应用均能起到预防作用；即使发病，症状也应该较轻。

（4）对于未进行破伤风主动免疫并发生非外伤性损伤（如肛周脓肿、结肠穿孔、体内异物取出等）的患者，应使用 TAT 或 TIG。

（5）非新生儿破伤风的潜伏期多数为 3~21 天，可短至 1 天内，罕见病例可长至半年以上。TAT 半衰期为 5~7 天，最短 10~14 小时，反复注射消失得更快，最多 2~3 天即失去作用。破伤风的潜伏期内 TAT 已经失去有效浓度。因此，单次 TAT 或 TIG 的应用并不能给人体带来对破伤风杆菌的持久免疫力。

2. 儿童免疫接种程序与接种方法

儿童的破伤风免疫接种程序（国家规范）DTaP 和 DT 免疫程序与接种方法如表 23-2-2 所示。

表 23-2-2　国家免疫规划疫苗儿童免疫程序

疫苗种类		接种年（月）龄													
名称	缩写	出生时	1月	2月	3月	4月	5月	6月	8月	9月	18月	2岁	3岁	4岁	5岁	6岁
百白破疫苗	DTaP				1	2	3				4					
白破疫苗	DT															1

注：表内空项表示不需要接种年龄。

补种原则：①对于 3 月龄 ~5 周岁儿童，未完成 DTaP 规定剂次接种的，需补种未完成的剂次，第 2 剂与第 1 剂、第 3 剂与第 2 剂间隔均不小于 28 天，第 4 剂与第 3 剂间隔不小于 6 个月。②对于 6~11 周岁儿童，接种 DTaP 和 DT 累计小于 3 剂的，用 DT 补齐 3 剂，第 2 剂与第 1 剂间隔 1~2 个月，第 3 剂与第 2 剂间隔 6~12 个月。DTaP 和 DT 累计接种大于或等于 3 剂的，若已接种至少 1 剂 DT，则无须补种；若仅接种了 3 剂 DtaP，则接种 1 剂 DT，DT 与第 3 剂 DTaP 间隔不小于 6 个月；若接种了 4 剂 DTaP，但满 7 周岁时未接种 DT，则补种 1 剂 DT，DT 与第 4 剂 DTaP 间隔不小于 12 个月。

3. 育龄期妇女免疫接种程序

所有育龄期妇女在第一次产前保健时均应回顾破伤风免疫史，如育龄期妇女从未接种过破伤风成分疫苗的，应尽量完成推荐的 5 剂次免疫接种程序（表 23-2-3）。妊娠期妇女可在妊娠第 4 个月、6~7 个月各接种 1 剂 TTCV，第 2 剂次至少在分娩前 2 周完成。为了保障全生命周期的保护，1 年后或下次怀孕时接种 1 剂次 TTCV。现有资料表明，TT 对胎儿无致畸作用。

表 23-2-3 从未接种过 TTCV 的育龄期妇女免疫方案

第 1 针	第 2 针	第 3 针	第 4 针	第 5 针
与孕龄期妇女第一次接触	第 1 针接种后至少 4 周	第 2 针接种后至少 6 个月	第 3 针接种后不少于 1 年	第 4 针接种后不少于 1 年

4. 潜在外伤高危人群免疫接种程序

既往无破伤风免疫史的高危人群，如军人、警察、院校在校学生、建筑工人、环卫工人、野外工程作业人员（石油、电力、铁路等）及厨师等，应尽早完成暴露前免疫，在第 0 天、1 个月后、7 个月后分别接种 1 剂次 TTCV，采用上臂三角肌肌内注射。有明确破伤风主动免疫接种史的人群，完成全程（≥ 3 剂次）TTCV 免疫后，保护作用至少可以持续 5 年，全程接种后每 5~10 年加强 1 剂。

5. 一般人群外伤后破伤风疫苗和被动免疫制剂使用

一般人群外伤后破伤风疫苗和被动免疫制剂使用基本流程如表 23-2-4 所示。

表 23-2-4 外伤后破伤风疫苗和被动免疫制剂的使用程序

免疫史	最后一剂加强至今时间	伤口性质	破伤风类毒素疫苗	破伤风被动免疫制剂（TAT/TIG）
全程免疫	<5 年	所有类型伤口	不需要	不需要
全程免疫	5~10 年	清洁伤口	不需要	不需要
全程免疫	5~10 年	不洁或污染伤口	需要 a	不需要
全程免疫	>10 年	所有类型伤口	需要	不需要
非全程免疫或免疫史不详	—	清洁伤口	需要 b	不需要
非全程免疫或免疫史不详	—	不洁或污染伤口	需要	需要 c

注：a 表示伤后接种 1 次破伤风类毒素（破伤风疫苗有效成分），接种剂量为 0.5 mL；b 表示需完成全程免疫，即在伤后第 0 天、1 个月后、7 个月后分别接种一次破伤风类毒素，每次接种剂量为 0.5 mL；c 表示一次性肌内注射破伤风人免疫球蛋白 250~500 U。

无破伤风免疫主动免疫接种史的人群应接受全程免疫，从未免疫过的患者接种前 2 剂次后有 81%~95% 的接种者可产生保护性抗体，注射 3 剂次后 100% 能产生保护性抗体。在全程免疫最后一次注射后的 5 年内受伤的清洁伤口、不洁伤口及污染伤口均无须接种 TT、TAT 或 TIG；如果注射后超过 5 年但不足 10 年受伤者，清洁伤口无须接种 TT、TAT 或 TIG；不洁伤口及污染伤口加强接种 1 剂次 TT，无须接种 TAT 或 TIG；如果注射后超过 10 年受伤者，所有伤口加强接种 1 剂次 TT，无须接种 TAT 或 TIG。

6. 免疫缺陷患者的免疫接种程序

对免疫力低下的人群使用含有 TT 成分的疫苗同样安全。这些人群多数会降低 TT 疫苗的免疫应答水平，并且随着时间的推移体内抗体滴度下降速度高于健康人群水平，从而缩短了 TT 疫苗对机体的保护期。目前的全程免疫及加强免疫的一般程序均适用于已知或疑似免疫缺陷者（慢性肾衰竭患者为特例）。对于免疫功能低下的人群可进行 TAT 抗体测定，以评价疫苗接种后的免疫应答和保护力持续时间，并指导 TT 加强免疫剂次的使用（表 23-2-5）。

表 23-2-5　免疫功能低下者外伤后的破伤风免疫接种程序

患者	第 1 针	第 2 针	第 3 针	第 4 针	第 5 针	第 6 针	备注
HIV 感染者及 AIDS 患者、静脉注射毒品者	第 0 天	1 个月后	7 个月后	3~5 年			有感染倾向患者均使用 TIC；加强免疫 ≤ 5 年 / 次
干细胞及器官移植术后患者	移植后 12 个月	移植后 14 个月	移植后 24 个月	<10 年			7 岁以下儿童接种 3 剂次 DTaP 或 DT，7 岁或 7 岁以上儿童及成人接种 3 剂次 Td
慢性肾功能不全患者	第 0 天	1 个月后	7 个月后	<10 年			加强免疫 <10 年 / 次

注：免疫功能低下者包括艾滋病感染者及临床期患者、静脉注射毒品者、器官移植大量使用免疫抑制剂、肿瘤患者大量放化疗期间、慢性肾衰竭透析者、长期使用免疫抑制剂或激素者等。

7. HIV 感染母亲生育的儿童的免疫接种流程

HIV 感染母亲生育的儿童的 HIV 感染状况分 3 种：HIV 感染儿童、HIV 感染状况不详儿童和 HIV 未感染儿童，具体接种流程参照表 23-2-6 建议。

表 23-2-6　HIV 感染母亲生育儿童的破伤风免疫接种流程（国家规范）

疫苗	HIV 感染儿童		HIV 感染状况不详儿童		HIV 未感染儿童
	有症状或有免疫抑制	无症状和无免疫抑制	有症状或有免疫抑制	无症状	
百白破疫苗	√	√	√	√	√
白破疫苗	√	√	√	√	√

六、预后

破伤风患者的转归与支持治疗的质量有关。局限性破伤风的预后较全身型好，头部型破伤风的预后最差。不同年龄组以老年人与婴幼儿死亡率高；对于 50 岁以上患者，潜伏期越短，死亡率越高。需通气支持患者死亡率高于不需要通气支持的患者。死亡原因多与呼吸系统并发症有关，严重的心律失常、心力衰竭以及心脏停搏也是死亡原因。

（北京大学人民医院 / 国家创伤医学中心　王传林）

第二十四章　创伤性凝血病

　　创伤性凝血病（trauma induced coagulopathy，TIC）是指创伤后由于患者大量失血和组织损伤而激活机体的凝血、纤溶和抗凝途径，出现的急性凝血功能紊乱，通常分为急性创伤性凝血病（acute traumatic coagulopathy，ATC）和创伤性凝血病，这是一个过程的两个阶段，前者与创伤本身有关，患者在创伤后早期，接受医疗干预前即可出现，后者与创伤相关的伴发情况以及医源性因素有关。由于创伤性凝血病在严重创伤患者中的发病率较高，同时具有较高的多器官功能障碍和死亡风险，患者输血量、住院时间、入住 ICU 时间、机械通气时间均有增加。因此深刻理解凝血机制的生理与病理过程，在严重创伤患者入院时就特别关注创伤性凝血病的发生及进展，并及时预防和治疗，对于降低严重创伤患者的并发症发生率和死亡率均有重要意义。

一、凝血生理机制

　　机体正常凝血过程是凝血因子按照一定顺序相继激活而生成凝血酶，最终使纤维蛋白原转化为纤维蛋白的过程。凝血过程可分为凝血酶原复合物的生成、凝血酶原激活和纤维蛋白生成三个步骤（图 24-0-1）。

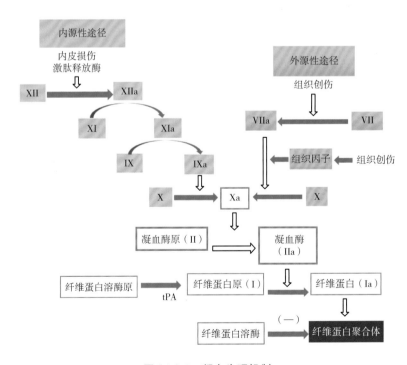

图 24-0-1　凝血生理机制

1.凝血酶原复合物生成

凝血酶原复合物可通过内源性凝血途径和外源性凝血途径生成。两条途径的主要区别在于启动方式和参与的凝血因子不同。但两条途径的某些凝血因子可相互激活，两者联系密切，并不互相独立。

（1）外源性凝血途径。当血管内皮损伤时，导致血管外的组织因子（tissue factor，TF）暴露，与血浆中的 F Ⅶ a（活化的Ⅶ因子）结合形成 F Ⅶ a-TF 复合物。F Ⅶ a-TF 复合物可催化两个重要的反应：①激活 F Ⅸ 生成 F Ⅸ a；②催化 F Ⅹ 生成 F Ⅹ a，生成的 F Ⅹ a 能反过来激活 F Ⅶ，进而使更多的 F Ⅹ 激活，形成外源性凝血途径的正反馈效应。

（2）内源性凝血途径。当流经血管的血液与带负电荷的异物表面接触时，会导致 F Ⅻ 被异物表面激活为 F Ⅻ a。F Ⅻ a 可激活 F Ⅺ 为 F Ⅺ a 从而启动内源性凝血途径，还可将前激肽释放酶转变为活性的激肽释放酶，形成表面激活的正反馈效应。在 Ca^{2+} 存在的情况下，表面激活所生成的 F Ⅺ a 可激活 F Ⅸ 生成 F Ⅸ a。F Ⅸ a 在 Ca^{2+} 的作用下与 F Ⅷ a 在活化的血小板膜磷脂表面结合成复合物，即内源性途径因子Ⅹ酶复合物（lenase complex），该复合物可进一步激活 F Ⅹ 生成 F Ⅹ a。

（3）凝血酶原复合物。外源性凝血途径和内源性凝血途径生成的 F Ⅹ a，在 Ca^{2+} 存在情况下可与 F Ⅴ a 在磷脂膜表面形成 F Ⅹ a-F Ⅴ a-Ca^{2+}- 磷脂复合物，即凝血酶原复合物，进而激活凝血酶原。

2.凝血酶原激活和纤维蛋白生成

凝血酶原在凝血酶原复合物作用下水解生成活性的凝血酶。凝血酶的作用包括：使纤维蛋白原转化为纤维蛋白单体；激活 F ⅩⅢ 生成 F ⅩⅢ a，在 Ca^{2+} 作用下使纤维蛋白单体相互聚合，转变为不溶于水的纤维蛋白多聚体；激活 F Ⅴ、F Ⅷ、F Ⅺ，形成凝血过程中的正反馈机制；活化血小板，加速凝血过程。

随着组织暴露，血小板发生黏附与聚集，激活的血小板与 vWF（von willebrand factor）/ Ⅷ因子复合物结合，使Ⅷ因子游离出来并激活而成 F Ⅷ a，一旦 F Ⅴ a 和 F Ⅷ a 与血小板结合，血栓将迅速放大；整个凝血过程是一系列凝血因子相继酶解、激活的过程，每一步酶促反应均有放大效应，从而形成瀑布式酶促反应联级放大。此外，凝血过程中一些凝血因子会被消耗，如纤维蛋白原、F Ⅱ、F Ⅲ、F Ⅴ、F Ⅷ，需要肝脏合成进行补充。

二、创伤性凝血病病理生理学变化

创伤性凝血病的病理生理过程是多种因素共同作用的结果，目前认为其发生取决于凝血、抗凝及纤溶机制的相互调控，其中组织损伤、血液稀释、休克、低体温、酸中毒和炎症反应是创伤性凝血病的 6 个关键因素（图 24-0-2）。休克合并组织低灌注，进而继发的蛋白 C 激活和儿茶酚胺活性增加，触发了不同通道，多种途径共同作用，导致 TIC 发生，而低体温、酸中毒、血液稀释促进了 TIC 的发展，组织损伤和炎症反应在启动创伤性凝血病的过程中也起着关键作用。

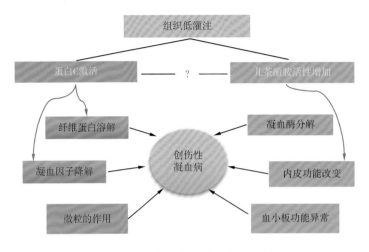

图 24-0-2　创伤性凝血病发生机制

（一）TIC 的启动机制

（1）组织损伤。组织损伤是创伤性凝血病发生的基础，各种原因导致的组织损伤会使血管内皮下的胶原蛋白Ⅲ和组织因子暴露，从而通过与血小板及 FⅦa 结合启动内源性凝血过程，消耗大量凝血因子。此外，内皮损伤后会释放组织型纤溶酶原激活物增强纤溶功能，同时创伤导致休克和大量失血时，纤溶酶原激活剂、抑制剂的功能会受到抑制，凝血因子大量丢失，加剧了创伤性凝血病的发生。

（2）休克。休克是诱发创伤性凝血病的早期始动因素，组织灌注不足时，血管内皮细胞因缺血缺氧释放大量血栓调节蛋白，直接抑制凝血功能，同时激活蛋白 C 系统，抑制凝血因子Ⅴ、Ⅷ的活性，致使抗凝系统过度激活。此外，蛋白 C 系统激活会使血栓调节素活性增加，逆转凝血酶的生理作用，诱发纤溶亢进。休克诱导机体凝血、抗凝和纤溶系统失衡，促进创伤性凝血病发生。

创伤、组织低灌注、儿茶酚胺大量释放和炎症反应进一步诱导加重内皮受伤，进而出现细胞内多糖 - 蛋白质复合物发生降解，通常使多配体聚糖 -1 增加，促使 TIC 发生。

损伤后富含凝血酶的微粒（microparticles）增加对于局部止血具有一定的作用，但也可能如同 DIC 一样导致凝血因子消耗而引起凝血病；有研究表明创伤患者与非创伤相比，血浆中内皮细胞、红细胞、白细胞相关的微粒明显增高，而创伤凝血病患者与创伤非凝血病患者相比，血小板和组织相关的微粒水平更低；TBI 患者与对照组相比，血液中微粒水平明显增高。

（二）TIC 的促发因素

（1）血液稀释。血液稀释对凝血功能的作用目前仍存在一定争议，TIC 的早期原因主要是创伤导致的出血引起凝血因子大量丢失，并降低体内血小板和纤维蛋白原的储备。有研究表明对于严重创伤患者，院前液体复苏以及过多的液体复苏（>2 000 mL），可以明显稀释血液，加速 TIC 的发生。使用不含凝血因子或血小板的晶体液、胶体液进行液体复苏，还可能加重酸中毒和低体温，促进 TIC 的发展。不成比例的大量输血会致使机体血小板和凝血因子进一步被稀释，加剧凝血功能障碍和创伤性凝血病的发生。

（2）低体温。创伤患者因失血、躯体暴露、大量输注没有加温的液体等因素而发生低体温。低体温作为死亡三联征之一，可抑制血小板激活和聚集、干扰凝血酶的凝血功能引起凝血功能障碍。核心体温低于 36 ℃，凝血酶的早期生成率明显下降，生成的量也减少，凝血酶的凝血功能也会受到明显影响。低体温可增加血液黏滞度，致使血小板与血细胞和血管壁发生黏附，降低了循环血液中血小板的数量。同时低体温能抑制血小板聚集、弱化白细胞 - 血小板聚合作用干扰血小板功能，从而影响损伤血管血栓形成及血栓溶解过程。

（3）酸中毒。创伤患者大量失血后，组织灌注不足，有氧代谢转变为无氧代谢，大量乳酸堆积，从而发生代谢性酸中毒。代谢性酸中毒发生后，机体各种凝血因子活性直接受到抑制，同时促进了纤维蛋白原的降解。此外，酸中毒使凝血酶的功能受到抑制，这也是创伤患者出血难以控制的重要原因。

（4）炎症反应。凝血系统和免疫系统在胚胎时期来源于相同组织。大量研究已证实，创伤后机体的炎症反应与凝血功能障碍之间存在着重要的联系。研究发现，白细胞介素(IL)-1β 和 IL-10 是预测凝血酶原时间（PT）、活化部分凝血活酶时间（APTT）改变的重要因素，而 IL-10、IL-13、粒细胞 - 巨噬细胞集落刺激因子（GM-CSF）是纤维蛋白原改变的预测因素。凝血蛋白酶的激活能通过细胞表面跨膜的蛋白酶受体系统诱导炎症反应，激活补体系统；同时炎症系统的激活会进一步诱发内皮细胞损伤、凝血功能紊乱。

三、诊断依据

创伤性凝血病的诊断需要依据创伤严重程度和伴发的全身改变，以及实验室检查结果综合考虑。

（1）创伤病史，特别注意以下发生 TIC 的高危情况：①严重多发伤大出血；②失血性休克、血流动力学不稳定、需要大量输血的患者；③颅脑创伤患者。

（2）出现以下伴发情况易导致 TIC：①严重创伤入院前大量液体复苏或输血；②大出血难以控制、休克时间过长；③低血压、组织灌注不足、血乳酸增高、酸中毒明显；④出现低体温。

（3）实验室检查：①普通凝血试验诊断标准：PT>18 秒，APTT>60 秒；国际标准化比值（international normalized ratio，INR）≥ 1.5 或纤维蛋白原 <1 g/L；或者上述任何指标超出正常上限 50%；②粘弹性凝血试验（VHA）诊断标准：TEG 的纤溶指数 LY30（30 分钟时血凝块溶解率）>3%；ROTEM 参数 A5（凝血后 5 分钟血凝块振幅）≤ 35 mm（也有研究使用 A5<36 mm 作为判断界值）。

四、治疗

（一）总体治疗原则

（1）遵循休克控制原则。早期识别休克并尽一切可能实施止血措施，包括压迫、填塞、使用止血带、牵引固定、包扎等方法。

（2）遵循输血原则。早期启动大量输血方案以及以实验室结果为导向的目标成分输血。

（3）遵循损伤控制性复苏原则。采取集束化治疗方案，该方案包含损伤控制外科处理、快速复温、允许性低血压，限制性晶体液输注和早期目标性成分输血治疗，并纠正纤溶亢进状态（图 24-0-3）。

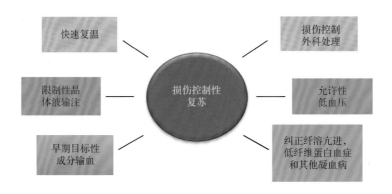

图 24-0-3　损伤控制性复苏集束化治疗方案

（4）早期药物治疗。包括氨甲环酸的应用，补充纤维蛋白原，应用重组活化的Ⅶ因子（rFⅦa）。

（5）特殊人群创伤性凝血病的考虑，早期逆转凝血药物对凝血机制的影响。

（二）院前急救阶段

（1）止血。针对不同部位出血的特点，予以针对性止血，如开放性四肢损伤使用止血带、肢体损伤使用压迫 / 填塞止血、鼻腔 / 颈部出血使用球囊压迫止血，骨盆骨折使用骨盆环关闭和固定等；紧急情况下，可以院前使用逆行血管内球囊阻断主动脉（REBOA）技术进行临时止血；针对无法控制的内出血，立即转运至医院进行快速手术干预。

（2）氨甲环酸的应用。氨甲环酸（反式 -4- 氨基甲基环己烷 -1 羧酸，TXA）是一种合成赖氨酸类似物，是纤溶酶原的竞争性抑制剂；其血浆半衰期为 120 分钟，建议创伤后尽早（3 小时内）使用氨甲环酸；对于严重创伤合并出血或存在大出血风险的患者，现场应用氨甲环酸可以明显减轻从损伤地点到入院之间经常发生的凝血功能恶化。具体用法：首剂 1 g（给药时间 >10 min），后续 1 g 输注持续 8 小时；近期有文献报道，单次首剂使用 2 g 静脉推注，具有更为明显的效果，无须后续缓慢静脉滴注。

（3）遵循允许性低血压复苏原则，院前建立静脉通道，但避免过多输液，总体输液量限制在 1 000 mL 以内，有条件时可以输注血浆。

（4）院前实施保温措施，避免伤者体温下降。

（三）院内治疗阶段

对于严重创伤患者应当早期识别休克，并在初步评估过程中纠正失血性休克和非失血性休克。对于严重失血性休克患者早期启动大量输血方案，并遵循损伤控制性复苏（DCR）原则，尽快控制出血，纠正休克，有助于控制创伤性凝血病的发生和发展。

（1）损伤控制外科手术（damage control surgery，DCS）处理。DCS 目的在于控制出血，限制污染，暂时性而非确定性控制致命性损伤；其方法包括暂时性关腹、肝周填塞、检查腔静脉、切除损伤的肠道、骨折外固定等措施；要求快速控制病情，损伤暂时控制后，立即将患者转至 ICU，纠正低体温，并进一步复苏。

DCS 技术要点包括：①对于损伤严重，非手术方法难以止血的患者，建议尽早实施 DCS，控制致命性损伤失血；②对于主要血管损伤，但难以暴露处理的患者，可以采取结扎、旁路手术等临时措施进行止血；③对于损伤严重，但手术耗时，而复苏尚未达到理想状态的患者，手术处理主要问题，完成 DCS 后立即转 ICU 进一步复苏；④对于腹腔外存在危及生命的出血，应当采取相应措施，但应避免 DCS 耗时过长而延误后续复苏；⑤由于肠道水肿，腹膜无法缝合或需要再次评估腹腔时，可以采取 DCS 方法暂时关腹，病情稳定后再次探查。

（2）快速复温。快速复温方法包括被动复温，主动体外复温和主动体内复温。①被动复温：初始评估时应将创伤患者置于温暖环境，室内温度保持在 23~26 ℃，并且用棉毯或棉被覆盖，应特别注意在患者离开抢救室送去放射科检查以及送往手术室途中，始终将患者盖好，特别是躯干部位。②主动体外复温：直接通过体表升温的方法使患者复温，可以使用电热毯、热水袋或体外升温专用装置。如果患者术前皮肤消毒面积过大，可以在手术室使用空气压缩加温装置，防止患者热量丢失。③主动体内复温：通过静脉输注加热的液体（39~40 ℃）使患者快速复温，快速输血输液加温装置可以使储存于 4 ℃ 的血液迅速加温到目标温度，特别适用于大量输血的患者；也可以通过吸入加温的氧气（温度 40~45 ℃），或使用预先加温的液体进行腹腔和胸腔手术冲洗，防止术中体温下降。

（3）允许性低血压。①对于无脑外伤的患者，目标收缩压为 80~90 mmHg；②对于严重闭合性脑外伤（GCS<8 分）的患者，收缩压应 >90 mmHg 或较颅内压增高 20 mmHg 以上；平均动脉压 ≥ 80 mmHg；③对于血流动力学极不稳定、危及生命的低血压患者，为了达到血压最低目标值，又要限制液体输入量，可以酌情短时间使用血管活性药。

（4）限制晶体液的输注。有研究表明，大量输注晶体液可以导致血凝块破碎、稀释性凝血病、多糖 - 蛋白质复合物裂解，从而增加并发症发生率和死亡率。初始复苏时应当避免大量使用晶体液，院前和院内输液量总量应当控制在 1 000 mL 以内，如果血流动力学不稳定，应当尽快启动大量输血方案，而不是增加晶体 / 胶体的输液量。

（5）纠正酸中毒。当患者血 pH 值 <7.2 时，所有凝血因子复合物的功能均会受到抑制；尽早纠正酸中毒有赖于足够的组织灌注，因此早期成比例大量输血或者输注全血是纠正酸中毒的基础，如果 pH 值 <7.2，可以酌情使用碳酸氢钠，但应当注意单纯使用过量的碳酸氢钠容易造成代谢性碱中毒，引起血钠增高，并增加患者的呼吸负荷。

（6）药物应用。①使用 TXA。②补充纤维蛋白原：如果实验室证实确实存在纤维蛋白原缺乏，可以使用 3~4 g，后续根据血栓弹力图和实验室结果重复使用。③应用重组活化的Ⅶ因子（rFⅦa）：当常规止血方法用尽，而创伤性凝血病持续不能缓解、出血不止时，可以考虑谨慎使用。

（四）特殊人群创伤性凝血病的考虑

以下情况可能使创伤性凝血病发生更早、程度更重、病情更复杂、处理更困难，应当引起高度重视。

（1）孕妇发生胎盘破裂时，可以发生非常严重的凝血病，临床表现类似 DIC。

（2）创伤性颅脑损伤（TBI）患者由于脑组织释放大量的促凝血酶原激酶，损伤 0~4.5 小时就可以发生创伤性凝血病，并进行性加重。

（3）烧伤患者可以导致急性烧伤性凝血病的发生。

（4）服用抗凝药物可以使创伤性凝血病更为复杂，可以早期使用凝血酶原复合物等方法进行抗凝药物的逆转。

五、常见问题与风险提示

（1）创伤性凝血病的触发机制是休克，因此，早期识别休克、稳定循环极为重要，如果等到发生低血压才开始复苏，可能为时过晚。创伤性凝血病一旦发生，将很快导致一系列问题，时间越长，临床处理越难。

（2）为了纠正休克，早期过多输注晶体液是导致创伤性凝血病的常见原因，对于严重创伤、大量失血的患者，应当限制晶体液的输注，采用全血或成比例大量输血。

（3）创伤患者从创伤现场到院内进行初步评估，以及全身暴露于手术过程，可能造成大量热量丢失；输注常温或低温液体和血液均可能导致低体温的发生，应当在整个救治过程注意保温。

（4）过于注重手术损伤控制致使手术时间过长是常见的临床问题，对于严重创伤血流动力学不稳定的患者，手术的目的是控制出血和致命性损伤，而不是做精细的治疗，初始手术后应尽快将患者送回重症病房，进行进一步的复苏。

（华中科技大学协和深圳医院　吴京兰）

第二十五章　抗凝药物的逆转

重症创伤患者往往伴有严重出血，应当尽快完成初步评估与救治，并在二次评估中详细了解患者既往服药史和抗凝药物使用史，关注抗凝抗血小板药物对出血的影响，监测凝血功能；特别是中老年患者，由于长期服用抗凝药和抗血小板药物，往往导致凝血时间延长和血小板功能受抑制，致使创伤后出血难以控制，甚至危及生命。对于严重创伤患者而言，应针对抗凝抗血小板药物的种类、剂量，是否合并出血，以及出血的严重程度，及时采取相应措施逆转抗凝抗血小板药物的作用，减轻药物对出血的影响，往往可以起到事半功倍的效果。

一、常用抗凝和抗血小板药物

（一）常用抗凝药物

1. 维生素 K 拮抗剂

维生素 K 拮抗剂（VKA）代表药物主要是华法林，其主要作用机制是通过抑制凝血因子 II、VII、IX、X 合成而起抗凝作用；也抑制蛋白 C 和蛋白 S。口服吸收良好，99% 与血浆蛋白结合，有效范围通常是 INR 2~3，容易受其他药物或食物的影响导致抗凝效率发生改变，INR 可以延长或缩短。半衰期平均约 40 小时，但波动很大（20~60小时）。

2. 肝素

肝素（unfractionated heparin，UFH）的主要作用机制是增强抗凝血酶 AT III 与凝血酶的结合，加速凝血酶的失活，抑制凝血因子 II、IX、X、XI、XII的激活，也具有增强蛋白 C 活性和抑制血小板黏附聚集的作用。静脉输注立即起效，半衰期 60~96分钟；皮下注射 20~60 分钟起效。

肝素用量超过 35 000 U/d 的患者可能存在肝素抵抗；常由于抗凝血酶缺乏，肝素清除增加，肝素结合蛋白、VIII因子、纤维蛋白原过量引起。

3. 低分子肝素

低分子肝素（low molecular weight heparin，LMWH）代表药物主要是依诺肝素（lovenox）、达肝素（fragmin），其主要作用机制是抑制 X a 因子和 II a 因子的激活。皮下注射 20~60 分钟起效，半衰期 3~6 小时，经肾脏清除。

4. 直接凝血酶抑制剂

直接凝血酶抑制剂的常用药物代表是达比加群，它能直接抑制凝血酶，阻滞凝血酶催化的凝血反应（如纤维蛋白形成和血小板聚集）达到抗凝作用。使用后 2 小时内达到起效高峰，半衰期 12~17 小时，经肾代谢；肾功能不全的患者血药浓度可增高。达比加群可以使凝血时间（TT）、凝血酶原时间（PT）和部分活化凝血活酶时间（APTT）延长，但由于凝血指标的变化与达比加群血药浓度成非线性关系，所以无可靠实验室评价其抗凝效果，APTT 或可作为参考指标。

5. Ⅹa 因子抑制剂

Ⅹa 因子抑制剂分为直接 Ⅹa 因子抑制剂（口服制剂有利伐沙班、阿哌沙班、依度沙班、贝曲沙班）和间接 Ⅹa 因子抑制剂（磺达肝癸钠），其主要作用机制是以可逆的方式选择性、竞争性抑制 Ⅹa 因子，抑制凝血酶激活，阻止血栓形成；其受药物和食物的影响较华法林小，主要用于静脉血栓栓塞症和房颤患者的血栓预防，以及深静脉血栓或肺栓塞的治疗。用药后 1~4 小时达到起效高峰；利伐沙班的半衰期是 5~9 小时，肝肾代谢。Ⅹa 因子抑制剂的抗凝效果无可靠实验室评价指标，抗 Ⅹa 因子水平检测可能有用。

（二）常用抗血小板药物

1. 乙酰水杨酸类

乙酰水杨酸类常用药物是阿司匹林；其主要作用机制是抑制环加氧酶 -1，阻止花生四烯酸转化为血栓素 -2，起到抑制抗血小板功能的作用。胃肠道生物利用度 100%，直肠吸收 60%~70%；单剂服用 10 分钟后即可起效。乙酰水杨酸类药物不可逆转地抑制血小板聚集，其效应可以持续 7~10 天（与血小板的寿命相同）。

2.P2Y12 抑制剂

P2Y12 抑制剂类常用药物有氯吡格雷（波立维）、普拉格雷、替卡格雷、噻氯匹定；其主要作用机制是抑制 ADP 介导的糖蛋白 Ⅱb/Ⅲa 复合物。初始服用氯吡格雷后 7 天达到最大效果，负荷剂量（300~400 mg）可以在 2~5 小时内起效；氯吡格雷不可逆转地抑制血小板聚集，其效应可以持续 7~10 天（与血小板的寿命相同）。

3. Ⅱb/Ⅲa 受体阻滞剂

Ⅱb/Ⅲa 受体阻滞剂类常用药物有阿西单抗、依替巴肽、替罗非班；其主要作用机制是抑制血小板表面 Ⅱb/Ⅲa 受体，影响血小板聚集。此类药物的抗血小板作用持续时间不同，同时受肾功能影响。

二、抗凝药物的逆转措施

1. 新鲜冰冻血浆

新鲜冰冻血浆（fresh frozen plasma，FFP）含有所有的凝血因子，是逆转维生素

K 拮抗剂的首选制剂。使用时需要在血库进行水浴融化（大概 30 分钟）；如果急需，可选择预融低滴度 A 抗体的血浆（万能供血）。创伤中心手术室应配备预融血浆或快速融化装置，以便随时可用。由于血浆中Ⅸ因子含量少，Ⅶ因子半衰期短，因此应当反复输注血浆，监测 INR，以达到逆转的目的。

2. 凝血酶原复合物

凝血酶原复合物（prothrombin complex concentrates，PCC）由血浆提取而成，经病毒灭活的冻干粉剂，含少许重组成分，无须加温融化，可以直接溶解后使用。非活化的 PCC（即 3 因子 PCC）只含有Ⅱ、Ⅸ、Ⅹ和极微量的Ⅶ因子（创伤凝血的关键因子）；活化的 PCC（即 4 因子 PCC）含有Ⅱ、Ⅶ、Ⅸ、Ⅹ因子，还含有 C 蛋白、S 蛋白、肝素和抗凝血酶Ⅲ。PCC 通常用于逆转维生素 K 拮抗剂（华法林）的抗凝作用，也可尝试用于逆转非维生素 K 拮抗剂。PCC 输注时间短，30 分钟内快速起效；输注后无须等待即可复测 INR；8~12 小时再复查一次。PCC 与血浆半衰期相似，输注的同时给予维生素 K 5~10 mg 可以达到持续逆转的效果。

3. 维生素 K

维生素 K 直接逆转抗凝药物，但比血浆和 PCC 起效慢，静脉注射后 6 小时起效，24 小时达到起效高峰，口服维生素 K 后 24 小时起效，但极少使用，避免皮下和肌内注射。使用时需注意观察，警惕少见的过敏反应，此外，维生素 K 仅用于严重出血，并且停用华法林的患者。

4. 艾达司珠

艾达司珠（idarucizumab）属于单克隆抗体片段，能够与达比加群酯以 1 ∶ 1 的摩尔比高度结合，其亲和力是达比加群与凝血酶亲和力的 350 倍，因此可以竞争性抑制达比加群与凝血酶结合，主要用于逆转达比加群的抗凝作用。

5. 其他方法

（1）氨甲环酸（tranexamic acid，TXA）：氨甲环酸是抗纤溶制剂，可以显著降低严重创伤患者的全因死亡率和严重出血导致的死亡，对于危及生命的大出血患者，应用氨甲环酸 1 g 静脉推注（10 分钟以上），有助于逆转非维生素 K 拮抗剂。

（2）血液透析：达比加群的蛋白结合率约为 35%，并主要经肾脏排泄，因此血液透析有助于该药的清除，估计 2 小时可清除 62%，4 小时可清除 68%；利伐沙班的蛋白结合率 92%~95%，难以被透析清除，尚未发现在处理急性出血方面有效；透析对清除阿派沙班、依度沙班作用尚无资料。

6. 特别提示

（1）选择血浆或 PCC 应取决于需要拮抗的时间和液体量限制。

（2）PCC 总量少、起效快，通常 15~30 分钟即可起效。

（3）血浆起效慢，需要液体量大（约 1 000 mL），可能引起心脏病患者的心脏问题。

（4）PCC 和 rhF Ⅶ a 有导致血栓形成的可能性。

（5）如果是可以采用维生素 K 和 PCC 纠正维生素 K 拮抗剂（vitamin K antagonist，VKA）相关的凝血病，则不建议使用 FFP。

三、维生素 K 拮抗剂（华法林）的逆转方案

（一）逆转策略

是否进行维生素 K 拮抗剂的逆转取决于以下因素：①是否有活动性出血或需要紧急手术；②是否存在影响药物代谢的有关因素，强化了华法林的药理作用；③患者的基础疾病，如严重肝功能障碍和血小板减少症；④同时服用的其他药物，如抗血小板药物、非甾体类抗风湿药物等。

INR 超过有效治疗范围，但无出血表现的处理原则：①对于既往抗凝治疗病情稳定的患者，如果 INR 值超过治疗设定上限，但并无出血表现，则无须更改原有治疗方案，1 周内复查 INR 即可；②如 INR>5，则停用 VKA，或者采用"停停看"的方式，至少停用一天；③如 INR 值 5~10，或使用长效 VKA，则建议停药，并口服维生素 K_1，为了避免过度逆转，建议口服 1~2.5 mg 即可，两天后复查 INR；④如 INR>10，但无出血，应当口服维生素 K 2.5~5.0 mg 或静脉用药。

INR 超过有效治疗范围，有出血表现的处理原则：① INR>2，并且合并活动性出血或需要急诊手术的患者，应当立即逆转；②了解患者抗凝治疗服药病史，如使用剂量、持续时间和用药原因；并停用所有抗凝剂（预防性的和治疗性的）③动态监测实验室数据，包括凝血功能（PT、APTT、INR），全血细胞计数（血小板计数）。

INR 超过有效治疗范围，并且伴有严重出血或致命性出血的患者，应当立即逆转：①严重出血或致命性出血包括颅内出血，脊柱损伤出血等，应立即停用华法林等所有抗凝和抗血小板药物；②选择使用维生素 K，新鲜冰冻血浆、凝血酶原复合物，或重组活化Ⅶ因子（rF Ⅶ a），或联合用药。

（二）逆转方法

常用方法是使用新鲜冰冻血浆（FFP）+ 维生素 K。

FFP 的使用方法：起始剂量 10~15 mL/kg；对于高风险或活动性出血的患者，可以按 15~30 mL 使用，持续 6 小时；每小时复查 INR，根据 INR 调整用量。

维生素 K 的使用方法：对于致命性出血的患者，直接给予 5~10 mg，静脉注射（注

意缓慢注射，至少 30 分钟用完，以免过敏反应）。

如果有 PCC，考虑使用 PCC，剂量 25~50 U/kg（依据 INR 进行调整）：① INR 2~4：PCC 25 U/kg（极量 2 500 U）；② INR 4~6：PCC 35 U/kg（极量 3 500 U）；③ INR>6：PCC 50 U/kg（极量 5 000 U）。注意：非紧急情况不建议使用 PCC，并且不要重复给药。PCC 应用禁忌证包括对 PCC 或其中的任何成分过敏，对肝素、人白蛋白过敏的患者；合并有 DIC 和 / 或肝素诱导的血小板减少症。PCC 的严重副作用包括低血压、血栓形成（<1.5%）和病毒传播可能。

如果没有 PCC，考虑使用重组活化Ⅶ因子（rFⅦa）10~90 μg/kg，静脉输注。

四、肝素的逆转方案

（一）逆转时机

以下三种情况可考虑逆转肝素作用（慎重考虑）：①严重活动性出血难以控制；②严重创伤需要急诊手术；③神经外科或神经系统急症（如脑出血、蛛网膜下腔出血）。

（二）逆转方法

停止使用肝素或低分子肝素。

鱼精蛋白硫酸盐逆转普通肝素（UFH）。硫酸鱼精蛋白是一种强碱，能与强酸性肝素或肝素钙稳定结合使肝素失去抗凝作用，起效迅速，静脉给药后 5 分钟即可中和肝素。使用方法是在用肝素 1 小时内，每 100 U 肝素，用 0.5~1 mg 鱼精蛋白；需要时可重复使用；用药 15 分钟后及 2~8 小时复测 APTT。

鱼精蛋白硫酸盐仅能部分逆转低分子肝素作用，如果在 8 小时内用过低分子肝素，可采用以下方法：①每 1 mg 依诺肝素，用 1 mg 鱼精蛋白；② 100 U 抗 X a 达肝素，用 1 mg 鱼精蛋白。

使用鱼精蛋白硫酸盐的注意事项：①每次最大剂量为 50 mg；②快速静脉注射鱼精蛋白可能出现过敏和 / 或低血压，心动过速、呼吸困难等症状，应当缓慢注射，用药时间 10 分钟以上；③应当密切观察病情变化；④如果预期可能出现过敏反应，可预先用药处理：氢化可的松 50~100 mg 静脉推注或苯海拉明 50 mg 静脉推注。

五、非维生素 K 拮抗口服抗凝药的逆转方案

非维生素 K 拮抗口服抗凝药主要包括直接凝血酶抑制剂（如达比加群）和直接 X a 因子抑制剂（如利伐沙班、阿哌沙班、依度沙班、贝曲沙班）两类。

（一）直接凝血酶抑制剂的逆转

直接凝血酶抑制剂逆转指征：①服用达比加群史，并且 APTT 增高；②合并严重颅脑损伤或出现致命性出血需要紧急手术。

逆转药物如艾达司珠的用药方法：①剂量：5 g 静脉注射，每次给 2.5 g，连续用两次（两次间隔不超过 15 分钟）；②如果 12~24 小时后临床表现再次出血伴有凝血功能指标增高，需追加一剂 5 g；③ PCC 或者 rF Ⅶ a 作用有限，且有血栓风险，必要时可使用 PCC 50 U/kg。

（二）直接Ⅹa因子抑制剂的逆转

直接Ⅹa因子抑制剂逆转指征：①服用利伐沙班、阿哌沙班等药物史，监测抗Ⅹa水平有助于确定血液中药物的存在及其浓度的变化；②存在危及生命或难以控制的出血。

逆转药物如 andexanet alfa 是一种重组的对抗新型抗凝药物Ⅹa因子抑制剂的逆转剂，可拮抗Ⅹa因子抑制剂，使体内的Ⅹa因子再次参与凝血过程，主要用于逆转阿哌沙班、利伐沙班等Ⅹa因子抑制剂合并的出血；临床试验证实有效，但仅限于危及生命和难以控制的出血使用。用药方法：① 15~30 分钟推注完毕，然后维持 2 小时静滴；②口服利伐沙班超过 7 小时或口服阿哌沙班者，静推 400 mg，静滴 480 mg（4 mg/min）；③口服利伐沙班不到 7 小时或使用依诺肝素和依度沙班者，静推 800 mg，静滴 960 mg（8 mg/min）。

如果没有 andexanet alfa，可以使用：① PCC 作为二线药物逆转Ⅹa因子抑制剂导致的出血；②活性炭吸附（如果最后服药时间在 1~2 小时以内，考虑采取该方法）；③血液透析：甚少应用。

冷沉淀、血小板、血浆、维生素 K、去氨加压素、重组活化Ⅶa因子等都不起作用。

六、抗血小板药物的逆转方案

（一）逆转指征

抗血小板药物的逆转指征：①服用阿司匹林或 / 和氯吡格雷（或其他抗血小板药物）史；②创伤后活动性出血以及需要急诊手术、神经外科或神经系统急症的患者。

（二）逆转方法

抗血小板药物逆转的基本要求：①获取患者抗血小板治疗病史：剂量、持续时间和用药指征；②实验室检验：凝血功能（PT、APTT、INR），全血细胞计数，血型；

③停用所有抗血小板药物（预防性及治疗性）。特殊患者，如最近植入药物涂层支架的患者，停用阿司匹林应当咨询专科医生。

逆转措施：对于自发性或创伤性颅内出血的患者，以及其他创伤后致命性出血的患者，可以通过输注血小板、使用去氨加压素、雌激素和／或重组活化Ⅶ因子（rFⅦa）达到逆转抗血小板药物的作用。逆转时注意：所有的方法都必须慎重采用；血小板功能测定有助于精确评估阿司匹林或／和氯吡格雷的存在，并指导临床用药。

具体用药：①输注血小板：输注1~2U血小板。②可以使用去氨加压素（DDAVP）：剂量0.3~0.4μg/kg静脉推注，时间>10分钟；可刺激释放vWF因子；尿毒症及血小板减少症患者亦可使用。③冷沉淀：对于尿毒症患者可以考虑使用冷沉淀促进凝血，拮抗血小板抑制剂的作用；1个小时起效；但总体效益因人而异。④雌激素：雌激素具有降低血浆抗凝血酶Ⅲ、蛋白S水平，增加Ⅶ、Ⅷ、Ⅸ、Ⅹ因子水平的作用，也可能增加血小板计数；剂量为每天0.6mg/kg静脉推注，连续使用5天（有些患者需要10天）。

七、常见问题与风险提示

（1）对于严重多发伤的患者，二次评估中未详细询问患者的服药史（特别是抗凝抗血小板用药情况）是未能早期采取逆转措施的常见原因；对于老年患者、出血严重并难以控制的患者，应特别注意创伤前用药对出血的影响。

（2）通常使用输注新鲜血浆、凝血酶原复合物、维生素K、特殊药物（鱼精蛋白和艾达司珠）等方法逆转抗凝药物的药效，输注血小板等方法逆转抗血小板药物的作用，使用逆转药物过程中应当严密监测，既要达到逆转效果也要避免不良反应，防止过度逆转。

（3）通常使用新鲜冰冻血浆逆转抗凝药物的作用，但如果同时静脉使用维生素K可能取得更好的效果，并可维持较长时间。

（4）近年来口服抗凝药的患者越来越多，但针对性逆转药物较少，对于凝血酶抑制剂达比加群可以静脉使用艾达司珠，对于阿哌沙班、利伐沙班可静脉使用andexanet alfa，其他方法均无效。

（5）由于抗血小板药物与血小板不可逆地结合，其作用时间基本等同于血小板寿命（7~10天），短时逆转措施以输注血小板为主，对于严重出血并考虑与抗血小板药物相关的患者，可以加用去氨加压素或冷沉淀，但停用抗血小板药物有一定风险，应当与专科医生讨论。

（华中科技大学协和深圳医院　吴京兰）

第二十六章　器官损伤定级

美国创伤外科协会（American Association for the Surgery of Trauma，AAST）于1987年成立了器官损伤定级（organ injury scaling，OIS）委员会，该委员会的主要任务是对每一脏器的损伤进行定级，以方便临床医师应用和临床研究。经过8年的工作制订出各主要脏器的损伤定级标准。OIS委员会于1995年被损伤评估与预后（injury assessment and outcome，IAO）委员会所取代。OIS基于对损伤的解剖学描述，将损伤分为Ⅰ～Ⅴ级（个别脏器为Ⅵ级），由最轻1分至最重6分做一个客观定级，并与国际疾病分类（international classification of diseases，ICD）和简明损伤定级标准（abbreviated injury scale，AIS）做一对照，共收集32项，主要是腹部和胸部器官损伤定级，于2022年3月再次进行修订，本OIS定级就是参照2022年修订版完成，供广大临床医师参考。

AIS是以解剖学为基础、一致认同、全球通用的损伤严重度评分法，它依据损伤程度，并按身体区域对每一损伤进行6个等级划分。AIS分值：1分为轻度；2分为中度；3分为较重；4分为重度；5分为危重；6分为极重（不可救治）。AIS将人体划分为头部（颅和脑），面部（包括眼和耳），颈部，胸部，腹部及盆腔脏器，脊柱（颈椎、胸椎、腰椎），上肢，下肢（包括骨盆和臀部），体表（皮肤）和热损伤及其他损伤共9个部位。OIS与AIS相比更适用于临床，且可与AIS进行快速转换，对临床医师诊断的标准化、治疗方案和预后评价均有指导意义。ICD是依据疾病的某些特征，按照规则将疾病分门别类，并用编码的方法来表示的系统。本次采用的是第10次修订本《疾病和有关健康问题的国际统计分类》，仍保留了ICD的简称，并被统称为ICD-10。ICD分类依据疾病的4个主要特征，即病因、部位、病理及临床表现（包括症状体征、分期、分型、性别、年龄、急慢性发病时间等）。每一特性构成了一个分类标准，形成一个分类轴心，因此，ICD是一个多轴心的分类系统。ICD分类的基础是对疾病的命名，没有名称就无法分类。但疾病又是根据其内在本质或外部表现来命名的，因此疾病的本质和表现正是分类的依据，分类与命名之间存在一种对应关系。当对一个特指的疾病名称赋予一个编码时，这个编码就是唯一的，且表示了特指疾病的本质和特征，以及它在分类里的上下左右联系。

各部位损伤分级如表26-0-1—表26-0-32所示。

表 26-0-1　颈部血管损伤分级

OIS 定级	伤情描述	ICD-10	AIS-2005
I	甲状腺静脉	S15.9	1~3
	面总动脉	S15.9	1~3
	颈外静脉	S15.2	1~3
	无名称的动 / 静脉分支	S15.9	NFS
II	颈外动脉的分支（咽升动脉、甲状腺上动脉、舌动脉、面动脉、上颌动脉、枕动脉、耳后动脉）	S15.0	NFS
	甲状腺干及其一级分支	S15.9	NFS
	颈内静脉	S15.3	1~3
	颈外动脉	S15.0	2~3
III	锁骨下静脉	S25.3	3~4
	椎动脉	S15.1	2~5
	颈总动脉	S15.0	3~5
IV	锁骨下动脉	S25.1	3~4
V	颈内动脉（颅外段）	S15.0	3~5

注：多处Ⅲ、Ⅳ级损伤，累及血管周径 >50% 者，其级别增加一级；Ⅳ、Ⅴ级损伤，血管裂伤周经 <25% 者，其级别降低一级。NFS：未进一步说明具体伤情，缺乏详细的资料（下同）。

表 26-0-2　胸壁损伤分级

OIS 定级	损伤类型	伤情描述	ICD-10	AIS-2005
I	挫伤	任何大小	S20.20	1
	裂伤	皮肤及皮下	S21.91	1
	骨折	肋骨 <3 根，闭合性 锁骨无移位 闭合性	S22.3/S22.4	1~2
II	裂伤	皮肤、皮下及肌肉	S21.91	2
	骨折	相邻 ≥ 3 根肋骨骨折，闭合性	S22.30	3
		开放性或者有移位的锁骨骨折	S42.0	2
		无移位的胸骨骨折，闭合性	S22.2	2
		开放性或闭合性肩胛体骨折	S42.1	2

OIS 定级	损伤类型	伤情描述	ICD–10	AIS–2005
Ⅲ	裂伤	全层包括胸膜穿透伤	S21.92	3
	骨折	开放性或有移位的胸骨骨折	S22.2	2
		胸骨多段骨折	S22.2	2
		单侧浮动胸壁（<3 根）	S22.7	2
Ⅳ	裂伤	胸壁撕脱伴深部肋骨骨折	S22.7	4~5
	骨折	单侧连枷胸（≥ 3 根）	S22.7	3~4
Ⅴ	骨折	双侧连枷胸（两侧均 ≥ 3 根）	S22.7	5

注：此表只适用于胸壁损伤，未反映胸腔内或腹部损伤；因此，不考虑进一步划定上胸壁与下胸壁或前胸壁与后胸壁的界限，而应定为Ⅵ级。具体而言胸部挤压伤并非描述性的专用词，而以骨折与软组织损伤的部位和程度来确定损伤等级。

表 26-0-3　心脏损伤分级

OIS 定级	伤情描述	ICD–10	AIS–2005
Ⅰ	心脏钝性伤伴轻度 ECG 异常（非特异性 ST 或 T 波改变，房性或室性早搏，或持续窦性心动过速）	S26.9	3
	钝性或穿透性心包损伤不伴心肌损伤、心脏填塞或心包疝		
Ⅱ	心脏钝性伤合并心脏传导阻滞（右或左束支，左前束支，或房室束），或缺血性改变（ST 降低或 T 波倒置），不伴有心力衰竭	S26.9	3
	穿透性心脏损伤至心内膜但未伤及心内膜，不伴心包填塞		
Ⅲ	钝性心脏损伤伴持续性（≥ 5 次 / 分）或多灶性室性早搏	S26.9	3~4
	钝性或穿透性房、室间隔破裂，肺动脉瓣或三尖瓣功能不全，乳头肌功能不全，或远冠状动脉闭塞，不伴心力衰竭	S26.9	5
	钝性心包裂伤伴心包疝	S26.8	5
	钝性心脏损伤伴心力衰竭	S26.8	3~4
	穿透性心脏表浅损伤，但未伤及心内膜，伴心包填塞	S26.0	4
Ⅳ	钝性或穿透性房、室间隔破裂，肺动脉或三尖瓣功能不全，乳头肌功能不全，或远端冠状动脉闭塞，致心力衰竭	S26.9	5
	钝性或穿透性损伤伴主动脉瓣或二尖瓣功能不全		
	钝性或穿透性损伤累及右心室、右心房或左心房		

续表

OIS 定级	伤情描述	ICD-10	AIS-2005
IV	钝性或穿透性损伤致近端冠状动脉闭塞	S26.9	5
	钝性或穿透性损伤致左心室穿孔		
	右心室、右心房或左心房星状伤口伴组织缺失（<50%）		
V	钝性伤致心脏撕脱；穿透伤致单个腔室组织缺失 >50%	S26.9	6

注：单个腔室多处损伤或者多个腔室损伤，其级别增加一级。

表 26-0-4　肺损伤分级

OIS 定级	损伤类型	伤情描述	ICD-10	AIS-2005
I	挫伤	单侧，<1 叶	S27.3	3
II	挫伤	单侧，1 叶	S27.3	3~4
	裂伤	单纯气胸	S27.0	3
III	挫伤	单纯，>1 叶	S27.3	3
	裂伤	肺裂伤，远端漏气 >72 小时	S27.0	3~4
	血肿	实质内血肿，非扩展性	S27.3	3~4
IV	裂伤	肺段或肺叶支气管漏气	S27.0	4~5
	血肿	实质内血肿，扩展性	S27.3	4~5
	血管	肺内血管一级分支破裂	S25.4	3~5
V	血管	肺门血管破裂	S25.4	5~6
VI	血管	全肺门横断	S25.4	4

注：III级以下双侧损伤，其级别增加一级；血胸在胸部血管损伤量表下分级。

表 26-0-5　胸部血管损伤分级

OIS 定级	伤情描述	ICD-10	AIS-2005
I	肋间动、静脉	S25.5	2~3
	胸廓内动、静脉	S25.8	
	支气管动、静脉	S25.8	
	食管动、静脉	S25.8	
	半奇静脉	S25.9	
	无名称的动、静脉	S25.9	

OIS 定级	伤情描述	ICD-10	AIS-2005
II	奇静脉	S25.8	2~3
	颈内静脉	S15.3	2~3
	锁骨下静脉	S25.3	3~4
	无名静脉	S25.3	3~5
III	颈动脉	S15.0	3~5
	无名动脉	S25.1	3~4
	锁骨下动脉	S25.1	3~4
IV	降主动脉	S25.0	4~5
	下腔静脉胸内段	S25.2	3~5
	肺动、静脉及其一级分支	S25.4	3~6
V	升主动脉及主动脉弓	S25.0	5
	上腔静脉	S25.2	3~5
	肺动、静脉主干	S25.4	3~6
VI	主动脉完全离断	S25.0	5~6
	肺门完全离断	S25.4	

注：多处Ⅲ、Ⅳ级损伤，累及血管周径 >50% 者，其级别增加一级；Ⅳ级损伤，累及血管周径 <25% 者，其级别降低一级。

表 26-0-6　膈肌损伤分级

OIS 定级	伤情描述	ICD-10	AIS-2005
I	挫伤	S27.8	2
II	裂伤 <2 cm	S27.8	3
III	裂伤 2~10 cm	S27.8	3
IV	裂伤 >10 cm，伴组织缺失 ≤ 25 cm^2	S27.8	4
V	裂伤 >10 cm，伴组织缺失 >25 cm^2	S27.8	4

注：Ⅲ级以下多处损伤，其级别增加一级。

表 26-0-7　脾脏损伤分级（2018 修订）

OIS 定级	影像评价标准（CT 发现）	手术标准 / 病理标准	ICD-10	AIS-2005
I	包膜下血肿，< 表面积的 10%	包膜下血肿，< 表面积的 10%	S36.00	2
	脾脏实质裂伤，深度 <1 cm	脾脏实质裂伤，深度 <1 cm	S36.01	
	脾包膜撕裂	脾包膜撕裂	S36.01	

续表

OIS 定级	影像评价标准（CT 发现）	手术标准 / 病理标准	ICD-10	AIS-2005
II	包膜下血肿，表面积 10%~50%；实质内血肿直径 <5 cm	包膜下血肿，表面积 10%~50%；实质内血肿直径 <5 cm	S36.00	2
II	脾脏实质裂伤 深度 1~3 cm	脾脏实质裂伤 深度 1~3 cm	S36.01	2
III	包膜下血肿，表面积 >50%；包膜下血肿破裂；实质内血肿直径 ≥ 5 cm	包膜下血肿，表面积 >50% 或进展；包膜下血肿破裂；实质内血肿直径 ≥ 5 cm	S36.00	3
III	裂伤 深入皮质 >3 cm	裂伤 深入皮质 >3 cm	S36.01	3
IV	任何脾血管损伤或局限于脾包膜内活动性出血的损伤			4
IV	实质裂伤累及脾段或脾门血管，导致 >25% 脾脏失血运	实质裂伤累及脾段或脾门血管，导致 >25% 脾脏失血运	S36.01	4
V	任何脾血管损伤伴活动性出血进入腹腔	脾门血管损伤伴脾脏失血供	S35.2/S35.3	5
V	脾脏粉碎	脾脏粉碎	S36.01	5

注：血管损伤定义为假性动脉瘤或动静脉瘘，表现为聚集的造影剂在延时成像时衰减减弱。血管损伤活动性出血表现为血管造影剂局限或弥漫，在延迟期增大或衰减。血管血栓形成可导致器官梗死。器官损伤分级是根据影像、手术或病理标本的最高级别来分。脾脏损伤可能有多个级别，应按更高级别的损伤进行分类。III 级以下多处损伤其级别增加一级。

表 26-0-8 肝脏损伤分级（2018 修订）

OIS 定级	影像评价标准（CT 发现）	手术标准 / 病理标准	ICD-10	AIS-2005
I	包膜下血肿，表面积 <10%	包膜下血肿，表面积 <10%	S36.10	2
I	实质裂伤，深度 <1 cm	实质裂伤，深度 <1 cm	S36.11	2
I	实质裂伤，深度 <1 cm	包膜撕裂	S36.11	2
II	包膜下血肿，表面积 10%~50%；实质内血肿，直径 <10 cm	包膜下血肿，表面积 10%~50%；实质内血肿，直径 <10 cm	S36.10	2
II	实质裂伤，深度 1~3 cm，长度 ≤ 10 cm	实质裂伤，深度 1~3 cm，长度 ≤ 10 cm	S36.11	2
III	包膜下血肿，表面积 >50%；包膜下或实质内血肿破裂	包膜下血肿，表面积 >50% 或呈扩展性；包膜下或实质内血肿破裂	S36.10	3
III	实质内血肿直径 >10 cm	实质内血肿直径 >10 cm	S36.10	3

OIS 定级	影像评价标准（CT 发现）	手术标准 / 病理标准	ICD–10	AIS–2005
	实质裂伤深度 >3 cm	实质裂伤深度 >3 cm	S36.11	
	任何存在肝血管损伤或肝实质内活动性出血的损伤			
IV	实质破裂累及一叶的 25%~75%	实质破裂累及一叶的 25%~75%	S36.11	4
	肝实质活动性出血进入腹腔			
V	实质破裂累及一叶的 75%	实质破裂累及一叶的 75%	S36.11	5
	近肝静脉损伤包括肝后腔静脉和肝中央大静脉	近肝静脉损伤包括肝后腔静脉和肝中央大静脉	S35.1	

注：血管损伤定义为假性动脉瘤或动静脉瘘，表现为聚集的造影剂在延时成像时衰减减弱。血管损伤活动性出血表现为血管造影剂局限或弥漫，在延迟期增大或衰减。血管血栓形成可导致器官梗死。器官损伤分级是根据影像、手术或病理标本的最高级别来分。肝脏损伤可能有多个级别，应按更高级别的损伤进行分类。III 级以下多处损伤其级别增加一级。

表 26-0-9 肝外胆管损伤分级

OIS 定级	伤情描述	ICD–10	AIS–2005
I	胆囊挫伤 / 血肿		2
	肝门三角挫伤		
II	胆囊自肝床部分撕脱，未累及胆囊管		2
	胆囊裂伤或穿孔		
III	胆囊自肝床完全撕脱		3
	胆囊管裂伤或者横断		
IV	右肝管部分或完全裂伤	S36.1	4
	左肝管部分或完全裂伤		
	肝总管部分裂伤（≤ 50%）		
	胆总管部分裂伤（≤ 50%）		
V	肝总管横断（>50%）		4
	胆总管横断（>50%）		
	左右肝管联合损伤		
	十二指肠内或胰腺内胆管损伤		

注：III 级以下多处损伤，其级别增加一级。

表 26-0-10　胰腺损伤分级

OIS 定级	损伤类型	伤情描述	ICD-10	AIS-2005
I	血肿	轻度挫伤，不伴胰管损伤	S36.2	2
	裂伤	浅表裂伤，不伴胰管损伤		
II	血肿	重度挫伤，不伴胰管损伤或组织缺失		3
	裂伤	重度裂伤，不伴胰管损伤或组织缺失		
III	裂伤	远端胰腺横断或合并有胰管损伤的胰腺实质损伤		3
IV	裂伤	近端胰腺横断或者累及壶腹的胰腺实质伤		4
V	裂伤	胰头广泛毁损		5

注：III级以下多处损伤，其级别增加一级。

表 26-0-11　食管损伤分级

OIS 定级	伤情描述	ICD-10	AIS-2005
I	挫伤或血肿	S27.8	2
	部分裂伤		3
II	裂伤 ≤ 50% 周径		3
III	裂伤 >50% 周径		4
IV	组织缺失或无血供 ≤ 2 cm		5
V	组织缺失或无血供 >2 cm		5

注：III级以下多处损伤，其级别增加一级。

表 26-0-12　胃损伤分级

OIS 定级	伤情描述	ICD-10	AIS-2005
I	挫伤或血肿	S36.3	2
	部分裂伤		
II	贲门或幽门部裂伤≤ 2 cm		3
	胃近段 1/3 裂伤≤ 5 cm		
	胃远段 2/3 裂伤≤ 10 cm		
III	贲门或幽门部裂伤 >2 cm		3
	胃近段 1/3 裂伤 >5 cm		
	胃远段 2/3 裂伤 >10 cm		
IV	组织缺失或失血运 ≤ 2/3 胃		4
V	组织缺失或失血运 >2/3 胃		4

注：III级以下多处损伤，其级别增加一级。

表 26-0-13　十二指肠损伤分级

OIS 定级	损伤类型	伤情描述	ICD-10	AIS-2005
I	血肿	限于十二指肠一处	S36.4	2
I	裂伤	部分裂伤，无穿孔	S36.4	2
II	血肿	多于一处	S36.4	2
II	裂伤	裂伤 <50% 十二指肠周经	S36.4	2
III	裂伤	十二指肠第 2 段 50%~75% 周径裂伤	S36.4	3
III	裂伤	十二指肠第 1、3、4 段 50%~100% 周径裂伤	S36.4	3
IV	裂伤	十二指肠第 2 段 >75% 周径裂伤	S36.4	4
IV	裂伤	累及壶腹部或胆总管下段	S36.4	4
V	裂伤	十二指肠胰头广泛损伤	S36.4	5
V	血管	十二指肠完全失血运	S36.4	5

注：III 级以下多处损伤，其级别增加一级。

表 26-0-14　小肠损伤分级

OIS 定级	损伤类型	伤情描述	ICD-10	AIS-2005
I	血肿	不影响血供的挫伤或血肿	S36.4	2
I	裂伤	部分肠壁裂伤，无穿孔	S36.4	2
II	裂伤	裂伤 <50% 周径	S36.4	2
III	裂伤	裂伤≥ 50% 周径，但未横断	S36.4	3
IV	裂伤	小肠横断	S36.4	4
V	裂伤	小肠横断伴节段性组织缺失	S36.4	4
V	血管	节段失血运	S36.4	4

注：III 级以下多处损伤，其级别增加一级。

表 26-0-15　结肠损伤分级

OIS 定级	损伤类型	伤情	ICD-10	AIS-2005
I	血肿	不影响血供的挫伤或血肿	S36.5	2
I	裂伤	肠壁部分裂伤，无穿孔	S36.5	2
II	裂伤	裂伤 <50% 周径	S36.5	2
III	裂伤	裂伤≥ 50% 周径，但未横断	S36.5	3
IV	裂伤	结肠横断	S36.5	4
V	裂伤	结肠横断伴节段性组织缺失	S36.5	4
V	血管	节段失血运	S36.5	4

注：III 级以下多处损伤，其级别增加一级。

表 26-0-16　直肠损伤分级

OIS 定级	损伤类型		伤情	ICD-10	AIS-2005
I	血肿		不影响血供的挫伤或血肿	S36.6	2
	裂伤		肠壁部分裂伤		
II	裂伤		裂伤 <50% 周径		2
III	裂伤		裂伤 ≥ 50% 周径		3
IV	裂伤		全层裂伤，扩散至会阴		4
V	血管		节段失血运		5

注：III 级以下多处损伤，其级别增加一级。

表 26-0-17　腹部血管损伤分级

OIS 定级	伤情描述	ICD-10	AIS-2005
I	肠系膜上动、静脉无名分支	S35.8	NS
	肠系膜下动、静脉无名分支		
	膈动、静脉		
	腰动、静脉		
	生殖腺动、静脉		
	卵巢动、静脉		
	其他无名称但需要结扎的小动、静脉		
II	肝左、肝右及肝总动脉	S35.2	3~4
	脾动、静脉	S35.2/S35.3	
	胃左、右动脉	S35.2	
	胃十二指肠动脉	S35.2	
	肠系膜下动、静脉主干	S35.2/S35.3	
	肠系膜动、静脉一级分支（如回结肠动脉）	S35.8	
	其他有名称且需要结扎或者修复的血管	S35.8	
III	肠系膜上静脉主干	S35.2/S35.3	3~4
	肾动、静脉	S35.4	3~4
	髂动、静脉	S35.5	2~4
	胃下动、静脉	S35.2	3~4
	肾下下腔静脉	S35.1	3~4

OIS 定级	伤情描述	ICD-10	AIS-2005
IV	肠系膜上动脉主干	S35.2	3~5
	腹腔干	S35.2	
	肾上肝下下腔静脉	S35.1	
	肾下主动脉	S35.2	
V	门静脉	S35.3	3~4
	肝外肝静脉	S35.1	3
	肝后或肝上下腔静脉	S35.1	5
	肾上、膈下主动脉	S35.2	4

注：这个分类系统适用于腹部实质外血管损伤。若血管损伤范围在器官实质 2 cm 以内，参照具体器官损伤量表。多处Ⅲ、Ⅳ级损伤，累及血管周径 >50% 者，其级别增加一级；Ⅳ、Ⅴ级损伤，血管裂伤 <25% 者，其级别降低一级。NS 表示为不评分。

表 26-0-18　肾上腺损伤分级

OIS 定级	伤情描述	ICD-10	AIS-2005
Ⅰ	挫伤	S37.8	1
Ⅱ	裂伤仅累及肾上腺皮质（<2 cm）		1
Ⅲ	裂伤累及髓质（≥ 2 cm）		2
Ⅳ	实质损伤 >50%		2
V	实质完全毁损（包括实质大出血）		3
	肾上腺撕脱		

注：Ⅴ级以下双侧损伤，其级别增加一级。

表 26-0-19　肾脏损伤分级（2018 修订）

OIS 定级	影像评价标准（CT 发现）	手术标准 / 病理标准	ICD-10	AIS-2005
Ⅰ	包膜下血肿	肾包膜下无进展的血肿	S37.0	2
	肾实质挫伤不伴裂伤	肾实质挫伤不伴裂伤		
Ⅱ	局限于肾周筋膜内的血肿	局限于肾周筋膜内无扩展的血肿		2
	肾实质裂伤，深度 ≤ 1.0 cm，无尿外渗	肾实质裂伤，深度 ≤ 1.0 cm，无尿外渗		

续表

OIS 定级	影像评价标准（CT 发现）	手术标准 / 病理标准	ICD-10	AIS-2005
III	肾实质裂伤，深度 >1.0 cm，无集合管系统破裂或尿外渗	肾实质裂伤，深度 >1.0 cm，无集合管系统破裂或尿外渗		3
	任何肾脏血管损伤或活动性出血局限于肾周筋膜内			
IV	肾实质裂伤累及集合管系统并伴尿外渗	肾实质裂伤累及集合管系统并伴尿外渗	S37.0	4
	肾盂撕裂或者输尿管肾盂完全断裂	肾盂撕裂或者输尿管肾盂完全断裂		
	节段性肾静脉或动脉损伤	节段性肾静脉或动脉损伤		
	肾周活动性出血穿破肾周筋膜进入后腹膜或者腹腔			
	肾血管血栓形成致节段或完全性肾梗死不伴活动性出血	肾血管血栓形成致节段或完全性肾梗死不伴活动性出血		
V	肾主要动静脉损伤或者肾门撕脱	肾主要动静脉损伤或者肾门撕脱		5
	肾断流伴活动性出血	肾断流伴活动性出血		
	肾完全碎裂，其实质解剖结构无法辨认	肾完全碎裂，其实质解剖结构无法辨认		

注：血管损伤定义为假性动脉瘤或动静脉瘘，表现为聚集的造影剂在延时成像时衰减减弱。血管损伤活动性出血表现为血管造影剂局限或弥漫，在延迟期增大或衰减。血管血栓形成可导致器官梗死。器官损伤分级是根据影像、手术或病理标本的最高级别来分。肾脏损伤可能有多个级别，应按更高级别的损伤进行分类。III 级以下多处损伤其级别增加一级。

表 26-0-20　输尿管损伤分级

OIS 定级	损伤类型	伤情描述	ICD-10	AIS-2005
I	血肿	挫伤或者血肿不影响血运		2
II	裂伤	裂伤 <50% 周径		2
III	裂伤	裂伤 ≥ 50% 周径	S37.10/S37.11	3
IV	裂伤	完全横断并失血运长度 <2 cm		3
V	裂伤	毁损并失血运长度 >2 cm		3

注：III 级以下多处损伤，其级别增加一级。

表 26-0-21 膀胱损伤分级

OIS 定级	损伤类型	伤情	ICD-10	AIS-2005
I	血肿	挫伤，壁内血肿	S37.2	2
	裂伤	部分裂伤，非全层		
II	裂伤	腹膜外膀胱裂伤 <2 cm		2
III	裂伤	腹膜外膀胱裂伤 ≥ 2 cm 或腹膜内膀胱裂伤 <2 cm		3
IV	裂伤	腹膜内膀胱裂伤 ≥ 2 cm		3
V	裂伤	腹膜内外膀胱裂伤累及膀胱颈部或输尿管开口		4

注：III级以下多处损伤，其级别增加一级。

表 26-0-22 尿道损伤分级

OIS 定级	损伤类型	伤情描述	ICD-10	AIS-2005
I	挫伤	尿道口出血，尿道造影正常	S37.32	2
II	牵拉伤	尿道延长，但尿道造影无渗漏	S37.3	2
III	部分断裂	尿道造影时伤处有外渗，膀胱显影	S37.31	2
IV	完全断裂	尿道造影时伤处有外渗，膀胱不显影；尿道缺损 <2 cm	S37.31	2
V	完全断裂	尿道完全横断，缺损 ≥ 2 cm，或累及前列腺或阴道	S37.31	3

表 26-0-23 （未妊娠）子宫损伤分级

OIS 定级	伤情描述	ICD-10	AIS-2005
I	挫伤或血肿	S37.6	1
II	浅表裂伤（<1 cm）		2
III	深层裂伤（≥ 1 cm）		3
IV	裂伤累及子宫动脉		4
V	撕脱伤或失血供		5

注：III级以下多处损伤，其级别增加一级。

表 26-0-24　（妊娠）子宫损伤分级

OIS 定级	伤情描述	ICD-10	AIS-2005
I	挫伤或血肿（无胎盘剥离）	S37.6	1
II	浅表裂伤（<1 cm）或胎盘部分剥离（<25%）		2
II	妊娠中 3 个月时深层裂伤（≥1 cm）或胎盘剥离（<25%）		3
III	胎盘剥离（≥25%，<50%）		3
III	妊娠后 3 个月时深层裂伤（≥1cm）		3
III	裂伤累及子宫动脉		4
IV	深层裂伤（≥1cm）伴胎盘剥离 >50%		4
IV	子宫破裂		5
V	妊娠中、后 3 个月时胎盘完全剥离		5

注：III级以下多处损伤，其级别增加一级。

表 26-0-25　输卵管损伤分级

OIS 定级	伤情描述	ICD-10	AIS-2005
I	挫伤或血肿	S37.5	2
II	裂伤 <50% 周径		
III	裂伤 ≥50% 周径		
IV	横断		
V	血管损伤；节段性失血运		

注：III级以下多处损伤，其级别增加一级。

表 26-0-26　卵巢损伤分级

OIS 定级	伤情描述	ICD-10	AIS-2005
I	挫伤或血肿	S37.4	1
II	浅表裂伤（深度 <0.5 cm）		1
III	深层裂伤（深度 ≥0.5 cm）		2
IV	部分破裂或者失血运		2
V	撕脱或实质完全毁损		2

注：III级以下双侧损伤，其级别增加一级。

表 26-0-27　阴道损伤分级

OIS 定级	伤情描述	ICD–10	AIS–2005
Ⅰ	挫伤或血肿	S39.9	1
Ⅱ	浅表裂伤（仅伤及黏膜）	S39.9	1
Ⅲ	深层裂伤（伤及脂肪或肌肉）	S39.9	2
Ⅳ	复杂裂伤（累及宫颈或腹膜）	S39.9	3
Ⅴ	损伤累及邻近脏器（肛门、直肠、尿道、膀胱）	S39.7	3

注：Ⅲ级以下多处损伤，其级别增加一级。

表 26-0-28　外阴损伤分级

OIS 定级	伤情描述	ICD–10	AIS–2005
Ⅰ	挫伤或血肿	S39.9	1
Ⅱ	浅表裂伤（仅伤及皮肤）	S39.9	1
Ⅲ	深层裂伤（伤及脂肪或者肌肉）	S39.9	2
Ⅳ	撕脱伤，伤及皮肤、脂肪、肌肉	S39.9	3
Ⅴ	损伤累及邻近脏器（肛门、直肠、尿道、膀胱）	S39.7	3

注：Ⅲ级以下多处损伤，其级别增加一级。

表 26-0-29　睾丸损伤分级

OIS 定级	伤情描述	ICD–10	AIS–2005
Ⅰ	挫伤 / 血肿		1
Ⅱ	亚临床白膜裂伤		1
Ⅲ	白膜裂伤伴实质缺失 <50%	S39.9	1
Ⅳ	白膜重度裂伤伴实质缺失 ≥ 50%		2
Ⅴ	全睾丸毁损或撕脱		2

注：Ⅴ级以下双侧损伤，其级别增加一级。

表 26-0-30　阴囊损伤分级

OIS 定级	伤情描述	ICD–10	AIS–2005
Ⅰ	挫伤		1
Ⅱ	裂伤 < 阴囊直径 25%		1
Ⅲ	裂伤 ≥ 阴囊直径 25%	S39.9	2
Ⅳ	撕脱 <50%		2
Ⅴ	撕脱 ≥ 50%		2

表 26-0-31　阴茎损伤分级

OIS 定级	伤情描述	ICD-10	AIS-90
Ⅰ	皮肤裂伤 / 挫伤	S39.9	1
Ⅱ	海绵体裂伤，无组织缺损		1
Ⅲ	皮肤撕脱伤		1
	阴茎头、尿道口裂伤		
	海绵体或尿道缺失 <2 cm		
Ⅳ	部分横断		2
	海绵体或尿道缺失 ≥ 2 cm		
Ⅴ	完全横断		2

注：Ⅲ级以下多处损伤，其级别增加一级。

表 26-0-32　周围血管损伤分级

OIS 定级	伤情描述	ICD-10	AIS-2005
Ⅰ	指动静脉	S65.4/S65.5	1~3
	掌动静脉	S65.2	
	掌深动静脉	S65.3	
	足背动静脉	S95.0/S95.2	
	足底动静脉	S95.1/S95.9	
	其他无名的动静脉分支	S95.9	
Ⅱ	头静脉、贵要静脉	S45.9	1~3
	隐静脉	S85.3/S85.4	
	桡动脉	S55.1	
	尺动脉	S55.0	
Ⅲ	腋静脉	S45.2	2~3
	股浅、深静脉	S75.1	2~3
	腘静脉	S85.5	2~3
	肱动脉	S45.1	2~3
	胫前动脉	S85.1	1~3
	胫后动脉	S85.1	1~3
	腓动脉	S85.2	1~3
	胫腓动脉主干	S85.9	2~3

OIS 定级	伤情描述	ICD-10	AIS-2005
IV	股浅、深动脉	S75.0	3~4
	腘动脉	S85.0	2~3
V	腋动脉	S45.0	2~3
	股总动脉	S75.0	3~4

注：多处Ⅲ、Ⅳ级损伤，累及血管周径 >50% 者，其级别增加一级；Ⅳ、Ⅴ级损伤，血管裂伤 <25% 者，其级别降低一级。

（重庆大学附属中心医院 / 重庆市急救医疗中心　徐炎安）

参考文献

［1］ Moore E E, Malangoni M A, Cogbill T H, et al. Organ injury scaling Ⅶ: cervical vascular, peripheral vascular, adrenal, penis, testis, and scrotum［J］. J Trauma, 1996, 41（3）: 523-524.

［2］ Moore E E, Cogbill T H, Jurkovich G J, et al. Organ injury scaling. Ⅲ: chest wall, abdominal vascular, ureter, bladder, and urethra［J］. J Trauma, 1992, 33（3）: 337-339.

［3］ Moore E E, Malangoni M A, Cogbill T H, et al. Organ injury scaling. Ⅳ: thoracic vascular, lung, cardiac, and diaphragm［J］. J Trauma, 1994, 36（3）: 299-300.

［4］ Kozar R A, Crandall M, Shanmuganathan K, et al. Organ injury scaling 2018 update: Spleen, liver, and kidney［J］. J Trauma Acute Care Surg, 2018, 85（6）: 1119-1122.

［5］ Moore E E, Jurkovich G J, Knudson M M, et al. Organ injury scaling. Ⅵ: extrahepatic biliary, esophagus, stomach, vulva, vagina, uterus（nonpregnant）, uterus（pregnant）, fallopian tube, and ovary［J］. J Trauma, 1995, 39（6）: 1069-1070.

［6］ Moore E E, Cogbill T H, Malangoni M A, et al. Organ injury scaling, Ⅱ: pancreas, duodenum, small bowel, colon, and rectum［J］. J Trauma, 1990, 30（11）: 1427-1429.

第二十七章　创伤评分与创伤质量管理

第一节　概述

面对创伤患者，医务人员接诊时首先要做的是对患者受伤部位、损伤类型、损伤性质，特别是损伤的严重程度等进行快速的评估，以便对创伤患者进行准确的诊断并采取适当的救治措施和方法。对创伤进行评估的方法大体上可分为定性评估和定量评估。

创伤评分是对创伤的定量分类评估方法，它是针对创伤的某些特征或属性，通过定量的技术或方法，对其特征或属性进行定量化描述，并用之对创伤进行分类和/或评估的方法。也即是说，通过给创伤的某些特征或属性赋予特定的数值（定量），通过数值的大小和/或顺序表达其损伤特征或属性的大小、序列、伤情的严重程度等。

创伤评分的实质是以定量、半定量的方式，用分值来描述创伤的某些特征、严重程度。可分为狭义的创伤评分和广义的创伤评分。将传统的通过记分的方法定量描述和评估创伤患者的损伤严重程度和结局的创伤评分方法称为狭义的创伤评分；而采用记分的方法对创伤患者的损伤严重程度、损伤类型、功能状态、救治结局与生存质量等进行定量评估的方法都归于广义的创伤评分；平常创伤患者救治中使用较多的评分是狭义的创伤评分。而根据创伤患者救治场所和救治阶段，创伤评分也分为院前创伤评分和院内创伤评分。

第二节　创伤评分系统

一、院前创伤评分

医护人员在患者受伤现场、转送途中、急诊室等场所，即创伤患者从受伤现场到进入医院获得确定性治疗之前对创伤患者进行损伤分类、损伤严重程度评价所使用的评分方法，为院前创伤评分。从院前评分使用阶段和场景来看，院前评分需要在较短时间内、诊疗环境和条件简单、设施设备不齐诊断不准确的条件下，对创伤患者进行损伤分类并评价损伤严重程度。从院前创伤评分的使用场景和阶段来看，院前创伤评分指标相对简单并易于获取，评分方法要简便、操作要容易，具有一定的敏感度和特异度，但对敏感度和特异度不做过分的要求。总之，院前创伤评分要求计算简单，指标采集容易，尽量不遗漏应该送往创伤中心或专科医院救治的严重创伤患者，同时也不扩大严重伤创伤患者范围而造成医疗资源浪费。目前常用的几种院前创伤评分简介如下。

（一）格拉斯哥昏迷评分

1. 概述

1974年，格拉斯哥大学（Glasgow University）神经科学研究所的 Teasdale 和 Jennett 首先提出了昏迷指数（coma index），此昏迷指数通过患者眼运动反应、言语反应和运动反应来评估患者的意识水平，并用于 ICU 监测患者意识和昏迷程度及其持续时间。这个昏迷指数就是今天广泛使用的格拉斯哥昏迷评分（Glasgow coma scale，GCS）的原型。

GCS 最初仅是为了研究需要而设计，希望以记分的方式确定患者的意识和昏迷程度是得到改善还是变得更差。GCS 方法简单合理，并较准确地描述了患者昏迷和意识程度，很快就得到了广泛地应用和推广，被用于临床颅脑损伤的伤情评估、临床分型，以及颅脑伤的预后判断之中。到 20 世纪 80 年代初，GCS 就成为最广泛使用的昏迷和意识评估方法，并被吸纳进众多的创伤评分计算方法中，成为多种创伤评分的重要组成部分之一。

在 GCS 的几十年应用过程中，还产生了一系列改良的格拉斯哥评分方法，如格拉斯哥 - 列日评分（Glasgow-Liege Scale，GLS）、格拉斯哥 - 匹兹堡昏迷评分（Glasgow Pittsburgh Coma Scale，GCS-P）、Adelaide 儿科昏迷评分（Adelaide Pediatric Coma Scale）等。但是 GCS 作为一种简单高效的床旁颅脑损伤程度判断的工具，目前仍没有一种其他评分像 GCS 得到如此广泛的应用。

2. 评分方法

GCS 是通过对伤病员的运动反应、言语反应和睁眼反应分别计分，利用这三个方面的评分值和他们的总分值来评估患者的昏迷程度和颅脑损伤严重程度。其中，运动反应是检测引起肢体运动反应及其伴随的其他运动反应的难易程度，能够反映中枢神经系统的感觉和运动功能状况，最高分为 6 分，最低分为 1 分；言语反应是检测患者能明白的表达方式，是确定昏迷程度或意识恢复的最平常方法，最高分为 5 分，最低分为 1 分；睁眼反应是检测患者自主睁眼状况，提示患者唤醒机制的活动状况，最高分为 4 分，最低分为 1 分（表 27-2-1）。GCS 的总分值为运动反应、言语反应和睁眼反应三项评分值的总和，即 GCS 总分值 = 睁眼反应计分值 + 言语反应计分值 + 运动反应计分值。GCS 的最高总分为 15 分，最低分为 3 分。通常 GCS 分值在 15~13 分为轻度颅脑损伤，12~9 分为中度颅脑损伤，小于等于 8 分为重度颅脑损伤。

表 27-2-1　GCS 的计分方法

运动反应	言语反应	睁眼反应	计分
遵命动作			6
定位动作	回答正确		5
肢体回缩	回答错误	自动睁眼	4
肢体屈曲	含混不清	呼唤睁眼	3
肢体过伸	唯有声叹	刺痛睁眼	2
无反应	无反应	无反应	1

当条件、资料记录等受限，有时难以获得完整的准确清晰的睁眼反应、言语反应和运动反应评分数据，临床上还可以通过描述法计算患者 GCS 总分值，即通过昏迷程度及临床表现直接判定 GCS 分值（表 27-2-2），用于患者昏迷情况的比较和研究。

表 27-2-2　描述法 GCS 的取值方法*

昏迷程度		GCS	临床表现
正常		15	清楚
Ⅰ轻度		13~14	模糊（迟钝 14、淡漠 13、烦躁 12、嗜睡 11、谵妄 10）、昏睡 9
Ⅱ中度		9~12	
Ⅲ重度	Ⅲ1 普重 8	6~8	（半昏迷）浅昏迷 7
	Ⅲ2 特重 5	4~5	昏迷 5
	Ⅲ3 濒死 3	3	深昏迷 3（强直）

注：* 表中文字后的数字为其相应的 GCS 分值。

3. 特点与意义

相对其他部位的损伤，颅脑损伤严重程度和结局的评估往往更为复杂和困难，它不仅涉及对生命的危害，还同时伴随有更为显著的神经、精神和社会等因素，而且评估的难度及专业要求往往也更高。

GCS 方法简单、易于掌握和使用，在较好地半定量评估和区分颅脑损伤总体伤情的同时，还准确地描述了伤病员昏迷和意识程度、运动和言语障碍程度等，成为临床广泛使用的针对颅脑损伤伤情评估、临床分型、预后判断的评估方法。即使在有限的环境和记录条件下，采用描述法进行 GCS 评分，也能获得较好的效果。

经过几十年的发展，GCS 已成为一项临床管理指标。利用 GCS 评分可确定脑损伤严重程度分级，当 GCS 小于等于 8 分时，患者的呼吸道通畅往往得不到保障，常需要进行气管内插管。

在颅脑损伤发生 6 小时以内进行 GCS 评分时，要注意：①休克和呼吸功能不全等对大脑的暂时影响可导致 GCS 评分对颅脑损伤严重程度的过度评估；②缺氧、低血压、酒精、中毒等颅脑损伤以外因素可能导致暂时性昏迷，在进行 GCS 判定时影响其准确性。此外，颅脑损伤后的 GCS 动态评估，对病情的变化观察和临床救治的指导也具有重要的指导价值。

（二）院前指数

1. 概述

1986 年 Koehler 等通过对 313 起创伤案例的分析，建立了一种简单、可靠，能够在事故现场准确地区别重伤和轻伤的创伤评分系统，即院前指数（prehospital index，PHI）。目前 PHI 的主要用途有两个方面：一是在现场明确患者的伤情，以指导转送伤病员到具有相应救治能力的创伤救治机构；二是通过现场对伤情的评估，客观反映创伤患者伤情的危重程度，促使创伤救治机构启动创伤救治团队并为院内创伤救治进行相应准备。

2. 评分方法

PHI 的指标由 4 部分组成，包括收缩压、脉搏、呼吸状态和意识状态，具体指标和记分标准如表 27-2-3 所示。PHI 的总分为 4 项指标记分值的总和，当有胸或腹部穿透伤时，在 PHI 分值上另加 4 分。即：PHI= 收缩压分值 + 脉搏分值 + 呼吸状态分值 + 意识状态分值 + 胸或腹部穿透伤分值。PHI 总分越大，伤情越重。PHI 总分在 0~3 分为轻伤，4~20 分为重伤。

表 27-2-3　PHI 评分指标与计分方法

指标	分级	记分
血压（mmHg）	>100	0
	86~100	1
	75~85	2
	0~74	5
脉搏（bpm）	≥ 120	3
	51~119	0
	<50	5
呼吸状态	正常	0
	用力或浅	3
	<10 次 / 分或需要插管	5
意识状态	正常	0
	混乱或烦躁	3
	语言不能理解	5

3. 特点与意义

PHI 分值 0~3 分为轻伤，4~20 分为重伤（伤后 72 小时内死亡或者 24 小时内需要外科手术干预）。作为主要用于院前分类的创伤评分系统，PHI 在预测创伤患者急诊手术率和死亡率上都具有较高的准确性。

（三）创伤指数

1. 概述

在各种针对急救的医疗机构、培训程序、人员组成和设备的研究中发现，现存急救体系中存在着许多的缺陷，其中之一就是拣伤分类的技术问题，即决定哪些医疗机构最适合救治特定的事故伤员。因此 1971 年 Kirkpatrick 等建立了创伤指数（trauma index，TI），拟通过事故现场特定的参数建立一套简单的伤员伤情严重度分级或索引系统以解决创伤患者的验伤分类问题。

为了满足事故现场简单快速对创伤患者进行伤情分类的实际需求，TI 所涉及的各种参数要求可以被非医疗人员获取，且不需要使用复杂的设备测量。最初通过事故报告表，医疗记录单以及各种检查单确立了 60 多个变量，然后每个变量通过一系列标准进行进一步检验。这一系列标准包括：能否不需要伤员配合而获得？能否用最简单的设备获得？能否通过非医疗人员获得？符合标准的各变量又通过与实际病例结合，剔除对伤情影响小和评估困难或可靠性不强的变量，最后剩下的 25 个变量被分为了 5 类：伤部、损伤类型、心血管状态、中枢神经系统状态、呼吸状态。最后将剩下的变量按照五类进行统一，并表达为容易被非医疗人员理解的形式，最终形成了 TI。

TI 被后续研究证实能够反映创伤患者的伤情，与患者的死亡、住院时间和特定治疗需求显著相关，可以作为比较有前景的拣伤分类工具。但是随着创伤记分（trauma score，TS）、CRAMS 评分和院前指数的出现，TI 评分逐渐被取代。

2. 评分方法

TI 评分包括 5 个变量指标：伤部、损伤类型、心血管状态、中枢神经状态和呼吸状态，每一变量根据其具体情况被赋予 1、3、4 或 6 的分值；1 代表轻微，3 和 4 代表中度，6 代表严重（表 27-2-4）。5 项指标得分相加之和为 TI 的评分值，即 TI = 伤部分值 + 损伤类型分值 + 心血管状态分值 + 中枢神经状态分值 + 呼吸状态分值。TI 分值范围为 0~30 分，分值越大，伤情越重，0~7 为轻微伤，8~18 为中度伤，大于 18 为重度伤。

表 27-2-4　TI 的指标与其记分标准

指标	记分			
	1	3	4	6
伤部	皮肤或四肢	背部	胸腹部	头颈部
损伤类型	裂伤或挫伤	刀刺伤	钝性伤	枪弹伤
心血管状态	体表出血	收缩压 <100 或脉搏 >100	收缩压 <80 或脉搏 >140	无脉搏
中枢神经系统状态	嗜睡	昏睡	运动或感觉缺失	昏迷
呼吸状态	胸痛	呼吸困难或咯血	误吸	窒息或紫绀

3. 特点与意义

TI 分值 0~7 为轻微伤，8~18 为中度伤，大于 18 为重度伤。中度伤患者通常需要住院治疗，但很少引起死亡，但重度伤的死亡率接近 50%。TI 对小分值的差异评估敏感性不高，如 TI 为 15 分的患者并不说明和 12 分的患者有相同程度的损伤。

TI 的表格简单，很容易回答，且能够由非医疗人员完成。通过其评分决断系统，能以简单的方式评估创伤患者的伤情变化，并能够在大批量伤员救治时快速比较伤员间伤情，为合理救治提供指导依据。但 TI 也存在着一些不足，它不能替代医疗人员对创伤患者的彻底检查，不能为确诊提供足够的信息，另外，TI 不能用于烧伤患者的初始评估。

（四）分拣 – 修正的创伤评分

1. 概述

在使用 TS 进行伤员现场分拣过程中，人们发现 TS 所使用的毛细血管充盈和呼吸动度指标难以准确观察和判断，特别是在严重创伤结局研究（the major trauma outcome study）中应用 TS 进行伤情评估时发现，其对头部损伤患者伤情的评估偏低。为了弥补 TS 的这些不足，Champion 对 TS 方法进行了修正，去除了现场不便检测的毛细血管充盈和呼吸动度 2 项指标，保留了格拉斯哥昏迷评分、收缩压（systolic blood pressure，SBP）、呼吸频率（respiratory rate，RR），形成了新的评分方法——修正的创伤评分（revised trauma score，RTS）。RTS 简化了评分指标的选取，增加了 GCS 在伤情评价中的比重，解决了 TS 对头部损伤评价较低的不足，是应用生理指标进行伤情评价的重要方法，已成为创伤人群损伤严重程度评价中应用最广泛的生理学损伤严重度评价方法。根据评分的目的和用途 Champion 发展了两个版本的评分方法，一个是主要用于院前伤员分拣的分拣 - 修正的创伤记分（triage-revised trauma score，

T-RTS），另一个是用于创伤救治结局评估和损伤严重度控制的修正的创伤记分，为了与 T-RTS 相区别，将之命名为 RTS。这两个版本的评分方法均广泛用于院前创伤分拣、临床结局预测与伤情控制中。

2. 评分方法

T-RTS 评分的指标 GCS、SBP 和 RR 分别依据其临床检测结果被赋予不同的编码值（计分），编码值范围为 0~4 分，分别代表各自实测值的 5 个区间，具体的指标及其计分标准如表 27-2-5 所示。T-RTS 的总分值为 GCS、SBP 和 RR 编码值直接相加所得的和，即：T-RTS= GCS + SBP+ RR，T-RTS 分值最小为 0 分，最大为 12 分，分值越小代表伤情越严重。

表 27-2-5　修正的创伤评分的指标和计分标准

GCS	SBP	RR	编码值
13~15	>89	10~29	4
9~12	76~89	>29	3
6~8	50~75	6~9	2
4~5	1~49	1~5	1
3	0	0	0

3. 特点与意义

T-RTS 分值最小为 0 分，最大为 12 分，分值越小代表伤情越严重，在实际现场分拣中将 T-RTS 小于等于 11 分的患者转送到创伤中心进行救治。

T-RTS 选择了现场或急诊室易检测的生理指标，降低了评分应用的技术难度，更易用于现场伤员分拣评估，其在伤情评估准确性上优于 TS，特别是对头部创伤评估的准确性大大增加，因此其在世界范围内得到广泛的接受和应用。T-RTS 主要用于院前急救中现场损伤严重度评估与分拣、急诊室临床分拣与临床决策选择，以及对创伤急救系统资源配置和资源协调的指导。而近年的研究显示伤员在现场和到院时 T-RTS 的改变（恶化）是入院后伤员死亡的重要预测指标；就 T-RTS 值本身来说，当 T-RTS<8 时多发患者总体死亡率可达 26.66%，当 T-RTS 为 6 时相关死亡率可达 50%。同时 T-RTS 具有的两个优点：一是更易计算并已广泛用于分拣；二是更通用，不易受特殊人群分布的影响。因此 T-RTS 逐渐被人们接受作为伤员院前分拣和院内结局预测的良好工具。

二、院内创伤评分

通过院前流转，创伤患者到达医院专科（病房）进入院内确定性救治阶段，此阶段检查、检验设备完善，患者损伤诊断相对明确，为了实施确定性治疗而对创伤患者损伤严重程度、伤情发展变化以及可能转归进行量化评估的方法，统称为院内创伤评分。

院内评分的实施多是在创伤的诊断基本明确、可进行确定性治疗的条件下进行的。院内评分将创伤所致的患者损伤特点、损伤严重程度、功能和结局转归等特点转化为定量化的数字，以通用标准的语言形式（评分数值）帮助科学、准确、便捷地描述创伤的损伤特点、伤情程度和结局转归等，进而指导患者后续精确治疗、疗效判断、救治质量评估等。

相对于院前评分系统，院内评分采用的指标相对复杂、检测指标相对准确，具有更好的敏感性和特异度。常用的院内创伤评分方法主要是简明损伤定级和损伤严重度评分。

（一）简明损伤定级

1. 概述

一种能够用于评估损伤类型和严重度的通用语言，是创伤患者管理、救治质量改进、损伤预防以及临床研究必不可少的条件。为了标准化创伤导致人体损伤严重程度描述的术语，给研究者提供一种用数值对损伤进行简单分级和比较的方法，1969 年美国医学会（American Medical Association，AMA）、汽车工程师协会（Society of Automotive Engineers，SAE）和美国汽车医学发展学会 （Association for the Advancement of Automotive Medicine，AAAM）共同发起损伤及其严重程度分类方法的研究。1971 年公开发表了第一篇简明损伤评分（abbreviated injury scale，AIS）的文章，并得到创伤领域学者的高度评价。

AIS 评分方法自提出以来，一直处于不断的改进和完善之中，其主要版本与改进发展的过程和内容包括：

（1）1980 年版 AIS 的条目数达 1975 年版的 3 倍，在对损伤的描述方面进行了很多改进，而且增加了撞击伤的内容。

（2）1985 年修订版的 AIS，引入了便于计算机管理的数字编码系统，对每一损伤都赋予了一个独有的计算机编码，并整合了枪伤和刀刺伤所致的穿透伤编码。

（3）1990 年修订版 AIS 不仅在条目数量上得到扩展，还增加了穿透伤编码，并强调儿童损伤的特殊性，对一些儿童损伤进行说明和编码，以更为准确地反映损伤特点与程度，这一版本的 AIS 还提高了对功能损害、残疾和其他非致命损伤结局判断的准确性。

（4）1998 年升级版 AIS 增加了部分规则和具体说明，其最为显著的进步是将美国创伤外科学会的器官损伤评分（organ injury scale，OIS）分级系统融入 AIS 系统，并和 AIS 损伤描述实现了恰当的匹配。

（5）2005 年版 AIS 又作了重大修订，主要体现在以下 5 个方面：①进一步完善了 AIS 的描述与其他损伤评分系统的一致性，极大地提高了损伤严重程度的可比性，如 AIS 与美国创伤外科学会的 OIS 评分和骨科创伤学会的骨折分类系统（fracture classification system，FCS）；②编码中加入了损伤定位的成分（例如方向、旁边等）；③增加了损伤的描述符，如对那些双侧发生损伤会威胁到生命或伤害会更为严重者，实施了双侧损伤编码；④在面部、胸部、腹部、四肢和骨盆章节增加了新的图表；⑤增加了新的和扩展的规则与指南，设计了 AIS 1998 和 AIS 2005 严重程度编码对应匹配选项。

（6）2008 年版 AIS 对上肢、下肢、骨盆和躯干的损伤分类进行了调整，特别是在非致命性、长期损伤和残疾分类方面有明显改进；同时，此版 AIS 还进一步明确了 AIS 赋值的使用规则和指导，增加了一些新的代码，完成了功能性能力指数方案等，为这些身体区域损伤提供了更精确和细节化的判断工具。

（7）2015 年版 AIS 又进一步进行了完善性修订。修订的主要内容包括：①对一些重要损伤和编码进行了详细准确的定义，如穿透、破裂、神经障碍、严重（复杂）的裂伤等；②进一步明确了部分 AIS 编码规则和指南，如明确枪伤所导致骨折或投射物"留在"骨头内都被编码为开放性骨折；③对近 100 个条目具体损伤的编码原则与方法进行改进和说明，如弥漫性轴索损伤规则框使用说明等；④提供了一些很好的示例和可参考的资源。

AIS 分级评分已经是目前世界医学界公认的标准化通用损伤严重程度分类与评估的工具，是全球进行损伤数据收集的首选工具。被广泛应用于临床创伤管理、结果评价和临床病例研究，流行病学研究和系统开发等，这些应用促进了公共政策、法律法规的进步与发展。国内现在广泛使用的是重庆市急救医疗中心编译的《简明损伤定级标准（2005）》。

2. 评分方法

AIS 以解剖损伤为基础，它只评定伤情本身而不评定损伤造成的后果；是一致认同的、全球通用的损伤严重度评分方法。AIS 严重度分值对于评价死亡率也有显著的意义，是当前世界上判断创伤组织损伤严重程度的金标准。

AIS 为每个损伤都设计了一个特定的 6 位数的编码，并加一个 AIS 严重度评分（共 7 位数），用 6 分制按顺序对损伤进行定级评价。具体评分编码规则如图 27-2-1 所示。

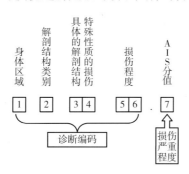

图 27-2-1 AIS 的数字编码规则

第 1 位数表示身体区域，即 AIS 将身体损伤部位划分为九个解剖区域："1"为头部（颅和脑）；"2"为面部，包括眼和耳；"3"为颈部；"4"为胸部；"5"为腹部及盆腔脏器；"6"为脊柱（颈椎、胸椎、腰椎）；"7"为上肢；"8"为下肢，骨盆和臀部；"9"为体表（皮肤）和热损伤，以及其他损伤。

第 2 位数表示解剖结构的类别："1"为全区域；"2"为血管；"3"为神经；"4"为器官（包括肌肉 / 韧带）；"5"为骨骼（包括关节）；"6"为头——LOC。

第 3、4 位数表示具体的解剖结构或在体表损伤时表示具体的损伤性质，具体编码与意义表 27-2-6 所示。

第 5、6 位数表示具体部位和解剖结构的损伤程度。

第 7 位数，即小数点后的数字，是 AIS 评分值，表示组织损伤的严重程度："1"为轻度；"2"为中度；"3"为较重；"4"为重度；"5"为危重；"6"为极重度（目前不可救治的损伤）。在已知有损伤发生，但不知是哪个器官或部位的损伤时，定义 AIS 分值为 9。

在已知损伤发生在某一器官或部位，但损伤的准确类型不清，即缺乏损伤详细的资料时，编码为 NFS。

AIS 以解剖损伤为基础进行编码和分级评分，每一种损伤有 1 个，也只有 1 个 AIS 记分；但一位患者可以同时有多种损伤存在，故可能拥有多个 AIS 编码和记分。

3. 特点与意义

AIS 是解剖性质的评分系统，以数字评分的形式来分类和比较组织解剖学损伤严重程度、以标准化的术语用来描述损伤程度与分级，是 ISS 和 NISS 等评分计算的基础。由于使用 AIS 时需要人为地给多发伤患者的每个具体损伤分配 AIS 编码，所以仍存在着一定程度的定级者主观性，但是以之为基础计算的 ISS 却有非常好的评级者间可信度。AIS 是目前使用最为广泛的解剖性创伤评分定级系统，已经成为规范化创伤研究

表 27-2-6　AIS 编码前 6 位数的具体内容

第 1 位数：身体区域	第 3、4 位数：特定的解剖结构或损伤性质	第 5、6 位数：损伤程度
1 头部	全区域	
2 面部	02 皮肤——擦伤	
3 颈部	04 ——挫伤	
4 胸部	06 ——裂伤	
5 腹部及盆腔脏器	08 ——撕脱伤	
6 脊柱	10 断肢	
7 上肢	20 烧伤	
8 下肢 / 骨盆和臀部	30 挤压伤	从 02 开始，用二位数字顺序编排，以表示具体的损伤。
9 皮肤和未特定指明的部位	40 脱套伤	
	50 损伤 NFS	00 表示严重度未指明的损伤（NFS），或表示该解剖结构在本手册中只有一项条目的损伤。
	60 穿透伤	
	90 非机械性损伤	
第 2 位数：解剖结构的类别	头部——LOC	99 表示损伤性质或严重程度都不明者
	02 意识丧失的时间	
1 全区域	04，06，08 意识水平	
2 血管	10 脑震荡	
3 神经	脊柱	
4 器官（包括肌肉 / 韧带）	02 颈椎	
	04 胸椎	
5 骨骼（包括关节）	06 腰椎	
6 头——LOC	血管，神经，器官，骨，关节都从 02 开始用二位数字顺序编排	

和治疗必不可少的工具，被广泛应用于临床创伤和生物力学研究人员、汽车设计工程师，以及交通安全管理人员对创伤严重程度的分类评估和研究中。

（二）损伤严重度评分

1. 概述

损伤严重度评分（injury severity score，ISS）是约翰霍普金斯大学的 Baker 等于 1974 年建立的第一个完全基于损伤解剖标准的重要评分，其主要用途是对严重损伤的（特别是多发伤）严重度进行比较，使研究者能够控制创伤严重度的变化性以评价创伤结局，使准确判断创伤患者治疗效果成为可能。

Baker 等评估了 2 000 余名交通伤患者，将每一名患者每个损伤部位最高的 AIS 录入了表格，研究发现死亡率与 AIS 分值的升高并不呈线性关系，即使具有相同 AIS 的患者伤情可能有着非常大的差异。比如患脾破裂（AIS4）和气胸（AIS3）的患者与患主动脉破裂（AIS5）和肋骨骨折（AIS2）的患者相比，虽然总的 AIS 同为 7 分，但两个患者的死亡率有着明显的差异。因为在数学里最简单的非线性关系是平方，Baker 等将这种方法运用于数据后，发现严重度和死亡率取得了很好的相关性，如果将创伤患者最高的三个 AIS 平方相加能够得到最佳的相关性。

2. 评分方法

ISS 将 AIS 对伤情描述的九个部位划为六个部位：头部或颈部、面部、胸部、腹部或盆腔脏器、四肢或骨盆、体表，具体的分区和内容如表 27-2-7 所示。ISS 评分是将 3 个不同身体区域里最高 AIS 分值的平方和，即 $ISS = A^2 + B^2 + C^2$，其中，A、B、C 分别是伤员身体 3 个最严重损伤区域中各自的最高 AIS 评分的分值。ISS 分值范围为 1~75。同时，ISS 评分规定以下两种情况时，其 ISS 的分值为 75 分：①有 3 个 AIS 为 5 的损伤或至少有 1 个 AIS 为 6 的损伤；②任何 1 个损伤 AIS 为 6 时，ISS 就自动确定为 75 分。

表 27-2-7　ISS 的 6 个分区

分区	内容
1. 头部或颈部	脑或颈椎损伤、颅骨或颈椎骨折。窒息归入头部
2. 面部	口、耳、眼、鼻和颌面骨骼损伤
3. 胸部	膈肌、肋骨架、胸椎损伤和胸腔内的所有脏器损伤，以及溺水
4. 腹部或盆腔脏器	腹部和盆腔内所有脏器损伤和腰椎损伤
5. 四肢或骨盆	四肢、骨盆和肩胛带损伤（扭伤、骨折、脱位和断肢均计入内）
6. 体表	身体任何部位的体表损伤，包括擦伤、撕裂伤、挫伤和烧伤。体温过低和高压电击伤归入体表

通常以 ISS ≥ 16 为严重多发伤的标准。也有学者认为 ISS ≥ 20 作为严重多发伤的判断标准较为合理，因为他们总结一组伤员的结果显示：ISS 分值 <20 时死亡率为 2.67%，而当 ISS 分值 ≥ 20 时死亡率急剧上升至 24.3%。

3. 特点与意义

ISS 是一个重要的损伤严重程度和死亡率的预报器，ISS 考虑到多发伤的特点，将基于损伤解剖学特点的损伤严重度与创伤结局的预测相整合，目前已经成为损伤严重程度评估的国际标准和通用工具。

通常认为，当 ISS ≥ 16 时伤者应该被送入创伤中心接受治疗。但 ISS 评分的复杂性和专业性，使其不适用于院前拣伤分类，它更适用于院内的创伤评估。在急诊室进行 ISS 评估也并非可靠，因为此时对创伤患者进行的只是创伤初步评估，准确的解剖损伤可能未知，且往往要在手术或确切性检查进行后才能确定。因此，ISS 更多地适用于回顾性分析创伤救治的质量和效率，以及评估分析拣伤分类的准确性等。

（三）新损伤严重度评分

1. 概述

ISS 采用身体 3 个最严重损伤区域的最高 AIS 值的平方相加而成，计算方法的特点使其不仅计算复杂，而且会削弱其创伤结局预测能力，如 ISS 忽略了身体同一部位多处或多器官损伤的综合效应，只把每个部位最高 AIS 值的平方简单相加；对有多部位损伤的患者，计算 ISS 时被要求使用第二个损伤部位的 AIS 值，即使这个损伤的 AIS 值并没有第一个部位的第二严重程度损伤的 AIS 值高。也就是说，ISS 忽略了每个损伤部位最重伤以外的其他损伤，违背了严重损伤应该较更轻的损伤优先考虑的基本原则。为此，1997 年 Osler 等对 ISS 进行了简单的改良，提出了新损伤严重度评分（new injury severity score，NISS）方法。

2. 评分方法

NISS 评分方法是把创伤患者 3 个最严重损伤的 AIS 值的平方相加，而不考虑损伤的具体部位，即 NISS= $A^2+B^2+C^2$，其中，A、B、C 分别是伤员所有损伤中 3 个最高 AIS 评分的分值。

3. 特点与意义

NISS 较之 ISS 更容易计算，能更好地反映同一部位多处和多器官损伤的伤情程度，且有更好的生存率预测能力，并且 NISS 对创伤后多器官功能衰竭有更好的预测能力。

第三节　创伤登记与创伤质量管理

一、背景与现状

创伤中心评审、运行质量管理离不开创伤数据的分析，创伤数据分析的基础是创伤登记暨创伤数据库的建设，也就是说创伤登记暨创伤数据库建设是创伤中心医疗质量持续改进和创伤救治质量管理所必需的，并为创伤医疗质量管理和持续改进提供流程支持。

随着计算机信息技术和数据库技术的发展，并逐渐引入医学研究领域，许多国家和地区纷纷进行创伤登记，建立创伤数据库，并作为开展深入创伤研究的医学数据平台。1982 年美国外科医师协会（American College of Surgeons）建立国家创伤数据库（National Trauma Data Bank，NTDB），此数据库是目前世界上最大的创伤登记系统，收录了 565 家美国创伤中心的 150 万创伤病例，其开放的网站允许用户在线分析数据并可生成用户报告。澳大利亚皇家儿童医院（Royal Children's Hospital，TCH）建设的创伤数据和注册库（RCH Trauma Data and Registry），年平均收录大约 2 000 例创伤信息。加拿大健康信息研究所（Canadian Institute for Health Information）建立的国家儿童紧急医疗服务数据分析资源数据库（National Emergency Medical Services for Children Data Analysis Resource Center，NEDARC），每年收集 200 000 例重伤和轻伤对照信息。欧洲国家普遍采用创伤登记（注册）的方式建立创伤数据库，如英国建有欧洲最大的创伤登记与研究网络数据库（Trauma Audit and Research Network，TARN），50% 以上英国创伤机构加入了该数据库建设之中，自 1991 年开始已经收录了 2 000 000 例创伤患者信息。其他国家如意大利、荷兰、德国以及日本、韩国、马来西亚等也相继建立了自己的国家创伤数据库。这些创伤数据库成为这些国家或地区创伤研究和发展的基础与平台，并促进其创伤医学的发展。

中国大陆自 20 世纪 80 年代开始创伤登记和数据库建设的探索。1988 年成立了中华创伤学会创伤评分学组以推动临床创伤评分的应用。在创伤评分推广应用中，开始关心和致力于中国大陆创伤数据库的建设和创伤数据的积累与研究。20 世纪 90 年代中期，华西医科大学（现四川大学华西医学中心）在四川省科技攻关项目资助下开展了"中国人严重创伤结局研究 Chinese MTOS，C-MOTS"，并从 6 省 12 市 / 县的数万例创伤住院病例中收集了 10 000 多例严重创伤伤员信息，建立了"华西重伤数据库"并开展了评分方法、评分参数与权重系数的校正研究。随后第三军医大学野战外科研究所（现中国人民解放军陆军特色医学中心）和重庆市医疗急救中心先后开展了重庆市交通事故伤数据库、眼创伤数据库、创伤数据库等研究。2000 年 7 月，华西医院石应康教授发起和组织了"'中国人创伤数据库建设项目'专家联席会议"，会上华西医院、第三军医大学全军 / 重庆市交通医学研究所、重庆市医疗急救中心等单位专家就建立中国人创伤数据库（注册数据库）的框架、字段内容和定义、可能组织形式等进行广泛深入的探讨，初步形成了含有 91 个字段的《中国人创伤数据结构》。在此基础上，开展了创伤评分研究、创伤临床研究，有效地推动了中国创伤数据库的研究和发展。2006 年第三军医大学全军 / 重庆市交通医学研究所在早期区域性创伤数据研究库的基础上，更新了内容更为详细的创伤数据库——"创伤数据库系统"系列版本，旨在研制具有可拓展性、更强兼容性、更大信息量、更为简便的数据库系统，以有助于创伤临床预防、救治和管理的总结与科研，推动创伤信息向规范与完善的方向发展，加强数据库的推广和应用，促进创伤救治水平与质量的提高。2018 年中国创伤救治联盟开始推广创伤救治基本信息的登记和报送。

二、创伤登记内容

创伤登记内容（信息）包括：患者个人信息、损伤相关信息、院前（现场）急救信息、院内确定性救治信息、出院（结局）信息、随访（远期结局）信息等。创伤登记可以由创伤救治医生、护士进行，也可以由创伤中心（科室）秘书或专门人员进行，建议由秘书或专门人员完成创伤登记，且秘书或专门人员需进行创伤登记培训。创伤登记一般应该与创伤救治同时进行，至随访结束（一般出院 60 天以内），特殊情况下可以在患者救治结束出院后补充登记，但为了防止信息的缺失、保证登记信息的准确，建议在创伤救治的同时开始信息登记。

三、创伤医疗质量管理

创伤登记的同时也建立了含有患者基本信息、损伤信息、救治信息、结局信息等的创伤数据库。基于创伤数据库进行创伤医疗质量监测与管理。

创伤医疗质量管理包括创伤中心能力与规模、院前院内救治流程（过程）规范化、创伤救治结局（成功率）、创伤救治时间和经济耗费等质量的管理。因此质量监测指标涵盖了创伤中心规模、区域影响力、救治过程、救治结局等。目前重庆市创伤医学医疗质量控制指标（2019 版）共有 30 个，其中规模与能力指标 4 项，分别是收治创伤患者人数、收治严重创伤患者人数、收治（15 岁以下）儿童创伤患者人数、收治（65 岁及以上）老年创伤患者人数；区域影响力指标 2 项，分别是接收转治比例、外转患者比例；创伤救治流程（救治标准化）指标 9 项，分别是严重创伤患者抢救时间、全身快速 CT 检查完成时间、人工气道建立时间、胸腔闭式引流时间、抢救室滞留时间、首次紧急（抢救）手术时间、严重创伤患者手术次数、呼吸机使用时长、创伤评分完成率；创伤救治结局指标 9 项，分别是创伤患者死亡率、创伤患者到达急诊科死亡率、急诊科创伤患者死亡率、住院创伤患者死亡率、（15 岁以下）儿童创伤患者死亡率、（65 岁及以上）老年创伤患者死亡率、轻 - 中度创伤患者死亡率、严重创伤患者死亡率、极重度创伤患者死亡率；救治质量指标 3 项，分别是呼吸机相关肺炎发生率、严重创伤患者抢救成功率、入院诊断与出院诊断符合率；创伤救治成本耗费指标 3 项，分别是创伤患者平均住院日、严重创伤患者 ICU 天数、创伤患者平均住院费用。具体的指标定义、算法及意义如下。

1. 严重创伤患者抢救时间

定义：严重创伤患者［ISS ≥ 16 分（多发伤）或 AIS ≥ 3 分（单发伤）］到达医

院至创伤团队到救治现场并开始抢救的平均时间。单位：分钟。

计算公式：

$$严重创伤患者抢救时间 = \frac{各严重创伤患者到达医院至开始进行抢救时间总和}{严重创伤患者总数}$$

意义：反映院前、院内信息传输水平，院内创伤救治团队启动和运行质量。

2. 全身快速 CT 检查完成时间

定义：创伤患者从到达医院至完成全身快速 CT 检查的平均时间。单位：分钟。

计算公式：

$$全身快速 CT 检查完成时间 = \frac{各创伤患者到达医院至完成全身快速 CT 检查时间总和}{创伤患者总数}$$

意义：反映创伤中心布局合理性和绿色通道运行情况。

3. 人工气道建立时间

定义：需建立人工气道（存在有上呼吸道损伤、狭窄、阻塞、气管食管瘘等影响正常通气）的创伤患者从到达医院至建立人工气道的平均时间。单位：分钟。

计算公式：

$$人工气道建立时间 = \frac{各创伤患者从到达医院至建立人工气道时间总和}{需建立人工气道创伤患者总数}$$

意义：反映创伤中心对患者伤情评估和判断能力，以及紧急救治操作熟练程度。

4. 胸腔闭式引流时间

定义：创伤患者到达医院出现张力性气胸或中等量及以上血气胸患者完成胸腔闭式引流操作的平均时间。单位：分钟。

计算公式：

$$胸腔闭式引流时间 = \frac{各需引流创伤患者到达医院至完成胸腔闭式引流时间总和}{需进行胸腔闭式引流创伤患者总数}$$

意义：反映创伤中心对患者伤情评估和判断能力以及紧急救治操作熟练程度。

5. 抢救室滞留时间

定义：急诊抢救患者从进入抢救室到离开抢救室（住院）的平均时间。单位：分钟。

计算公式：

$$抢救室滞留时间 = \frac{各急诊抢救患者从进入抢救室到离开抢救室时间总和}{抢救室急救患者总数}$$

意义：反映创伤中心急诊抢救效率和病情危重程度。

6. 严重创伤患者手术次数

定义：严重创伤患者［ISS ≥ 16 分（多发伤）或 AIS ≥ 3 分（单发伤）］本次因

伤入院到出院之间手术（不含诊断性操作）的平均次数。单位：次。

计算公式：

$$严重创伤患者手术次数 = \frac{各严重创伤患者入院进行手术次数总和}{严重创伤患者总数}$$

意义：反映创伤中心诊治能力，以及创伤患者伤情严重和复杂程度。

7. 严重创伤患者 ICU 天数

定义：严重创伤患者［ISS ≥ 16 分（多发伤）或 AIS ≥ 3 分（单发伤）］入住 ICU 天数。单位：天。

计算公式：

$$严重创伤患者 ICU 天数 = \frac{各严重创伤患者入住 ICU 天数总和}{严重创伤患者总数}$$

意义：反映创伤中心诊治能力，以及创伤患者伤情严重和复杂程度。

8. 呼吸机使用时长

定义：严重创伤患者［ISS ≥ 16 分（多发伤）或 AIS ≥ 3 分（单发伤）］使用呼吸机（有创）的平均时间。单位：小时。

计算公式：

$$严重创伤患者呼吸机使用时间 = \frac{各严重创伤患者使用呼吸机时间总和}{使用呼吸机的严重创伤患者总数}$$

意义：创伤患者伤情严重和复杂程度。

9. 呼吸机相关肺炎发生率

定义：使用呼吸机的严重创伤患者［ISS ≥ 16 分（多发伤）或 AIS ≥ 3 分（单发伤）］呼吸机相关肺炎发生率。单位：‰。

计算公式：

$$严重创伤患者呼吸机相关肺炎发生率 = \frac{发生呼吸机相关肺炎的严重创伤患者人数}{严重创伤患者中使用呼吸机的总人数} \times 1\,000‰$$

意义：反映创伤中心呼吸机管理和医院感染的防控水平。

10. 创伤评分完成率

定义：创伤患者入院 24 小时内完成 ISS 评分或 AIS 评分的百分比。单位：%。

计算公式：

$$创伤评分完成率 = \frac{24 小时内完成 ISS 评分或 AIS 评分的患者人数}{入院救治创伤患者总数} \times 100\%$$

意义：反映创伤中心伤情评估规范化水平。

11. 创伤患者平均住院日

定义：创伤患者平均住院天数。单位：天。

计算公式：

$$创伤患者平均住院日 = \frac{出院创伤者住院天数总和（或占用总床日数）}{出院创伤患者总数}$$

意义：反映创伤中心创伤救治能力和效率。

12. 创伤患者平均住院费用

定义：创伤患者按人次平均住院费用。单位：元。

计算公式：

$$创伤患者平均住院费用 = \frac{出院创伤患者医疗总收入}{出院创伤患者总数}$$

意义：反映创伤中心创伤救治效率和救治成本控制情况。

13. 创伤患者死亡率

定义：全部死亡创伤患者占全部创伤患者的比例（含急诊、门诊、住院创伤患者）。单位：%。

计算公式：

$$创伤患者死亡率 = \frac{死亡创伤患者人数}{创伤患者总数} \times 100\%$$

意义：反映创伤中心诊治能力，以及创伤患者伤情严重和复杂程度。

14. 到达急诊科死亡率

定义：创伤患者到达急诊科，无须进行额外抢救即宣布死亡患者占全部送达急诊科创伤患者的比例。单位：%。

计算公式：

$$到达急诊科死亡率 = \frac{到达急诊科处于死亡状态的创伤患者人数}{（送达急诊科）创伤患者总数} \times 100\%$$

意义：反映院前创伤救治、转运效率，以及创伤患者伤情严重程度。

15. 急诊科死亡率

定义：创伤患者达到急诊科，尽管进行了急诊救治，还是死于急诊科的患者（未办理住院手续）占全部急诊科救治创伤患者的比例。单位：%。

计算公式：

$$急诊科死亡率 = \frac{经急诊科救治后死亡创伤患者人数}{急诊科救治创伤患者总数} \times 100\%$$

意义：反映创伤中心急诊创伤救治能力，以及创伤患者伤情严重程度。

16. 住院死亡率

定义：办理住院手续进入病房（含手术室、重症监护单元、急诊病房、普通病房）后死亡患者占全部住院救治创伤患者的比例。单位：%。

计算公式：

$$住院死亡率 = \frac{经入院救治死亡创伤患者人数}{入院救治创伤患者总数} \times 100\%$$

意义：反映创伤中心对住院创伤患者的救治能力，以及创伤患者伤情严重程度。

17. 15 岁以下儿童死亡率

定义：入院救治创伤患者中小于 15 岁儿童死亡数量占小于 15 岁创伤患者的比例。单位：%。

计算公式：

$$15 岁以下儿童死亡率 = \frac{入院 15 岁以下创伤患者死亡人数}{入院救治 15 岁以下创伤患者总数} \times 100\%$$

意义：反映创伤中心对儿童住院创伤患者的救治能力和专科处理水平，以及创伤患者伤情严重程度。

18. 65 岁及以上患者死亡率

定义：入院救治创伤患者中 65 岁及以上患者死亡数量占 65 岁及以上创伤患者的比例。单位：%。

计算公式：

$$65 岁以上患者死亡率 = \frac{入院 65 岁及以上创伤患者死亡人数}{入院救治 65 岁及以上创伤患者总数} \times 100\%$$

意义：反映创伤中心对老年住院创伤患者的救治能力，以及创伤患者伤情严重程度。

19. 轻、中度创伤患者死亡率

定义：入院救治创伤患者中，ISS 评分 <16 分（多发伤）或 AIS<3 分（单发伤）的死亡患者占全部 ISS 评分 <16 分（多发伤）或 AIS<3 分（单发伤）创伤患者的比例。单位：%。

计算公式：

$$轻、中度创伤患者死亡率 = \frac{入院救治轻中度创伤死亡患者人数}{入院救治轻中度创伤患者总数} \times 100\%$$

意义：反映创伤中心的救治能力。

20. 严重创伤患者死亡率

定义：入院救治创伤患者中，ISS 评分 ≥ 16 分（多发伤）或 AIS ≥ 3 分（单发伤）

创伤死亡患者占全部 ISS 评分 ≥ 16 分（多发伤）或 AIS ≥ 3 分（单发伤）创伤患者的比例。单位：%。

计算公式：

$$严重创伤患者死亡率 = \frac{入院救治严重创伤者死亡人数}{入院救治严重创伤者总数} \times 100\%$$

意义：反映创伤中心的救治能力。

21. 极重度创伤患者死亡率

定义：入院救治创伤患者中，ISS 评分 ≥ 25 分（多发伤）或 AIS ≥ 5 分（单发伤）的创伤死亡患者占全部 ISS 评分 ≥ 25 分（多发伤）或 AIS ≥ 5 分（单发伤）创伤患者的比例。单位：%。

计算公式：

$$极重度创伤患者死亡率 = \frac{入院救治极重度创伤者死亡人数}{入院救治极重度创伤者总数} \times 100\%$$

意义：反映创伤中心的救治能力。

22. 月收治创伤患者人数

定义：每月收治住院创伤患者总人数。单位：人次。

计算公式：无。

意义：反映创伤中心规模、救治容量、周边影响能力。

23. 月收治严重创伤患者人数

定义：每月收治住院 ISS 评分 ≥ 16 分（多发伤）或 AIS ≥ 3 分（单发伤）创伤患者总人数。单位：人次。

计算公式：无。

意义：反映创伤中心创伤救治水平，以及周边影响能力。

24. 月收治 15 岁以下儿童创伤患者人数

定义：每月收治住院年龄小于 15 岁的儿童创伤患者总人数。单位：人次。

计算公式：无。

意义：反映创伤中心对儿童创伤及儿童专科的救治能力。

25. 月收治老年创伤患者人数

定义：每月收治住院年龄 ≥ 65 岁的创伤患者总人数。单位：人次。

计算公式：无。

意义：反映创伤中心对老年创伤患者救治，以及基础疾病的处理能力。

26. 接收转治比例

定义：收治住院创伤患者中从外院（其他创伤中心）转入救治的患者数量占全部

住院创伤患者总数的比例。单位：%。

计算公式：

$$接收转治比例 = \frac{从外院转入救治患者数量}{入院救治创伤患者总数} \times 100\%$$

意义：反映创伤中心救治水平，以及对周边的辐射、影响能力。

27. 外转患者比例

定义：收治住院创伤患者中需要转往同级或上级医院（创伤中心）患者数量占住院创伤患者总数的比例。单位：%。

计算公式：

$$外转患者比例 = \frac{转往同级或上级医院创伤患者人数}{入院救治创伤患者总数} \times 100\%$$

意义：反映创伤中心救治水平，在区域创伤救治体系中的协作能力。

28. 首次紧急（抢救）手术时间

定义：创伤患者到达医院（急诊科）至接受首次紧急（抢救）手术的平均时间。单位：分钟。

计算公式：

$$首次紧急手术时间 = \frac{各创伤患者到达医院至首次紧急手术入手术室时间总和}{实施紧急手术创伤患者总数}$$

意义：反映创伤中心伤情判断能力、绿色通道运行流畅水平。

29. 严重创伤患者抢救成功率

定义：严重创伤患者［ISS 评分 ≥ 16 分（多发伤）或 AIS ≥ 3 分（单发伤）］抢救成功人次数占严重创伤患者［ISS 评分 ≥ 16 分（多发伤）或 AIS ≥ 3 分（单发伤）］抢救总人次数的比例。单位：%。

计算公式：

$$严重创伤患者抢救成功率 = \frac{严重创伤患者中抢救成功患者人次数}{严重创伤患者抢救总人次数} \times 100\%$$

意义：反映创伤中心的救治能力。

30. 入院诊断与出院诊断符合率

定义：创伤患者入院诊断与其出院诊断的前三条中任一条相符的患者数占全部入院创伤患者的百分比。单位：%。

计算公式：

$$入院诊断与出院诊断符合率 = \frac{入、出院诊断符合创伤患者人数}{入院救治创伤患者总数} \times 100\%$$

意义：反映创伤中心伤情判断和诊断准确性水平。

通过对上述指标的监测，从创伤患者救治及时性、合理性、救治过程的时效性、救治结局与质量，以及中心能力水平等方面对创伤中心建设、运行管理进行评价和质量管理。

（重庆大学附属中心医院 / 重庆市急救医疗中心　邱俊　都定元）